Anatomia
Aplicada à
Odontologia

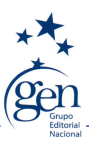

O GEN | Grupo Editorial Nacional – maior plataforma editorial brasileira no segmento científico, técnico e profissional – publica conteúdos nas áreas de ciências da saúde, exatas, humanas, jurídicas e sociais aplicadas, além de prover serviços direcionados à educação continuada e à preparação para concursos.

As editoras que integram o GEN, das mais respeitadas no mercado editorial, construíram catálogos inigualáveis, com obras decisivas para a formação acadêmica e o aperfeiçoamento de várias gerações de profissionais e estudantes, tendo se tornado sinônimo de qualidade e seriedade.

A missão do GEN e dos núcleos de conteúdo que o compõem é prover a melhor informação científica e distribuí-la de maneira flexível e conveniente, a preços justos, gerando benefícios e servindo a autores, docentes, livreiros, funcionários, colaboradores e acionistas.

Nosso comportamento ético incondicional e nossa responsabilidade social e ambiental são reforçados pela natureza educacional de nossa atividade e dão sustentabilidade ao crescimento contínuo e à rentabilidade do grupo.

Anatomia Aplicada à Odontologia

Lucilia Maria de Souza Teixeira
Bióloga pela Pontifícia Universidade Católica de Minas Gerais (PUC Minas).
Especialista e Mestre em Morfologia pela Universidade Federal de Minas Gerais (UFMG).
Professora Assistente aposentada de Anatomia Aplicada à Odontologia e Anatomia Dental da UFMG.
Professora Adjunta de Anatomia de Cabeça e Pescoço da PUC Minas.
Membro do Museu de Ciências Morfológicas da UFMG.

Peter Reher
Cirurgião-Dentista pela Pontifícia Universidade Católica de Minas Gerais (PUC Minas).
Especialista e Mestre em Cirurgia e Traumatologia Bucomaxilofacial pela
Universidade Federal de Pelotas (UFPel), Rio Grande do Sul.
Doutor (PhD) em Oral and Maxillofacial Surgery pelo Eastman Dental Institute, University College London (UCL).
Especialista em Cirurgia Oral pelo Dental Board of Australia (AHPRA).
Ex-Professor Adjunto de Anatomia Aplicada à Odontologia e Anatomia Dental
da Universidade Federal de Minas Gerais (UFMG).
Ex-Professor Adjunto de Cirurgia Bucomaxilofacial e Implantodontia da PUC Minas.
Professor Titular de Oral and Maxillofacial Surgery da Griffith University, Gold Coast, Austrália.

Vanessa Goulart Sampaio Reher
Cirurgiã-Dentista pela Universidade Federal de Minas Gerais (UFMG).
Especialista e Mestre em Periodontia pela Pontifícia Universidade Católica de Minas Gerais (PUC Minas).
Ex-Professora de Anatomia Humana Básica da Universidade Vale do Rio Verde (UninCoR).
Ex-Professora de Anatomia de Cabeça e Pescoço e de Periodontia da UninCoR.
Senior Lecturer em Clinical Dental Practice da Griffith University, Gold Coast, Austrália.

Terceira edição

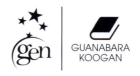

- Os autores deste livro e a EDITORA GUANABARA KOOGAN LTDA. empenharam seus melhores esforços para assegurar que as informações e os procedimentos apresentados no texto estejam em acordo com os padrões aceitos à época da publicação, *e todos os dados foram atualizados pelos autores até a data da entrega dos originais à editora.* Entretanto, tendo em conta a evolução das ciências da saúde, as mudanças regulamentares governamentais e o constante fluxo de novas informações sobre terapêutica medicamentosa e reações adversas a fármacos, recomendamos enfaticamente que os leitores consultem sempre outras fontes fidedignas, de modo a se certificarem de que as informações contidas neste livro estão corretas e de que não houve alterações nas dosagens recomendadas ou na legislação regulamentadora.

- Os autores e a editora se empenharam para citar adequadamente e dar o devido crédito a todos os detentores de direitos autorais de qualquer material utilizado neste livro, dispondo-se a possíveis acertos posteriores caso, inadvertida e involuntariamente, a identificação de algum deles tenha sido omitida.

- **Atendimento ao cliente: (11) 5080-0751** | faleconosco@grupogen.com.br

- Direitos exclusivos para a língua portuguesa
  Copyright © 2020 by
  EDITORA GUANABARA KOOGAN LTDA.
  Uma editora integrante do GEN | Grupo Editorial Nacional
  Travessa do Ouvidor, 11
  Rio de Janeiro – RJ – CEP 20040-040
  www.grupogen.com.br

- Reservados todos os direitos. É proibida a duplicação ou reprodução deste volume, no todo ou em parte, em quaisquer formas ou por quaisquer meios (eletrônico, mecânico, gravação, fotocópia, distribuição pela Internet ou outros), sem permissão, por escrito, da EDITORA GUANABARA KOOGAN LTDA.

- Capa: Bruno Sales

- Imagem da capa: 123rf.com/[Sebastian Kaulitzki]

- Editoração eletrônica: Diretriz

- Ficha catalográfica

R271a
3. ed.

    Reher, Peter
        Anatomia aplicada à odontologia / Peter Reher, Lucilia Maria de Souza Teixeira, Vanessa Goulart Sampaio Reher. - 3. ed. - [Reimpr.] - Rio de Janeiro : Guanabara Koogan, 2021.
        : il. ; 28 cm.

    Inclui índice
    ISBN 978-85-277-3574-2

    1. Cabeça - Anatomia. 2. Pescoço - Anatomia. 3. Odontologia. I. Teixeira, Lucilia Maria de Souza. II. Reher, Vanessa Goulart Sampaio. III. Título.

19-58207   CDD: 611.91
                                                     CDU: 611.91

Vanessa Mafra Xavier Salgado - Bibliotecária - CRB-7/6644

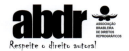

Colaboradores

Ana Cristina Rodrigues Antunes de Souza
Cirurgiã-Dentista pela Universidade Federal de Minas Gerais (UFMG). Especialista em Ortodontia e Ortopedia Facial pela Associação Brasileira de Odontologia (EAP-ABO) de Uberlândia/MG. Mestre e Doutora em Ciência e Engenharia de Materiais pela UFMG. Professora Titular do Curso de Odontologia do Centro Universitário Newton Paiva – Belo Horizonte/MG.

Antonio Luis Neto Custódio
Cirurgião-Dentista pela Universidade Federal de Minas Gerais (UFMG). Especialista e Mestre em Cirurgia e Traumatologia Bucomaxilofacial pela Pontifícia Universidade Católica do Rio Grande do Sul (PUCRS). Doutor em Cirurgia Veterinária pela UFMG. Professor Adjunto de Anatomia Aplicada à Odontologia e Anatomia Dental da UFMG. Ex-Professor Adjunto de Cirurgia Bucomaxilofacial da Pontifícia Universidade Católica de Minas Gerais (PUC Minas).

Antônio Albuquerque de Brito
Cirurgião-Dentista pela Universidade Federal de Minas Gerais (UFMG). Médico pela UFMG. Membro da Sociedade Brasileira de Cirurgia de Cabeça e Pescoço. Membro Titular da Sociedade Brasileira de Cirurgia Craniomaxilofacial. Especialista em Cirurgia e Traumatologia Bucomaxilofacial pela Universidade do Estado do Rio de Janeiro (UERJ). Mestre em Ortodontia pela Universidade Metodista de São Paulo.

Cristina de Freitas Faria
Cirurgiã-Dentista pela Universidade Federal de Minas Gerais (UFMG). Especialista em Odontopediatria pela Universidade Estadual Paulista (UNESP) de Araraquara. Mestre em Odontopediatria pela UFMG.

Edmundo Pereira Rodrigues
Médico pela Faculdade de Ciências Médicas de Minas Gerais (FCMMG). Especialista em Oftalmologia pela FCMMG. Ex-Professor Assistente de Anatomia de Cabeça e Pescoço da PUC Minas. Professor de Anatomia Aplicada à Oftalmologia do Curso de Residência Médica do Centro Oftalmológico de Minas Gerais e do Instituto de Saúde SOEBRAS da Fundação Hilton Rocha. Chefe do Departamento de Óculo-Plástica do Hospital Fundação Hilton Rocha.

Fernanda Bartolomeo Freire Maia
Cirurgiã-Dentista pela Universidade Federal de Minas Gerais (UFMG). Especialista em Odontopediatria pela Universidade Federal do Rio de Janeiro (UFRJ). Mestre em Odontopediatria pela UFMG. Professora Adjunta de Odontopediatria da UFMG.

Fernanda Cardoso Fonseca
Cirurgiã-Dentista pela Universidade Federal de Minas Gerais (UFMG). Especialista em Radiologia Odontológica pela Faculdade de Odontologia de Bauru da Universidade de São Paulo. Mestre em Clínicas Odontológicas, Estomatologia, pela Pontifícia Universidade Católica de Minas Gerais (PUC Minas). Professora do Curso de Especialização em Radiologia e Imaginologia da PUC Minas. Professora Adjunta do Curso de Odontologia do Centro Universitário Newton Paiva – Belo Horizonte/MG.

Juliana Vilela Bastos
Cirurgiã-Dentista pela Universidade Federal de Minas Gerais (UFMG). Mestre em Endodontia pela UFMG. Professora Assistente de Endodontia da UFMG.

Júlio Anselmo de Sousa Neto
Médico pela Universidade Federal de Minas Gerais (UFMG). Especialista, Mestre e Doutor em Morfologia pela UFMG. Professor Adjunto aposentado de Neuroanatomia da UFMG.

Leandro Junqueira de Oliveira
Cirurgião-Dentista pela Universidade Federal de Minas Gerais (UFMG). Residência em Cirurgia e Traumatologia Bucomaxilofacial pelo Hospital das Clínicas da UFMG. Especialista em Cirurgia e Traumatologia Bucomaxilofacial pelo Colégio Brasileiro de Cirurgia e Traumatologia Buco-Maxilo-Facial. Especialista em Implantodontia pela Pontifícia Universidade Católica de Minas Gerais (PUC Minas). Mestre em Odontologia (Implantodontia) pela PUC Minas. Doutor em Odontologia pela PUC Minas. Professor Adjunto de Cirurgia Bucomaxilofacial da PUC Minas.

Leandro Napier de Souza
Cirurgião-Dentista pela Universidade Federal de Minas Gerais (UFMG). Especialista em Cirurgia e Traumatologia Bucomaxilofacial pela Associação Brasileira de Odontologia (ABO-MG) da Fundação Hospitalar do Estado de Minas Gerais (FHEMIG). Especialista em Implantodontia pela ABO-MG, FEAD, Sete Lagoas/MG. Especialista, Mestre e Doutor em Estomatologia pela UFMG. Professor Adjunto da Faculdade de Odontologia da UFMG.

Luciana Cardoso Fonseca Terzis
Cirurgiã-Dentista pela Universidade Federal de Minas Gerais (UFMG). Especialista em Radiologia Odontológica pela Faculdade de Odontologia de Bauru da Universidade de São Paulo (USP). Mestre em Estomatologia pela UFMG. Doutora em Estomatologia pela USP. Professora Adjunta do Curso de Odontologia da Pontifícia Universidade Católica de Minas Gerais (PUC Minas). Coordenadora do Curso de Especialização em Radiologia e Imaginologia da PUC Minas.

Marco Aurélio Versiani
Cirurgião-Dentista pela Universidade Federal de Minas Gerais (UFMG). Especialista em Didática do Ensino Superior pela Universidade Católica de Brasília e em Bioética pela Universidade de Brasília. Especialista em Endodontia pela Associação Brasileira de Odontologia (ABO-MG). Mestre em Odontologia pela Universidade de Ribeirão Preto (UNAEP). Doutor em Odontologia pela Faculdade de Odontologia de Ribeirão Preto (FORP) da Universidade de São Paulo (USP). Pós-Doutor em Odontologia Restauradora pela FORP/USP.

Marcos Daniel Septímio Lanza
Cirurgião-Dentista pela Pontifícia Universidade Católica de Minas Gerais (PUC Minas). Especialista em Periodontia pelo Centro de Estudos Odontológicos (CEO) do Instituto de Previdência dos Servidores do Estado de Minas Gerais (IPSEMG). Especialista em Prótese Dentária pela Universidade Federal de Minas Gerais (UFMG). Mestre em Prótese Dentária pela PUC Minas. Doutor em Reabilitação Oral pela Faculdade de Odontologia de Bauru da Universidade de São Paulo (USP). Pós-Doutor em Materiais Dentários pela University British Columbia, Vancouver, Canadá. Professor Adjunto da Faculdade de Odontologia da UFMG.

Marcos Dias Lanza
Cirurgião-Dentista pela Universidade Federal de Minas Gerais (UFMG). Especialista em Dentística pelo Conselho Regional de Odontologia de Minas Gerais. Especialista em Radiologia pela Universidade de São Paulo (USP). Mestre e Doutor em Reabilitação Oral pela Faculdade de Odontologia de Bauru da USP. Mestre em Implantodontia pela Universidade do Sagrado Coração, Bauru/SP. Professor Associado da Faculdade de Odontologia da UFMG.

Maria Ilma de Souza Côrtes
Cirurgiã-Dentista pela Universidade Federal de Minas Gerais (UFMG). Mestre em Endodontia pela UFMG. Doutora (PhD) em Epidemiologia pela University College London (UCL). Professora Adjunta aposentada de Endodontia da UFMG. Professora do Mestrado em Clínicas Odontológicas da Pontifícia Universidade Católica de Minas Gerais (PUC Minas).

Matheus Furtado de Carvalho
Cirurgião-Dentista pela Universidade Federal de Juiz de Fora (UFJF). Especialista em Cirurgia e Traumatologia Bucomaxilofacial pela Pontifícia Universidade Católica de Minas Gerais (PUC Minas). Mestre em Cirurgia e Traumatologia Bucomaxilofacial pela UFJF. Doutor em Ciências Odontológicas pela Universidade de São Paulo (USP). Membro Titular do Colégio Brasileiro de Cirurgia e Traumatologia Buco-Maxilo-Facial. Professor Adjunto de Anestesiologia e de Cirurgia Maxilofacial da UFJF.

Micena Roberta Miranda Alves e Silva
Mestre em Anatomia Funcional: Estrutura e Ultraestrutura pela Universidade de São Paulo (USP). Doutora em Biologia Celular e Molecular pela Universidade Federal de Minas Gerais (UFMG). Professora Adjunta do Departamento de Morfologia do Instituto de Ciências Biológicas (ICB) da UFMG.

Ronaldo Rettore Júnior
Cirurgião-Dentista pela Universidade Federal de Minas Gerais (UFMG). Especialista e Mestre em Cirurgia e Traumatologia Bucomaxilofacial pela Pontifícia Universidade Católica do Rio Grande do Sul (PUCRS). Especialista em Implantodontia (CRO-MG). Doutor em Implantodontia pela Faculdade São Leopoldo Mandic. Professor Adjunto de Cirurgia Bucomaxilofacial da Universidade Vale do Rio Verde (UninCoR). Coordenador do Curso de Implantodontia do Instituto de Previdência dos Servidores do Estado de Minas Gerais (IPSEMG).

Dedicatória

Para nossos alunos, com a esperança de que esta obra seja sempre fonte de transformação e inspiração.

Para nossos filhos, que cresceram junto com as edições do nosso livro e que continuam sendo motivação para nossas vidas: *Marina, Nathália, Paulo e Fernanda* (Lucilia) e *Lucas e Mariana* (Vanessa e Peter).

Os autores

Agradecimentos

Somos gratos a todos aqueles que, de forma direta ou indireta, contribuíram para a realização deste livro, em especial a nossos alunos da UFMG e da PUC Minas, pelas constantes observações e sugestões ao texto original.

Agradecemos, em particular, a todos os professores que utilizam e recomendam esta obra como livro-texto nos diversos cursos de Odontologia do Brasil.

Os autores

Ao Prof. Antônio Mourthé Filho, que, em 1976, como coordenador de Anatomia, me inseriu no ensino de Anatomia na PUC Minas e foi, desde então, grande colaborador e amigo, e de quem tenho recebido todo o apoio. Ao Prof. Edmundo Pereira Rodrigues, grande formador das minhas atividades nas práticas de laboratório. Ao Prof. Dr. Hildegardo Rodrigues (UFES), pela orientação do mestrado e por meu aprimoramento nas técnicas anatômicas. Ao Prof. Ernani Serra Negra (UFMG), pelo apoio e pela motivação quando professor no ensino de Anatomia Aplicada à Odontologia na UFMG.

Na trajetória como professora de Anatomia na PUC Minas e na UFMG, tenho que agradecer aos muitos colegas professores que acreditaram em mim, me estimularam e me apoiaram na estruturação do material referente às aulas práticas, para desenvolver a 1ª edição deste livro, com a colaboração inicial do Prof. Peter Reher.

Minha gratidão aos alunos que, como leitores constantes, fizeram elogios, bem como críticas e observações, que sempre contribuíram para as correções das reedições deste livro. Agradeço aos funcionários que estiveram sempre ao meu lado nos laboratórios de Anatomia.

Enfim, agradeço a Deus e meus familiares, sem os quais nada seria possível!

Lucilia Maria de Souza Teixeira

Sou grato ao Prof. Edmundo Pereira Rodrigues, pela motivação ao estudo de Anatomia quando fui seu aluno e monitor. Ao Dr. Vasco de Oliveira Araújo, pela amizade e por me abrir as portas da Cirurgia Bucomaxilofacial. Ao Prof. Gastão Coelho Pureza Duarte, pela orientação no mestrado, e ao Prof. Malcolm Harris, cuja orientação no doutorado muito me enriqueceu como pessoa e como cirurgião.

Também gostaria de agradecer a todos os meus alunos e colegas da UFMG e da PUC Minas, em especial os do Curso de Especialização em Cirurgia Bucomaxilofacial da PUC Minas, pelas constantes críticas, pelos elogios e pelas sugestões que me fizeram crescer como profissional e que tanto enriqueceram este livro.

Finalmente, nesta nova etapa de nossas vidas na Austrália, sou grato ao Professor Emérito Newell Johnson pelas inspirações constantes em pesquisa, e à School of Dentistry & Oral Health, da Griffith University, que nos acolheu de braços abertos.

Peter Reher

Minha sincera gratidão aos Professores Dr. Luiz Thadeu de Abreu Poletto, Dr. Marcos Dias Lanza, Dra. Maria Ilma de Souza Côrtes e Dr. Nicholas Buys (Griffith University), pelo apoio, pela amizade e pela constante inspiração científica e profissional; mestres que mantêm em mim o infinito desejo de crescer e me tornar uma profissional e educadora cada vez melhor.

Também agradeço a todos os meus familiares, amigos, colegas e alunos, no Brasil e na Austrália, que me inspiraram e que fizeram parte da minha formação. Seu encorajamento, sua compreensão e seu apoio foram fundamentais na minha formação pessoal e profissional.

Vanessa Goulart Sampaio Reher

Prefácio à Terceira Edição

O lançamento desta terceira edição de *Anatomia Aplicada à Odontologia* nos proporcionou um sentimento de gratidão e realização ao constatarmos que os objetivos descritos na primeira edição foram atingidos. Como mencionamos na dedicatória, nossos filhos cresceram com o livro, e ele se tornou parte de nossa vida pessoal e profissional.

Esta obra nasceu da necessidade de tornar a anatomia mais acessível e prática, principalmente aos estudantes de graduação, sendo também útil para os estudos de pós-graduação e para o dia a dia profissional, em que se faz essencial esse conhecimento. Temos orgulho de ter contribuído para o ensino de anatomia a várias gerações de alunos, alguns deles hoje coautores desta edição, doutores e professores universitários.

Desde o lançamento do material que deu origem a esta obra, em 1991, e da primeira edição deste livro, há quase 20 anos, buscamos aprimorar e enriquecer o conteúdo apresentado. Os avanços na qualidade gráfica são um bom exemplo disso. Nesta terceira edição, as ilustrações foram substituídas por outras de excelente qualidade, que, em alguns casos, dispensam a utilização de um atlas complementar. Todo o conteúdo foi revisado e atualizado, enriquecido com novos boxes de casos clínicos e de ênfase, bem como com um novo apêndice de variações anatômicas. Entretanto, mantivemos seu estilo geral, considerado um ponto forte da publicação, que é a divisão em três partes: *Anatomia da Cabeça e do Pescoço*, *Anatomia Dental* e *Anatomia Aplicada à Odontologia*. Mantivemos a didática do livro com descrições de fácil leitura e direcionadas para o público-alvo, metodologia que nos parece ser responsável pelo seu sucesso, confirmado por suas múltiplas tiragens e reimpressões.

Agradecemos a todos que, confiantes em nosso trabalho, adotam este livro nos diversos cursos pelo Brasil e contribuem com sugestões para seu constante aprimoramento, valorizando o ensino da anatomia aplicada à odontologia em nosso país.

Os autores

Prefácio à Segunda Edição

É com muita satisfação que apresentamos aos alunos, colegas e amigos a segunda edição de nosso livro. Passados sete anos, esgotada a primeira edição, sentimos a necessidade de reavaliar este texto. A primeira edição foi um sucesso, com os usuários, alunos e profissionais proporcionando-nos um retorno sempre muito positivo, o que nos motivou a dar continuidade a este projeto. Esta segunda edição foi profundamente reformulada, demandando um tempo ainda maior de elaboração do que a primeira. As principais novidades são agora: 1) mudança estrutural do livro, passando de um enfoque topográfico para sistêmico; 2) melhora significativa das ilustrações; 3) inclusão de novos boxes clínicos e capítulos de anatomia aplicada.

A mudança estrutural para uma ênfase sistêmica foi objeto de calorosas discussões entre os autores e exigiu a releitura e a reorganização de todos os 14 capítulos iniciais do livro. Tivemos muitas dúvidas quanto a essa mudança, pois acreditamos que o estudo topográfico é fundamental. Contudo, a realidade atual dos cursos de graduação em Odontologia mudou nesse período, com a maior parte deles deixando de empregar técnicas de dissecação. Assim, surgiu a demanda por um texto de visão mais sistêmica, o que de certa maneira é mais didático para o aluno numa fase inicial de estudos. Não obstante, mantivemos ainda o roteiro de dissecação e, quando pertinente, detalhamos partes topográficas importantes. Os capítulos foram organizados segundo forma e tamanho adequados para serem ministrados em uma aula teórica, facilitando seu uso nos cursos de graduação.

Na parte de Anatomia Aplicada à Odontologia alguns capítulos foram reformulados e mais bem ilustrados, como o de anestesia local, e foi introduzido o capítulo de *Anatomia Aplicada à Imaginologia Craniofacial*, com enfoque anatômico adequado e utilizando técnicas atuais, como tomografia computadorizada e ressonância magnética. Como o livro mantém o objetivo de aproximar ao máximo a anatomia "básica" da "clínica", continuamos utilizando diversos boxes clínicos e incluímos alguns novos. Essa parte de anatomia aplicada constitui uma leitura opcional para os alunos dos cursos de graduação regulares, mas tem sido utilizada tanto por estes quanto pelos de diversos cursos de pós-graduação de que temos participado.

Gostaríamos de agradecer novamente aos leitores as inúmeras e valiosas sugestões que recebemos durante todos esses anos, e esperamos que o novo formato do livro e os novos capítulos e ilustrações possam atender às demandas cada vez maiores de todos os nossos alunos, colegas e profissionais.

Os autores

Prefácio à Primeira Edição

O objetivo principal desta obra é fornecer conceitos fundamentais de anatomia de cabeça e pescoço e anatomia dental para estudantes de graduação. Procuramos, no entanto, descrever textos aplicados à Odontologia, que não somente complementarão os estudos da graduação como também serão úteis para os alunos da pós-graduação e profissionais da área.

Este livro surgiu da necessidade que sentimos, junto aos nossos alunos, de um texto mais didático e abrangente, que lhes servisse de base para suas atividades práticas e teóricas relacionadas à anatomia. A falta de um texto específico dificultava a orientação das aulas práticas, o que nos levou à elaboração, em 1991, de um roteiro dirigido. Nesse roteiro foram introduzidos textos teóricos, dando origem a mais duas edições, em 1993 e em 1995. Nessas, os capítulos de cabeça e pescoço foram subdivididos de forma mais detalhada, diferenciando-se dos livros-texto clássicos de anatomia odontológica. Foram introduzidos também capítulos aplicados a outras áreas de interesse odontológico. Dessa apostila surgiu então a edição deste livro-texto, que agora lhes é apresentado.

Ele foi dividido em duas grandes partes: uma de Anatomia de Cabeça e Pescoço e outra de Anatomia Dental. A primeira parte apresenta capítulos com abordagens sistêmicas clássicas, capítulos topográficos, capítulos sobre anatomia aplicada à odontologia, além de apresentar um Roteiro de Dissecação. A segunda parte descreve a anatomia dental, com uma abordagem didática bem ilustrada, apresentando capítulos com aplicação clínica.

A colaboração dos autores convidados foi imprescindível para o enriquecimento desta obra, permitindo ainda uma maior aproximação entre áreas ditas "básicas" e "aplicadas". Pensando dessa forma, procuramos, após as descrições anatômicas, também destacar as aplicações clínicas do assunto abordado em quadros de cor diferenciada.

Acreditamos que esta obra estará em constante aprimoramento e, por isso, gostaríamos de, desde já, agradecer as críticas e sugestões de nossos leitores, discentes e docentes.

Os autores

Sumário

Parte 1 Anatomia da Cabeça e do Pescoço, 1

1. Osteologia da Cabeça e do Pescoço, 3
   Lucilia Maria de Souza Teixeira • Peter Reher

2. Maxila e Mandíbula | Arquitetura e Topografia Alveolodental, 29
   Peter Reher • Lucilia Maria de Souza Teixeira

3. Junturas do Crânio e Articulação Temporomandibular, 54
   Peter Reher • Lucilia Maria de Souza Teixeira

4. Músculos da Cabeça, 70
   Lucilia Maria de Souza Teixeira • Antonio Luis Neto Custódio • Peter Reher

5. Músculos do Pescoço, 87
   Lucilia Maria de Souza Teixeira • Peter Reher

6. Artérias da Cabeça e do Pescoço, 101
   Lucilia Maria de Souza Teixeira • Peter Reher • Antonio Luis Neto Custódio

7. Drenagem Venosa e Linfática da Cabeça e do Pescoço, 115
   Edmundo Pereira Rodrigues • Lucilia Maria de Souza Teixeira • Peter Reher

8. Inervação Motora da Cabeça e do Pescoço, 125
   Peter Reher • Lucilia Maria de Souza Teixeira

9. Inervação Sensitiva da Cabeça e do Pescoço, 142
   Peter Reher • Lucilia Maria de Souza Teixeira

10. Fundamentos de Neuroanatomia, 159
    Júlio Anselmo de Sousa Neto • Lucilia Maria de Souza Teixeira • Peter Reher

11. Vias Sensitivas e Motoras da Cabeça, 181
    Júlio Anselmo de Sousa Neto • Lucilia Maria de Souza Teixeira • Peter Reher

12. Cavidade Nasal e Seios Paranasais, 192
    Lucilia Maria de Souza Teixeira • Peter Reher

13. Cavidade Oral, 203
    Lucilia Maria de Souza Teixeira • Peter Reher

14. Faringe e Laringe, 220
    Lucilia Maria de Souza Teixeira • Peter Reher

Parte 2 Anatomia Dental, 229

15. Introdução à Anatomia Dental Humana, 231
    Vanessa Goulart Sampaio Reher • Peter Reher

16. Morfologia Geral dos Dentes Permanentes, 243
    Vanessa Goulart Sampaio Reher • Peter Reher

17. Grupo dos Incisivos, 257
    Vanessa Goulart Sampaio Reher

18. Grupo dos Caninos, 266
    Vanessa Goulart Sampaio Reher

19. Grupo dos Pré-Molares, 272
    Vanessa Goulart Sampaio Reher

20. Grupo dos Molares, 283
    Vanessa Goulart Sampaio Reher

21. Dentição Decídua, 297
    Fernanda Bartolomeo Freire Maia • Cristina de Freitas Faria • Vanessa Goulart Sampaio Reher

22. Anatomia da Cavidade Pulpar, 314
    Maria Ilma de Souza Côrtes • Juliana Vilela Bastos • Marco Aurélio Versiani

Parte 3 Anatomia Aplicada à Odontologia, 343

23. Princípios de Oclusão, 345
    Ana Cristina Rodrigues Antunes de Souza • Leandro Napier de Souza • Marcos Dias Lanza • Marcos Daniel Septímio Lanza

24. Anatomia Aplicada à Imaginologia Craniofacial, 360
    Fernanda Cardoso Fonseca • Luciana Cardoso Fonseca Terzis

25. Anatomia Aplicada à Anestesia Local, 375
    Peter Reher • Matheus Furtado de Carvalho • Lucilia Maria de Souza Teixeira

26. Anatomia do Edêntulo e Considerações sobre o Envelhecimento Facial, 395
    Antonio Luis Neto Custódio • Ronaldo Rettore Júnior • Leandro Junqueira de Oliveira

27. Anatomia Aplicada à Propagação de Infecções Odontogênicas, 406
    Peter Reher • Lucilia Maria de Souza Teixeira

28. Anatomia Aplicada aos Acessos Cirúrgicos ao Esqueleto da Face, 420
    Antônio Albuquerque de Brito • Peter Reher

Apêndices, 445

Apêndice A | Roteiro de Dissecação, 447
Peter Reher • Lucilia Maria de Souza Teixeira

Apêndice B | Variações Anatômicas de Interesse Clínico, 459
Micena Roberta Miranda Alves e Silva

Bibliografia, 471

Índice Alfabético, 479

PARTE 1

Anatomia da Cabeça e do Pescoço

Capítulo 1   Osteologia da Cabeça e do Pescoço, *3*

Capítulo 2   Maxila e Mandíbula | Arquitetura e Topografia Alveolodental, *29*

Capítulo 3   Junturas do Crânio e Articulação Temporomandibular, *54*

Capítulo 4   Músculos da Cabeça, *70*

Capítulo 5   Músculos do Pescoço, *87*

Capítulo 6   Artérias da Cabeça e do Pescoço, *101*

Capítulo 7   Drenagem Venosa e Linfática da Cabeça e do Pescoço, *115*

Capítulo 8   Inervação Motora da Cabeça e do Pescoço, *125*

Capítulo 9   Inervação Sensitiva da Cabeça e do Pescoço, *142*

Capítulo 10   Fundamentos de Neuroanatomia, *159*

Capítulo 11   Vias Sensitivas e Motoras da Cabeça, *181*

Capítulo 12   Cavidade Nasal e Seios Paranasais, *192*

Capítulo 13   Cavidade Oral, *203*

Capítulo 14   Faringe e Laringe, *220*

CAPÍTULO 1

Osteologia da Cabeça e do Pescoço

Lucilia Maria de Souza Teixeira • Peter Reher

CRÂNIO

Introdução

Neste capítulo estudaremos os ossos da cabeça e do pescoço, com ênfase no estudo do crânio. A maxila e a mandíbula serão revistas em mais detalhes no Capítulo 2, *Maxila e Mandíbula | Arquitetura e Topografia Alveolodental*, devido à sua importância em odontologia.

O crânio é parte do esqueleto axial, constituído por 22 ossos unidos em sua maioria por tecido conjuntivo fibroso (junturas fibrosas ou articulações fibrosas, segundo a *Terminologia Anatômica*), o que confere imobilidade a essas articulações. Entre essas há, no entanto, uma exceção que é de grande importância na odontologia: a juntura (articulação) sinovial, uma estrutura móvel entre a mandíbula e o osso temporal. O crânio tem formato ovoide e em arco, sendo mais espesso anterior e posteriormente, e mais delgado na região temporal. Esse formato amortece forças de compressão ou impacto.

Sua principal função é alojar e proteger o encéfalo. Entretanto, também garante proteção às partes iniciais dos sistemas respiratório e digestório, e aos órgãos dos sentidos especiais (audição, visão, gustação, olfação, equilíbrio). Tem ainda aberturas (forames) para a passagem de vasos e nervos, sendo que a maxila e a mandíbula apresentam estrutura óssea adequada para o suporte dos dentes.

Para a descrição anatômica, o *plano orbitomeático* (plano de Frankfurt), que é aceito internacionalmente por antropologistas e anatomistas (Figura 1.1), orienta a posição do crânio. Esse plano é paralelo à linha do solo e corresponde à posição natural do crânio com o indivíduo em posição anatômica. É traçado por uma linha horizontal que une a margem superior do meato acústico externo à margem inferior da órbita esquerda.

Com relação à sua constituição, o crânio pode ser dividido em duas partes: o *neurocrânio* e o *viscerocrânio*. O *neurocrânio* é o conjunto de oito ossos (um frontal, dois temporais, um occipital, dois parietais, um esfenoide e um etmoide) os quais delimitam a *cavidade do crânio* que contém o encéfalo. O *viscerocrânio* é o conjunto de 14 ossos (dois nasais, dois lacrimais, duas maxilas, dois zigomáticos, uma mandíbula, duas conchas nasais inferiores, dois palatinos, um vômer) que formam o *esqueleto da face*. Ele é assim chamado por conter parte dos sistemas viscerais respiratório e digestório.

Morfologicamente a maioria dos ossos do crânio apresenta uma camada média de osso esponjoso (ou trabecular), a *díploe*, que está localizada entre duas camadas de osso compacto (cortical): uma *lâmina (tábua) óssea externa* e uma *lâmina óssea interna* (Figura 1.2). É possível observar ossos bem delgados que podem até ser papiráceos e outros em que a díploe é substituída parcialmente por uma cavidade pneumática, de maneira a formar os seios paranasais.

A díploe apresenta uma série de canais ósseos denominados *canais diploicos*, que são ocupados em geral por veias diploicas (ver Figura 1.2). Eles podem perfurar as lâminas ósseas interna ou externa e, assim, estabelecer anastomoses entre veias internas e externas do crânio.

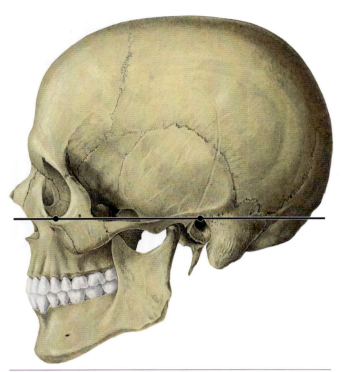

Figura 1.1 Plano orbitomeático ou orbitomeatal (plano de Frankfurt).

Internamente, o neurocrânio é forrado pelo folheto externo da dura-máter, o *endocrânio*, que não tem capacidade osteogênica (ver Figura 1.2).

Capacidade osteogênica do endocrânio

O fato de o endocrânio (dura-máter) não ter poder osteogênico é vantajoso, pois, assim, em caso de fraturas do crânio, não há formação de calo ósseo na lâmina interna, o que evita compressão encefálica.

Acidentes ósseos

Denominam-se *acidentes ósseos* as alterações na superfície dos ossos, as quais podem ser saliências, reentrâncias e aberturas que se notam na superfície dos ossos. Os acidentes ósseos se associam às *partes moles* do nosso corpo, como músculos, fáscias, artérias, veias e nervos.

As *saliências* geralmente permitem a fixação de músculos, fáscias e ligamentos, e recebem nomes diversos, como: processos, margens, cristas, linhas, cornos, hâmulos, rugosidades, tubérculos, espinhas, côndilos etc.

As *reentrâncias* ou depressões ósseas geralmente alojam órgãos ou ainda músculos, vasos e nervos, e denominam-se: sulcos, fossas, fóveas, fovéolas, incisuras etc.

As *aberturas* no crânio podem ser arredondadas (forames) e geralmente permitem a passagem de vasos, nervos ou mesmo parte de órgãos; quando têm forma de fendas, são chamadas de fissuras, quando as aberturas têm paredes, formam canais ou meatos etc. O crânio apresenta cerca de 85 forames, canais e fissuras normais, com nomes específicos. Muitos deles serão estudados e relacionados às partes moles.

Diferenças entre os crânios feminino e masculino

Atualmente, é difícil distinguir se um crânio é masculino ou feminino, tendo em vista que, pela mudança dos hábitos da vida moderna, a tração mecânica dos músculos nos ossos tem diminuído consideravelmente, o que reduz seus relevos.

Traumatismos na calvária do crânio

A parte superior do crânio, denominada *calvária* ou *calota do crânio*, apresenta a lâmina óssea externa mais espessa, convexa e de maior raio que a interna. Golpes nessa região tendem a afundar a lâmina externa para dentro da díploe, protegendo a lâmina interna; logo, a díploe funciona como um amortecedor de forças (Figura 1.3).

Os ossos do neurocrânio são revestidos externamente por periósteo, o *pericrânio*, que tem pouca capacidade osteogênica.

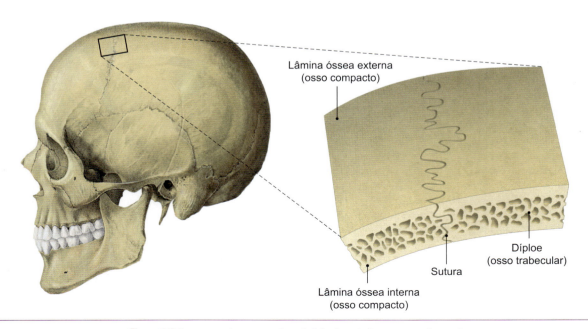

Figura 1.2 Estrutura dos ossos da calvária do crânio em corte frontal.

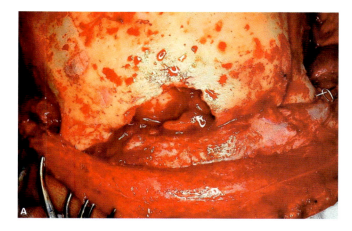

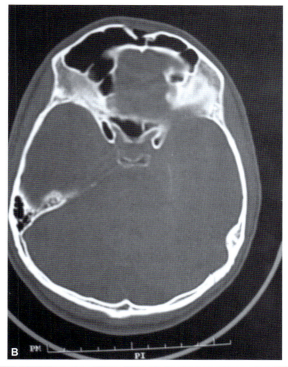

Figura 1.3 Fratura da lâmina externa do osso frontal. Graças à estrutura dos ossos do crânio, a díploe e o seio frontal atuaram como amortecedores de choque e evitaram a fratura da lâmina óssea interna. **A.** Aspecto clínico de cirurgia para reduzir a fratura com acesso coronal. **B.** Tomografia computadorizada de outro caso, mostrando fratura apenas da lâmina óssea externa.

De maneira geral, o crânio feminino caracteriza-se pela redução do tamanho dos relevos ósseos, com processos mais tênues e mais lisos. O contorno do crânio desde a raiz do nariz até o occipital é mais regular, os relevos no frontal e occipital são suaves, tais como no crânio infantil. O peso e o volume médios do cérebro feminino são um pouco menores, o que não altera seus aspectos funcionais.

Já o crânio masculino se caracteriza por apresentar os acidentes ósseos mais desenvolvidos, sendo mais áspero e mais espesso na margem supraorbital (fronte) e mais rugoso no occipital. São bem características a aspereza e a rugosidade do arco zigomático, na origem do músculo masseter.

No crânio feminino, geralmente, os processos mastoides são menos desenvolvidos que os côndilos occipitais. Assim, a base do crânio, quando apoiada em uma superfície plana, inclina-se mais, quando movimentada lateralmente, que a base do crânio masculino, que se apoia mais firmemente.

Desenvolvimento e ossificação

Os ossos do crânio originam-se do mesênquima em torno do encéfalo embrionário. A ossificação desses ossos se faz por via *intramembranosa* ou *endocondral*. Isso é uma característica exclusiva do crânio, visto que, com exceção da clavícula, todos os ossos do restante do organismo apresentam ossificação apenas endocondral.

Aqueles que apresentam *ossificação intramembranosa* são os ossos da calvária e uma pequena parte da base do crânio. São eles: o frontal, os parietais, a parte escamosa dos temporais, a parte superior da parte escamosa do occipital, o vômer, os lacrimais, nasais e palatinos, a maior parte dos processos pterigoides e as asas do esfenoide, os zigomáticos, as maxilas e a mandíbula.

Já os ossos que apresentam *ossificação endocondral* constituem a maior parte da base do crânio e formam, precocemente, na vida fetal, o *condrocrânio*. Eles são: a maior parte do occipital, as partes petrosa e mastoide dos temporais, corpo e asas menores do esfenoide, etmoide e conchas nasais inferiores. No crânio adulto, ainda restam remanescentes cartilagíneos do condrocrânio, a parte frontal do septo nasal e o forame lacerado.

Origem embrionária dos enxertos ósseos usados em implantodontia

A realização de enxertos ósseos é cada vez mais frequente na odontologia, sobretudo na implantodontia, para permitir a colocação de implantes osteointegrados em áreas onde há pouco osso residual. Nesses casos, é preferível optar por ossos de mesma origem embrionária da maxila e da mandíbula (de ossificação intramembranosa). Por isso, tem-se utilizado cada vez mais a mandíbula e a calvária do crânio como áreas doadoras, em vez da costela e do ílio, que eram usados tradicionalmente.

Por estar em crescimento, o crânio neonatal apresenta áreas membranáceas temporárias entre os ossos da calvária do crânio, denominadas *fontículos* ou fontanelas (popularmente conhecidas como "moleiras"). Eles facilitam a passagem do feto pelo canal do parto ao possibilitarem a superposição dos ossos e a redução do diâmetro do crânio.

Há um fontículo anterior, um posterior, dois anterolaterais e dois posterolaterais (Figura 1.4). O fontículo anterior é o maior do crânio e pode ser palpado com facilidade até os 2 anos de idade, quando em geral se ossifica. Os *fontículos anterolaterais* são também designados fontanelas esfenoidais e os *fontículos posterolaterais* são também chamados de fontanelas mastóideas. Podem ainda existir fontículos acessórios, sobretudo ao longo da sutura sagital.

No recém-nascido praticamente todo o encéfalo, os olhos e as orelhas já estão formados e não irão crescer muito com o desenvolvimento normal. Assim, o neurocrânio apresenta uma dimensão praticamente definida, ao passo que o viscerocrânio ainda está muito pouco desenvolvido (Figura 1.5). Observa-se então uma desproporção entre ambos da ordem de 7/8 (neurocrânio) para 1/8 (viscerocrânio).

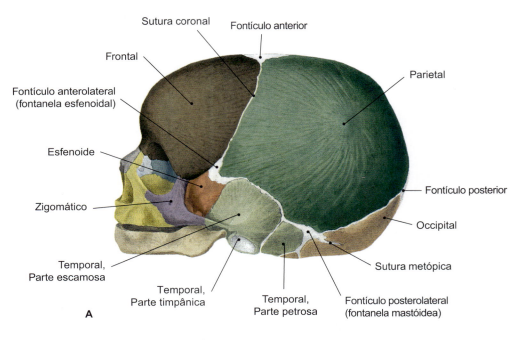

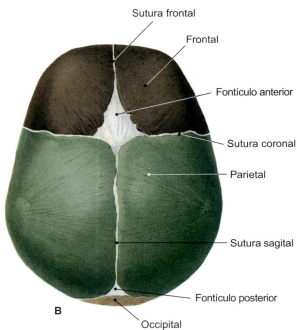

Figura 1.4 Crânio neonatal: vista lateral (**A**); vista superior (**B**).

O neurocrânio cresce até os 2 anos de idade aproximadamente, acompanhando o crescimento encefálico, e depois disso cresce relativamente pouco. O viscerocrânio, por sua vez, cresce muito, em todas as fases até a adulta. As atividades respiratórias e digestórias exercem papel importante no crescimento inicial do viscerocrânio.

A expansão dos seios paranasais e o surgimento dos dentes provocam grandes surtos de crescimento na face. Até os 2 anos, o surto de crescimento deve-se à erupção dos dentes decíduos. Dos 6 aos 12 anos, o surto é associado à erupção dos dentes permanentes. A partir daí, o crescimento facial ocorre, sobretudo, na dependência de trações musculares. No adulto pode-se afirmar que o neurocrânio e o viscerocrânio estão proporcionais em dimensões, sendo o neurocrânio ainda ligeiramente maior.

> O estudo do crânio se faz nas vistas (ou normas): *superior*, *posterior*, *anterior*, *lateral*, *inferior* e *interior*. Para facilitar o processo de aprendizagem teórico-prática, enfatizamos em itálico as estruturas mais importantes que podem ser identificadas nos crânios em aulas práticas.

> Procura-se correlacionar, na descrição do crânio, seus acidentes com os tecidos moles associados. Assim, os nervos cranianos, numerados de I a XII, serão citados após cada forame. O nervo trigêmeo (V) apresenta três ramos principais: nervo oftálmico (V_1), nervo maxilar (V_2) e nervo mandibular (V_3).

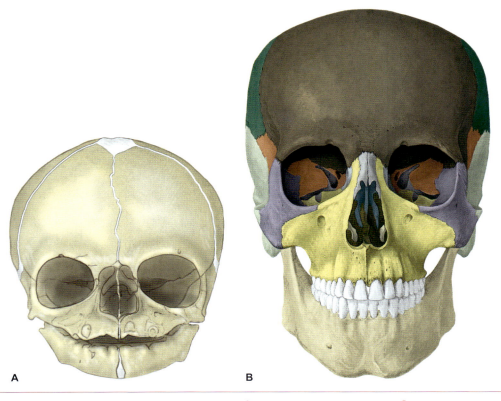

Figura 1.5 Comparação entre as partes do crânio de um neonato (**A**) com as de um crânio adulto (**B**). Observe como a face (viscerocrânio) cresce muito mais que o crânio (neurocrânio).

Vista superior do crânio

Nesta vista, o crânio é bastante liso e uniforme, pois não há inserções musculares importantes nem passagem de vasos ou nervos significativos. Nela se identifica a maior parte da *calvária do crânio*, que tem formato ovoide, mais ampla posteriormente. De diante para trás, identificamos o osso frontal, os ossos parietais direito e esquerdo e o osso occipital (Figura 1.6).

Esses ossos são unidos por suturas. A *sutura sagital* une os parietais entre si; a *sutura coronal* une o frontal e os parietais, enquanto a *sutura lambdóidea* une, atrás, os parietais e o occipital.

A intersecção das suturas sagital e coronal é o ponto craniométrico *bregma*. A mais ou menos 2 cm posteriormente ao bregma encontra-se o *vértice*, ponto mais alto do crânio. Na intersecção das suturas sagital e lambdóidea está o ponto *lambda*.

Os parietais apresentam de cada lado uma área mais convexa, a *eminência parietal*. Próximo ao lambda nota-se algumas vezes nos ossos parietais o *forame parietal*, que pode estar em um ou em ambos os lados e dá passagem a uma veia emissária que drena a díploe. *Ossos suturais* podem ser observados nas articulações ósseas da calvária do crânio, sendo frequente o achado de um osso sutural entre o occipital e os parietais.

 Pontos craniométricos e pontos cefalométricos

Os pontos *craniométricos* (muito utilizados em estudos de antropologia) são identificados diretamente no crânio, mas não são necessariamente acidentes ósseos específicos. Já os pontos *cefalométricos* são identificados em radiografias especiais denominadas *radiografias cefalométricas*. Em alguns casos, esses pontos são coincidentes. Os pontos *cefalométricos* são os mais utilizados na odontologia e devem ser identificados e memorizados, para aplicação nas análises cefalométricas em odontopediatria, ortodontia e cirurgia.

Vista posterior do crânio

Esta vista inicialmente é lisa como a superior, mas, em direção inferior, ela se torna mais acidentada, por causa da fixação de músculos do pescoço que sustentam a cabeça. Na vista posterior identificamos parte dos ossos parietais, o occipital e os processos mastóideos dos temporais (Figura 1.7).

A *sutura occipitomastóidea* une de cada lado o occipital e o *processo mastoide* do temporal, ao passo que a *sutura parietomastóidea* une o parietal com esse mesmo processo do temporal. A parte posterior da *sutura sagital* e toda a *sutura lambdóidea* são visíveis nesta vista.

Denomina-se *astério* o ponto de encontro das suturas parietomastóidea e occipitomastóidea com a sutura lambdóidea. Pode ser observado nessas imediações o *forame mastóideo* que dá passagem a uma veia emissária.

A *protuberância occipital externa* é uma projeção mediana facilmente palpável *in vivo*, um pouco abaixo do lambda.

As *linhas superiores da nuca* originam-se a partir da protuberância occipital externa, sendo importantes anatomicamente porque delimitam superiormente o pescoço.

Vista anterior do crânio

Esta vista é bem mais complexa e irregular que as anteriores, pois apresenta uma série de cavidades nas quais se alojam estruturas que nos permitem relacionar com o meio externo, como olhos, boca e nariz (Figura 1.8). Ela é formada em sua maior parte pelo viscerocrânio. A vista anterior será estudada subdividindo-a nas seguintes regiões:

- Fronte
- Cavidade orbital (que aloja os globos oculares)

- Proeminência da face
- Nariz ósseo externo e cavidade nasal (parte inicial do sistema respiratório)
- Cavidade oral (parte inicial do sistema digestório), maxilas e mandíbula.

Fronte

Na fronte encontra-se o osso frontal, um osso largo, laminar e que apresenta também uma cavidade pneumática, o *seio frontal*. O osso frontal articula-se anterior e inferiormente no plano mediano com os ossos nasais, por meio da *sutura frontonasal*. A intersecção entre o osso frontal e os nasais na linha mediana é o ponto *násio* (N). Uma elevação que se estende lateralmente de cada lado, contornando a margem superior da órbita, é o *arco superciliar*. O ponto cefalométrico *glabela* (G), espaço entre os arcos superciliares, localiza-se nessa região, na linha média um pouco acima do násio. O osso frontal desenvolve-se como osso par e unido por uma sutura frontal, que normalmente desaparece no segundo ano de vida, podendo persistir com o nome de *sutura metópica*.

O osso frontal articula-se ainda com os ossos nasais, as maxilas, os ossos zigomáticos, o osso etmoide, os ossos lacrimais e o osso esfenoide, tendo as suturas o nome dos ossos que unem.

> **Fraturas do seio frontal**
>
> O seio frontal entre as lâminas do osso frontal funciona como uma espécie de *airbag* do crânio e protege o encéfalo, na medida em que traumatismos nessa área levam à fratura da lâmina externa do seio para dentro deste, evitando fraturas da lâmina interna do seio frontal que poderiam lesar essa parte do encéfalo.

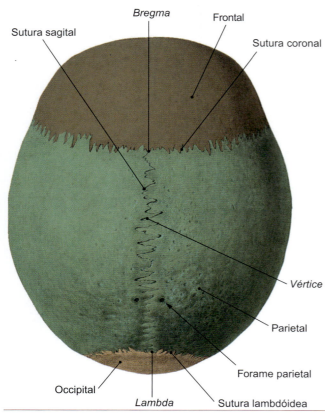

Figura 1.6 Vista superior do crânio.

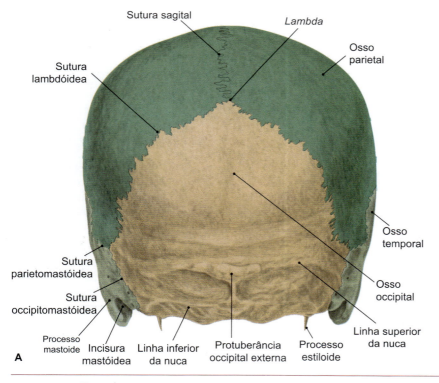
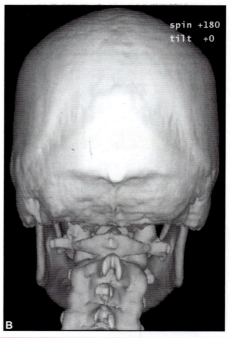

Figura 1.7 Vista posterior do crânio em esquema (**A**) e em tomografia computadorizada tridimensional (**B**).

Capítulo 1 • Osteologia da Cabeça e do Pescoço

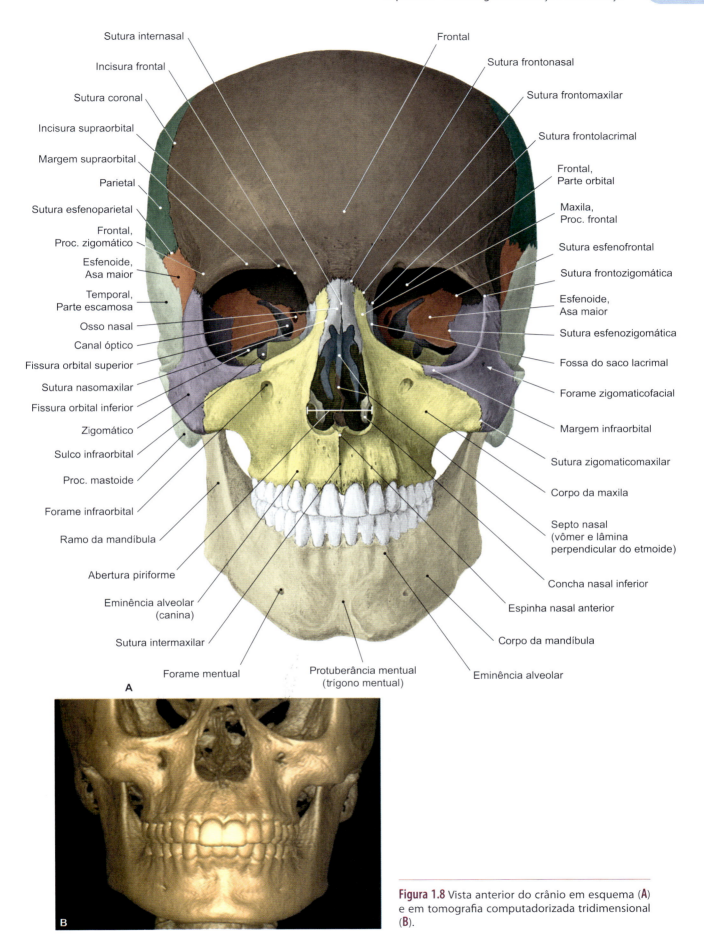

Figura 1.8 Vista anterior do crânio em esquema (A) e em tomografia computadorizada tridimensional (B).

Cavidade orbital

A cavidade orbital aloja os bulbos oculares, os músculos extrínsecos do olho, os nervos, os vasos sanguíneos, o tecido adiposo retrobulbar e parte do aparelho lacrimal. Apresenta quatro *margens*: supraorbital, infraorbital, lateral e medial. Apresenta ainda quatro *paredes*: teto ou superior, assoalho ou inferior, parede lateral e parede medial (Figura 1.9).

A *margem supraorbital* é formada pelo osso frontal e é marcada por duas reentrâncias: uma mais medial e mais rasa, a *incisura frontal*, por onde passam os vasos e os nervos supratrocleares (V_1), e outra mais lateral e mais evidente, a *incisura supraorbital*, por onde passam os vasos e nervos supraorbitais (V_1). Pode ocorrer o fechamento da incisura de maneira a formar um *forame supraorbital*.

A *margem infraorbital* é formada pelo osso zigomático e pela maxila. Um ponto cefalométrico nessa margem é o *orbitário* (Or), ponto mais inferior da margem infraorbital. O forame infraorbital abre-se cerca de 0,5 a 1 cm abaixo dessa margem e deixa passar o feixe vasculonervoso infraorbital (V_2).

A *margem lateral* é formada pelos processos zigomático do frontal e frontal do zigomático. Uma pequena elevação no osso zigomático dentro da órbita, o *tubérculo orbital*, dá inserção ao ligamento palpebral lateral.

A *margem medial* é formada pelo frontal, pelo lacrimal e pela maxila. Nessa margem, notam-se duas saliências: no processo frontal da maxila, a *crista lacrimal anterior*, onde se fixa o ligamento palpebral medial, e, no osso lacrimal, a *crista lacrimal posterior*, onde se fixa parte do músculo orbicular do olho. Entre as duas cristas há uma depressão, a *fossa do saco lacrimal* que continua para baixo e para a cavidade nasal como *canal lacrimonasal*. A fossa e o canal contêm o saco e o ducto *lacrimonasal*, respectivamente. Este último drena a lágrima para a cavidade nasal.

A *parede superior* ou *teto da órbita* é formada pelo frontal e pela asa menor do esfenoide. Nessa parede existe uma depressão anterolateral, a *fossa para a glândula lacrimal*. O *canal óptico* situa-se no extremo posterior do teto e comunica a órbita com a fossa média do crânio. Ele dá passagem ao nervo óptico (II) e à artéria oftálmica.

A *parede inferior* ou *assoalho da órbita* é formada pela maxila, pelo zigomático e pelo processo orbital do palatino. Este último, de difícil visualização, localiza-se próximo à fissura orbital inferior. Na parte posterior do assoalho da órbita tem início um *sulco infraorbital* que se continua como *canal infraorbital* e termina como *forame infraorbital* na face, de onde emergem o nervo infraorbital (V_2) e vasos infraorbitais.

A *parede medial da órbita* é a mais frágil, sendo formada pelo lacrimal, pela lâmina orbital do etmoide e por pequena parte do corpo do esfenoide. Acima e abaixo desses ossos encontram-se ainda partes do frontal e da maxila, respectivamente. Na junção da parede medial com o teto da órbita, observam-se pequenos orifícios, os *forames etmoidais anterior* e *posterior*, por onde passam vasos e nervos de mesmo nome.

A *parede lateral da órbita* é formada pelos ossos zigomático, pela asa maior do esfenoide e por parte do frontal. A parte posterior da parede lateral é delimitada acima e abaixo pelas fissuras orbitais superior e inferior. A *fissura orbital superior* comunica a órbita com a fossa média do crânio e fica entre as asas maior e menor do esfenoide. Deixa passar os nervos cranianos oculomotor (III), troclear (IV) e abducente (VI), o nervo oftálmico (V_1) e as veias oftálmicas. A *fissura orbital inferior* faz a comunicação da órbita com as fossas infratemporal e pterigopalatina. Fica entre a asa maior do esfenoide, acima, e a maxila e o palatino, abaixo. Deixa passar o nervo infraorbital (V_2), o nervo zigomático (V_2) e a artéria infraorbital. Existe um *forame zigomático-orbital* para o nervo zigomático na parede lateral da órbita.

Proeminência da face

A *proeminência da face*, ou maçã do rosto, é formada pelo osso zigomático (Figura 1.10), cuja forma se assemelha à de um losango. Este se localiza lateralmente à órbita e se articula com a maxila, o frontal, o esfenoide e o temporal. Apresenta corpo robusto e processos que se dirigem aos outros ossos. O *corpo do zigomático* volta-se para a face, para a fossa temporal e para a cavidade orbital. O osso zigomático está unido ao esfenoide, ao frontal, ao temporal e à maxila pelas suturas esfenozigomática, frontozigomática, temporozigomática e zigomaticomaxilar, respectivamente.

O zigomático apresenta três processos. O *processo maxilar do zigomático*, o mais robusto deles, se dirige inferomedialmente à maxila, estendendo-se da *margem infraorbital* até a *crista infrazigomática*. Já o *processo frontal do zigomático* estende-se superiormente, auxiliando na formação da margem lateral da órbita. Por sua vez, o *processo temporal do zigomático* estende-se posteriormente, entrando na formação do *arco zigomático*, uma barra óssea fina na face lateral do crânio. A fáscia do músculo temporal e o músculo masseter se fixam acima e abaixo, respectivamente, no arco zigomático.

O corpo do osso zigomático, na face, é perfurado por um pequeno *forame zigomaticofacial*, e na sua superfície temporal, pelo *forame zigomaticotemporal*, os quais deixam passar vasos e nervos de mesmo nome (V_2).

Fraturas da órbita (fraturas *blow-out*)

O assoalho da órbita e sua parede medial são ossos finos e papiráceos. Traumatismos desferidos no globo ocular com objetos esféricos, como uma bola de tênis, podem pressioná-lo para dentro da órbita, ocasionando fratura do assoalho e/ou de sua parede medial. Essas fraturas, portanto, "explodem" o assoalho e a parede medial da órbita, sendo por isso conhecidas na literatura inglesa como *blow-out*.

Quando isso ocorre, parte do conteúdo da órbita, sobretudo a gordura periorbital, extravasa através do assoalho para dentro do seio maxilar, causando hipoftalmia (globo ocular deslocado para baixo) e enoftalmia (globo ocular deslocado para dentro), bem como diplopia (visão dupla), já que os globos oculares ficam desalinhados.

Fraturas do "complexo zigomático"

Traumatismos ocorridos na proeminência da face raramente fraturam o osso zigomático, pois este é robusto. Contudo, como o zigomático repousa na maxila, que é fragilizada pelo seio maxilar, em traumatismos mais fortes ele é deslocado para dentro do seio paranasal. Trata-se de fraturas do complexo zigomático, pois envolvem as estruturas de suporte do zigomático, e não o zigomático propriamente dito. Geralmente ocorre separação nas suturas frontozigomática, zigomaticomaxilar e temporozigomática, deslocando o zigomático inferomedialmente. Essas fraturas, portanto, envolvem a órbita (margens e paredes inferior e lateral) e o seio maxilar, causando várias manifestações clínicas relacionadas a essas áreas.

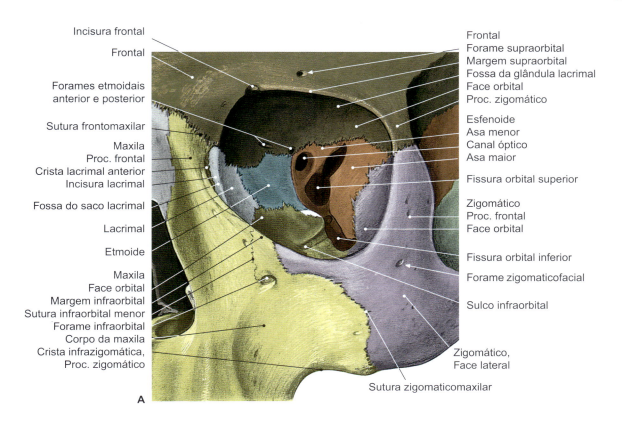

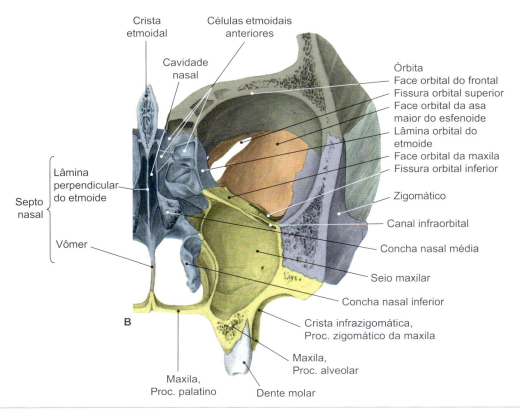

Figura 1.9 Constituição óssea da cavidade orbital, bem como relações com cavidades ósseas adjacentes: margens (**A**); assoalho (**B**). (*continua*)

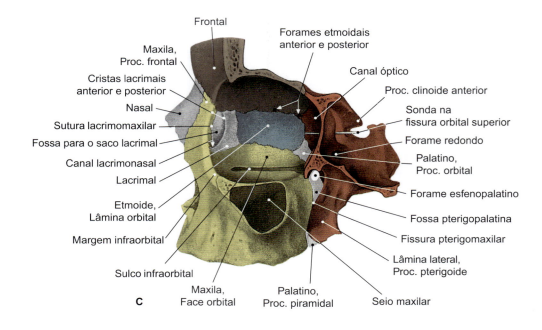

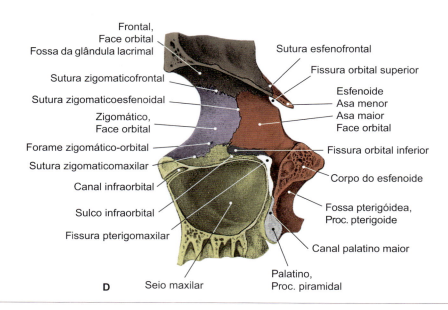

Figura 1.9 (*continuação*) parede medial (**C**); parede lateral (**D**).

Nariz ósseo externo e cavidade nasal

A abertura óssea do nariz é denominada *abertura piriforme* e está delimitada pelas *maxilas* e pelos *ossos nasais* (ver Figura 1.8A). Estes se fixam por meio das *suturas frontonasal, internasal, frontomaxilar* e *nasomaxilar*.

No plano mediano, a margem inferior da abertura piriforme apresenta um processo ósseo que marca a junção das duas maxilas, a *espinha nasal anterior*, e aí se fixa a cartilagem do septo nasal. A parte mais anterior desta é o ponto cefalométrico ANS (do inglês *anterior nasal spine*, ou espinha nasal anterior).

As aberturas posteriores da cavidade nasal são os *cóanos*, delimitados pelo *vômer*, pela *lâmina pterigóidea medial*, pelas *lâminas horizontais do osso palatino* e pelo *corpo do esfenoide* (mais bem visualizado na vista inferior do crânio).

Para melhor compreensão das partes mais profundas da cavidade nasal, torna-se necessário descrever o *osso etmoide*.

Osso etmoide

O osso etmoide é constituído por uma lâmina horizontal, uma lâmina vertical e duas massas laterais que se interpõem entre a órbita e a cavidade nasal. Essas massas laterais são aeradas e possuem inúmeras pequenas cavidades ósseas, cuja disposição constitui o *labirinto etmoidal* que, no conjunto, formam o *seio etmoidal*. As massas laterais do etmoide também fazem parte da parede medial da órbita (*lâmina orbital*) e ao mesmo tempo da parede lateral da cavidade nasal, contribuindo para a formação das *conchas nasais superior e média* (Figura 1.11).

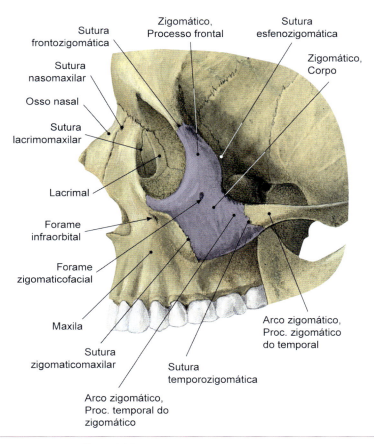

Figura 1.10 Osso zigomático em vista lateral.

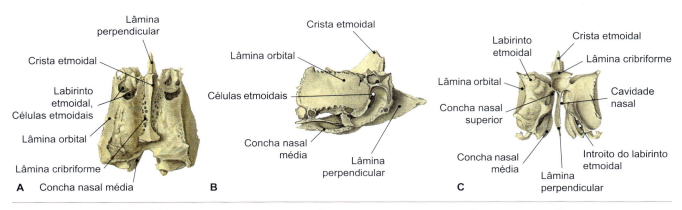

Figura 1.11 Osso etmoide: vista superior (**A**), vista lateral (vista anterior) (**B**), vista anterior (**C**).

A lâmina horizontal do etmoide é denominada *lâmina cribriforme do etmoide*, e por ela passam os filetes nervosos que constituem o nervo olfatório (I). Ela cruza o plano mediano e contribui para a formação do teto da cavidade nasal e do assoalho da fossa anterior do crânio (onde repousa o bulbo olfatório). A lâmina vertical do etmoide é denominada *lâmina perpendicular do etmoide*. A maior parte dessa lâmina forma a parte anterossuperior do *septo nasal*, e uma pequena projeção superior forma a *crista etmoidal* (vista interna do crânio).

Fraturas da fossa anterior do crânio (lâmina cribriforme do etmoide)

A *lâmina cribriforme do etmoide* é uma área de fragilidade do crânio, que comunica a cavidade nasal com a fossa anterior do crânio. Algumas fraturas de crânio ou da face podem levar ao rompimento desta, lesando os filetes do nervo olfatório (I) e de suas bainhas, formadas por extensões inferiores da dura-máter. Neste caso, ocorrerá extravasamento do líquido cerebrospinal através do nariz (rinorreia), e o paciente ainda terá perda do olfato (anosmia).

Paredes da cavidade nasal

A cavidade nasal é dividida em duas metades pelo septo nasal, e cada uma apresenta paredes lateral, medial, teto e assoalho.

A *parede lateral da cavidade nasal* é mais complexa e, para estudá-la, é necessário utilizar um crânio seccionado na linha média. Ela é formada por parte do nasal, da maxila, do lacrimal, do etmoide, da concha nasal inferior, da lâmina perpendicular do palatino e da lâmina medial do processo pterigoide do esfenoide (Figura 1.12).

Apresenta projeções ósseas, as *conchas nasais*, as quais delimitam reentrâncias abaixo delas, os *meatos nasais*. As *conchas nasais superior* e *média* são projeções do osso etmoide, ao passo que a *concha nasal inferior* é um osso isolado que se articula com os seguintes ossos: maxila, lacrimal, etmoide e palatino. Pode haver *conchas* e *meatos supremos* acima da concha nasal superior.

O *meato nasal superior*, sob a concha superior, apresenta posteriormente o *forame esfenopalatino*, que comunica a fossa pterigopalatina com a cavidade nasal. Por ele passam os vasos e os nervos esfenopalatinos (V_2).

O *meato nasal médio*, sob a concha média, recebe a abertura do seio maxilar, o *hiato maxilar*. Essa abertura óssea é bastante extensa, mas *in vivo* se restringe a um pequeno orifício revestido pela mucosa nasal.

No *meato nasal inferior*, sob a concha inferior, abre-se o *canal lacrimonasal*, originado da órbita.

A *parede medial da cavidade nasal* é um septo ósseo que divide a cavidade nasal em duas metades (Figura 1.13). A parte superior do *septo nasal* é formada pela *lâmina perpendicular do etmoide*, e a parte inferior e posterior é formada pelo *osso vômer*.

O *teto da cavidade nasal* é formado pelos ossos nasal, frontal, etmoide, pelo corpo do esfenoide e por parte do vômer. A parte do etmoide que contribui para a formação do teto é a *lâmina cribriforme do etmoide*, a qual comunica a cavidade nasal com a fossa anterior do crânio. Por ela passam os filetes nervosos do nervo olfatório (I).

O *assoalho da cavidade nasal* é ao mesmo tempo o teto da cavidade oral. É marcado em toda a sua extensão por um sulco largo e liso. O assoalho é formado anteriormente pelos processos palatinos das maxilas e mais posteriormente pelas lâminas horizontais dos palatinos.

Cavidade oral, maxilas e mandíbula

A parte óssea da cavidade oral é delimitada em grande parte pelas maxilas e pelos ossos palatinos, superiormente, e pela mandíbula, inferiormente.

A cavidade oral será descrita em detalhes no Capítulo 13, *Cavidade Oral*. As maxilas e a mandíbula são ossos descritos na vista anterior do crânio, porém, tendo em vista sua complexidade e importância na odontologia, elas serão detalhadas no Capítulo 2, *Maxila e Mandíbula | Arquitetura e Topografia Alveolodental*.

Vista lateral do crânio

Na vista lateral do crânio são identificados os ossos frontal, parietal, temporal, parte do occipital, nasal, lacrimal, zigomático, maxila e mandíbula, bem como parte da asa maior do esfenoide (Figura 1.14).

Nesta vista serão descritas as *fossas temporal, infratemporal* e *pterigopalatina*, que têm grande importância, pois nelas está a maior parte dos músculos da mastigação, vasos e nervos envolvidos com a irrigação e inervação das estruturas profundas da face.

Uma estreita barra óssea horizontal, o *arco zigomático*, é vista nesta face, sendo constituída pelo processo temporal do zigomático unido ao processo zigomático do temporal. Um plano que passa ao nível do arco separa nesta vista a *fossa temporal*, acima do arco, da *fossa infratemporal*, abaixo.

Para descrevermos as fossas, faz-se necessária uma descrição mais detalhada do *osso temporal*.

Osso temporal

É um osso irregular, produto da fusão de três ossos fetais, o *osso petroso*, a *escama* e o *osso timpânico*. No adulto, seus

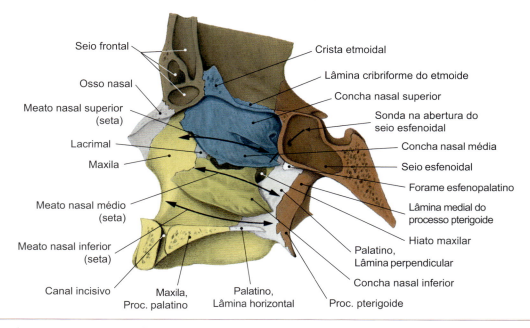

Figura 1.12 Parede lateral da cavidade nasal óssea.

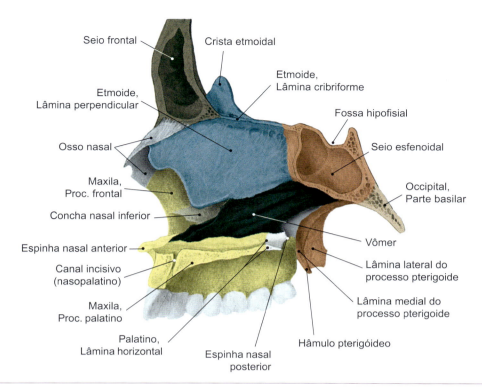

Figura 1.13 Parede medial da cavidade nasal óssea.

limites precisos desaparecem, mas costuma-se dividi-lo em *partes: escamosa, timpânica, estiloide, mastóidea* e *petrosa* (Figura 1.15).

Parte escamosa

É a parte mais visível e mais fina na vista lateral do crânio. Articula-se com o parietal através da *sutura escamosa* (temporoparietal). Da parte escamosa, projeta-se anteriormente o *processo zigomático do temporal*, que contribui para a formação do *arco zigomático*.

Na origem do processo zigomático do osso temporal, nota-se uma saliência óssea: o *tubérculo da raiz do zigoma*. A partir dessa elevação e em direção medial para a face inferior do crânio, esse tubérculo passa a ser denominado *tubérculo articular* (também chamado de *eminência articular*). O tubérculo articular está na frente de uma concavidade, a *fossa mandibular* (também chamada de *cavidade glenoide*). Uma pequena projeção óssea posterior à fossa mandibular é o *tubérculo pós-glenoide*. A fossa mandibular é o receptáculo da mandíbula e faz parte da articulação temporomandibular (ATM).

 Relações do côndilo mandibular com o osso temporal

Com a boca fechada, a cabeça da mandíbula (côndilo) aloja-se na fossa mandibular. No movimento de abertura inicial da boca, o côndilo inicialmente gira ainda na fossa, mas, quando se abre mais a boca, ele desliza para a frente, para o tubérculo articular. Quando se executam movimentos de lateralidade da mandíbula, um côndilo permanece na fossa e o outro se desloca anterior e medialmente sobre o tubérculo articular. É possível palpar os côndilos mandibulares sob a pele e notar esses movimentos.

A partir da margem superior do arco zigomático em direção posterior observam-se duas saliências contínuas: a *crista supra-meática* e a *crista supramastóidea* (Figura 1.15A). Partindo desta última, uma linha suave segue em curva para cima e em arco para anterior, de maneira a formar a *linha temporal superior* que termina anteriormente no processo zigomático do frontal. As cristas e a linha temporal superior delimitam a *fossa temporal*.

O *meato acústico externo* é uma abertura da orelha que se localiza posteriormente à fossa mandibular e é formado pelas partes escamosa e timpânica do temporal. O *pório* (Pr) é o ponto cefalométrico localizado na parte mais superior do meato acústico externo.

Parte timpânica

A parte timpânica do temporal também é denominada *placa timpânica* e forma o assoalho e a parede anterior do meato acústico externo. Na fossa mandibular, a placa timpânica separa-se da parte escamosa do temporal pela *fissura timpanoescamosa*. A partir desta, origina-se a *fissura petrotimpânica*, por onde passa o nervo corda do tímpano (VII).

Parte estiloide

Consiste em uma projeção pontiaguda que se estende inferiormente desde a placa timpânica, o *processo estiloide*. Nele se fixam os ligamentos estilo-hióideo e estilomandibular e os músculos estiloglosso, estilofaríngeo e estilo-hióideo.

Parte mastóidea

É constituída por um processo ósseo robusto e posterior ao meato acústico externo designado *processo mastoide*. Este processo contém pequenas cavidades aéreas em seu interior, as *células mastóideas*. No processo mastoide, fixam-se os músculos esternocleidomastóideo e esplênios da cabeça e longo da cabeça.

16 Parte 1 • Anatomia da Cabeça e do Pescoço

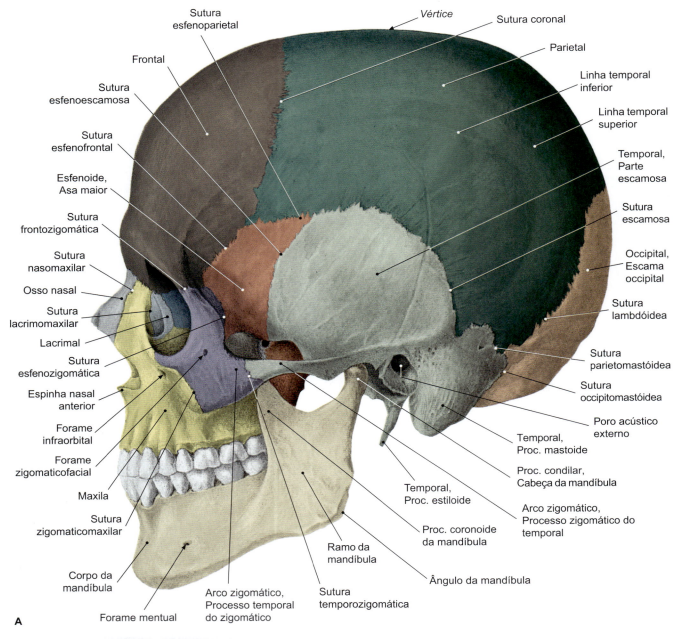

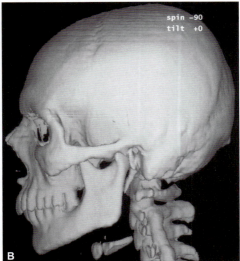

Figura 1.14 Vista lateral do crânio em esquema (**A**) e em tomografia computadorizada tridimensional (**B**).

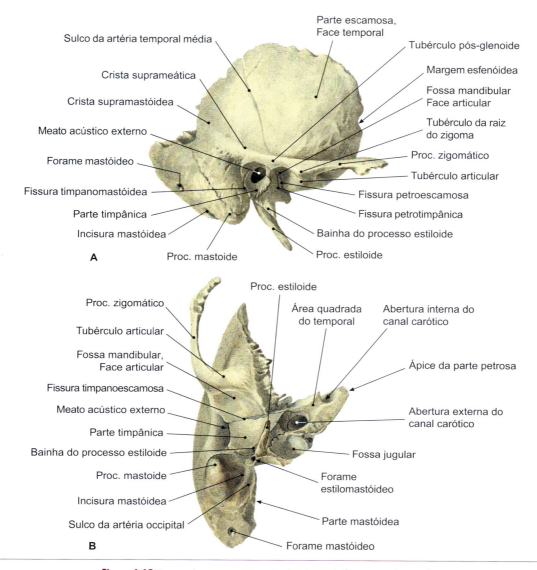

Figura 1.15 Partes do osso temporal: vista lateral (**A**); vista inferior (**B**).

Na face medial do processo mastoide, encontra-se a *incisura mastóidea*, uma reentrância onde se fixa o ventre posterior do músculo digástrico. Medialmente à incisura, há em geral um *sulco para a artéria occipital*.

O *forame estilomastóideo*, por onde passa o nervo facial (VII), fica entre os processos estiloide e mastoide.

Parte petrosa

Esta parte do osso temporal será descrita nas vistas interna e inferior do crânio.

Fossa temporal

A fossa temporal corresponde à região acima do arco zigomático, onde fica o músculo temporal. O assoalho desta fossa é formado pelos ossos frontal, parietal, asa maior do esfenoide e parte escamosa do temporal. O *ptério* é a região de encontro entre os ossos frontal, parietal, esfenoide e temporal (ver Figura 1.14).

A *linha temporal superior* delimita superiormente a fossa temporal. A fáscia do músculo temporal se fixa nesta linha. O *arco zigomático* limita inferiormente a fossa temporal.

 Fraturas cranianas na região do ptério

O *ptério* é importante, pois se relaciona internamente com o ramo anterior da *artéria meníngea média* e também com a impressão do sulco lateral do telencéfalo. O crânio nessa região é bastante delgado, e traumatismos nessa área podem causar fraturas que rompem a dura-máter e a artéria meníngea média, provocando um hematoma extradural. Esse hematoma, se não identificado, comprimirá gradualmente o encéfalo inferiormente para o forame magno, levando à compressão do bulbo pelo cerebelo, com consequente parada cardiorrespiratória. No caso de traumatismos nessa região, torna-se necessário deixar o paciente em observação neurológica durante pelo menos 24 horas, pois aumentos na pressão intracraniana podem exigir neurocirurgia para descomprimir o cérebro e/ou conter sangramentos intracranianos.

O músculo temporal se origina diretamente do periósteo dos ossos que formam o assoalho da fossa temporal. Parte de suas fibras também se originam da fáscia temporal que o reveste.

Pela abertura entre o arco zigomático e o crânio, a fossa temporal comunica-se com a *fossa infratemporal*, abaixo. Essa abertura do arco zigomático é atravessada por parte do processo coronoide da mandíbula, pelo tendão do músculo temporal e pelos vasos e nervos temporais profundos (V_3).

Fossa infratemporal

A *fossa infratemporal* é uma região anatomicamente importante para o cirurgião-dentista, pois nela se localizam os principais vasos e nervos que nutrem a maxila, a mandíbula e os dentes, além de conter parte dos músculos da mastigação. A fossa infratemporal é o espaço localizado abaixo do arco zigomático, atrás do corpo da maxila e medial ao ramo da mandíbula (Figura 1.16). Ela é preenchida pela parte inferior e pelo tendão do músculo temporal, pelos músculos pterigóideos lateral e medial, pela artéria maxilar e seus ramos, pelo plexo venoso pterigóideo e pelos nervos mandibular (V_3), por parte do nervo maxilar (V_2) e pelo nervo corda do tímpano (VII).

A seguir, são descritos os *limites* da fossa infratemporal:

- Parede superior (teto): é formada pela superfície infratemporal da asa maior do esfenoide. Inferiormente é aberta
- Parede anterior: é formada pela superfície posterior da maxila e pela fissura orbital inferior. Posteriormente é aberta
- Parede medial: é formada pela lâmina lateral do processo pterigoide do esfenoide e pela fissura pterigomaxilar
- Parede lateral: é formada pelo ramo e pelo processo coronoide da mandíbula

As *comunicações* da fossa infratemporal ocorrem com a:

- Fossa temporal, pela abertura entre o *arco zigomático* e o resto do crânio
- Órbita, pela *fissura orbital inferior*
- Fossa pterigopalatina, pela *fissura pterigomaxilar*
- Fossa média do crânio, pelos *forames oval* e *espinhoso*.

Fossa pterigopalatina

É um espaço em fenda, afunilado, situado abaixo da base do crânio, entre a maxila, o processo pterigoide do esfenoide e a lâmina perpendicular do palatino (Figura 1.16).

Esse estreito espaço é ocupado por ramificações do nervo maxilar (V_2), pelo gânglio pterigopalatino e por ramos terminais da artéria maxilar.

A seguir, são descritos os *limites* da fossa pterigopalatina:

- Parede anterior: formada pela superfície posterior do corpo da maxila
- Parede posterior: formada pela lâmina lateral do processo pterigoide e asa maior do esfenoide
- Parede medial: mais profunda e formada pela lâmina perpendicular do palatino
- Parede lateral: aberta para a fossa infratemporal por meio da fissura pterigomaxilar
- Parede superior: formada pelo esfenoide e pelo processo orbital do palatino
- Parede inferior: formada pelo encontro das paredes anterior e posterior da fossa.

Apesar de ser um pequeno espaço ósseo, os vasos e os nervos que aí se situam emitem muitos ramos. Estes atravessam vários forames, estabelecendo sete comunicações. As cinco mais importantes se dão com:

- A órbita, pela *fissura orbital inferior*
- A fossa média do crânio, pelo *forame redondo*
- A cavidade nasal, pelo *forame esfenopalatino*
- O palato, pelos *canais palatinos maior* e *menor*
- A fossa infratemporal, pela *fissura pterigomaxilar*, que é a fenda entre a fossa infratemporal e a fossa pterigopalatina.

 Fissura pterigomaxilar nas radiografias cefalométricas

Nas radiografias cefalométricas laterais, a fissura pterigomaxilar é facilmente delineada atrás da maxila. Sua forma é como a de uma gota invertida, e na parte superior desta se marca o ponto cefalométrico *pterigomaxilar* (Figura 1.17).

Vista inferior do crânio

É uma vista marcada por muitos acidentes ósseos, em virtude das fixações musculares, e por aberturas nas quais passam vasos e nervos que fazem a comunicação do crânio com o pescoço.

Nesta vista são identificados os ossos: occipital, temporais, esfenoide, vômer, palatinos e maxilas (Figura 1.18). Notam-se também partes inferiores do osso zigomático e do arco zigomático.

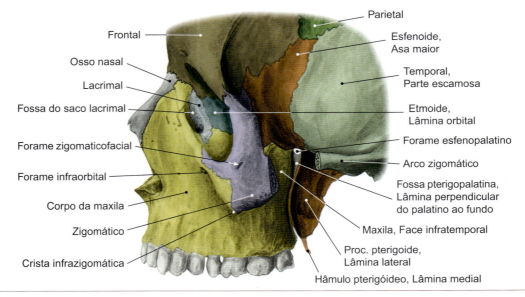

Figura 1.16 Fossas infratemporal e pterigopalatina.

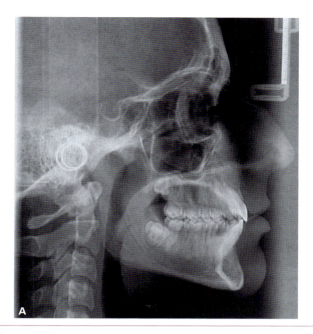
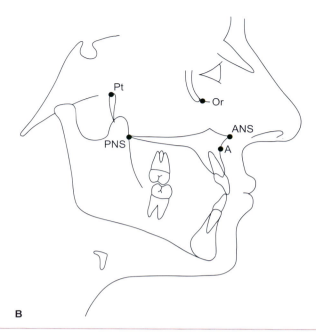

Figura 1.17 A. Radiografia cefalométrica de perfil. **B.** Traçado cefalométrico evidenciando a fissura pterigomaxilar. Pt: ponto pterigóideo; A: ponto A; Or: ponto orbitário; ANS: ponto espinha nasal anterior; PNS: ponto espinha nasal posterior.

Osso occipital

No osso occipital nota-se um grande forame, o *forame magno*. Este é circundado pelas partes *escamosa* (posterior), *basilar* (anterior) e por duas *partes laterais*, as quais se articulam com os temporais. No nascimento, as partes do occipital estão separadas, e só se fundem em torno dos 6 anos de idade.

O *forame magno* estabelece a comunicação da cavidade do crânio com o pescoço e com o canal vertebral. O forame magno dá passagem à medula espinal e suas meninges, a parte do nervo acessório (XI) e às artérias vertebrais.

Um ponto craniométrico mediano, na margem anterior do forame, denomina-se *básio*.

Parte escamosa do occipital

Esta se situa parte na base do crânio, parte na calvária do crânio. A *protuberância occipital externa* e as *linhas superiores da nuca* delimitam superiormente o pescoço. Uma saliência na linha média, a *crista occipital externa*, une a protuberância occipital externa à margem posterior do forame magno. Essas saliências servem para fixação dos músculos do dorso e do couro cabeludo.

Parte lateral do occipital

A parte lateral do occipital se caracteriza principalmente por apresentar duas grandes massas ósseas, os *côndilos occipitais*, que se articulam com o atlas (primeira vértebra cervical). Acima de cada côndilo, observando-se pelo forame magno, nota-se o *canal do nervo hipoglosso* (XII).

Parte basilar do occipital

A parte basilar do occipital é uma espessa projeção óssea em direção ao osso esfenoide. Na face inferior dessa parte, o *tubérculo faríngeo* dá fixação ao músculo constritor superior da faringe.

Osso temporal

Na vista inferior, podem-se observar novamente as partes timpânica, escamosa, mastóidea, estiloide e petrosa do osso temporal (ver Figuras 1.15 e 1.18). As partes do osso temporal já foram descritas na vista lateral do crânio, com exceção da parte petrosa, que será agora considerada.

Parte petrosa do temporal

A parte petrosa do temporal apresenta três faces, dentre as quais duas são voltadas para o interior do crânio e uma para a vista inferior. Três importantes forames relacionam-se com a parte petrosa nesta vista, o *forame lacerado*, o *canal carótico* e o *forame jugular* (ver Figura 1.23A).

O *forame lacerado* é uma abertura irregular, que se relaciona inferiormente com a tuba auditiva. É fechado por uma cartilagem *in vivo* e está localizado entre a parte petrosa do temporal, a parte basilar do occipital e o esfenoide.

O *canal carótico* é um túnel na parte petrosa do temporal. A *abertura externa* do canal carótico (vista inferior) localiza-se imediatamente anterior ao forame jugular, e sua *abertura interna* (vista interna) localiza-se na parede do forame lacerado. Pelo canal carótico passa a artéria carótida interna (ACI), que se dirige do pescoço para o interior do crânio.

O *forame jugular* localiza-se medialmente ao processo estiloide e posteriormente à abertura externa do canal carótico. Ele é atravessado pela veia jugular interna (VJI) e pelos nervos glossofaríngeo (IX), vago (X) e acessório (XI).

Entre o forame lacerado e a abertura externa do canal carótico localiza-se a *área quadrada do temporal*, que constitui a maior parte da face inferior da parte petrosa do temporal. Dessa área tem origem o músculo levantador do véu palatino.

Osso esfenoide

O esfenoide apresenta superfícies voltadas para as vistas inferior, lateral e interna do crânio. Tem forma irregular, com *corpo*

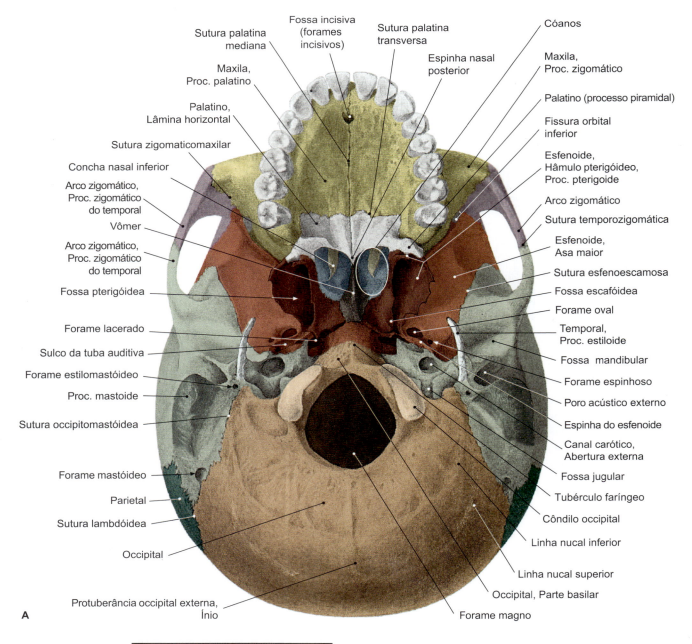
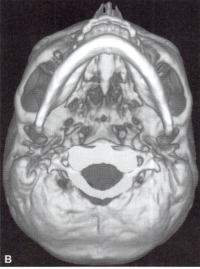

Figura 1.18 Vista inferior do crânio em esquema (**A**) e em tomografia computadorizada tridimensional (**B**).

mediano e duas expansões laterais, as *asas maiores*, e duas *asas menores* voltadas para o interior do crânio. Na vista inferior destacam-se os *processos pterigoides* (Figura 1.19).

A *asa maior do esfenoide* apresenta as *faces cerebral*, *temporal* e *infratemporal*. A face infratemporal da asa maior do esfenoide é o teto da fossa infratemporal, e aí se origina parte do músculo pterigóideo lateral. A asa maior contribui anteriormente para delimitar a fissura orbital inferior e se continua medial e inferiormente com o processo pterigoide. Na face infratemporal da asa maior, notam-se os forames *oval* e *espinhoso*, atravessados pelo nervo mandibular (V_3) e pela artéria meníngea média, respectivamente. Atrás do forame espinhoso identifica-se a *espinha do osso esfenoide*, onde se fixa o ligamento esfenomandibular (um dos ligamentos da articulação temporomandibular).

Um sulco entre a asa maior do esfenoide, lateralmente, e a área quadrada do temporal, medialmente, é o *semicanal da tuba auditiva*. Este se dirige para a parede lateral da nasofaringe, e aí se localiza a parte cartilagínea da tuba auditiva.

Na abertura posterior da cavidade nasal e separando a fossa infratemporal dos cóanos situam-se de cada lado os *processos pterigoides do esfenoide*. Cada processo pterigoide apresenta uma *lâmina lateral* e outra *medial*, separadas por uma depressão, a *fossa pterigóidea*.

A *lâmina lateral* apresenta faces lateral e medial, de onde têm origem os músculos pterigóideos lateral e medial, respectivamente.

Na *lâmina medial* se fixam a parte cartilagínea da tuba auditiva e o músculo constritor superior da faringe. Na parte inferior dessa lâmina nota-se um pequeno gancho denominado *hâmulo pterigóideo*, que dá fixação à rafe pterigomandibular. Na parte superior dessa lâmina, a *fossa escafóidea*, uma pequena depressão, dá origem ao músculo tensor do véu palatino.

Apesar de difícil identificação no crânio, o *processo piramidal do osso palatino* separa o processo pterigoide do túber da maxila.

Cóanos

Os *cóanos* são as aberturas posteriores da cavidade nasal que comunicam a cavidade nasal com a nasofaringe. Nota-se que os cóanos são separados entre si pelo septo nasal, que nessa região é formado pelo *vômer*. Mais anteriormente o septo também é formado pela *lâmina perpendicular do palatino*.

Os cóanos são delimitados lateralmente pela *lâmina medial do processo pterigoide*, superiormente pelo vômer e corpo do esfenoide, e inferiormente pelo osso palatino.

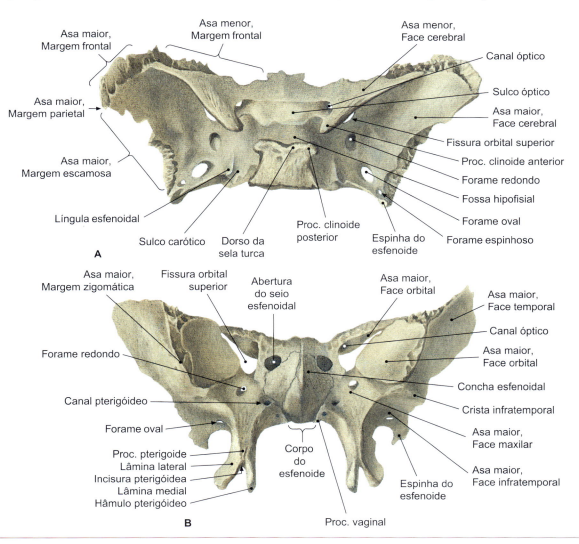

Figura 1.19 Osso esfenoide: vista interna (**A**); vista anteroinferior (**B**).

Palato ósseo

O teto da cavidade oral, que é ao mesmo tempo o assoalho da cavidade nasal, é denominado *palato ósseo*. O palato é formado pela junção dos *processos palatinos das maxilas* (direita e esquerda), anteriormente, com as *lâminas horizontais dos ossos palatinos* (direito e esquerdo), posteriormente (Figura 1.20).

A sutura mediana que une tais processos é a *sutura palatina mediana*, e a que une os palatinos com as maxilas é a *sutura palatina transversa*.

Na região anterior do palato, atrás dos dentes incisivos, nota-se uma depressão, a *fossa incisiva*, que marca o local de abertura dos *canais incisivos* que comunicam a cavidade nasal com a cavidade oral. A abertura do canal é o *forame incisivo*, por onde passam vasos e nervos nasopalatinos (V_2).

Na região posterior do palato, entre a lâmina horizontal do palatino e a maxila, abre-se o *canal palatino maior* pelo *forame palatino maior*, e ambos são atravessados pelos vasos e nervos palatinos maiores (V_2). Atrás do forame palatino maior, pode haver um ou mais *forames palatinos menores* para vasos e nervos de mesmo nome (V_2).

A margem posterior do palato apresenta no plano mediano uma *espinha nasal posterior* e, ao longo de toda essa margem, fixa-se o palato mole.

Osso palatino

O *osso palatino* é um osso pequeno localizado atrás da maxila, tem a forma de um "L" em vista anterior, e algumas de suas partes já foram referenciadas, por causa de suas relações (Figura 1.21). Ele apresenta uma *lâmina perpendicular*, que contribui para formar a parede lateral da cavidade nasal e a parede medial da fossa pterigopalatina. Já a sua *lâmina horizontal* contribui na formação do palato ósseo, articulando-se com a maxila. Na junção das duas lâminas, o *processo piramidal* projeta-se entre o túber da maxila e o processo pterigoide do esfenoide. A lâmina perpendicular do palatino dirige-se para cima e termina em duas projeções ósseas de difícil visualização: o *processo orbital*, que é anterior e faz parte do assoalho da órbita, e o *processo esfenoidal*, posterior. Esses processos delimitam o *forame esfenopalatino* que comunica a cavidade nasal com a fossa pterigopalatina e por onde passam os vasos e nervo esfenopalatinos (V_2).

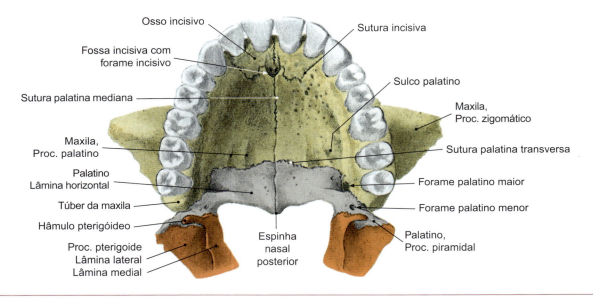

Figura 1.20 Palato ósseo.

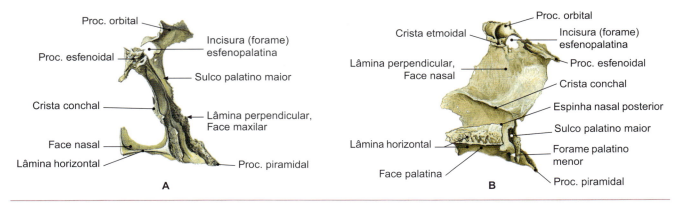

Figura 1.21 Osso palatino: vista posterior (**A**); vista medial (**B**).

Vista interna do crânio

Esta é a parte do crânio que aloja o encéfalo e suas meninges, e apresenta aberturas para os nervos cranianos e vasos sanguíneos. Superiormente é fechada pela *calvária do crânio*, e a parte inferior, mais robusta, é a *base do crânio*.

Calvária do crânio

É a parte superior do crânio. Internamente, ao longo da sutura sagital, está o *sulco do seio sagital superior*, um sulco raso na superfície interna, que aloja um dos seios venosos da dura-máter craniana, o seio sagital superior (Figura 1.22). Algumas pequenas depressões, as *fovéolas granulares*, podem ser percebidas ao longo desse sulco, e elas alojam as granulações aracnóideas (formações meníngeas que drenam líquido cerebrospinal).

As marcas no osso causadas pelos giros cerebrais formam as *impressões digitiformes* ou digitais (mais evidentes na fossa anterior do crânio). Notam-se também sulcos vasculares que alojam artérias, dentre os quais se destaca o *sulco da artéria meníngea média*, que se inicia no *forame espinhoso*, passa pelo ptério e percorre internamente as faces lateral e superior da calvária do crânio.

É possível observar a disposição da substância óssea no corte do crânio de onde foi removida a calvária do crânio. A camada esponjosa, a *díploe*, se interpõe entre duas camadas de osso compacto, as *lâminas ósseas externa* e *interna*.

Fossa anterior do crânio

A *base do crânio* forma o assoalho da cavidade do crânio. Ela é rica em acidentes anatômicos causados pela morfologia do encéfalo. Três depressões são evidentes e constituem as *fossas anterior*, *média* e *posterior do crânio* A *margem da asa menor do esfenoide (crista esfenoidal)* separa a fossa anterior da fossa média, e a *parte petrosa do temporal (crista petrosa)* separa a fossa média da fossa posterior (Figura 1.23).

A fossa anterior se relaciona com o lobo frontal do telencéfalo e apresenta *impressões digitiformes*, causadas pelos giros cerebrais. A maior parte dessa fossa é formada pelo osso frontal, que contribui ao mesmo tempo para a formação do teto da órbita.

> **Fraturas faciais que alcançam a lâmina cribriforme do etmoide**
>
> As fraturas faciais que envolvem a região frontonaso-orbitoetmoidal (inclusive as fraturas altas da maxila, dos tipos Le Fort II e III) devem ser abordadas com cuidado especial. Isso porque traumatismos nessa área podem causar fratura da lâmina cribriforme do etmoide, como descrito anteriormente.
>
> Como os filetes do nervo olfatório (I) a atravessam envoltos pelas meninges e pelo líquido cerebrospinal, esses filetes rompem-se com facilidade, ocasionando extravasamento de líquido cerebrospinal pelo nariz (*rinorreia*). Assim, além de o paciente apresentar *anosmia* (perda de olfação) e rinorreia, ele corre grande risco de desenvolver uma meningite infecciosa pela comunicação estabelecida entre a cavidade nasal e a fossa anterior do crânio.

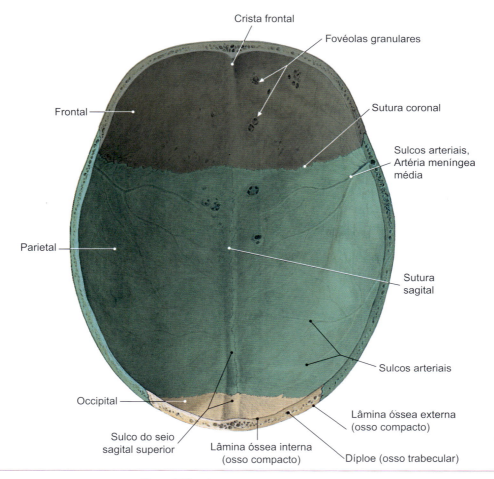

Figura 1.22 Calvária craniana (vista interna).

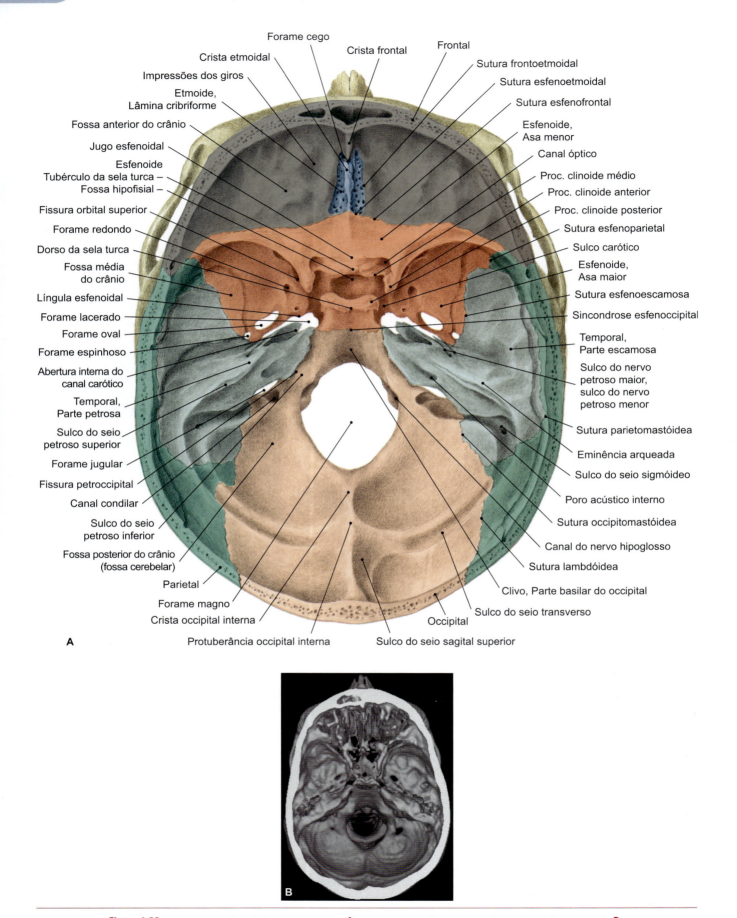

Figura 1.23 Vista interna do crânio em esquema (**A**) e em tomografia computadorizada tridimensional (**B**).

No plano mediano o *osso etmoide* apresenta uma projeção óssea, a *crista etmoidal* (anteriormente denominada *crista galli*). Lateralmente à *crista etmoidal*, localiza-se a *lâmina cribriforme do etmoide*, uma lâmina óssea perfurada, que é atravessada por filetes do nervo olfatório (I).

O corpo do *osso esfenoide* é mediano e localiza-se posteriormente ao etmoide, e as *asas menores* e *maiores* do esfenoide são expansões laterais que fazem parte das fossas anterior e média do crânio. A asa menor localiza-se posteriormente ao frontal e separa as fossas anterior e média do crânio. Próximo ao corpo do esfenoide, as asas menores apresentam uma projeção denominada *processo clinoide anterior*.

Fossa média do crânio

Essa fossa, onde se localizam o corpo do esfenoide e a asa maior, está relacionada com o lobo temporal do telencéfalo e a glândula hipófise.

O *corpo do esfenoide* tem a forma de um cubo e é pneumático (contém o seio esfenoidal). O corpo apresenta relações importantes com a cavidade nasal, com o teto da faringe e com a hipófise. Na transição entre as fossas anterior e média do crânio localiza-se o *sulco óptico* que se continua com o *canal óptico*. Este se comunica com a órbita e é atravessado pelo nervo óptico (II) e pela artéria oftálmica.

A parte superior do corpo do esfenoide forma a *sela turca*, cujo dorso apresenta duas projeções, uma de cada lado, denominadas *processos clinoides posteriores*. A glândula hipófise ou pituitária repousa no assento da sela, na chamada *fossa hipofisial*. O ponto cefalométrico central da fossa hipofisial é denominado ponto "S" (*sela*), identificado em radiografias laterais do crânio. Pode haver em alguns crânios um *processo clinoide médio* que ocasionalmente se funde com o anterior, formando um *forame carótico-clinoide*. De cada lado do corpo do esfenoide, nota-se um sulco raso, o *sulco carótico*, que tem início na *abertura interna do canal carótico*, junto ao *forame lacerado*.

 Sifão carótico

A artéria carótida interna, após entrar no crânio pelo canal carótico, passa sobre o forame lacerado e percorre o sulco carotídeo, passando a seguir entre os processos clinoides anterior e médio, onde ela termina, dividindo-se em ramos menores para irrigar o encéfalo. Esse trajeto sinuoso recebe o nome de *sifão carótico*, e tem a função de diminuir o impacto do fluxo sanguíneo da artéria no tecido nervoso.

A parte lateral da fossa média do crânio é formada pelas asas maiores do esfenoide e por partes escamosa e petrosa do temporal. Entre as asas maior e menor do esfenoide de cada lado, nota-se uma abertura em forma de fenda, a *fissura orbital superior*. Ela comunica a órbita com a fossa média do crânio e permite a passagem dos nervos cranianos oculomotor (III), troclear (IV), abducente (VI) e também os ramos do nervo oftálmico (V_1) do nervo trigêmeo.

Atrás da fissura orbital superior, localiza-se o *forame redondo*, o qual comunica a fossa média do crânio com a *fossa pterigopalatina* e é atravessado pelo nervo maxilar (V_2). Posteriormente ao forame redondo, dispõem-se os *forames oval* e *espinhoso*. Ambos comunicam a fossa média do crânio com a fossa infratemporal. O forame oval é atravessado pelo nervo mandibular (V_3), e o forame espinhoso, pela artéria meníngea média. Esta se dirige lateral e anteriormente para a calvária do crânio e passa a ocupar o *sulco da artéria meníngea média*.

A *fissura orbital superior*, o *forame redondo* e o *forame oval* alinham-se como uma meia-lua na fossa média do crânio. Eles deixam passar os três ramos do *nervo trigêmeo* (V), os nervos oftálmico (V_1), maxilar (V_2) e mandibular (V_3), respectivamente. A face anterior da parte petrosa do temporal apresenta medialmente uma pequena depressão denominada *impressão trigeminal*, que aloja o gânglio trigeminal.

A parte lateral da face anterior da parte petrosa do temporal forma o teto da cavidade timpânica. Entre as partes escamosa e petrosa do osso temporal, nota-se uma pequena fenda, que se continua com o *sulco do nervo petroso maior* (VII), em direção ao forame lacerado.

Fossa posterior do crânio

É a fossa mais profunda da cavidade do crânio e aloja o cerebelo e o tronco encefálico. Os *forames magno*, *jugular* e o *canal do nervo hipoglosso* (descritos no tópico Vista inferior do crânio) devem ser revisados nesta vista.

Anteriormente ao forame magno, a *parte basilar do occipital* ascende para se unir ao corpo do esfenoide. No crânio jovem essa fusão é ainda cartilagínea, denominada *sincondrose esfenoccipital*, sendo a articulação que mais tardiamente se ossifica, não sendo então visível no crânio adulto. Denomina-se *clivo* o declive da parte basilar do occipital, e este se relaciona com a ponte e com o bulbo.

Posteriormente ao forame magno, nota-se uma grande fossa de cada lado, as *fossas cerebelares*, que alojam os lobos do cerebelo. Uma *crista occipital interna* se projeta e separa as fossas, estendendo-se do forame magno até a *protuberância occipital interna*.

A dura-máter craniana apresenta espaços vasculares que contribuem para o retorno venoso do encéfalo, os seios da dura-máter. Esses seios estão intrinsecamente relacionados com a superfície interna do crânio, de maneira a provocar sulcos dispostos a partir da protuberância occipital interna: para cima, em direção à calvária, o *sulco do seio sagital superior*; lateralmente, os *sulcos para os seios transversos* que se curvam para continuarem nos *sulcos para os seios sigmóideos*, que terminam no *forame jugular*. O seio sigmóideo de cada lado, no nível do forame jugular, segue para fora do crânio para formar a veia jugular interna que drena, portanto, o interior do crânio e desce pelo pescoço em direção ao coração. O forame jugular, além da veia jugular interna, é atravessado pelos nervos glossofaríngeo (IX), vago (X) e acessório (XI).

A face posterior da parte petrosa do temporal apresenta uma abertura, o *meato acústico interno*, por onde passam os nervos vestibulococlear (VIII par) e facial (VII). Esse meato se origina da cavidade do tímpano e, portanto, não se comunica diretamente com o meato acústico externo.

Principais acidentes ósseos do crânio

Os Quadros 1.1 e 1.2 resumem os principais acidentes ósseos do crânio, relacionando-os com estruturas neurovasculares.

QUADRO 1.1
Conteúdo dos forames do viscerocrânio (face).

Forame/incisura supraorbital Vasos e Nn. supraorbitais (V_1)	**Forame zigomaticotemporal** Vasos e Nn. zigomaticotemporais (V_2)
Incisura frontal Vasos e Nn. supratrocleares (V_1)	**Forame mentual** Vasos e Nn. mentuais (V_3)
Forame infraorbital Vasos e Nn. infraorbitais (V_2)	**Forame e canal mandibulares** Vasos e Nn. alveolares inferiores (V_3)
Canal lacrimonasal Ducto lacrimonasal	**Forame incisivo** Vasos e Nn. nasopalatinos (V_2)
Forames etmoidais anterior e posterior Vasos e Nn. de mesmo nome (V_1)	**Forame palatino maior** Vasos e Nn. palatinos maiores (V_2)
Fissura orbital inferior Nervo maxilar/infraorbital (V_2) Artéria infraorbital (A. maxilar) N. zigomático (V_2)	**Forame palatino menor** Vasos e Nn. palatinos menores (V_2) **Forame esfenopalatino** Vasos e Nn. esfenopalatinos (V_2)
Forame zigomaticofacial Vasos e Nn. zigomaticofaciais (V_2)	

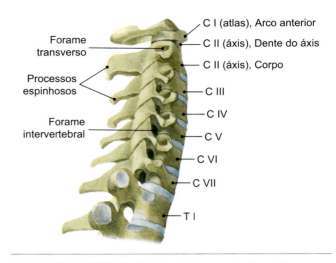

Figura 1.24 Vértebras cervicais em vista lateral.

QUADRO 1.2
Conteúdo dos forames do neurocrânio (crânio).

Lâmina cribriforme do etmoide N. olfatório (I)	**Canal carótico** A. carótida interna
Canal óptico N. óptico (II) A. oftálmica	**Forame jugular** Veia jugular interna N. glossofaríngeo (IX) N. vago (X) N. acessório (XI)
Fissura orbital superior N. oculomotor (III) N. troclear (IV) N. oftálmico (V_1) N. abducente (VI)	**Meato acústico interno** N. facial (VII) N. vestibulococlear (VIII)
Forame redondo N. maxilar (V_2)	**Canal do nervo hipoglosso** N. hipoglosso (XII)
Forame oval N. mandibular (V_3)	**Forame magno** Medula espinal e meninges Aa. vertebrais N. acessório (XI) – raízes espinais
Forame espinhoso A. meníngea média	**Fissura petrotimpânica** N. corda do tímpano (N. facial – VII)
Forame lacerado Fechado no vivente, porém se relaciona com A. carótida interna	**Forame estilomastóideo** N. facial (VII)

VÉRTEBRAS CERVICAIS

Vértebras típicas

O esqueleto do pescoço é constituído posteriormente por sete *vértebras cervicais* que se dispõem entre o crânio e o tórax, anteriormente pelo *osso hioide* e inferiormente pelas *clavículas* (estas não serão descritas). Elas são as menores vértebras da coluna vertebral. Existem no total sete vértebras cervicais, sendo que as *típicas* são as vértebras C III a C VI. A vértebra C VII é considerada uma vértebra *transicional*, e as vértebras C I e C II são *atípicas* (Figura 1.24).

As vértebras típicas possuem como características um *corpo* pequeno, o *processo espinhoso* bifurcado e *forames transversos* localizados no processo transverso (Figura 1.25). Através dos forames transversos, a *artéria vertebral* ascende no pescoço, penetrando no crânio pelo forame magno para irrigar parte do encéfalo.

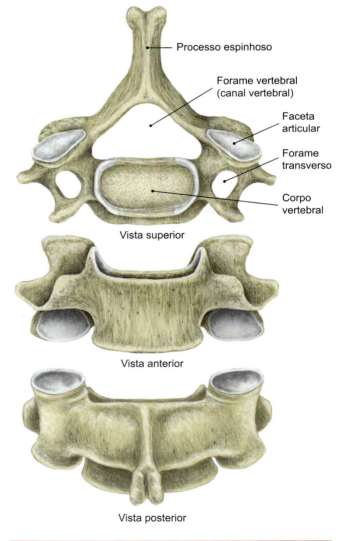

Figura 1.25 Vértebra cervical típica (C V).

Vértebras atípicas | Atlas e áxis

A primeira vértebra cervical é o *atlas* (C I), assim denominada em virtude da mitologia grega, na qual Atlas era um titã condenado por Zeus a sustentar o peso do mundo; por analogia, é a vértebra que sustenta a cabeça. O atlas tem como característica a ausência de corpo vertebral, apresentando *duas massas laterais* com *facetas articulares* para os côndilos occipitais (Figura 1.26). As massas laterais são ligadas por um *arco anterior* e outro *arco posterior*. Na face interna do arco anterior nota-se uma depressão rasa, a *fóvea do dente*.

O *áxis* (C II) é a segunda vértebra cervical, que se caracteriza por um *dente do áxis* (*processo odontoide*) (Figura 1.26). Este se articula com o atlas (C I) na *fóvea do dente*. Essa articulação permite que o crânio e o atlas, juntos, possam girar sobre o áxis.

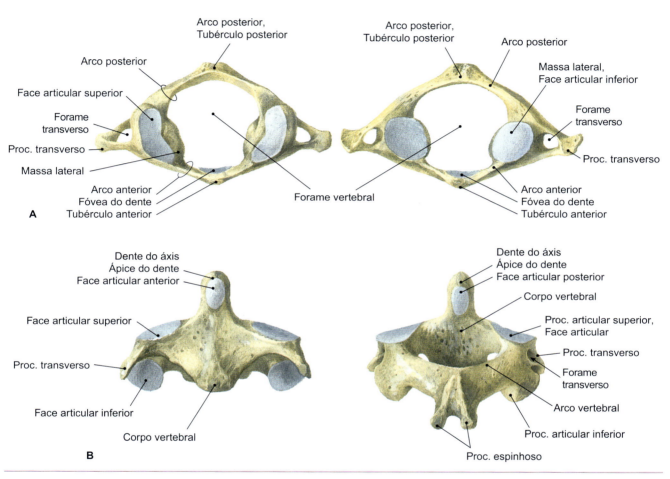

Figura 1.26 Vértebras atípicas: atlas (C I) (**A**); áxis (C II) (**B**).

OSSO HIOIDE

É um pequeno osso em forma de "U" localizado anteriormente no pescoço, entre a mandíbula e a laringe, e conectado ao crânio pelo ligamento estilo-hióideo. Trata-se, portanto, de um osso que não se articula diretamente com outro, já que fica disposto entre músculos e ligamentos no pescoço.

Apresenta um *corpo* anterior e, em forma de arco, dois *cornos maiores* e dois *cornos menores* (Figura 1.27). No menor se fixa o ligamento estilo-hióideo. O osso hioide separa no pescoço dois grupos musculares: os supra-hióideos e os infra-hióideos.

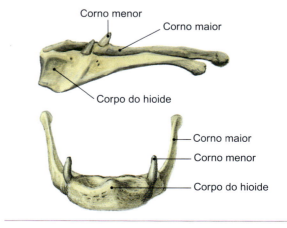

Figura 1.27 Osso hioide.

Palpação do esqueleto da face

A palpação dos ossos da face é de importância clínica, pois permite diagnosticar patologias e fraturas, bem como referências ósseas úteis em anestesiologia. Os acidentes ósseos (processos, linhas, margens, incisuras etc.) podem ser palpados pela pele e pela mucosa oral. O reconhecimento de tais estruturas, no entanto, dependerá tanto da espessura e do grau de firmeza dos tecidos moles quanto da quantidade de tecido adiposo na tela subcutânea e de massa muscular.

Fronte
Na fronte pode ser palpado todo o *osso frontal*, percebendo-se a glabela e os *arcos superciliares*.

Órbitas
As *margens da órbita* são facilmente palpáveis através da pele fina das pálpebras. Percebe-se a *incisura frontal* próxima à raiz do nariz e, lateralmente a ela, a *incisura supraorbital*. Quando essa incisura é fechada de maneira a formar um forame, este dificilmente é percebido. Na margem lateral da órbita, pode-se notar uma saliência romba que assinala a *sutura frontozigomática*. Na margem inferior da órbita, em muitas pessoas, a *sutura maxilozigomática* é marcada por uma saliência, que pode servir de referência para localizar-se o *forame infraorbital*, localizado aproximadamente 0,5 a 1 cm abaixo dessa margem.

Nariz
O esqueleto do nariz externo é facilmente palpável na sua abertura anterior, a *abertura piriforme*. Pelas narinas, pode-se palpar bem a espinha nasal anterior. Os *ossos nasais*, bem como os *processos frontais da maxila*, podem ser palpados sob a pele em toda a sua extensão, desde o frontal até o esqueleto cartilagíneo do nariz.

Proeminência da face
O *osso zigomático* forma a proeminência da face (maçãs do rosto) e é palpável em quase toda a sua extensão. Por sobre a pele podem ser palpados seu *corpo*, bem como seus *processos frontal* e *temporal*. O *processo zigomático da maxila* e a *crista infrazigomática* são mais bem identificadas via cavidade oral, palpando-se o fundo de saco do vestíbulo na altura do primeiro molar superior.

Arco zigomático e articulação temporomandibular
Todo o *arco zigomático*, bem como o *tubérculo da raiz do zigoma*, pode ser percebido sob a pele. Posteriormente a essas estruturas e anteriormente ao meato acústico externo, palpa-se a reentrância da *fossa mandibular*, na margem inferior do arco. Com a boca aberta, torna-se mais fácil perceber a fossa e o *tubérculo articulares*, pois, nessa posição, a cabeça da mandíbula se desloca anteriormente para o tubérculo articular e, no fechamento, o côndilo volta para a fossa mandibular. Pode-se palpar sob a pele a *cabeça da mandíbula*, em especial o *polo lateral do côndilo*, adiante do meato acústico externo. É possível também palpar a *face posterior da cabeça da mandíbula* através do próprio meato acústico externo.

Maxila
A maxila pode ser palpada em grande extensão, sobretudo através da cavidade oral. A *face anterior da maxila*, bem como as *eminências alveolares*, são palpáveis sob a pele em pessoas magras. Neste caso, torna-se fácil perceber a *eminência* e a *fossa caninas*, bem como a *crista infrazigomática*. Esta última é palpável em todas as pessoas por via intraoral, palpando-se o fundo de saco do vestíbulo superior, ao nível do primeiro molar superior. Ela se dirige superiormente até o *processo zigomático da maxila*. Posteriormente à crista, palpa-se em uma pequena extensão a *face infratemporal da maxila*, sobretudo o *túber da maxila*, atrás do terceiro molar. O *processo alveolar da maxila*, bem como a parte central do *palato duro*, pode ser palpado em toda a sua extensão por via intraoral. Pode-se palpar o *forame palatino maior* indiretamente, através do tecido conjuntivo sobre ele, notando-se uma área mais "macia" que o restante do palato, imediatamente anterior ao palato mole.

Mandíbula
A *face externa da mandíbula* é, em geral, bem palpada por via cutânea, e a *face interna*, por via intraoral.

Por via extraoral, percebem-se anteriormente a *sínfise mandibular*, a *protuberância mentual* e os *tubérculos mentuais* e todo o *corpo da mandíbula*, bem como sua *margem inferior*. O *forame mentual* é mais facilmente localizado por via intraoral. As *eminências alveolares* também são bem identificadas por via intraoral. Posteriormente, apenas parte da face lateral do ramo da mandíbula pode ser palpada, pois é recoberto pelo músculo masseter. Contudo, a *margem inferior do corpo e o ângulo da mandíbula* nessa área são percebidos. Palpando-se a margem inferior na frente do ângulo, nota-se uma depressão, a *depressão pré-goníaca*, que é causada pela pulsação da artéria facial. A margem posterior do ramo da mandíbula pode ser sentida em toda a sua extensão até o processo condilar, dependendo da espessura da tela subcutânea e da dimensão da glândula parótida.

Por via intraoral, palpa-se todo o *processo alveolar da mandíbula*. Nota-se a *linha oblíqua* a partir do primeiro ou do segundo molares e, seguindo essa linha posterior e superiormente, identifica-se a margem anterior do ramo da mandíbula, podendo-se chegar até o *processo coronoide*. Nessa região, insere-se o tendão superficial do músculo temporal e, medialmente, localiza-se seu tendão profundo, inserido na *crista temporal*. Esta em si não é palpável, mas sim o tendão do músculo. Entre a margem anterior do ramo e a crista temporal, palpa-se a *fossa retromolar*.

A *face interna da mandíbula* é palpável anteriormente acima da linha milo-hióidea. Pode-se perceber indiretamente a *espinha mentual*, na linha média, pela palpação dos músculos genioglosso e gênio-hióideo. A região posterior da face interna da mandíbula não é palpável por causa do músculo pterigóideo medial.

CAPÍTULO 2

Maxila e Mandíbula | Arquitetura e Topografia Alveolodental

Peter Reher • Lucilia Maria de Souza Teixeira

Introdução

Em odontologia, é necessário fazer um estudo detalhado da maxila e da mandíbula, já que estas têm relações intrínsecas com os dentes e a cavidade oral. Isso pode ser feito sob pelo menos três pontos de vista distintos e complementares:

- Anatomia descritiva: descrição morfológica tradicional desses ossos
- Anatomia funcional: ênfase nos aspectos funcionais, especificando áreas de resistência e de fragilidade dos ossos. Também é chamado de "estudo da arquitetura maxilomandibular"
- Anatomia topográfica: estudo que relaciona cada dente da maxila e da mandíbula com as estruturas ósseas adjacentes, ressaltando-se a espessura das lâminas ósseas e suas relações anatômicas.

Anatomia descritiva da maxila e da mandíbula

Maxila

Na face, as duas maxilas articuladas formam o maxilar, que, com exceção da mandíbula, é o maior osso da face (viscerocrânio) (Figuras 2.1 a 2.3). Elas estão unidas aos ossos nasais, lacrimais, frontal, etmoide, esfenoide, zigomáticos, vômer, conchas nasais inferiores e palatinos.

Cada maxila apresenta um corpo central com uma cavidade pneumática, o *seio maxilar*, e quatro *processos*: zigomático, frontal, alveolar e palatino. A maxila entra na formação da órbita, das cavidades oral e nasal, do seio maxilar e das fossas infratemporal e pterigopalatina.

Corpo da maxila

O corpo da maxila é piramidal, com uma base medial, voltada para a cavidade nasal (*face nasal*), e um ápice lateral, em direção ao zigomático. Além da face nasal apresenta ainda três faces, que correspondem às paredes do seio maxilar, denominadas *anterior*, *infratemporal* e *orbital*.

FACE ANTERIOR

Esta face da maxila está voltada para os tecidos moles da face. Pode-se notar nesta face várias elevações causadas pelas raízes dos dentes superiores, denominadas *eminências alveolares*. A mais evidente é provocada pela raiz do dente canino, denominada *eminência canina*. Entre a eminência canina e o incisivo lateral, uma pequena depressão da qual se origina o músculo abaixador do septo nasal pode ser denominada *fosseta incisiva (fosseta mirtiforme)*.

Fosseta mirtiforme

A fosseta incisiva pode ser visualizada na radiologia como uma imagem radiolúcida (radiotransparente) entre o incisivo lateral e o canino superiores, sendo denominada mais frequentemente de fosseta mirtiforme (ver Figuras 2.1 e 24.7).

Lateralmente à eminência canina, existe outra depressão larga e rasa, a *fossa canina*, localizada acima dos ápices dos pré-molares. O músculo levantador do ângulo da boca origina-se na fossa canina. Acima da fossa está o *forame infraorbital*, que deixa passar os vasos e os nervos infraorbitais (V_2), que podem ser anestesiados na região deste forame. O músculo levantador do lábio superior origina-se acima do forame, na margem (borda) inferior da órbita.

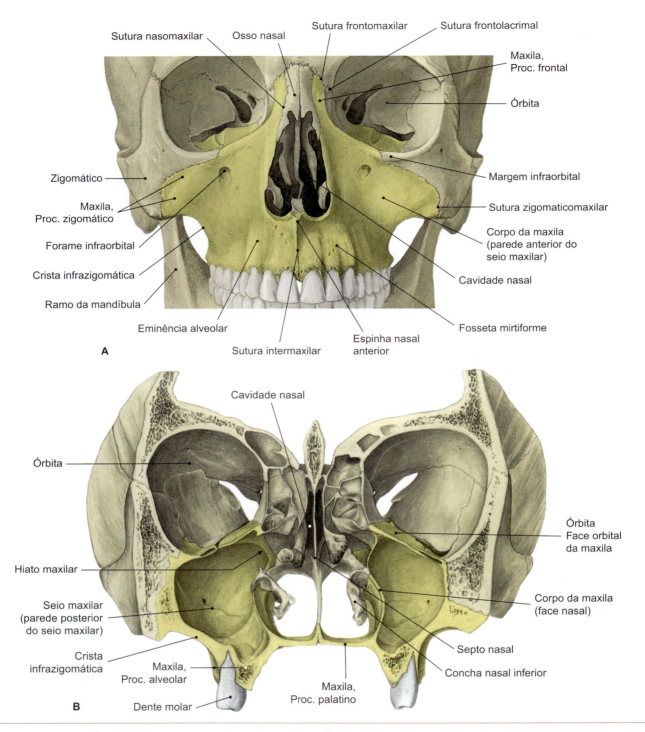

Figura 2.1 A. Vista anterior da maxila e relações. **B.** Corte frontal através da maxila e relações.

A margem medial da face anterior da maxila delimita a abertura piriforme. No ponto de encontro entre as duas maxilas, um processo pontiagudo é a *espinha nasal anterior*. O ponto cefalométrico ANS (do inglês, *anterior nasal spine*, espinha nasal anterior) localiza-se na parte mais anterior da espinha nasal anterior.

FACE INFRATEMPORAL (POSTERIOR)

É uma superfície convexa que forma a parede posterior do seio maxilar e, ao mesmo tempo, a parede anterior das fossas infratemporal e pterigopalatina. Esta face está separada da face anterior pelo processo zigomático da maxila e por uma margem que se estende até a região do primeiro ou segundo molares, a *crista infrazigomática*. Há pequenos forames nesta face, as *foraminas alveolares*, por onde passam os vasos e os ramos alveolares superiores posteriores (V_2), que podem ser anestesiados nesta área. Inferior e posteriormente ao alvéolo do terceiro molar (popularmente conhecido como *dente siso*), uma eminência arredondada forma o *tubérculo alveolar* ou *túber da maxila* que se articula com o processo piramidal do palatino.

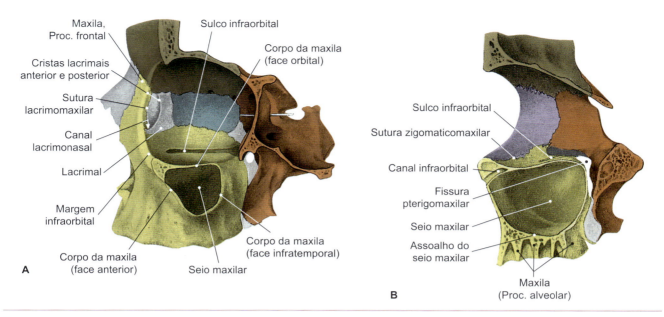

Figura 2.2 Cortes parassagitais da maxila evidenciando o seio maxilar. Corte próximo ao processo zigomático (**A**); corte próximo à parede medial do seio (parede lateral da cavidade nasal) (**B**).

 Fraturas do túber da maxila

Exodontias de terceiros molares superiores realizadas com movimentos de luxação posterior excessivos podem fraturar o túber da maxila, e às vezes áreas maiores, estendendo-se superiormente pela face infratemporal, sobretudo quando o seio maxilar está muito pneumatizado.

FACE ORBITAL (SUPERIOR)

Lisa e triangular, forma grande parte do assoalho da órbita. Na maxila isolada, a parte medial da margem inferior da órbita apresenta uma depressão, que, junto com o osso lacrimal, forma a *fossa para o saco lacrimal*. A fossa é limitada anteriormente pela *crista lacrimal anterior*. O *canal lacrimonasal* continua-se inferiormente, entre a maxila e o osso lacrimal.

Na parte posterior do assoalho da órbita, um sulco raso, o *sulco infraorbital*, marca o início do *canal infraorbital*, que tem um trajeto de trás para diante para terminar na face anterior da maxila por um *forame infraorbital*. Tais estruturas dão passagem aos vasos e aos nervos infraorbitais (V_2).

FACE NASAL (MEDIAL)

Constitui a base da pirâmide voltada para o plano mediano e forma a maior parte da parede lateral da cavidade nasal. O *hiato maxilar* é uma grande abertura óssea do seio maxilar para a cavidade nasal. Mais anteriormente, a maxila apresenta nesta face a *crista conchal* onde se une com a concha nasal inferior. O espaço abaixo da crista conchal forma parte do meato nasal inferior e, acima da crista, parte do meato nasal médio. Já em direção ao processo frontal da maxila, nota-se nesta face outra crista, a *crista etmoidal*, onde ocorre a junção com o osso etmoide.

Processos da maxila

A maxila apresenta quatro processos – zigomático, frontal, alveolar e palatino –, que estão descritos a seguir.

PROCESSO ZIGOMÁTICO

É uma projeção irregular que se dirige para o osso zigomático, para onde as faces anterior, infratemporal e orbital da maxila convergem. A porção inferior do processo zigomático entra na formação da *crista infrazigomática*. Esta é uma margem óssea originada desse processo, que desce até a região do primeiro ou segundo molares superiores e separa a face anterior da face infratemporal da maxila.

 Crista infrazigomática e processo zigomático

A crista infrazigomática é facilmente palpável por via intraoral *in vivo*. Trata-se de um importante ponto de referência para anestesias nas foraminas alveolares localizadas na face infratemporal da maxila. Nas radiografias periapicais da região dos molares superiores, o processo zigomático da maxila aparece como uma área radiopaca (clara), nos ápices desses dentes (ver Figura 24.8).

PROCESSO FRONTAL

O processo frontal da maxila projeta-se superiormente, entre o osso nasal e o lacrimal, e une-se com os ossos frontal, nasal, lacrimal e etmoide. Sua face lateral está dividida por uma crista vertical, a *crista lacrimal anterior*, onde se fixa parte do ligamento palpebral medial. Esta crista contribui para delimitar a *fossa para o saco lacrimal*. Do processo frontal da maxila, origina-se o músculo levantador do lábio superior e da asa do nariz. Em sua face medial, observam-se a *crista conchal* (inferior) e a *crista etmoidal* (superior), locais de junção com a concha nasal inferior e com o etmoide, respectivamente.

PROCESSO ALVEOLAR

Da parte inferior do corpo da maxila, origina-se o processo alveolar da maxila, que aloja os *alvéolos dentais superiores*. Ele é constituído de duas lâminas ósseas paralelas e irregulares, que se reúnem atrás do último dente em uma saliência arredondada, o *túber da maxila*, já descrito.

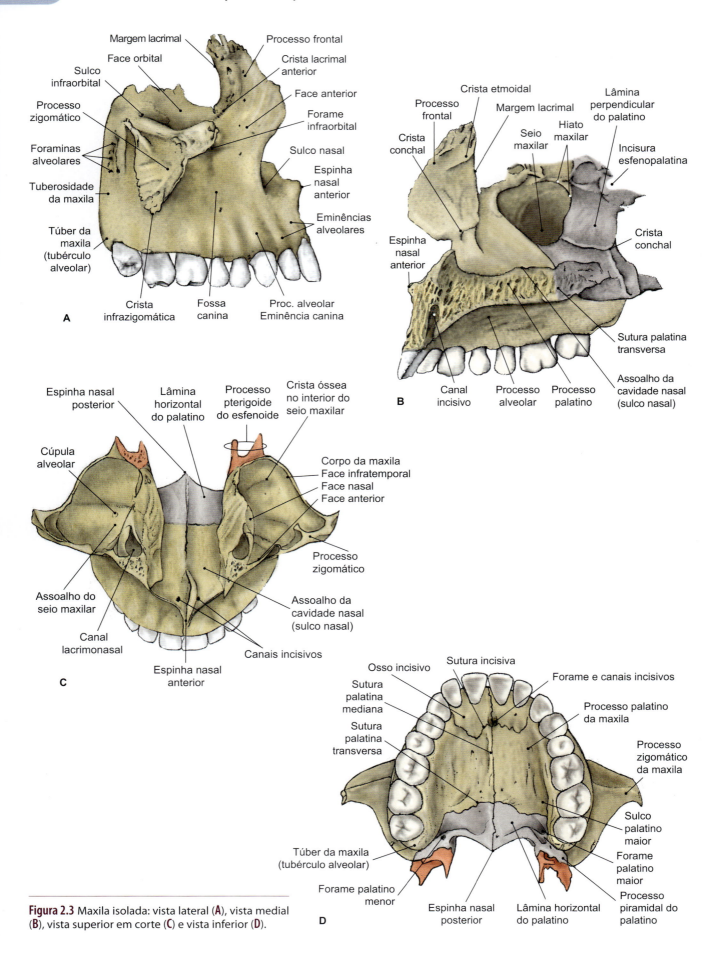

Figura 2.3 Maxila isolada: vista lateral (**A**), vista medial (**B**), vista superior em corte (**C**) e vista inferior (**D**).

A *lâmina óssea vestibular*, ou externa, continua-se nas faces anterior e infratemporal do corpo da maxila; e a *lâmina óssea lingual* (palatina) ou interna é contínua com o processo palatino. O espaço entre as duas lâminas ósseas é ocupado pelos *alvéolos dentais*, separados entre si pelos *septos interalveolares*. Nos dentes multirradiculados, os alvéolos são subdivididos por *septos interradiculares* ou intra-alveolares. Os alvéolos são em número de oito e variam em tamanho e profundidade, de acordo com o dente que alojam. O conjunto dos alvéolos dentais com os dentes nas duas maxilas unidas forma o *arco dental superior (arco dental maxilar)*. Parte do músculo bucinador tem origem na face externa do processo alveolar da maxila, na região de pré-molares e molares.

PROCESSO PALATINO

O processo palatino dirige-se medialmente para se unir com o do lado oposto, contribuindo para a formação do *palato duro*, que é ao mesmo tempo o teto da cavidade oral e o assoalho da cavidade nasal. A sutura que une esses processos é a *sutura palatina mediana*. A sutura que une o osso palatino à maxila é a *sutura palatina transversa*.

Toro palatino

Ao longo da sutura palatina mediana, às vezes pode haver uma elevação óssea ovalar de tamanho variável, o toro palatino. Este dificulta a estabilidade de próteses, logo pode ser necessária sua remoção cirúrgica.

Nas duas maxilas articuladas, posteriormente aos incisivos, encontra-se o *forame incisivo*, de forma variável. Este marca o término dos *canais incisivos*, os quais comunicam a cavidade nasal com a oral e deixam passar os vasos e nervos nasopalatinos (V_2).

Nas regiões posterior e lateral do palato, encontra-se o *forame palatino maior*, que é o término do canal de mesmo nome. Este une a fossa pterigopalatina à cavidade oral e dá passagem aos vasos e nervos palatinos maiores (V_2). O canal e o forame palatinos menores são estruturas do osso palatino.

Anestesia nos forames incisivos (nervo nasopalatino) e palatino maior (nervo palatino maior)

O nervo nasopalatino (V_2) pode ser anestesiado ao nível do forame incisivo, que é marcado *in vivo* pela papila incisiva. Da mesma maneira, o nervo palatino (V_2) maior também pode ser anestesiado ao nível do forame palatino maior (ver Capítulo 25, *Anatomia Aplicada à Anestesia Local*).

Mandíbula

A mandíbula é o osso mais forte e o único móvel do esqueleto da face, e junto com o temporal forma a articulação temporomandibular (Figuras 2.4 e 2.5). Situa-se inferiormente na face e, junto com o osso hioide, forma o arcabouço de fixação dos músculos do assoalho da boca.

A mandíbula apresenta um *corpo* mediano e anterior e duas porções ascendentes e posteriores, os *ramos da mandíbula*. O *ângulo* da mandíbula é a região de encontro entre os ramos e o corpo da mandíbula. Ela é percorrida internamente por um canal neurovascular, o *canal mandibular*.

Corpo da mandíbula

O corpo da mandíbula tem forma de ferradura, possuindo uma *face externa* e outra *interna*, limitadas pelas *margens superior e inferior*. A região mediana, que representa a linha de fusão das duas metades do osso fetal, é a *sínfise mentual*.

Sínfise mentual

Os livros de clínica referem-se constantemente à região da sínfise mentual como a região do corpo da mandíbula localizada entre os dois forames mentuais. A região da sínfise mentual tem sido muito utilizada como uma área doadora de enxertos ósseos para a implantodontia. Isso porque o mento apresenta bom volume ósseo, e não há estruturas anatômicas importantes que possam ser lesadas nessa região.

FACE EXTERNA

Anteriormente, na face externa do corpo da mandíbula, nota-se uma elevação triangular denominada *protuberância mentual*. A base desse triângulo, ao encontrar-se com a margem inferior da mandíbula, projeta-se em uma pequena elevação de cada lado, o *tubérculo mentual*.

O ponto cefalométrico que marca a região mais anterior do mento é o *pogônio* (Pg). O que marca o ponto mais inferior deste é o *mento* (Me).

A igual distância das margens superior e inferior da mandíbula, entre os pré-molares inferiores (às vezes, abaixo do segundo), observa-se o *forame mentual*, pelo qual emergem os vasos e os nervos mentuais (V_3).

Variabilidade de altura do forame mentual

Nos jovens, o forame mentual encontra-se localizado mais inferiormente. Nos idosos, sobretudo quando desdentados, encontra-se mais perto da margem superior da mandíbula, devido à atrofia do processo alveolar decorrente da perda dos dentes. Em casos extremos o forame pode localizar-se na margem superior, e próteses totais (dentaduras) podem comprimi-lo, causando dor e dormência na região inervada pelo nervo mentual.

Na face externa do corpo da mandíbula, a partir do primeiro molar, nota-se uma elevação que se continua com a margem anterior do ramo da mandíbula, denominada *linha oblíqua*. Nesta, originam-se parte do músculo bucinador e os músculos abaixador do lábio inferior e abaixador do ângulo da boca.

FACE INTERNA

A face interna do corpo da mandíbula na região da sínfise mentual é marcada por uma elevação irregular, a *espinha mentual*. Esta pode apresentar um *tubérculo superior* e um *tubérculo inferior*. Nestes tubérculos da espinha mentual, originam-se os músculos genioglosso (tubérculo superior) e gênio-hióideo (tubérculo inferior). Como esses músculos são bilaterais, é frequente a subdivisão dos tubérculos em direito e esquerdo. Acima da espinha mentual, pode existir um pequeno forame, a *foramina lingual*. Quando presente, é atravessado por um ramo da artéria sublingual.

"Geni" (ou geniano)

O termo "geni" (ou geniano) é frequentemente utilizado, referindo-se à espinha mentual e a seus tubérculos (*tubérculos geni superior e inferior*), em virtude do nome dos músculos que aí se originam (genioglosso e gênio-hióideo).

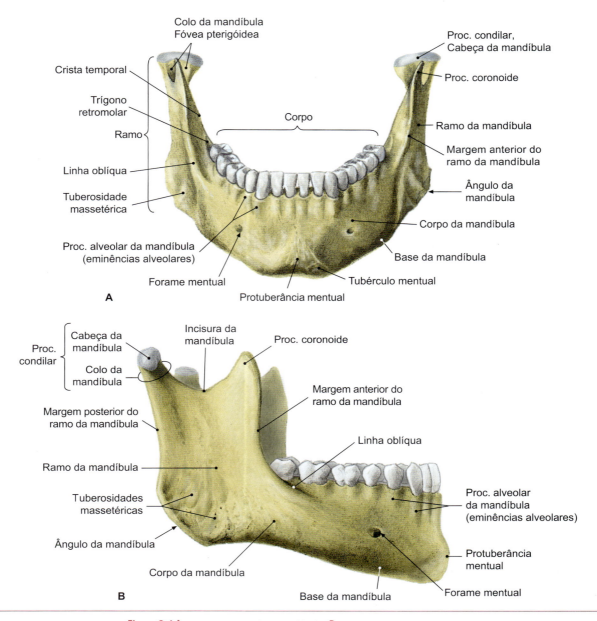

Figura 2.4 A. Vista anterior da mandíbula. B. Vista lateral da mandíbula.

Mais posteriormente a face interna da mandíbula é cruzada diagonalmente por uma linha semelhante à linha oblíqua, a chamada *linha milo-hióidea*. Ela se inicia abaixo da espinha mentual e estende-se até a região do terceiro molar inferior, tornando-se mais evidente na região dos molares. Da linha milo-hióidea, origina-se o músculo milo-hióideo, que forma o assoalho da cavidade oral.

A linha milo-hióidea divide a face interna do corpo da mandíbula em duas fossas, a *fossa sublingual*, acima e anterior, e a *fossa submandibular*, abaixo e posterior. A fossa sublingual aloja a glândula sublingual, localizada na cavidade oral, visto estar acima do músculo milo-hióideo. A fossa submandibular aloja a glândula submandibular, localizada no pescoço, visto estar abaixo do músculo milo-hióideo.

MARGENS SUPERIOR E INFERIOR

A *margem inferior do corpo da mandíbula* é conhecida como *base da mandíbula*, pois apresenta uma cortical óssea muito espessa. Ela apresenta, de cada lado do plano mediano, duas depressões, as *fossas digástricas*, nas quais se fixam os ventres anteriores do músculo digástrico.

Posteriormente, próximo ao ângulo da mandíbula, existe uma pequena depressão que pode ser palpada *in vivo*, a *depressão pré-goníaca*. Neste local, a artéria facial originada do pescoço cruza a margem inferior da mandíbula, em direção à face, e neste local pode-se sentir suas pulsações.

A *margem superior do corpo da mandíbula* é constituída pelo *processo alveolar da mandíbula*, que contém as cavidades que alojam os dentes inferiores, os *alvéolos dentais inferiores*. Assim como na maxila, o processo alveolar da mandíbula apresenta uma lâmina *óssea vestibular*, ou externa, e uma lâmina *óssea lingual*, ou interna. Notam-se septos interalveolares e intra-alveolares semelhantes aos descritos na maxila. O conjunto dos alvéolos dentais e dentes inferiores forma o *arco dental inferior* (*arco dental mandibular*). Na lâmina óssea vestibular, notam-se as *eminências alveolares*, devidas às raízes dos dentes

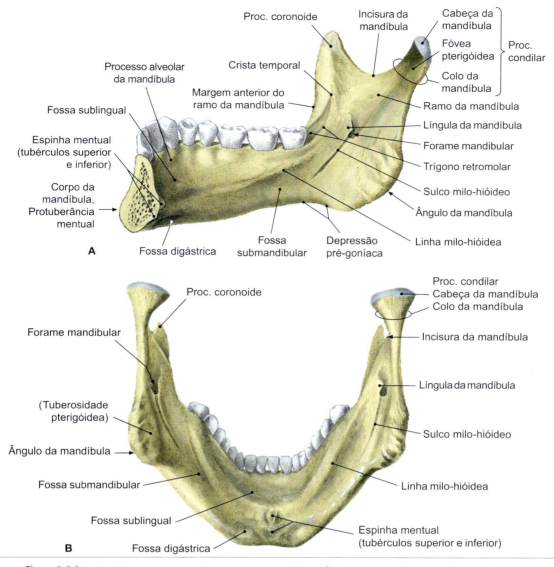

Figura 2.5 A. Vista interna do ramo e do corpo da mandíbula. **B.** Vista interna do corpo da mandíbula.

inferiores, mais evidentes na região anterior, até a região de pré-molares.

Posteriormente ao terceiro molar, o processo alveolar apresenta a formação do *trígono retromolar*, pequena área triangular que representa a união das duas camadas corticais do alvéolo desse dente. O trígono apresenta um lábio lateral, a *crista bucinatória*, e um lábio medial. No trígono retromolar, fixa-se a rafe pterigomandibular.

Acessos cirúrgicos para remoção de terceiros dentes molares inferiores

Nos acessos cirúrgicos para extração de terceiros dentes molares, expõem-se o trígono retromolar e a fossa retromolar. Assim, torna-se necessário destacar as fixações da rafe pterigomandibular, do músculo bucinador e, às vezes, do tendão profundo do músculo temporal.

A partir do trígono retromolar, uma elevação estende-se em direção ao processo coronoide, a *crista temporal*, na qual se insere o tendão profundo do músculo temporal (Figura 2.6). Entre a margem anterior do ramo da mandíbula e a crista temporal, existe uma depressão variável denominada *fossa retromolar*, que pode estender-se anteriormente entre o processo alveolar e a linha oblíqua.

Ramo da mandíbula

A mandíbula apresenta dois ramos, direito e esquerdo, que constituem suas porções posterior e ascendente. Cada ramo apresenta um formato retangular com duas *faces* (externa e interna), duas *margens* (anterior e posterior) e dois *processos* (condilar e coronoide).

FACES EXTERNA E INTERNA

A *face externa do ramo da mandíbula* apresenta poucos acidentes anatômicos, sendo quase inteiramente lisa. Inferiormente, sua superfície é irregular, surgindo pequenas saliências, as *tuberosidades massetéricas*, devidas à inserção do músculo masseter.

A *face interna do ramo da mandíbula* é mais acidentada do que a face externa. A principal estrutura desta face é o *forame*

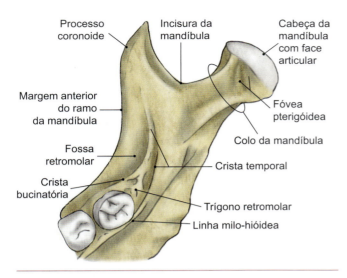

Figura 2.6 Vista superomedial do ramo da mandíbula.

mandibular, localizado aproximadamente no centro dessa face (Figuras 2.5 e 2.7). Ele representa a abertura do *canal mandibular*, que percorre a mandíbula internamente até a região do *forame mentual*. O forame e o canal mandibular são percorridos pelos vasos e nervo alveolares inferiores (V_3). O canal mandibular será mais detalhadamente descrito no item seguinte.

No contorno anterior e medial do forame mandibular, nota-se uma pequena saliência, a *língula da mandíbula*, onde se fixa o ligamento esfenomandibular. A partir do forame mandibular, inicia-se o *sulco milo-hióideo*, que se dirige obliquamente anterior e inferiormente. Este sulco aloja o nervo milo-hióideo (V_3).

As rugosidades nesta face interna, próximas ao ângulo da mandíbula, são denominadas *tuberosidades pterigóideas*, em virtude da inserção do músculo pterigóideo medial.

MARGENS POSTERIOR E ANTERIOR

A *margem posterior do ramo da mandíbula* forma, com a base da mandíbula, o ângulo da mandíbula, que é palpável *in vivo*. O ponto cefalométrico que marca o ângulo da mandíbula é o *gônio* (Go). A margem posterior do ramo da mandíbula relaciona-se com a glândula parótida, e nela se fixa mais inferiormente o ligamento estilomandibular.

A *margem anterior do ramo da mandíbula* é uma extensão da linha oblíqua, para cima, até o *processo coronoide* da mandíbula. Essa margem é palpável, em grande extensão, por via intraoral, e nela se insere o tendão superficial do músculo temporal.

Na face interna do processo coronoide, nota-se a *crista temporal*, iniciada no *trígono retromolar*. Na crista temporal, insere-se o tendão profundo do músculo temporal.

Entre a margem anterior do ramo da mandíbula, lateralmente, e a crista temporal, medialmente, nota-se uma depressão, a *fossa retromolar*. Ela se estende inferior e posteriormente até a região dos molares, localizando-se entre estes e a linha oblíqua.

PROCESSOS CORONOIDE E CONDILAR

A *margem superior do ramo da mandíbula* apresenta dois processos, um anterior, o *processo coronoide*, e outro posterior, o *processo condilar*, separados por uma margem côncava, a *incisura da mandíbula*. O processo coronoide é achatado lateromedialmente e nele se insere o tendão superficial do músculo temporal. A incisura da mandíbula comunica a fossa infratemporal com a região massetérica e por ela passam os vasos e os nervos massetéricos (V_3).

No *processo condilar*, reconhece-se o *côndilo mandibular* (cabeça da mandíbula) e, abaixo, uma região estreitada, o *colo da mandíbula*. O côndilo faz parte da articulação temporomandibular (ATM), sendo uma saliência ovalada, mais alongada no sentido lateromedial. Ele tem cerca de 15 a 20 mm de largura e 8 a 10 mm de comprimento anteroposterior. Seu longo eixo forma um ângulo de 90° com o ramo da mandíbula. O côndilo mandibular apresenta também dois polos, *medial* e *lateral*, sendo este último palpável por sobre a pele. O *colo da mandíbula* é uma porção estreita, localizada abaixo do côndilo. O colo é arredondado posteriormente e apresenta anteromedialmente uma depressão, a *fóvea pterigóidea*, onde se insere o músculo pterigóideo lateral.

Canal mandibular

O *canal mandibular* é um canal ósseo que percorre parte do corpo e do ramo da mandíbula, alojando os vasos e os nervos

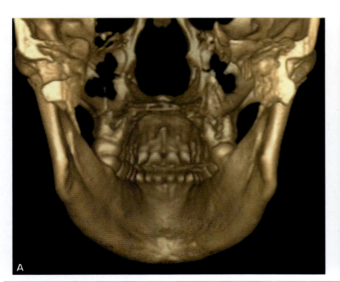
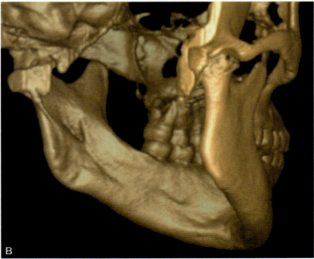

Figura 2.7 Tomografia computadorizada tridimensional da mandíbula: vista posteroinferior (**A**) e vista medial do ramo (**B**).

alveolares inferiores (V_3). Ele se origina no *forame mandibular* e termina na região dos ápices dos pré-molares. Nesta região, o canal bifurca-se em um *canal mentual* e em um ou mais *canalículos incisivos* (Figuras 2.8 e 2.9).

O *canal mentual* tem um trajeto lateral, superior e posterior, abrindo-se no *forame mentual*, e dá passagem aos vasos e nervos mentuais (V_3). Os *canalículos incisivos* são variáveis e, na maioria das vezes, confundem-se com os espaços trabeculares da região anterior do corpo da mandíbula. Portanto, eles não se exteriorizam, não apresentam paredes e são percorrido pelos ramos incisivos do nervo alveolar inferior (V_3).

O canal mandibular percorre o ramo para baixo, obliquamente, alcançando o corpo da mandíbula sempre mais próximo da face interna, até o nível do terceiro molar. Após a região do segundo molar, ele passa a se aproximar da face externa da mandíbula. Contudo, na maior parte do seu trajeto, localiza-se no centro, entre as faces externa e interna.

O canal possui *paredes* de osso compacto que servem de proteção a seu conteúdo. Perto do forame mandibular, suas paredes são mais regulares e, à medida que percorrem o corpo da mandíbula, tornam-se crivosas.

Os dentes que mais se relacionam com o forame mandibular são os molares inferiores, sobretudo o *terceiro molar*. Os pré-molares, por sua vez, relacionam-se mais ao canal mentual, mas, mesmo assim, são mais distantes desses canais do que os molares.

Relação entre o canal mandibular (nervo alveolar inferior) e os dentes inferiores

As relações de proximidade do forame mandibular, especialmente com o terceiro molar, fazem com que exodontias desse dente possam traumatizar o nervo alveolar inferior em alguns casos. Exames de tomografia computadorizada (ou de tomografia tipo *cone beam*) são frequentemente necessários para esclarecer melhor como o forame mandibular se relaciona com as raízes do terceiro molar. O canal pode estar vestibular ou lingual com relação às raízes, mas existem também casos em que a raiz mesial pode envolver o nervo. Além disso, intervenções cirúrgicas no ápice das raízes dos molares e pré-molares devem ser feitas com critério, devido a essa relação de proximidade.

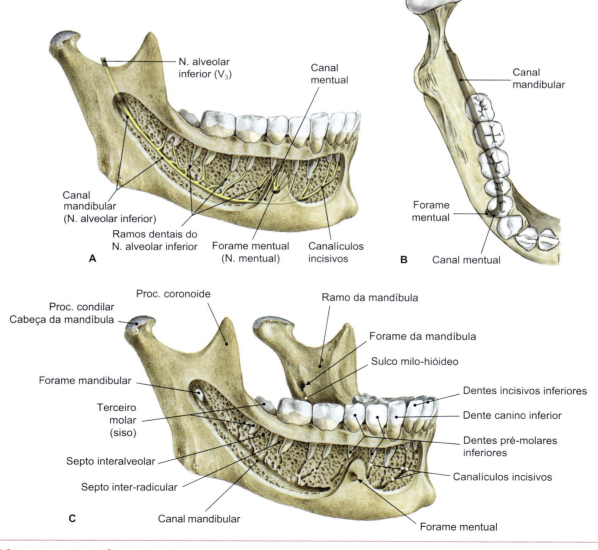

Figura 2.8 Canal mandibular. **A.** Vista lateral evidenciando o nervo alveolar inferior ocupando o canal mandibular. **B.** Vista superior marcando o trajeto do canal mandibular. **C.** Vista superolateral, removendo parte da lâmina vestibular para evidenciar o canal mandibular.

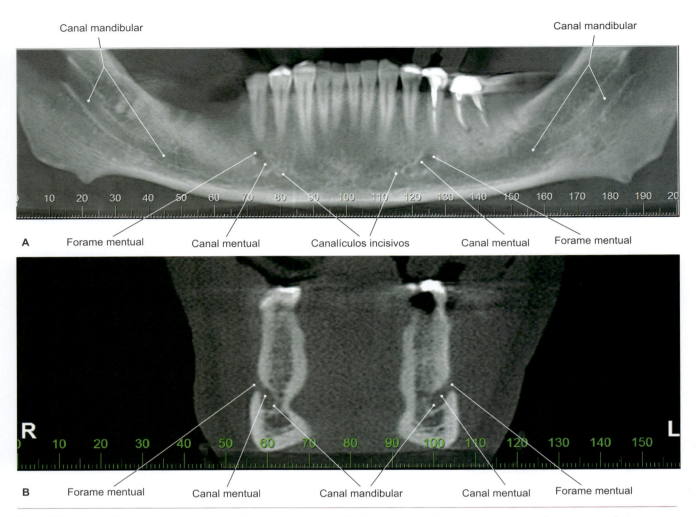

Figura 2.9 Tomografia computadorizada de feixe cônico da mandíbula: vista panorâmica, que evidencia forame e canal mentuais e canal mandibular (**A**), e corte coronal ao nível do forame mentual (**B**).

De acordo com Sicher e Tandler (1942) (Figura 2.10), podem-se estabelecer três tipos de relações do canal mandibular com os dentes:

- Tipo I: o canal mandibular está em contato íntimo com o fundo do alvéolo do terceiro molar e distancia-se das raízes dos outros molares e pré-molares. É o tipo mais frequente. Nesse tipo, a cortical óssea que envolve o canal pode apresentar falhas, e o tecido conjuntivo periapical fica em contato direto com o conteúdo do canal mandibular
- Tipo II: o canal mandibular localiza-se distante de todos os dentes, sobretudo quando há um corpo mandibular alto. É o segundo tipo em frequência
- Tipo III: o canal mandibular mantém íntima relação com os ápices dos molares e do segundo pré-molar. Ocorre, sobretudo, em jovens, e quando há um corpo mandibular baixo, associado a raízes longas. É um tipo bem menos frequente.

Figún e Garino (1989) concordam com a classificação anterior, porém afirmam que a forma mais comum é a segunda, com frequências de 36%, 56% e 8%, respectivamente.

Os dentes que mais se relacionam com o canal mandibular são o *terceiro molar* (80%) e o *segundo molar* (15%). O primeiro molar e os pré-molares apresentam frequência bem menor.

Deve-se ressaltar, ainda, que, durante o crescimento da mandíbula, forma-se inicialmente o canal mandibular, e a altura do corpo mandibular é definida posteriormente, com a erupção dos dentes. Assim, nesse processo, conforme os dentes surgem na cavidade oral, seus ápices distanciam-se do canal mandibular.

Pontos cefalométricos

No Quadro 2.1 e na Figura 2.11, estão descritos os pontos cefalométricos mais utilizados em odontologia. Eles servem de base para a realização de diversos traçados e análises cefalométricas, utilizados para acompanhar o crescimento facial e analisar alterações dentoesqueléticas em odontopediatria, ortodontia e cirurgia bucomaxilofacial.

Anatomia funcional | Arquitetura maxilomandibular

O estudo da arquitetura maxilomandibular engloba uma análise estrutural biomecânica destes ossos, correlacionando-os com as forças musculares e mastigatórias, bem como à maneira como esses ossos se ligam às estruturas adjacentes. Pode-se

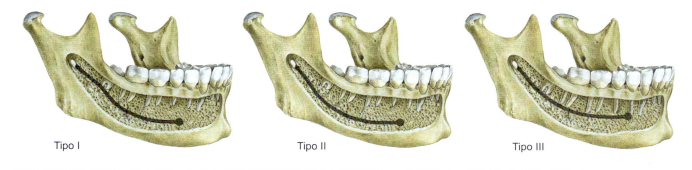

Figura 2.10 Tipos de relações dos alvéolos inferiores com o canal mandibular, segundo Sicher e Tandler.

QUADRO 2.1
Pontos cefalométricos mais utilizados em odontologia.

N (násion)	Ponto de intersecção entre as suturas frontonasal e internasal
S (sela)	Ponto localizado no centro da sela turca (fossa hipofisial)
Or (orbitário)	Ponto mais inferior da margem inferior da órbita
Pr (pório)	Ponto mais superior do meato acústico externo
Pt (pterigomaxilar)	Ponto mais superior e posterior da fossa pterigopalatina
ANS (espinha nasal anterior)	Ponto mais anterior da espinha nasal anterior
PNS (espinha nasal posterior)	Ponto mais posterior da espinha nasal posterior
A (subespinal)	Ponto de maior concavidade na face anterior da maxila
B (supramentual)	Ponto de maior concavidade na face anterior da mandíbula
Po (pogônio)	Ponto mais anterior da sínfise mandibular
Me (mento)	Ponto mais inferior da sínfise mandibular
Gn (gnácio)	Ponto entre o Me e o Po, formado pela bissetriz do ângulo formado pelas tangentes às margens inferior e anterior da sínfise mandibular
Go (gônio)	Ponto que marca o ângulo mandibular, formado pela bissetriz do ângulo formado pelas tangentes às margens inferior e posterior da mandíbula

Podem ser identificados em uma radiografia cefalométrica lateral do crânio (ver Figura 2.11).

notar uma diferença constitucional entre a maxila e a mandíbula que, embora apresentem alvéolos e forças mastigatórias semelhantes, comportam-se de maneira distinta sob o ponto de vista biomecânico. Isso se deve ao fato de a mandíbula ser um osso móvel, único, que suporta as forças oclusais e a força dos músculos da mastigação que nela se fixam, sem auxílio de outros ossos. Já a maxila é um osso fixo, que faz parte do esqueleto fixo da face, suporta as forças oclusais e, ao mesmo tempo, serve de passagem para as vias respiratória e digestiva. Para melhor entendimento da estrutura funcional da maxila e da mandíbula, torna-se necessário o conhecimento das *zonas de resistência* e *zonas de fragilidade* de cada osso.

Maxila (esqueleto fixo da face)

A maxila, do ponto de vista biológico e mecânico, é um osso que forma, junto com o *esqueleto fixo da face*, uma unidade presa à base do crânio. Ela apresenta uma estrutura complexa, pois precisa dar espaço para diversas cavidades importantes da face localizadas a seu redor, e ao mesmo tempo ser suficientemente resistente para receber e transmitir forças mastigatórias dos dentes até o crânio. Essas áreas de reforço constituem os *pilares de sustentação da maxila* (Figura 2.12).

As partes da maxila que não transmitem forças mastigatórias reabsorvem-se pelo desuso e se tornam finas e papiráceas. Isso se deve ao fato de que a distribuição e a manutenção do tecido ósseo dependem diretamente de sua função mecânica. Dessa maneira, pode-se notar, por exemplo, o desenvolvimento do *seio maxilar* por reabsorção da parte esponjosa do corpo da maxila.

Zonas de resistência

A maxila tem três pilares de sustentação: o *pilar canino*, o *pilar zigomático* e o *pilar pterigóideo* (ver Figura 2.12). Eles não são verticais e retilíneos como verdadeiros pilares de construção, porque têm de se curvar em torno da cavidade nasal e da órbita. Esses pilares são interligados entre si por *vigas horizontais*, que atuam estabilizando os pilares.

PILAR CANINO

O pilar canino inicia-se no alvéolo do canino e dirige-se superiormente pela margem lateral da abertura piriforme, continua-se no processo frontal da maxila e termina na margem supraorbital. Sua parte inferior localiza-se entre o seio maxilar e a cavidade nasal. Nessa região, apresenta uma secção triangular, com lâminas ósseas compactas, preenchidas por tecido esponjoso internamente. Através desse pilar, forças oclusais da região anterior da maxila são distribuídas para a base do crânio.

PILAR ZIGOMÁTICO

O pilar zigomático inicia-se na região do alvéolo do primeiro molar, passa pela crista infrazigomática, pelo processo zigomático da maxila, pelo corpo do osso zigomático e, finalmente, para o osso frontal por meio do processo frontal do zigomático. O pilar zigomático conecta-se com o pilar canino, através da *margem infraorbital*, e também à base do crânio por meio do *arco zigomático*. Este pilar transmite forças oclusais dos pré-molares e do primeiro molar para a base do crânio.

PILAR PTERIGÓIDEO

O pilar pterigóideo inicia-se no alvéolo do terceiro molar, passa para o processo pterigoide do esfenoide, por meio do processo piramidal do palatino, e daí conecta-se com a base do crânio. Este pilar transmite as forças oclusais dos molares para a base do crânio.

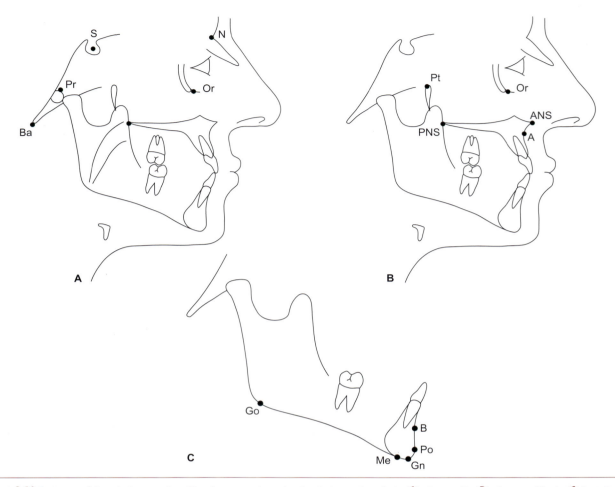

Figura 2.11 Pontos cefalométricos mais utilizados em odontologia: da base do crânio (**A**); da maxila (**B**); da mandíbula (**C**) (ver Quadro 2.1 para as definições das siglas).

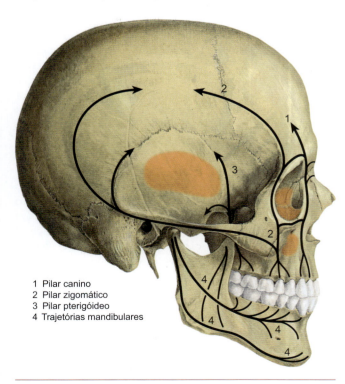

Figura 2.12 Pilares de sustentação da maxila.

VIGAS HORIZONTAIS

Os pilares de sustentação da maxila são unidos entre si por meio de uma série de reforços ósseos horizontais, da maxila e de outros ossos associados a ela. Os pilares caninos estão unidos entre si por meio dos reforços ósseos acima e abaixo da *abertura piriforme*. O pilar canino está ligado ao pilar zigomático por meio de duas vigas, a *margem supraorbital* e a *margem infraorbital*. O pilar zigomático estabiliza-se posteriormente ainda pelo *arco zigomático*. Finalmente, uma viga horizontal importantíssima é o *palato duro*, que une entre si os três pilares de sustentação da maxila, de um lado a outro.

> **Miniplacas fixadas nos pilares de sustentação da maxila**
>
> No tratamento das fraturas de maxila ou na fixação das osteotomias maxilares, utilizam-se miniplacas e parafusos de titânio. Estas são fixadas nos pilares de sustentação da maxila, sobretudo no pilar canino, bordejando a abertura piriforme, e no pilar zigomático, na crista infrazigomática.

Zonas de fragilidade

As zonas de fragilidade costumam ser perpendiculares às zonas de resistência. Para derrubar um prédio, basta quebrar lateralmente seus pilares ou pilotis. Para a maxila, o raciocínio é o mesmo, e suas linhas de fragilidade são predominantemente horizontais.

A maxila dificilmente se fratura de modo isolado, visto que ela se relaciona intimamente com uma série de outros ossos da face. Assim, apesar de essas fraturas serem conhecidas como fraturas de maxila, elas são, na verdade, fraturas do *esqueleto fixo da face*, pois envolvem os ossos frontal, nasal, zigomático e esfenoide, entre outros, dependendo do nível atingido.

René Le Fort (1901) estudou as fraturas da maxila em cadáveres, atirando-os ao solo e, posteriormente, dissecando-os. Ele, então, classificou as zonas de fragilidade da maxila, e essa classificação ainda hoje é utilizada. Assim, descrevem-se as *fraturas tipo Le Fort I*, *Le Fort II* e *Le Fort III* (Figura 2.13).

FRATURA TIPO LE FORT I (HORIZONTAL OU SUBAPICAL)

Esta linha de fratura ocorre imediatamente acima dos ápices dos dentes e estende-se posteriormente até a parte inferior do processo pterigoide do esfenoide. Separa-se, assim, o processo alveolar do corpo da maxila de cada lado; e fraturam-se, ainda, o septo nasal ósseo (vômer), os dois palatinos e os dois processos pterigóideos. Ocorre, portanto, fratura dos três pilares de sustentação da maxila na base destes, próximo aos alvéolos.

FRATURA TIPO LE FORT II (PIRAMIDAL)

A fratura é semelhante à do tipo Le Fort I na região lateral e posterior. Contudo, na face anterior da maxila, ela se dirige superiormente, através das paredes do seio maxilar, fraturando a margem inferior da órbita, mantém íntegro o osso zigomático, passa pela margem medial da órbita e fratura o processo frontal da maxila e o osso nasal, próximo ao frontal. Dessa maneira, separa o viscerocrânio do neurocrânio na região da raiz do nariz. Internamente, há fratura alta do septo nasal e do osso etmoide e, ocasionalmente, fratura de sua lâmina cribriforme, podendo inclusive ocorrer rinorreia (perda de líquido cerebrospinal pelo nariz).

Os três pilares de sustentação da maxila são fraturados. Os pilares pterigóideo e zigomático são fraturados no mesmo ponto que na Le Fort I ou um pouco acima. O pilar canino se fratura quando este alcança a base do crânio e ainda se quebra a margem infraorbital, a viga horizontal que une o pilar canino ao zigomático.

FRATURA TIPO LE FORT III (DISJUNÇÃO CRANIOFACIAL)

Esta é uma fratura mais alta, em que ocorre disjunção completa entre o viscerocrânio e o neurocrânio. Todos os pilares de sustentação da maxila são fraturados na base do crânio. A fratura anteriormente é semelhante à do tipo Le Fort II, podendo também ocorrer rinorreia devido à fratura do etmoide. Ela segue pelas paredes medial e lateral da órbita, passando pela sutura frontozigomática. Fraturam-se, ainda, o arco zigomático e os processos pterigoides e o septo nasal na base do crânio.

Fraturas Le Fort II e III

As fraturas faciais que envolvem a região frontonaso-orbitoetmoidal (inclusive as fraturas do tipo Le Fort II e III) podem causar fraturas da lâmina cribriforme do etmoide, conforme descrito no Capítulo 1, *Osteologia da Cabeça e do Pescoço*, levando a anosmia (lesão do nervo olfatório), rinorreia (o líquido cerebrospinal extravasa pelo nariz) e potenciais infecções intracranianas, pela comunicação estabelecida entre a cavidade nasal e a fossa anterior do crânio.

Mandíbula

A mandíbula é um osso bem mais resistente que a maxila, pois, além de suportar as forças mastigatórias oclusais, ainda resiste à ação de todos os músculos da mastigação que nela se inserem. Finalmente, ela suporta e transmite essas forças ao crânio por meio da ATM, sem o auxílio de outros ossos.

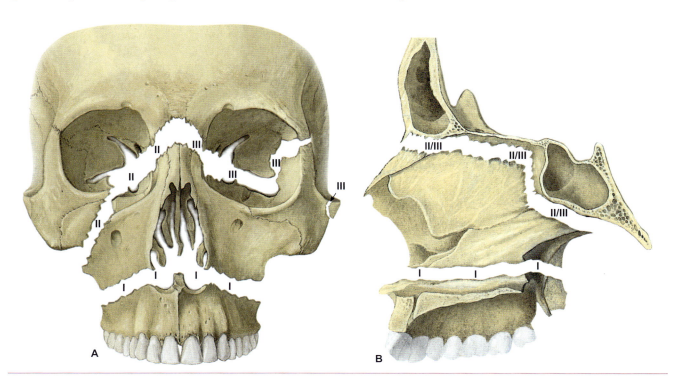

Figura 2.13 Zonas de fragilidade da maxila: fraturas dos tipos Le Fort I, II e III observadas em vista anterior (**A**) e em corte sagital (**B**).

Assim, ela apresenta corticais ósseas bastante espessas e seu osso trabeculado é orientado para distribuir adequadamente as forças que incidem na mandíbula.

Zonas de resistência

A mandíbula apresenta zonas de resistência que representam o percurso das forças oclusais até a ATM, onde elas são finalmente dissipadas na base do crânio. Tais zonas constituem as *trajetórias de força da mandíbula*, sendo as principais a *basilar* e as *alveolares*, reforçadas anteriormente pelo *mento*.

Existem, fundamentalmente, dois grupos musculares que atuam sobre a mandíbula: os *músculos supra-hióideos*, os quais tendem a abaixar a região anterior da mandíbula, e os *músculos da mastigação*, que, atuando no ramo, tendem a elevá-lo. Dessa maneira, no corpo da mandíbula, formam-se duas áreas, uma inferior, de *compressão*, e uma superior, na região alveolar, de *tensão* (Figura 2.14). A área de compressão é anulada pela *trajetória basilar*, e a área de tensão, pelas *trajetórias alveolares*.

TRAJETÓRIA BASILAR

Essa trajetória de forças ocupa a parte basilar (margem inferior da mandíbula), desde a região mentual até a margem posterior do ramo e, finalmente, o côndilo. Ela anula, principalmente, as forças de compressão que atuam na mandíbula, o que justifica a grande espessura óssea da margem inferior da mandíbula (Figura 2.15).

TRAJETÓRIAS ALVEOLARES

As trajetórias alveolares dividem-se em duas, a *trajetória oblíqua* e a *trajetória milo-hióidea*, representadas pela linha oblíqua e pela linha milo-hióidea, respectivamente. As forças oclusais são transmitidas aos alvéolos através do ligamento periodontal, e deste, por meio das trabéculas ósseas, chegam às faces externa e interna da mandíbula. Agrupam-se, então, externamente na linha oblíqua e, internamente, na linha milo-hióidea. Ambas as trajetórias apresentam trajeto posterior, cruzam a margem anterior do ramo da mandíbula e dirigem-se ao côndilo (ver Figura 2.15).

Além de possibilitarem a passagem dessas forças oclusais, as trajetórias alveolares atuam, ainda, anulando as forças de tensão que se estabelecem na parte alveolar da mandíbula pela ação muscular, que tenta abaixar a parte anterior da mandíbula e elevar sua parte posterior (ramo).

TRAJETÓRIA TEMPORAL

Pode-se considerar, ainda, a *trajetória temporal* como uma das trajetórias de força da mandíbula. Ela é representada pelo espessamento ósseo da margem anterior da mandíbula e tem trajeto descendente a partir do processo coronoide até as linhas oblíqua e milo-hióidea, sendo causada pela tração do músculo temporal (ver Figura 2.15).

MENTO

O mento é uma região muito reforçada por corticais espessas e um trabeculado ósseo dos mais densos da mandíbula. Contribui

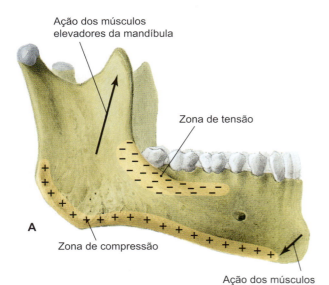
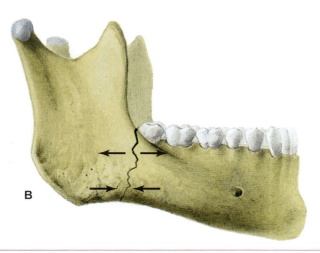

Figura 2.14 A. Zonas de compressão e de tensão na mandíbula. **B.** Fratura de mandíbula evidenciando o deslocamento dos fragmentos em função da ação muscular.

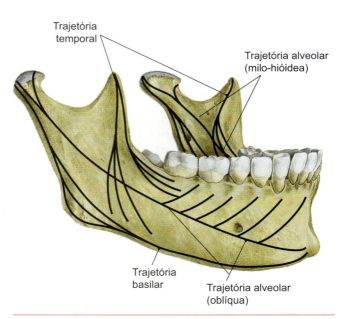

Figura 2.15 Trajetórias de força na mandíbula.

para tal o fato de nessa região anularem-se as forças que tendem a dobrar a mandíbula sobre si, forças de torção, causadas, sobretudo, pela ação dos músculos pterigóideos.

Zonas de fragilidade

A mandíbula, apesar de mais robusta que a maxila, também apresenta áreas de fragilidade. Estas, como na maxila, também são perpendiculares às trajetórias de força e, portanto, de maneira geral, mais verticais (Figura 2.16).

COLO DO CÔNDILO

A principal zona de fragilidade da mandíbula é o *colo da mandíbula*, pois praticamente todas as trajetórias de força mandibulares chegam ao côndilo para serem dissipadas ao crânio através da ATM. O colo da mandíbula, sendo uma estrutura frágil, tende a se fraturar, sobretudo nos casos de traumatismos originados de impactos na região do mento. Como o mento é resistente e não se fratura facilmente, as forças aplicadas a ele são transmitidas em direção posterior, levando à fratura do colo da mandíbula.

Fraturas do colo da mandíbula

O colo da mandíbula é muito delgado, portanto sujeito a fraturas nos traumatismos desferidos à mandíbula. Isso constitui um mecanismo de proteção para o sistema nervoso central (SNC), uma vez que a mandíbula se articula com a fossa mandibular no osso temporal, que é delgado e se relaciona com a fossa média do crânio. Assim, os traumatismos recebidos no mento tendem a projetar o côndilo da mandíbula para o interior do crânio; no entanto, como ocorre a fratura do colo do côndilo, isso impede tal evento e, desta forma, preserva a parte do encéfalo localizada na fossa média.

REGIÃO DO CORPO

As fraturas na região do corpo ocorrem, sobretudo, na região do canal e forame mentuais, justamente devido à fragilidade que esses orifícios causam à integridade da região. Com menor frequência, observam-se fraturas na região de molares, e menos ainda na região anterior do mento.

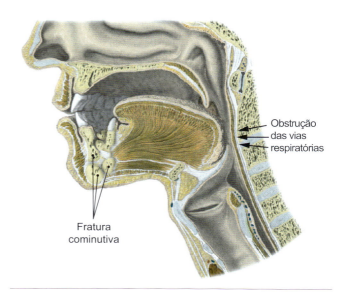

Figura 2.17 Ptose de língua resultante de fraturas bilaterais da região anterior do corpo da mandíbula.

Ptose de língua em fraturas bilaterais do corpo da mandíbula

Como os músculos da língua inserem-se na face interna do corpo da mandíbula, fraturas bilaterais do corpo da mandíbula são potencialmente graves devido ao risco de ptose da língua. Nesses casos, a língua perde sua sustentação anterior e é deslocada para trás (ptose), provocando obstrução das vias respiratórias (Figura 2.17).

REGIÃO DO ÂNGULO

É uma área relativamente frágil, sobretudo na transição do segmento dental do corpo (próximo ao terceiro molar) para o ramo da mandíbula. A região do alvéolo do terceiro molar, sobretudo no casos de estes estarem inclusos, também é uma área de fragilidade.

OUTRAS LOCALIZAÇÕES

Descrevem-se, ainda, fraturas no próprio ramo, no processo coronoide e no processo alveolar isoladamente.

Anatomia topográfica alveolodental

A anatomia topográfica alveolodental estuda as relações de cada dente da maxila e da mandíbula com as estruturas ósseas e de tecidos moles adjacentes. Tradicionalmente, tal estudo envolve o conhecimento das relações vestibulares, linguais (ou palatinas) e apicais de cada grupo de dentes.

Importância clínica do estudo da anatomia topográfica alveolodental

O conhecimento da topografia alveolodental é importante em diversas áreas na odontologia. Nas *exodontias*, a espessura das lâminas ósseas orienta as manobras para vestibular ou lingual, evitando fraturas indesejáveis de lâminas ósseas. Nas *infecções odontogênicas*, o conhecimento da localização dos ápices dos dentes fornece subsídios para estabelecer o local de drenagem de um abscesso odontogênico. Na *anestesia local*, possibilita determinar quais dentes podem ser anestesiados por meio de injeções paraperiósticas (próximo aos ápices dos dentes).

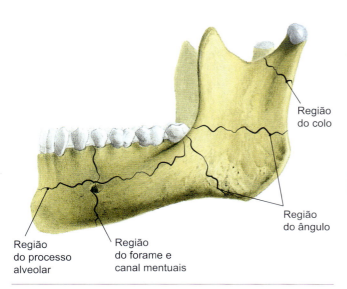

Figura 2.16 Zonas de fragilidade na mandíbula.

Antes do estudo da topografia alveolodental, faz-se necessário definir termos que serão utilizados em sua descrição:

- Cortical alveolar: é o tecido ósseo compacto que reveste internamente o alvéolo dental (Figura 2.18). Também recebe os nomes de *osso alveolar* (em histologia) e de *lâmina dura* (em radiologia)
- Cortical vestibular e lingual: são os tecidos ósseos compactos que revestem externamente, por meio da vestibular e da lingual, o processo alveolar da maxila e da mandíbula
- Alvéolo dental: é composto pela união das corticais vestibular, lingual e alveolar, assim como pelo tecido ósseo trabecular adjacente
- Lâmina óssea vestibular: é constituída por cortical alveolar, osso trabecular e cortical vestibular
- Lâmina óssea lingual: é constituída por osso cortical alveolar, osso trabecular e cortical lingual
- Septo interalveolar: é o septo ósseo que separa entre si dois alvéolos, que podem ser de dentes uni- ou multirradiculados
- Septo intra-alveolar ou inter-radicular: é o septo ósseo que separa entre si as raízes de dentes multirradiculares (do mesmo dente/alvéolo)
- Processo alveolar: é formado pelo conjunto de todos os alvéolos da maxila ou da mandíbula. Quando os dentes são extraídos ou perdidos, o processo alveolar atrofia-se, a cortical alveolar é reabsorvida, permanecendo apenas as corticais vestibular e lingual e o tecido ósseo trabecular entre elas (ver Capítulo 26, *Anatomia do Edêntulo e Considerações sobre o Envelhecimento Facial*).

Maxila

Alvéolos dos incisivos

RELAÇÕES VESTIBULARES

Nesta região, a lâmina óssea vestibular é muito delgada e sofre fusão das corticais vestibular e alveolar, sobretudo ao nível dos terços cervical e médio da raiz, com ausência de osso trabecular (Figura 2.19). Assim, os ápices desses dentes localizam-se muito mais próximo da lâmina vestibular que da lingual. Algumas vezes, a raiz do incisivo lateral superior inclina-se para o lado palatino, afastando-se do vestibular (Figura 2.20).

RELAÇÕES PALATINAS (LINGUAIS)

A lâmina óssea palatina nessa região é muito espessa, apresentando grande quantidade de tecido ósseo trabecular (ver Figura 2.19). Isso se deve ao fato de o palato nessa região apresentar uma inclinação de, aproximadamente, 45° com o longo eixo dos incisivos. Deve-se lembrar ainda da presença do *canal incisivo*, entre os incisivos centrais superiores, na linha média. Inferiormente, o canal alarga-se, formando a *fossa incisiva*, que pode ser relativamente grande.

RELAÇÕES APICAIS

Os dentes incisivos relacionam-se apicalmente com o *assoalho da cavidade nasal* (Figura 2.21). Existem dois fatores determinantes da maior ou menor relação de suas raízes com o assoalho da cavidade nasal: o tamanho das raízes e o tipo facial. Dentes mais longos podem apresentar maior contato com a cavidade nasal, assim como dentes de indivíduos com a face curta.

Alvéolos dos caninos

RELAÇÕES VESTIBULARES

Os dentes caninos apresentam relações vestibulares semelhantes aos dentes incisivos, ou seja, sua raiz encontra-se muito próxima à lâmina óssea vestibular, que também geralmente não apresenta osso trabecular ou esponjoso (Figura 2.22). Devido à posição saliente deste dente no arco dental, a *eminência alveolar* do dente canino é bem marcada, sendo denominada *eminência canina*. A eminência canina faz parte de um dos pilares de sustentação da maxila, o *pilar canino*.

RELAÇÕES PALATINAS

São as mesmas dos alvéolos dos dentes incisivos, exceto o canal incisivo.

RELAÇÕES APICAIS

O alvéolo do dente canino localiza-se em uma zona de transição entre a *cavidade nasal* e o *seio maxilar*. Além disso, conforme dito anteriormente, localiza-se em uma área de reforço ósseo, denominada *pilar canino*. Assim, apresenta uma raiz muito bem implantada superiormente e que pode relacionar-se, embora com menor frequência, tanto com a cavidade nasal quanto com o seio maxilar.

Pilar canino na implantodontia

A região do pilar canino é uma área de reforço ósseo na região apical do canino, localizada entre a cavidade nasal e o seio maxilar, e pode ser utilizada, após a perda do dente, para a colocação de implantes mais longos na maxila.

Alvéolos dos pré-molares

RELAÇÕES VESTIBULARES

Continua apresentando uma lâmina óssea bastante delgada, sem osso esponjoso (trabecular). As eminências alveolares são menos nítidas que nos dentes anteriores (Figura 2.23).

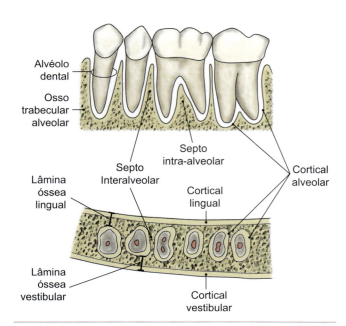

Figura 2.18 Nomenclatura das estruturas alveolodentais.

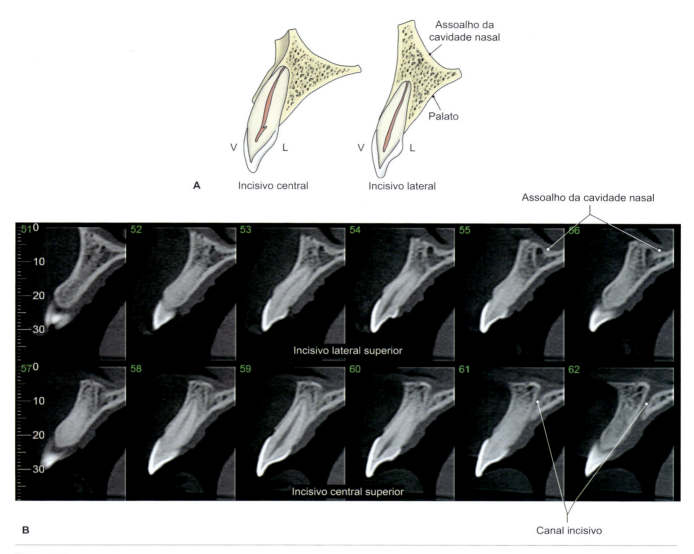

Figura 2.19 Alvéolos dos dentes incisivos superiores em esquema (**A**) e em tomografia computadorizada em cortes vestibulolinguais seriados (**B**).

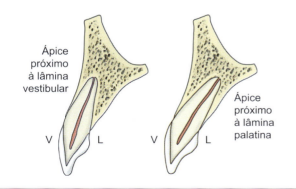

Figura 2.20 Inclinação palatina da raiz do dente incisivo lateral superior.

RELAÇÕES PALATINAS

A parede óssea palatina nos pré-molares passa a ter uma direção mais vertical que na região anterior. Começa a se observar um ângulo bem definido entre a parede do alvéolo (mais vertical) e o palato ósseo (mais horizontal). Quando os dentes pré-molares apresentam raiz única, continuam bem afastados da cortical palatina, com bastante osso trabecular entre ambos. Quando o primeiro pré-molar apresenta duas raízes, a raiz palatina localiza-se próximo à cortical palatina.

RELAÇÕES APICAIS

Os dentes pré-molares podem relacionar-se com o *seio maxilar* de acordo com a extensão do mesmo. Dos dentes pré-molares, o segundo é o que mais se relaciona com o seio maxilar.

Alvéolos dos molares

RELAÇÕES VESTIBULARES

Em geral, os dentes molares superiores apresentam três raízes: duas vestibulares e uma palatina (lingual). Assim, as raízes vestibulares relacionam-se com essa lâmina. Na região dos alvéolos do primeiro molar e às vezes do segundo molar, nota-se a *crista infrazigomática* (Figura 2.24), que faz parte do *pilar zigomático*. Isso torna a lâmina vestibular mais espessa.

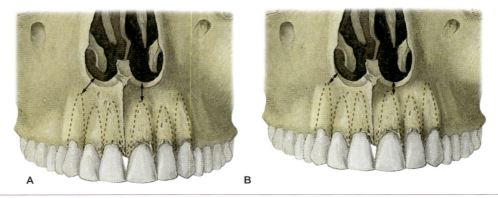

Figura 2.21 Relações apicais dos dentes incisivos superiores com o assoalho da cavidade nasal em indivíduos com face longa (**A**) e face curta (**B**).

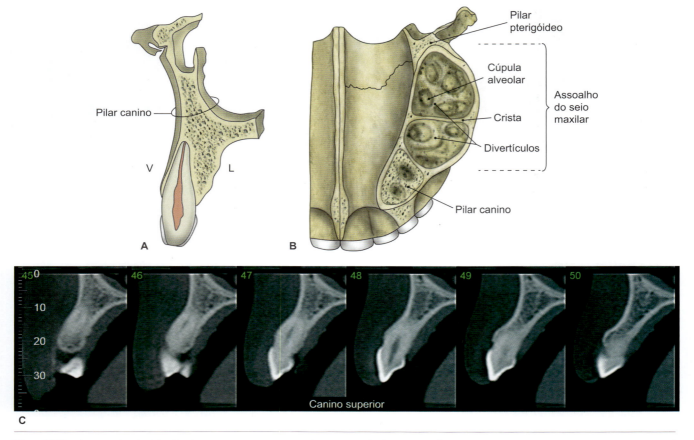

Figura 2.22 Relações do alvéolo do dente canino superior: relações vestibulolinguais (**A**), corte transversal passando pela região apical (**B**) e tomografia computadorizada em cortes vestibulolinguais seriados (**C**).

RELAÇÕES PALATINAS

As raízes palatinas dos molares relacionam-se diretamente com a cortical palatina, sobretudo no primeiro e segundo molares, podendo ou não haver osso trabecular entre ambos. O terceiro dente molar é o que menos se relaciona com a lâmina óssea palatina, principalmente quando suas raízes são fusionadas.

RELAÇÕES APICAIS

Os dentes molares são os que mais se relacionam com o as*soalho do seio maxilar* (Figuras 2.24 e 2.25). As raízes do segundo dente molar são mais convergentes do que as do primeiro, tornando-o o dente que mais se relaciona com o assoalho do seio maxilar. Na ordem decrescente, os dentes que mais se relacionam com o seio maxilar são o segundo, o primeiro e o terceiro molares superiores, e depois os dentes pré-molares.

RELAÇÕES POSTERIORES AO TERCEIRO DENTE MOLAR

Posteriormente ao alvéolo do terceiro dente molar, existe uma protuberância óssea arredondada, o *túber da maxila*. Posterossuperiormente, a maxila une-se ao processo pterigoide do esfenoide, com interposição do processo piramidal do palatino, o que representa o início da formação do *pilar pterigóideo*.

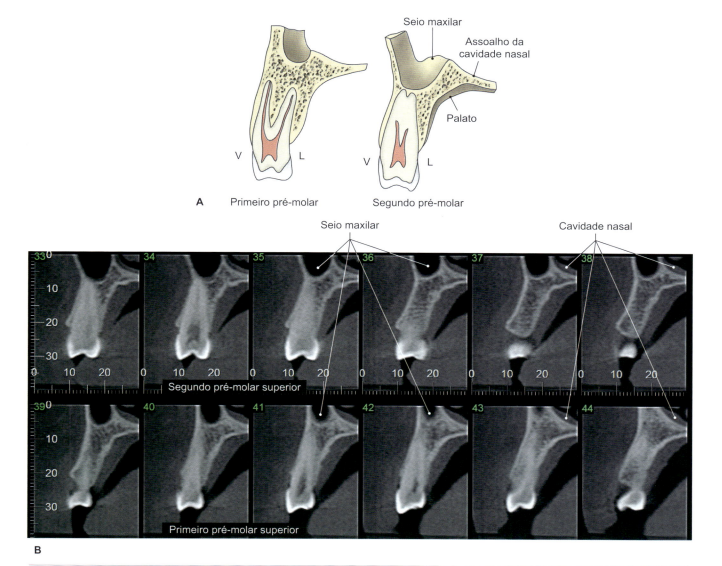

Figura 2.23 Relações dos alvéolos dos dentes pré-molares superiores em esquema (**A**) e em tomografia computadorizada em cortes vestibulolinguais seriados (**B**).

 Relação dos dentes superiores com o seio maxilar

Nas exodontias dos molares superiores, devem-se, no exame radiográfico, definir as relações desses dentes com o seio maxilar, pois existe o risco de introduzir uma raiz ou todo o dente (Figura 2.26) para o interior do seio ou de fraturar uma cúpula alveolar durante as manobras de luxação. Tal fato leva à ocorrência de uma comunicação bucossinusal. Na literatura, relata-se que existe a possibilidade de um dente projetar-se no seio sem a cortical alveolar, expondo sua raiz no interior do seio. No entanto, tal fato é improvável, visto que a cortical alveolar faz parte das estruturas periodontais. Provavelmente, nessas descrições, alguma patologia periapical (granuloma, cisto, abscesso) preexistente destruiu essa cortical.

 Fraturas do túber da maxila

Quando essa junção pterigomaxilar mostra-se alta e o seio maxilar é muito pneumatizado, existe o risco de fraturar-se toda essa área em uma exodontia de um terceiro molar superior. Podem ocorrer desde pequenas fraturas até extensas comunicações bucossinusais, perdendo-se o alvéolo, o túber e parte da parede posterior da maxila até a união com o processo pterigoide.

Mandíbula

Alvéolos dos incisivos e caninos

RELAÇÕES VESTIBULARES

O processo alveolar da mandíbula nessa área é muito estreito no sentido vestibulolingual (Figura 2.27). Assim, como na maxila, as corticais vestibular e alveolar estão unidas, sem osso trabecular entre elas. Os ápices desses dentes aproximam-se mais da lâmina vestibular que da lingual. Observam-se eminências alveolares discretas para os dentes incisivos, e uma mais evidente para o dente canino.

RELAÇÕES LINGUAIS

A lâmina lingual é estreita, com a fusão das corticais lingual e alveolar.

RELAÇÕES APICAIS

Os alvéolos destes dentes relacionam-se com o osso trabecular do mento. Os vasos e os nervos (ramos incisivos de artéria e nervo alveolares inferiores) chegam a estes alvéolos percorrendo o osso esponjoso da mandíbula, formando às vezes, *canalículos incisivos*.

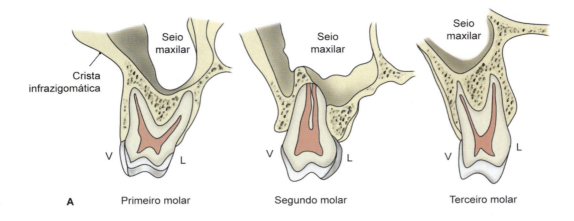

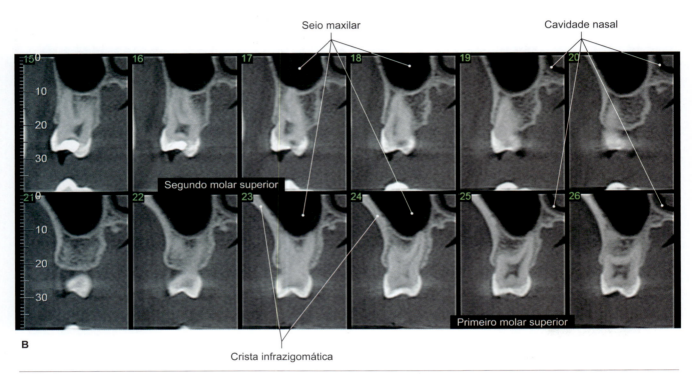

Figura 2.24 Relações dos alvéolos dos dentes molares superiores em esquema (**A**) e em tomografia computadorizada em cortes vestibulolinguais seriados (**B**).

 Enxertos ósseos do mento

Na região anterior da mandíbula, logo abaixo dos dentes incisivos e caninos, o mento se sobressai como uma importante área doadora de enxertos ósseos intraorais (Figura 2.28). Pode-se obter osso cortical da lâmina vestibular bem como osso trabecular, praticamente, em toda a região entre forames mentuais. Deve-se, no entanto, preservar a lâmina óssea lingual e o feixe vasculonervoso mentual e respeitar uma distância segura dos ápices dos dentes anteriores, se presentes.

Alvéolos dos pré-molares

RELAÇÕES VESTIBULARES

As relações vestibulares são semelhantes às dos alvéolos dos dentes anteriores. Contudo, essa lâmina óssea torna-se mais espessa posteriormente (Figura 2.29). Assim, no primeiro dente pré-molar, as corticais vestibular e alveolar estão unidas. No segundo pré-molar, pode-se encontrar osso trabeculado interposto.

RELAÇÕES LINGUAIS

A lâmina óssea lingual apresenta alterações mais significativas. Essa lâmina é mais espessa, de modo que os ápices dos dentes pré-molares localizam-se mais próximos à cortical vestibular. Esse espessamento ósseo lingual deve-se à *linha milo-hióidea*, que vai se tornando mais marcada.

RELAÇÕES APICAIS

Na região dos alvéolos dos dentes pré-molares, o *canal mandibular* termina variavelmente próximo aos ápices dos dentes pré-molares, dividindo-se em um *canal mentual* e em *canalículos incisivos* (ver Figuras 2.8 e 2.9). O canal mentual relaciona-se mais com o primeiro pré-molar; e o canal mandibular, mais com o segundo pré-molar.

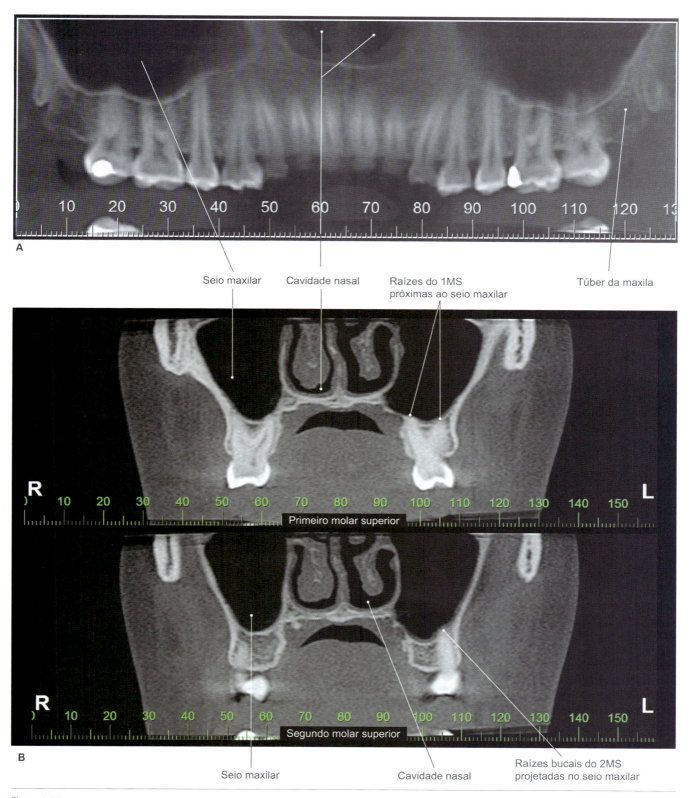

Figura 2.25 Relações apicais dos alvéolos dos dentes molares superiores em tomografia computadorizada: corte panorâmico (**A**) e cortes coronais (**B**).

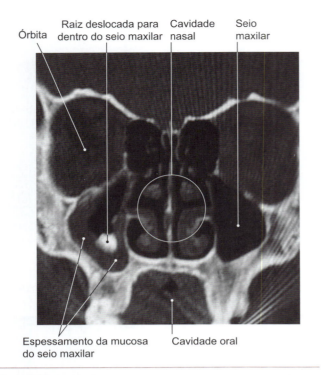

 Forame mentual em radiografias

O forame mentual pode ser localizado em radiografias da região dos pré-molares como uma imagem radiolúcida (radiotransparente) próxima ao ápice do segundo dente pré-molar. Esta imagem pode ser confundida com uma lesão periapical do segundo dente pré-molar.

Alvéolos dos molares

Os alvéolos dos dentes molares tendem a localizar-se cada vez mais para lingual, à medida que se dirigem posteriormente (Figura 2.30). Isso se deve ao fato de o arco dental inferior ser menor que o arco mandibular, em uma vista superior. Além disto, os ramos da mandíbula estão mais lateralizados do que o corpo mandibular e o arco dental inferior, o que modifica as relações vestibulares e linguais.

RELAÇÕES VESTIBULARES

Os alvéolos dos molares localizam-se mais lingualmente, o que evidentemente torna mais espessa a lâmina vestibular. Este espessamento se deve à *linha oblíqua*.

Figura 2.26 Tomografia computadorizada em corte coronal mostrando acidente de exodontia com o dente no seio maxilar.

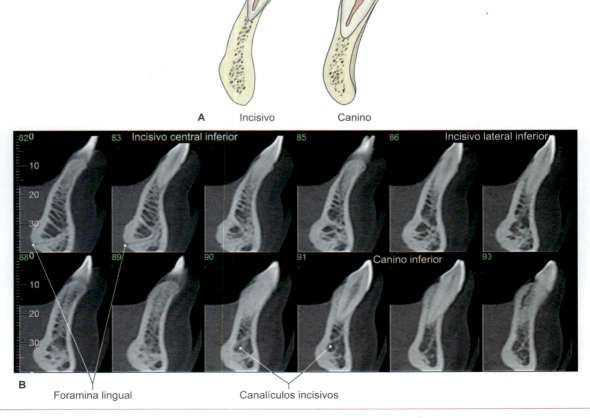

Figura 2.27 Relações dos alvéolos dos dentes incisivos e caninos inferiores em esquema (**A**) e em tomografia computadorizada em cortes vestibulolinguais seriados (**B**). Observa-se a presença de um toro lingual, que é um crescimento ósseo benigno encontrado com relativa frequência na face lingual da mandíbula, sempre bilateralmente.

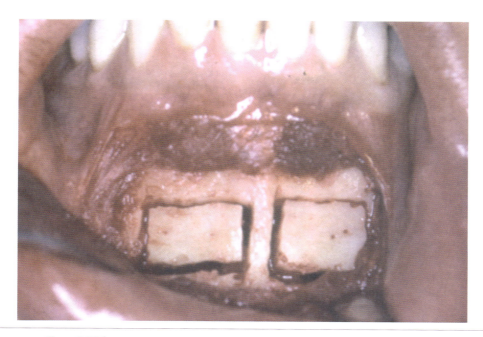

Figura 2.28 Área doadora de enxerto ósseo intraoral obtido na região do mento.

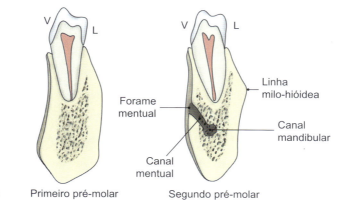

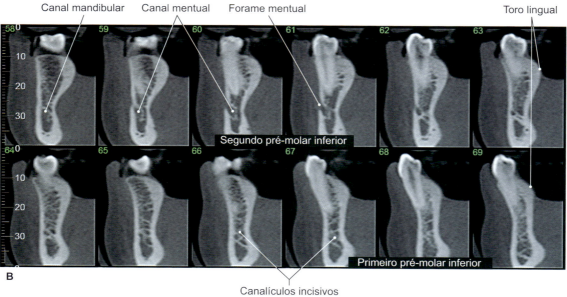

Figura 2.29 Relações dos alvéolos dos pré-molares inferiores em esquema (**A**) e em tomografia computadorizada em cortes vestibulolinguais seriados (**B**).

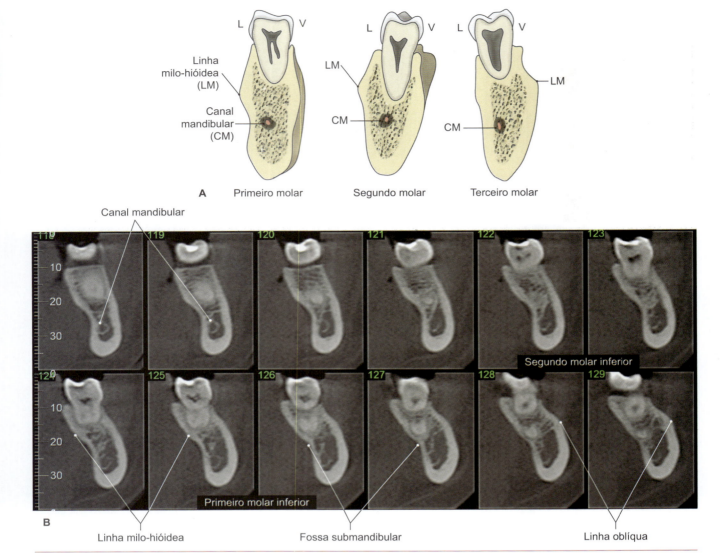

Figura 2.30 Relações dos alvéolos dos dentes molares inferiores em esquema (**A**) e em tomografia computadorizada em cortes vestibulolinguais seriados (**B**).

Enxertos ósseos do ramo (linha oblíqua)

A região da linha oblíqua, assim como o mento, também é uma importante área doadora de enxertos ósseos intraorais (Figura 2.31). Pode-se obter osso cortical da lâmina vestibular bem como osso trabecular, praticamente do primeiro dente molar até o processo coronoide. Deve-se, no entanto, preservar a lâmina óssea lingual e o feixe vasculonervoso alveolar inferior, além de respeitar uma distância segura das raízes dos molares inferiores.

RELAÇÕES LINGUAIS

Devido à tendência de posicionamento dos alvéolos cada vez mais para a lingual, os ápices do primeiro molar localizam-se entre as lâminas vestibular e lingual; os ápices do segundo molar, mais próximos à lâmina lingual; e os ápices do terceiro molar apresentam-se intimamente relacionados com essa lâmina.

A *linha milo-hióidea* observada na lâmina lingual tem trajeto oblíquo, sendo mais inferior na região do primeiro dente molar e mais superior na região do terceiro dente. Dessa maneira, ela cruza os ápices radiculares aproximadamente no nível do segundo dente molar inferior. Assim, os dentes anteriores ao segundo dente molar apresentam ápices localizados acima da linha milo-hióidea, e os ápices do terceiro molar, abaixo dessa linha.

No alvéolo do terceiro molar, existe uma junção das corticais lingual e alveolar a qual, associada à fossa *submandibular* localizada abaixo, faz com que seu alvéolo seja bastante projetado lingualmente (Figura 2.32).

Linha milo-hióidea que separa infecções dos espaços sublingual e submandibular

Na linha milo-hióidea, fixa-se o músculo milo-hióideo, que separa a cavidade oral, acima, do pescoço, abaixo. As infecções apicais de molares inferiores que perfuram a cortical lingual podem alcançar dois espaços. As infecções acima da linha milo-hióidea alcançam a boca (espaço sublingual); e aquelas que vão para baixo da linha alcançam o pescoço (espaço submandibular) (ver Capítulo 27, *Anatomia Aplicada à Propagação de Infecções Odontogênicas*).

RELAÇÕES APICAIS

A relação apical mais importante dos molares inferiores é com o *canal mandibular* e seu conteúdo, os nervos e vasos alveolares inferiores (V_3). Os dentes que mais se relacionam com o canal são, na ordem de frequência, o terceiro molar, o segundo molar e o primeiro molar.

O terceiro molar erupciona tardiamente, podendo permanecer retido na mandíbula. Nesses casos, como a rizogênese ainda continua, suas raízes podem prolongar-se além do canal mandibular.

> **Relação entre o canal da mandíbula (nervo alveolar inferior) e os dentes inferiores**
>
> Geralmente, as raízes do terceiro molar localizam-se por vestibular ao canal mandibular. Em algumas ocasiões, são linguais ao canal ou, raramente, envolvem seu conteúdo. Neste último caso, para a exodontia desse dente torna-se necessária uma odontossecção que separe suas raízes em uma parte vestibular e em outra lingual, liberando, então, o conteúdo do canal.

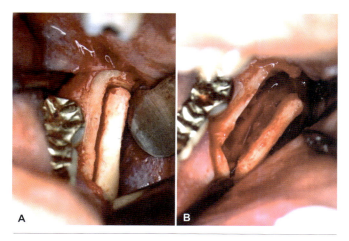

Figura 2.31 Área doadora de enxerto ósseo intraoral obtida da região da linha oblíqua da mandíbula: osteotomia (**A**) e enxerto clivado (**B**). Observa-se o canal mandibular em profundidade.

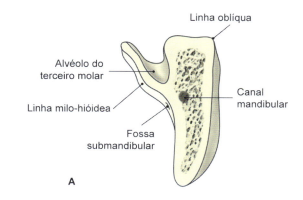

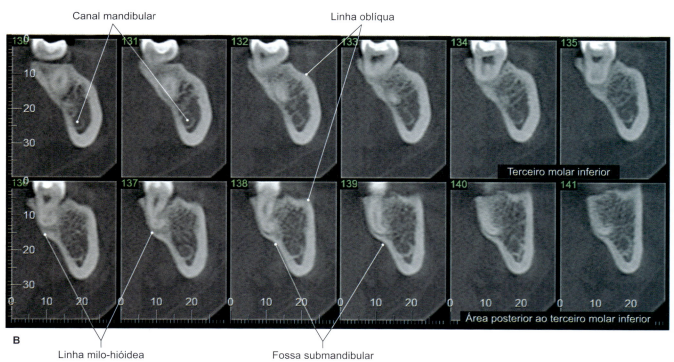

Figura 2.32 Relação do alvéolo do terceiro molar com a fossa submandibular em esquema (**A**) e em tomografia computadorizada em cortes vestibulolinguais (**B**).

CAPÍTULO 3

Junturas do Crânio e Articulação Temporomandibular

Peter Reher • Lucilia Maria de Souza Teixeira

Introdução

Conforme descrito nos capítulos anteriores, o crânio possui 22 ossos (com exceção dos da orelha média), unidos entre si por junturas. Quando uma juntura é capaz de realizar movimentos, utiliza-se também o termo *articulação*. As junturas do corpo humano podem ser classificadas em *fibrosas*, *cartilaginosas* e *sinoviais*. No crânio, existem exemplos dos três tipos de junturas.

Junturas fibrosas e cartilaginosas do crânio

Junturas fibrosas

A maioria dos ossos do crânio é unida por junturas fibrosas (sinartroses), ou seja, nas quais o tecido que liga os ossos é um *tecido conjuntivo fibroso*. Este tipo de juntura tem como característica pouca mobilidade, sobretudo se houver pouco tecido fibroso.

No crânio, as junturas fibrosas são denominadas *suturas* (Figura 3.1). Morfologicamente, as suturas classificam-se como *planas* (p. ex., internasais), *denteadas* ou *serreadas* (p. ex., entre os parietais) e *escamosas* (p. ex., entre o parietal e o temporal). O nome das suturas costuma ser dado de acordo com o nome dos ossos que elas unem (p. ex., sutura frontonasal, zigomaticomaxilar). Na junção de alguns ossos, pequenas formações ósseas podem se desenvolver e constituir os *ossos suturais*.

A articulação entre o dente e o alvéolo também é um tipo de juntura fibrosa, classificada morfologicamente como uma *gonfose*: articulação por inserção de uma saliência cônica em uma cavidade. Essa articulação praticamente não possibilita movimentos, amortecendo os impactos da mastigação. Em odontologia, o termo "gonfose" é pouco utilizado. Portanto, prefere-se o termo *ligamento periodontal*, uma estrutura bem mais complexa do que uma juntura fibrosa tradicional, a qual é estudada com detalhes em diversas disciplinas clínicas, sobretudo na periodontia.

Sinostose e craniossinostose

Com a idade, muitas das suturas obliteram-se por fusão óssea. Assim, ocorre o que se denomina sinostose. No entanto, nem sempre as sinostoses são critérios para avaliação da idade, pois pode haver sinostoses prematuras.

Em algumas síndromes craniofaciais, pode ocorrer o fechamento precoce das suturas (craniossinostoses). Nestes casos, muitas vezes torna-se necessária a realização de cirurgias cranianas para abri-las, de maneira a permitir um crescimento normal do encéfalo.

Ligamento periodontal

O ligamento periodontal possibilita movimentos microscópicos entre o dente e seu alvéolo. Ele apresenta ainda fibras nervosas proprioceptivas que informam a força a ser estabelecida na mordida, bem como a consistência do alimento.

Junturas cartilaginosas

As junturas cartilaginosas (anfiartroses), ocorrem quando os ossos estão unidos por cartilagem hialina (*sincondroses*) ou por fibrocartilagem (*sínfises*). No crânio jovem, observam-se muito mais as *sincondroses*, mas elas serão substituídas por tecido ósseo, conforme vai acontecendo o crescimento do esqueleto. As sincondroses são observadas em alguns ossos da base do crânio, sobretudo no esfenoide e no occipital. A *sincondrose esfenoccipital* é a que mais tardiamente se ossifica (ver Figura 3.1).

Capítulo 3 • Junturas do Crânio e Articulação Temporomandibular   55

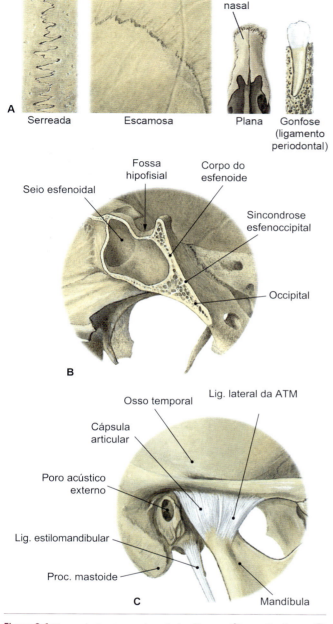

Figura 3.1 Tipos de junturas do crânio: fibrosa (**A**), cartilaginosa (**B**) e sinovial (**C**).

Juntura sinovial | Articulação temporomandibular

Visão geral

No crânio existe apenas uma juntura sinovial, que conecta a mandíbula ao osso temporal. Como as junturas sinoviais são muito móveis, utiliza-se frequentemente o termo "articulação", e nesse caso trata-se da *articulação temporomandibular* (ATM). Sendo uma diartrose como as demais articulações sinoviais, apresenta as seguintes características:

- Possibilita ampla mobilidade
- Tem uma *cápsula articular* que une os ossos e limita uma *cavidade articular*
- Tem *líquido sinovial* no interior da cavidade articular.

A ATM faz parte de um sistema bem mais amplo, o *sistema estomatognático*. Este é composto por ATM, dentes e estruturas anexas, ossos (maxila, mandíbula, crânio, hioide), lábios, bochecha, língua, saliva, músculos (da mastigação, da língua, da faringe, da expressão facial) e sistemas nervoso (proprioceptivo e exteroceptivo), vascular e linfático. Tal sistema executa e auxilia importantes funções no organismo, como a mastigação, a fonação, a deglutição e a respiração.

Classificação

Classifica-se a ATM como uma *articulação sinovial biaxial complexa*. É *sinovial* por ter, em seu interior, uma membrana sinovial que produz o líquido sinovial. É *biaxial*, por se movimentar em dois planos, porém alguns autores afirmam que, em seu conjunto (duas ATMs e uma mandíbula), ela seja triaxial. Finalmente, ela se mostra *complexa*, denominação dada às articulações que apresentam um terceiro osso, dividindo a articulação em duas, funcionalmente diferentes. Apesar de ter apenas dois ossos, o disco articular funciona como um terceiro osso, dividindo a articulação em duas outras: *temporodiscal* (superior) e *mandibulodiscal* (inferior).

A ATM também pode ser classificada como uma articulação *bicondílea*, sob o ponto de vista morfológico. Para tanto, um côndilo é o *côndilo mandibular*, e o outro, o *tubérculo articular*, funciona como um "côndilo temporal".

Características específicas

A ATM é uma articulação bastante especializada, que tem uma série de características próprias:

- Suas superfícies articulares são recobertas por um *tecido fibroso predominantemente avascular*, contendo poucas células cartilagíneas, e não apenas por tecido cartilaginoso, como as demais articulações do corpo
- As duas ATMs estão conectadas entre si pela mandíbula; assim, funcionalmente, seria apenas uma articulação bilateral, movimentando-se simultânea e sinergicamente
- Articula, entre si, o arco dental superior e o inferior, em que os dentes exercem uma grande influência nas posições da mandíbula e em seus movimentos
- Apresenta um disco articular que divide funcionalmente a articulação em duas: uma *articulação mandibulodiscal* e outra *temporodiscal*.

Componentes ósseos

A ATM é constituída por *componentes ósseos* e por *componentes de tecidos moles*. Os componentes ósseos são as *superfícies articulares* da mandíbula e do osso temporal.

Mandíbula | Côndilo da mandíbula

O côndilo da mandíbula localiza-se na porção posterossuperior do *ramo da mandíbula* e constitui a parte móvel da articulação. O côndilo é uma saliência elipsoide, convexa nos sentidos anteroposterior e lateromedial. Tem cerca de 15 a 20 mm de largura e 8 a 10 mm de diâmetro anteroposterior. Seu longo eixo forma um ângulo em torno de 90°, com o ramo da mandíbula. O prolongamento dos longos eixos dos dois côndilos cruzam-se, aproximadamente, na margem anterior do forame magno, ou no próprio forame (Figura 3.2). Os prolongamentos dos dois eixos menores de cada côndilo cruzam-se anteriormente na região da sínfise mental.

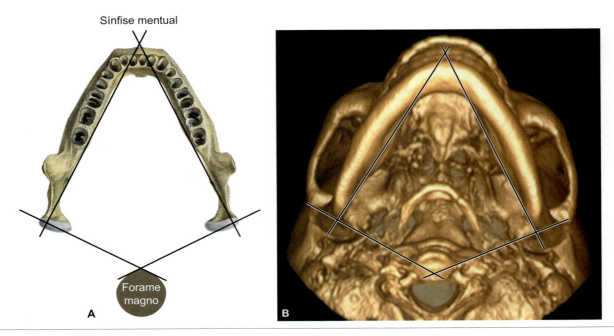

Figura 3.2 Orientação dos eixos do côndilo da mandíbula em esquema (**A**) e em tomografia computadorizada tridimensional (**B**).

O côndilo da mandíbula apresenta uma superfície posterior, rugosa e uma superfície anterossuperior, lisa, que é a própria *superfície articular*. Ambas as superfícies são separadas por uma crista transversal discreta. O côndilo apresenta também dois *polos*, *medial* e *lateral*, sendo este último palpável sob a pele. O côndilo pode apresentar considerável variação de forma (Figura 3.3).

O côndilo é sustentado por uma porção estreita, o *colo da mandíbula*. Este é arredondado posteriormente e apresenta anteromedialmente uma depressão, a *fóvea pterigóidea*, onde se insere o músculo pterigóideo lateral.

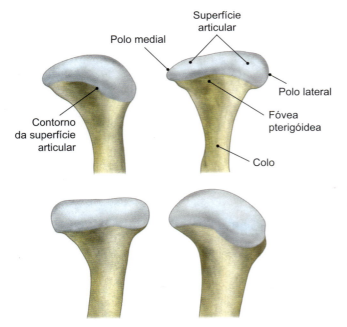

Figura 3.3 Variações normais do côndilo da mandíbula.

 Fraturas do colo da mandíbula

Como descrito no Capítulo 2, *Maxila e Mandíbula | Arquitetura e Topografia Alveolodental*, o colo da mandíbula (ou colo do côndilo) é muito delgado. Portanto, mostra-se sujeito a fraturas em traumatismos desferidos à mandíbula. Fraturas do colo da mandíbula são frequentes, o que pode ser descrito como um mecanismo de defesa para o sistema nervoso central (SNC), já que a mandíbula se articula com a fossa mandibular, cujo teto é delgado e se relaciona com a fossa média do crânio. Se o colo da mandíbula não se fraturasse, o côndilo seria deslocado para o interior do crânio, provocando danos cerebrais mais graves.

Osso temporal | Fossa mandibular e tubérculo articular

A *fossa mandibular* (antes denominada *cavidade glenoide*) é uma depressão óssea no osso temporal onde se aloja o côndilo da mandíbula em repouso e/ou quando a boca está fechada (Figura 3.4). A fossa mandibular localiza-se posteriormente ao *tubérculo articular*, e seus limites possuem uma forma elíptica. Ela é dividida pela *fissura timpanoescamosa* em uma porção posterior, *parte timpânica do temporal* (também chamada de *placa timpânica*), e em uma porção anterior, que é a *parte escamosa do temporal*. Apenas a porção anterior (escamosa) da fossa faz parte da *superfície articular*. A fossa mandibular tem como limites:

- *Anterior:* tubérculo articular
- *Posterior:* parte timpânica do temporal (tubérculo pós-glenoide, bainha do processo estiloide e parede anterior do meato acústico externo – placa timpânica)
- *Medial:* espinha do esfenoide
- *Lateral:* crista que une o tubérculo da raiz do zigoma ao tubérculo pós-glenoide
- *Superior:* o osso é delgado e separa a fossa mandibular da fossa média do crânio.

O *tubérculo articular do temporal* (antes denominado *eminência articular*) é uma saliência transversal, originada a partir

Capítulo 3 • Junturas do Crânio e Articulação Temporomandibular

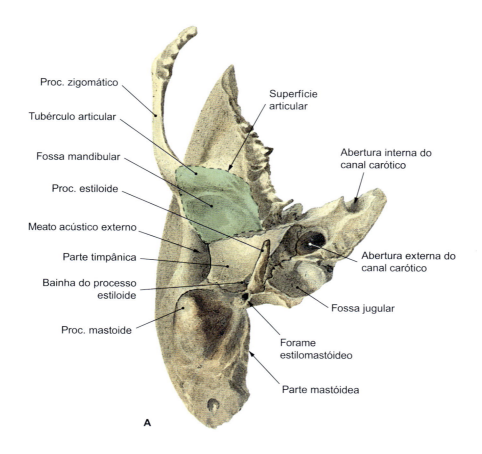

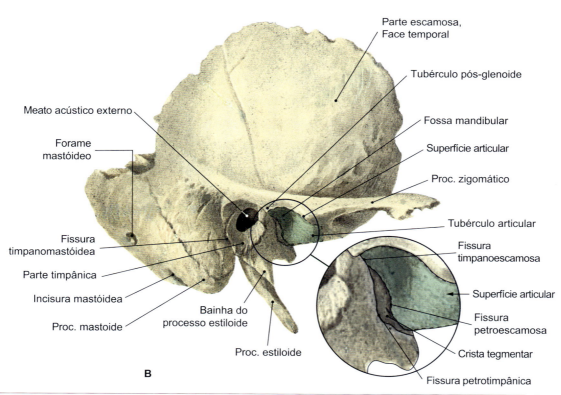

Figura 3.4 Osso temporal: vista inferior (**A**) e vista lateral (**B**).

do tubérculo da raiz do zigoma, que se dirige medialmente na face inferior do temporal (ver Figura 3.4). Ele é convexo anteroposteriormente e plano ou pouco côncavo lateromedialmente. Apenas a vertente posterior e o ápice do tubérculo fazem parte da *superfície articular*. O longo eixo dos tubérculos articulares do temporal é paralelo ao longo eixo dos côndilos mandibulares.

Em resumo, a *superfície articular do temporal* é formada anteriormente pelo *tubérculo articular do temporal* e, posteriormente, pela parte anterior (escamosa) da *fossa mandibular*. A fossa mandibular tem função passiva como receptáculo do côndilo da mandíbula, sendo o tubérculo articular e o próprio côndilo mandibular os elementos ativos na dinâmica articular.

Componentes de tecidos moles

Os *componentes de tecidos moles* da ATM são: a *cartilagem articular*, o *disco articular*, a *membrana sinovial*, a *cápsula articular* e os *ligamentos* (Figuras 3.5 e 3.8).

Cartilagem articular

A *cartilagem articular* é um tecido fibroso, predominantemente avascular, com poucas células cartilaginosas, que recobre as superfícies ósseas da articulação, tornando-as mais lisas. O termo cartilagem articular talvez não seja preciso, pois esse tecido não é uma cartilagem, porém continua a ser empregado rotineiramente na odontologia.

Este tecido é apropriado para receber forças mastigatórias, o que fica provado pela ausência de vasos sanguíneos. Tal cartilagem é mais espessa nos pontos onde há maior atrito e força, ou seja, na vertente posterior do tubérculo articular do temporal e na superfície anterior do côndilo mandibular. Este tecido mostra-se menos suscetível aos efeitos do envelhecimento do que a cartilagem hialina e, desse modo, menos provável de sofrer desgaste com o tempo. Tem também maior capacidade de regeneração do que a cartilagem hialina.

Disco articular

Devido ao fato de as superfícies articulares do temporal e da mandíbula não se corresponderem anatomicamente, é necessária a presença do disco articular para tornar mais congruentes estas superfícies e estabilizar o côndilo na fossa.

SUPERFÍCIES DO DISCO ARTICULAR

O disco é constituído por um tecido fibrocartilaginoso e tem a forma de "S" deitado, com duas superfícies:

- Superfície superior: maior e convexa posteriormente (onde se relaciona com a fossa mandibular) e côncava anteriormente (onde se relaciona com o tubérculo articular do temporal). A porção côncava tem uma extensão bem maior do que a porção convexa
- Superfície inferior: menor e toda côncava, relaciona-se com o côndilo da mandíbula.

PORÇÕES DO DISCO ARTICULAR

O disco apresenta uma porção central e uma porção periférica.

- *Porção central*: é mais delgada, podendo raramente estar perfurada. Ela é isenta de vasos e nervos, sendo, portanto, mais apropriada para receber forças. A porção central do disco é constituída por um tecido conjuntivo fibroso denso
- *Porção periférica*: é mais espessa, rica em vasos e nervos e imprópria para receber forças. Toda a porção periférica fixa-se à cápsula da ATM e, nas regiões medial e lateral, o disco fixa-se firmemente aos polos do côndilo, pelos ligamentos colaterais do disco, razão pela qual o disco acompanha o côndilo em seus movimentos excursivos.

REGIÃO ANTEROMEDIAL DO DISCO ARTICULAR

Nesta região, o disco fixa-se à cápsula por dois feixes de fibras colágenas, um superior que se mistura às inserções temporais da cápsula, e um inferior que se mistura às inserções condíleas da cápsula. Entre esses dois feixes de fibras, o disco fixa-se por inserções tendinosas ao *feixe superior do músculo pterigóideo lateral* (Figura 3.6). Esta inserção possibilita que esse feixe muscular controle o posicionamento anterior do disco nos movimentos mastigatórios. Nesta região, o disco tem uma espessura de cerca de 1 a 2 mm.

REGIÃO POSTERIOR DO DISCO ARTICULAR

Na região posterior, o disco tem uma espessura maior, de cerca de 3 a 4 mm. Posteriormente ao disco, existe um tecido especializado denominado *tecido retrodiscal*. Ele é limitado acima e abaixo por duas lâminas teciduais que fixam o disco posteriormente no temporal e na mandíbula, em uma região denominada *zona bilaminar* (ver Figuras 3.5 e 3.7).

A parte superior da *zona bilaminar* é denominada *lâmina retrodiscal superior*. Ela fixa o disco ao osso temporal e apresenta muitas fibras elásticas, o que possibilita que o disco volte à sua posição de origem junto com o côndilo quando este retorna à fossa mandibular (ver Figura 3.5).

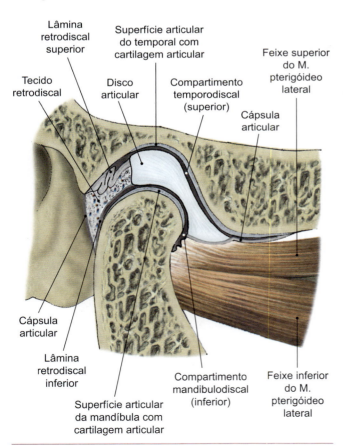

Figura 3.5 Corte sagital da ATM, evidenciando seus componentes.

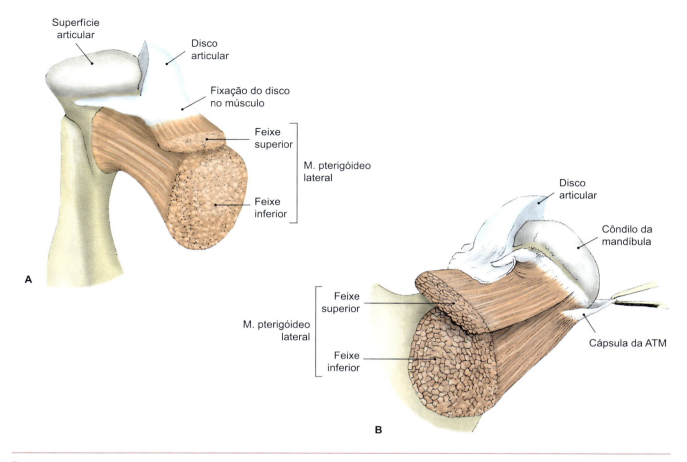

Figura 3.6 Região anteromedial do disco da ATM evidenciando suas relações com o músculo pterigóideo lateral. **A.** O feixe superior do músculo pterigóideo lateral se fixa à cápsula e ao disco da ATM. **B.** O feixe inferior do músculo fixa-se somente na fóvea pterigóidea do colo do côndilo.

A parte inferior da *zona bilaminar* é denominada *lâmina retrodiscal inferior*. Ela fixa o disco à margem posterior do côndilo mandibular. A lâmina retrodiscal inferior é composta, principalmente, de fibras colágenas e não por fibras elásticas como a lâmina retrodiscal superior (ver Figuras 3.5 e 3.7).

A parte remanescente do *tecido retrodiscal* entre as lâminas descritas está presa posteriormente à cápsula articular. Nesse tecido, forma-se um sistema de *shunting* arteriovenoso chamado "joelho vascular" (Figura 3.8). Quando o conjunto côndilo/disco se move em direção anterior, o espaço vazio que se forma superior e posteriormente ao côndilo deve ser rapidamente preenchido, pois esse sistema fechado não poderia tolerar o vácuo. A área deve ser esvaziada de maneira igualmente rápida, quando o côndilo retorna à fossa mandibular. Para isso, um sistema de *shunting* arteriovenoso desvia sangue para dentro e para fora da área, a fim de repor o volume do côndilo, quando ele se move anteriormente, e esvaziar o espaço, quando ele se move posteriormente. Para que possam ocorrer essas rápidas inversões na pressão hidráulica, o meio ao redor da área constitui-se de tecido conjuntivo areolar frouxo, que pode adaptar-se mais rapidamente aos singulares efeitos de compressão e tensão.

REGIÕES MEDIAL E LATERAL DO DISCO ARTICULAR

Nas regiões medial e lateral do disco, as margens do disco dobram-se ligeiramente para baixo e fixam-se aos polos do côndilo e à cápsula, pelos *ligamentos colaterais do disco (medial e lateral)*. Além de se fixar ao côndilo por estes ligamentos, o disco ainda se fixa à cápsula (*feixe profundo da cápsula*), dividindo a articulação em dois compartimentos distintos anatômica e funcionalmente (ver Figuras 3.5 e 3.7):

- Compartimento superior, ou temporodiscal: entre o disco e o osso temporal
- Compartimento inferior, ou mandibulodiscal: entre o disco e a mandíbula.

Membrana sinovial

A *membrana sinovial* é um tecido conjuntivo ricamente vascularizado, constituído por numerosos capilares sinoviais, responsáveis pela produção do *líquido sinovial*. A membrana sinovial localiza-se no interior da ATM, em áreas periféricas, livres de atrito. Existem duas membranas sinoviais, uma para cada compartimento da ATM. São comuns pregas, vilosidades e coxins adiposos em número variável, que se projetam da membrana sinovial para dentro da cavidade articular. A membrana sinovial também contém vasos linfáticos e poucas fibras nervosas. Ela forma e secreta, por diálise do plasma sanguíneo, o líquido sinovial.

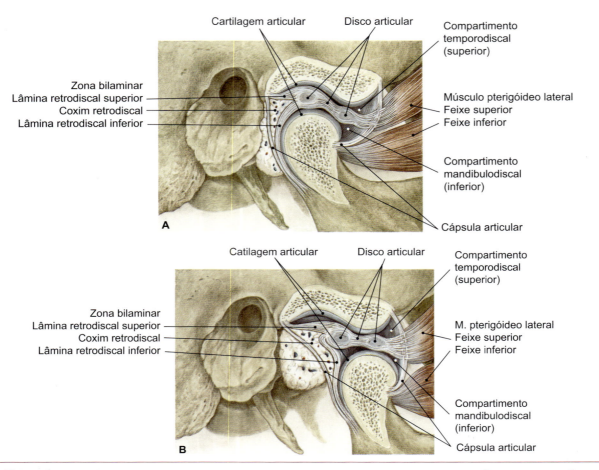

Figura 3.7 Corte sagital da ATM, evidenciando seus componentes, nas posições de boca fechada (**A**) e boca aberta (**B**).

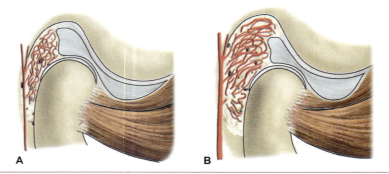

Figura 3.8 Joelho vascular no tecido retrodiscal. **A.** Uma rede de vasos sanguíneos com paredes elásticas permite que o sangue flua para dentro quando o côndilo move-se para a frente, preenchendo rapidamente o espaço. **B.** Quando um côndilo volta-se para trás, o sangue é desviado para fora destes vasos; este sistema constitui o "joelho vascular".

O *líquido sinovial* é um líquido bastante viscoso, rico em um polissacarídeo não sulfatado, o ácido hialurônico, que fundamentalmente lubrifica o interior da articulação. O líquido sinovial exerce funções de:

- Lubrificação da ATM
- Proteção biológica
- Nutrição da ATM, principalmente do disco.

Cápsula articular

A cápsula articular da ATM é um invólucro de tecido conjuntivo fibroso em forma de cone, que une os ossos, possibilitando o contato das superfícies articulares. A cápsula articular e a membrana sinovial ajudam a reter o líquido sinovial. A cápsula é formada por feixes fibrosos verticais, sendo bastante delgada e frouxa, de modo a possibilitar uma amplitude considerável dos movimentos mandibulares (ver Figuras 3.5 e 3.7). Ela é delgada na região medial e na região anterior onde o músculo pterigóideo lateral se insere, sendo mais reforçada lateralmente pelo *ligamento lateral da ATM*. A cápsula é bem inervada e proporciona estímulo proprioceptivo sobre a posição e os movimentos da articulação.

A cápsula articular tem um *feixe de fibras profundo* e outro *superficial*.

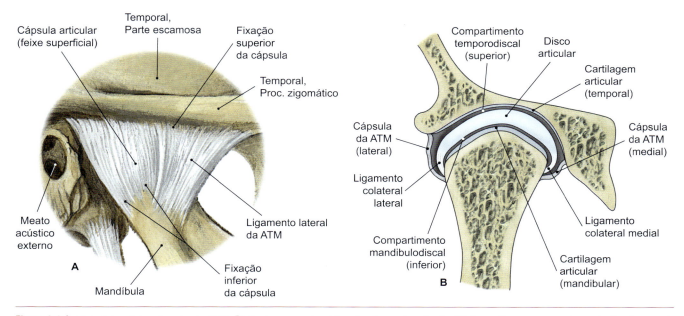

Figura 3.9 A. Vista lateral da cápsula da ATM. **B.** Corte coronal evidenciando a cápsula da ATM e os ligamentos colaterais do disco articular.

FEIXE DE FIBRAS PROFUNDO

O feixe profundo é constituído por fibras curtas que fixam a cápsula ao disco articular, o que possibilita dividir a articulação em seus dois compartimentos, temporodiscal e mandibulodiscal.

FEIXE DE FIBRAS SUPERFICIAL

O feixe superficial é constituído por fibras longas verticais que vão do temporal à mandíbula. As inserções do feixe superficial da cápsula são:

- No temporal: *anteriormente*; na vertente anterior do tubérculo articular, *posteriormente* na fissura timpanoescamosa; *lateralmente*; no arco zigomático e tubérculo da raiz do zigoma; e *medialmente*, na base da espinha do esfenoide. Assim, o tubérculo pós-glenoide (parte escamosa) é intra-articular, e o nervo corda do tímpano que emerge da fissura petrotimpânica, extra-articular
- Na mandíbula: o feixe superficial fixa-se *anteriormente* no contorno da superfície articular e, *posteriormente*, no colo da mandíbula.

Ligamentos

São estruturas de tecido conjuntivo fibroso com pouca capacidade de estiramento. Eles não atuam ativamente na função da articulação, mas agem passivamente como agentes limitadores ou de restrição. Eles também são considerados, junto com a cápsula, meios de união da ATM. Na verdade, quem atua mais restringindo os movimentos são os músculos, e não os ligamentos.

LIGAMENTOS INTRA-ARTICULARES

Eles atuam para restringir o movimento do disco para fora do côndilo, isto é, fazem o disco mover passivamente com o côndilo, quando ele desliza anterior e posteriormente (Figura 3.9B).

- *Ligamento colateral lateral*: estende-se do polo lateral do côndilo até a margem lateral do disco articular

- *Ligamento colateral medial*: estende-se do polo medial do côndilo até a margem medial do disco articular.

LIGAMENTOS EXTRA-ARTICULARES

- *Ligamento lateral (ou temporomandibular)*: é um feixe de tecido fibroso que fornece um forte reforço lateral para a cápsula (Figuras 3.9 e 3.10). Bifurca-se em dois feixes, um *externo* ou *oblíquo* e um *interno* ou *horizontal*.

  O feixe externo estende-se do *tubérculo articular* e do *processo zigomático* até o *colo do côndilo*. Ele impede a queda excessiva do côndilo e limita a extensão de abertura da boca

  O feixe interno estende-se da superfície externa do *tubérculo articular* (sob o feixe externo) até o *polo lateral do côndilo* e *parte posterior do disco*. Ele limita o movimento posterior do côndilo e do disco, protege os tecidos retrodiscais do traumatismo causado pelo deslocamento posterior do côndilo e protege o músculo pterigóideo lateral de estiramento ou distensão

- *Ligamento medial*: tem disposição semelhante à do ligamento lateral, porém é medial e muito mais delgado e pouco resistente. Origina-se próximo à *espinha do esfenoide* e desce obliquamente até a porção posteromedial do *colo da mandíbula*.

LIGAMENTOS ACESSÓRIOS

Os ligamentos acessórios são aqueles que não estão ligados diretamente à articulação, mas que, atuando a distância, podem limitar os movimentos da articulação (Figura 3.10).

- *Ligamento esfenomandibular*: é uma lâmina fibrosa retangular que mede de 3 a 4 mm de largura em sua parte média. Ele se origina da *espinha do esfenoide* e se insere na *língula da mandíbula*, passando entre os músculos pterigóideo medial e lateral. Próximo ao forame mandibular, este ligamento cobre medialmente o feixe vasculonervoso alveolar inferior (V_3), protegendo-o

- *Ligamento estilomandibular*: é uma lâmina fibrosa mais larga na porção inferior, origina-se do *processo estiloide* e insere-se

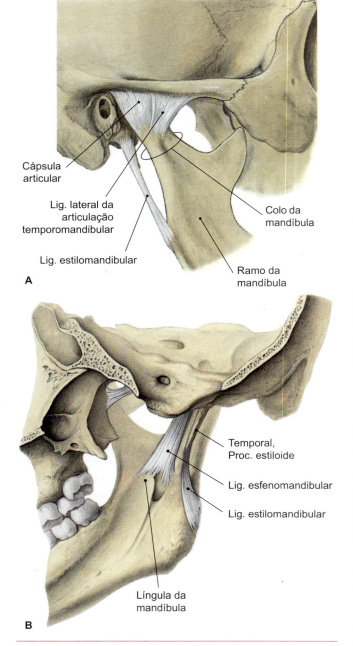

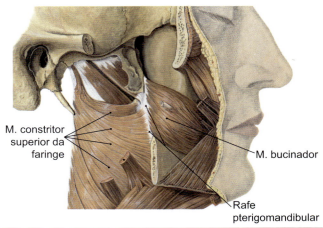

Figura 3.11 Rafe pterigomandibular.

Figura 3.10 Ligamentos principais e acessórios da ATM: vista lateral (**A**) e vista medial (**B**).

na *margem posterior do ramo* e *ângulo da mandíbula*. Torna-se rígido quando a mandíbula está em protrusão e relaxa quando a boca está aberta. Portanto, o ligamento estilomandibular limita os movimentos protrusivos da mandíbula

- *Rafe pterigomandibular*: é considerada por alguns autores como sendo também um ligamento acessório. É uma lâmina fibrosa pouco desenvolvida que se origina do *hâmulo pterigóideo* (esfenoide) e se insere no *trígono retromolar* (mandíbula) (Figura 3.11). Nela inserem-se, anteriormente, o *músculo bucinador* e, posteriormente, o *músculo constritor superior da faringe*, e, em profundidade, a margem anterior do *músculo pterigóideo medial*.

Rafe pterigomandibular | Referência para anestesias do nervo alveolar inferior

A rafe pterigomandibular é visível e palpável por via intraoral, quando se abre a boca ao máximo. Ela é um ponto de referência utilizado para as anestesias do nervo alveolar inferior (ver Capítulo 25, *Anatomia Aplicada à Anestesia Local*).

Irrigação e inervação da ATM

Irrigação

A ATM é irrigada por vários ramos da artéria carótida externa (ACE), como: *artéria temporal superficial* (ramo: artéria transversa da face), *artéria maxilar* (ramos: artéria timpânica anterior, artéria meníngea média, artéria temporal profunda), *artéria auricular posterior* (ramo parotídeo), *artéria facial* (ramo: artéria palatina ascendente) e *artéria faríngea ascendente* (ramo para a tuba auditiva).

Inervação

A inervação sensitiva geral é conduzida por *ramos do nervo mandibular* (V_3): o *nervo auriculotemporal* e o *nervo massetérico* (conduzindo fibras proprioceptivas). O nervo auriculotemporal consiste no principal nervo sensitivo da ATM. Ele chega à ATM profundamente e a contorna medial e posteriormente, onde tem contato com os tecidos retrodiscais. Já o nervo massetérico passa pela incisura da mandíbula dirigindo-se ao músculo masseter. Neste trajeto, conduz fibras proprioceptivas da ATM. Essa inervação proprioceptiva informa o SNC sobre o posicionamento das estruturas intra-articulares.

Relações da ATM

Lateralmente, a ATM relaciona-se com a *pele*, onde pode ser palpada. Relaciona-se também com a *artéria transversa da face* e com os *ramos temporais do nervo facial (VII)*.

Medialmente, a ATM relaciona-se com as seguintes estruturas: *forame espinhoso* e *espinha do esfenoide*; *ligamento esfenomandibular*; *artéria maxilar* e *artéria meníngea* média; *veia maxilar* e *plexo venoso pterigóideo*; *nervos alveolar inferior* e *lingual* (V_3) e *corda do tímpano (VII)*; e parte do *músculo pterigóideo lateral*.

Anteriormente, relaciona-se com os *músculos pterigóideo lateral* e *feixe profundo do masseter*.

Posteriormente, relaciona-se com as seguintes estruturas: *tecido retrodiscal*, *glândula parótida*, *vasos temporais superficiais*, *nervo auriculotemporal (V₃)* e *ramos temporais do nervo facial (VII)*, *parte timpânica do temporal (placa timpânica)* e *meato acústico externo*, o que explica sintomas dolorosos semelhantes a otites em distúrbios da ATM (Figura 3.12).

Superiormente, a ATM relaciona-se com a *fossa média do crânio*.

Considerações funcionais da ATM
Posições da ATM e da mandíbula
Relação cêntrica
Relação cêntrica (RC) é a posição na qual o conjunto côndilo/disco está mais superior e anterior na fossa mandibular, centrados e não forçados. Não deve haver compressão das estruturas posteriores da ATM. É uma posição que independe dos contatos oclusais.

Esta é a posição mais fisiológica para a ATM e que causa menos transtornos, a partir da qual devem ser feitos os trabalhos restauradores e protéticos de grande porte. Normalmente, durante a deglutição, a mandíbula entra em relação cêntrica.

Máxima intercuspidação habitual
Máxima intercuspidação habitual (MIH) consiste na posição na qual os dentes superiores se encostam nos inferiores, com o maior número possível de contatos oclusais. Em geral, esta posição situa-se 0,3 a 1,2 mm anteriormente à posição de relação cêntrica.

Tal posição pode sofrer alterações provocadas por problemas oclusais, musculares e da ATM, o que pode provocar a impossibilidade de sua reprodução clínica, inviabilizando sua referência para tratamentos extensos de prótese.

Máxima intercuspidação cêntrica (relação de oclusão cêntrica)
É a posição na qual os dentes superiores se encostam nos inferiores com o maior número possível de contatos oclusais, ao mesmo tempo que a mandíbula se encontra em relação cêntrica. Apenas uma pequena parte da população apresenta a máxima intercuspidação cêntrica.

Posição postural (ou posição de repouso)
Consiste na posição de relaxamento da mandíbula, na qual os dentes não estão em oclusão e é dada pelo tônus dos músculos. Nesta posição, não deve haver nenhum contato oclusal. Isso possibilita que os músculos relaxem em sua posição mais fisiológica.

O espaço existente entre os dentes superiores e inferiores nesta posição denomina-se *espaço funcional livre* e mede de 1 a 3 mm. Tal espaço deve ser preservado, sobretudo, em pacientes que usam próteses.

Movimentos da ATM
Os movimentos da mandíbula são, principalmente, exercidos por ação dos músculos da mastigação. Neste processo, ocorrem movimentos nas ATMs que serão descritos a seguir. No item seguinte, serão descritos os movimentos da mandíbula e os músculos que os executam, bem como a relação entre os movimentos das ATMs com os movimentos mandibulares.

Rotação
É o movimento exercido pelos côndilos no qual eles giram sobre seu longo eixo (laterolateral). Este movimento ocorre durante a abertura inicial da boca (1,5 a 2 cm de distância interincisal) e é realizado pela *articulação mandibulodiscal* (Figura 3.13A).

O movimento de rotação também pode ocorrer quando fechamos e abrimos a boca, mantendo a mandíbula em protrusão. Neste caso, o côndilo também gira sobre seu eixo laterolateral, porém apoiado no tubérculo articular do temporal.

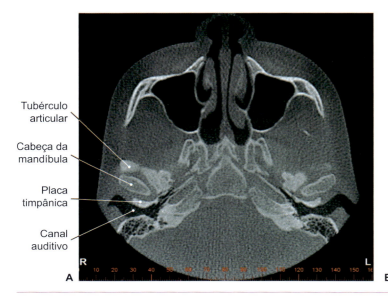
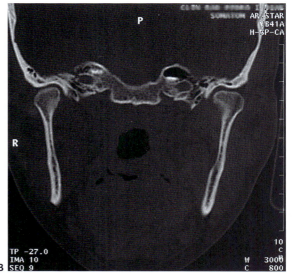

Figura 3.12 Tomografia computadorizada da ATM evidenciando suas relações: corte transversal através do côndilo da mandíbula, onde se notam o tubérculo articular em corte na região anterior e, posteriormente, a placa timpânica e o meato acústico externo (**A**); corte frontal através do côndilo da mandíbula, que evidencia suas relações superiores, com a fossa média do crânio (**B**).

Translação

É o movimento no qual o côndilo caminha anteriormente, percorrendo o tubérculo articular do temporal, quando tentamos levar a mandíbula para a frente a partir do repouso (protrusão). Ocorre também quando, a partir da posição protrusiva, retornamos o côndilo à fossa mandibular (retrusão). Tal movimento é executado pela *articulação temporodiscal* (Figura 3.13B).

Transrotação

O movimento de transrotação é uma combinação dos movimentos de rotação e translação. Portanto, atuam ao mesmo tempo as *articulações temporodiscal* e *mandibulodiscal*. Este movimento ocorre na maior parte do tempo quando abrimos e fechamos a boca durante a mastigação.

Movimentos de trabalho e de balanceio (lateralidade)

Este é um movimento bastante complexo do ponto de vista das ATMs, e ocorre quando a mandíbula é deslocada lateralmente. Quando mastigamos um alimento, levamos a mandíbula para o lado que irá triturá-lo. A partir desse momento, o côndilo deste lado passa a se chamar *côndilo de trabalho* e o outro, o *côndilo de balanceio* (ou *de não trabalho*). Tal movimento será detalhado no item seguinte.

Movimentos da mandíbula

Os principais movimentos da *mandíbula* são:

- *Abaixamento e elevação:* realizados em sentido superoinferior
- *Protrusão e retrusão:* realizados em sentido anteroposterior
- *Lateralidade:* realizados em sentido laterolateral
- *Circundução:* constituído pela união dos três anteriores. Como a mandíbula é capaz de executar tal movimento, alguns autores afirmam que a ATM é uma juntura triaxial.

Movimento de abaixamento da mandíbula

Este movimento, também denominado *abertura da boca*, pode ser dividido em duas fases:

- Abertura *inicial*: ocorre até cerca de 1,5 cm de abertura da boca, antes de os côndilos excursionarem anteriormente (Figura 3.14A)
- Abertura *máxima*: ocorre a partir da abertura inicial, quando abrimos a boca ao máximo (Figura 3.14B).

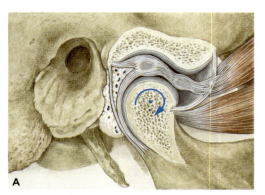
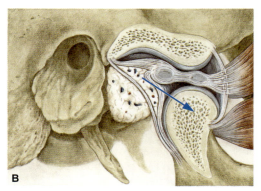

Seta azul: indica o movimento do côndilo – rotação
Seta azul: indica a movimentação do côndilo – translação

Figura 3.13 Movimentos da ATM. **A.** Rotação: executado pela articulação mandibulodiscal. **B.** Translação: executado pela articulação temporodiscal. O movimento de transrotação é a combinação dos dois movimentos.

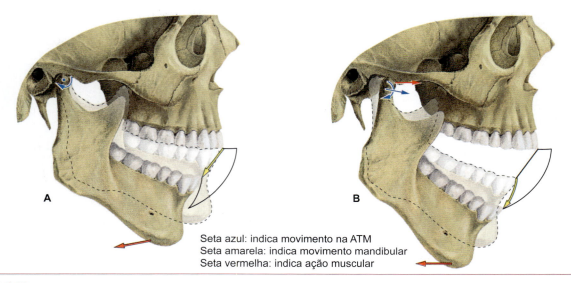

Seta azul: indica movimento na ATM
Seta amarela: indica movimento mandibular
Seta vermelha: indica ação muscular

Figura 3.14 Movimento de abaixamento da mandíbula (abertura da boca): abertura inicial, em que o côndilo permanece na fossa mandibular (**A**); abertura máxima, em que o côndilo excursiona anteriormente (**B**).

Deve-se ressaltar que, durante a abertura bucal de rotina, esses dois componentes misturam-se.

MÚSCULOS RESPONSÁVEIS

Na abertura inicial, os músculos responsáveis são, principalmente, o *ventre anterior do digástrico* e o *músculo gênio-hióideo* (músculos supra-hióideos). Para realizarmos a abertura bucal máxima, passam a atuar os dois *músculos pterigóideos laterais* (músculos da mastigação).

MOVIMENTO DA ATM

Na abertura bucal inicial, ocorre o movimento de rotação na articulação mandibulodiscal. No movimento de abertura máxima, ocorre o movimento de transrotação, com a participação de ambas as articulações (mandibulodiscal e temporodiscal).

Movimento de elevação da mandíbula

Este movimento, também denominado fechamento da boca, pode ocorrer de duas maneiras: *fechamento protrusivo* e *fechamento retrusivo* (mais comum).

No fechamento protrusivo, a mandíbula permanece para a frente, mantendo o côndilo mandibular em contato com o tubérculo articular do temporal (Figura 3.15A).

No fechamento retrusivo, que é mais fisiológico, o côndilo retorna à fossa mandibular ao final do movimento (Figura 3.15B).

MÚSCULOS RESPONSÁVEIS

Na elevação da mandíbula, atuam os *músculos masseter, temporal* e *pterigóideo medial* (músculos da mastigação). No fechamento protrusivo, contribuem em parte ainda os músculos pterigóideos laterais; no fechamento retrusivo, atuam mais as fibras posteriores do músculo temporal.

MOVIMENTO DA ATM

No fechamento protrusivo, ocorre apenas rotação nas ATMs, com o côndilo mandibular girando apoiado no tubérculo articular do temporal. No fechamento retrusivo, ocorre o movimento de transrotação nas ATMs.

Movimentos de protrusão e retrusão

Estes movimentos são realizados quando se movimenta a boca para a frente (protrusão) ou para trás (retrusão).

MÚSCULOS RESPONSÁVEIS

O movimento de protrusão é executado pela contração simultânea dos *músculos pterigóideos laterais*. O movimento de retrusão é realizado pelas fibras posteriores do *músculo temporal*.

MOVIMENTO DA ATM

Os movimentos de protrusão e retrusão são realizados pela articulação temporodiscal, e são movimentos de translação (Figura 3.16).

Guia incisiva (ou guia anterior)

No movimento de protrusão, quando se mantém contato entre os dentes, ocorre um deslize dos dentes inferiores anteriores pela concavidade palatina dos superiores anteriores, o que leva à desoclusão progressiva dos dentes posteriores. Esta é uma das guias de oclusão e deve ser restabelecida nos procedimentos restauradores (Figura 3.17).

Movimento de lateralidade

Conforme mencionado, quando se mastiga um alimento, leva-se a mandíbula para o lado que irá triturá-lo. A partir de tal momento, o côndilo deste lado passa a se chamar *côndilo de trabalho* e o outro, *côndilo de balanceio (ou de não trabalho)* (Figura 3.18).

MÚSCULOS RESPONSÁVEIS

O movimento de lateralidade é executado, principalmente, pela contração dos *músculos pterigóideo lateral* e *pterigóideo medial* do lado de balanceio. Estes são auxiliados, ainda, pelas fibras posteriores do *músculo temporal*, do lado de trabalho.

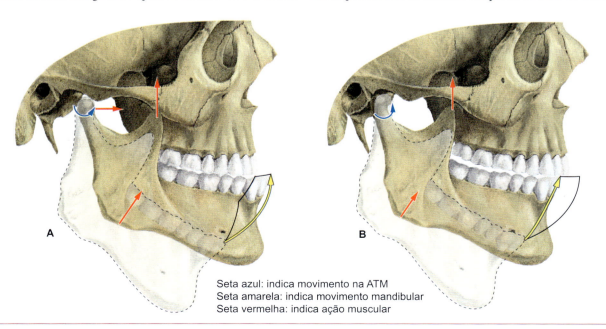

Seta azul: indica movimento na ATM
Seta amarela: indica movimento mandibular
Seta vermelha: indica ação muscular

Figura 3.15 Movimento de elevação da mandíbula (fechamento da boca): *fechamento protrusivo*, em que o côndilo permanece no tubérculo articular (**A**); *fechamento retrusivo*, em que o côndilo retorna à fossa mandibular (**B**).

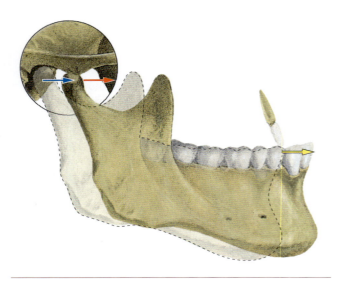

Figura 3.16 Movimento de protrusão (translação nas ATMs).

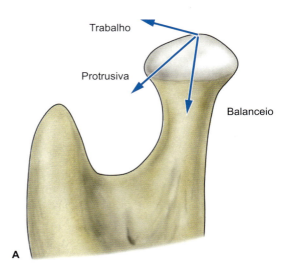

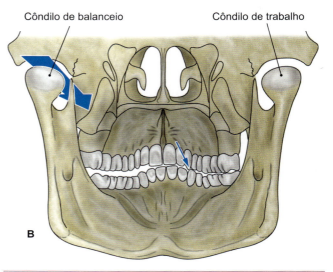

Figura 3.18 Movimentos de lateralidade. **A.** Trajetórias excursivas possíveis para o côndilo mandibular, mostrando as trajetórias de trabalho, de balanceio e protrusiva. **B.** Mandíbula vista posteriormente, evidenciando os lados de trabalho e de balanceio. A seta maior mostra a trajetória de balanceio e a seta menor mostra que apenas os caninos do lado de trabalho entram em contato (guia canina).

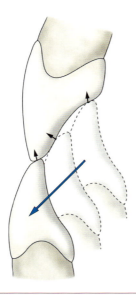

Figura 3.17 Guia incisiva (ou guia anterior).

MOVIMENTO DA ATM

Movimento de trabalho (Bennett)

O *movimento de trabalho* é de pequena amplitude, já que o côndilo praticamente não sai da fossa mandibular (Figuras 3.18 e 3.19). O côndilo de trabalho pode apenas girar em torno de seu eixo vertical ou, então, deslocar-se discretamente para lateral, anterior, posterior, superior ou inferior. No conjunto, este movimento é denominado *movimento de trabalho* ou *movimento de Bennett*.

Movimento de balanceio (não trabalho)

É o movimento executado pelo *côndilo de balanceio* quando levamos a mandíbula para um lado. Esse côndilo excursiona bem mais do que o de trabalho, fazendo um movimento semelhante ao de translação. Assim, no movimento de balanceio, o côndilo dirige-se inferior, anterior e medialmente.

O ângulo formado entre a trajetória de protrusão e a trajetória de balanceio, no plano horizontal, recebe o nome de ângulo de Bennett (Figura 3.19). Ele determina o contorno medial da fossa mandibular.

Guia canina e desoclusão em grupo

No movimento de lateralidade, quando se mantém contato entre os dentes, ocorre um deslize do canino inferior do lado de trabalho pela concavidade palatina do canino superior, o que leva à desoclusão progressiva de todos os dentes (desoclusão pelo canino) (Figuras 3.18B e 3.20). Essa é uma das guias de oclusão e deve ser restabelecida nos procedimentos restauradores. A desoclusão dos dentes posteriores também pode ser realizada por um conjunto de dentes do lado de trabalho, denominando-se, então, desoclusão em grupo.

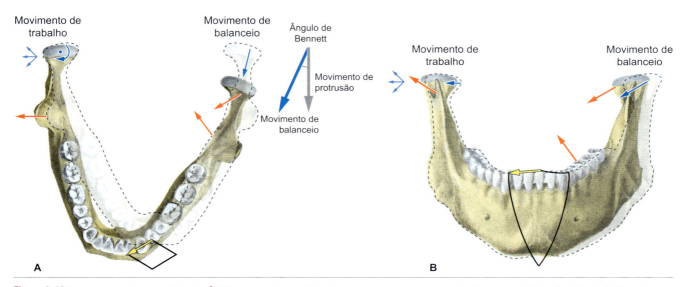

Figura 3.19 Movimento de lateralidade. **A.** Vista superior, evidenciando o deslocamento anterior e medial do côndilo de balanceio e o ângulo de Bennett. **B.** Vista anterior, evidenciando o deslocamento inferior do côndilo de balanceio.

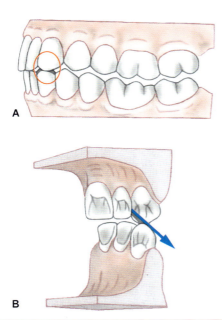

Figura 3.20 Guia canina ou desoclusão pelo canino. **A.** Vista vestibular: nota-se que apenas os caninos do lado de trabalho estão em contato. **B.** Vista lingual: nota-se a trajetória da cúspide do canino inferior pela face lingual do canino superior.

Movimentos limites da mandíbula | Envelope de Posselt

Podem-se visualizar melhor os movimentos da mandíbula, elaborando uma representação gráfica que marca seus movimentos. Deve-se imaginar um lápis colocado entre os incisivos centrais inferiores que marcará todos os movimentos mandibulares possíveis.

Dessa maneira, obtêm-se os pontos limítrofes no traçado, os quais representam os movimentos que a mandíbula pode executar mais, nos sentidos anterior, posterior, lateral, superior e inferior. Esse registro pode ser realizado nos três planos espaciais: sagital, frontal e transversal. Em cada um desses planos, os pontos mais extremos são considerados os *movimentos limites (ou bordejantes)* deste plano. O conjunto das marcações, nos três planos espaciais, constitui uma figura tridimensional conhecida como *envelope de Posselt* (Figuras 3.21 a 3.23).

Os movimentos mais frequentemente realizados, sobretudo durante a mastigação, localizam-se no interior do envelope; são chamados de *movimentos intrabordejantes*, nos quais ocorrem, em geral, movimentos de transrotação no interior da ATM.

Plano sagital

No *plano sagital*, pode-se começar a descrição dos movimentos limites (ver Figura 3.22). A partir da relação cêntrica (RC), o ponto em que a mandíbula está em sua posição mais posterior, ao executar o movimento de abertura inicial da boca (AI), sem deixar que os côndilos saiam da fossa mandibular, será realizado o movimento de rotação nas ATMs. É possível marcar este movimento com um compasso, usando como eixo a cabeça do côndilo, o que marca a curva RC-AI.

A partir da posição de abertura inicial, pode-se levar a mandíbula até a abertura máxima (AM). Nota-se que a curva a qual representa este movimento não possui mais o eixo de rotação nos côndilos, visto que agora o movimento é de transrotação. Ou seja, o côndilo, além de rodar sobre seu eixo, também excursionou anteriormente.

A partir do ponto de abertura máxima, é possível fechar a boca mantendo os côndilos no tubérculo articular, sem deixar que eles voltem para a fossa mandibular. Ao término desse movimento, ao contatar os dentes, a mandíbula estará na posição de protrusão máxima (PM). Pode-se observar que a curva AM-PM é semelhante à de RC-AI, sendo este, portanto, também um movimento no qual houve rotação apenas das ATMs, porém agora com os côndilos localizados mais anteriormente, no tubérculo articular.

Finalmente, a partir da posição de protrusão máxima, podemos voltar com a mandíbula para RC, mantendo os dentes em contato. Esta linha representa a trajetória de protrusão e retrusão, em que ocorre apenas movimento de translação no interior das ATMs. Ela é sinuosa, marcando o momento em que os dentes inferiores contornam os incisivos superiores. Nota-se que, antes de chegar à RC, passa-se pela posição de máxima intercuspidação habitual (MIH), localizada de 0,3 a 1,2 mm anterior à RC.

Os movimentos intrabordejantes localizam-se no interior das linhas descritas e são aqueles realizados no dia a dia. A área hachurada da Figura 3.21 mostra, por exemplo, o movimento realizado durante os ciclos mastigatórios. A posição de repouso (R) também está marcada. Na abertura máxima normal, leva-se a mandíbula de MIH à AM diretamente sem passar por AI. Desse modo, não existe a nítida separação entre a rotação inicial e a transrotação, como nos movimentos limites.

Plano frontal

No plano frontal, também se inicia a descrição dos movimentos limites (bordejantes) a partir de RC. Assim, pode-se movimentar a mandíbula para a direita. É chamado movimento de lateralidade direita (LD). A partir daí, pode-se realizar a abertura máxima (AM) e repetir o processo do lado oposto (Figura 3.22).

Novamente, os movimentos intrabordejantes são os mais frequentes e, no gráfico, estão representados, por exemplo, os ciclos mastigatórios. Nota-se que a mastigação faz-se alternadamente à direita e à esquerda, sempre retornando à RC ou à MIH.

Plano transversal

Neste plano, a representação dos movimentos mandibulares é muito semelhante à do plano frontal. Novamente, o movimento inicia-se em RC, e pode-se levar a mandíbula para a posição de lateralidade direita. A partir disso, a mandíbula pode ser levada anteriormente para a posição de protrusão máxima (PM) e repetir o processo para o lado esquerdo (Figura 3.23). Os movimentos intrabordejantes ocorrem no interior do losango obtido, e novamente os ciclos mastigatórios são representados.

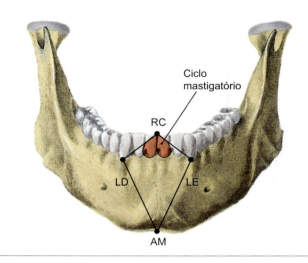

Figura 3.22 Movimentos limites (bordejantes) da mandíbula registrados no plano frontal (envelope de Posselt).

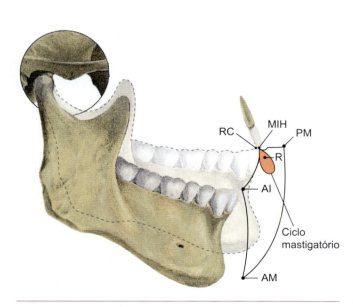

Figura 3.21 Movimentos limites (bordejantes) da mandíbula registrados no plano sagital (envelope de Posselt).

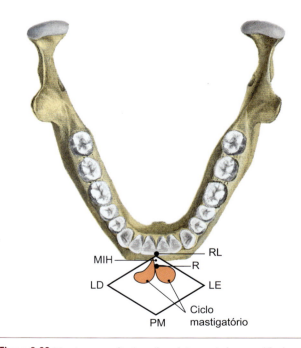

Figura 3.23 Movimentos limites (bordejantes) da mandíbula registrados no plano transversal (envelope de Posselt).

Alterações patológicas da ATM

Luxação da mandíbula

O termo "luxação" é empregado quando os ossos que constituem uma articulação saem de suas posições normais (Figura 3.24). A luxação da mandíbula costuma ser bilateral, e o deslocamento é anterior. O côndilo mandibular desliza excessivamente em direção anterior e ultrapassa o tubérculo articular, ficando impossibilitado de retornar à fossa mandibular. Em geral, este tipo de luxação ocorre quando se abre a boca excessivamente, como em um bocejo. Após a luxação, não se consegue fechar a boca, devido ao travamento ósseo descrito e ao fato de os músculos da mastigação também entrarem em espasmo.

Para reduzir uma luxação da ATM, é preciso sobrepujar o espasmo muscular e recolocar a mandíbula em posição. O profissional coloca seus polegares na linha oblíqua e os outros dedos junto à margem inferior da mandíbula. Pressiona, então, seu polegar em direção inferior, abaixando a parte posterior da mandíbula e elevando o mento com os outros dedos, para que os côndilos contornem o tubérculo articular. Leva-se a mandíbula para trás, com cuidado, retornando os côndilos à fossa mandibular, para, enfim, fechar a boca cuidadosamente. Normalmente, é mais fácil reduzir a luxação um lado após o outro. Em alguns casos, torna-se necessário até o uso de anestesia geral.

Luxação anterior do disco da ATM

É um tipo comum de alteração na ATM, na qual se desloca o disco articular anteriormente. A causa pode ser um espasmo do músculo pterigóideo lateral, o relaxamento da zona bilaminar, as alterações oclusais ou o conjunto destes fatores.

Existem duas variantes da luxação anterior do disco: (a) com redução e (b) sem redução. Na luxação com redução, o disco está deslocado, mas é recapturado em geral na abertura bucal, causando um clique ou estalo na articulação. Este estalo também pode ocorrer no fechamento, quando o disco é deslocado anteriormente novamente. Na luxação sem redução, o disco já está bastante acostumado àquela posição errada, não consegue mais se reencaixar na cabeça da mandíbula, e o estalo desaparece. Já é um estado mais avançado de desordem temporomandibular.

Doença articular degenerativa

Em casos mais graves de doença articular degenerativa, o disco deslocado anteriormente faz com que o côndilo se articule sobre a lâmina retrodiscal superior da zona bilaminar, que pode inclusive chegar a se perfurar, comunicando os dois compartimentos da ATM. Nas doenças degenerativas da ATM, descreve-se sensação de areia ou arranhamento nas ATMs.

Anquilose da ATM

Ocorre quando há uma soldadura óssea que une a mandíbula e o osso temporal na região da ATM. Em geral, a causa são fraturas mandibulares na região da ATM em crianças e infecções graves de orelha, entre outras. É um acontecimento raro, porém com sérias consequências. O paciente não conseguirá mais movimentar a mandíbula. Terá dificuldade de alimentação, higienização oral e tratamentos odontológicos, além de haver alterações significativas no crescimento da mandíbula e da face, com forte tendência ao retrognatismo mandibular (Figura 3.25). O tratamento envolve cirurgia removendo a soldadura óssea, com interposição, em geral, de um retalho da fáscia temporal, ou outros enxertos aloplásticos, seguido de fisioterapia mastigatória intensa. Em alguns casos, é necessário remover também o processo coronoide, liberando o músculo temporal, ou ainda reconstruir totalmente a articulação com próteses artificiais.

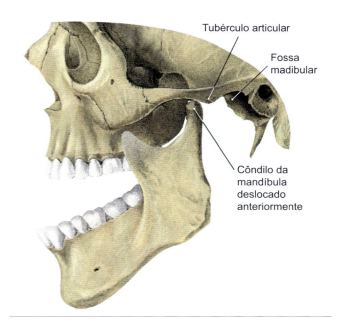

Figura 3.24 Luxação da mandíbula.

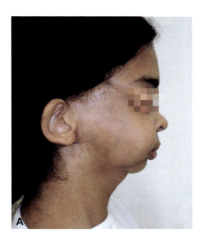
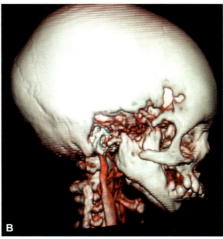

Figura 3.25 Sequela de anquilose de ATM não tratada, o que leva à impossibilidade de abertura de boca e à falta de crescimento significativo da mandíbula (micrognatia): aspecto clínico em vista de perfil (**A**); tomografia computadorizada mostrando destruição dos tecidos da ATM, e anquilose do côndilo no osso temporal e entre o processo coronoide e o zigomático (**B**).

CAPÍTULO 4

Músculos da Cabeça

Lucilia Maria de Souza Teixeira • Antonio Luis Neto Custódio • Peter Reher

Introdução

O sistema muscular desenvolve-se a partir do mesoderma, exceto os músculos intrínsecos do olho, que derivam do neuroectoderma. A maior parte dos músculos da cabeça e do pescoço origina-se do mesênquima dos arcos branquiais (faríngeos). Cada arco branquial originará um determinado grupo de músculos, inervados por um determinado par craniano (Figura 4.1).

Do *primeiro arco branquial*, derivam os músculos da mastigação (temporal, masseter e pterigóideos medial e lateral), além de músculos milo-hióideo, ventre anterior do digástrico, tensor do véu palatino e tensor do tímpano. Todos esses músculos são inervados pela raiz motora do *nervo trigêmeo* (V).

Do *segundo arco branquial*, derivam os músculos da expressão facial (ou dérmicos) e os músculos digástrico (ventre posterior), estilo-hióideo e estapédio. O par craniano desse arco é o *nervo facial* (VII).

Do *terceiro arco branquial*, derivam parte da musculatura faríngea, o estilofaríngeo, o estiloglosso e todos os músculos do véu palatino, exceto o músculo tensor do véu palatino. Tais músculos são inervados pelo *nervo glossofaríngeo* (IX).

Do *quarto* e do *sexto arcos branquiais*, derivam o restante dos músculos da faringe, do esôfago e os músculos da laringe. Esses músculos são inervados pelo *nervo vago* (X).

Dos *primeiros segmentos do tronco*, derivam os músculos da língua, os músculos infra-hióideos e o músculo gênio-hióideo. Essa musculatura é, posteriormente, absorvida pelo crânio. Esses músculos são inervados pelo *nervo hipoglosso* (XII).

Músculos da órbita

Músculos extrínsecos do olho

Na órbita, existem músculos esqueléticos que movem o bulbo do olho e são denominados *extrínsecos*. Tais músculos têm origem do fundo da órbita a partir de um anel tendíneo comum ao redor do nervo óptico, ao nível do canal óptico, para se inserirem na esclera, a túnica mais externa do olho. O músculo oblíquo inferior é uma exceção, pois se origina do assoalho da órbita e se insere na esclera.

São sete os músculos extrínsecos do olho, sendo quatro retos: *reto superior*, *reto inferior*, *reto medial*, *reto lateral*; dois oblíquos: *oblíquo superior* e *oblíquo inferior*; e um *levantador da pálpebra superior* (Figura 4.2). Esses músculos inserem-se na esclera, exceto o levantador da pálpebra, que se fixa na pálpebra superior.

Ação

Com exceção dos músculos retos lateral e medial, que são puramente abdutores e adutores do olho, respectivamente, as ações dos outros quatro músculos são complexas e não podem ser expressas simplesmente como um abaixamento (reto inferior) ou elevação do olho (reto superior). A paralisia desses músculos pode ser percebida pela limitação do movimento no campo de ação do músculo paralisado ou pela percepção de estar visualizando duas imagens (diplopia).

Exame dos movimentos oculares

Utiliza-se o termo *miradas* para se referir aos movimentos do olho. Assim, o paciente executa uma mirada superior, inferior, medial e lateral. O exame funcional desses movimentos é realizado pedindo-se ao paciente que acompanhe com os olhos os movimentos feitos pelo examinador. Tais movimentos seguem a direção dos traços da bandeira do Reino Unido, qual seja, um quadrado externo e depois um X interno. Avalia-se o comportamento dos olhos separadamente em cada movimento.

Inervação

A maioria dos músculos extrínsecos do olho é inervada pelo nervo oculomotor (II), exceto os músculos oblíquo superior e reto lateral, que são inervados pelos nervos troclear (IV) e abducente (VI), respectivamente.

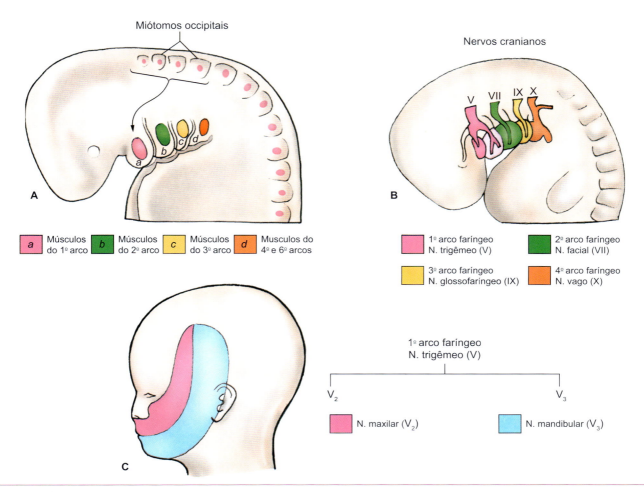

Figura 4.1 A. Embrião de 4 semanas demonstrando a origem embriológica dos músculos da cabeça a partir dos arcos branquiais (faríngeos). **B.** Nervos cranianos que suprem cada arco branquial. **C.** Feto de 20 semanas demonstrando a subdivisão superficial dos dois ramos inferiores do nervo trigêmeo (V).

Músculos intrínsecos do olho

Para controlar a intensidade de luz, bem como possibilitar a acomodação do cristalino, existem no interior do bulbo ocular músculos lisos denominados *intrínsecos*, que são inervados pelo sistema nervoso autônomo (SNA). Os músculos intrínsecos são três: *músculo ciliar*, *músculo dilatador da pupila* e *músculo esfíncter da pupila*.

Ação

O músculo ciliar, ao se contrair, modifica a curvatura do cristalino, possibilitando a focalização de objetos. Já o músculo dilatador da pupila aumenta o diâmetro da pupila (*midríase*), promovendo o aumento da quantidade de luz, proporcionando melhor visão no escuro. O músculo esfíncter da pupila, ao se contrair, diminui o diâmetro da pupila (*miose*), reduzindo a intensidade de luz na retina.

Inervação

Os músculos intrínsecos do olho são inervados pelo sistema nervoso autônomo (SNA) da seguinte maneira: os músculos ciliar e esfíncter da pupila são inervados pelo *nervo oculomotor (III)*, por meio de fibras *parassimpáticas* originadas do *gânglio ciliar*; e o músculo dilatador da pupila é inervado por *fibras simpáticas* originadas do *gânglio cervical superior*.

Músculos da expressão facial

Os músculos da expressão facial são assim chamados pois, por meio de suas contrações, manifestam estados emocionais. Os músculos da expressão facial, que também podem ser denominados *músculos da mímica* ou *músculos dérmicos* (já que se fixam à derme), têm as seguintes características comuns:

- Apresentam, pelo menos, uma fixação em partes moles (mucosa, fáscias, diretamente na derme), podendo sua origem ser óssea ou também tegumentar
- Atuam como constritores ou dilatadores das aberturas faciais: olhos, nariz e boca
- Fusionam-se ao nível de suas inserções e não têm, assim, tendões individualizados
- Não apresentam fáscia e estão recobertos por seu próprio epimísio que adere intimamente no tecido celular subcutâneo e na derme, o que dificulta a sua dissecação
- Derivam do segundo arco branquial e, como tal, são inervados pelo nervo facial (VII)
- Estão constituídos por unidades motoras compostas de poucas fibras musculares, sendo, portanto, muito bem inervados, capazes de realizar movimentos muito delicados e precisos.

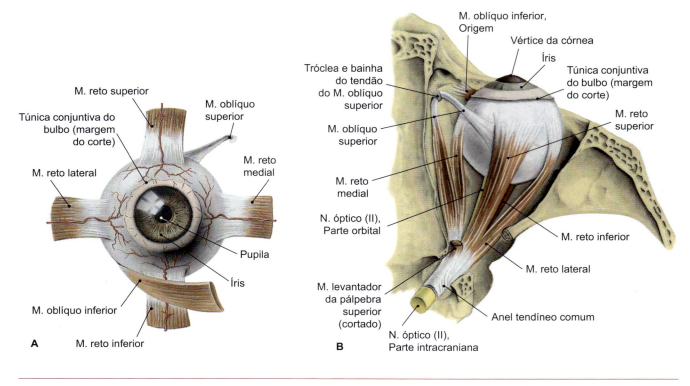

Figura 4.2 Músculos extrínsecos do olho: vista anterior (**A**); vista superior (**B**).

 Sistema musculoaponeurótico superficial (SMAS)

Tal sigla, proveniente do inglês, foi introduzida na década de 1970 na cirurgia plástica facial pelo famoso cirurgião francês Paul Tessier. O SMAS é uma camada fibromuscular que reveste e interconecta os músculos da expressão facial (Figura 4.3). O SMAS contém septos fibrosos que atravessam a gordura subcutânea mais superficial, conectando os músculos dérmicos com a pele. Profundamente ao SMAS e aos músculos, encontra-se outra camada de tecido gorduroso que não tem septos, mais facilmente clivada durante cirurgias plásticas na face. O SMAS funciona como um distribuidor de forças entre os diversos músculos da expressão facial.

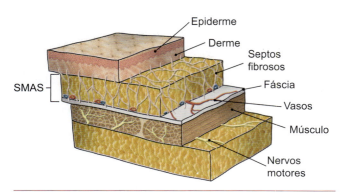

Figura 4.3 Corte esquemático evidenciando o SMAS na parte inferior da face. O esquema mostra as relações do SMAS com a pele, os músculos da expressão facial e as camadas gordurosas profundas da face. Nota-se que os nervos motores alcançam os músculos por suas faces profundas.

Na face, a boca, o nariz e os olhos são considerados focos de atenção e apresentam um entrelaçamento muscular complexo, o qual não somente exprime estados emocionais como também realiza funções reflexas (Figuras 4.4 e 4.5). Para facilitar o estudo dos músculos da expressão facial, estes serão descritos de acordo com sua disposição: *no couro cabeludo, ao redor dos olhos, ao redor do nariz, ao redor da boca* e *no pescoço* (ver Figura 4.4).

Músculos do couro cabeludo

Músculo occipitofrontal

Consiste em um músculo plano que se estende desde a protuberância occipital externa e a linha superior da nuca até a pele dos supercílios. Ele é constituído por dois *ventres* – *frontal* e *occipital* – localizados nas regiões frontal e occipital, respectivamente, sendo intercalados por uma *aponeurose epicrânica*.

Ação. O ventre occipital torna tensa a aponeurose epicrânica, fixando-a, para a ação do ventre frontal. Quando tensa a aponeurose epicrânica, o ventre frontal eleva a pele das sobrancelhas e forma pregas horizontais na pele da fronte. É considerado o músculo da atenção.

Músculos auriculares

São atrofiados na espécie humana e estão dispostos ao redor do pavilhão da orelha. São três músculos: *auricular anterior, auricular superior* e *auricular posterior*. Originam-se da aponeurose epicrânica e inserem-se na pele da orelha.

Ação. São músculos de ação reduzida, que podem movimentar levemente a orelha.

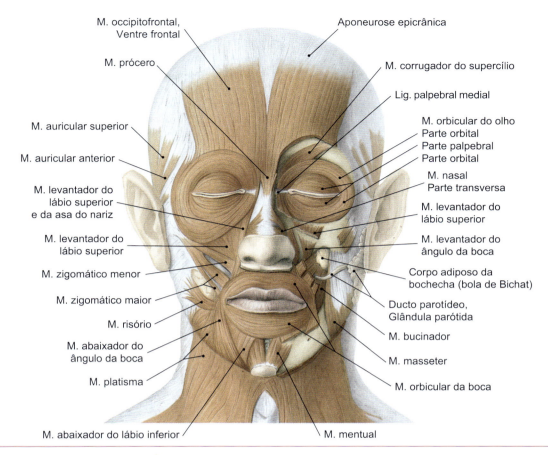

Figura 4.4 Músculos da expressão facial: vista anterior.

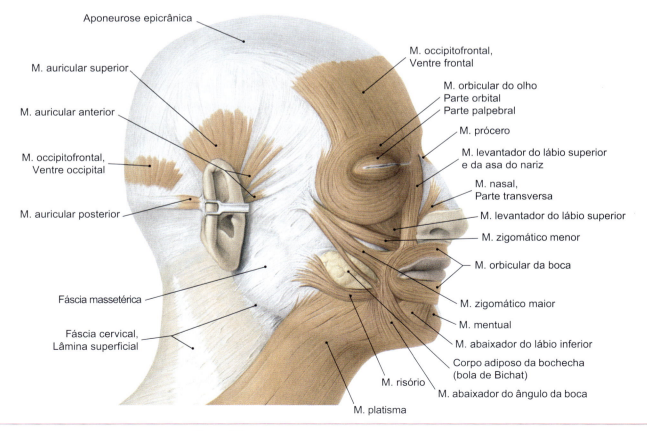

Figura 4.5 Músculos da expressão facial: vista lateral.

Músculos ao redor dos olhos

Músculo orbicular do olho

É um músculo delgado constituído de fibras circulares, situado superficialmente sob a pele das pálpebras e sob a pele em torno da órbita. Neste músculo, podem ser consideradas três partes: *palpebral*, restrita à área das pálpebras; *orbital*, cujas fibras dispõem-se ao redor da parte palpebral; e *lacrimal*, com fibras ao redor do saco lacrimal.

Ação. O músculo orbicular do olho protege o olho da luz intensa e de trauma. Fecha a rima palpebral com funções de esfíncter, comprime as pálpebras e conduz a lágrima até o ângulo medial do olho. A parte palpebral une as pálpebras levemente, como no piscar e no sono. A parte lacrimal relacionada ao saco lacrimal auxilia a drenar a lágrima. A parte orbital faz o fechamento forçado das pálpebras, tracionando a pele da fronte, das têmporas e da bochecha, provocando o aparecimento de dobras cutâneas, que irradiam do ângulo lateral das pálpebras (popularmente chamadas de "pé de galinha").

Músculo corrugador do supercílio

É um músculo horizontal que se situa profundamente ao orbicular do olho. Origina-se no processo frontal da maxila e em parte do osso frontal perto da raiz do nariz, inserindo-se lateralmente na pele do supercílio.

Ação. Traciona medialmente o supercílio, formando rugas ou pregas verticais entre os supercílios. Fome, raiva, esforço corporal estimulam a ação. Expressa também a dor.

Músculos ao redor do nariz

Dispostos ao redor do nariz estão os músculos associados também à respiração: o músculo prócero, o nasal e o abaixador do septo nasal.

Músculo prócero

É um pequeno músculo localizado na parte superior da raiz do nariz. Origina-se do osso nasal. Suas fibras descrevem trajeto superior, inserindo-se na pele entre os arcos superciliares.

Ação. Abaixa a parte medial do supercílio, provocando pregas transversais na raiz do nariz. Expressa aspecto ameaçador, agressivo.

Músculo nasal

É o músculo que recobre as asas do nariz, com origem na base do osso alveolar da maxila e das saliências alveolares do incisivo lateral e do canino, para se inserir superiormente no dorso do nariz.

Consideram-se neste músculo a *parte alar*, que recobre a margem livre da asa do nariz fixando-se na cartilagem alar, e a *parte transversa* (também conhecida como músculo compressor do nariz), que passa sobre o dorso do nariz para se unir com o contralateral.

Ação. A parte alar dilata, e a parte transversa comprime a narina, expressando desprezo e descontentamento.

Músculo abaixador do septo nasal

É um pequeno músculo que se origina em uma depressão óssea, lateral à eminência alveolar do incisivo lateral superior (fosseta incisiva ou mirtiforme), e se insere no septo nasal.

Ação. Abaixa a asa do nariz, diminuindo o diâmetro transverso da narina.

Músculos ao redor da boca

Ao redor da boca, um músculo comprime a rima oral, o *músculo orbicular da boca*; e vários músculos são *dilatadores da rima oral*: levantador do lábio superior e da asa do nariz, levantador do lábio superior, levantador do ângulo da boca, zigomático menor, zigomático maior, risório, abaixador do ângulo da boca, abaixador do lábio inferior, mentual e bucinador, e incisivos (pouco desenvolvidos) (ver Figuras 4.4, 4.5, 4.7 e 4.8).

Músculo orbicular da boca

É o único músculo disposto ao redor da boca que fecha a rima oral. Ocupa toda a extensão dos lábios e não tem fixações ósseas diretas, apesar de, indiretamente, se fixar à maxila e à mandíbula, delimitando o fundo de saco do vestíbulo oral. Sua disposição com fibras circulares forma o esfíncter oral. Em sua porção periférica, inserem-se praticamente todos os outros músculos dilatadores da boca, havendo, portanto, uma grande mistura com as fibras dos músculos adjacentes. Sua porção central ou labial é mais bem definida e fornece grande parte da espessura dos lábios.

Ação. Fecha a rima oral e movimenta os lábios, protraindo, estreitando e pressionando-os contra os dentes. É importante na fala, contribui para a sucção e para a ação de soprar, beijar e assoviar.

Músculos dilatadores da rima oral

Esses músculos serão descritos em uma ordem de superior para inferior, passando pela comissura oral. Entre eles, os de menor importância na odontologia são os músculos incisivos. O músculo bucinador, por ser mais profundo, será o último a ser descrito.

Músculo levantador do lábio superior e da asa do nariz

É um músculo delgado que se estende do processo frontal da maxila e do ângulo interno do olho até a pele do lábio superior. Está recoberto, em sua origem, pelo orbicular do olho.

Ação. Eleva e dobra o lábio superior e dilata a narina.

Músculo levantador do lábio superior

É um músculo plano, de forma quadrilátera. Tem origem na margem inferior da órbita, acima do forame infraorbital e insere-se na pele do lábio superior.

Está recoberto superiormente pelo orbicular do olho e medialmente pelo músculo levantador do lábio superior e da asa do nariz. Relaciona-se profundamente com o feixe vasculonervoso infraorbital (V_2) e o músculo levantador do ângulo da boca.

Ação. Eleva o lábio superior e contribui para ressaltar o sulco nasolabial, expressando, junto com o músculo levantador do lábio superior e da asa do nariz, as expressões de desgosto, menosprezo, como também "altivez".

Músculo levantador do ângulo da boca

É um músculo que se localiza profundamente ao músculo levantador do lábio superior, apresentando, com relação a este, fibras de disposição mais oblíqua. O músculo levantador do ângulo da boca tem origem na face anterior do corpo da maxila (fossa canina), abaixo do forame infraorbital, inserindo-se no ângulo da boca.

Um espaço fascial denominado *espaço canino* é delimitado pelo músculo levantador do lábio superior, superficialmente, e pelo músculo levantador do ângulo da boca, profundamente. Além disso, contém o feixe vasculonervoso infraorbital (V_2).

Ação. Eleva o ângulo da boca.

Músculo zigomático menor

Trata-se de um músculo delgado, localizado paralelamente ao zigomático maior, que se origina da face externa do osso zigomático. Suas fibras dirigem-se para baixo, inserindo-se na pele do lábio superior, onde se juntam, às vezes, com as fibras do músculo levantador do lábio superior.

Ação. Eleva o lábio, superior e lateralmente, sendo o músculo do riso não espontâneo, "riso amarelo".

Músculo zigomático maior

É um dos músculos mais constantes e desenvolvidos do terço médio da face. Tem origem da face externa do osso zigomático, sendo mais lateral e inferior com relação ao músculo zigomático menor, e cruza as fibras do músculo bucinador, do qual se separa pelo *corpo adiposo da bochecha*. Insere-se no ângulo da boca.

Ação. Traciona o ângulo da boca para cima e lateralmente. É o músculo da risada franca, que faz expressar alegria.

Músculo malar

Este é um músculo variável, descrito originalmente em 1871 por Henle. É uma estrutura muscular sem inserção óssea, com origem na fáscia temporal superficial e inserção na gordura da bochecha (Figura 4.6). Uma descrição adicional foi feita por Lightoller, em 1927, com aborígines australianos nativos, que demonstraram uma folha muscular verdadeira a partir da fossa temporal, passando sobre os músculos zigomáticos maiores e menores e juntando-se à comissura labial. Para observar o músculo malar, é necessário dissecar cadáveres frescos e que tenham a maçã do rosto proeminente. Estudos anatômicos do músculo malar demonstram que tal músculo, como o músculo risório, tem uma tendência natural para desaparecer conforme a idade (Zufferey, 2013).

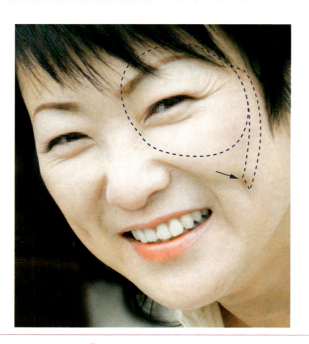

Figura 4.6 Músculo malar.

Músculo risório

É um músculo pequeno e superficial, de formato triangular, localizado lateralmente à comissura oral. Ele se origina da fáscia do músculo masseter, e suas fibras convergem para se inserir no ângulo da boca. Relaciona-se acima com o músculo zigomático maior e, abaixo, suas fibras se confundem com as fibras do músculo platisma.

Ação. Puxa levemente o ângulo da boca para lateral e ligeiramente para cima, atuando no "riso grácil".

Músculo abaixador do ângulo da boca

Tem origem na face externa da mandíbula, próximo à sua margem inferior. Insere-se na pele do ângulo da boca.

Ação. Traz o ângulo da boca para baixo e para fora. Atua no pranto e nos estados de angústia, exprimindo tristeza.

Músculo abaixador do lábio inferior

É um músculo largo e achatado que se localiza profundamente ao músculo abaixador do ângulo da boca. Suas fibras originam-se da linha oblíqua da mandíbula, acima do músculo abaixador do ângulo da boca, para se inserir na pele do lábio inferior.

Ação. Abaixa o lábio inferior, levando-o ligeiramente para a lateral. Exprime um aspecto "enfadonho" na face.

Músculos incisivos

São pouco desenvolvidos, originando-se dos processos alveolares da maxila e da mandíbula na região dos incisivos e caninos e inserindo-se na face interna dos lábios respectivos.

Ação. Ao se contraírem, tornam plano ou menos profundo o vestíbulo oral.

Músculo mentual

Situa-se na região anterior da sínfise mentual, entre o sulco mentolabial e a margem inferior da mandíbula. Origina-se da protuberância mentual e região adjacente. Suas fibras dirigem-se perpendicularmente até a pele do mento.

Ação. Comprime a pele do mento contra a mandíbula e diminui o fundo de saco vestibular inferior (como os músculos incisivos). Expressa-se em situações de desprezo e nojo.

Músculo bucinador

É um músculo mais profundo, que delimita a cavidade oral lateralmente, sendo, portanto, o músculo da bochecha. Origina-se dos processos alveolares da maxila e da mandíbula, na região dos molares, como também da rafe pterigomandibular, para se inserir no ângulo da boca. A rafe serve ainda de inserção, posteriormente, ao músculo constritor superior da faringe. Sua porção anterior relaciona-se lateralmente com o *corpo adiposo da bochecha*. Já sua porção posterior relaciona-se lateralmente com o músculo masseter (Figuras 4.7 e 4.8).

Ação. Mantém tensa a bochecha, evitando seu dobramento e a consequente lesão no ato da mastigação. Traciona lateralmente a comissura oral. Nos recém-nascidos, é o músculo responsável pela sucção. Contribui, também, para os atos de soprar e de assobiar. Colabora, junto com os demais músculos, no sorriso largo e na gargalhada.

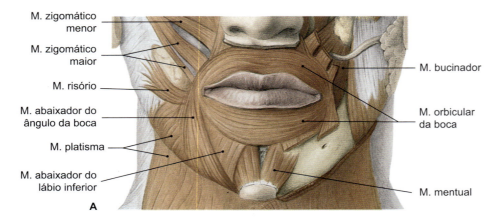

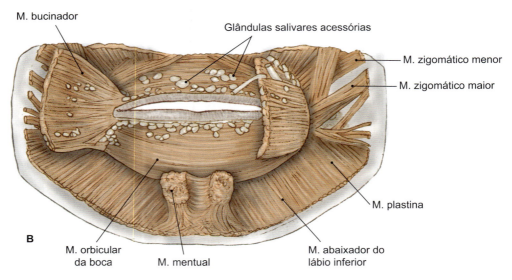

Figura 4.7 Músculos ao redor dos lábios: vista externa (**A**) e vista interna após a retirada da mucosa (**B**).

Bichectomia

A remoção cirúrgica da gordura do corpo adiposo da bochecha é denominada de "bichectomia". Este nome vem da nomenclatura clássica deste corpo adiposo, que era conhecido como "bola adiposa de Bichat" (anatomista francês do século XVIII). A cirurgia de bichectomia é realizada por meio de uma incisão intraoral, seccionando-se o músculo bucinador e expondo o corpo adiposo. Sua remoção causa uma redução na espessura da bochecha, que pode ser recomendada para fins funcionais e/ou estéticos. A remoção do corpo adiposo da bochecha deve ser feita com cuidado, pois pode lesar ramos motores do nervo facial (VII), além de vasos importantes, como artéria e veia faciais.

Músculos da expressão facial no pescoço

Músculo platisma

O platisma faz parte dos músculos da expressão facial, mas, por causa de sua localização, será descrito no Capítulo 5, *Músculos do Pescoço*. É de menor importância na odontologia, em comparação com os demais citados neste capítulo.

Inervação dos músculos da expressão facial

Os músculos da expressão facial são inervados pelo nervo facial (VII), que será descrito no Capítulo 8, *Inervação Motora da Cabeça e do Pescoço*. Este nervo deixa o crânio pelo forame estilomastóideo e alcança a glândula parótida, onde se divide em vários ramos que se dirigem anteriormente até esses músculos:

- Nervo auricular posterior: inerva o ventre occipital do músculo occipitofrontal e o músculo auricular posterior
- Ramos temporais: inervam os músculos auriculares anterior e superior
- Ramos frontais: inervam o ventre frontal do músculo occipitofrontal e o músculo corrugador do supercílio
- Ramos zigomáticos: inervam o músculo orbicular do olho, o músculo zigomático maior e menor, o músculo prócero e o músculo nasal
- Ramos bucais: inervam os músculos bucinador, orbicular da boca, risório, levantador do lábio superior, levantador do lábio superior e da asa do nariz e levantador do ângulo da boca
- Ramo marginal da mandíbula: este nervo tem um trajeto anterior e acompanha a margem inferior da mandíbula. Inerva os músculos mentual, abaixador do lábio inferior e abaixador do ângulo da boca
- Ramo cervical: inerva o músculo platisma.

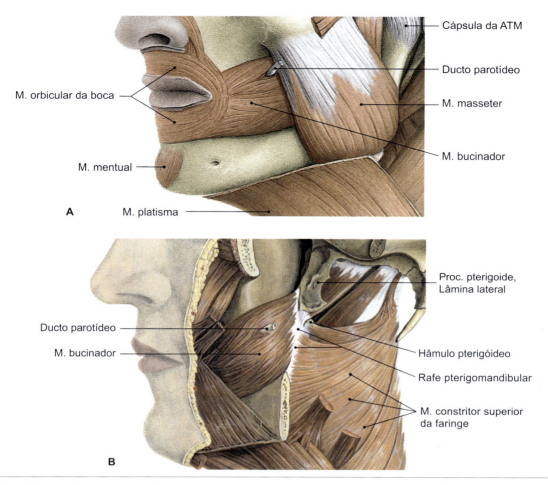

Figura 4.8 Músculo bucinador: plano superficial, evidenciando sua relação com o músculo masseter (**A**), e plano profundo, evidenciando sua origem da rafe pterigomandibular (**B**). A rafe também serve de inserção ao músculo constritor superior da faringe.

 Linhas de tensão da pele relaxada | Linhas de Langer

Os músculos da expressão facial, por se fixarem na pele, causam movimentos constantes nela, provocando linhas de tração que, com a idade, se transformam em rugas de expressão (Figura 4.9). Tais rugas são geralmente perpendiculares à direção do movimento do músculo. Estas linhas na face são denominadas linhas de tensão da pele relaxada, também conhecidas como linhas de Langer, e servem de orientação para o planejamento de incisões cutâneas na face. As incisões devem ser paralelas às linhas, para evitar cicatrizes menos estéticas.

Músculos da mastigação

Os músculos da mastigação são aqueles que agem sobre a mandíbula, proporcionando movimentos necessários para o processo da mastigação. Os músculos da mastigação são: o *temporal*, o *masseter*, o *pterigóideo medial* e o *pterigóideo lateral*. Os músculos *supra-hióideos* são também auxiliares diretos da mastigação, atuando em conjunto com os *infra-hióideos*. Existem, também, outros grupos musculares que participam indiretamente do processo mastigatório, estabilizando a cabeça e o pescoço.

Os músculos da mastigação têm as seguintes características comuns:

- Todos se inserem na *mandíbula*
- Atuam ativamente nos movimentos mandibulares
- São revestidos por fáscias musculares (destaca-se a fáscia do músculo temporal)
- Derivam-se do *primeiro arco branquial* e, como tal, são inervados pelo *nervo trigêmeo* (V), através de ramos do *nervo mandibular* (V_3)
- São irrigados pela *artéria maxilar*.

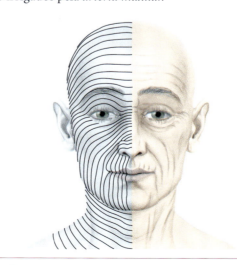

Figura 4.9 Linhas de Langer (lado direito) e linhas de tensão da pele relaxada (lado esquerdo).

Descrição dos músculos da mastigação

Músculo temporal

É um músculo em forma de leque, cujas fibras se estendem da fossa temporal até o processo coronoide da mandíbula. Constitui-se de fibras musculares com disposições distintas: *fibras anteriores* com trajeto quase verticais; *fibras médias,* oblíquas para baixo e para frente; e *fibras posteriores,* horizontalizadas. Tais fibras musculares convergem para formar um tendão inferior que se insere anteromedialmente no ramo da mandíbula e no processo coronoide (Figura 4.10).

ORIGEM E INSERÇÃO

O músculo temporal *origina-se* do assoalho da *fossa temporal,* até a *linha temporal inferior,* e da face interna da *fáscia temporal.* Tal disposição, com uma origem no crânio e outra na fáscia temporal, confere ao músculo uma disposição bipenada (mais bem observada em um corte frontal).

Em seu trajeto, as fibras convergem e passam pela abertura delimitada pelo arco zigomático e pela crista infratemporal, onde algumas fibras podem se fixar.

O músculo forma um tendão robusto inferiormente que se insere no processo coronoide da mandíbula. Podem ser considerados dois tendões de inserção do músculo temporal: um *superficial* e outro *profundo* (Figura 4.10B). Ambos se inserem no processo coronoide, mas o *tendão superficial* estende-se inferiormente na margem anterior do ramo da mandíbula, e o *tendão profundo* é mais medial, descendo pela crista temporal, podendo alcançar o trígono retromolar.

Inserção baixa do tendão profundo do temporal

A inserção baixa do tendão profundo do temporal até o trígono retromolar dificulta a adaptação de próteses totais removíveis (dentaduras). Nota-se, também, que ele pode dificultar o descolamento dos tecidos nos retalhos cirúrgicos usados para a exodontia de terceiros molares inferiores retidos.

RELAÇÕES

O músculo temporal apresenta faces lateral e medial, assim como margens superior, inferior e anterior (Figura 4.10). A *face lateral* é recoberta pela fáscia temporal; e, inferiormente, próximo ao arco zigomático, o músculo separa-se da fáscia por um coxim adiposo (*espaço temporal superficial*). Mais inferiormente, sua face lateral relaciona-se com o músculo masseter, onde algumas fibras desse músculo podem se misturar com o tendão do temporal.

A *face medial* superiormente repousa na superfície óssea da fossa temporal, sendo sulcada apenas pelos vasos e nervos temporais profundos. Inferiormente, a face medial relaciona-se com a fossa infratemporal e com os músculos pterigóideos, separando-se do músculo pterigóideo lateral por outro coxim adiposo (*espaço temporal profundo*).

A *margem superior* do músculo temporal é semicircular e fixa-se na linha temporal inferior, a qual é acompanhada superiormente em toda a extensão pela linha temporal superior, onde se fixa a *fáscia temporal* no crânio. Sua *margem posterior* é predominantemente horizontal e ocupa uma reentrância no osso temporal e no processo zigomático do temporal.

A *margem anterior* do músculo temporal ocupa um sulco posterior ao processo frontal do zigomático e abaixo tem sua inserção no processo coronoide. Essa margem é cruzada pelo *nervo bucal* (V_3).

AÇÃO

O músculo temporal é um músculo elevador da mandíbula, porém suas fibras posteriores (de direção horizontal) colaboram na retrusão da mandíbula. Também auxilia o músculo pterigóideo lateral nos movimentos de lateralidade. É o principal músculo posicionador da mandíbula.

FÁSCIA TEMPORAL

Os músculos da mastigação apresentam fáscias individuais, sendo a fáscia do músculo temporal a mais desenvolvida e resistente. Ela é constituída por um tecido fibroso, brilhante, que recobre a face lateral do músculo temporal. A fáscia temporal fixa-se na *linha temporal superior,* na margem posterior do *processo frontal do zigomático,* e na margem superior do *arco zigomático.* Neste local a fáscia desdobra-se em *duas lâminas* que se fixam cada qual na margem superior do arco zigomático, delimitando um espaço adiposo isolado.

A fáscia temporal, além de proteger e conter o músculo temporal, tem importância na sustentação do *arco zigomático.* O arco é uma estrutura frágil, da qual se origina inferiormente o *músculo masseter,* de grande potência. Assim, para evitar que o arco se frature durante a força exercida pelo masseter, a fáscia torna-se um meio de suporte, segurando este músculo superiormente. É como se o masseter se originasse indiretamente da linha temporal superior, por meio da fáscia temporal (Figura 4.11).

Relações da fáscia temporal

Lateralmente, a fáscia temporal relaciona-se sucessivamente com o tecido subaponeurótico frouxo, com a aponeurose epicrânica (e músculos auriculares), com a tela subcutânea densa e com a pele. Na tela subcutânea densa, encontram-se os vasos temporais superficiais, o nervo auriculotemporal (V_3) e os ramos temporais do nervo facial (VII).

Medialmente, a fáscia dá origem às fibras do músculo temporal. Inferiormente, a fáscia delimita o *espaço temporal superficial,* que é preenchido por tecido adiposo.

Músculo masseter

É um músculo bem espesso, de formato aproximadamente retangular, que se estende do corpo e do arco zigomático até o ramo da mandíbula. Apresenta-se disposto em dois feixes de fibras: um *feixe superficial* e um *feixe profundo.* Trata-se de um potente músculo elevador da mandíbula (ver Figura 4.11).

ORIGEM E INSERÇÃO

O *feixe superficial* tem *origem* no corpo do zigomático e nos 3/4 anteriores da margem inferior do arco zigomático. Suas fibras são oblíquas, de direção inferior e posterior, e fixam-se nas tuberosidades massetéricas da face lateral do ramo da mandíbula.

O *feixe profundo origina-se* da face medial da metade posterior do arco zigomático. Suas fibras têm direção inferior e ligeiramente anterior e estão separadas, inicialmente, da parte superficial por um pequeno espaço, mas depois totalmente coberto por aquela, já que inferiormente os dois feixes se unem para se inserem nas tuberosidades massetéricas da face lateral do ramo da mandíbula.

Capítulo 4 • Músculos da Cabeça

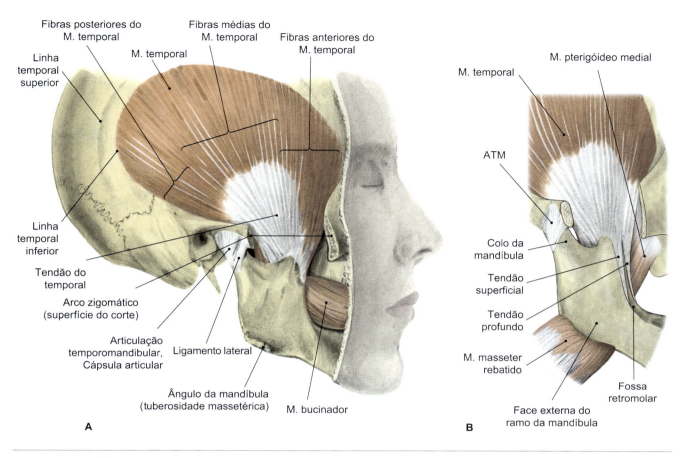

Figura 4.10 Músculo temporal: vista lateral (**A**) e detalhe mostrando sua inserção na mandíbula (**B**).

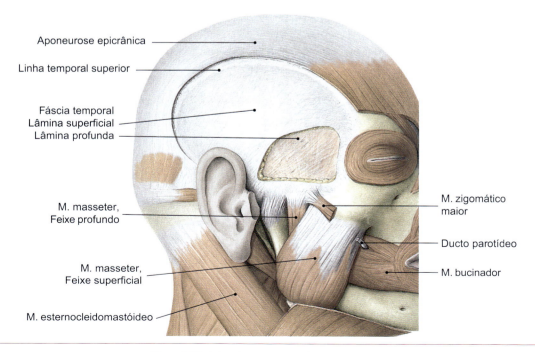

Figura 4.11 Músculo masseter e fáscia temporal.

RELAÇÕES

A *face medial* do músculo masseter relaciona-se, principalmente, com o ramo da mandíbula. Superiormente, o músculo afasta-se da mandíbula, de maneira a formar um espaço adiposo denominado *espaço massetérico*. Por meio da incisura da mandíbula, passam os *vasos* e *nervos massetéricos* (V_3), originados da fossa infratemporal.

A *face lateral* do músculo masseter está coberta pela *fáscia massetérica* e por parte da glândula parótida. Esta face relaciona-se com o *ducto parotídeo*, com a *artéria transversa da face* e principalmente com os *ramos bucais do nervo facial (VII)*.

A *margem anterior* do músculo masseter separa-se do músculo bucinador por um espaço adiposo, o *espaço bucal*. O ducto parotídeo cruza essa margem para, então, perfurar o bucinador, alcançando a cavidade oral. Nessa região, encontram-se fibras do *nervo bucal* (V_3), as quais são sensitivas para a bochecha. Já a *margem posterior* do músculo masseter relaciona-se com a glândula parótida e com a ATM.

AÇÃO

O músculo masseter é um potente músculo elevador da mandíbula. Ao se fechar a boca, ele exerce pressão sobre os dentes, especialmente na região dos molares. O feixe superficial colabora com os movimentos de protrusão, e o feixe profundo, com os de retrusão da mandíbula. No entanto, atuando em conjunto, essas forças de protrusão e de retrusão anulam-se, predominando as forças de elevação da mandíbula. Como o músculo é palpável em sua maior parte, percebe-se bem sua ação e forma ao se ocluírem os dentes com força.

FÁSCIA MASSETÉRICA

Assim como o músculo temporal, o músculo masseter também apresenta uma fáscia muscular, mas esta é mais delgada. Ela tem um formato retangular, como o músculo, e reveste sua face lateral enviando traves fibrosas para seu interior. Envolve todo o músculo masseter, isolando-o totalmente, o que possibilita apenas comunicação com a fossa infratemporal por meio da incisura da mandíbula.

Músculo pterigóideo medial

É um potente músculo de forma e função semelhantes ao masseter. Situa-se na face medial do ramo da mandíbula, na fossa infratemporal. Estende-se do processo pterigoide do esfenoide até o ramo da mandíbula. Considera-se como tendo dois feixes de origem: um *feixe maior*, profundo, e um *feixe menor*, mais superficial (Figuras 4.12 e 4.13).

ORIGEM E INSERÇÃO

O feixe maior origina-se na *face medial da lâmina lateral do processo pterigoide* (ou seja, da *fossa pterigóidea*). O feixe menor origina-se do *processo piramidal do osso palatino* e da *tuberosidade da maxila* (ver Figuras 4.12 e 4.13). Ambos os feixes de fibras dirigem-se para baixo e para trás e inserem-se nas tuberosidades pterigóideas da *face medial do ramo da mandíbula*.

RELAÇÕES

A *face lateral* relaciona-se superiormente com o *músculo pterigóideo lateral*. Inferiormente, entre este músculo e o ramo da mandíbula, na fossa infratemporal, existe um espaço adiposo denominado *espaço pterigomandibular*. Neste espaço, estão localizados o *feixe vasculonervoso alveolar inferior* (V_3) e o *nervo lingual* (V_3). É neste espaço que tais nervos são anestesiados.

A *face medial* do pterigóideo medial limita, com a parede da faringe, o *espaço faríngeo lateral*. Neste espaço, passa o principal feixe vasculonervoso do pescoço, constituído por *artéria carótida interna*, *veia jugular interna* e *nervos glossofaríngeo (IX), vago (X), acessório (XI)* e *hipoglosso (XII)*.

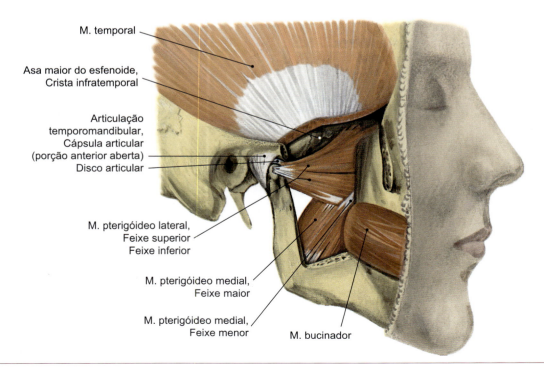

Figura 4.12 Músculos pterigóideos medial e lateral: vista lateral na fossa infratemporal (removido o processo coronoide e parte do ramo da mandíbula).

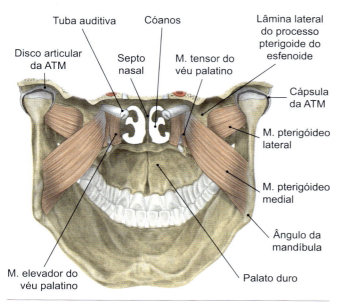

Figura 4.13 Músculos pterigóideos medial e lateral: vista posteroinferior.

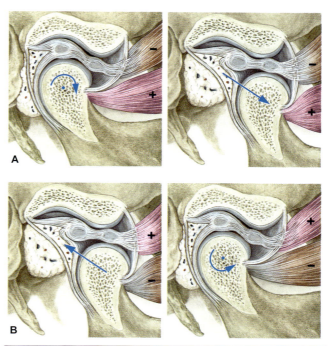

Figura 4.14 Ação dos feixes superior e inferior do músculo pterigóideo lateral. **A.** No movimento de abertura, após a rotação inicial, o côndilo é tracionado anteriormente pelo *feixe inferior* do músculo pterigóideo lateral. **B.** No fechamento, o *feixe superior* controla o retorno do disco à fossa mandibular, coordenando a tração exercida pelas fibras elásticas da lâmina superior da zona bilaminar da ATM.

AÇÃO

O músculo pterigóideo medial é um potente sinergista do masseter, eleva a mandíbula e a conduz um pouco para frente, executando uma ligeira *protrusão*. A diferença com relação ao masseter é que suas fibras apresentam uma direção para medial, se comparadas com as fibras do masseter (ver Figura 4.13). Tal disposição possibilita que o músculo pterigóideo medial auxilie o músculo pterigóideo lateral nos *movimentos de lateralidade* da mandíbula.

Músculo pterigóideo lateral

É um músculo curto, de forma cônica, disposto horizontalmente na fossa infratemporal, o que o torna bastante diferente dos outros músculos da mastigação, do ponto de vista funcional (os outros músculos são dispostos mais na direção vertical). Estende-se do processo pterigoide e da asa maior do esfenoide até o colo da mandíbula e ATM.

Considera-se como tendo dois feixes: um *feixe superior* e um *feixe inferior*, que, segundo alguns autores, podem ser considerados como músculos distintos: um *pterigóideo lateral superior* e um *pterigóideo lateral inferior* (ver Figuras 4.12 e 4.14).

ORIGEM E INSERÇÃO

O feixe superior origina-se da *superfície infratemporal da asa maior do esfenoide* e da *crista infratemporal*.

O feixe inferior origina-se da face lateral da *lâmina lateral do processo pterigoide*.

A partir dessas origens, os feixes musculares convergem para se fixarem no colo da mandíbula e na ATM, da seguinte forma:
- *Feixe superior*: insere-se na cápsula da ATM (e indiretamente na margem anterior do disco articular) e na fóvea pterigóidea do colo da mandíbula
- *Feixe inferior*: insere-se apenas na fóvea pterigóidea do colo da mandíbula.

RELAÇÕES

A *face superior* do músculo relaciona-se com a asa maior do esfenoide e com os nervos temporais profundos anterior e posterior (V_3). Entre os dois feixes do pterigóideo lateral, emerge o nervo bucal (V_3). Sua *margem inferior* relaciona-se com o músculo pterigóideo medial e com o espaço pterigomandibular.

Já sua *face lateral* pode estar relacionada com a artéria maxilar e demais estruturas da fossa infratemporal. A *face medial* relaciona-se com o músculo pterigóideo medial e com os nervos alveolar inferior, lingual e auriculotemporal (V_3). A artéria maxilar pode estar localizada medialmente ao músculo.

AÇÃO

Alguns autores consideram os feixes superior e inferior do pterigóideo lateral como músculos independentes, do ponto de vista funcional (ver Figura 4.14).

Feixe inferior

A função principal é tracionar o côndilo (e a mandíbula) anteriormente, retirando-o da fossa mandibular e trazendo também o disco para frente (*movimento de translação* da ATM). A projeção do côndilo para frente ocorre nos movimentos mandibulares de *protrusão*, *abertura bucal máxima* e *lateralidade*.

A *protrusão* consiste no movimento no qual a mandíbula é projetada anteriormente. Realiza-se pela contração simultânea de ambos os pterigóideos laterais.

A *abertura máxima da boca* ocorre em duas etapas. A abertura bucal inicial é feita pela contração dos músculos supra-hióideos e, na etapa final, atuam os dois pterigóideos laterais, retirando-se os côndilos da fossa mandibular.

A *lateralidade* é um movimento complexo (ver Capítulo 3, *Junturas do Crânio e Articulação Temporomandibular*), e o músculo pterigóideo lateral tem papel significativo. A contração do músculo de um lado desvia o mento para o lado contrário e desloca a cabeça da mandíbula em direção anterior, medial e inferior. No entanto, o movimento de lateralidade não é realizado exclusivamente pelo músculo pterigóideo lateral, sendo auxiliado pelo músculo pterigóideo medial e, em menor parte, pelo músculo temporal.

Feixe superior

O *feixe superior* do músculo pterigóideo lateral relaciona-se com o controle do movimento anteroposterior do *disco articular*, pois nele se insere indiretamente. Nos movimentos de translação do côndilo, quem retira o côndilo da fossa mandibular é o feixe inferior. Já o movimento de retorno não é feito por músculos, mas, sim, fibras elásticas da *lâmina superior da zona bilaminar da ATM*. O *feixe superior do músculo* atua no movimento de volta do disco, controlando a ação dessas fibras elásticas.

Dores da ATM e do músculo pterigóideo lateral

O músculo pterigóideo lateral é o músculo mais sensível às alterações oclusais, sendo normalmente o primeiro a apresentar sintomatologia dolorosa nas síndromes de dor e disfunção da ATM, em razão da complexidade das ações que executa.

FÁSCIA PTERIGÓIDEA E INTERPTERIGÓIDEA

Os músculos pterigóideos são recobertos por uma fina *fáscia pterigóidea*. Além desta, existe um espessamento fascial entre os dois músculos pterigóideos denominado *fáscia interpterigóidea*. A fáscia interpterigóidea tem um formato quadrangular e relaciona-se *lateralmente* com o músculo pterigóideo lateral acima e com o ramo da mandíbula abaixo, e *medialmente* com o músculo pterigóideo medial e a faringe.

Inervação dos músculos da mastigação

Os músculos da mastigação são inervados pelo *nervo mandibular*, que é o terceiro ramo do *nervo trigêmeo* (V_3). Este ramo do trigêmeo deixa o crânio pelo forame oval e alcança a fossa infratemporal. Os seguintes ramos do nervo mandibular inervam os músculos da mastigação, todos originados na fossa infratemoral:

- Ramos temporais profundos anterior e posterior: inervam o músculo temporal penetrando neste pela sua face profunda
- Nervo massetérico: a partir da fossa infratemporal, passa pela incisura da mandíbula e penetra no masseter por sua face profunda
- Ramo pterigóideo medial: inerva o músculo pterigóideo medial
- Ramo pterigóideo lateral: inerva o músculo pterigóideo lateral.

Espaço mastigador e corpo adiposo mastigador

Na fossa infratemporal, existem *espaços fasciais* entre os músculos da mastigação denominados, no conjunto, *espaço mastigador* (Figura 4.15). Tais espaços são preenchidos por uma quantidade variável de tecido adiposo, encapsulado por uma delgada camada de tecido conjuntivo. Esse tecido adiposo em seu conjunto constitui o *corpo (ou coxim) adiposo mastigador*. O conhecimento desses espaços é importante, pois constituem vias de propagação de infecções.

Na face, lateralmente ao músculo bucinador e mais posteriormente entre este e o masseter, encontra-se localizado um espaço fascial denominado *espaço bucal*. A parte do *corpo adiposo mastigador* que preenche esse espaço é denominada *corpo adiposo da bochecha* (bola de Bichat). O corpo adiposo da bochecha é bem desenvolvido na criança, em que parece ter importância no mecanismo da sucção.

O músculo temporal ajuda a delimitar dois espaços: o *espaço temporal superficial*, localizado entre o músculo e a fáscia temporal, e o *espaço temporal profundo*, localizado entre o músculo e o crânio. O corpo adiposo mastigador também preenche esses dois espaços.

Inferiormente, observa-se o *espaço pterigomandibular*, localizado entre a mandíbula e o músculo pterigóideo medial. Neste espaço, encontram-se parte do corpo adiposo mastigador, bem como os nervos lingual e alveolar inferior (V_3), que são anestesiados neste espaço.

Existe, ainda, o chamado *espaço massetérico*, localizado entre a parte superior do masseter e a mandíbula. O corpo adiposo mastigador alcança este espaço por meio da incisura da mandíbula e, anteriormente, ele se comunica com o corpo adiposo da bochecha.

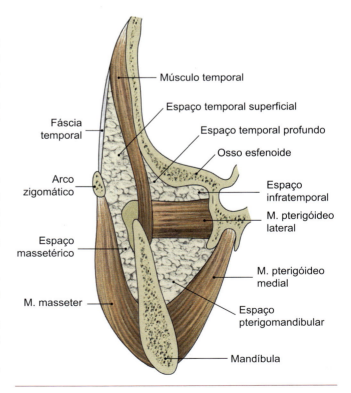

Figura 4.15 Espaço mastigador observado em um corte coronal na altura do ramo da mandíbula.

Infecções no espaço mastigador

Os espaços bucal, temporais profundo e superficial, infratemporal, pterigomandibular e massetérico, ocupados pelo corpo adiposo mastigador, comunicam-se entre si livremente. As infecções odontogênicas podem atingir um ou todos esses espaços. Por isso, eles devem ser conhecidos e correlacionados, para quando se fizerem necessárias as incisões para drenagem de abscessos. Como esses espaços estão limitados pelos músculos da mastigação, um paciente com uma infecção em qualquer um desses espaços apresentará *trismo muscular*. O trismo caracteriza-se por uma limitação da abertura da boca, visto que os músculos se contraem devido à infecção em torno deles. Clinicamente, o trismo é um alerta de que uma infecção odontogênica está se tornando mais grave, pois, provavelmente, alcançou um dos espaços do espaço mastigador.

Resumo das ações musculares nos movimentos mandibulares

A *abertura bucal inicial* é feita pela contração dos músculos supra-hióideos (ventre anterior do digástrico e gênio-hióideo), estabilizados pela contração também dos infra-hióideos (Figuras 4.16 e 4.17). Já a *abertura bucal máxima* é dada pela contração bilateral dos músculos pterigóideos laterais.

Por sua vez, a *elevação da mandíbula* decorre da contração dos fibras anteriores dos músculos temporal, masseter e pterigóideo medial.

A *protrusão* é realizada pela contração simultânea dos dois músculos pterigóideos laterais. Os músculos pterigóideos mediais, bem como o feixe superficial do masseter, também auxiliam nos movimentos de protrusão da mandíbula.

A *retrusão* é realizada pela contração das fibras posteriores do músculo temporal e pelo feixe profundo do masseter, auxiliada pelos músculos digástrico e estilo-hióideo.

Por fim, a *lateralidade* é executada pela contração dos músculos pterigóideos medial e lateral do lado oposto ao movimento, auxiliados pelo músculo temporal.

Na mastigação, os músculos da língua, da bochecha e dos lábios também participam ativamente. Além disso, os músculos da face e do pescoço atuam como sinergistas dos movimentos mandibulares.

Músculos da língua

A língua é um órgão muscular, que forma grande parte do assoalho da cavidade oral. Ela é completamente dividida por um septo mediano de tecido conjuntivo, de maneira que todos os músculos da língua são pares. Descrevem-se na língua músculos intrínsecos e extrínsecos.

Músculos intrínsecos da língua

São feixes musculares próprios do corpo lingual que dão forma à língua. Estes músculos originam-se e inserem-se na substância da língua. São eles: os *músculos longitudinais superior* e *inferior*, o *músculo transverso* e o *músculo vertical* (Figura 4.18).

A ação desses músculos altera a forma da língua, alongando-a ou encurtando-a, enrolando e desenrolando o ápice e margens ou achatando a superfície lingual. Tais músculos contribuem para os movimentos de precisão da língua necessários para a articulação da fala, mastigação e deglutição.

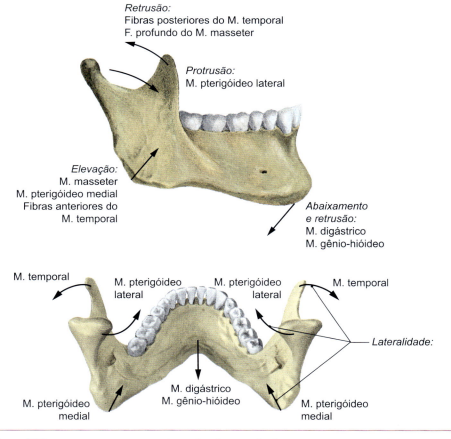

Figura 4.16 Esquema com as ações dos músculos envolvidos na movimentação da mandíbula.

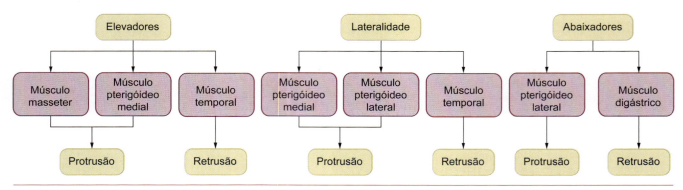

Figura 4.17 Ações dos músculos da mastigação.

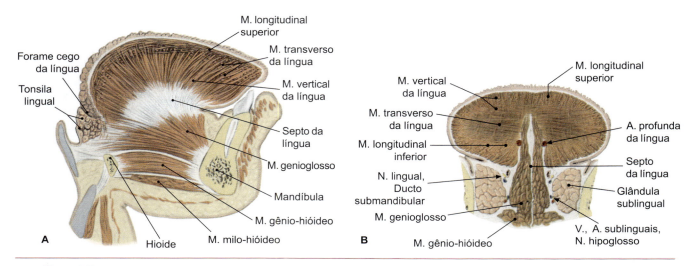

Figura 4.18 Cortes da língua evidenciando os músculos intrínsecos e alguns extrínsecos: corte sagital (**A**) e corte frontal (**B**).

Músculos extrínsecos da língua

São aqueles que fixam a língua às estruturas vizinhas, sobretudo ósseas. São eles: o *músculo genioglosso*, o *músculo hioglosso*, o *músculo estiloglosso* e o *músculo palatoglosso* (Figura 4.19). Estes músculos movimentam a língua de maneira a fazer protrusão, retração, abaixamento e elevação da língua.

MÚSCULO GENIOGLOSSO

Origina-se do *tubérculo superior da espinha mental* e insere-se na *face inferior da língua*. Os músculos genioglossos formam a maior parte da estrutura da língua, são espessos e têm forma de leque. Ao se contraírem, abaixam a parte central da língua, mas também fazem a protrusão da língua para fora da rima oral.

MÚSCULO HIOGLOSSO

Origina-se do *osso hioide* inserindo-se na *face lateral da língua*. Os músculos hioglossos são quadrangulares e abaixam a língua, especialmente puxando suas laterais para baixo, ajudando a encurtar (retrair) quando a língua está fora da boca.

MÚSCULO ESTILOGLOSSO

O músculo estiloglosso origina-se do *processo estiloide do temporal* e insere-se inferiormente na língua, mais posteriormente, onde se misturam com as fibras do hioglosso e dos músculos intrínsecos. São músculos que retraem e tracionam o dorso da língua para cima.

MÚSCULO PALATOGLOSSO

Os músculos palatoglossos podem ser descritos como músculos da língua ou do palato. Estendem-se da *aponeurose palatina* até as *margens laterais da língua*, formando os arcos palatoglossos. Quando se contraem, elevam o dorso da língua e aproximam os arcos palatoglossos da linha mediana. Dessa maneira, fecham o istmo orofaríngeo (das fauces), separando a cavidade oral da parte oral da faringe.

Inervação dos músculos da língua

Os músculos intrínsecos e extrínsecos da língua são inervados pelo *nervo hipoglosso* (XII), exceto o músculo palatoglosso, que é inervado pelo *plexo faríngeo* (X e XI).

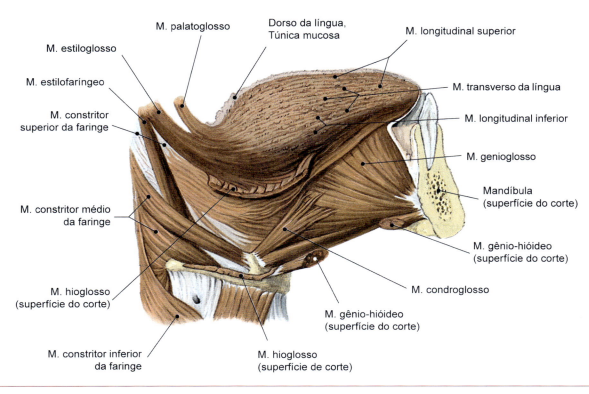

Figura 4.19 Músculos intrínsecos e extrínsecos da língua.

Músculos do palato mole

O palato é a estrutura que separa a cavidade nasal da cavidade oral. Constitui-se de uma parte óssea e outra muscular, denominada palato mole ou véu palatino. O palato mole consiste em cinco músculos, que atuam de maneira a possibilitar a passagem de ar e do bolo alimentar para a faringe, alternadamente, impedindo refluxos indesejáveis (Figura 4.20). Os músculos do palato mole são: *músculo palatoglosso, músculo palatofaríngeo, músculo da úvula, músculo levantador do véu palatino* e *músculo tensor do véu palatino*. Tais músculos fixam-se na *aponeurose palatina*, que é uma expansão nos 2/3 anteriores do palato mole e uma expansão tendínea do tensor do véu palatino que termina na margem posterior do palato duro.

Descrição dos músculos do palato mole

Músculo tensor do véu palatino

O músculo tensor do véu palatino origina-se da fossa escafóidea e desce para o hâmulo pterigóideo, onde é desviado medialmente a fim de se inserir na aponeurose palatina. Ele torna firme o palato mole e possibilita uma ação eficiente dos demais músculos. Outra ação importante é a de abrir a tuba auditiva quando o palato se movimenta no bocejar e na deglutição, pois este músculo tem fixações na parte membranácea da tuba auditiva.

Músculo levantador do véu palatino

Origina-se da área quadrada do osso temporal e da cartilagem da tuba auditiva, inserindo-se na parte superior da aponeurose palatina. Os músculos levantadores do véu palatino, ao se contraírem, elevam o palato e fecham o istmo faríngeo, entre as partes nasal e oral da faringe.

Músculo palatofaríngeo

Origina-se da aponeurose palatina e insere-se nas paredes laterais da faringe. Os dois músculos palatofaríngeos formam os arcos palatofaríngeos, posteriores aos arcos palatoglossos. Tais músculos abaixam o palato e movem os arcos palatofaríngeos para a linha mediana, como uma "cortina", para, desse modo, fechar o istmo orofaríngeo. Também elevam a faringe na deglutição.

Músculo palatoglosso

Origina-se da aponeurose palatina e insere-se na face posterior e lateral da língua. O músculo palatoglosso forma também o arco de mesmo nome adiante do músculo palatofaríngeo, além de aproximar os arcos da linha mediana para fechar o istmo orofaríngeo.

Músculo da úvula

Origina-se da espinha nasal posterior e da aponeurose palatina e desce para formar a estrutura muscular da úvula. O músculo da úvula está sob a mucosa na linha mediana, elevando e retraindo a úvula de maneira a ajudar a fechar o istmo faríngeo, entre as partes nasal e oral da faringe.

Inervação dos músculos do palato mole

Os músculos do palato são inervados pelo *plexo faríngeo* (X e XI), exceto o músculo tensor do véu palatino, que é inervado pelo *nervo mandibular do trigêmeo* (V_3).

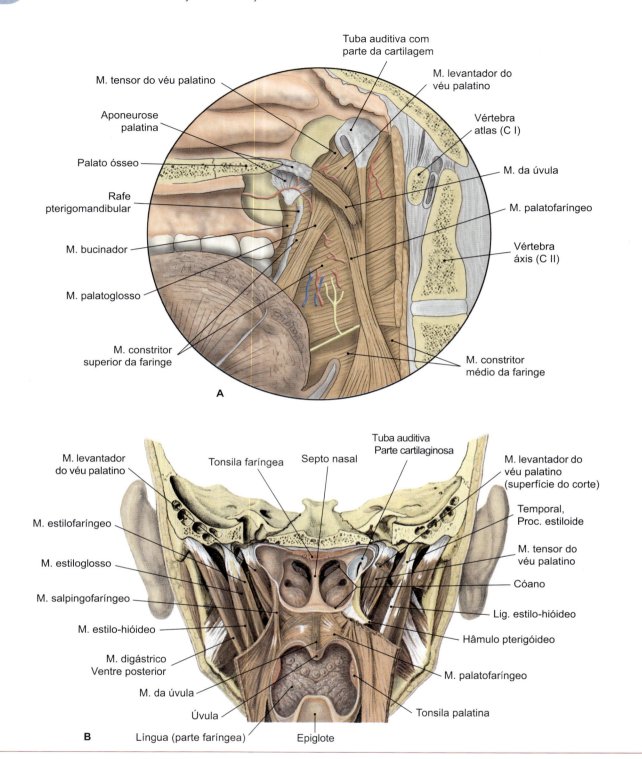

Figura 4.20 Músculos do palato mole: vista lateral (**A**) e vista posterior (**B**).

CAPÍTULO 5

Músculos do Pescoço

Lucilia Maria de Souza Teixeira • Peter Reher

Introdução

Ao observar a posição do crânio em relação à coluna vertebral, nota-se que o crânio está anteriormente localizado em relação ao longo eixo da coluna. Essa posição tende a provocar uma flexão natural do crânio para anterior; no entanto isso não ocorre, pois existem músculos posteriores no pescoço que atuam de maneira a fixar o crânio, mantendo-o em equilíbrio. Além disso no pescoço há grupos musculares que atuam estabilizando articulações, e também o osso hioide, para permitir uma função harmônica para a fonação, mastigação, deglutição e demais movimentos próprios do pescoço.

Músculo superficial do pescoço

Músculo platisma

É um dos músculos da expressão facial, mas devido à sua localização será descrito neste capítulo. O músculo plastima é delgado e largo e recobre a maior parte das regiões lateral e anterior do pescoço (Figura 5.1).

Origem e inserção

Tem origem na fáscia que reveste a porção superior dos músculos peitoral maior e deltoide. Após sua origem, tem trajeto ascendente no pescoço, localizando-se na região anterolateral, na tela subcutânea. Contorna a margem inferior do corpo da mandíbula, e algumas de suas fibras dirigem-se até a comissura oral, onde se misturam com as fibras dos músculos dispostos ao redor da boca.

Ação

O músculo platisma eleva e puxa para a frente a pele do pescoço e ombro. Diminui a concavidade da face lateral do pescoço e, assim, alivia a pressão sobre as veias jugulares subjacentes, facilitando o retorno venoso. Quando se tenta evidenciar sua ação forçadamente, nota-se que ele também traciona as comissuras bucais posterior e inferiormente.

Inervação

O músculo platisma é inervado pelo *ramo cervical do nervo facial* (VII).

Músculos esternocleidomastóideo e trapézio

Músculo esternocleidomastóideo

O músculo esternocleidomastóideo é o músculo que cruza obliquamente o pescoço, abaixo do músculo platisma. Sua função mais nobre é a de proteger os grandes vasos do pescoço (artérias carótidas e veia jugular interna), que se localizam profundamente a ele. Tal músculo é considerado um "músculo-chave" que divide a parte lateral do pescoço em dois trígonos: anterior e posterior (Figuras 5.2 e 5.3).

Origem e inserção

O músculo esternocleidomastóideo apresenta duas cabeças na sua origem: uma *cabeça esternal* e outra *cabeça clavicular*, originadas, respectivamente, no manúbrio do esterno e no terço medial da clavícula. Insere-se, superiormente, no processo mastoide e na metade lateral da linha superior da nuca.

Ação

Atuando isoladamente, ele inclina a cabeça para o mesmo lado em direção ao ombro, tornando bem evidente sua anatomia de superfície. Atuando em conjunto, move a cabeça para a frente (o mento aproxima-se do manúbrio do esterno). Quando se está deitado em decúbito dorsal, ele é um flexor da cabeça. É também auxiliar da inspiração, elevando o esterno e a clavícula para expandir a caixa torácica.

Inervação

É inervado pelo *nervo acessório* (XI).

 Torcicolo

O espasmo do músculo esternocleidomastóideo é uma das causas mais frequentes do "torcicolo".

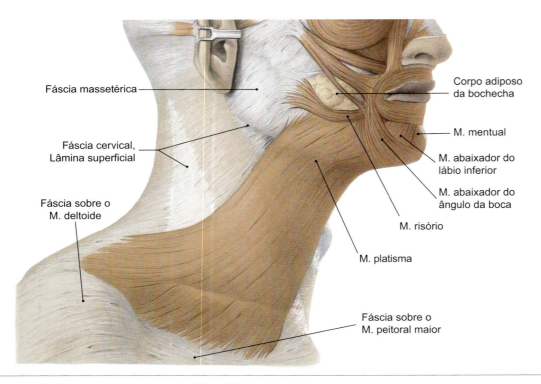

Figura 5.1 Músculo platisma.

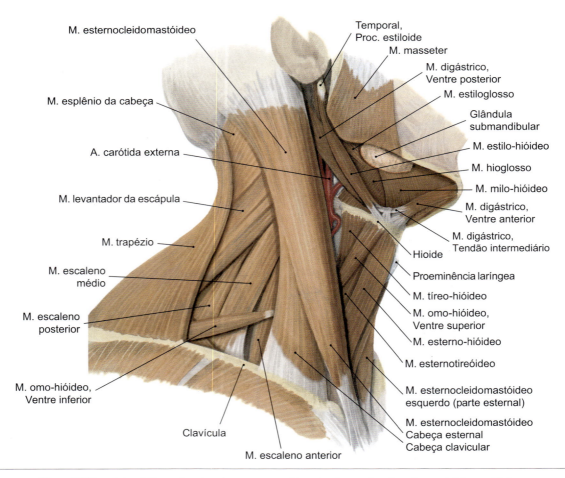

Figura 5.2 Vista lateral dos músculos do pescoço evidenciando o músculo esternocleidomastóideo.

Músculo trapézio

É um músculo largo, de forma triangular, situado superficialmente no dorso, estendendo-se desde o pescoço até o tórax. Sua margem anterior delimita o trígono posterior do pescoço. Faz parte das regiões cervical, do dorso e da cintura escapular, pois fixa o cíngulo do membro superior ao crânio e à coluna vertebral. Juntos, os dois músculos trapézios apresentam o formato de um losango (Figura 5.4).

Origem e inserção

O músculo trapézio tem origem na linha superior da nuca, na protuberância occipital externa e nos processos espinhosos das últimas vértebras cervicais e de todas as vértebras torácicas. Pode-se descrever no músculo trapézio *fibras superiores* de trajeto descendente (parte descendente), *fibras médias*, horizontalizadas (parte transversa), e *fibras inferiores*, ascendentes (parte ascendente). Essas fibras convergem para inserirem-se nas partes posterior e superior do terço lateral da clavícula, no acrômio e na espinha da escápula.

Ação

As fibras superiores elevam o ombro. As fibras médias o retraem e fixam a escápula. Já as fibras inferiores abaixam a escápula. O músculo trapézio tem, ainda, a função de elevar e girar a escápula durante a abdução e a elevação do braço.

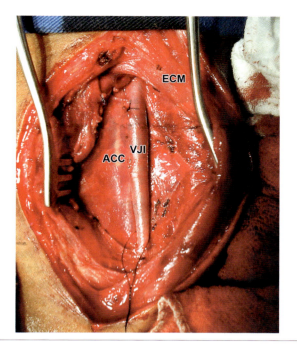

Figura 5.3 Exposição cirúrgica dos vasos profundos do pescoço. O músculo esternocleidomastóideo (ECM) foi afastado posteriormente, evidenciando a veia jugular interna (VJI). A artéria carótida comum (ACC) pode ser vista sob a fáscia, e nessa região está o nervo vago (X), porém ambas as estruturas não foram dissecadas. A continuação dessa dissecação se encontra na Figura 6.4.

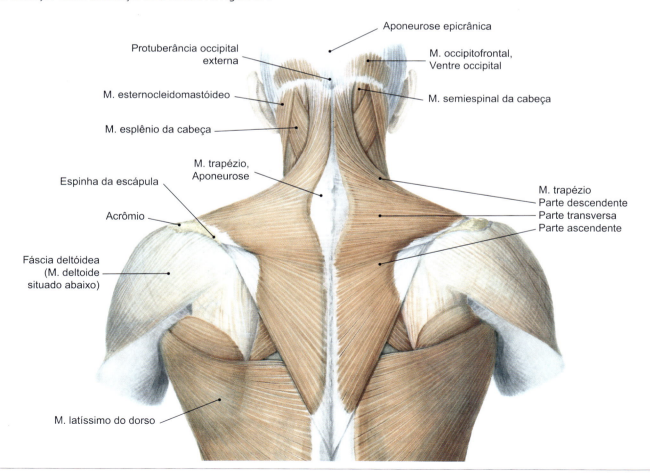

Figura 5.4 Músculo trapézio.

Inervação

O músculo trapézio também é inervado pelo *nervo acessório* (XI) e, em parte, pelo *plexo cervical* (C V a T I).

Lesões do nervo acessório

Nas cirurgias de esvaziamento cervical radical, usadas para tratar tumores malignos da cabeça e pescoço, o nervo acessório pode ser lesado antes de este alcançar o músculo trapézio. Como consequência, o músculo ficará paralisado, e o paciente terá incapacidade de elevar os ombros.

Músculos supra-hióideos

Os músculos supra-hióideos estão dispostos no pescoço, nas regiões submentual e submandibular. Os músculos supra-hióideos, devido às suas ações conjuntas com os infra-hióideos, são descritos como *músculos extrínsecos da laringe*.

São quatro músculos localizados entre o hioide e a mandíbula e a base do crânio. Eles elevam o osso hioide e a laringe. Atuam também nos movimentos mastigatórios, devendo, portanto, ser estudados em conjunto com os músculos infra-hióideos e com os músculos da mastigação.

Estão dispostos em dois planos, superficial e profundo. Os músculos *digástrico* e *estilo-hióideo* são os superficiais e os músculos *milo-hióideo* e *gênio-hióideo* são profundos (Figuras 5.2, 5.5 a 5.7).

Descrição dos músculos supra-hióideos

Músculo digástrico

É um músculo com dois ventres, um *ventre anterior* e um *ventre posterior*, unidos por um *tendão intermediário* que se fixa no osso hioide. No conjunto, descrevem um arco que se estende desde o processo mastoide até a margem inferior da mandíbula.

ORIGEM E INSERÇÃO

O ventre posterior origina-se da *incisura mastóidea do osso temporal* e dirige-se para baixo, para frente e medialmente, onde se fixa indiretamente no *osso hioide*, pelo tendão intermediário (Figuras 5.2, 5.5 e 5.6). Esse tendão é preso ao hioide por um anel fibroso em forma de "roldana", que possibilita o deslizamento do músculo através desse anel. Daí, continua-se com o ventre anterior, que se fixa na *fossa digástrica da mandíbula*.

RELAÇÕES

O *ventre posterior* relaciona-se, superficialmente, com a *veia facial*, o *nervo auricular magno*, parte das *glândulas parótida* e *submandibular* e o *ramo cervical do nervo facial* (VII). Profundamente ao ventre posterior, encontram-se os *nervos vago* (X), *acessório* (XI) e *hipoglosso* (XII), a *veia jugular interna* e as *artérias carótidas, facial* e *lingual*.

O *ventre anterior* está coberto pela *lâmina de revestimento da fáscia cervical*, pelo *platisma* e pela *pele*. Sua face profunda (superiormente) encontra-se apoiada ao *músculo milo-hióideo*.

AÇÃO

É um músculo elevador do osso hioide quando a boca está fechada (pelos músculos da mastigação), pois ele se fixa à mandíbula. Torna-se, contudo, um músculo abaixador e retrusor da mandíbula quando seu ponto fixo é o osso hioide (fixo pelos músculos infra-hióideos). O ventre anterior do músculo digás-

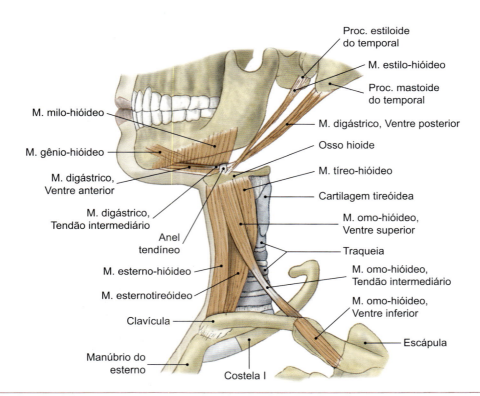

Figura 5.5 Esquema com os músculos supra- e infra-hióideos.

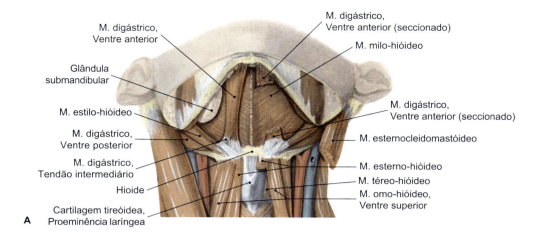

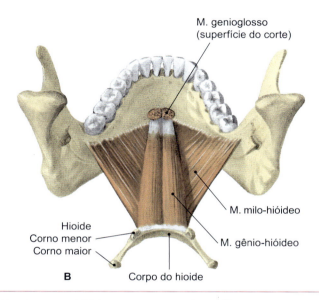

Figura 5.6 Músculos supra-hióideos: vista anteroinferior (**A**) e vista posterossuperior (**B**).

---

trico e o músculo gênio-hióideo são os músculos responsáveis pelo movimento de abertura inicial da boca. O ventre posterior atua como estabilizador do osso hioide.

Músculo estilo-hióideo

É um músculo delgado, que se estende do processo estiloide ao osso hioide, estando paralelo e superior ao ventre posterior do músculo digástrico (ver Figuras 5.2, 5.5 e 5.6).

ORIGEM E INSERÇÃO

Origina-se do *processo estiloide*. Dirige-se para baixo e para frente e, próximo ao hioide, divide-se em dois feixes que "abraçam" o tendão intermediário do músculo digástrico, para, então, se inserir no *corno maior do osso hioide*.

RELAÇÕES

O músculo acompanha o ventre posterior do músculo digástrico, localizando-se acima e medial a este. Apresenta as mesmas relações, com destaque para as relações mediais com as artérias carótidas, veia jugular interna e NC X, XI e XII. Apresenta, ainda, a mesma inervação do ventre posterior do digástrico.

AÇÃO

Eleva e retrai o osso hioide, alongando o assoalho da boca. Fixa o osso hioide junto com os demais músculos supra-hióideos.

Músculo milo-hióideo

É um músculo delgado e laminar que forma o assoalho da cavidade oral. Devido às suas fixações, separa anatomicamente a cavidade oral (acima) do pescoço (abaixo). Os dois músculos estão unidos na linha mediana por uma rafe tendinosa, a *rafe milo-hióidea* (ver Figuras 5.2, 5.5 e 5.6).

ORIGEM E INSERÇÃO

Origina-se na *linha milo-hióidea da mandíbula* e une-se na linha mediana com o contralateral por meio de uma *rafe milo-hióidea*. Suas fibras mais posteriores dirigem-se para baixo e medialmente para se fixar no *corpo do osso hioide*.

RELAÇÕES

A margem posterior do músculo é livre iniciando-se do *alvéolo do terceiro molar* até o corpo do osso hioide, sendo um importante ponto de reparo topográfico e cirúrgico. Nesta região, ocorre a *comunicação do assoalho da boca com as regiões cervicais*.

Superiormente, relaciona-se com os *músculos gênio-hióideos* e *genioglossos*, com a *glândula sublingual*, com os *nervos lingual* (V_3) e *hipoglosso* (XII) e o *ducto da glândula submandibular*. Inferiormente, relaciona-se com o *ventre anterior do músculo digástrico*, com a *glândula submandibular*, a *lâmina de revestimento da fáscia cervical*, o *músculo platisma* e a *pele*.

AÇÃO

O músculo milo-hióideo sustenta e eleva o assoalho da boca. Junto com o músculo digástrico e o músculo estilo-hióideo, eleva o osso hioide e, com ele, a laringe durante a fase involuntária da deglutição.

Músculo gênio-hióideo

É um feixe muscular alongado, situado acima do milo-hióideo. Estende-se da mandíbula ao osso hioide, relacionando-se com o músculo do lado oposto pela sua margem medial (ver Figura 5.6). É sinergista do ventre anterior do músculo digástrico.

ORIGEM E INSERÇÃO

Origina-se do *tubérculo inferior da espinha mentual*, por um tendão curto e forte e insere-se na metade superior do *corpo do osso hioide*.

RELAÇÕES

Sua face superior está relacionada com o *músculo genioglosso* e a inferior, com o *músculo milo-hióideo*. Sua margem lateral delimita parte *da região sublingual*, e sua margem medial pode estar fundida com o músculo do lado oposto.

AÇÃO

Suas ações são semelhantes às do ventre anterior do músculo digástrico. Assim, se o ponto fixo é a mandíbula, o gênio-hióideo eleva o hioide e, consequentemente, o assoalho da boca durante a deglutição. Quando os músculos infra-hióideos agem imobilizando o osso hioide, o gênio-hióideo torna-se abaixador da mandíbula, tracionando-a para baixo e para trás, auxiliando o ventre anterior do músculo digástrico no movimento de abertura inicial da boca.

Inervação dos músculos supra-hióideos

Os músculos supra-hióideos são inervados pelos *nervos trigêmeo* (V_3), *facial* (VII) e *hipoglosso* (XII).

Nervo trigêmeo (V_3)

O *nervo milo-hióideo*, que é um ramo do *nervo alveolar inferior* (V_3), inerva o ventre anterior do digástrico e o músculo milo-hióideo.

Nervo facial (VII)

O nervo facial inerva o ventre posterior do músculo digástrico e o músculo estilo-hióideo, por meio de *ramos musculares do nervo facial*, que alcançam esses músculos logo depois da emergência do nervo facial pelo forame estilomastóideo.

Nervo hipoglosso (XII)

É o nervo motor para os músculos da língua, mas também inerva o músculo gênio-hióideo.

Músculos infra-hióideos

São quatro músculos em forma de fita situados na região anterolateral do pescoço, abaixo do hioide. Estes músculos ligam o osso hioide aos ossos esterno, clavícula e escápula. São também descritos como *músculos extrínsecos da laringe* atuando em conjunto com os músculos supra-hióideos. Os músculos *esterno-hióideo* e o *omo-hióideo* estão localizados mais superficialmente em relação ao *esternotireóideo* e o *tíreo-hióideo*, que estão mais profundos (ver Figuras 5.2, 5.5, 5.6 e 5.7).

Descrição dos músculos infra-hióideos

Músculo esterno-hióideo

É um músculo longo e delgado que se origina do *manúbrio do esterno* e da *articulação esternoclavicular*. Tem trajeto ascendente e suas fibras se inserem no *osso hioide*.

Ação. Abaixa o hioide.

Músculo omo-hióideo

Fica localizado lateralmente ao esterno-hióideo, apresenta dois ventres e um tendão intermediário, assim como o músculo digástrico. O ventre inferior tem origem na *margem superior da escápula* e segue em direção anterior e superior. Apresenta um tendão intermediário, que fica sob a cobertura do músculo esternocleidomastóideo. Neste ponto, origina-se o ventre superior, cujas fibras têm trajeto ascendente até se fixarem no *osso hioide*, lateralmente ao músculo esterno-hióideo.

Ação. Traciona o hioide para baixo e ligeiramente para trás.

Músculo esternotireóideo

É localizado profundamente ao esterno-hióideo e se origina do *manúbrio do esterno*. Suas fibras têm trajeto descendente para se fixarem na *cartilagem tireóidea* da laringe.

Ação. Abaixa a cartilagem tireóidea.

Músculo tíreo-hióideo

Fica localizado profundamente aos músculos esterno-hióideo e ventre superior do omo-hióideo. Origina-se da *cartilagem tireóidea* e sobe para se inserir no *osso hioide*.

Ação. Traciona superiormente a cartilagem tireóidea.

Inervação dos músculos infra-hióideos

Os músculos infra-hióideos são inervados pela *alça cervical* (C1, C2, C3), exceto o músculo tíreo-hióideo, que é inervado por um ramo direto do *nervo hipoglosso* (XII).

Ações dos músculos supra-hióideos, infra-hióideos e da mastigação

Os *músculos supra-hióideos* localizam-se entre dois ossos móveis: a mandíbula, acima, e o osso hioide, abaixo. Por sua vez, estes ossos são fixos superiormente ao crânio pelos *músculos da*

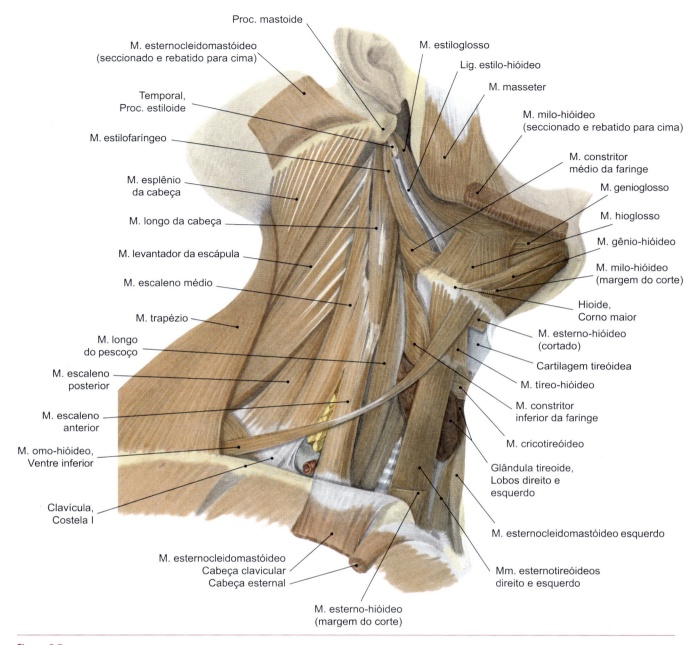

Figura 5.7 Plano muscular profundo do pescoço. Os músculos digástrico e estilo-hióideo foram removidos, evidenciando os mais profundos dessa região.

mastigação, e inferiormente ao tórax e ao membro superior pelos *músculos infra-hióideos*. Portanto, qualquer movimento do hioide ou da mandíbula envolve a participação desses três grupos musculares.

Movimentação do osso hioide (deglutição)

O osso hioide dá sustentação ao esqueleto cartilaginoso da laringe. Durante a fase involuntária da deglutição, o hioide é elevado para tornar possível a passagem do bolo alimentar, protegendo a via respiratória superior. A elevação do hioide é realizada pelos *músculos supra-hióideos*, mas, para tanto, é necessário que os *músculos infra-hióideos* se relaxem, e que os *músculos da mastigação* (elevadores) estejam contraídos, estabilizando a mandíbula.

 Deglutição com a boca aberta?

Para que ocorra a deglutição é necessário que a boca esteja fechada e os dentes sejam ocluídos. É praticamente impossível engolir estando com a boca aberta. Daí, enfatiza-se a importância das ações dos músculos da mastigação, dos supra- e dos infra-hióideos.

Movimentação da mandíbula

Com relação à movimentação da mandíbula na mastigação, observa-se que o movimento de abertura inicial da boca é feito pelos músculos supra-hióideos, principalmente pelo *ventre anterior do digástrico* e pelo *gênio-hióideo*. Contudo, para que este movimento seja possível, o osso hioide não pode ser elevado (como na deglutição), de maneira que ele é mantido tracionado inferiormente pelos *músculos infra-hióideos*.

Movimentação da língua

Os músculos supra-hióideos, agindo com os infra-hióideos, estabilizam o osso hioide, propiciando uma base firme para movimentos da língua.

Músculos cervicais profundos

No pescoço, além dos músculos já descritos, podem-se agrupar os músculos cervicais profundos em músculos *pré-vertebrais*, localizados anteriormente à coluna cervical, *paravertebrais*, lateralmente à coluna, e *pós-vertebrais*, posteriormente à coluna vertebral. Descreve-se ainda um grupo muscular profundo, localizado entre a base do crânio e a coluna vertebral: o dos músculos occipitais.

Músculos pré-vertebrais

Os músculos pré-vertebrais, localizados profundamente no pescoço, de maneira geral fletem a cabeça sobre o pescoço e estabilizam a cabeça. O estudo pormenorizado das vértebras cervicais e dos músculos pré-vertebrais foge aos objetivos deste livro e não serão detalhados.

Os músculos pré-vertebrais são os músculos *longo da cabeça* e *longo do pescoço*, *reto anterior da cabeça* e *reto lateral da cabeça* (ver Figuras 5.7 e 5.8). Em geral, os músculos pré-vertebrais originam-se das *vértebras cervicais* e inserem-se no *osso occipital*. Eles flexionam a cabeça, exceto o músculo longo do pescoço, que não se fixa no crânio e, por isso, atua no pescoço flexionando a coluna cervical.

Músculos paravertebrais

Os músculos paravertebrais são os músculos *escaleno anterior*, *escaleno médio* e *escaleno posterior*. Eles se originam das *vértebras cervicais* e se inserem nas *primeira* e *segunda costelas*. Tais músculos atuam na inspiração forçada, elevando as costelas, mas também flexionam a coluna cervical e, indiretamente, a cabeça (ver Figuras 5.2, 5.7 e 5.8).

Músculos pós-vertebrais

Os músculos pós-vertebrais são músculos profundos, sendo descritos como *intrínsecos do dorso* e dispostos em camadas superficial, intermédia e profunda. Destes, os mais superficiais são os músculos *esplênio do pescoço* e *esplênio da cabeça*, dispostos entre a coluna cervical e torácica e o crânio (ver Figuras 5.2 e 5.7). Estes dois músculos, agindo em conjunto, são extensores da cabeça e do pescoço.

Os demais músculos do dorso têm uma disposição ao longo da coluna vertebral, constituindo um conjunto denominado *músculo eretor da espinha* ou do *complexo sacroespinal*, que é o principal extensor da coluna vertebral. Seu estudo foge aos objetivos deste livro.

Músculos suboccipitais

Outro grupo muscular localizado mais profundamente no pescoço constitui os *músculos suboccipitais*. São eles: os músculos *reto anterior da cabeça* e *reto lateral da cabeça* (ver Figura 5.8); e os músculos *oblíquos superior* e *inferior*

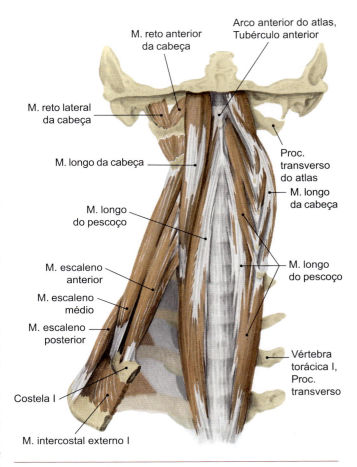

Figura 5.8 Músculos pré- e paravertebrais.

da cabeça. Estes músculos são extensores da cabeça e podem fazer rotação, mas, sobretudo, consistem em músculos posturais.

Músculos da faringe

A faringe é um órgão muscular localizado anteriormente às vértebras cervicais e posteriormente às cavidades nasal, oral e laríngea. Faz parte das vias respiratória e digestiva. Os músculos faríngeos são ativos na deglutição, sendo constituídos por duas camadas musculares: uma *externa*, com fibras predominantemente circulares, e uma *interna*, com fibras longitudinais. A camada externa é constituída por três músculos: *constritor superior da faringe*, *constritor médio da faringe* e *constritor inferior da faringe*. A camada interna compreende os *músculos estilofaríngeo*, *palatofaríngeo* e *salpingofaríngeo* (Figuras 5.7 e 5.9).

Camada externa da faringe

Os músculos constritores da faringe têm fibras dispostas circularmente e são sobrepostos, de maneira a se encaixarem os superiores por dentro dos mais inferiores. Ao se contraírem sequencialmente, conduzem o bolo alimentar em direção ao esôfago.

Músculo constritor superior da faringe

Apresenta uma fixação anterior na *rafe pterigomandibular* e no *hâmulo pterigóideo*, além de uma fixação posterior mediana,

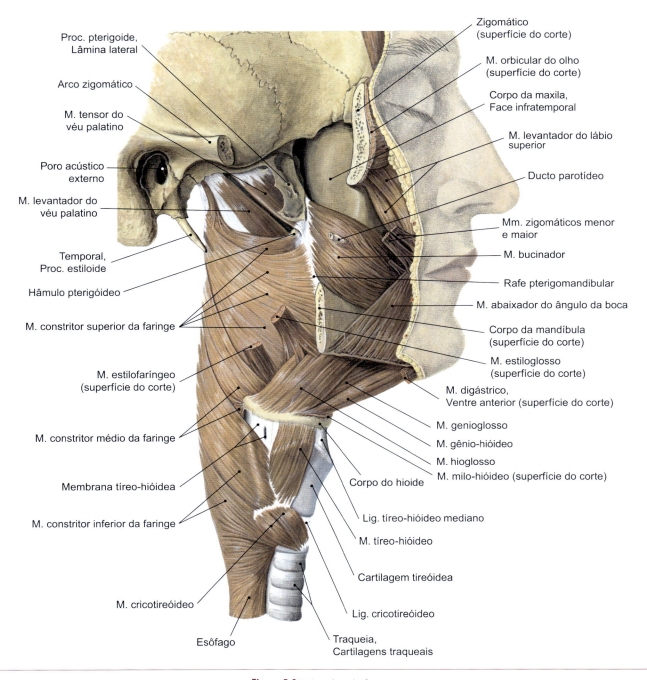

Figura 5.9 Músculos da faringe.

na *rafe faríngea*. A rafe faríngea possibilita a fixação posterior dos três constritores, que, por sua vez, se fixam superiormente no tubérculo faríngeo, na base do osso occipital.

Músculo constritor médio da faringe

Apresenta uma fixação anterior no *corno maior do osso hioide* e no *ligamento estilo-hióideo* e, de maneira semelhante ao constritor superior, se fixa na *rafe faríngea*.

Músculo constritor inferior da faringe

Apresenta uma fixação anterior nas *cartilagens cricóidea* e *tireóidea da laringe*, além de se fixar posteriormente na *rafe faríngea* como os outros.

Camada interna da faringe

Os músculos da camada interna recebem o nome de acordo com suas origens: do processo estiloide, da parte cartilaginosa da tuba e do palato. Estes músculos longitudinais elevam (encurtam e alargam) a parede da faringe durante a deglutição, facilitando a movimentação do bolo alimentar em direção ao esôfago. Eles também elevam a laringe na fala.

Músculo estilofaríngeo

Estende-se do *processo estiloide* até a *parede lateral da faringe*, nas *margens da cartilagem tireóidea*. É o principal elevador da faringe e da laringe.

Músculo salpingofaríngeo

Estende-se da *parte cartilagínea da tuba auditiva* até a *parede lateral da faringe*. Ele abre a tuba auditiva na deglutição e no bocejo, o que possibilita igualar as pressões na orelha média.

Músculo palatofaríngeo

Estende-se do *palato duro* e da *aponeurose palatina* até a *parede lateral da faringe*. Ele eleva a faringe e é constritor do istmo orofaríngeo (das fauces).

Inervação dos músculos da faringe

O músculo estilofaríngeo é inervado pelo *nervo glossofaríngeo* (IX). Os demais músculos da faringe são inervados pelo *plexo faríngeo* (X e XI). As fibras motoras do plexo faríngeo originam-se da raiz craniana do *nervo acessório* (XI).

Músculos intrínsecos da laringe

A laringe é o órgão da fonação, situado anteriormente no pescoço, estendendo-se da parte laríngea da faringe à traqueia. Apresenta musculatura extrínseca e intrínseca. Os músculos extrínsecos movem a laringe como um todo, sendo os *músculos supra-hióideos* elevadores, e os *músculos infra-hióideos* (exceto o tíreo-hióideo), abaixadores da laringe. Estes já foram descritos neste capítulo.

Os *músculos intrínsecos da laringe* ajustam a tensão nos ligamentos vocais, abrem e fecham a rima da glote, controlam as dimensões internas do vestíbulo da laringe, fecham a rima do vestíbulo e facilitam o fechamento do ádito da laringe. De maneira geral, tais músculos atuam nas articulações cricotireóideas e cricoaritenóideas e nos ligamentos vocais. São músculos intrínsecos da laringe: *cricotireóideo, cricoaritenóideo posterior, cricoaritenóideo lateral, aritenóideo transverso, aritenóideo oblíquo, tireoaritenóideo* e *vocal* (Figura 5.10).

Descrição dos músculos intrínsecos da laringe

Músculo cricotireóideo

Dispõe-se entre as cartilagens cricóidea e tireóidea da laringe e apresenta partes oblíqua e reta. Tal músculo movimenta a articulação cricotireóidea. Puxa a cartilagem tireóidea para a frente e faz sua rotação para baixo de maneira a alongar as pregas vocais, estendendo e tensionando o ligamento vocal.

Músculo cricoaritenóideo posterior

Estende-se da parte posterior da cartilagem cricóidea à cartilagem aritenóidea. Este músculo abduz as pregas vocais de maneira a abrir a rima da glote.

Músculo cricoaritenóideo lateral

Origina-se de cada lado da face superior do arco da cartilagem cricóidea até a cartilagem aritenóidea. Os músculos cricoaritenóideos laterais aduzem as pregas vocais, fechando a rima da glote (parte interligamentar).

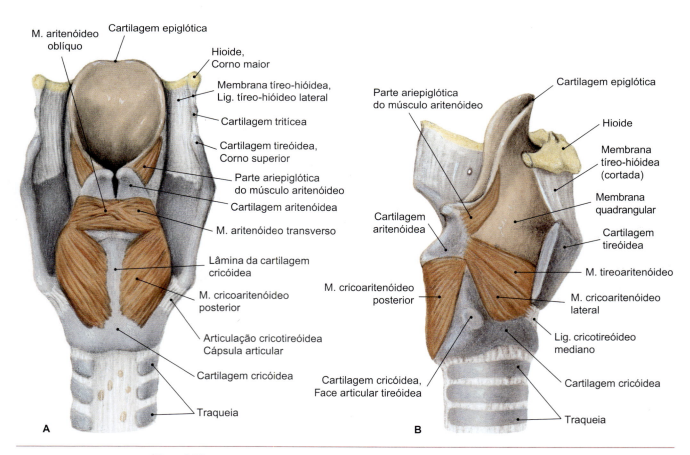

Figura 5.10 Músculos intrínsecos da laringe: vista posterior (**A**) e vista lateral (**B**).

Músculo aritenóideo transverso

Trata-se de um músculo único que cobre as faces posteriores das cartilagens aritenóideas, unindo-as. Também é responsável pela adução das pregas vocais, fechando a rima da glote.

Músculo aritenóideo oblíquo

São dois músculos que cruzam posteriormente as cartilagens aritenóideas, estendendo-se da base da aritenóidea de um lado ao ápice da cartilagem contralateral. Estes músculos diminuem o ádito da laringe e também fecham a rima da glote.

Músculo tireoaritenóideo

São dois músculos planos e largos laterais à membrana fibroelástica da laringe e aos ventrículos. Estendem-se do ângulo da cartilagem tireóidea e do ligamento cricotireóideo até a cartilagem aritenóidea e a margem lateral da epiglote. Relaxam o ligamento vocal e estreitam o ádito da laringe.

Músculo vocal

São dois músculos alongados que correm paralelamente a cada ligamento vocal, estendendo-se da cartilagem aritenóidea até o ligamento vocal e o ângulo da cartilagem tireóidea. Tais músculos ajustam a tensão nas pregas vocais.

Inervação dos músculos intrínsecos da laringe

Com exceção do músculo cricotireóideo, que é inervado pelo *ramo laríngeo superior do nervo vago* (X), todos os demais músculos intrínsecos são inervados pelo *ramo laríngeo recorrente do nervo vago* (X).

Trígonos do pescoço

Em uma vista lateral, o pescoço apresenta-se como um quadrilátero, limitado *superiormente* pela margem inferior da mandíbula, que se continua com uma linha imaginária até o processo mastoide; *inferiormente*, pela clavícula; *anteriormente*, pela linha mediana anterior do pescoço; e, *posteriormente*, pela margem anterior do *músculo trapézio*. O *músculo esternocleidomastóideo* divide esta área quadrangular em um *trígono posterior* e um *trígono anterior* (Figura 5.11).

Trígono posterior

É a região do pescoço localizada entre o *músculo esternocleidomastóideo* anteriormente e o *músculo trapézio* posteriormente. O limite inferior é a clavícula. O *ventre inferior do músculo omo-hióideo* cruza obliquamente este trígono, dividindo-o em *trígono occipital* (acima) e *trígono supraclavicular* (abaixo).

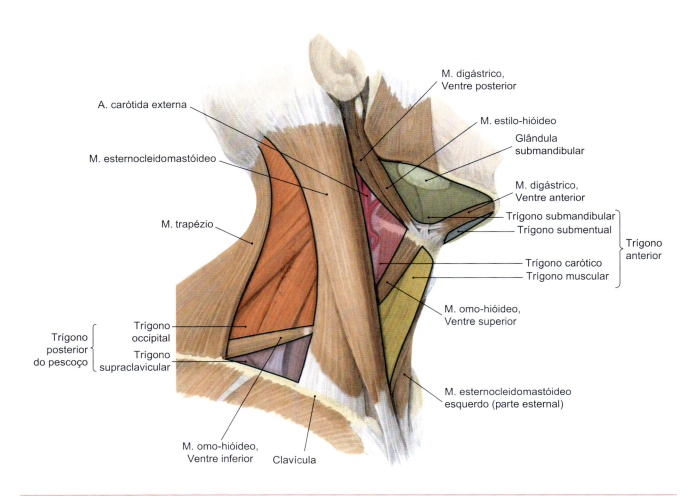

Figura 5.11 Trígonos do pescoço.

Conteúdo

O principal conteúdo do trígono posterior inclui a *artéria subclávia*, o *nervo acessório* (XI), o *plexo braquial* (C5 a T1) e alguns *linfonodos*.

Anestesia do plexo braquial

A porção supraclavicular do plexo braquial situa-se anteriormente ao músculo escaleno médio, no trígono supraclavicular. Anestesiologistas realizam bloqueios nesta região do pescoço, para anestesiar o plexo braquial, o que possibilita realizar cirurgias no membro superior.

Trígono anterior

É a região do pescoço localizada entre o músculo esternocleidomastóideo posteriormente e a linha mediana anterior do pescoço anteriormente. Seu limite superior estende-se da margem inferior da mandíbula até o processo mastoide. O trígono anterior é subdividido pelos músculos digástrico e omo-hióideo em *trígonos submandibular, submentual, carotídeo e muscular*.

Trígono submandibular

O trígono submandibular (ou digástrico) é limitado pela *margem inferior da mandíbula* e pelos *ventres anterior e posterior do digástrico*.

O conteúdo do trígono digástrico inclui a *glândula submandibular*, a *artéria facial*, localizada profundamente à glândula, a *veia facial* e *os linfonodos submandibulares* – situados superficialmente à glândula. O *nervo hipoglosso* (XII) e o *nervo milo-hióideo* (V_3) cruzam profundamente o trígono.

Trígono submentual

É o único trígono ímpar, limitado inferiormente pelo *corpo do osso hioide* e lateralmente pelos *ventres anteriores dos músculos digástricos*.

O trígono apresenta *linfonodos submentuais* e pequenas veias que se unem neste para formar a *veia submentual* e a *veia jugular anterior*.

Trígono carótico

O trígono carótico é uma área assim denominada por conter a artéria carótida comum e seus ramos. É limitado pelo *ventre superior do omo-hióideo*, pelo *ventre posterior do digástrico* e pela *margem anterior do esternocleidomastóideo*.

Apresenta como conteúdo estruturas nobres do pescoço, como: *artérias carótidas comum (ACC), externa (ACE) e interna (ACI)*; alguns *ramos da carótida externa*; *veia jugular interna*; partes dos nervos *vago* (X), *acessório* (XI) e *hipoglosso* (XII). A *laringe* e a *faringe* e os *nervos laríngeos interno e externo* estão profundamente neste trígono.

Trígono muscular

Recebe este nome porque nele se situam os *músculos infra-hióideos*, assim denominados por estarem abaixo do osso hioide. Seus limites são o *ventre superior do omo-hióideo*, a *margem anterior do músculo esternocleidomastóideo* e a *linha mediana anterior do pescoço*.

Contém os *músculos infra-hióideos* e as vísceras do pescoço: *parte cervical do esôfago* e *traqueia, laringe, glândulas tireoide, paratireoides* e *timo*.

Fáscia cervical

Consiste no conjunto de lâminas de tecido conjuntivo que envolvem os músculos, vasos e vísceras do pescoço. É observada após a remoção da tela subcutânea e do músculo platisma. A fáscia cervical apresenta uma disposição complexa e, por isso, será descrita da maneira mais objetiva possível. Ela possibilita o deslizamento de uma estrutura sobre outras sem atrito, como na deglutição, e estabelece frouxidão necessária para a passagem de vasos e nervos. A fáscia cervical tem, basicamente, três lâminas: *de revestimento, pré-traqueal* e *pré-vertebral* (Figura 5.12).

> Existem controvérsias quanto à denominação das subdivisões da fáscia cervical. Alguns autores denominam a fina camada fascial externamente ao músculo platisma de *fáscia cervical superficial* e a lâmina de revestimento da fáscia cervical de *fáscia cervical profunda*.

Lâmina de revestimento

Esta lâmina envolve todas as estruturas superficiais do pescoço, exceto o platisma, que é externo a ela. Tal lâmina emite prolongamentos que delimitam espaços (lojas), os quais contêm os *músculos esternocleidomastóideo* e *trapézio* e as *glândulas submandibular* e *parótida*.

Infecções em torno da lâmina de revestimento

No caso de formação de um abscesso no pescoço, a lâmina de revestimento tende a conter esse abscesso em direção à superfície. Se, no entanto, o abscesso for mais profundo e perfurar essa lâmina, ele alcança o trígono anterior e pode se propagar inferiormente, podendo atingir o mediastino superior.

Lâmina pré-traqueal

A lâmina pré-traqueal localiza-se profundamente à lâmina de revestimento e envolve as *estruturas anteriores do pescoço*, como os músculos infra-hióideos, as glândulas tireoide e paratireoides, a traqueia e o esôfago. Lateralmente, funde-se com a *bainha carótica* e, superiormente, acima do nível do esôfago, continua-se com a *fáscia bucofaríngea*, que reveste a faringe e seus músculos.

Lâmina pré-vertebral

Localiza-se profundamente à lâmina de revestimento, envolvendo as *estruturas posteriores do pescoço*: a coluna vertebral e os músculos a ela associados. Ela forma o assoalho fascial do trígono posterior do pescoço. Estende-se para a axila, como *bainha axilar*.

Anteriormente, descreve-se uma lâmina adicional em frente aos corpos das vértebras cervicais, a *fáscia alar*, que se situa entre as lâminas pré-traqueal e pré-vertebral (Figura 5.13). A fáscia alar separa dois espaços virtuais, o *espaço retrofaríngeo* (anterior a ela) e o *espaço pré-vertebral* (posterior a ela).

O *espaço retrofaríngeo* localiza-se entre a lâmina pré-traqueal e a fáscia alar. Funcionalmente ele possibilita os movimentos de faringe, laringe, traqueia e esôfago durante a deglutição. Esse espaço estende-se inferiormente até o nível do mediastino superior (C VII a T I).

O *espaço pré-vertebral* localiza-se posteriormente ao espaço retrofaríngeo, entre a fáscia alar e a lâmina pré-vertebral, e estende-se inferiormente até o músculo diafragma. Ou seja, percorre todo o mediastino posterior.

Capítulo 5 • Músculos do Pescoço   99

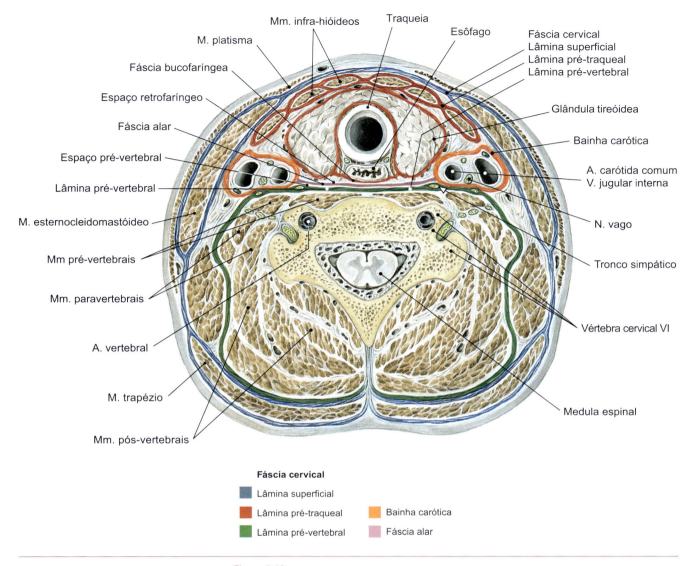

Figura 5.12 Fáscia cervical em corte transversal.

 Infecções dos espaços retrofaríngeo e pré-traqueal

Estes espaços têm considerável importância clínica (ver Capítulo 27, *Anatomia Aplicada à Propagação de Infecções Odontogênicas*). Os abscessos odontogênicos podem chegar a atingir tais espaços (inicialmente, o espaço retrofaríngeo), provocando abaulamento da faringe e causando dificuldades de deglutição e fonação. Em geral, são infecções graves em que existem ainda limitação de motilidade cervical e dificuldades respiratórias por obstrução de vias respiratórias. Podem também propagar-se inferiormente e afetar o mediastino, com suas evidentes complicações, necessitando, às vezes, de toracotomias para drenagem adequada da infecção.

Bainha carótica

É uma condensação da fáscia cervical resultante da fusão das três lâminas da fáscia cervical, sob o músculo esternocleidomastóideo. Ela envolve as *artérias carótidas comum* e *interna*, a *veia jugular interna*, o *nervo vago (X)* e a *raiz superior da alça cervical*. Os *linfonodos cervicais profundos* localizam-se ao longo da bainha carótica.

100 Parte 1 • Anatomia da Cabeça e do Pescoço

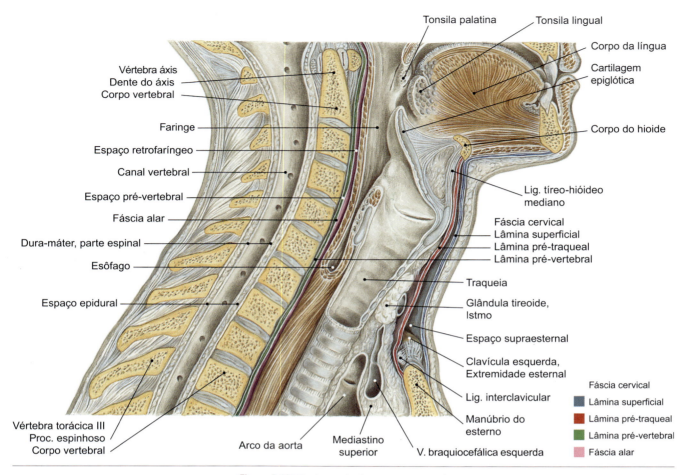

Figura 5.13 Fáscia cervical em corte sagital.

CAPÍTULO 6

Artérias da Cabeça e do Pescoço

Lucilia Maria de Souza Teixeira • Peter Reher • Antonio Luis Neto Custódio

Introdução

O sistema circulatório é um complexo sistema que transporta oxigênio e nutrientes para as células do corpo e coleta seus resíduos metabólicos para serem metabolizados e eliminados por outros órgãos como o fígado, rins e pulmões, dentre outros. Pode-se considerar que ele é constituído de um *sistema cardiovascular* (que transporta sangue) e de um *sistema linfático* (que transporta a linfa).

O sistema cardiovascular é constituído basicamente pelo *coração*, um órgão muscular, e *vasos sanguíneos* que podem ser *artérias* (que vão do coração para o corpo), *veias* (que vão do corpo para o coração) e *capilares* (vasos microscópicos terminais próximos às células).

O sistema linfático constitui uma vasta rede de vasos de paredes finas que absorvem e drenam o excesso de líquido tecidual (*linfa*) e de proteínas plasmáticas que extravasam da corrente sanguínea. Os principais componentes do sistema linfático são os *plexos linfáticos*, os *vasos linfáticos*, os *linfonodos* e o *tecido linfoide* (ver Capítulo 7, *Drenagem Venosa e Linfática da Cabeça e do Pescoço*).

Coração

O coração atua como uma bomba contrátil, que recebe o sangue das veias e impulsiona para o interior das artérias. Está localizado no tórax, no mediastino inferior, e tem a forma de uma pirâmide invertida de base superior e ápice inferior. O coração humano apresenta quatro câmaras: dois *átrios* e dois *ventrículos*.

O *átrio direito* recebe o sangue venoso do corpo por meio das veias cavas superior e inferior e passa ao *ventrículo direito*, que envia o sangue venoso aos pulmões para que ocorra a troca gasosa (hematose). Dos pulmões, as veias pulmonares retornam ao *átrio esquerdo* e deste para o *ventrículo esquerdo* que, então, distribui o sangue oxigenado para o corpo através da *aorta*.

Aorta

A aorta é a grande artéria distribuidora do corpo. Saindo do coração, divide-se em *parte ascendente*, *arco da aorta* e *parte descendente*. A parte descendente divide-se em porções torácica e abdominal e origina ramos parietais e viscerais para essas regiões do corpo.

A *parte ascendente da aorta* dirige-se para cima e para a direita. Desta parte, originam-se as *artérias coronárias direita* e *esquerda*, que irrigam o miocárdio. Desta maneira, o próprio coração é o primeiro órgão a receber sangue oxigenado.

O *arco da aorta* continua na parte ascendente, porém se curva para a esquerda, para trás e para baixo. Do arco aórtico, originam-se: o *tronco braquiocefálico* à direita; a *artéria carótida comum esquerda*; e a *artéria subclávia esquerda*. Os ramos do arco aórtico destinam-se a irrigar a cabeça e o pescoço e os membros superiores (Figura 6.1).

Artéria subclávia

A artéria subclávia direita origina-se do *tronco broquiocefálico*. Já a esquerda tem origem diretamente do arco aórtico. Cada artéria subclávia irriga parte do ombro, parte superior do tórax, do pescoço, do encéfalo e se continua como artéria axilar, que se destina à irrigação dos membros superiores.

A artéria vertebral é um de seus ramos que se destina a irrigar parte do encéfalo e será descrita a seguir. Os demais ramos da artéria subclávia não serão descritos detalhadamente, pois não são objeto de estudo na odontologia (Figura 6.2).

Ramos da artéria subclávia

Artéria vertebral

Ascende pelo pescoço através dos forames transversos das vértebras cervicais e entra no crânio pelo forame magno, onde se une com a artéria do lado oposto, formando a *artéria basilar*. A artéria basilar emite ramos que irrigam o tronco encefálico

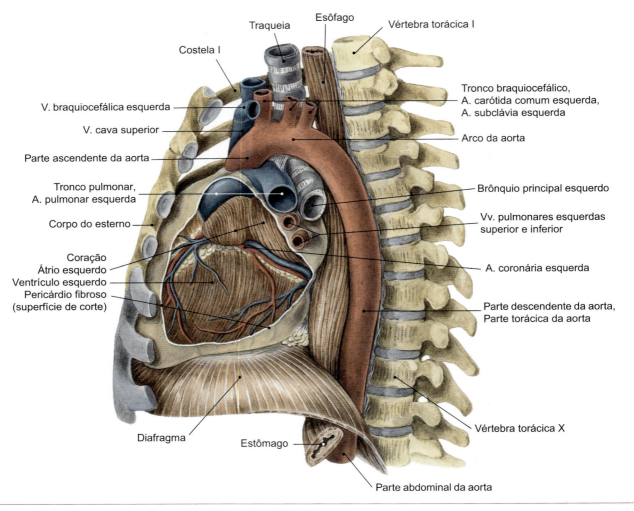

Figura 6.1 Coração, aorta e seus ramos iniciais em vista lateral, removidas as costelas do lado esquerdo.

e o cerebelo. Seus ramos terminais são as *artérias cerebrais posteriores* que irrigam a face inferior do encéfalo e o lobo occipital (ver Capítulo 10, *Fundamentos de Neuroanatomia*, e Figura 6.6).

Artéria torácica interna
Dirige-se para a superfície interna do tórax.

Tronco tireocervical
Irriga parte da glândula tireoide, cintura escapular e porção inferior superficial do pescoço.

Tronco costocervical
Irriga a parte superior do tórax e a porção inferior profunda do pescoço.

Artéria dorsal da escápula
Destina-se a irrigar parte dos músculos posteriores da escápula.

Artérias carótidas comuns

As artérias carótidas comuns (ACC) têm origens distintas. A artéria carótida comum direita origina-se do *tronco braquiocefálico*. Já a artéria carótida comum esquerda é um ramo direto da *aorta*. Cada uma delas ascende no pescoço no interior da *bainha carótica*, junto com a *veia jugular interna* e o *nervo vago* (X). Ao nível da margem superior da cartilagem tireóidea, no trígono carótico, termina ao dividir-se nas *artérias carótidas interna* (ACI) e *externa* (ACE) (Figuras 6.3 e 6.4).

Visceroceptores

No ponto onde a artéria termina dividindo-se em ACE e ACI, existem dois importantes visceroceptores: o *seio* e o *glomo caróticos*.

Seio carótico
O *seio carótico* é uma leve dilatação da parte proximal da artéria carótida interna, ou da artéria carótida comum, próximo à sua divisão. É uma área reguladora da *pressão arterial* (contém pressorreceptores que reagem às alterações da PA). As informações sensoriais coletadas no glomo carótico são levadas ao sistema nervoso central (SNC) através do *nervo glossofaríngeo* (IX).

Glomo carótico
O glomo carótico é uma massa ovoide pequena, de coloração castanho-escura, localizada no lúmen da bifurcação da artéria carótida comum. Consiste em um *quimiorreceptor* que reage

Capítulo 6 • Artérias da Cabeça e do Pescoço 103

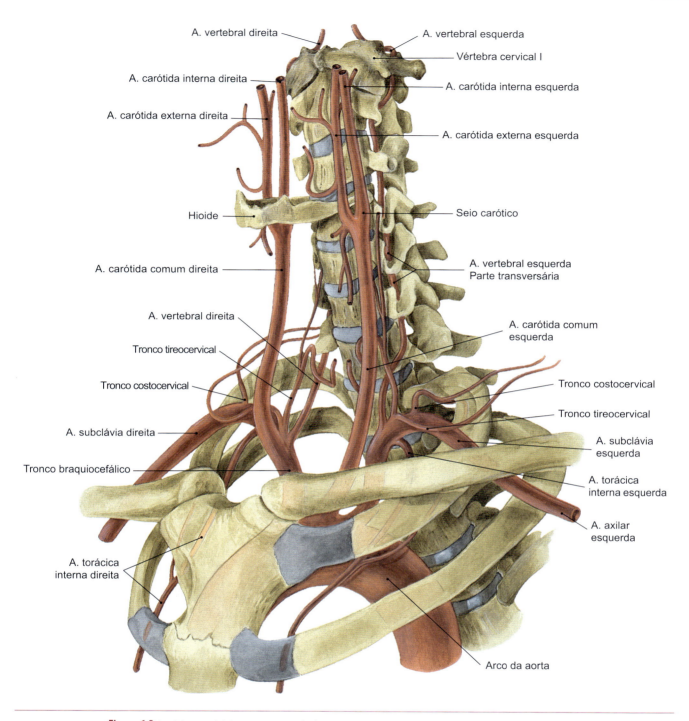

Figura 6.2 Artérias carótida comum e subclávia evidenciando os ramos desta última no pescoço.

às alterações do teor de *dióxido de carbono* e de *oxigênio*. Uma queda dos níveis de O_2 ou um aumento de CO_2 no sangue desencadeiam um reflexo que aumenta a frequência cardíaca e o ritmo respiratório. Essas informações também chegam ao SNC por meio do *nervo glossofaríngeo* (IX).

Ramos da artéria carótida comum

A ACC termina no pescoço, ao nível da margem superior da cartilagem tireóidea, dividindo-se na ACE, que irriga, essencialmente, as estruturas extracranianas, e na ACI, destinada a irrigar as estruturas internas do crânio e da órbita. Além destes, a ACC não tem outros ramos. As artérias carótidas interna e externa serão descritas separadamente a seguir.

Artéria carótida interna

Após se originar da artéria carótida comum, a artéria carótida interna (ACI) tem trajeto superior, para entrar no crânio através do *canal carótico* do osso temporal (ver Figura 6.3). No seu trajeto ascendente pelo pescoço e no interior da *bainha carótica*, localiza-se lateralmente à artéria carótida externa e medialmente à veia jugular interna e o nervo vago (ver Figuras 6.3 e 6.4). É cruzada pelo *nervo hipoglosso* e pela *artéria occi-*

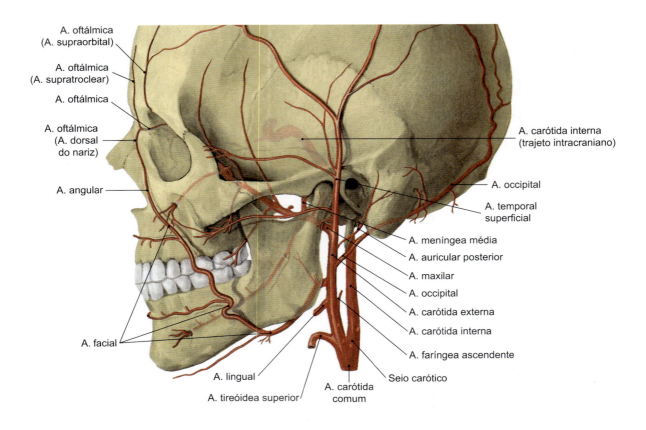

Figura 6.3 Artérias carótidas comum, externa e interna. Trajeto e ramos terminais da artéria carótida externa.

pital, passando profundamente aos músculos *estilo-hióideo* e *ventre posterior do digástrico*. Não emite ramos no pescoço, sendo exclusiva para a irrigação do encéfalo e parte da órbita e fronte. Após emergir do canal carótico, termina emitindo os ramos descritos a seguir.

Ramos da artéria carótida interna

Artéria oftálmica

Origina-se na fossa média do crânio e dirige-se anteriormente, passando através do canal óptico para a órbita, onde irriga grande parte do conteúdo desta (Figura 6.5).

RAMOS PARA O GLOBO OCULAR E GLÂNDULA LACRIMAL

- *Artérias ciliares posteriores*: irrigam o globo ocular
- *Artéria lacrimal*: irriga a glândula lacrimal.

RAMOS PARA A CAVIDADE NASAL E SEIO ETMOIDAL

- *Artérias etmoidais anterior e posterior*: irrigam a parede medial da órbita, o seio etmoidal e o teto da cavidade nasal.

RAMOS PARA O NARIZ E A FRONTE

A artéria oftálmica emite também ramos que deixam a órbita para irrigar a pele do nariz e da fronte. Desta forma, estas artérias contribuem para irrigação da face, pois a grande maioria das artérias para a face são originárias da ACE (ver Figura 6.14).

- *Artéria dorsal do nariz*: irriga a raiz do nariz e o saco lacrimal e anastomosa-se com os ramos da artéria facial (anastomose entre ACE e ACI).

- *Artéria supraorbital*: irriga a pálpebra superior e a pele da fronte e do couro cabeludo
- *Artéria supratroclear*: irriga a parte medial da fronte e o couro cabeludo.

Artéria cerebral média

É um dos ramos terminais da artéria carótida interna, originado na fossa média do crânio. Irriga a *face dorsolateral do encéfalo* (ver Capítulo 10, *Fundamentos de Neuroanatomia*, e Figura 6.6).

Artéria cerebral anterior

É um dos ramos terminais da artéria carótida interna, originado na fossa média do crânio. Irriga a *face medial do encéfalo*.

Artéria carótida externa

Inicia-se no pescoço a partir da bifurcação da artéria carótida comum no trígono carótico. Tem um trajeto ascendente até a região do colo da mandíbula, onde termina, dividindo-se em dois ramos: *artérias maxilar* e *temporal superficial* (Figuras 6.3 e 6.7). Essa divisão ocorre no interior da glândula parótida.

No trígono carótico, a artéria carótida externa (ACE) é coberta pelo *músculo esternocleidomastóideo* e cruzada lateralmente pelo *nervo hipoglosso (XII)* e pelas *veias lingual* e *facial*. Superiormente, passa profundamente ao *ventre posterior do músculo digástrico* e ao *músculo estilo-hióideo*. Finalmente, penetra na glândula parótida, onde é cruzada superficialmente pelo *nervo facial (VII)* e por seus ramos.

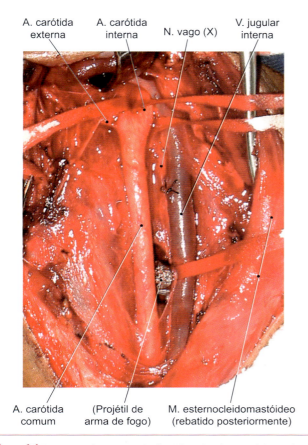

Figura 6.4 Acesso cirúrgico cervical evidenciando a artéria carótida comum e seus ramos no pescoço. Nota-se a relação com a veia jugular interna e o nervo vago (X). O músculo esternocleidomastóideo foi tracionado posteriormente. Há um projétil de arma de fogo próximo à faringe, mas não houve lesão dos vasos nobres do pescoço.

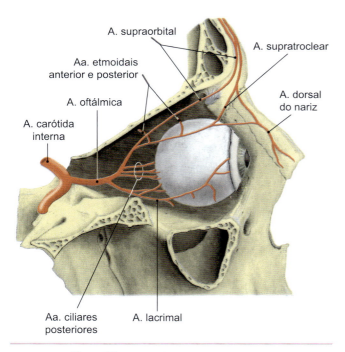

Figura 6.5 Artéria oftálmica e seus ramos.

Em seu trajeto ascendente, emite os seguintes ramos (ver Figuras 6.3 e 6.7):

- Ramos anteriores
  - Artéria tireóidea superior
  - Artéria lingual
  - Artéria facial
- Ramo medial
  - Artéria faríngea ascendente
- Ramos posteriores
  - Artéria occipital
  - Artéria auricular posterior
- Ramos terminais
  - Artéria temporal superficial
  - Artéria maxilar.

Ramos anteriores da ACE

Artéria tireóidea superior

Origina-se do contorno anterior da ACE e tem trajeto descendente. Irriga a glândula tiróidea, penetrando no lobo superior desta e se continua emitindo ramos para a laringe (ver Figuras 6.3 e 6.7).

Artéria lingual

É o segundo ramo do contorno anterior da ACE, originando-se em um plano acima ou ao nível do osso hioide (ver Figuras 6.3 e 6.7). A artéria lingual pode originar-se, com a *artéria facial*, em um *tronco linguofacial*, ou, às vezes, os três primeiros ramos da ACE podem ter origem comum, em um *tronco tíreo-linguofacial*. Após sua origem, passa profundamente ao *músculo hioglosso* para então penetrar na face inferior da língua, irrigando-a (Figura 6.8).

RAMOS DA ARTÉRIA LINGUAL

- *Ramos supra-hióideos*: irrigam os músculos supra-hióideos do trígono submentual
- *Artéria sublingual*: irriga o assoalho da cavidade oral e a glândula sublingual
- *Ramos dorsais da língua*: irrigam os músculos e a mucosa do dorso da língua
- *Artéria profunda da língua (artéria ranina)*: irriga a musculatura intrínseca da língua.

 Artéria lingual e foramina lingual

A artéria sublingual pode alcançar a face lingual da mandíbula com um ramo que penetra nesta através da foramina lingual, que, do quando presente, fica próximo à linha mediana, acima da espinha mentual. Nas cirurgias em que é necessário deslocar um retalho mucoperiósteo na face lingual da mandíbula, a artéria pode ser seccionada acidentalmente, o que leva a hemorragias, as quais podem ser significativas. Portanto, é fundamental que a presença e a localização da foramina (e da artéria sublingual) sejam confirmadas no pré-operatório.

Artéria facial

Após sua origem no contorno anterior da ACE, a artéria facial tem um trajeto ascendente e anterior no pescoço (*parte cervical*), contorna a mandíbula e dirige-se para a face (*parte facial*) (ver Figuras 6.3 e 6.7).

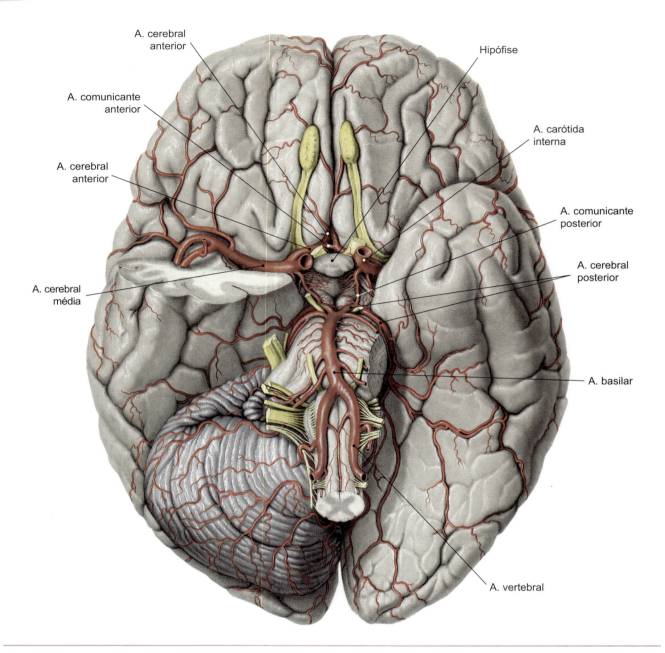

Figura 6.6 Artérias que irrigam o encéfalo. Da ACI, originam-se a artéria cerebral anterior e a artéria cerebral média. Já a artéria cerebral posterior é ramo da artéria basilar, formada pela união das duas artérias vertebrais, ramos das artérias subclávias.

PARTE CERVICAL DA ARTÉRIA FACIAL

Ascende no trígono carótico, passando profundamente à glândula submandibular. É coberta, em sua origem, pelo músculo platisma e pela lâmina de revestimento da fáscia cervical. Sobe profundamente ao músculo digástrico e ao músculo estilo-hióideo para alcançar o dorso da *glândula submandibular*, passando profundamente a esta. Então, volta-se em direção inferior, entre a glândula e o músculo pterigóideo medial. Contorna a margem inferior da mandíbula anteriormente ao músculo masseter.

A *parte cervical* da artéria facial apresenta os ramos descritos a seguir, com suas áreas de irrigação.

- *Artéria palatina ascendente*: ajuda a irrigar o palato mole e parte da faringe
- *Ramo tonsilar*: irriga a tonsila palatina
- *Ramos glandulares*: irrigam a glândula submandibular
- *Artéria submentual*: corre em direção anterior abaixo do músculo milo-hióideo e irriga os músculos adjacentes e as glândulas submandibular e sublingual.

PARTE FACIAL DA ARTÉRIA FACIAL

A artéria facial é o principal tronco arterial da face. Sua parte facial tem início quando a artéria contorna a mandíbula logo à frente do músculo masseter. Na face, a artéria tem trajeto ascendente, cruza a bochecha e dirige-se até o ângulo medial do olho (ver Figura 6.7). Ela é bastante tortuosa, tendo em vista a grande mobilidade da bochecha e dos lábios. Apresenta uma relação variável com os músculos da expressão facial, passando profundamente aos músculos zigomático maior e levantador do

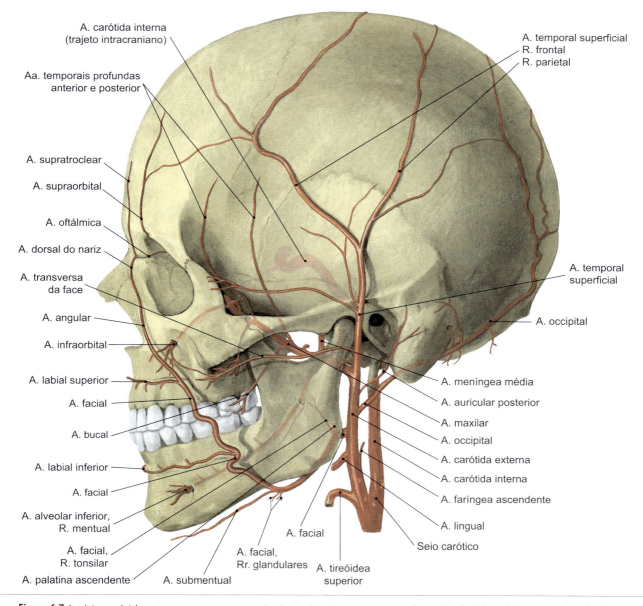

Figura 6.7 Artéria carótida externa e seus ramos principais. O trajeto e os ramos da artéria facial também estão detalhados.

lábio superior. A veia facial situa-se posteriormente à artéria e tem percurso menos tortuoso. Neste seu trajeto, a artéria facial irriga os músculos da expressão facial e segue, superiormente, margeando o nariz até o ângulo medial do olho, onde termina como *artéria angular*.

A artéria angular comunica-se com os ramos da artéria oftálmica (ACI), constituindo uma anastomose entre a ACI e a ACE. Além desta anastomose, existem inúmeras outras entre os ramos da artéria facial entre si e com outras artérias da face.

Palpação do pulso da artéria facial

Ao contornar a margem inferior da mandíbula a pulsação da artéria facial causa, com frequência, uma reentrância denominada depressão pré-goníaca. A artéria facial é bastante superficial nesta região, coberta apenas pelo músculo platisma, tela subcutânea e pele, e pode ser palpada *in vivo* com facilidade. Inclusive, pode ser comprimida para conter uma hemorragia de seus ramos.

Ligadura dos vasos faciais

A artéria facial, quando cruza a margem inferior da mandíbula, é acompanhada da veia facial, posterior a ela, sendo ainda cruzada superficialmente pelo ramo marginal da mandíbula do nervo facial (VII). Nos acessos cirúrgicos tangenciando a margem inferior da mandíbula, torna-se necessário identificar o nervo, e frequentemente artéria e veia faciais são ligadas (seccionadas e amarradas), para evitar cortes acidentais destas que levariam a sangramento significativo (Figura 6.9). Como a artéria facial tem muitas anastomoses, seu território de irrigação não é prejudicado por esse procedimento.

Os ramos da parte facial da artéria facial estão descritos a seguir:

- *Artéria labial inferior*: penetra no músculo orbicular da boca, irriga o lábio inferior (músculos, pele e mucosa) e anastomosa-se com a contralateral

- *Artéria labial superior*: é maior do que a inferior, irriga o lábio superior (músculos, pele e mucosa) e emite os ramos alar e septal para o nariz
- *Ramo nasal lateral*: irriga a pele do dorso e asa do nariz

- *Artéria angular*: é o ramo terminal da artéria facial e irriga os músculos e estruturas próximas ao ângulo medial do olho.

Ramo medial da ACE

Artéria faríngea ascendente

É um pequeno vaso que se dirige superiormente para irrigar parte da faringe (ver Figuras 6.3 e 6.7).

Ramos posteriores da ACE

Artéria occipital

Origina-se do contorno posterior da ACE, sendo cruzada pelo *nervo hipoglosso* (XII) em sua origem (ver Figuras 6.3 e 6.7). Segue para trás, ao longo da margem inferior do ventre posterior do músculo digástrico, para terminar irrigando a parte posterior do couro cabeludo.

Artéria auricular posterior

Também se origina do contorno posterior da ACE, acima do ventre posterior do músculo digástrico, e segue em direção posterior (ver Figuras 6.3 e 6.7). Irriga os músculos adjacentes, parte da glândula parótida, orelha média e membrana do tímpano.

Ramos terminais da ACE

Os ramos terminais da ACE são a *artéria temporal superficial* e a *artéria maxilar*, sendo esta última a mais calibrosa e de maior relevância.

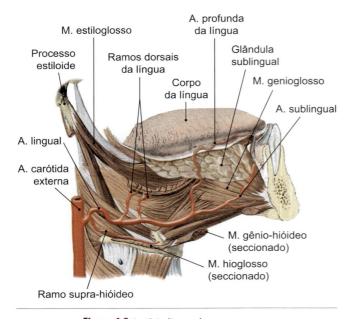

Figura 6.8 Artéria lingual e seus ramos.

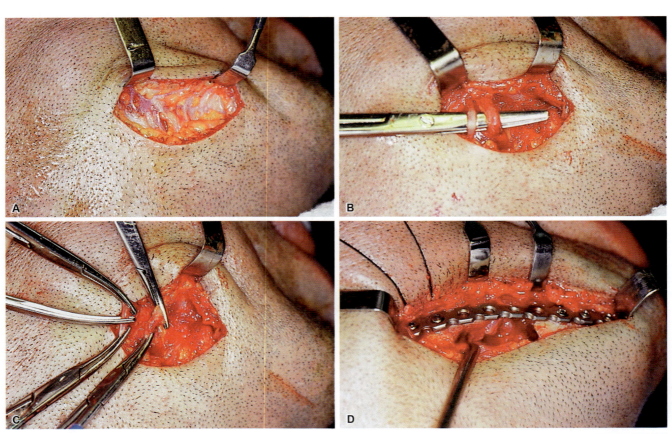

Figura 6.9 Ligadura dos vasos faciais em acesso submandibular para tratar uma fratura cominutiva de mandíbula com perda de segmento. **A.** Músculo platisma exposto na região submandibular. **B.** Após incisão no platisma, identificam-se os vasos faciais. **C.** Vasos clampeados com pinças hemostáticas. **D.** Vasos secionados e ligados com fio de seda. A fratura foi exposta e fixada com uma placa de reconstrução, pois há perda de segmento mandibular.

Artéria temporal superficial

É o menor dos ramos terminais da ACE e origina-se no interior da glândula parótida, atrás do colo da mandíbula. Tem trajeto ascendente, cruzando superficialmente o arco zigomático, distribuindo-se para o couro cabeludo da região temporal. Irriga o couro cabeludo na região temporal, o ducto parotídeo e parte da glândula parótida. Os ramos que emite estão descritos a seguir:

- *Artéria transversa da face*: origina-se no interior da glândula parótida, atrás do ramo da mandíbula. Dirige-se para frente, superficialmente ao músculo masseter, aproximadamente 1,5 cm abaixo do arco zigomático, em companhia de um ou mais ramos do nervo facial. A artéria transversa da face contribui para a irrigação da glândula parótida e seu ducto, parte do músculo masseter e pele da região
- *Ramo frontal*: ramo terminal que irriga a região frontal do couro cabeludo, a pele e os músculos, podendo anastomosar-se com os ramos supraorbitais da ACI
- *Ramo parietal*: ramo terminal que irriga a região parietal do couro cabeludo, a pele e os músculos auriculares.

Artéria maxilar

A artéria maxilar é o ramo terminal mais calibroso e importante da artéria carótida externa. Ela tem um trajeto anterior profundamente ao ramo da mandíbula, para alcançar as fossas infratemporal e pterigopalatina. Irriga parte da dura-máter craniana, as estruturas profundas da face, o palato, parte da cavidade nasal, a mandíbula, a maxila, todos os dentes, os músculos da mastigação e a ATM, o que evidencia sua importância na odontologia.

A artéria maxilar inicia-se logo abaixo do colo da mandíbula, no interior da glândula parótida. Passa profundamente ao ramo da mandíbula e penetra na fossa infratemporal, tendo um trajeto para frente e ligeiramente para cima em direção à fossa pterigopalatina (ver Figuras 6.10 e 6.12). Na fossa infratemporal, apresenta relação variável com o músculo pterigóideo lateral, ora superficial, ora profundamente a este. Na porção anterossuperior da fossa infratemporal, a artéria passa para a *fossa pterigopalatina*, onde emite seus ramos terminais. Costuma-se dividir o trajeto da artéria maxilar em três partes, de acordo com suas relações: partes *mandibular*, *pterigóidea* e *pterigopalatina*.

PRIMEIRA PARTE OU PARTE MANDIBULAR DA ARTÉRIA MAXILAR

A parte mandibular da artéria maxilar começa na ACE, dirige-se anterior e profundamente ao colo da mandíbula e termina ao alcançar a margem inferior do músculo pterigóideo lateral. Tal parte irriga a mandíbula, os dentes inferiores, parte da ATM, a membrana do tímpano, parte da dura-máter do crânio e o músculo milo-hióideo.

> Deve-se ter em mente que a artéria maxilar pode ser seccionada, nas dissecações anatômicas, quando se retira o côndilo da mandíbula para acessar a fossa infratemporal, pois a artéria situa-se profundamente ao colo da mandíbula.

A primeira parte da artéria maxilar apresenta os seguintes ramos: artéria alveolar inferior, artéria auricular profunda, artéria timpânica anterior, artéria meníngea média e ramo meníngeo acessório.

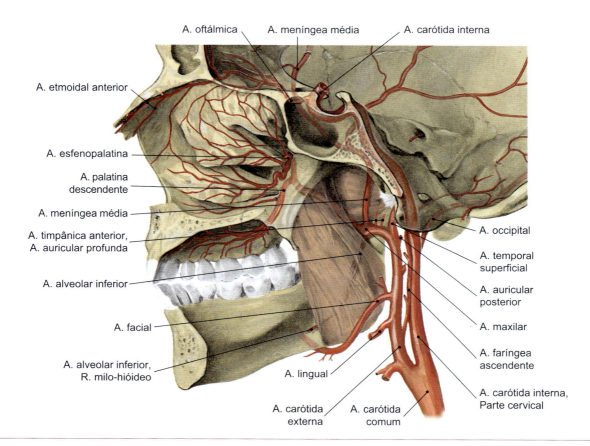

Figura 6.10 Vista medial dos ramos da artéria carótida externa e da artéria maxilar.

Artéria auricular profunda e artéria timpânica anterior

São dois pequenos ramos que se dirigem superiormente para irrigar parte da ATM e a membrana do tímpano.

Artéria meníngea média

Tem trajeto ascendente entre o ligamento esfenomandibular e o músculo pterigóideo lateral, repousando sobre o músculo tensor do véu palatino. Passa entre as duas raízes do nervo auriculotemporal (V_3) e atrás do nervo mandibular. É o único ramo da ACE que entra no crânio (pelo forame espinhoso) para irrigar a dura-máter. Dentro do crânio, ela se distribui pela face lateral da dura-máter, marcando seu trajeto na face interna da calota craniana (sulco da artéria meníngea média). A artéria meníngea média, portanto, irriga estruturas intracranianas, o que constitui uma exceção à regra pela qual os ramos da ACE irrigam somente estruturas extracranianas (Figura 6.11).

Hematoma extradural

Como mencionado no Capítulo 1, *Osteologia da Cabeça e do Pescoço*, traumatismos na região do ptério são perigosos, pois podem causar fraturas que rompem a dura-máter e a artéria meníngea média, provocando um hematoma extradural. Este, se não identificado, irá deslocar gradualmente o encéfalo inferiormente para o forame magno, levando à compressão do bulbo, com consequente parada cardiorrespiratória. Em traumatismos nesta região, torna-se necessário deixar o paciente em observação neurológica por, pelo menos, 24 horas.

Ramo meníngeo acessório

Pode estar presente e alcança a fossa média do crânio através do forame oval.

Artéria alveolar inferior

Tem o trajeto descendente, atravessa o espaço pterigomandibular, para alcançar forame e canal mandibulares. Ela é acompanhada pelo nervo alveolar inferior (V_3), à sua frente. Ambos penetram na mandíbula pelo forame mandibular, antes porém de penetrar no forame, a artéria alveolar inferior emite um pequeno ramo:

- *Ramo milo-hióideo*: dirige-se inferior e anteriormente, passa no sulco milo-hióideo para alcançar e irrigar o músculo de mesmo nome.

Penetrando no forame mandibular, a artéria alveolar inferior percorre todo o canal mandibular, emitindo os ramos a seguir:

- *Ramos pulpares*: alcançam a polpa dos dentes molares e pré-molares através dos forames apicais das raízes destes
- *Ramos ósseos*: irrigam os alvéolos, o osso trabecular da mandíbula e o periodonto dos molares e pré-molares
- *Ramos gengivais*: perfuram a lâmina óssea vestibular e irrigam a gengiva.

Ao nível do forame mentual, a artéria alveolar inferior divide-se em artéria mentual e artéria incisiva:

- *Artéria mentual*: emerge pelo canal e pelo forame de mesmo nome e irriga a pele e a mucosa do lábio inferior, onde se anastomosa com os ramos da artéria facial (artéria labial inferior)
- *Artéria incisiva*: considerada continuidade da artéria alveolar inferior, destina-se a irrigar dentes caninos e incisivos, tecido ósseo e mucosa gengival adjacente. Anastomosa-se com a contralateral na linha mediana.

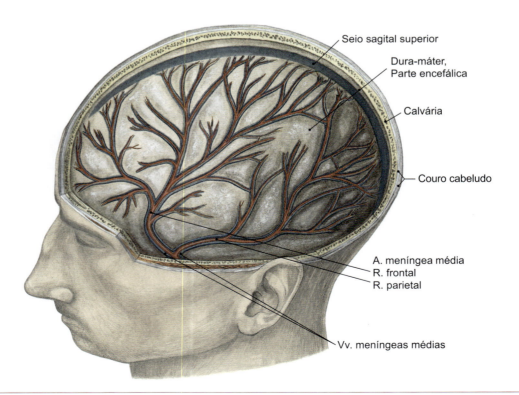

Figura 6.11 Trajeto intracraniano da artéria meníngea média, após entrar no crânio pelo forame espinhoso.

SEGUNDA PARTE OU PARTE PTERIGÓIDEA DA ARTÉRIA MAXILAR

É a continuidade da artéria quando se dirige anteriormente sob o músculo temporal. Ela tem relação variável com o músculo pterigóideo lateral, e que por isso dá o nome a esta parte. Localiza-se ora superficial, ora profundamente ao feixe inferior do músculo pterigóideo lateral (ver Figura 6.10). Se superficialmente, fica entre os músculos temporal e pterigóideo lateral; se profundamente, entre o músculo pterigóideo lateral e os ramos do nervo mandibular. Esta parte da artéria maxilar irriga os músculos da mastigação, a bochecha e o músculo bucinador.

A parte pterigóidea da artéria maxilar apresenta os ramos descritos a seguir:

Artérias temporais profundas anterior e posterior

Alcançam o músculo temporal por sua face profunda, irrigando-o.

Artérias pterigóideas

Irrigam os músculos pterigóideos lateral e medial, podendo haver mais de um ramo para cada músculo.

Artéria massetérica

Tem trajeto para a lateral e atravessa a incisura da mandíbula, alcançando a face profunda do músculo masseter, o qual irriga.

Artéria bucal

Dirige-se anteriormente para baixo e lateralmente, de início sobre a superfície lateral do músculo pterigóideo lateral. Alcança, então, a face lateral do músculo bucinador, o qual irriga. Anastomosa-se com os ramos da artéria facial.

TERCEIRA PARTE OU PARTE PTERIGOPALATINA DA ARTÉRIA MAXILAR

Esta é a última parte da artéria maxilar, que se destina à irrigação da maxila, dos dentes superiores, do palato, de parte da órbita, da cavidade nasal, de alguns seios paranasais e da nasofaringe (Figura 6.12) e seus ramos estão descritos adiante.

Artéria alveolar superior posterior

Dirige-se para baixo sobre a tuberosidade da maxila, onde penetra através dos forames alveolares. A artéria percorre canalículos ósseos na parede posterior e vestibular da maxila, emitindo ramos que se destinam a irrigar raízes (*ramos pulpares*), alvéolo e periodonto (*ramos ósseos*) e gengiva vestibular (*ramos gengivais*) da região dos molares e pré-molares superiores. Existem, ainda, ramos para a porção posterior e o assoalho do seio maxilar.

Artéria infraorbital

Origina-se na fossa pterigopalatina e, por meio da fissura orbital inferior, penetra na órbita. Corre ao longo do sulco e canal

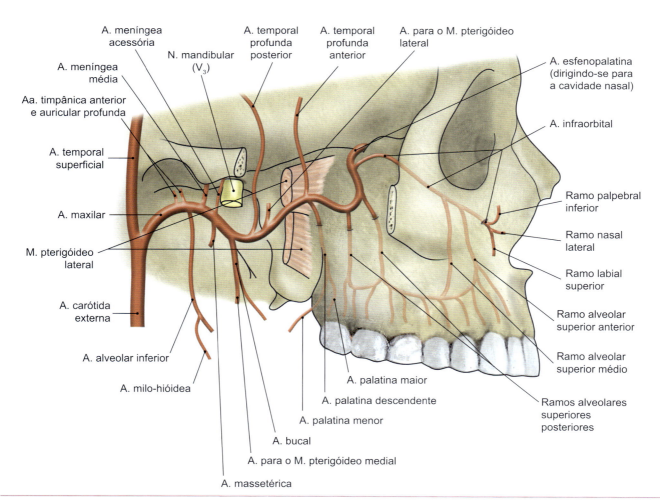

Figura 6.12 Esquema da artéria maxilar e seus ramos, destacando os ramos da terceira parte.

infraorbital, acompanhando o nervo de mesmo nome. Emerge na face pelo forame infraorbital, onde termina. Seus ramos destinam-se à irrigação de órbita, dentes anteriores, tecido ósseo da maxila, tecido mole e gengiva vestibular adjacentes, pálpebra inferior, asa do nariz e lábio superior.

Os principais ramos da artéria infraorbital são:

- *Ramo orbital*: destina-se à irrigação da glândula lacrimal, dos músculos inferiores do olho, da pálpebra inferior e do periósteo da órbita
- *Ramos alveolares superiores anterior e médio*: percorrem canalículos ósseos na parede anterior da maxila e destinam-se a irrigar raízes (*ramos pulpares*), alvéolo e periodonto (*ramos ósseos*) e gengiva vestibular (*ramos gengivais*) da região dos caninos e incisivos superiores. Existem, também, ramos para a porção anterior e o assoalho do seio maxilar. O ramo alveolar superior médio pode estar ausente
- *Ramos terminais*: palpebral inferior, nasal lateral, labial superior, irrigando essas regiões da face.

Artéria palatina descendente

Tem trajeto e dá origem às artérias palatina maior e palatina menor (Figura 6.13):

- *Artéria palatina maior*: surge na cavidade oral pelo forame de mesmo nome e dirige-se anteriormente, entre o palato e o processo alveolar, sob a mucosa palatina. Irriga mucosa, gengiva, glândulas e tecido ósseo do palato. Anteriormente, anastomosa-se com a artéria nasopalatina
- *Artéria palatina menor*: surge na cavidade oral através do forame de mesmo nome e dirige-se posteriormente ao palato mole. Irriga a mucosa do palato mole (véu palatino) e as tonsilas palatinas (amígdalas).

Enxertos de gengiva ou de conjuntivo obtidos do palato

A artéria palatina maior pode ser lesada nas cirurgias para a obtenção de enxertos gengivais livres ou enxertos de conjuntivo. Tais enxertos são obtidos da região posterior do palato, próximo aos dentes posteriores, e devem ser superficiais o suficiente para não lesar a artéria, que é mais profunda, perto do periósteo da maxila.

Artéria do canal pterigóideo

É um pequeno ramo que pode originar-se de uma das palatinas. Dirige-se posteriormente pelo canal pterigóideo para irrigar parte da nasofaringe e da tuba auditiva.

Ramo faríngeo

Dirige-se para trás por um pequeno canal ósseo e distribui-se à mucosa da parte superoposterior da cavidade nasal (cóanos) e da nasofaringe.

Artéria esfenopalatina

É considerada o ramo terminal da artéria maxilar, pois esta apenas muda de nome ao atravessar o forame esfenopalatino e penetrar na cavidade nasal (Figura 6.14). Desse modo, a artéria maxilar passa a denominar-se esfenopalatina e divide-se em:

- *Artérias nasais posteriores laterais*: destinam-se à irrigação da parede lateral da cavidade nasal, da mucosa dos seios esfenoidais, das células etmoidais e da parede medial do seio maxilar

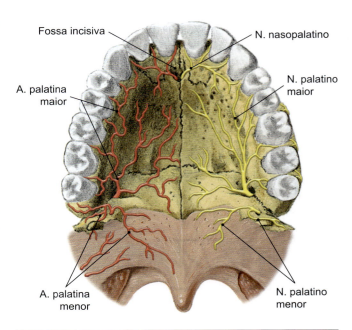

Figura 6.13 A artéria palatina descendente alcança a cavidade oral dividindo-se em palatina maior e palatina menor.

- *Ramo septal ou artéria nasopalatina*: irriga o septo nasal, sobretudo sua parte posteroinferior. Dirige-se sob a mucosa do septo para baixo e para frente em companhia do nervo nasopalatino (V_2), penetra no canal incisivo, alcançando a região anterior do palato e irrigando parte da mucosa deste. Ela anastomosa-se com os ramos da *artéria palatina maior*.

Epistaxe

Os sangramentos nasais (epistaxes) são muito comuns, causados por crises hipertensivas ou traumatismos nasais, em geral. A área onde esses sangramentos ocorrem com frequência é conhecida como zona de Kiesselbach, que representa a anastomose dos ramos septal da artéria labial superior (artéria facial) com a artéria nasopalatina (ramo septal).

Resumo da irrigação da face

Em princípio, a ACE irriga estruturas extracranianas como a face. Já a ACI irriga as estruturas intracranianas. Contudo, a face recebe um suprimento sanguíneo proveniente tanto da ACE quanto da ACI (em menor parte). Os ramos terminais da ACE e da ACI anastomosam-se em diversas áreas da face (Figuras 6.15 e 6.16).

Ramos da artéria carótida externa para a face

A artéria carótida externa irriga a maior parte da face, por meio dos ramos apresentados a seguir.

Artéria facial

A artéria facial, principal tronco arterial da face, origina-se do contorno anterior da ACE. Seus ramos irrigam parte do pescoço e a face e estão descritos a seguir:

Capítulo 6 • Artérias da Cabeça e do Pescoço 113

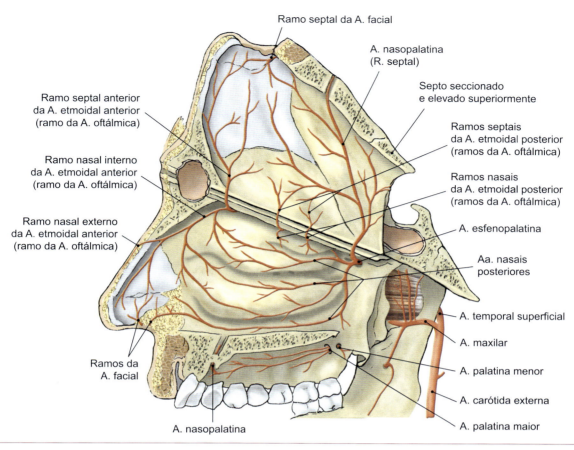

Figura 6.14 Artéria esfenopalatina irrigando a cavidade nasal após alcançá-la pelo forame esfenopalatino. O septo nasal foi seccionado e elevado superiormente, evidenciando os vasos que passam por este. Notam-se os ramos da artéria oftálmica que contribuem para irrigar a região anterossuperior da cavidade nasal.

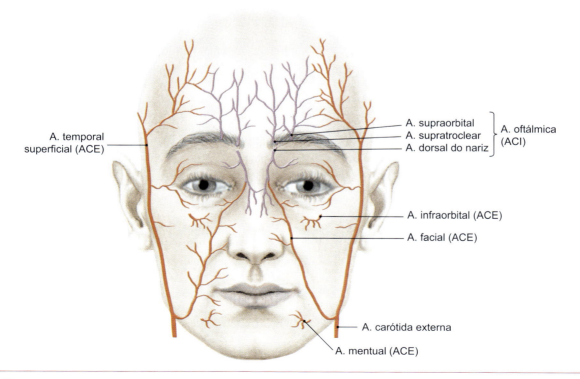

Figura 6.15 Resumo da irrigação da face. Nota-se que a ACI, por meio de ramos da artéria oftálmica, irriga a parte central da face em torno do nariz e da fronte.

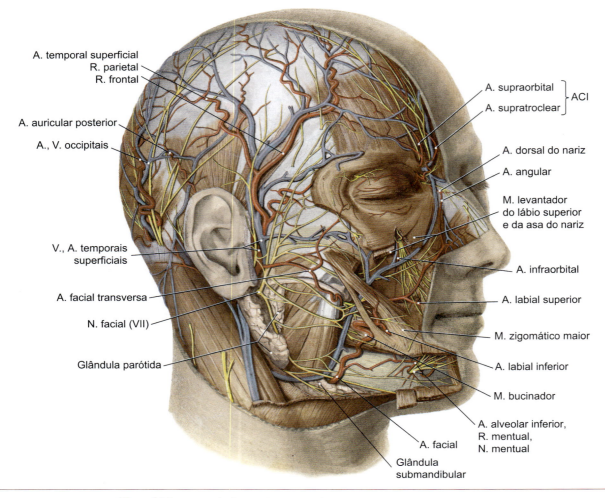

Figura 6.16 Artérias da face e do couro cabeludo com relações anatômicas.

- *Artéria submentual*: irriga as regiões submandibular e submentual
- *Artéria labial inferior*: irriga o lábio inferior e anastomosa-se com a contralateral
- *Artéria labial superior*: irriga o lábio superior e anastomosa-se com a contralateral. Pode também se anastomosar com a artéria nasopalatina
- *Ramo nasal lateral*: irriga o dorso e a asa do nariz
- *Artéria angular*: irriga os músculos e estruturas próximas ao ângulo medial do olho. Anastomosa-se com os ramos da artéria oftálmica, estabelecendo comunicação entre a ACE e a ACI.

Artéria temporal superficial

Dos ramos terminais da ACE, é o menor deles, sendo o outro, maior, a artéria maxilar. Seus ramos para a face são:

- *Artéria transversa da face*: irriga parte da glândula parótida e seu ducto, parte do músculo masseter e a pele da região
- *Ramo frontal*: irriga a região mais lateral da fronte e a parte anterior da região temporal.

Artéria maxilar

É o maior dos ramos terminais da ACE. Ela irriga estruturas profundas da face, e seus ramos terminais chegam a irrigar a pele.

- *Artéria mentual*: é um ramo da artéria alveolar inferior (primeira parte da artéria maxilar) que deixa o canal mandibular pelo forame mentual e irriga a região mentual e parte do lábio inferior
- *Artéria infraorbital*: é um dos ramos terminais da terceira parte da artéria maxilar que percorre o assoalho da órbita e emerge na face pelo forame infraorbital, para irrigar partes da pálpebra inferior, do lábio superior e do nariz.

Ramos da artéria carótida interna para a face

Artéria oftálmica

A artéria oftálmica é um dos ramos da ACI que se dirige para o interior da órbita, irrigando todo o conteúdo desta. Contudo, apresenta ramos terminais que contribuem para a irrigação da face. São eles.

- *Artéria supraorbital*: irriga a pálpebra superior e a região da fronte e couro cabeludo até o vértice
- *Artéria supratroclear*: irriga a parte medial da fronte e do couro cabeludo
- *Artéria dorsal do nariz*: deixa a órbita acima do ligamento palpebral medial. Irriga a raiz do nariz e o saco lacrimal e anastomosa-se com os ramos da artéria facial (anastomose entre ACE e ACI).

CAPÍTULO 7

Drenagem Venosa e Linfática da Cabeça e do Pescoço

Edmundo Pereira Rodrigues • Lucilia Maria de Souza Teixeira • Peter Reher

Drenagem venosa

Introdução

A drenagem venosa da cabeça e do pescoço é realizada por numerosas veias que acabam por confluir nas *veias jugulares* e estas entram na formação das *veias cavas* que retornam com o sangue venoso para o coração.

Em nível tecidual, a drenagem venosa é feita por *vasos capilares* microscópicos que recolhem os líquidos resultantes das trocas metabólicas. Estes capilares reúnem-se para formar *vênulas* e estas, por sua vez, fundem-se sucessivamente para formar *veias* que se dirigem ao coração. Assim, veias são vasos aferentes ao coração, responsáveis pelo retorno do sangue dos tecidos para o coração.

As veias menores que desembocam em veias maiores são denominadas *veias tributárias*, as quais podem ser *veias superficiais* ou *veias profundas*, de acordo com sua relação com a fáscia corpórea. Quando localizadas profundamente, as veias acompanham o trajeto das artérias e são denominadas *veias satélites* e têm geralmente o mesmo nome das artérias. As veias são mais numerosas do que as artérias, apresentando muitas variações anatômicas e inúmeras anastomoses. Descreveremos neste capítulo apenas a variação mais comum de formação das veias.

Veias da cabeça

Diversas veias drenam o sangue da cabeça. A drenagem venosa intracraniana é feita, sobretudo, pelos *seios venosos da dura-máter*, e a drenagem extracraniana é realizada essencialmente pelos sistemas da *veia facial* e da *veia retromandibular*.

Seios venosos da dura-máter

Os *seios venosos da dura-máter* (Figura 7.1) são espaços existentes entre os dois folhetos da dura-máter craniana. São revestidos por endotélio e, em sua maioria, estão dispostos nas inserções das pregas da dura-máter. Estes seios recebem as veias que drenam o encéfalo. Existem diversos seios, localizados tanto na base do crânio quanto na calvária do crânio.

Os seios localizados na base do crânio são: *cavernoso, intercavernoso, basilar, petroso superior, petroso inferior* e *esfenoparietal*.

Os seios localizados na calvária do crânio são: *sagital superior, sagital inferior, reto, transverso, occipital* e *sigmóideo*. Foge aos objetivos deste livro detalhar a anatomia desses seios.

TRIBUTÁRIAS DOS SEIOS VENOSOS DA DURA-MÁTER

As veias provenientes do encéfalo e do bulbo ocular são as tributárias dos seios venosos da dura-máter.

DRENAGEM DOS SEIOS VENOSOS DA DURA-MÁTER

Os seios venosos da calvária do crânio juntam-se na *confluência dos seios*, de onde se continuam no *seio transverso* e no *seio sigmóideo*. Os seios da base do crânio também drenam para o *seio sigmóideo*. Finalmente, o seio sigmóideo termina atravessando o forame jugular, de maneira a formar a *veia jugular interna* (descrita adiante, nas veias do pescoço).

Veia facial

A *veia facial* constitui a principal rede de drenagem da face, da órbita e da fronte. Ela se inicia na região do ângulo medial do olho, tendo o trajeto descendente na face. Ela é paralela e posterior à *artéria facial* e termina no pescoço de maneira variada (Figura 7.2).

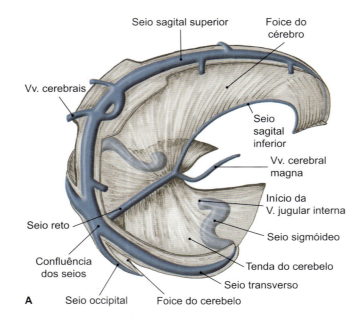
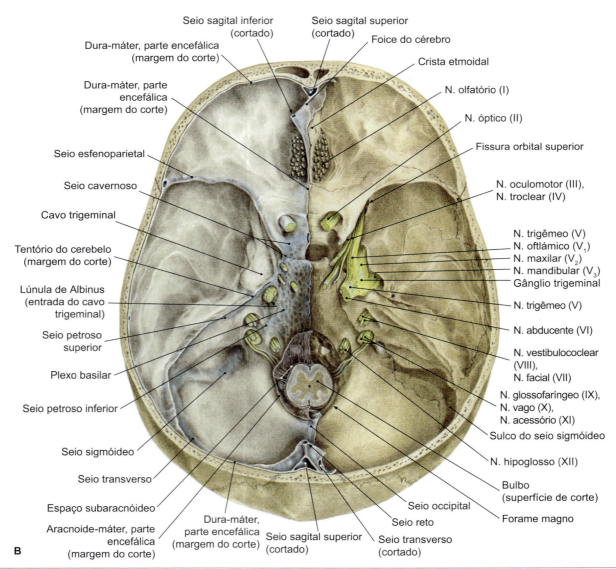

Figura 7.1 Seios venosos da dura-máter: seios da calvária do crânio (**A**) e seios da base do crânio, marcando também os nervos cranianos (**B**).

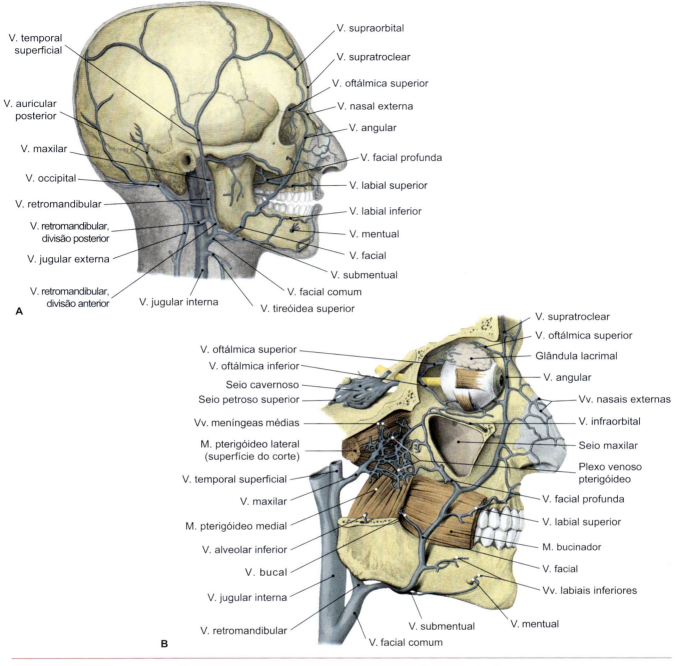

Figura 7.2 Veias da cabeça em planos superficial (**A**) e profundo (**B**)

TRIBUTÁRIAS DA VEIA FACIAL

A veia facial inicia-se próximo ao canto medial da órbita, pela união das veias *supraorbital* (mais lateral) e *supratroclear* (mais medial), que fazem a drenagem da região frontal do couro cabeludo. A *veia oftálmica superior* também pode contribuir nesta formação, drenando sangue da órbita. A veia facial, nesta região denominada ângulo medial da órbita, é chamada de *veia angular*.

A veia facial recebe duas tributárias da órbita, a *veia oftálmica superior* e a *veia infraorbital* (ver boxe a seguir Anastomoses do seio cavernoso). Na bochecha, a veia facial recebe a *veia facial profunda* originada do *plexo venoso pterigóideo*. Este plexo é formado por uma rede de veias que se anastomosam ao fazerem a drenagem da fossa infratemporal. A veia facial recebe outras tributárias, que são satélites dos ramos da artéria facial, como as veias labiais, por exemplo.

DRENAGEM DA VEIA FACIAL

Abaixo da margem inferior da mandíbula, a veia facial frequentemente se une com a *divisão anterior da veia retromandibular*, formando a *veia facial comum* que desemboca na *veia jugular interna* (Figura 7.2).

Veia retromandibular

A *veia retromandibular* constitui a principal rede de drenagem das regiões temporal e infratemporal e das regiões profundas da face, inclusive as cavidades nasal e oral. Ela se inicia atrás do colo da mandíbula no interior da glândula parótida, acompanha a *artéria carótida externa* e termina no pescoço. A veia retromandibular frequentemente apresenta uma *divisão anterior* e uma *divisão posterior* (Figura 7.2).

TRIBUTÁRIAS DA VEIA RETROMANDIBULAR

A veia retromandibular é formada pela união da *veia temporal superficial*, que drena sangue da região temporal, e de uma ou duas *veias maxilares*, originadas do *plexo venoso pterigóideo*.

Plexo venoso pterigóideo

O plexo venoso pterigóideo é um entrelaçamento de veias disposto na fossa infratemporal que recebe tributárias de várias regiões profundas da cabeça. Localiza-se entre o músculo temporal, lateralmente, e o músculo pterigóideo lateral, medialmente. Pode estar também entre os músculos pterigóideo medial e lateral.

O plexo venoso pterigóideo pode ser considerado análogo à artéria maxilar e seus ramos. Portanto ele recebe *várias tributárias* de territórios irrigados pela artéria maxilar, originadas das cavidades nasal, oral e craniana e dos músculos da mastigação, assim denominadas:

- *Veias esfenopalatinas*: drenam a parte posterior da cavidade nasal e parte do palato
- *Veias meníngeas médias*: drenam a dura-máter; estas veias vêm do crânio pelo forame espinhoso
- *Veias emissárias esfenoidais*: comunicam-se com o seio cavernoso (ver boxe a seguir)
- *Veias articulares*: originadas da ATM
- *Veias auriculares*: originadas da orelha interna
- *Veia transversa da face*: drena o sangue da parte posterior da bochecha e da glândula parótida
- *Veias alveolares inferiores*: originadas dos dentes inferiores e da mandíbula
- *Veias alveolares superiores posteriores*: originadas dos dentes superiores posteriores e da maxila
- *Veias musculares*: originadas dos músculos da mastigação.

Estas veias unem-se e entrelaçam-se em torno da artéria maxilar formando, próximo ao côndilo da mandíbula, geralmente duas *veias maxilares*. Estas se unem à *veia temporal superficial* para formar a *veia retromandibular* (ver Figura 7.2).

Anastomoses do seio cavernoso | Trombose do seio cavernoso

As veias da face estabelecem comunicações clinicamente importantes com o seio cavernoso, que é um dos seios venosos da dura-máter na base do crânio. Há comunicações do seio cavernoso: (1) com a *veia facial*, por meio da *veia oftálmica superior* e da *veia infraorbital*; e (2) com o *plexo venoso pterigóideo*, através das *veias emissárias esfenoidais*.

As infecções originadas nas regiões drenadas por essas veias, sobretudo as regiões periorbital, nasal e do lábio superior, por exemplo, podem propagar-se através das veias e alcançar o seio cavernoso, causando um quadro denominado trombose (tromboflebite) do seio cavernoso. A trombose do seio cavernoso é um quadro raro, mas grave, em função das nobres estruturas banhadas pelo seio cavernoso, como a artéria carótida interna e os nervos oculomotor (III), troclear (IV), oftálmico (V_1) e abducente (VI), além de suas relações importantes com as estruturas encefálicas da fossa média do crânio. Atualmente, a trombose do seio cavernoso tem sido uma ocorrência cada vez mais rara, devido à utilização de potentes antibióticos.

DRENAGEM DA VEIA RETROMANDIBULAR

A veia retromandibular desce atrás da mandíbula, dentro da glândula parótida, acompanhada pela artéria carótida externa. Próximo à sua drenagem, geralmente apresenta uma *divisão anterior* e uma *divisão posterior*. A divisão anterior da retromandibular une-se à *veia facial*, formando a *veia facial comum* que drena, finalmente, na *veia jugular interna*. A divisão posterior da retromandibular recebe a *veia auricular posterior* que drena sangue da região posterior à orelha para formar a *veia jugular externa*.

Veias do pescoço

A drenagem venosa do pescoço é feita de maneira semelhante à descrita para a cabeça. Também varia muito, e as veias estão dispostas em veias superficiais e veias profundas. As veias superficiais são as *veias jugulares anteriores* e as *veias jugulares externas*. As veias profundas são as *veias jugulares internas*.

Veia jugular anterior

A veia jugular anterior é uma veia mais inconstante e delgada do que as outras veias jugulares, localizada anteriormente no pescoço (Figura 7.3).

TRIBUTÁRIAS DA VEIA JUGULAR ANTERIOR

A veia jugular anterior origina-se na confluência de *veias submentuais* localizadas na região de mesmo nome. Ela desce na tela subcutânea entre a linha média e a margem anterior do músculo esternocleidomastóideo e pode estar unida com a veia jugular anterior do lado oposto pelo *arco venoso jugular*, localizado na região do espaço supraesternal.

DRENAGEM DA VEIA JUGULAR ANTERIOR

Inferiormente, na raiz do pescoço, ela perfura a fáscia cervical e passa sob o músculo esternocleidomastóideo para terminar na *veia jugular externa* ou na *veia subclávia*.

Veia jugular externa

A *veia jugular externa* drena a região lateral da face e o couro cabeludo, sendo formada logo abaixo, ou ocasionalmente dentro da glândula parótida. No seu trajeto descendente no pescoço, localiza-se externamente (daí seu nome) ao músculo esternocleidomastóideo, cruza-o de anterior para posterior e é coberta, em parte, pelo músculo platisma (ver Figuras 7.3 e 7.4).

TRIBUTÁRIAS DA VEIA JUGULAR EXTERNA

As veias tributárias são frequentemente a *veia auricular posterior*, que se junta com a *divisão posterior da veia retromandibular* para formar a *veia jugular externa* (ver Figura 7.2). Essa formação, no entanto, varia muito. Esta é a variação mais frequente.

DRENAGEM DA VEIA JUGULAR EXTERNA

Inferiormente, a veia jugular externa perfura a fáscia cervical no trígono posterior do pescoço e termina desembocando na *veia subclávia* ou, às vezes, na *veia jugular interna*.

Veia jugular interna

A *veia jugular interna* é a maior veia da cabeça e do pescoço. Localiza-se em um plano mais profundo, internamente (daí

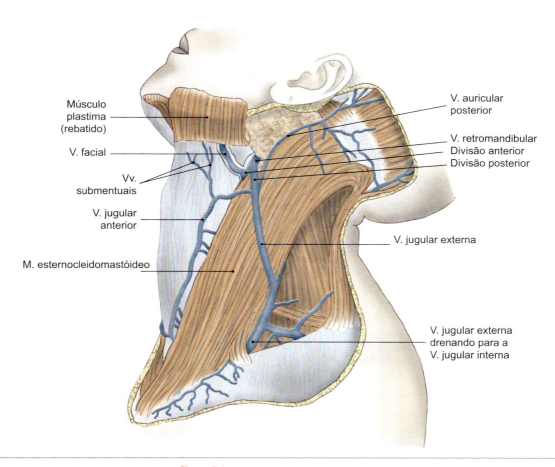

Figura 7.3 Veias superficiais do pescoço.

seu nome) ao músculo esternocleidomastóideo. Ela drena o encéfalo, a região anterior da face e as estruturas profundas do pescoço.

TRIBUTÁRIAS DA VEIA JUGULAR INTERNA

A veia jugular interna origina-se na base do crânio, a partir do *forame jugular*, onde é uma continuação do *seio sigmóideo*. Tem, então, um trajeto descendente sob o músculo esternocleidomastóideo, localizando-se na *bainha carótica*, onde é acompanhada pelas artérias carótidas comum e interna e pelo nervo vago (X).

Durante seu trajeto cervical, ela recebe outras tributárias, destacando-se a *veia occipital*, as *veias faríngeas*, a *veia facial* (ou *facial comum*), a *veia lingual*, as *veias laríngeas*, as veias *tireóideas superior* e *média*, a *veia jugular anterior* e a *veia jugular externa* (Figuras 7.4 e 7.5).

Inferiormente, próximo à junção das jugulares internas com as subclávias (regiões denominadas ângulos venosos), ocorre o retorno da drenagem linfática, por meio do *ducto linfático direito* (lado direito) e do *ducto torácico* (lado esquerdo).

DRENAGEM DA VEIA JUGULAR INTERNA

A veia jugular interna termina inferiormente atrás da extremidade medial da clavícula, unindo-se com a *veia subclávia*, para formar a *veia braquiocefálica* (Figura 7.6).

As veias braquiocefálicas direita (mais curta) e esquerda (mais longa) unem-se formando a *veia cava superior*, que desemboca no átrio direito do coração.

Drenagem linfática
Introdução

O *sistema linfático* constitui uma vasta rede de vasos de paredes finas que absorvem e drenam o excesso de líquido tecidual (*linfa*) e das proteínas plasmáticas que extravasam da corrente sanguínea. Diariamente, até 3 litros de líquido não são reabsorvidos pelos capilares sanguíneos. Possibilita, ainda, a remoção de resíduos formados na decomposição celular e de infecções, funcionando como um sistema de defesa do corpo. Na cavidade abdominal, os vasos linfáticos transportam os lipídios e as vitaminas lipossolúveis do tubo digestório, além de iniciar as respostas imunes dirigidas aos microrganismos específicos ou células anormais. Os principais componentes do sistema linfático são os *plexos linfáticos*, os *vasos linfáticos*, os *linfonodos* e o *tecido linfoide*.

Componentes do sistema linfático
Plexos linfáticos

Os *plexos linfáticos* são redes de *capilares linfáticos* que começam como capilares fechados em uma das suas extremidades, localizadas nos espaços intercelulares. Como são formados por um endotélio muito fino, possibilitam a entrada não apenas de linfa, mas também de grandes moléculas, bactérias, resíduos celulares e, até mesmo, células inteiras, como os linfócitos.

Vasos linfáticos

Os capilares linfáticos unem-se para formar *vasos linfáticos*, existentes em quase todo o corpo. Eles apresentam paredes finas com

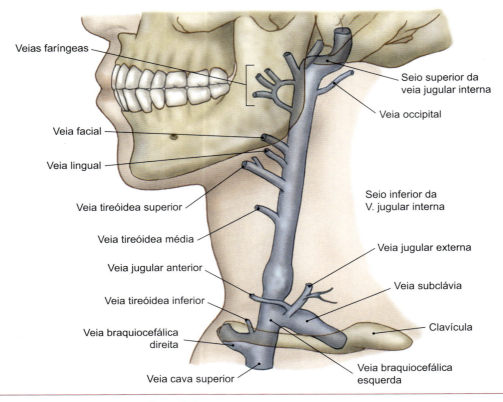

Figura 7.4 Esquema da veia jugular interna.

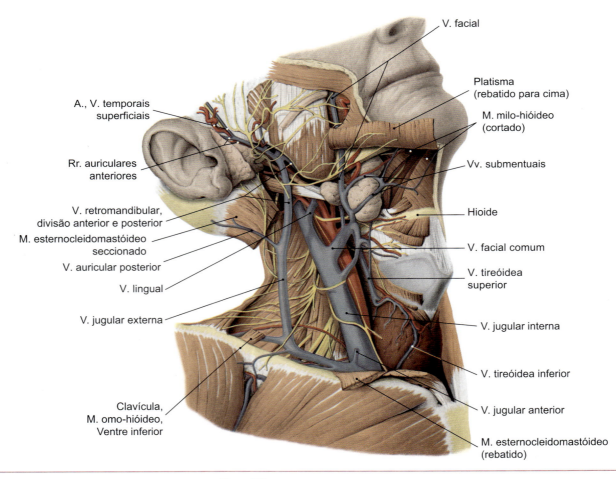

Figura 7.5 Veias profundas do pescoço.

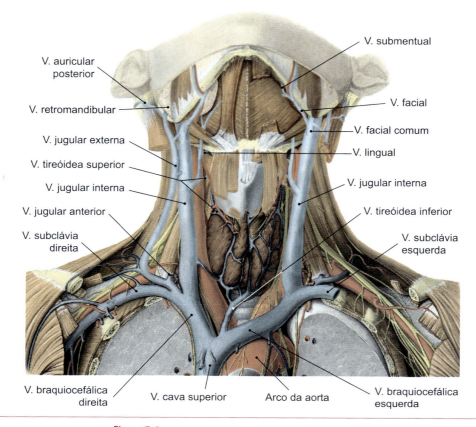

Figura 7.6 Drenagem terminal das veias do pescoço.

válvulas linfáticas abundantes. Os vasos linfáticos superficiais são mais numerosos que as veias subcutâneas e anastomosam-se livremente, seguindo o trajeto das veias. Tais vasos drenam para os vasos linfáticos profundos, que na cabeça e no pescoço localizam-se, sobretudo, em torno da *veia jugular interna*.

Linfonodos
Os *linfonodos* são pequenas massas de tecido linfoide situadas ao longo do trajeto dos vasos linfáticos, nos quais a linfa é filtrada em seu trajeto até o sistema venoso.

Tecido linfoide
São os locais que produzem os linfócitos (paredes do tubo digestório, baço, timo e linfonodos) e o tecido mieloide (medula óssea vermelha).

 Propagação de infecções pelo sistema linfático oral

Bactérias podem propagar-se pelos capilares linfáticos, tendendo a causar o aumento do volume dos linfonodos associados àquela região.

Drenagem linfática superficial
Inicialmente, a linfa da cabeça drena para um grupo de linfonodos superficiais que formam, em conjunto, o *colar linfático pericervical*, na junção entre a cabeça e o pescoço. Destacam-se os linfonodos *submentuais*, *submandibulares*, *pré-* e *pós-auriculares* e *occipitais* (Figura 7.7). Por sua vez, eles drenam para os *linfonodos cervicais profundos* direta ou indiretamente, passando por um ou mais grupos de linfonodos.

 Metástases de tumores malignos

Células tumorais podem percorrer a corrente linfática e atingir outras regiões (disseminação linfogênica) ou linfonodos relacionados com a área tumoral. Por isso, destaca-se a necessidade de se palpar cuidadosamente os diversos grupos de linfonodos da cabeça e do pescoço durante o exame clínico do paciente, bem como conhecer para quais linfonodos drena a linfa de uma determinada região. Pode-se, assim, por exemplo, identificar um tumor primário a partir da palpação de um linfonodo já metastático.

Os linfonodos, quando hipertrofiados, levantam a hipótese de diagnóstico de metástase tumoral. Assim, poderão ser examinados para um diagnóstico histopatológico por meio de uma biopsia por punção aspirativa celular ou por excisão cirúrgica.

Linfonodos submentuais
Estes linfonodos recebem a linfa da parte medial do lábio inferior, do mento, dos dentes anteriores inferiores e da região anterior do assoalho da boca. Localizam-se na região submentual, ao longo da margem inferior da mandíbula. Após passar por estes linfonodos, a linfa dirige-se posteriormente para alcançar os *linfonodos submandibulares*.

Linfonodos submandibulares
A linfa originada de bochecha, nariz, seios paranasais, lábio superior, regiões laterais do lábio inferior, glândulas submandibulares e sublinguais, maxila, região posterior da mandíbula e assoalho da boca é coletada em pequenos linfonodos ao longo da veia facial, que drenam para os *linfonodos submandibulares*. Os vasos linfáticos dos dentes e das gengivas superiores e

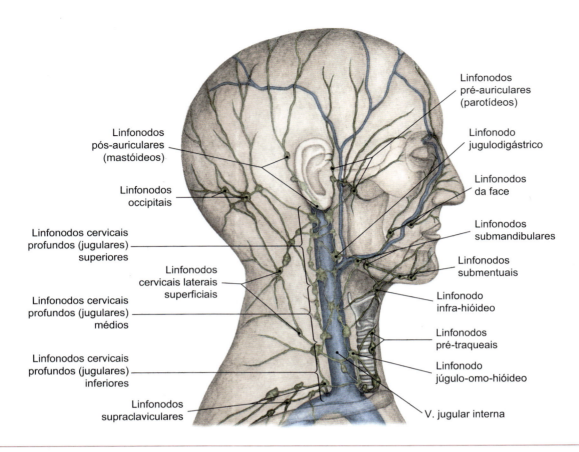

Figura 7.7 Linfonodos da cabeça e do pescoço.

inferiores também seguem para tais linfonodos. Os linfonodos submandibulares estão localizados ao longo da margem inferior do corpo da mandíbula. Após passar por eles, a linfa dirige-se para os *linfonodos cervicais superiores* (profundos).

Linfonodos pré-auriculares (parotídeos superficiais)

A linfa da pele de região temporal, parte lateral da face e pálpebras, parte posterior da bochecha, orelha externa e glândula parótida é drenada para os *linfonodos pré-auriculares* (parotídeos superficiais). Estes se localizam superficialmente em torno da glândula parótida e anteriormente ao pavilhão auricular.

Linfonodos pós-auriculares (retroauriculares ou mastóideos)

A região posterior ao pavilhão da orelha e grande parte do couro cabeludo adjacente são drenadas para os *linfonodos pós-auriculares*. Os linfonodos pré- e pós-auriculares drenam para os *linfonodos cervicais superiores* (profundos).

Linfonodos occipitais

Drenam a linfa da região posterior do couro cabeludo. Localizam-se na região occipital e drenam para os linfonodos jugulares superiores (ou linfonodos do trígono posterior do pescoço).

Drenagem linfática profunda

A drenagem linfática da cabeça e pescoço é feita para os *linfonodos cervicais (jugulares) profundos*, podendo ou não passar pela cadeia de *linfonodos cervicais superficiais*. Os linfonodos cervicais profundos integram vários grupos, dispostos ao longo da *veia jugular interna*, sendo também conhecidos como *linfonodos jugulares profundos* por essa razão (ver Figura 7.7).

Linfonodos cervicais profundos superiores

Recebem a linfa dos linfonodos do sistema superficial (submentuais, submandibulares etc.) e drenam, ainda, estruturas de cavidade oral, orofaringe, nasofaringe e região supraglótica da laringe.

Destaca-se um linfonodo volumoso denominado *linfonodo jugulodigástrico*, que recebe os vasos linfáticos do terço posterior da língua, da tonsila palatina e da orofaringe. Ele é facilmente palpável nas faringites e amigdalites e situa-se no ponto onde a margem anterior do esternocleidomastóideo cruza o músculo digástrico.

Linfonodos cervicais profundos médios

Localizam-se no terço médio do músculo esternocleidomastóideo e drenam a linfa de tireoide, laringe e parte cervical do esôfago.

Linfonodos cervicais profundos inferiores

Localizam-se ao nível do terço inferior do músculo esternocleidomastóideo acompanhando o nervo acessório e formam uma cadeia ao longo da veia jugular interna. Outros linfonodos cervicais profundos são os pré-laríngeos, os pré-traqueais, os paratraqueais e os retrofaríngeos. Destaca-se o *linfonodo júgulo-omo-hióideo*, no ponto em que o músculo omo-hióideo cruza o feixe vasculonervoso do pescoço (artéria carótida comum, veia jugular interna, nervo vago).

Drenagem linfática da língua | Metástases

A drenagem linfática da língua deve ser considerada e valorizada do ponto de vista anatomoclínico, pois os tumores de língua, por serem bem agressivos, podem ter metástases que atingem os linfonodos cervicais profundos:

- A linfa do terço posterior da língua drena para os linfonodos cervicais profundos superiores
- A linfa da parte medial dos dois terços anteriores drena diretamente para os linfonodos cervicais profundos inferiores
- A linfa das partes laterais dos dois terços anteriores drena para os linfonodos submandibulares
- O ápice da língua drena para os linfonodos submentuais.

Linfonodos do trígono posterior do pescoço

Recebem a linfa da região occipital e dos músculos do dorso do pescoço, da nasofaringe, da glândula tireoide, do esôfago, dos pulmões e das mamas.

Classificação clínica para a localização de linfonodos relacionados com tumores malignos

No tratamento dos tumores malignos da cabeça e do pescoço, frequentemente torna-se necessária a remoção cirúrgica de cadeias linfáticas. Do ponto de vista clínico/cirúrgico, podem-se dividir os linfonodos cervicais em cinco diferentes grupos ou níveis, de acordo com a classificação do Memorial Sloan-Kettering Cancer Center, de Nova York (Figura 7.8):

- Nível I: linfonodos superficiais, submandibulares e submentuais
- Nível II: linfonodos profundos localizados em torno do terço superior do músculo esternocleidomastóideo (linfonodos cervicais profundos superiores)
- Nível III: linfonodos profundos localizados em torno do terço médio do músculo esternocleidomastóideo (linfonodos cervicais profundos médios)
- Nível IV: linfonodos profundos localizados em torno do terço inferior do músculo esternocleidomastóideo, próximos à clavícula e ao esterno (linfonodos cervicais profundos inferiores)
- Nível V: linfonodos localizados no trígono posterior do pescoço.

Observa-se, na Figura 7.8, qual região da cabeça e pescoço irá drenar para cada um desses níveis. Esta classificação clínica é útil, pois define, na ordem de I a V, o quão agressiva a cirurgia será. Casos iniciais mais simples podem requerer apenas a remoção dos linfonodos de nível I. Em casos mais graves, os cinco níveis de linfonodos precisam ser removidos.

Retorno da linfa à circulação venosa

De maneira geral, os vasos linfáticos do pescoço confluem para os linfonodos jugulares profundos, formando de cada lado do pescoço um *tronco jugular*. Cada tronco recebe a linfa da cabeça e do pescoço e acompanha a veia jugular interna, dirigindo-se para formar inferiormente um ducto coletor. Próximo à junção da veia jugular interna com a veia subclávia, o tronco jugular esquerdo drena para o *ducto torácico*, e o tronco jugular direito drena para o *ducto linfático direito* (Figura 7.9).

Ducto torácico

O *ducto torácico* recebe a linfa do lado esquerdo da cabeça e do pescoço (*tronco jugular esquerdo*), do tórax (*tronco bronco-*

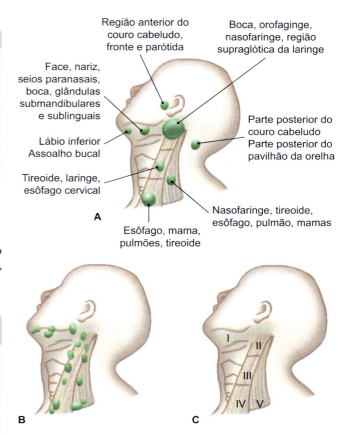

Figura 7.8 Níveis clínicos dos linfonodos do pescoço, segundo a classificação do Memorial Sloan-Kettering Cancer Center (Nova York). **A.** Regiões drenadas. **B.** Linfonodos. **C.** Níveis clínicos de I a V.

mediastinal), do membro superior esquerdo (*tronco subclávio*) e do restante do corpo abaixo das costelas. Geralmente, ele desemboca perto da união das veias jugular interna e subclávia esquerdas.

Ducto linfático direito

O *ducto linfático direito* drena a linfa do lado direito da cabeça e do pescoço (*tronco jugular direito*) e do membro superior direito (*tronco subclávio*). Ele é pequeno e também desemboca próximo às veias jugular interna e subclávia direitas.

Esvaziamento cervical radical

No tratamento de tumores da cabeça (boca, língua, glândulas salivares, ossos etc.), os cirurgiões de cabeça e pescoço costumam indicar cirurgias para remover os linfonodos nos níveis de I a V, conforme descrito no boxe anterior. Quando se indica a remoção dos linfonodos I a V, utiliza-se o termo "esvaziamento cervical radical" (Figura 7.10). A cirurgia consiste na remoção, em bloco, do músculo esternocleidomastóideo e da veia jugular interna. Por conseguinte, esta peça conterá os linfonodos da cadeia cervical profunda. Hoje, existem cirurgias menos agressivas, que podem preservar a veia jugular interna, o músculo esternocleidomastóideo e o nervo acessório (XI).

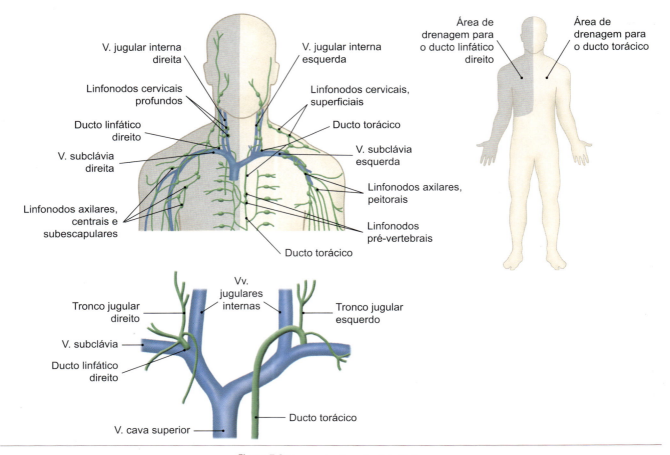

Figura 7.9 Drenagem terminal da linfa.

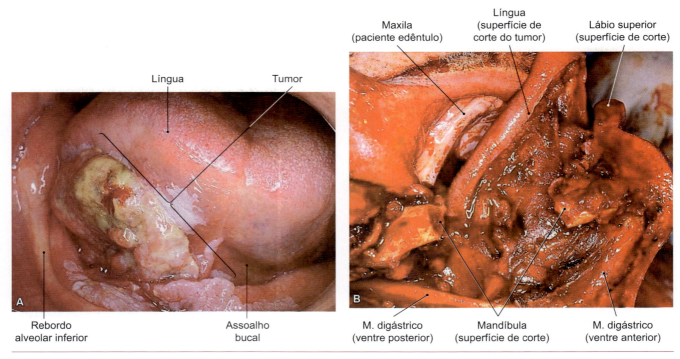

Figura 7.10 A. Aspecto clínico de um tumor maligno (carcinoma) de base de língua e assoalho da boca. **B.** O tratamento cirúrgico do tumor é extenso e inclui a ressecção do tumor, de parte da mandíbula e da cadeia de linfonodos dos grupos I a V, da veia jugular interna e do músculo esternocleidomastóideo. A figura mostra o leito cirúrgico após o esvaziamento dos linfonodos submentuais e submandibulares (nível I), com o músculo digástrico e seus dois ventres.

CAPÍTULO 8

Inervação Motora da Cabeça e do Pescoço

Peter Reher • Lucilia Maria de Souza Teixeira

Introdução

A inervação motora da cabeça e do pescoço é feita por meio de *nervos cranianos* e de *nervos espinais cervicais*. Os nervos cranianos podem ser apenas sensitivos ou motores, mas também mistos. Por este motivo, os nervos mistos serão citados tanto neste capítulo quanto no Capítulo 9, *Inervação Sensitiva da Cabeça e do Pescoço*.

Nervos cranianos

Classificação funcional das fibras dos nervos cranianos

Existem 12 pares de nervos cranianos envolvidos com a inervação da cabeça e do pescoço. Devido às funções diferenciadas de cada um deles, as fibras desses nervos podem ser classificadas de acordo com o tipo de informação por elas conduzido. Alguns nervos são puramente sensitivos com fibras aferentes. Outros são puramente motores com fibras eferentes. Já os nervos mistos têm os dois tipos de fibras. As *fibras aferentes* ligam-se a receptores periféricos e conduzem os estímulos destes ao sistema nervoso central. Por sua vez, as *fibras eferentes* conduzem estímulos do sistema nervoso para órgãos efetuadores, como os músculos e as glândulas.

Fibras aferentes

As *fibras aferentes* são subdivididas em somáticas e viscerais. As fibras *aferentes somáticas* são originadas em exteroceptores (na superfície, e relacionadas com dor, temperatura, tato e pressão) ou em proprioceptores (nos músculos e nas articulações, relacionados com percepção de posição e movimento).

As fibras *aferentes viscerais* conduzem impulsos originados nas vísceras.

No caso dos nervos cranianos, as fibras aferentes somáticas podem ser ainda subdivididas em *gerais* e *especiais*. As *fibras aferentes somáticas gerais* conduzem estímulos de dor, temperatura, tato e pressão da cabeça. As *fibras aferentes somáticas especiais* conduzem impulsos de visão, audição e equilíbrio.

Da mesma maneira, as fibras aferentes viscerais podem ser subdivididas em *gerais* e *especiais*. As *fibras aferentes viscerais gerais* levam impulsos originados em vísceras, por exemplo relacionados com dor visceral ou sensação de plenitude gástrica. Já as *fibras aferentes viscerais especiais* conduzem sensações de gustação e olfação.

Fibras eferentes

No caso das fibras eferentes, as *fibras eferentes somáticas* não se subdividem e vão inervar os músculos originados de miótomos. No entanto, as *fibras eferentes viscerais* podem ser subdivididas em *gerais* e *especiais*, conforme descrito nas fibras aferentes. As *fibras eferentes viscerais especiais* inervam músculos estriados esqueléticos originados dos arcos branquiais. Finalmente, as *fibras eferentes viscerais gerais* inervam músculos lisos, cardíaco e glândulas. O Quadro 8.1 fornece um resumo desta classificação.

Descrição resumida dos nervos cranianos

O Quadro 8.2 resume as principais funções dos 12 pares de nervos cranianos, descritos a seguir.

Nervo olfatório (I)

Sensitivo, é responsável pela condução de impulsos olfatórios da mucosa nasal ao cérebro.

QUADRO 8.1
Classificação funcional das fibras dos nervos cranianos.

Fibras aferentes	Somáticas	Gerais	Impulsos de dor e temperatura da cabeça
		Especiais	Impulsos visuais, auditivos e equilíbrio
	Viscerais	Gerais	Impulsos de dor originados de vísceras
		Especiais	Impulsos gustativos e olfatórios
Fibras eferentes	Somáticas		Musculatura estriada esquelética
	Viscerais	Gerais	Músculo liso, cardíaco e glândulas
		Especiais	Musculatura estriada esquelética de origem branquiomérica

QUADRO 8.2
Principais funções dos 12 pares de nervos cranianos.

Nervo	Nome	Tipo de fibra	Principais funções
I	Olfatório	Sensitivo	Olfato
II	Óptico	Sensitivo	Visão
III	Oculomotor	Motor	Movimenta olho, cristalino e pupila
IV	Troclear	Motor	Movimenta um dos músculos do olho (M. oblíquo superior)
V	Trigêmeo	Misto	Sensibilidade da cabeça, da face, da boca, do nariz, dos seios, do olho
			Movimenta a mandíbula – mastigação
VI	Abducente	Motor	Movimenta um dos músculos do olho (M. reto lateral)
VII	Facial	Misto	Gustação
			Movimenta os músculos da face
VIII	Vestibulococlear	Sensitivo	Audição e equilíbrio
IX	Glossofaríngeo	Misto	Sensibilidade da faringe e gustação
			Ajuda a mover a faringe
X	Vago	Misto	Sensibilidade da laringe
			Movimenta a faringe e a laringe. Inervação autônoma das vísceras
XI	Acessório	Motor	Movimenta parte dos músculos do pescoço e ombro e ajuda a inervar a faringe
XII	Hipoglosso	Motor	Movimenta a língua

Nervo óptico (II)

Sensitivo, conduz impulsos visuais da retina ao cérebro.

Nervo oculomotor (III)

Motor para a maioria dos músculos extrínsecos do bulbo do olho (elevador da pálpebra superior, reto medial, reto superior, reto inferior e oblíquo inferior) que de maneira geral promovem os movimentos primários de olhar para cima, para baixo e medialmente, e elevar a pálpebra superior. Conduz fibras pré-ganglionares do SNA parassimpático para os músculos intrínsecos do bulbo do olho (músculo ciliar e músculo esfíncter da pupila). É responsável, portanto, pela maioria dos movimentos do bulbo do olho, pela contração da pupila (miose) e pela convergência do cristalino (foco).

Nervo troclear (IV)

É motor para o músculo oblíquo superior do olho, que de maneira geral aduz, abaixa e gira medialmente o olho.

Nervo trigêmeo (V)

É um nervo misto, sendo o nervo predominantemente *sensitivo* para a inervação da cabeça. Apresenta, no entanto, *raiz motora*, que inerva os músculos da mastigação (masseter, temporal, pterigóideos lateral e medial), além de músculo milo-hióideo, ventre anterior do músculo digástrico, músculo tensor do tímpano e músculo tensor do véu palatino.

Sua *raiz sensitiva* conduz impulsos de sensibilidade geral ou exteroceptiva (tato, dor, temperatura) das seguintes regiões: pele da face, conjuntiva ocular e córnea, mucosa oral, parte da mucosa nasal, seios paranasais, dentes, 2/3 anteriores da língua e maior parte da dura-máter craniana. Essa raiz recebe também impulsos de propriocepção (percepção dos movimentos) dos músculos da cabeça (músculos da mastigação) e da ATM. São conduzidos, ainda, impulsos sobre a intensidade da força de contração da mandíbula, provenientes dos dentes e ligamentos periodontais.

Nervo abducente (VI)

É motor para o músculo reto lateral do olho, que faz a abdução do olho.

Nervo facial (VII)

Consiste em um nervo misto. Suas fibras motoras inervam os músculos da expressão facial, o ventre posterior do músculo digástrico, o músculo estilo-hióideo e o músculo estapédio. Conduz fibras eferentes secretomotoras (SNA parassimpático) para as glândulas sublingual, submandibular e lacrimal.

Suas fibras sensitivas inervam pequenas partes da pele da orelha externa e da mucosa dos cóanos. Conduz ainda impulsos gustativos dos 2/3 anteriores da língua.

Nervo vestibulococlear (VIII)

Sensitivo, constitui-se de uma *porção coclear*, responsável pela condução de impulsos auditivos, provenientes da cóclea, e uma *porção vestibular* que conduz impulsos relacionados com o equilíbrio, originados em receptores situados nas ampolas dos canais semicirculares, no sáculo e no utrículo da orelha interna.

Nervo glossofaríngeo (IX)

Misto, apresenta fibras motoras para o músculo estilofaríngeo e conduz fibras eferentes secretomotoras (SNA parassimpático) para a glândula parótida. Sua parte sensitiva leva impulsos de sensibilidade geral e gustativa, do terço posterior da língua, e de sensibilidade geral de faringe, úvula, tonsilas e tubas auditivas, seio e glomo caróticos e pequena porção do pavilhão auditivo e meato acústico interno.

Nervo vago (X)

Misto, apresenta fibras motoras para a musculatura de faringe e laringe. Tem ainda fibras secretomotoras (SNA parassimpático) que entram na formação de plexos viscerais das vísceras torácicas e abdominais.

Suas fibras sensitivas trazem impulsos de sensibilidade geral provenientes da parte infratentorial da dura-máter (na fossa posterior do crânio), de pequena porção do pavilhão auditivo e meato acústico, da faringe, da laringe e de vísceras torácicas e abdominais. O nervo vago apresenta, também, fibras gustativas provenientes da epiglote.

Nervo acessório (XI)

Motor, é o único nervo craniano com uma *raiz craniana* e uma *raiz espinal*. Sua raiz craniana junta-se às fibras do nervo vago (X) e inerva músculos da faringe, da laringe e das vísceras torácicas. A raiz espinal, formada por filamentos dos cinco primeiros nervos espinais cervicais, inerva músculos do pescoço (trapézio e esternocleidomastóideo).

Nervo hipoglosso (XII)

Motor, inerva os músculos intrínsecos e extrínsecos da língua, além do músculo gênio-hióideo.

Inervação dos músculos do bulbo do olho

Nervo oculomotor (III)

Origens e trajeto

O nervo oculomotor origina-se da *fossa interpeduncular do mesencéfalo*, parte do tronco encefálico que se localiza na fossa média do crânio (Figura 8.1). A partir daí, penetra na órbita através da *fissura orbital superior*, junto com os nervos troclear (IV), oftálmico ((V_1) e abducente (VI), emitindo ramos para os músculos do bulbo do olho e para o *gânglio ciliar*.

Inervação

O nervo oculomotor tem *fibras eferentes somáticas gerais* para os músculos reto medial, reto superior, reto inferior, oblíquo inferior e levantador da pálpebra superior. Esses músculos são responsáveis por realizar a maior parte dos movimentos do olho e por elevar a pálpebra superior.

Apresenta ainda *fibras eferentes viscerais gerais* (SNA parassimpático), que inervam os músculos intrínsecos do olho (músculo ciliar e esfíncter da pupila). Tais fibras realizam a contração da pupila (*miose*) e a convergência do cristalino, necessária para a focalização.

Nervo troclear (IV)

Origens e trajeto

O nervo troclear é o único nervo craniano que tem origem posterior no tronco encefálico, no véu medular superior do mesencéfalo, que fica na fossa média do crânio. Ele alcança a órbita através da fissura orbital superior junto com os nervos oculomotor (III), oftálmico (V_1) e abducente (VI) para inervar o músculo oblíquo superior (ver Figura 8.1).

Inervação

Ele é motor, e suas fibras são *eferentes somáticas gerais* para o *músculo oblíquo superior*. É responsável pelos movimentos superior e medial do bulbo do olho.

Nervo abducente (VI)

Origens e trajeto

O nervo abducente origina-se do tronco encefálico medialmente no sulco bulbopontino, que se localiza na fossa média do crânio. Ele penetra na órbita através da *fissura orbital superior*,

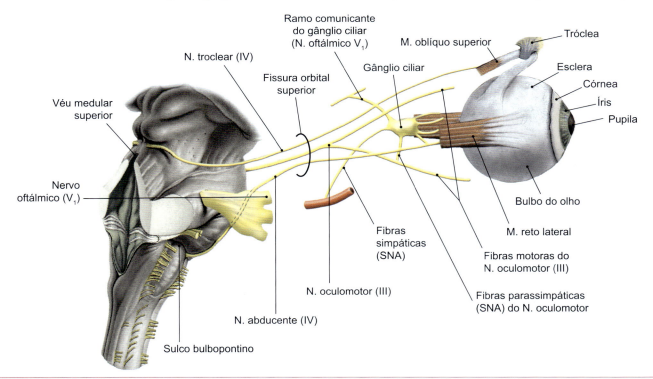

Figura 8.1 Inervação motora dos músculos do bulbo do olho (III, IV, VI). O nervo oftálmico (V_1), que é sensitivo, também alcança a órbita pela fissura orbital inferior, mas foi seccionado para evidenciar apenas os nervos motores.

junto com os nervos oculomotor (III), troclear (IV) e oftálmico (V$_1$) (ver Figura 8.1).

Inervação

Ele é motor, e suas fibras são *eferentes somáticas gerais* para o *músculo reto lateral*. Responsável pelo movimento de abdução do olho.

Inervação dos músculos da mastigação

Nervo trigêmeo (V) | Nervo mandibular (V$_3$)

O nervo trigêmeo é um nervo misto, predominantemente sensitivo. A *raiz motora* acompanha apenas os ramos do *nervo mandibular* (V$_3$). Suas fibras motoras são classificadas como *eferentes viscerais especiais*, porque se destinam a inervar os músculos de origem do primeiro arco branquial (ver Figura 4.1). Assim, inerva os *músculos da mastigação*, além de outros músculos, também derivados do primeiro arco branquial: *ventre anterior do músculo digástrico, músculo tensor do véu palatino, músculo tensor do tímpano* e *músculo milo-hióideo*.

Origem e trajeto do nervo mandibular (V$_3$)

A raiz motora do nervo trigêmeo origina-se da ponte, entre esta e o pedúnculo cerebelar médio. Ela é separada da *raiz sensitiva do nervo trigêmeo*. Após a divisão da raiz sensitiva nos três ramos principais do nervo, a *raiz motora* acompanha as fibras do *nervo mandibular* (V$_3$). O nervo mandibular é, portanto, o componente misto do trigêmeo, pois o *nervo oftálmico* (V$_1$) e o *nervo maxilar* (V$_2$) são, exclusivamente, sensitivos.

O nervo mandibular (V$_3$) deixa o crânio pelo *forame oval* para alcançar a fossa infratemporal, onde se ramifica (Figuras 8.2 e 8.3). Após emergir pelo forame oval, o nervo emite dois pequenos *ramos iniciais* e então se bifurca em uma *divisão anterior* (predominantemente motora) e uma *divisão posterior* (predominantemente sensitiva).

Ramos iniciais do nervo mandibular (V$_3$)

RAMO MENÍNGEO

É um nervo sensitivo que volta para o interior do crânio, passando pelo forame espinhoso, e inerva parte da dura-máter.

NERVO PTERIGÓIDEO MEDIAL

É um ramo motor que se dirige anteriormente para inervar o músculo de mesmo nome. Porém, antes de alcançar o músculo pterigóideo medial, emite dois pequenos ramos:

- *Ramo para o músculo tensor do véu palatino*: inerva este músculo.
- *Ramo para o músculo tensor do tímpano*: inerva este músculo.

Ramos da divisão anterior do nervo mandibular (V$_3$)

Depois de emitir seus ramos iniciais, o nervo mandibular (V$_3$) pode ser considerado como tendo uma *divisão anterior*, predominantemente motora, e uma *divisão posterior*, predominantemente sensitiva. Os nervos da divisão anterior são: *massetérico, temporais profundos posterior e anterior* e *pterigóideo lateral* e *bucal*. O *nervo bucal*, por ser sensitivo, será descrito no Capítulo 9, *Inervação Sensitiva da Cabeça e do Pescoço*.

NERVO MASSETÉRICO

Deixa lateralmente o nervo mandibular, passando acima do músculo pterigóideo lateral, perfura o tendão do temporal, atravessa a *incisura mandibular* e penetra na face profunda do masseter para inervá-lo.

NERVOS TEMPORAIS PROFUNDOS POSTERIOR E ANTERIOR

Estes nervos destinam-se à inervação do músculo temporal. O *nervo temporal profundo posterior* deixa o nervo mandibular próximo ao nervo massetérico, dirige-se superiormente contornando a margem inferior da asa maior do esfenoide, acima do músculo pterigóideo lateral e penetrando no músculo temporal. Geralmente, o *nervo temporal profundo anterior* acompanha o *nervo bucal* (sensitivo) por um curto trajeto, para então voltar-se superiormente, passando acima do músculo pterigóideo lateral para penetrar no músculo temporal.

NERVO PTERIGÓIDEO LATERAL

Acompanha o *nervo bucal* (sensitivo) e destaca-se dele quando este penetra entre os dois feixes do músculo pterigóideo lateral para inervá-lo.

Ramos da divisão posterior do nervo mandibular (V$_3$)

A divisão posterior do nervo mandibular é essencialmente sensitiva e será descrita em detalhes no Capítulo 9, *Inervação Sensitiva da Cabeça e do Pescoço*. Ela possui apenas um nervo, milo-hióideo, que é um ramo motor do *nervo alveolar inferior*. O nervo alveolar inferior é um dos principais ramos do nervo mandibular, tem trajeto descendente, passando pelo espaço pterigomandibular (entre o músculo pterigóideo medial e o ramo da mandíbula) e penetra, então, no *forame e canal mandibulares*. Porém, antes de penetrar no forame mandibular, ele emite o *nervo milo-hióideo* (Figuras 8.2 e 8.3).

NERVO MILO-HIÓIDEO

O nervo milo-hióideo percorre o sulco milo-hióideo da mandíbula e dirige-se anteriormente à região submandibular, para inervar o *músculo milo-hióideo* e o *ventre anterior do músculo digástrico*.

Músculos inervados pela parte motora do nervo trigêmeo (V$_3$)

1. Músculos tensor do véu palatino e tensor do tímpano: *nervo pterigóideo medial*
2. Músculos da mastigação (masseter, pterigóideo medial e lateral, temporal): *nervos massetérico, pterigóideo medial, pterigóideo lateral e temporais profundos posterior e anterior*
3. Músculos digástrico (ventre anterior) e milo-hióideo: *nervo milo-hióideo*.

Inervação dos músculos da expressão facial

Nervo facial (VII)

O nervo facial inerva os músculos derivados do segundo arco branquial (ver Figura 4.1). Assim, inerva os *músculos da expressão facial* e o *músculo estilo-hióideo*, o *ventre posterior do músculo digástrico* e o *músculo estapédio*.

O nervo facial é um nervo misto, predominantemente motor, composto de uma *raiz motora*, o *nervo facial propriamente dito*, e de uma *raiz sensitiva*, o *nervo intermédio*. Apresenta

Capítulo 8 • Inervação Motora da Cabeça e do Pescoço   129

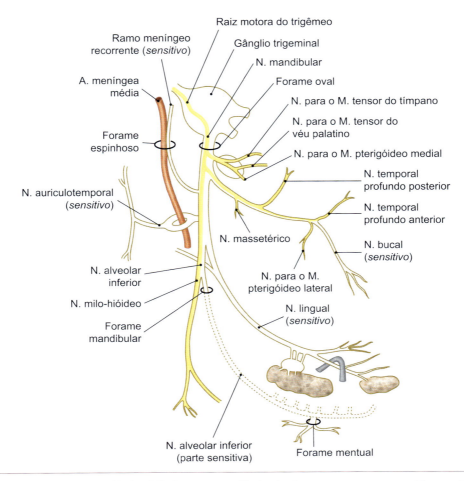

Figura 8.2 Ramos motores do nervo mandibular (V$_3$). O nervo mandibular é misto, e neste esquema estão ressaltados em amarelo os ramos motores.

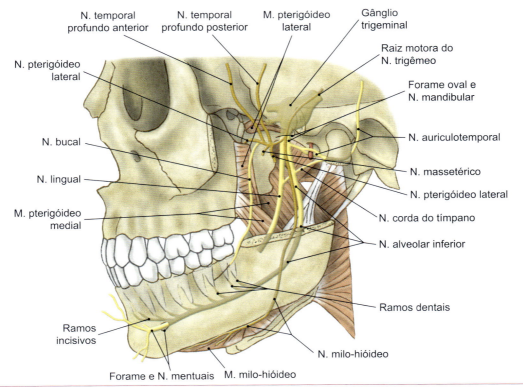

Figura 8.3 Divisão anterior do nervo mandibular (V$_3$) na fossa infratemporal.

uma vasta distribuição, sendo o principal nervo motor para a face (daí seu nome). Suas fibras motoras são classificadas como *eferentes viscerais especiais*, pois inervam músculos de origem do segundo arco branquial. Apresenta, ainda, *fibras eferentes viscerais gerais* (SNA parassimpático) para as glândulas lacrimais, submandibulares e sublinguais.

Origem

O nervo facial tem origem lateralmente no *sulco bulbopontino*, no tronco encefálico. A raiz motora apresenta-se relativamente grossa e a raiz sensitiva é mais delgada – o nervo intermédio. Ambas penetram no *meato acústico interno*, junto com o nervo vestibulococlear (VIII).

Trajeto

O nervo facial, depois de penetrar no meato acústico interno, tem um trajeto no interior da parte petrosa do osso temporal no *canal facial*. Neste trajeto localiza-se o gânglio sensitivo a ele associado, o *gânglio geniculado*. A partir do canal facial, o nervo emerge da base do crânio pelo *forame estilomastóideo* e, após deixar o crânio, dirige-se para a glândula parótida e a face (Figura 8.4).

Ramos do nervo facial originados no canal facial

No canal facial, o nervo facial emite os seguintes ramos: *nervo petroso maior*, *nervo estapédio* e *nervo corda do tímpano* (Figura 8.4 e Quadro 8.3).

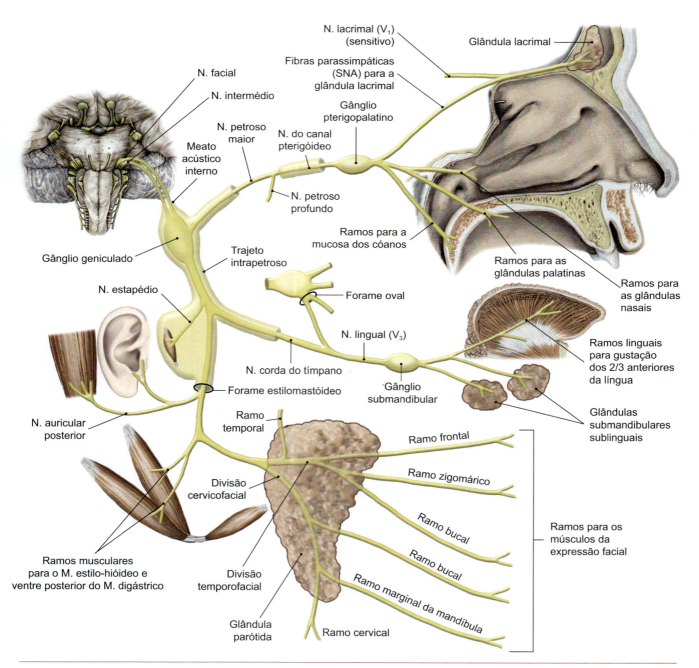

Figura 8.4 Esquema geral do nervo facial (VII).

NERVO PETROSO MAIOR

Origina-se do nervo facial ainda no canal facial, a partir do gânglio geniculado e dirige-se para a fossa média do crânio, onde emerge do *hiato do nervo petroso maior* (Figuras 8.4 e 8.5). Próximo ao forame lacerado, recebe o *nervo petroso profundo* (que é um nervo do SNA simpático). Juntos, os dois formam o *nervo do canal pterigóideo*. Este alcança a fossa pterigopalatina através do canal pterigóideo, onde as fibras parassimpáticas fazem sinapse no *gânglio pterigopalatino*.

Inervação. O nervo petroso maior conduz fibras secretomotoras (SNA parassimpático) para as *glândulas lacrimal, nasais e salivares menores do palato*.

NERVO ESTAPÉDIO

Também tem origem do nervo facial ainda no canal facial. Inerva o *músculo estapédio*, um dos músculos da orelha média.

NERVO CORDA DO TÍMPANO

É o último ramo ainda no canal facial (Figuras 8.4 e 8.5). Ele penetra na cavidade timpânica e passa medialmente à membrana do tímpano. Deixa o crânio através da *fissura petrotimpânica*, alcançando a fossa infratemporal. Medialmente ao músculo pterigóideo lateral, une-se ao *nervo lingual* (V_3), com o qual se distribui aos 2/3 anteriores do dorso da língua. Durante seu trajeto com o nervo lingual, o nervo corda do tímpano ainda faz sinapse com o *gânglio submandibular* (SNA parassimpático).

Inervação. O nervo corda do tímpano é misto, sendo responsável pela *gustação dos 2/3 anteriores da língua*. Sua parte motora conduz fibras secretomotoras (SNA parassimpático) para as *glândulas submandibulares, sublinguais e linguais* que fazem sinapse no gânglio submandibular.

Ramos do nervo facial originados na base do crânio

A partir do canal facial, o nervo emerge da base do crânio pelo *forame estilomastóideo*. Nesta região ele emite os *ramos musculares* e o *nervo auricular posterior*, antes de se dirigir para a glândula parótida e a face (Figura 8.4 e Quadro 8.3).

RAMOS MUSCULARES

São dois ramos motores que inervam o *músculo estilo-hióideo* e o *ventre posterior do músculo digástrico* (Figuras 8.4 e 8.5).

NERVO AURICULAR POSTERIOR

Acompanha a artéria do mesmo nome para a região posterior da orelha e do couro cabeludo. Ele é um nervo misto, e a parte sensitiva inerva parte da orelha externa.

As fibras motoras destinam-se ao *ventre occipital do músculo occipitofrontal* e ao *músculo auricular posterior*.

Ramos do nervo facial originados na glândula parótida e na face

No interior da glândula parótida, o nervo facial divide-se em seus dois troncos terminais, e estes são exclusivamente motores: a *divisão temporofacial* e a *divisão cervicofacial* (ver Figura 8.4 e Quadro 8.3). Os ramos destas divisões se anastomosam de maneira a formar o *plexo parotídeo*, de onde finalmente originam-se seus ramos terminais. Tendo em vista a formação do plexo parotídico, os ramos terminais do plexo misturam-se,

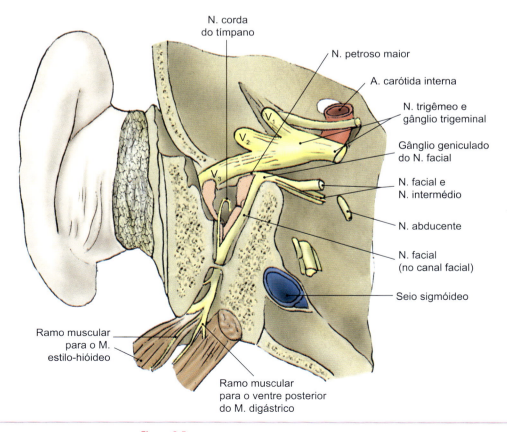

Figura 8.5 Trajeto intrapetroso do nervo facial.

QUADRO 8.3
Resumo dos principais ramos do nervo facial.

Região	Ramos	
Canal facial	Nervo petroso maior Nervo estapédio Nervo corda do tímpano	
Base do crânio	Ramos musculares Nervo auricular posterior	
Parótida e face	Divisão temporofacial	Ramos temporais Ramos frontais Ramos zigomáticos Ramos bucais
	Divisão cervicofacial	Ramos bucais Ramo marginal da mandíbula Ramo cervical

direcionando-se para os terços superior, médio e inferior da face e para o pescoço. Assim, geralmente, um músculo pode ser suprido por mais de um ramo.

A separação do nervo facial em suas divisões temporofacial e cervicofacial ocorre na glândula parótida aproximadamente 0,5 cm atrás do ramo da mandíbula e cerca de 3 cm acima do ângulo desse osso. No interior da parótida, o nervo facial divide a glândula em um lobo superficial e um profundo (Figura 8.6).

DIVISÃO TEMPOROFACIAL

Da divisão temporofacial, originam-se os *ramos temporais*, *frontais*, *zigomáticos* e alguns *ramos bucais* (Figuras 8.4 e 8.7).

- *Ramos temporais*: inervam os músculos auriculares anterior e superior
- *Ramos frontais*: inervam o ventre frontal do músculo occipitofrontal e músculo corrugador do supercílio
- *Ramos zigomáticos*: inervam o músculo orbicular do olho, músculos zigomático maior e menor, músculo prócero e músculo nasal
- *Ramos bucais*: inervam os músculos bucinador, orbicular da boca, risório, levantador do lábio superior, levantador do lábio superior e da asa do nariz e levantador do ângulo da boca

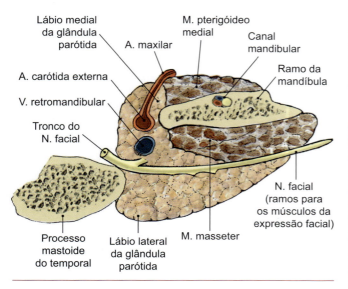

Figura 8.6 Relação do nervo facial com a glândula parótida.

DIVISÃO CERVICOFACIAL

Da divisão cervicofacial, originam-se alguns *ramos bucais*, *o ramo marginal da mandíbula* e o *ramo cervical* (ver Figuras 8.4 e 8.7).

- *Ramos bucais*: inervam os músculos bucinador, orbicular da boca, risório, levantador do lábio superior, levantador do lábio superior e da asa do nariz e levantador do ângulo da boca
- *Ramo marginal da mandíbula*: este nervo tem um trajeto anterior, acompanhando a margem inferior da mandíbula. Inerva os músculos mentual, abaixador do lábio inferior e abaixador do ângulo da boca
- *Ramo cervical*: dirige-se inferiormente para inervar o músculo platisma.

 Acessos cirúrgicos submandibulares

O ramo marginal da mandíbula (VII) pode ser lesado nos acessos cirúrgicos na margem inferior da mandíbula, devendo nestes procedimentos ser identificado e preservado. Ele se localiza imediatamente abaixo do platisma e da lâmina de revestimento da fáscia cervical, cruzando superficialmente veia e artéria faciais. Nos acessos mais posteriores ao ramo da mandíbula, não se identificam os vasos faciais, mas, sim, a fáscia e o parênquima da parótida, onde o ramo marginal da mandíbula deve ser identificado e preservado (Figura 8.8).

 Lesões do nervo facial | Paralisias faciais centrais e periféricas

As lesões do nervo facial podem ter diversas causas: infecciosas, traumáticas, tumorais etc. Essas lesões podem causar uma série de sintomas, mas, na maioria das vezes, irá ocorrer algum grau de paralisia dos músculos da expressão facial. Tais lesões podem ocorrer em estruturas intracranianas relacionadas com o nervo facial (*paralisia central*) ou em seu trajeto (*paralisia periférica*), conforme visto na Figura 8.9.

Na *paralisia facial central* (supranuclear), os músculos orbicular do olho e frontal são poupados, pois o controle cortical do núcleo motor do nervo facial para o terço superior da face é feito por ambos os lados do cérebro. Portanto, o paciente ainda consegue mover a fronte e fechar os olhos. Os outros músculos da expressão facial estão paralisados, como na paralisia facial periférica.

Na *paralisia facial periférica* (infranuclear), observam-se as seguintes características:

- Metade de toda a face, inclusive o músculo orbicular do olho e o músculo frontal, é inexpressiva (Figuras 8.9, 8.10, 8.11)
- Queda da comissura bucal; e o lado da face afetado não participa das ações de sorrir e soprar
- Queda da pálpebra inferior
- Diminuição da produção de lágrima
- Diminuição do reflexo de piscar; com isso, a conjuntiva ocular torna-se suscetível a infecções e ao ressecamento.

Um exemplo bastante conhecido de paralisia facial periférica é a paralisia facial de Bell, em que o nervo facial sofre infecções virais ou da orelha média.

 Lesões do nervo facial | Nível das lesões periféricas

Pelo envolvimento dos ramos específicos do nervo facial, pode-se saber o nível da lesão do nervo facial. Assim, se houver:

- Lacrimejamento reduzido: lesão do nervo petroso maior
- Hiperacusia (sensibilidade exacerbada e dolorosa a sons): lesão do nervo estapédio
- Perda da gustação dos 2/3 anteriores da língua: lesão do nervo corda do tímpano
- Desvio da mandíbula e da língua para o lado sadio durante a abertura máxima da boca: lesão dos ramos musculares para o músculo estilo-hióideo e o ventre posterior do digástrico
- Paralisia da musculatura facial: lesão de ramos terminais do facial, definindo-se qual dos ramos, a partir de qual(is) músculo(s) está(ão) paralisado(s).

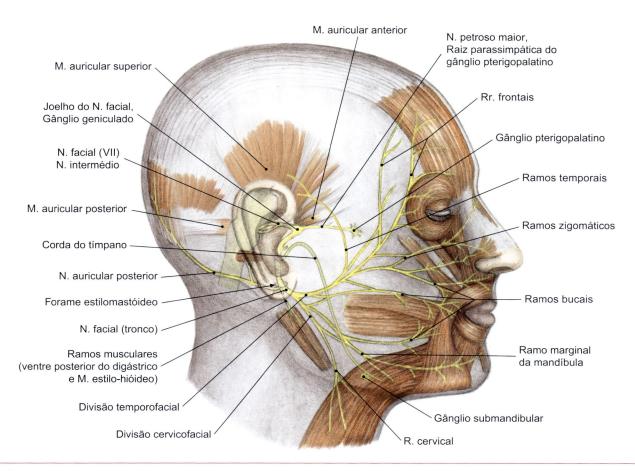

Figura 8.7 Ramos terminais do nervo facial para inervar os músculos da expressão facial.

 Lesões do nervo facial | Lesões traumáticas na face

Geralmente, as lesões traumáticas do nervo facial ocorrem em seu trajeto através da glândula parótida ou na face. Nestes casos, apenas os ramos musculares específicos são lesados (Figuras 8.10 e 8.11).

Inervação dos músculos da faringe e do palato

Os músculos da faringe são, em grande parte, os responsáveis pela deglutição, porém alguns músculos do palato mole também são ativos nesta função. Fazem parte da faringe os músculos constritores superior, médio e inferior, o músculo palatofaríngeo e o músculo salpingofaríngeo, todos inervados pelo *plexo faríngeo (X e XI)* e o músculo estilofaríngeo, inervado pelo *nervo glossofaríngeo (IX)*.

Os músculos do palato são: músculo palatoglosso, músculo da úvula, músculo levantador do véu palatino, inervados pelo *plexo faríngeo (X e XI)*, e músculo tensor do véu palatino, inervado pelo *nervo trigêmeo (V_3)*.

Nervo glossofaríngeo (IX)

Origem

O nervo glossofaríngeo é um nervo misto, sendo *sensitivo* para parte da língua e a faringe; *motor*, para o músculo estilofaríngeo; e *secretomotor* (SNA parassimpático) para a parótida. Origina-se do *sulco lateral posterior do bulbo* e deixa o crânio pelo forame jugular, junto com os nervos vago (X) e acessório (XI).

Trajeto e ramos

Emerge do crânio pelo forame jugular e apresenta neste nível os *gânglios superior e inferior*, onde estão os corpos neuronais de suas fibras sensitivas. O nervo glossofaríngeo passa entre a veia jugular interna e a artéria carótida interna, profundamente ao processo estiloide e músculos associados. Entre os músculos constritores superior e médio da faringe, o nervo glossofaríngeo chega à faringe, onde emite seus ramos terminais.

A parte sensitiva do nervo glossofaríngeo é responsável pela sensibilidade geral e gustativa do 1/3 posterior da língua, pela sensibilidade geral da faringe e das tonsilas e pela inervação do glomo e seio caróticos. Seus ramos sensitivos são os *ramos tonsilares*, os *ramos linguais*, os *ramos faríngeos* e o *ramo para o seio carótico* (Figuras 8.12 e 8.13). Os ramos sensitivos serão descritos no Capítulo 9, *Inervação Sensitiva da Cabeça e do Pescoço*.

A parte motora/secretomotora do nervo glossofaríngeo fornece os seguintes ramos: *nervo petroso menor* (SNA parassimpático) e *ramo motor para o músculo estilofaríngeo*.

NERVO PETROSO MENOR

O nervo glossofaríngeo conduz fibras secretomotoras parassimpáticas para a *glândula parótida* (fibras eferentes viscerais gerais).

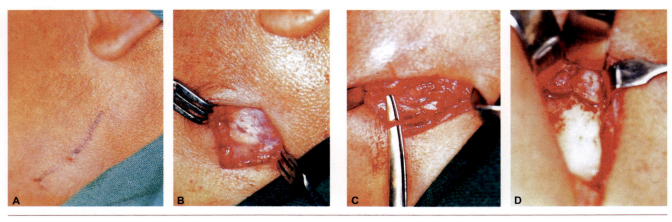

Figura 8.8 Acesso retromandibular para o ramo da mandíbula. **A.** Demarcação do acesso. **B.** Exposição da fáscia parotídea, abaixo da lâmina de revestimento da fáscia cervical. **C.** Identificação do ramo marginal da mandíbula. **D.** Exposição do ramo da mandíbula, que evidencia uma fratura subcondilar da mandíbula.

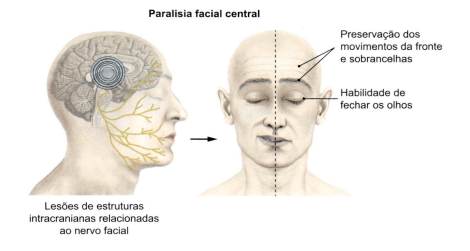

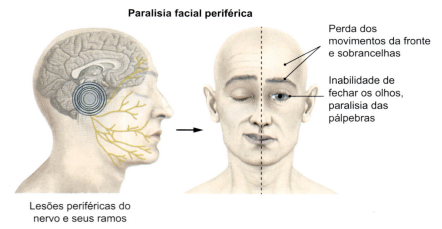

Figura 8.9 Diferenças entre paralisia facial central e paralisia facial periférica. Adaptada de Di Stadio; Bernitsas, 2018.

RAMO MOTOR PARA O MÚSCULO ESTILOFARÍNGEO

Inerva o *músculo estilofaríngeo* (fibras eferentes viscerais especiais).

Plexo faríngeo (nervo vago [X] e nervo acessório [XI])

O plexo faríngeo é constituído de fibras sensitivas oriundas do nervo glossofaríngeo (IX) e por fibras motoras (ramos faríngeos) do vago (X) e do nervo acessório (XI) (ver Figura 8.11).

O plexo faríngeo tem, ainda, fibras secretomotoras do SNA simpático para o gânglio cervical superior.

Origem

Os nervos vago (X) e acessório (XI) originam-se do *sulco lateral posterior do bulbo* e deixam o crânio pelo forame jugular, juntamente com o nervo glossofaríngeo (IX).

Capítulo 8 • Inervação Motora da Cabeça e do Pescoço   135

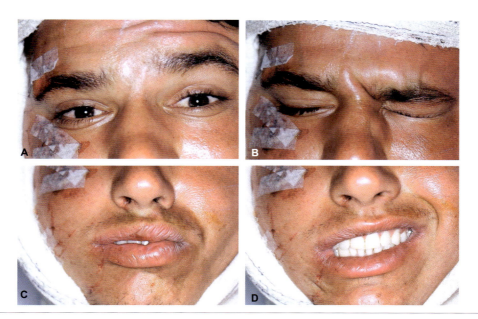

Figura 8.10 Lesão traumática do nervo facial (exame clínico de suas funções motoras). **A.** Elevação das pálpebras (ramos frontais – ventre frontal do músculo occipitofrontal). **B.** Fechamento dos olhos (ramos zigomáticos – músculo orbicular dos olhos). **C.** Projeção dos lábios (ramos bucais – músculo orbicular da boca). **D.** Sorriso franco (ramos bucais e zigomáticos – músculos zigomáticos maior e menor).

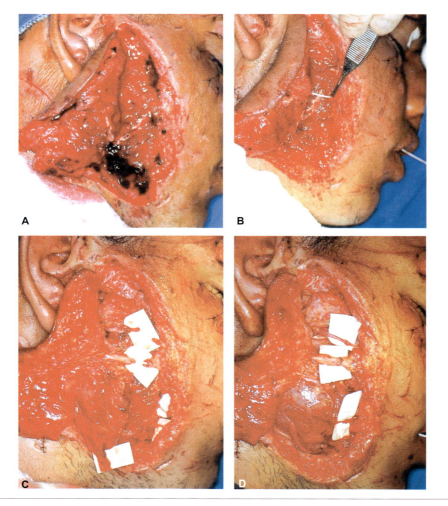

Figura 8.11 Lesão traumática do nervo facial (caso da Figura 8.10). **A.** Aspecto da ferida por acidente de motocicleta. **B.** Identificação e canalização do ducto parotídeo. **C.** Identificação de alguns dos ramos do nervo facial. **D.** Neurorrafia dos ramos do facial e sutura do ducto parotídeo. Nota-se, ainda, a fáscia sobre o masseter e a margem anterior da glândula parótida.

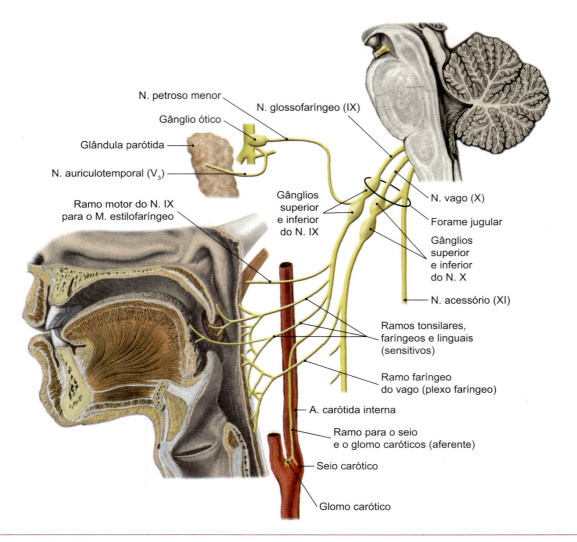

Figura 8.12 Inervação motora da faringe pelo plexo faríngeo (X e XI) e pelo nervo glossofaríngeo (IX).

Trajeto e ramos

As fibras motoras do plexo faríngeo são provenientes do nervo acessório (XI), mas são conduzidas pelo nervo vago (X). Estes nervos emergem do crânio pelo forame jugular e, logo abaixo do forame, contribuem para formar o *plexo faríngeo*.

Inervação

Todos os músculos da faringe e do palato mole são inervados pelo plexo faríngeo, exceto o músculo estilofaríngeo (inervado pelo glossofaríngeo [IX]) e o músculo tensor do véu palatino (inervado pelo nervo trigêmeo – V_3).

Inervação dos músculos da laringe

A laringe está constituída de estruturas importantes na função de produção de sons, na proteção da via respiratória e na permeabilização das pregas vocais. Os músculos envolvidos na função da laringe são os músculos intrínsecos e são inervados pelo nervo vago (X).

Nervo vago (X)

O nervo vago é um nervo misto e tem ampla distribuição, contemplando cabeça, pescoço, tórax e abdome. No pescoço, fornece fibras para a faringe e a laringe. Do pescoço até o abdome, intercomunica-se com gânglios e fibras do SNA simpático relacionadas com a inervação das vísceras (Figura 8.13).

Origens

O nervo vago origina-se do sulco lateral posterior do bulbo e deixa o crânio pelo forame jugular, junto com os nervos glossofaríngeo (IX) e acessório (XI).

Trajeto e ramos

Em sua origem apresenta, assim como o glossofaríngeo, dois gânglios sensitivos, *superior* e *inferior*. No pescoço, desce na bainha carótica, inicialmente entre a veia jugular interna e a artéria carótida interna, e depois entre a veia jugular interna e a artéria carótida comum.

Fornece diversos ramos na cabeça e no pescoço: *meníngeos* (para a fossa posterior do crânio), *auriculares*, *faríngeos* e *laríngeos* (*superior* e *recorrente*). Ao entrar no tórax, o vago direito cruza a origem da artéria subclávia, e o esquerdo situa-se entre a artéria carótida comum e a primeira parte da artéria subclávia. O nervo vago continua seu trajeto no tórax e no abdome, emitindo diversos ramos e formando diversos *plexos*: *cardíaco*, *esofágico*, *pulmonar* e *abdominal*.

Inervação dos músculos do pescoço

Na região anterolateral e mais superficialmente no pescoço, um músculo dérmico é o platisma, inervado pelo nervo facial (VII). Em um plano mais profundo, estão o músculo esternocleidomastóideo e, posteriormente, o músculo trapézio. O músculo esternocleidomastóideo movimenta a cabeça, inclinando-a lateralmente e também a flexionando contra a resistência. O músculo trapézio relaciona-se com movimentos do ombro. Na região anterior e com relação ao osso hioide, estão os músculos supra e infra-hióideos, que agem estabilizando o osso hioide, importante para os movimentos de mastigação, deglutição e da laringe. Os músculos paravertebrais localizados em um plano mais profundo não serão objeto de estudo.

Inervação dos músculos trapézio e esternocleidomastóideo | Nervo acessório (XI)

Origem

O nervo acessório é motor, origina-se do sulco lateral posterior do bulbo e deixa o crânio pelo forame jugular, junto com os nervos glossofaríngeo (IX) e vago (X).

Trajeto e ramos

Em sua origem, apresenta uma *raiz craniana* e outra *espinal*, que, juntas, emergem do crânio pelo forame jugular (Figura 8.14). O nervo acessório desce profundamente ao processo estiloide e ao ventre posterior do músculo digástrico. Emite um ramo que perfura a superfície profunda do *músculo esternocleidomastóideo*, para inervá-lo. Continua-se em direção posterior, cruzando obliquamente o trígono posterior do pescoço sobre o músculo levantador da escápula, para alcançar e inervar o *músculo trapézio*.

Inervação

Inerva os *músculos trapézio* e *esternocleidomastóideo* e contribui na formação do *plexo faríngeo (X e XI)*, que inerva a faringe.

Inervação dos músculos supra-hióideos

Os músculos supra-hióideos são inervados pelos *nervos trigêmeo* (V$_3$), *facial* (VII) e *hipoglosso* (XII).

Nervo trigêmeo (V$_3$)

Inerva o ventre anterior do músculo digástrico e o músculo milo-hióideo, por meio do *nervo milo-hióideo*, que é ramo do nervo alveolar inferior.

Nervo facial (VII)

Inerva o ventre posterior do músculo digástrico e o músculo estilo-hióideo, por meio dos *ramos musculares* do *nervo facial*, que alcançam esses músculos logo depois da emergência do nervo facial pelo forame estilomastóideo.

Nervo hipoglosso (XII)

Inerva o músculo gênio-hióideo, além de inervar os músculos intrínsecos e extrínsecos da língua.

Inervação dos músculos infra-hióideos

Os músculos infra-hióideos são inervados pela *alça cervical* (C1, C2, C3), exceto o músculo tíreo-hióideo, que é inervado por um ramo direto do *nervo hipoglosso* (XII).

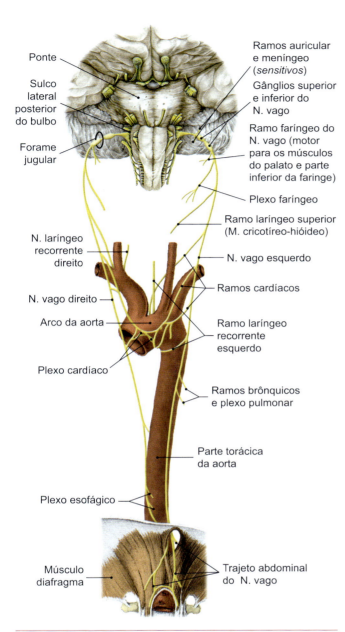

Figura 8.13 Esquema do nervo vago (X) evidenciando seus ramos motores para a laringe e a faringe e os ramos para as vísceras (parassimpáticos).

Inervação

Contribui para a inervação motora da faringe através do *plexo faríngeo (X e XI)*.

Fornece a inervação motora e sensitiva para a laringe. Todos os músculos intrínsecos da laringe são inervados pelo *ramo laríngeo recorrente do nervo vago* (X), exceto o músculo cricotireóideo, que é inervado pelo nervo laríngeo superior do nervo.

A parte mais extensa do nervo vago contém fibras eferentes do sistema nervoso parassimpático para as vísceras torácicas e abdominais.

O nervo vago apresenta, ainda, fibras sensitivas para a dura-máter da fossa posterior do crânio.

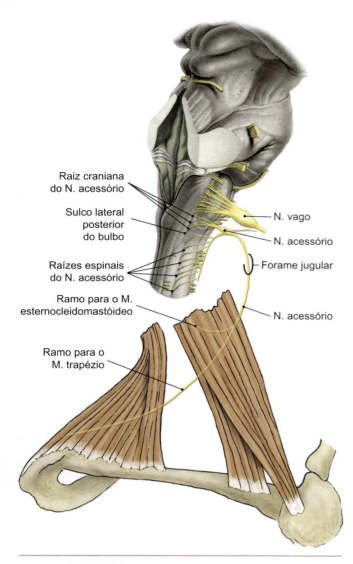

Figura 8.14 Esquema do nervo acessório (XI).

Inervação dos músculos da língua

A língua é um órgão importante para a gustação, a fonação, a trituração do bolo alimentar e a deglutição. Apresenta músculos esqueléticos intrínsecos e extrínsecos. Sua inervação motora é fornecida pelo nervo hipoglosso (XII).

Nervo hipoglosso (XII)

Origem

O nervo hipoglosso origina-se do *sulco lateral anterior do bulbo* e deixa o crânio pelo canal do hipoglosso.

Trajeto e ramos

O nervo hipoglosso desce a partir do canal do hipoglosso, passando entre a artéria carótida interna e a veia jugular interna, em frente ao nervo vago. Passa profundamente ao ventre posterior do músculo digástrico e descreve uma alça em torno da artéria occipital, dirigindo-se anteriormente ao pescoço. Cruza, então, a artéria carótida interna e a artéria lingual. Sobre o músculo hioglosso, ele se situa inferiormente ao ducto da glândula sub-

mandibular e ao nervo lingual. Aí, emite seus ramos terminais (Figura 8.15). O nervo hipoglosso emite os seguintes ramos: *meníngeos, ramo para o músculo gênio-hióideo, ramo para o músculo tíreo-hióideo, ramos para os músculos extrínsecos e intrínsecos da língua* e *a raiz superior da alça cervical*.

Inervação

Inerva os *músculos extrínsecos* e *intrínsecos da língua*. Inerva, ainda, os *músculos gênio-hióideo* (supra-hióideo) e *tíreo-hióideo*. Além disso, o nervo hipoglosso contribui para a inervação dos outros músculos infra-hióideos, por meio da *raiz superior da alça cervical*.

Nervos espinais cervicais

Os nervos espinais, após emergirem dos forames intervertebrais, dividem-se em *ramos posteriores (dorsais)* e *ramos anteriores (ventrais)*. Os *ramos posteriores* dirigem-se para o dorso e a região posterior da cabeça.

Os ramos anteriores de C1 a C4 unem-se para formar o *plexo cervical* que se dirige para o pescoço. Já os ramos anteriores de C5 a T1 formam o *plexo braquial*, que inerva o membro superior.

Ramos posteriores (dorsais) dos nervos espinais

Inervação. Os ramos dorsais dos nervos espinais inervam os *músculos do dorso*. Apresentam também ramos sensitivos para a pele da região, descritos no Capítulo 9, *Inervação Sensitiva da Cabeça e do Pescoço*.

Ramos anteriores (ventrais) dos nervos espinais

Plexo cervical

O plexo cervical é misto (sensitivo e motor). Forma-se pelos ramos anteriores dos nervos espinais de C1 a C4.

Ele se localiza no pescoço, na frente do músculo levantador da escápula, coberto pela veia jugular interna e pelo músculo esternocleidomastóideo (Figura 8.16). Os nervos cervicais originam ramos ventrais, que se misturam em várias alças das quais originam diversos ramos, sendo os ramos terminais sensitivos para a pele. Estes ramos sensitivos suprem a pele do ombro, da parte posterior da cabeça e do pescoço. Os principais ramos *sensitivos* do plexo cervical são os *nervos occipital menor, auricular magno, transverso do pescoço* e *nervos supraclaviculares*. Eles estão descritos com detalhes no Capítulo 9, *Inervação Sensitiva da Cabeça e do Pescoço*.

Os ramos *motores* do plexo cervical são o *nervo frênico* e a *alça cervical*.

NERVO FRÊNICO

O *nervo frênico* é originado dos segmentos medulares C3, C4 e C5. Ele se inicia ao nível da margem superior da cartilagem tireóidea da laringe, tem um trajeto descendente sobre o músculo escaleno anterior e passa entre artéria e veia subclávias, para entrar no tórax, dirigindo-se ao músculo diafragma.

Inervação. O nervo frênico é o único nervo motor para o *músculo diafragma*.

ALÇA CERVICAL

O plexo cervical contribui para a formação da *alça cervical* (Figuras 8.15 e 8.16). Esta se localiza no pescoço, na bainha carótica. Apresenta uma *raiz superior* que a liga com o nervo hipoglosso (XII); e uma *raiz inferior* que a liga com o plexo cervical (C1 a C3).

Capítulo 8 • Inervação Motora da Cabeça e do Pescoço   139

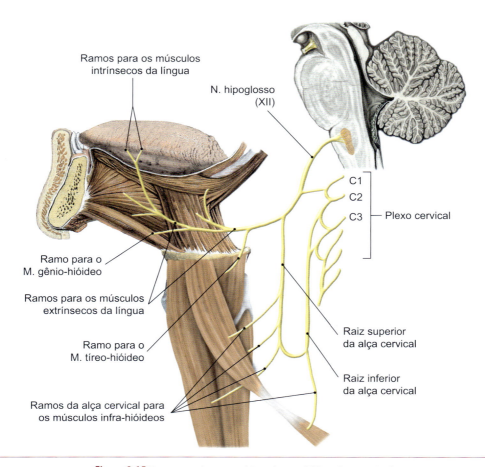

Figura 8.15 Esquema do nervo hipoglosso (XII) e alça cervical.

Inervação. A alça cervical inerva os *músculos infra-hióideos*, com exceção do músculo tíreo-hióideo, que é inervado diretamente pelo nervo hipoglosso (XII).

Plexo braquial

O plexo braquial é misto, sendo formado pela união dos ramos anteriores dos nervos espinais dos segmentos de C5 a T1. Os troncos formados a partir desta união descem no trígono posterior do pescoço, situando-se acima da clavícula, posterior e lateralmente ao músculo esternocleidomastóideo.

Inervação. O plexo braquial origina nervos que apresentam fibras sensitivas e motoras para a inervação dos membros superiores.

Lesões medulares relacionadas com os plexos cervical e braquial

As lesões traumáticas na medula espinal cervical têm relação direta com os plexos cervical e braquial.
1. Lesões baixas (abaixo de T1) levam à paralisia/anestesia dos membros inferiores (paraplegia), pois o plexo braquial está preservado.
2. Lesões que envolvam segmentos do plexo braquial (C5 a T1) causam paralisia/anestesia também do membro superior (tetraplegia).
3. Lesões que envolvam o plexo cervical (C3 a C5) levam ao envolvimento do nervo frênico. Estas causam, além da tetraplegia, a paralisia do músculo diafragma, paralisando a respiração. Assim, o paciente necessitará de respiradores artificiais para sobreviver.

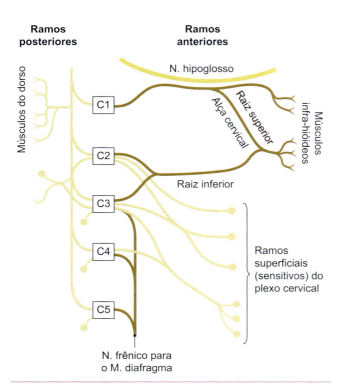

Figura 8.16 Esquema do plexo cervical. Os ramos motores estão em tom escuro.

Inervação autônoma da cabeça

O sistema nervoso autônomo (SNA) é responsável pela inervação do músculo estriado cardíaco, dos músculos lisos (vasos sanguíneos, músculo eretor do pelo, músculo ciliar, músculo esfíncter da pupila), das glândulas cutâneas (sudoríparas, sebáceas), das glândulas lacrimais, das glândulas salivares e das glândulas mucosas (ver também Capítulo 11, *Vias Sensitivas e Motoras da Cabeça*).

O *hipotálamo* é considerado o *centro regulador do sistema nervoso autônomo*. Do hipotálamo, partem fibras que vão até os núcleos de nervos cranianos no *tronco encefálico* ou até a *medula espinal*.

Para fins didáticos, divide-se o sistema nervoso autônomo em uma porção que constitui o *sistema nervoso simpático* e, em outra, o *sistema nervoso parassimpático*.

No caso do *SNA simpático*, os neurônios pré-ganglionares estão localizados na *medula espinal torácica (T1 a L2)*, emergem através do nervo espinal e formam o *tronco simpático*. O tronco simpático é constituído por uma cadeia de gânglios localizados ao longo da coluna vertebral, sendo que, no pescoço, destacam-se os gânglios cervicais. Os neurônios pós-ganglionares para a cabeça localizam-se nestes gânglios cervicais, principalmente no *gânglio cervical superior*. As fibras pós-ganglionares daí originadas acompanham vasos sanguíneos, para alcançarem seu território de inervação. Formam plexos em torno destes vasos, por exemplo, o plexo carotídeo interno.

Já no caso do *SNA parassimpático*, os neurônios pré-ganglionares da cabeça estão localizados em *núcleos de nervos cranianos*, e os neurônios pós-ganglionares, em *gânglios* a eles associados.

A inervação autônoma das principais estruturas da cabeça está descrita a seguir.

Músculos intrínsecos do olho | Nervo oculomotor (III)

A *inervação parassimpática* para os músculos intrínsecos do olho é feita pelo *nervo oculomotor (III)*. Estas fibras fazem sinapse no *gânglio ciliar* na órbita. Daí, alcançam estes músculos através dos nervos ciliares curtos (V_1) (Figuras 8.17 e 11.8).

A *inervação simpática* para os músculos intrínsecos do olho é feita através de fibras originadas do tronco simpático (*gânglio cervical superior*). Tais fibras acompanham o trajeto das artérias até o gânglio ciliar, onde passam sem manter sinapse, e alcançam os músculos intrínsecos pelos nervos ciliares curtos.

Ações

- *Parassimpático*: acomodação do cristalino e contração da pupila (miose)
- *Simpático*: dilatação da pupila (midríase).

Glândulas lacrimais | Nervo facial (VII)

A *inervação parassimpática* para as glândulas lacrimais é feita pelo *nervo petroso maior (nervo facial [VII])*. Estas fibras fazem sinapse no *gânglio pterigopalatino*. Daí, alcançam a glândula por meio dos nervos zigomático (V_2) e lacrimal (V_1) (ver Figuras 8.17 e 11.8).

A *inervação simpática* para a glândula lacrimal é feita através de fibras originadas do tronco simpático (*gânglio cervical superior*). Tais fibras acompanham o trajeto das artérias até o gânglio pterigopalatino, onde passam sem manter sinapse. Também alcançam a glândula através dos nervos zigomático (V_2) e lacrimal (V_1).

Ações

- *Parassimpático*: secretomotor para as glândulas lacrimais, nasais e palatinas
- *Simpático*: vasoconstrição, pouco efeito na secreção da glândula.

Glândulas submandibulares e sublinguais | Nervo facial (VII)

A *inervação parassimpática* para as glândulas submandibular e sublingual é feita pelo *nervo corda do tímpano (facial [VII])*. Estas fibras fazem sinapse no *gânglio submandibular*. Daí, alcançam estas glândulas através do nervo lingual (V_3) (ver Figuras 8.17 e 11.8).

A *inervação simpática* para as glândulas submandibular e sublingual é feita através de fibras originadas do tronco simpático (*gânglio cervical superior*). Tais fibras acompanham o trajeto das artérias até o gânglio submandibular, onde passam sem manter sinapse. Também alcançam as glândulas através do nervo lingual (V_3).

Ações

- *Parassimpático*: secretomotoras para as glândulas submandibular e sublingual
- *Simpático*: vasoconstrição, pouco efeito na secreção das glândulas.

Glândulas parótidas | Nervo glossofaríngeo (IX)

A *inervação parassimpática* para a glândula parótida é feita pelo *nervo glossofaríngeo (IX)*. Estas fibras fazem sinapse no *gânglio ótico*. Daí, alcançam a glândula através do nervo auriculotemporal (V_3) (ver Figuras 8.17 e 11.8).

A *inervação simpática* para a glândula parótida é feita através de fibras originadas do tronco simpático (*gânglio cervical superior*). Tais fibras acompanham o trajeto das artérias até o gânglio ótico, onde passam sem manter sinapse. Também alcançam a glândula através do nervo auriculotemporal (V_3).

Ações

- *Parassimpático*: secretomotoras para a glândula parótida.
- *Simpático*: vasoconstrição, pouco efeito na secreção das glândulas.

Vísceras torácicas e abdominais | Nervo vago (X)

O nervo vago (X) contém fibras eferentes do sistema nervoso *parassimpático* para as vísceras torácicas e abdominais. A descrição detalhada de tal inervação foge aos objetivos deste livro.

Capítulo 8 • Inervação Motora da Cabeça e do Pescoço 141

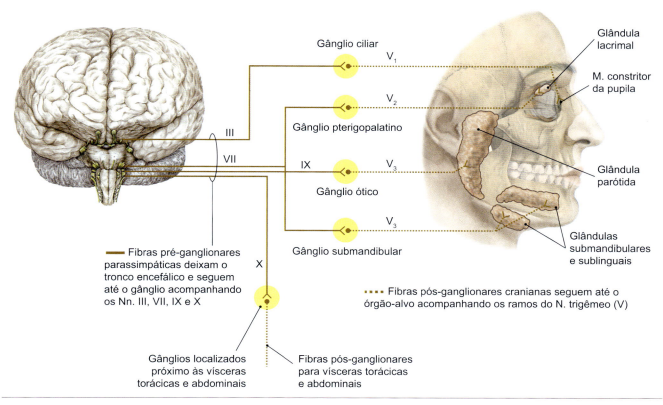

Figura 8.17 Esquema da inervação secretomotora autônoma parassimpática da cabeça (NC III, VII, IX e X).

CAPÍTULO 9

Inervação Sensitiva da Cabeça e do Pescoço

Peter Reher • Lucilia Maria de Souza Teixeira

Introdução

A inervação sensitiva da cabeça e do pescoço é feita por meio de *nervos cranianos* e de ramos terminais dos *nervos espinais cervicais*. Os nervos cranianos podem ser sensitivos ou motores, mas também mistos. Por esse motivo, os nervos mistos serão citados tanto aqui quanto no Capítulo 8, *Inervação Motora da Cabeça e do Pescoço*.

Conforme discutido, as *fibras aferentes* são subdivididas em somáticas e viscerais. As fibras *aferentes somáticas* são originadas em exteroceptores (na superfície, e relacionadas com dor, temperatura, tato e pressão) ou proprioceptores (nos músculos e articulações, relacionados com percepção de posição e movimento). As fibras *aferentes viscerais* conduzem impulsos originados nas vísceras.

No caso dos nervos cranianos, as fibras aferentes somáticas podem ser subdivididas em fibras aferentes somáticas *gerais* quando conduzem estímulos de dor, temperatura, tato e pressão da cabeça; e as fibras aferentes somáticas *especiais* quando conduzem impulsos de visão, audição e equilíbrio. Da mesma maneira, as fibras aferentes viscerais podem ser aferentes viscerais *gerais* quando levam impulsos originados em vísceras, por exemplo relacionados com dor visceral ou sensação de plenitude gástrica. Já as fibras aferentes viscerais *especiais* conduzem sensações de gustação e olfação.

Sentidos especiais

Os sentidos especiais, como olfação, gustação, visão, audição e equilíbrio, são captados por órgãos localizados na cabeça e conduzidos pelos nervos cranianos.

Olfato

Nervo olfatório (I)

O nervo olfatório apresenta fibras *aferentes viscerais especiais*, pois capta os estímulos de olfação originados da mucosa do teto da cavidade nasal (Figura 9.1). É constituído por filamentos olfatórios que atravessam a *lâmina cribriforme do etmoide* para, na fossa anterior do crânio, fazerem sinapse no *bulbo olfatório*. Daí, dirigem-se para a área olfatória do córtex cerebral.

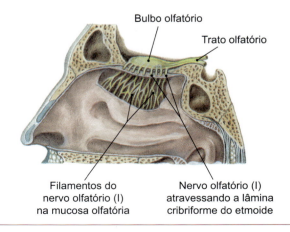

Figura 9.1 Nervo olfatório (I). Parte da mucosa da parte superior da cavidade nasal foi rebatida, expondo os filetes do nervo olfatório.

Visão

Nervo óptico (II)

O *nervo óptico* apresenta fibras *aferentes somáticas especiais* que conduzem os estímulos visuais captados na retina. O nervo óptico atravessa o *canal óptico* para a fossa média do crânio, onde algumas fibras cruzam o plano mediano no *quiasma óptico* (Figura 9.2). Daí as fibras se dirigem para áreas específicas do encéfalo, onde são interpretados os estímulos visuais.

Gustação

Os impulsos gustativos originados da língua e da região da epiglote são conduzidos pelos nervos *facial* (VII), *glossofaríngeo* (IX) e *vago* (X) (Figura 9.3), que têm fibras *aferentes somáticas especiais*. Ao nível do tronco encefálico, tais fibras fazem sinapse no *núcleo do trato solitário*. Daí, são projetadas para a área cortical da gustação.

Nervo facial (VII)

Os estímulos gustativos originados dos 2/3 anteriores da língua são captados pelo *nervo corda do tímpano*, um ramo do *nervo facial*. Este nervo acompanha o nervo lingual (V_3) até a fossa infratemporal, onde então se separa deste, para penetrar pela fissura petrotimpânica e alcançar o tronco do nervo facial e daí se dirigir ao tronco encefálico.

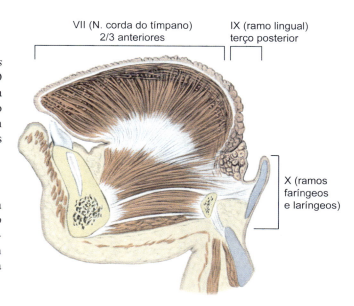

Figura 9.3 Territórios de gustação e seus respectivos nervos (NC VII, IX, X).

Nervo glossofaríngeo (IX)

Os estímulos gustativos originados do terço posterior da língua são captados pelo *ramo lingual do nervo glossofaríngeo*. Este nervo entra no crânio pelo forame jugular e penetra no tronco encefálico.

Nervo vago (X)

Os estímulos gustativos originados da região da epiglote são conduzidos pelos *ramos faríngeo* e *laríngeo do nervo vago*, o qual entra no crânio pelo forame jugular e penetra no tronco encefálico.

Audição e equilíbrio

Nervo vestibulococlear (VIII)

Os impulsos de audição e equilíbrio originam-se da *cóclea* e dos *canais semicirculares*, respectivamente (Figura 9.4). Estes receptores estão no interior da parte petrosa do osso temporal, e seus estímulos são conduzidos ao tronco encefálico pelo nervo vestibulococlear, que apresenta fibras *aferentes somáticas especiais*. Tal nervo passa pelo meato acústico interno, não deixando o crânio. Daí, penetra no tronco encefálico, próximo ao nervo facial (VII).

Nervo trigêmeo (V)

É, em grande parte, o nervo que leva as informações de *sensibilidade geral da cabeça*. Por isso, seu estudo é de fundamental importância em odontologia, sobretudo em sua aplicação em anestesiologia e cirurgia. O nervo trigêmeo é um nervo misto, com uma *raiz sensitiva* (maior) e uma *raiz motora* (menor), que acompanha o nervo mandibular (V_3).

A *raiz sensitiva do nervo trigêmeo* apresenta *fibras aferentes somáticas gerais*, que podem ser classificadas como exteroceptivas ou proprioceptivas (Figura 9.5):

- **Fibras exteroceptivas.** Levam os impulsos *conscientes* de dor, tato, pressão e temperatura originados da pele da face e da fronte, das mucosas oral e nasal e dos seios paranasais, dos

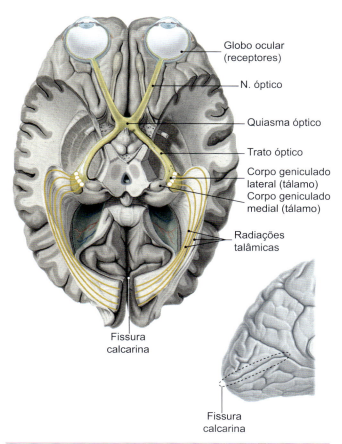

Figura 9.2 Nervo óptico (II) e a via de propagação no córtex cerebral.

144 Parte 1 • Anatomia da Cabeça e do Pescoço

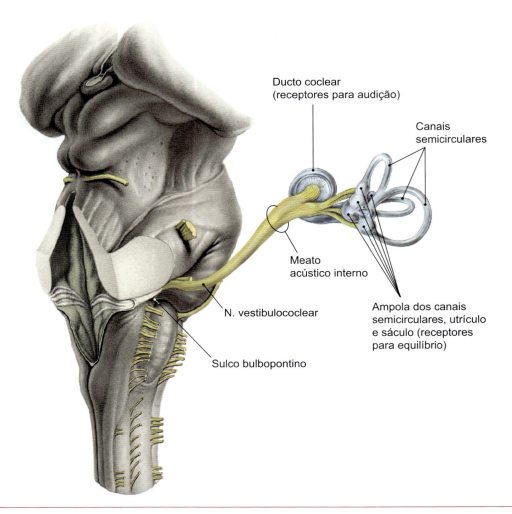

Figura 9.4 Nervo vestibulococlear (VIII).

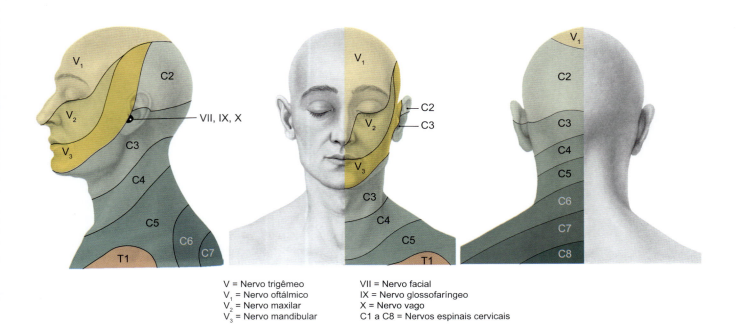

V = Nervo trigêmeo
V₁ = Nervo oftálmico
V₂ = Nervo maxilar
V₃ = Nervo mandibular
VII = Nervo facial
IX = Nervo glossofaríngeo
X = Nervo vago
C1 a C8 = Nervos espinais cervicais

Figura 9.5 Resumo da inervação sensitiva da cabeça e do pescoço, mostrando a vasta distribuição do nervo trigêmeo na face.

dentes e do periodonto, dos 2/3 anteriores da língua, do assoalho oral, de grande parte da dura-máter, do bulbo do olho, da conjuntiva e do saco e glândula lacrimais
- **Fibras proprioceptivas**. Levam os impulsos *inconscientes* de pressão profunda, para a regulação reflexa da atividade muscular e também impulsos conscientes para a percepção e a regulação dos movimentos das articulações. Os estímulos proprioceptivos são originados de periodonto, ATM, dentes, palato duro e músculos da mastigação.

A *raiz motora do trigêmeo* é responsável pela inervação motora dos músculos da mastigação (masseter, pterigóideos medial e lateral, temporal), tensor do véu palatino, tensor do tímpano, milo-hióideo e ventre anterior do músculo digástrico. As fibras da raiz motora são classificadas como *eferentes viscerais especiais* e não serão detalhadas aqui, pois foram descritas no Capítulo 8, *Inervação Motora da Cabeça e do Pescoço*.

Parte intracraniana do nervo trigêmeo

Raiz sensitiva do nervo trigêmeo (tronco do trigêmeo)

A *raiz sensitiva do trigêmeo* é bastante volumosa e forma o chamado *tronco do trigêmeo*. O tronco tem sua origem aparente na parte lateral da ponte, entre esta e o pedúnculo cerebelar médio, na fossa posterior do crânio. A partir daí, o nervo dirige-se para a margem superior da parte petrosa do temporal, próximo a seu ápice. O nervo penetra, então, em um pequeno forame da dura-máter (*lúnula de Albinus*), passa pelo *sulco trigeminal* e penetra na fossa média do crânio, chegando ao *gânglio trigeminal* (Figura 9.6).

Gânglio trigeminal

O gânglio trigeminal representa o acúmulo dos corpos dos neurônios sensitivos aferentes. Estes apresentam um *prolongamento periférico* longo, que está em contato com o receptor; e um *prolongamento central* curto, que entra no tronco encefálico pelo tronco do nervo, onde faz sinapse com núcleos centrais do trigêmeo.

O *gânglio trigeminal (gânglio de Gasser)* tem a forma de semilua, por isso, também é denominado *gânglio semilunar*. Ele está situado em uma depressão óssea na face anterior da parte petrosa do temporal, chamada de *impressão do trigêmeo*. Nessa região, os dois folhetos da dura-máter separam-se formando uma cavidade que aloja o gânglio, o *cavo trigeminal*.

Na face côncava do gânglio, localiza-se o tronco do nervo trigêmeo. Da face convexa do gânglio, emergem os três ramos terminais do nervo trigêmeo (ver Figura 9.6):

- *Nervo oftálmico* (V_1): deixa o crânio pela fissura orbital superior e dirige-se para a órbita
- *Nervo maxilar* (V_2): deixa o crânio pelo forame redondo, dirigindo-se para a fossa pterigopalatina
- *Nervo mandibular* (V_3): deixa o crânio pelo forame oval em direção à fossa infratemporal.

Raiz motora do nervo trigêmeo

A *raiz motora do trigêmeo* acompanha o nervo trigêmeo desde sua emergência na ponte e passa direto e por baixo do gânglio trigeminal para acompanhar o *nervo mandibular* (V_3). Os ramos da raiz motora foram descritos no Capítulo 8, *Inervação Motora da Cabeça e do Pescoço*.

Nervo oftálmico (V_1)

O nervo oftálmico é sensitivo, com *fibras aferentes somáticas gerais* (Figura 9.7). Antes de penetrar na órbita, ele emite um pequeno ramo, o ramo meníngeo. Logo após emitir esse pequeno ramo, o nervo oftálmico tem trajeto anterior, apoiado na parede lateral do seio cavernoso, para então entrar na órbita pela fissura orbital superior, onde termina dividindo-se em três ramos principais: *nervos lacrimal* (lateral), *frontal* (intermédio) e *nasociliar* (medial) (Quadro 9.1).

Ramo meníngeo. Tem trajeto sinuoso para a tenda do cerebelo. Inerva parte da dura-máter.

Nervo lacrimal

É o ramo mais lateral dos principais ramos do nervo oftálmico (Figura 9.8). Dirige-se para a glândula lacrimal, passando pela margem superior do músculo reto lateral. Ele recebe um pequeno ramo, o *ramo comunicante do nervo zigomático*, que conduz as fibras secretomotoras do SNA parassimpático para a glândula lacrimal (fibras do nervo facial).

Inervação. Leva impulsos aferentes originados da glândula lacrimal, da conjuntiva e da pele da pálpebra superior, por meio de seus ramos terminais.

Nervo frontal

É intermediário entre o nervo lacrimal e o nervo nasociliar. Ele tem um trajeto anterior, passa no teto da órbita acima do músculo levantador da pálpebra superior e divide-se em dois ramos principais (ver Figura 9.8).

NERVO SUPRAORBITAL

É a continuação do nervo frontal e pode ser dividido em um *ramo lateral* e em um *ramo medial*. Após percorrer o teto da órbita, ele emerge através do *forame* ou *incisura supraorbitais*, ramificando-se na fronte.

Inervação. É o responsável pela sensibilidade geral da pele da fronte, de parte do couro cabeludo, da pálpebra superior e do seio frontal.

NERVO SUPRATROCLEAR

É o ramo mais medial do nervo frontal. Quando há um ramo medial e um ramo lateral do nervo supraorbital, origina-se do ramo medial deste. Ele deixa a órbita através da *incisura frontal*, na margem medial da órbita. Pode trocar fibras com o nervo infratroclear (ramo do nervo nasociliar).

Inervação. É o responsável pela sensibilidade geral de parte da pálpebra superior, parte da raiz do nariz e pele da região medial da órbita e da glabela.

QUADRO 9.1
Principais ramos do nervo trigêmeo.

Nervo	Lateral	Intermédio	Medial
Oftálmico (V_1)	Lacrimal	Frontal	Nasociliar
Maxilar (V_2)	Zigomático	Ramo alveolar superior posterior, nervo infraorbital	Pterigopalatino
Mandibular (V_3)	Auriculotemporal	Alveolar inferior	Lingual

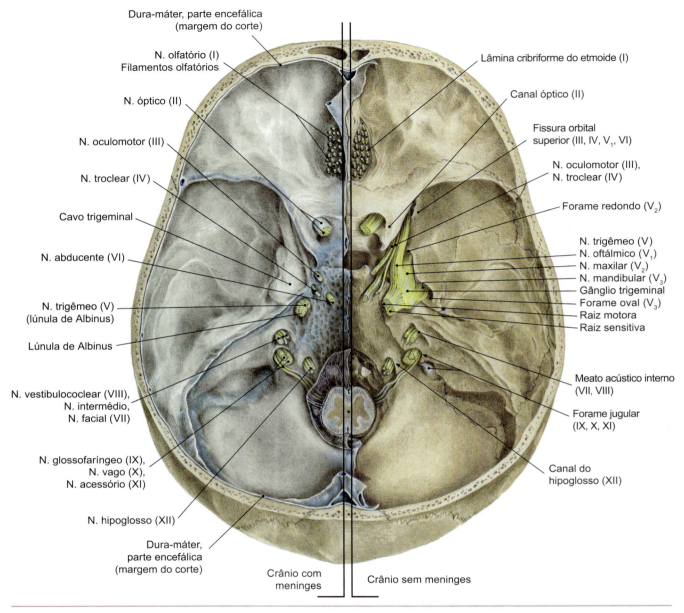

Figura 9.6 Relações do gânglio trigeminal na base do crânio.

Nervo nasociliar

É o mais medial dos principais ramos do nervo oftálmico (Figura 9.9). Emerge na órbita dentro do cone formado pelos músculos do bulbo do olho. É mais profundo tendo o trajeto na parede medial da órbita, entre o músculo reto medial e o músculo oblíquo superior. O nervo nasociliar origina diversos ramos listados a seguir, destacando-se o nervo infratroclear e o nervo etmoidal anterior como os mais relevantes na odontologia.

RAMO COMUNICANTE PARA O GÂNGLIO CILIAR (SNA) E NERVOS CILIARES CURTOS

As fibras desse ramo apenas passam pelo gânglio ciliar, sem manter sinapse e, através dos *nervos ciliares curtos*, dirigem-se ao bulbo do olho.

Inervação. É o responsável pela sensibilidade geral das túnicas oculares.

NERVOS CILIARES LONGOS

São geralmente de 1 a 3 ramos que cursam diretamente para o olho.

Inervação. São os responsáveis pela sensibilidade geral da túnica vascular e da córnea.

NERVO INFRATROCLEAR

Tem um trajeto anterior e deixa a órbita próximo a seu canto medial. Ele pode trocar fibras com o nervo supratroclear, ramo do nervo frontal.

Inervação. Conduz a sensibilidade geral das pálpebras, da pele da raiz do nariz e do saco lacrimal.

NERVO ETMOIDAL POSTERIOR

Quando está presente, deixa a órbita pelo forame etmoidal posterior.

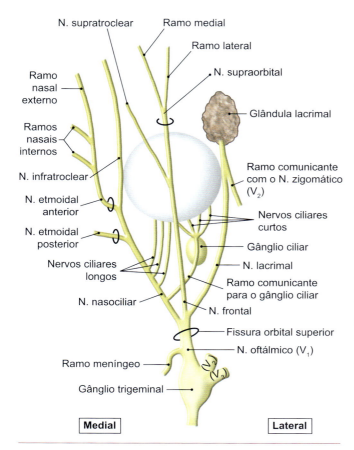

Figura 9.7 Esquema do nervo oftálmico (V₁) (vista superior).

Inervação. Conduz a sensibilidade das mucosas dos seios etmoidal e esfenoidal.

NERVO ETMOIDAL ANTERIOR
É a continuação do nervo nasociliar. Deixa a órbita pelo forame etmoidal anterior, passa pela fossa anterior do crânio e penetra na cavidade nasal, emitindo os ramos descritos a seguir.

Ramos nasais internos. São sensitivos para a mucosa da parte anterossuperior da parede lateral da cavidade nasal e do septo nasal.

Ramo nasal externo. Dirige-se inferiormente sob os ossos nasais e deixa a cavidade nasal em direção à pele. Conduz a sensibilidade da pele do dorso até o ápice do nariz.

Nervo maxilar (V₂)

O nervo maxilar é sensitivo, com *fibras aferentes somáticas gerais* (Figuras 9.10 e 9.11). Ainda no interior do crânio, emite um pequeno *ramo meníngeo*, e então deixa o crânio através do forame redondo e dirige-se para a fossa pterigopalatina. Na fossa, ele emite seus ramos principais, o *nervo zigomático* (lateral), *os ramos alveolares superiores posteriores*, o *nervo infraorbital* (intermédio) e o *nervo pterigopalatino* (medial) (ver Quadro 9.1).

Ramo meníngeo. Acompanha a artéria meníngea média, conduzindo a sensibilidade de parte da dura-máter.

Nervo zigomático
É o ramo mais lateral do nervo maxilar. Da fossa pterigopalatina, ele se dirige para a órbita através da *fissura orbital inferior* e emite um pequeno ramo, comunicante com o nervo lacrimal. Após emitir esse pequeno ramo, o nervo zigomático penetra no *forame zigomático-orbital* (na parede lateral da órbita). Dentro do osso zigomático, divide-se nos *nervos zigomaticofacial* e *zigomaticotemporal*.

Ramo comunicante com o nervo lacrimal. Contém fibras secretomotoras parassimpáticas originárias do nervo facial (VII) que chegam ao gânglio pterigopalatino e daí seguem para a glândula lacrimal.

NERVO ZIGOMATICOFACIAL
Deixa o osso zigomático pelo forame zigomaticofacial (face externa do osso).

Inervação. Conduz impulsos de sensibilidade geral do osso zigomático e da pele da proeminência da face.

NERVO ZIGOMATICOTEMPORAL
Deixa o osso zigomático pelo forame zigomaticotemporal (face temporal do osso) e alcança a fossa temporal, onde perfura a fáscia temporal e se dirige para a pele.

Inervação. Conduz impulsos de sensibilidade geral do osso zigomático e da pele da fronte e da parte anterior da região temporal.

Ramos alveolares superiores posteriores (RASP)

Fazem parte dos ramos intermediários do nervo maxilar. Têm um trajeto descendente pela parede posterior da maxila, onde penetram pelas *foraminas alveolares*. Percorrem canalículos intraósseos nas paredes posterior e lateral da maxila, para alcançar os dentes.

Inervação. Conduzem fibras sensitivas dos dentes molares superiores, exceto da raiz mesiovestibular do primeiro molar, do periodonto, da gengiva vestibular na região desses molares, do tecido ósseo da maxila dessa região e da parte posterior da mucosa do seio maxilar.

Nervo infraorbital

O nervo maxilar penetra na órbita pela *fissura orbital inferior*, onde passa a ser denominado *nervo infraorbital*, que é a principal continuação anterior do nervo maxilar. Alguns autores consideram o nervo infraorbital, junto com os *RASP*, como sendo o ramo intermediário do nervo maxilar (ver Quadro 9.1).

Na órbita, o nervo infraorbital percorre o *sulco* e o *canal infraorbital*, emergindo na face pelo forame de mesmo nome. Ao longo do canal infraorbital, emite os ramos *alveolares superiores médios* e *alveolares superiores anteriores*. Ao emergir na face, através do *forame infraorbital*, o nervo infraorbital trifurca-se em seus ramos terminais: *ramo palpebral inferior*, *ramo nasal lateral* e *ramo labial superior* – todos descritos adiante.

RAMOS ALVEOLARES SUPERIORES MÉDIOS (RASM)
Deixam o nervo infraorbital ainda na órbita, geralmente dentro do canal infraorbital. Estão presentes em cerca de 60% dos indivíduos (quando ausentes, sua área de inervação é suprida pelos ramos alveolares superiores posteriores e alveolares superiores anteriores).

Inervação. Conduzem a sensibilidade da raiz mesiovestibular do primeiro molar superior, dos pré-molares superiores, do periodonto, da gengiva vestibular dessa área, do tecido ósseo da maxila e de parte da mucosa do seio maxilar.

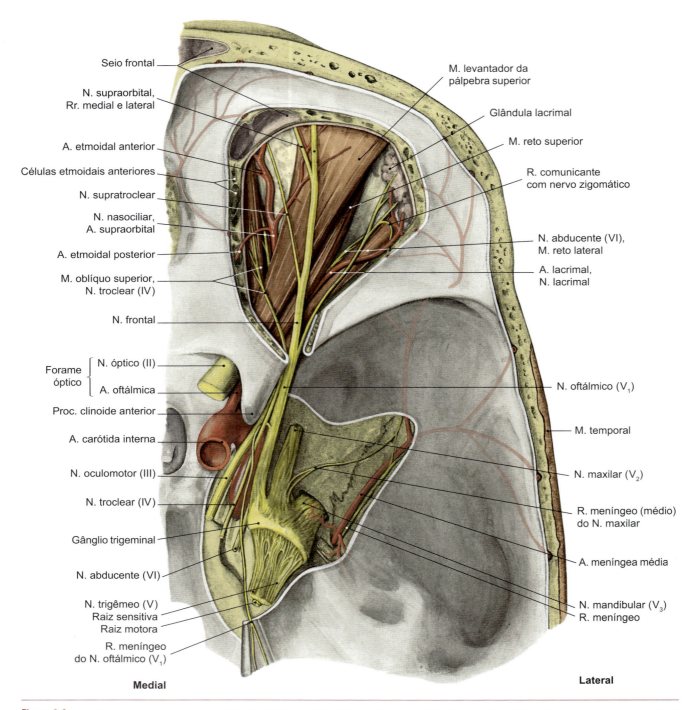

Figura 9.8 Relações dos ramos do nervo oftálmico (V₁) na órbita. Dissecação superficial do teto da órbita evidenciando os nervos lacrimal e frontal.

RAMOS ALVEOLARES SUPERIORES ANTERIORES (RASA)

Podem trocar fibras com os ramos do lado oposto. Deixam o canal infraorbital cerca de 0,5 cm antes da emergência do forame infraorbital e alcançam os dentes por meio de pequenos canais ósseos na parede anterior da maxila.

Inervação. Conduzem a sensibilidade dos caninos e dos incisivos superiores, do periodonto, da gengiva vestibular dessa região, do tecido ósseo da maxila e de parte da mucosa do seio maxilar.

RAMO PALPEBRAL INFERIOR

Na face, o nervo infraorbital emerge pelo forame infraorbital e divide-se em três ramos terminais, *palpebral inferior, nasal lateral* e *labial superior*. O ramo palpebral inferior dirige-se superiormente, conduzindo a sensibilidade da pálpebra inferior.

RAMO NASAL LATERAL

Dirige-se medialmente e conduz a sensibilidade da pele da asa e da base do nariz e de parte da mucosa do septo nasal.

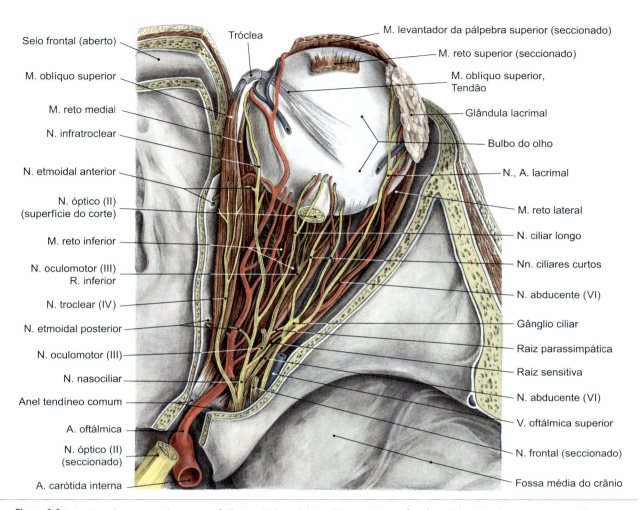

Figura 9.9 Relações dos ramos do nervo oftálmico (V₁) na órbita. Dissecação profunda, evidenciando o nervo nasociliar.

RAMO LABIAL SUPERIOR

Dirige-se inferiormente. Conduz a sensibilidade da pele e da mucosa do lábio superior.

Nervo pterigopalatino

Trata-se do ramo mais medial dos principais ramos do nervo maxilar. É um nervo muito curto, dirigindo-se inferiormente para o *gânglio pterigopalatino* (SNA), na fossa de mesmo nome. Podem existir dois ou mais ramos que parecem se conectar ao gânglio, porém eles não mantêm sinapse com ele. Do gânglio, originam-se alguns ramos menores (*orbitais* e *faríngeos*), e alguns nervos (*esfenopalatino* e *palatino*), estes últimos mais relevantes na odontologia.

Ramos orbitais. Dirigem-se superiormente à órbita, levando a sensibilidade do periósteo da órbita, da mucosa das células etmoidais posteriores e do seio esfenoidal.

Ramo faríngeo. Dirige-se posteriormente e penetra no *canal palatovaginal*, chegando aos cóanos e à abertura da tuba auditiva. Conduz a sensibilidade das mucosas da tuba auditiva, do teto da nasofaringe e do seio esfenoidal.

NERVO ESFENOPALATINO

Penetra na cavidade nasal por meio do *forame esfenopalatino* e divide-se em.

Ramos nasais posteriores superiores

Inervam a parte posterior das conchas nasais superior e média.

Ramos nasais posteriores inferiores

Inervam a parte posterior das conchas nasais média e inferior.

Nervo nasopalatino

Dirige-se anteriormente sob a mucosa do septo nasal até chegar ao *canal incisivo*. Atravessa, então, o canal e emerge pelo forame incisivo na cavidade oral, dirigindo-se posteriormente.

Inervação. Conduz impulsos de sensibilidade da mucosa do septo nasal e do palato, da linha média até a região do canino.

Nervo palatino

É a continuação do nervo pterigopalatino. Dirige-se inferiormente em direção ao palato, ocupando o *canal palatino*. Dentro do canal palatino, divide-se em nervo palatino maior e nervo palatino menor.

NERVO PALATINO MAIOR

Alcança a cavidade oral por meio do canal e do forame palatino maior e dirige-se anteriormente até a região de primeiro pré-molar.

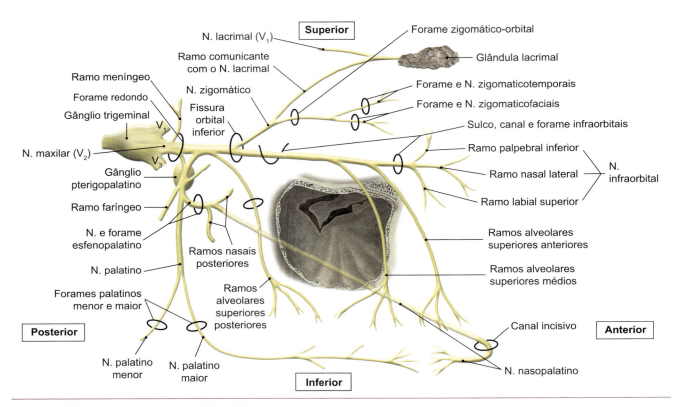

Figura 9.10 Esquema do nervo maxilar (V$_2$) (vista lateral).

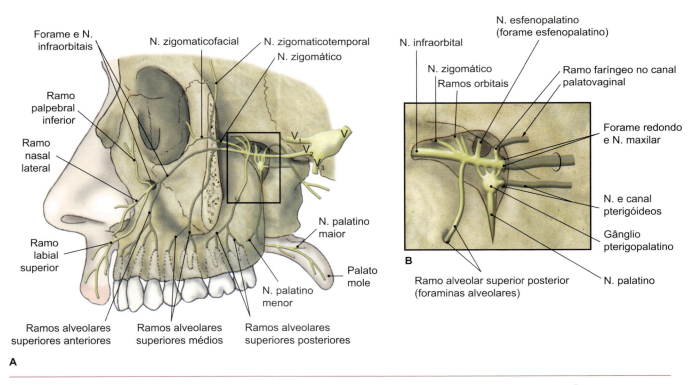

Figura 9.11 Relações dos ramos do nervo maxilar (V$_2$): com a maxila e o seio maxilar (**A**) e na fossa pterigopalatina (**B**). Em destaque: na fossa pterigopalatina, os ramos do nervo maxilar e suas comunicações com o gânglio pterigopalatino.

Inervação. Conduz sensibilidade da mucosa do palato duro até a região de pré-molares ou caninos, podendo trocar fibras com o nervo nasopalatino.

NERVO PALATINO MENOR

Alcança a cavidade oral por meio do canal e do forame palatino menor e dirige-se posteriormente.

Inervação. Conduz a sensibilidade da mucosa do palato mole, da úvula, da tonsila palatina e da região adjacente.

Nervo mandibular (V_3)

O nervo mandibular é um ramo misto do nervo trigêmeo (Figuras 9.12 e 9.13). A maior parte de suas fibras é sensitiva (*fibras aferentes somáticas gerais*). Elas se destinam ao gânglio trigeminal. Suas fibras motoras (*fibras eferentes viscerais especiais*) são originadas do tronco encefálico de maneira a formar a raiz motora do trigêmeo. Estas fibras misturam-se às fibras do nervo mandibular (V_3) quando alcançam o forame oval.

Após emergir do crânio pelo *forame oval*, o nervo mandibular alcança a fossa infratemporal, na qual emite dois pequenos ramos (*meníngeo* e *nervo para o músculo pterigóideo medial*), antes de suas divisões principais, a *divisão anterior* e a *divisão posterior*.

Ramo meníngeo (recorrente). Este ramo volta para o crânio por meio do *forame espinhoso*, acompanhando a artéria meníngea média, conduzindo a sensibilidade da dura-máter.

Nervo para o músculo pterigóideo medial. É motor para os músculos pterigóideo medial, tensor do véu palatino e tensor do tímpano.

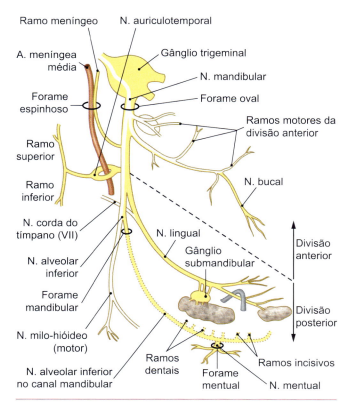

Figura 9.12 Esquema do nervo mandibular (V_3). Estão em destaque amarelo apenas os ramos para a sensibilidade geral.

Ramos da divisão anterior do nervo mandibular (V_3)

Depois de emir estes dois pequenos ramos, o nervo mandibular, ainda na fossa infratemporal, pode ser considerado como tendo uma *divisão anterior*, predominantemente motora, e uma *divisão posterior*, predominantemente sensitiva. Os ramos motores da divisão anterior já foram descritos no Capítulo 8, *Inervação Motora da Cabeça e do Pescoço*. Descrevemos a seguir apenas o *nervo bucal*.

NERVO BUCAL

É predominantemente sensitivo e o maior ramo da divisão anterior, porém conduz algumas fibras motoras. Ele se dirige anteriormente para o músculo pterigóideo lateral, emitindo nesse trajeto alguns ramos motores, os *nervos temporais profundos anterior e posterior* e o *nervo pterigóideo lateral*.

Depois, ele passa entre os dois feixes do músculo pterigóideo lateral e dirige-se para a face lateral do *músculo bucinador*, onde se divide em vários filetes nervosos, que perfuram este músculo. Nesse trajeto, cruza anteriormente o ramo da mandíbula, passa pela fossa retromolar e dirige-se para o vestíbulo oral, na região dos molares.

Inervação. Conduz as fibras sensitivas originadas da pele e da mucosa da bochecha; e da gengiva vestibular, na região de molares inferiores.

 Variações do nervo bucal

O nervo bucal apresenta variações anatômicas: pode inervar a gengiva vestibular inferior até o nível de pré-molares e inervar a gengiva vestibular superior, além de poder enviar ramos aos dentes molares inferiores. Nas anestesias deste nervo, comumente utilizadas para cirurgias na região de molares inferiores, é necessário fazer complementações (bloqueio de campo) por causa de tal variabilidade.

Ramos da divisão posterior do nervo mandibular (V_3)

Ainda na fossa infratemporal, após emitir os ramos de sua divisão anterior, o nervo mandibular divide-se em três ramos que constituem sua divisão posterior: *nervo auriculotemporal* (lateral), *nervo alveolar inferior* (intermédio) e *nervo lingual* (medial) (ver Quadro 9.1).

NERVO AURICULOTEMPORAL

É o ramo mais lateral da divisão posterior. Ele deixa o nervo mandibular, tendo um trajeto posterior. Além disso, bifurca-se fazendo uma alça em torno da *artéria meníngea média*. O nervo cruza o colo da mandíbula e penetra na glândula parótida. Na glândula, suas fibras misturam-se com as fibras do nervo facial, onde se divide em ramos superior e inferior.

Ramo superior

Acompanha a artéria temporal superficial até a região temporal.

Inervação. Conduz as *fibras sensitivas* do couro cabeludo na região temporal acima da orelha, da ATM, de parte da orelha externa e da membrana do tímpano.

Ramo inferior

Divide-se em dois ou três ramos que se anastomosam com o nervo facial, distribuindo-se na parótida. Conduz *fibras secretomotoras* do gânglio ótico (SNA parassimpático) originadas do *nervo glossofaríngeo (IX)* para a glândula parótida.

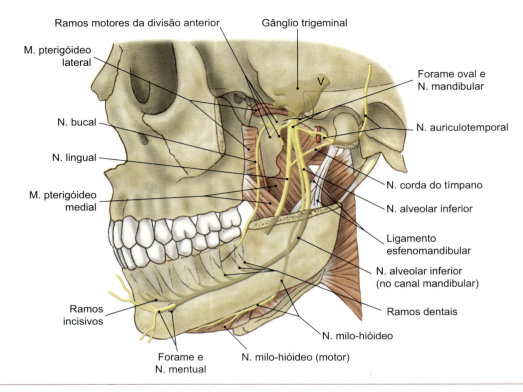

Figura 9.13 Relações do nervo mandibular (V$_3$) na fossa infratemporal.

Inervação. Conduz *fibras sensitivas* da glândula parótida, e fibras secretomotoras do nervo glossofaríngeo (IX) para a parótida.

NERVO ALVEOLAR INFERIOR

É o nervo intermediário da divisão posterior. Ele tem trajeto descendente e passa no espaço entre o músculo pterigóideo medial e o ramo da mandíbula – espaço pterigomandibular. Antes de penetrar no forame da mandíbula, ele emite o *nervo milo-hióideo*, um pequeno ramo motor, para o ventre anterior do músculo digástrico e o músculo milo-hióideo, descrito no capítulo anterior.

Penetra, então, no *forame mandibular* e percorre o *canal mandibular*. No canal, emite diversos ramos (*dentais*, *interdentais* e *ósseos*), que são responsáveis pela sensibilidade dos dentes, do periodonto e do osso trabecular da mandíbula. Próximo ao forame mentual, o nervo alveolar inferior divide-se em seus ramos terminais, o *nervo mentual* e os *ramos incisivos*.

Ramos dentais. A partir do canal, estes pequenos ramos penetram nos dentes através do forame apical, dando sensibilidade à polpa dos molares e pré-molares.

Ramos interdentais. Dirigem-se ao ligamento periodontal por meio dos septos interdentais, dando sensibilidade aos ligamentos periodontais dos dentes molares e pré-molares.

Ramos ósseos. Espalham-se no interior da mandíbula através dos espaços trabeculares, dando sensibilidade ao osso esponjoso da mandíbula até a região dos pré-molares.

Nervo mentual

É um dos ramos terminais do nervo alveolar inferior. Ele emerge da mandíbula pelo forame mentual e distribui-se para gengiva, mucosa e pele da região.

Inervação. É responsável pela condução da sensibilidade geral da pele do lábio inferior e do mento, e também da mucosa do lábio inferior, até o fundo de saco vestibular e parte da gengiva inserida, da região de pré-molares a incisivos.

Ramos incisivos

Dirigem-se anteriormente por um trajeto intraósseo por meio dos espaços trabeculares da mandíbula. Raramente cruzam o plano mediano.

Inervação. Conduz os impulsos de sensibilidade geral da polpa e dos ligamentos periodontais dos incisivos e caninos inferiores, da gengiva vestibular e do osso trabecular dessa região.

 Variações da inervação da gengiva vestibular inferior

A inervação da gengiva vestibular inferior na região anterior é variável. Ela pode ser inervada pelo nervo mentual ou pelos ramos incisivos. Parece que ambos o fazem. Contudo, o nervo mentual inerva mais próximo à região mucogengival e à do lábio inferior, e os ramos incisivos, mais próximo à gengiva inserida.

NERVO LINGUAL

É o ramo mais medial da divisão posterior. No espaço pterigomandibular, é mais anterior e medial do que o nervo alveolar inferior e o acompanha, mantendo tal relação.

Logo após sua origem, o nervo lingual recebe o *nervo corda do tímpano* (VII), o qual conduz impulsos gustativos originados dos 2/3 anteriores da língua, assim como fibras secretomotoras parassimpáticas do SNA para as glândulas submandibular e sublingual.

O nervo lingual, em seu trajeto descendente, e próximo ao terceiro molar inferior, localiza-se muito superficialmente, ficando recoberto apenas pela mucosa da boca. Continuando seu trajeto anterior, localiza-se entre a língua e a mandíbula no assoalho oral, passando acima do músculo milo-hióideo. Mais anteriormente, cruza com o ducto da glândula submandibular, emitindo antes ramos para o *gânglio submandibular* (SNA) (Quadro 11.1). Após cruzar o ducto, ele se aprofunda no músculo genioglosso, para inervar a língua.

Inervação. Conduz a *sensibilidade geral* dos 2/3 anteriores da língua, da gengiva lingual de todo o hemiarco inferior e da mucosa do assoalho da cavidade oral.

Lesões do nervo lingual

Em cirurgias de terceiros molares inferiores, o nervo lingual pode ser comprimido ou até seccionado. Isto se deve ao fato de o nervo estar muito superficial imediatamente atrás e do lado lingual ao alvéolo do terceiro molar. Ele pode ser seccionado se o acesso cirúrgico for por via lingual ou, ainda, se uma broca ou instrumento perfurar a cortical lingual nesta área, sem a devida proteção.

Nestes casos, o paciente terá sintomas decorrentes tanto da lesão do nervo lingual quanto do nervo corda do tímpano, visto que ambos já estão unidos nesta região. Assim, o paciente apresentará dormência nos 2/3 anteriores da língua, no assoalho bucal e na gengiva lingual do lado afetado (nervo lingual [V$_3$]). Como o nervo lingual já incorporou as fibras da corda do tímpano (VII) nesta área, ocorrerá também perda da gustação da língua e redução do fluxo salivar.

Nervos facial (VII), glossofaríngeo (IX) e vago (X)

Nervo facial (VII)

O nervo facial é um nervo misto, que está descrito em detalhes no Capítulo 8, *Inervação Motora da Cabeça e do Pescoço*. Sua parte sensitiva conduz a sensibilidade geral de parte da pele da orelha externa e do meato acústico externo (Figura 8.4). Estas *fibras* são *aferentes somáticas gerais* que constituem o *nervo auricular posterior*, um ramo do nervo facial.

Por meio das *fibras aferentes viscerais gerais*, conduz a sensibilidade da mucosa da parte superior do palato mole, na região dos cóanos.

Nervo glossofaríngeo (IX)

O nervo glossofaríngeo é também um nervo misto. Foi descrito em detalhes no Capítulo 8, *Inervação Motora da Cabeça e do Pescoço*. A parte sensitiva do nervo glossofaríngeo apresenta:

- *Fibras aferentes viscerais gerais*: levam a impulsos de sensibilidade geral do terço posterior da língua, da faringe, da úvula, da tonsila, da tuba auditiva, do seio e glomo caróticos (Figuras 8.12 e 9.14)
- *Fibras aferentes somáticas*: responsáveis pela condução da sensibilidade geral de parte da pele da orelha externa e do meato acústico externo
- *Fibras aferentes viscerais especiais*: conduzem os impulsos gustativos do terço posterior da língua.

Nervo vago (X)

É o maior dos nervos cranianos, pois, além de inervar a laringe no pescoço, distribui-se para as vísceras, torácicas e abdominais,

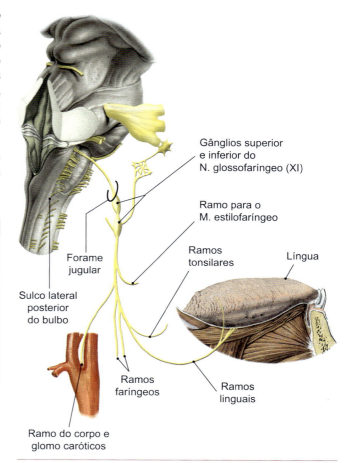

Figura 9.14 Nervo glossofaríngeo (IX).

e já foi descrito no Capítulo 8, *Inervação Motora da Cabeça e do Pescoço* (Figura 8.13). Trata-se de um nervo misto, predominantemente visceral (SNA parassimpático).

No pescoço, é o nervo que conduz impulsos de sensibilidade geral originados da laringe, da traqueia e do esôfago, sendo estas fibras classificadas como *aferentes viscerais gerais*. O *ramo laríngeo interno do vago* e o *ramo laríngeo recorrente* conduzem os impulsos sensitivos da mucosa da laringe.

Nervos espinais cervicais

A inervação sensitiva da parte posterior da cabeça, da pele sobre o ângulo da mandíbula, da pele do pescoço e da pele sobre a região do ombro é dada pelos nervos espinais cervicais. Os nervos espinais são mistos. Após emergirem dos forames intervertebrais, dividem-se em *ramos posteriores (dorsais)* e *ramos anteriores (ventrais)*. Os ramos posteriores dirigem-se para o dorso e a região posterior da cabeça. Os ramos anteriores de C1 a C4 formam o *plexo cervical* para o pescoço. Enquanto isso, os ramos anteriores de C5 a T1 formam o *plexo braquial*, para inervar os membros superiores.

Ramos posteriores (dorsais) dos nervos espinais

Os ramos posteriores inervam os músculos do dorso e apresentam dois ramos terminais sensitivos para a parte occipital do couro cabeludo, o *nervo occipital maior* e o *nervo occipital terceiro* (Figura 9.15). A sensibilidade da pele abaixo da área do nervo occipital terceiro é conduzida pelos ramos posteriores dos nervos C4 a C7.

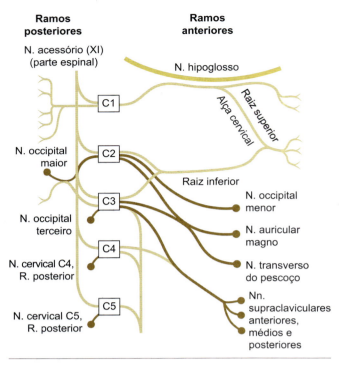

Figura 9.15 Ramos superficiais (sensitivos) do plexo cervical, marcados em tom escuro.

Nervo occipital maior (C2)
Conduz a sensibilidade geral de grande parte da região medial e posterior do couro cabeludo.

Nervo occipital terceiro (C3)
Conduz a sensibilidade geral de pequena parte da região medial e posterior do dorso e do couro cabeludo, abaixo da área do nervo occipital maior.

Nervos espinais (C4-C7)
Os ramos posteriores de C4 a C7 inervam a pele do dorso do pescoço, abaixo da área do nervo occipital terceiro.

Ramos anteriores (ventrais) dos nervos espinais
Os ramos anteriores dos nervos espinais dos segmentos medulares de C1 a C4 misturam-se de maneira a formar o plexo cervical, do qual se originam nervos para o ombro, o pescoço, a face e o couro cabeludo (Figura 9.16). Os ramos motores do plexo cervical foram citados no Capítulo 8, *Inervação Motora da Cabeça e do Pescoço*.

Ramos superficiais do plexo cervical
Os ramos superficiais do plexo cervical, em sua origem, são profundos e localizados sob a veia jugular interna e o músculo esternocleidomastóideo. Para alcançar a pele, contornam a margem posterior do músculo esternocleidomastóideo em sua porção média, onde perfuram a fáscia cervical, tornando-se superficiais.

Os ramos superficiais do plexo cervical são os nervos *occipital menor*, *auricular magno*, *transverso do pescoço* e *supraclaviculares* (Figuras 9.16 e 9.17).

NERVO OCCIPITAL MENOR
Tem trajeto ascendente, para trás do pavilhão da orelha, seguindo em direção ao processo mastoide. Conduz a sensibilidade da pele do dorso e do couro cabeludo, atrás da orelha.

NERVO AURICULAR MAGNO
Tem trajeto ascendente e oblíquo em direção ao ramo da mandíbula e orelha, localizando-se anteriormente ao nervo occipital menor. Conduz a sensibilidade da pele sobre o ângulo da mandíbula, parte da região parotídea e a superfície anterior da orelha.

NERVO TRANSVERSO DO PESCOÇO
Ele dirige-se anteriormente, cruzando o músculo esternocleidomastóideo para inervar a pele do pescoço desde a margem inferior da mandíbula até o esterno.

 Nervo auricular magno e nervo bucal

O nervo auricular magno tem área de inervação que se mistura com a do nervo bucal (V_3) próximo à mandíbula, o que pode levar a falhas de anestesia local deste último. Para evitá-las, é comum indicar anestesia por bloqueio de campo na região do nervo bucal nestes casos.

NERVOS SUPRACLAVICULARES
Estes nervos dividem-se em ramos *anterior*, *médio* e *posterior*. Eles têm trajeto descendente, cruzam a clavícula superficialmente e dirigem-se para o ombro. Conduzem a sensibilidade da pele do ombro e da região anterior e superior do tórax desde o plano mediano.

Resumo da inervação sensitiva cutânea da cabeça e do pescoço
A inervação sensitiva cutânea da cabeça e do pescoço é feita pelos três ramos do *nervo trigêmeo* (V) e pelos *nervos espinais* (Figura 9.17). Apenas a pele em torno do meato acústico externo é inervada pelos nervos facial (VII), glossofaríngeo (IX) e vago (X).

Nervo trigêmeo

Nervo oftálmico (V_1)
É o primeiro ramo do trigêmeo e inerva, aproximadamente, o *terço superior da face*, sobretudo a órbita e a região frontal, da seguinte maneira:

- *Nervo supraorbital*: inerva a pele da fronte, parte do couro cabeludo e a pálpebra superior
- *Nervo supratroclear*: inerva a parte da pálpebra superior e a pele do nariz e da região da glabela
- *Nervo lacrimal*: inerva a conjuntiva e a pele da parte lateral da pálpebra superior
- *Nervo infratroclear*: inerva a pele das pálpebras e da raiz do nariz
- *Ramo nasal externo* (do *nervo etmoidal anterior*): inerva a pele do nariz, do dorso ao ápice deste.

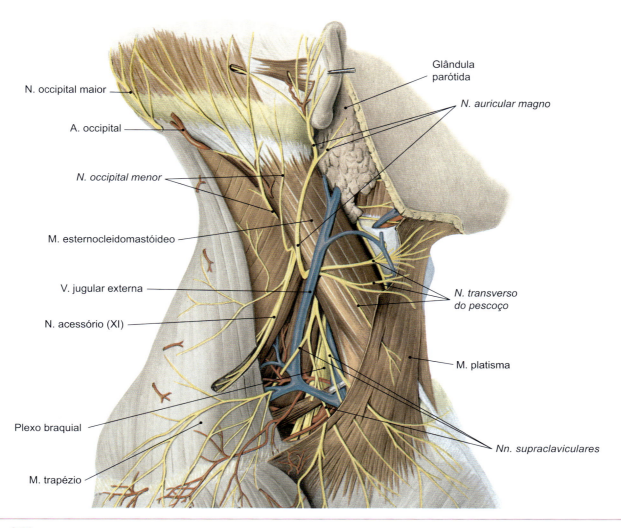

Figura 9.16 Estruturas no trígono posterior do pescoço, evidenciando os ramos superficiais do plexo cervical (em itálico) contornando a margem posterior do músculo esternocleidomastóideo.

Nervo maxilar (V₂)

É o segundo ramo do trigêmeo e inerva, aproximadamente, o *terço médio da face*, sobretudo as maxilas, a proeminência da face e o lábio superior, da seguinte maneira:

- *Nervo infraorbital*: inerva a pele e a mucosa do lábio superior e a pele da pálpebra inferior e da face lateral do nariz
- *Nervo zigomaticofacial*: inerva a pele da face sobre o osso zigomático
- *Nervo zigomaticotemporal*: inerva a pele da região lateral da fronte e a pele da parte mais anterior da fossa temporal.

Nervo mandibular (V₃)

É o terceiro ramo do trigêmeo e inerva, aproximadamente, o *terço inferior da face*, sobretudo a mandíbula, o lábio inferior e a bochecha, da seguinte maneira:

- *Nervo mentual*: inerva a pele e a mucosa do lábio inferior e a pele do mento
- *Nervo bucal*: inerva a pele e a mucosa da bochecha
- *Nervo auriculotemporal*: inerva a pele da região temporal e parte da orelha e do meato acústico externo.

Nervos espinais

Ramos dorsais dos nervos espinais

- *Nervo occipital maior*: inerva a pele de grande parte da região posteromedial do couro cabeludo
- *Nervo occipital terceiro*: inerva a pele de pequena parte da região posterior do couro cabeludo abaixo da área do nervo occipital maior
- *Ramos dorsais de C4-C7*: inervam a pele de grande parte da região do dorso do pescoço, abaixo do occipital terceiro.

Plexo cervical

- *Nervo auricular magno*: inerva a pele da face sobre a região parotídea e o ângulo da mandíbula
- *Nervo occipital menor*: inerva a pele do couro cabeludo posteriormente ao pavilhão da orelha
- *Nervo transverso do pescoço*: inerva a pele do pescoço desde a margem inferior da mandíbula até o esterno
- *Nervos supraclaviculares*: inervam a pele do ombro e da região anterior e superior do tórax até o plano mediano.

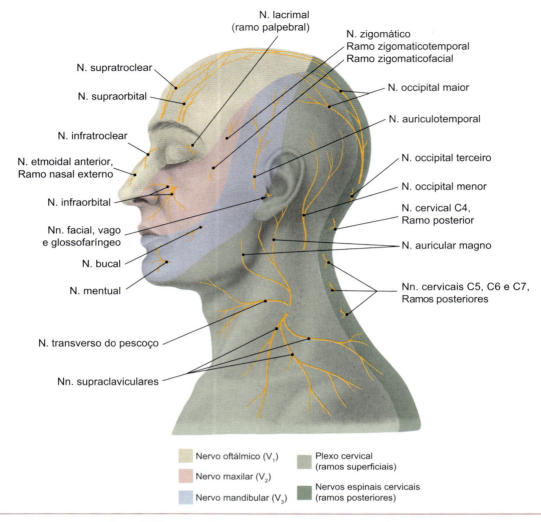

Figura 9.17 Resumo da inervação sensitiva da cabeça e do pescoço.

Resumo da inervação sensitiva da cavidade oral

A inervação sensitiva da cavidade oral é feita por dois ramos do nervo trigêmeo: *nervo maxilar* (V_2) e *nervo mandibular* (V_3) (Figura 9.18).

Nervo maxilar (V_2)

- *Ramos alveolares superiores posteriores*: inervam a polpa dos dentes molares superiores, a maxila, o seio maxilar, os tecidos moles e a gengiva vestibular da região dos molares superiores (exceto a raiz mesiovestibular do primeiro molar superior).
- *Ramos alveolares superiores médios*: inervam a polpa dos dentes, a maxila, o seio maxilar, os tecidos moles e a gengiva vestibular da região dos pré-molares superiores, além da raiz mesiovestibular do primeiro molar superior.
- *Ramos alveolares superiores anteriores*: inervam a polpa dos dentes incisivos e caninos, a maxila nesta região e os tecidos moles e a gengiva vestibular da região dos caninos e incisivos superiores.
- *Nervo infraorbital (ramo labial superior)*: inerva a pele e a mucosa do lábio superior.
- *Nervo palatino maior*: inerva a mucosa do palato duro e a gengiva palatina da região dos molares e pré-molares superiores.
- *Nervo nasopalatino*: inerva a mucosa do palato duro e a gengiva palatina da região dos caninos e incisivos superiores.
- *Nervo palatino menor*: inerva a mucosa do palato mole.

Nervo mandibular (V_3)

- *Nervo alveolar inferior*: inerva a polpa de todos os dentes inferiores, a mandíbula, os tecidos moles e a gengiva vestibular da região de pré-molares, caninos e incisivos, além da mucosa e da pele do lábio inferior.
    - *Nervo mentual* (separadamente): inerva a mucosa e a pele do lábio inferior, além de parte dos tecidos moles (e gengiva) vestibulares da região de pré-molares, caninos e incisivos
    - *Ramos incisivos* (separadamente): inervam a polpa dos caninos e incisivos inferiores, além da gengiva vestibular da região de pré-molares, caninos e incisivos
- *Nervo lingual*: inerva a mucosa dos 2/3 anteriores da língua e do assoalho da boca, além dos tecidos moles e da gengiva lingual de todo o arco inferior. Por meio das fibras do nervo corda do tímpano (VII), conduz ainda a gustação dos 2/3 anteriores da língua

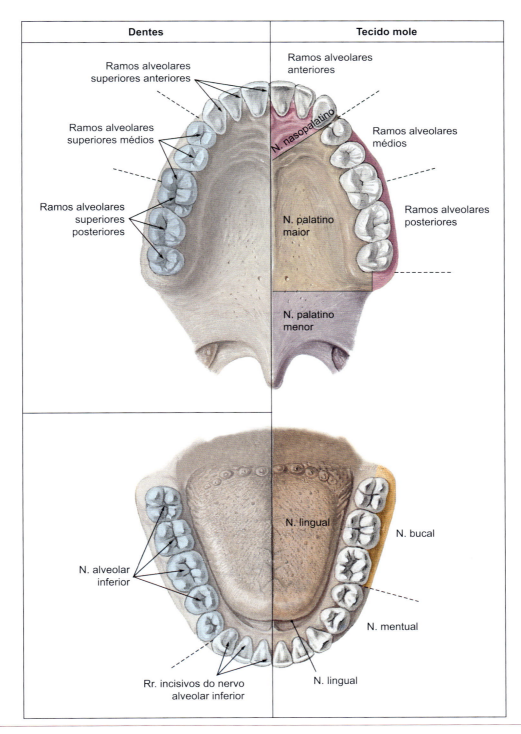

Figura 9.18 Resumo da inervação sensitiva da cavidade oral, evidenciando os ramos que inervam os dentes, do lado direito, e os ramos para os tecidos moles, à direita.

- *Nervo bucal*: inerva a pele e a mucosa da bochecha, além dos tecidos moles e da gengiva vestibular da região dos molares inferiores.

Exame clínico resumido dos nervos cranianos

Tendo em vista que grande parte da cabeça é inervada pelos nervos cranianos e que estes têm funções específicas, pode ser necessário realizar avaliação clínica deles. Os nervos cranianos podem ser rapidamente examinados em um paciente, de maneira sistematizada, seguindo sua ordem. Tal exame pode ser feito em apenas 1 a 2 minutos e deve fazer parte da avaliação rotineira dos pacientes odontológicos, sobretudo aqueles atendidos em ambiente hospitalar e em serviços de traumatologia bucomaxilofacial. Ressalta-se que a avaliação detalhada desses nervos costuma ser feita por um neurologista.

Nervo olfatório (I)
Avalia-se a função perguntando-se ao paciente se ele apresenta alterações de olfato. Pode-se testar usando substâncias com cheiro forte (p. ex., perfumes, café). A perda do olfato é chamada de *anosmia*.

Nervo óptico (II)
Avalia-se a função perguntando-se ao paciente se ele tem alterações visuais, pedindo-lhe que tente ler letras de tamanhos e distâncias diferentes. Deve-se examinar cada um dos quatro campos visuais (quadrantes superior D e E; e inferior D e E), em cada olho separadamente. O exame de fundo de olho também faz parte da avaliação do nervo óptico, sendo executado por um oftalmologista.

Nervos oculomotor (III), troclear (IV) e abducente (VI)
São avaliados pedindo-se ao paciente que acompanhe com os olhos os movimentos feitos pelo examinador. Tais movimentos são realizados seguindo os traços observados na bandeira do Reino Unido, ou seja, um quadrado e depois um "X". Avalia-se o comportamento dos olhos separadamente em cada movimento. Além disso, realizam-se exames incidindo luz nos olhos para avaliar o reflexo pupilar (a miose é feita pelo nervo oculomotor).

Nervo trigêmeo (V)
Sua parte motora é avaliada pedindo-se ao paciente que abra e feche a boca, realize movimentos da mandíbula, para os lados, para a frente e para trás. Desta forma, avalia-se a atividade dos músculos da mastigação, inervados pelo nervo trigêmeo.

Sua parte sensitiva é avaliada perguntando-se há alterações de sensibilidade (parestesias) na boca e na face. Pode-se testar os ramos do nervo trigêmeo separadamente pedindo-se ao paciente que feche os olhos, e com um algodão ou outros objetos tocar na fronte e pálpebra superior (nervo oftálmico), no lábio superior (nervo maxilar) e no lábio inferior (nervo mandibular), perguntando ao paciente se percebe tais estímulos.

Nervo facial (VII)
Avalia-se pedindo que o paciente faça movimentos com a face, como elevar as sobrancelhas, fechar os olhos com força, sorrir, fechar os lábios como em um beijo, pois o nervo facial inerva os músculos da expressão facial. Avalia-se, ainda, a gustação utilizando-se substâncias de sabores diferentes. Xerostomia (boca seca) pode indicar lesão do facial relacionada com as glândulas submandibular e sublingual. Também pode haver redução do lacrimejamento. É preciso também fazer a distinção das paralisias faciais centrais das periféricas (já descritas no Capítulo 8, *Inervação Motora da Cabeça e do Pescoço*).

Nervo vestibulococlear (VIII)
Avaliado subjetivamente utilizando-se, por exemplo, sons de intensidades diferentes e perguntando se o paciente percebe essas alterações sonoras.

Para testar o equilíbrio, pedir para o paciente se colocar de pé com os olhos fechados e os braços erguidos.

Nervo glossofaríngeo (IX)
É avaliado pedindo-se ao paciente para engolir. Observa-se, ainda, se há algum desvio do palato mole quando a boca está aberta. A *disfagia* (dificuldade de deglutição) pode indicar alterações neste nervo. A gustação no terço posterior da língua é de difícil análise. Também pode haver xerostomia pela pouca atividade da glândula parótida.

Nervo vago (X)
Alterações na fonação podem ocorrer em lesões do vago, pois ele é motor para os músculos intrínsecos da laringe. Lesões do nervo podem levar a consequências mais graves, devido à sua vasta distribuição corpórea, pois ele é o principal nervo do SNA parassimpático.

Nervo acessório (XI)
Como ele inerva os músculos trapézio e o esternocleidomastóideo, pede-se ao paciente que eleve os ombros e incline a cabeça, fazendo flexão e rotação.

Nervo hipoglosso (XII)
Ele é motor para a língua. Assim, solicita-se ao paciente que coloque a língua para fora da boca, movimentando-a para a direita e a esquerda.

CAPÍTULO 10

Fundamentos de Neuroanatomia

Júlio Anselmo de Sousa Neto • Lucilia Maria de Souza Teixeira • Peter Reher

Introdução

Mais fascinante que a biologia talvez seja a habilidade do homem para compreender, aprender e agir como um organismo individual – não somente para descobrir o mundo a seu redor, mas para discuti-lo e estudá-lo. O conhecimento do ser humano e do seu meio ambiente torna-se possível graças ao funcionamento integrado do sistema nervoso, um grupo de células altamente especializadas com características de irritabilidade, excitabilidade e condutividade. O sistema nervoso, em associação ao sistema endócrino, não somente possibilita o reconhecimento do meio ambiente a seu redor, mas torna possível que o corpo humano responda às mudanças ambientais com a necessária precisão.

Organização do sistema nervoso

Anatomicamente, o sistema nervoso pode ser dividido em duas partes: *sistema nervoso central (SNC)* e *sistema nervoso periférico (SNP)*. Do sistema nervoso central, fazem parte o *encéfalo* e a *medula espinal* (Figura 10.1). O encéfalo é a parte que fica protegida pelo crânio. Já a medula espinal é a parte que fica protegida pela coluna vertebral. Descreve-se, ainda, um *sistema nervoso autônomo (SNA)*, que apresenta componentes tanto no SNC quanto no SNP.

Sistema nervoso central

O sistema nervoso central (SNC) é constituído por uma série de estruturas localizadas dentro da cavidade do crânio, denominadas em conjunto de *encéfalo*. O encéfalo é constituído pelo *cérebro*, pelo *cerebelo* e pelo *tronco encefálico*:

- Cérebro: é constituído pelos dois hemisférios do *telencéfalo* e pelo *diencéfalo*
- Cerebelo: é constituído pelos dois *hemisférios cerebelares* e pelo *verme do cerebelo*
- Tronco encefálico: é constituído pelo *mesencéfalo*, pela *ponte* e pelo *bulbo*. O bulbo continua-se inferiormente com a *medula espinal*.

O encéfalo e a medula espinal são os locais para onde são encaminhadas todas as informações captadas pelos corpos neuronais fora do SNC, sendo também centros de processamento dessas informações e de elaboração de respostas.

Sistema nervoso periférico

O sistema nervoso periférico (SNP) inclui as *terminações nervosas*, os *gânglios* e os *nervos*.

As *terminações nervosas* são formações espalhadas pelo corpo com a função de captar os estímulos nervosos. Podem ser:

- Terminações nervosas exteroceptoras: são receptores que coletam informações do meio externo, como: dor, temperatura, tato, pressão. Existem, ainda, receptores especiais (visão, audição e equilíbrio, olfato, gustação)
- Terminações nervosas proprioceptoras: são receptores que se localizam mais profundamente nos músculos, nas articulações, nos tendões ou aponeuroses, ligamentos e no labirinto, podendo gerar impulsos conscientes e inconscientes. Estão relacionados com a manutenção da atividade muscular, postura e cinestesia.

Os *gânglios* são acúmulos de corpos de neurônios localizados fora do sistema nervoso central.

Os *nervos* são feixes de fibras nervosas (axônios e prolongamentos de neurônios), envoltas por tecido conjuntivo que conduzem as informações do SNC para os órgãos e as estruturas efetuadoras (*fibras eferentes*). Conduzem, ainda, informações sensoriais captadas pelas terminações nervosas até o SNC (*fibras aferentes*). Existem dois tipos de nervos, de acordo com sua origem no SNC:

- Nervos espinais: quando se ligam à medula espinal. Há 31 pares deles
- Nervos cranianos: quando se conectam no encéfalo. Há 12 pares deles.

Classificação funcional dos nervos espinais

Os nervos espinais são nervos mistos, pois apresentam fibras sensitivas (aferentes) e fibras motoras (eferentes). Esses nervos

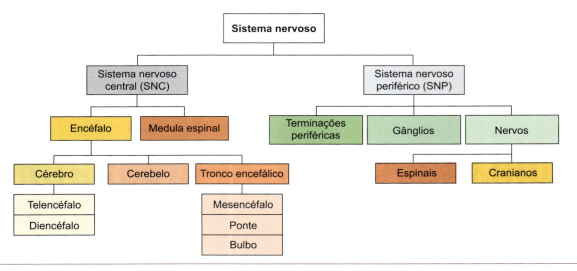

Figura 10.1 Esquema mostrando a organização do sistema nervoso.

controlam a atividade motora do tronco e dos membros por meio das fibras eferentes, bem como informam ao sistema nervoso a sensibilidade dessa parte do corpo por meio das fibras aferentes.

As *fibras aferentes* são subdivididas em somáticas e viscerais. As fibras *aferentes somáticas* são originadas em exteroceptores (na superfície, e relacionadas com dor, temperatura, tato e pressão) ou em proprioceptores (nos músculos e nas articulações, relacionados com percepção de posição e movimento). As fibras *aferentes viscerais* conduzem impulsos originados nas vísceras, por exemplo, relacionados com dor visceral ou sensação de plenitude gástrica (Figura 10.2).

Classificação funcional dos nervos cranianos

No caso dos nervos cranianos, as fibras aferentes somáticas podem ser subdivididas em *gerais* e *especiais* (ver Figura 10.2 e Capítulo 8, *Inervação Motora da Cabeça e do Pescoço*, e Capítulo 9, *Inervação Sensitiva da Cabeça e do Pescoço*). As *fibras aferentes somáticas gerais* conduzem estímulos de dor, temperatura, tato e pressão da cabeça. As *fibras aferentes somáticas especiais* conduzem impulsos de visão, audição e equilíbrio.

Da mesma maneira, as fibras aferentes viscerais podem ser subdivididas em *gerais* e *especiais*. As *fibras aferentes viscerais gerais* levam impulsos originados em vísceras. Já as *fibras aferentes viscerais especiais* conduzem sensações de gustação e olfação.

No caso das fibras eferentes, as *fibras eferentes somáticas* não se subdividem e vão inervar os músculos estriados esqueléticos originados de miótomos. No entanto, as *fibras eferentes viscerais* podem ser subdivididas em *gerais* e *especiais*, conforme descrito nas fibras aferentes. As *fibras eferentes viscerais especiais* inervam músculos estriados esqueléticos originados dos arcos branquiais. Finalmente, as *fibras eferentes viscerais gerais* inervam músculos lisos, cardíaco e glândulas.

Sistema nervoso autônomo

O sistema nervoso autônomo (SNA) controla as atividades involuntárias, como batimentos cardíacos, peristaltismo, digestão etc. Ele é fundamental para a integração da atividade das vísceras no sentido da manutenção da constância do meio interno (homeostase). O sistema nervoso autônomo tem componentes que fazem parte do SNC e do SNP. O SNA é exclusivamente efetuador. Ou seja, apresenta apenas fibras eferentes viscerais, que se distribuem aos músculos lisos, ao músculo cardíaco e às glândulas. No SNA as fibras são subdivididas em *simpáticas* e *parassimpáticas* (ver Figura 10.2).

No SNC o principal centro controlador do SNA é o *hipotálamo*.

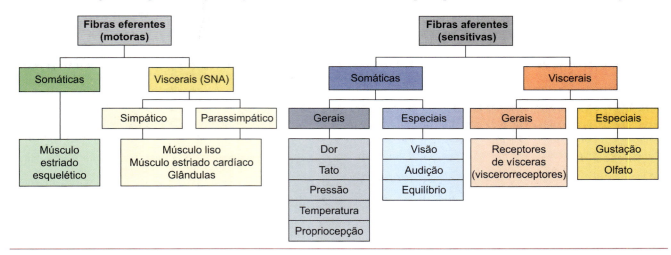

Figura 10.2 Esquema mostrando os tipos de fibras nervosas conduzidas pelos nervos do sistema nervoso periférico.

Tecido nervoso

O tecido nervoso está constituído por dois tipos de células: os *neurônios* (unidade funcional que atua como elemento de condução de estímulos) e a *neuróglia* (células de sustentação dos neurônios). Os neurônios apresentam um corpo celular, um axônio e dendritos (Figura 10.3). Os *dendritos* são locais de captação dos estímulos. No *corpo celular*, estão localizados o núcleo e a maior parte das organelas celulares, sendo o centro metabólico do neurônio. O *axônio* é o eixo de condução das mensagens geradas no corpo celular. Os axônios e os dendritos podem apresentar um revestimento externo de lipídio conhecido como *bainha de mielina*, decorrente do enrolamento de células especiais ao redor desses prolongamentos. A bainha de mielina funciona como material isolante e acelera a transmissão de estímulos.

Os estímulos são conduzidos dos dendritos ao corpo e, então, ao axônio. O local onde um neurônio entra em contato com outro neurônio é denominado *sinapse*.

Tipos de neurônios

Os neurônios podem ser classificados de acordo com sua morfologia em (Figura 10.4):

- Unipolares: apresentam um corpo e um único axônio
- Bipolares: em geral, apresentam um corpo e dois axônios em direções opostas
- Pseudounipolares: apresentam um corpo mais destacado, com um axônio comum que se divide em um *prolongamento central* e um *prolongamento periférico*.

Termos comumente utilizados em neuroanatomia

As células do tecido nervoso apresentam disposição e agrupamentos variados. A seguir encontra-se uma lista de conceitos e nomes comumente utilizados para descrever tais estruturas anatômicas:

- *Substância cinzenta*: tecido nervoso constituído de acúmulo de corpos de neurônios e células da neuróglia com fibras predominantemente amielínicas
- *Substância branca*: tecido nervoso formado por prolongamentos de neurônios e células da neuróglia com fibras predominantemente mielínicas
- *Núcleo*: massa de substância cinzenta dentro de substância branca ou grupo delimitado de neurônios com, aproximadamente, a mesma estrutura e mesma função
- *Córtex*: substância cinzenta que se dispõe em uma camada fina na superfície do cérebro e do cerebelo
- *Trato*: feixe de fibras nervosas com, aproximadamente, a mesma origem, a mesma função e o mesmo destino no SNC
- *Funículo*: o termo significa cordão e é usado para a substância branca da medula. Um funículo contém vários tratos ou fascículos
- *Decussação*: formação anatômica constituída por fibras nervosas que cruzam obliquamente o plano mediano e que

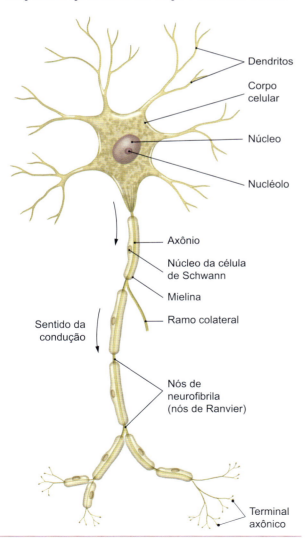

Figura 10.3 Partes de um neurônio.

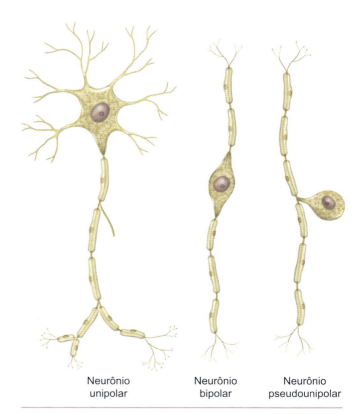

Figura 10.4 Tipos de neurônios (classificação morfológica).

têm, aproximadamente, a mesma direção. O exemplo mais conhecido é a decussação das pirâmides
- *Comissura*: formação anatômica constituída por fibras nervosas que cruzam, perpendicularmente, o plano mediano e que tem, por conseguinte, direções diametralmente opostas. O exemplo mais conhecido é o corpo caloso, o principal feixe de fibras nervosas que une os dois hemisférios cerebrais.

Medula espinal

Macroscopia da medula espinal

A medula espinal é a porção mais caudal do sistema nervoso central, sendo a continuação do bulbo (a parte mais inferior do tronco encefálico). A medula tem início ao nível do forame magno do osso occipital, dirige-se inferiormente ocupando a maior parte do *canal vertebral* e termina ao nível das vértebras L I ou L II. Ela apresenta um comprimento médio de 45 cm.

A medula possibilita a interação do encéfalo com o restante do corpo, pois é nela que transitam as vias sensitivas e motoras. Ela também regula reflexos motores.

Meninges e espaços meníngeos

A medula, como todo o sistema nervoso central, é revestida por três membranas, denominadas *meninges* (Figura 10.5): a *dura-máter*, mais externa, espessa e resistente; a *aracnoide*, média e muito delicada; e a *pia-máter*, mais interna, delgada e em íntimo contato com o tecido nervoso. As meninges delimitam entre si três espaços:

- *Espaço epidural*, entre a dura-máter e o canal vertebral, que contém o plexo venoso vertebral e tecido adiposo
- *Espaço subdural*, cavidade virtual entre a dura-máter e a aracnoide
- *Espaço subaracnóideo*, entre a aracnoide e a pia-máter. Este último contém o *líquido cerebrospinal* ou *liquor*, que exerce função de proteção do sistema nervoso contra choques mecânicos.

Topografia da medula espinal

A medula espinal é achatada dorsoventralmente e apresenta, nas regiões cervical e lombar, dilatações que constituem as *intumescências cervical* e *lombar* (Figura 10.6). Estas representam um acúmulo de neurônios cujos axônios tomarão parte dos nervos espinais para os membros superiores e inferiores, respectivamente.

A medula termina, afilando-se no *cone medular*, cujo vértice se continua com um filamento de pia-máter, o *filamento terminal*, o qual se estende até ao cóccix, onde se fixa. Como a medula termina no nível de L I ou L II, abaixo desse ponto o canal vertebral contém apenas as meninges e as raízes nervosas dos últimos nervos espinais que, em conjunto, constituem a *cauda equina*.

A superfície da medula é marcada por sulcos que a percorrem longitudinalmente. Na face anterior, há a *fissura mediana anterior* (mais profunda) e os *sulcos laterais anteriores*, de onde emergem as raízes anteriores dos nervos espinais. Na face posterior da medula, notam-se o *sulco mediano posterior* e os *sulcos laterais posteriores*, onde penetram as raízes posteriores dos nervos espinais.

Nervos espinais

A medula espinal dá origem a 31 pares de nervos espinais que emergem pelos forames intervertebrais, sendo oito cervicais, 12 torácicos, cinco lombares, cinco sacrais e um coccígeo. Cada nervo espinal é formado pela união das raízes posteriores e anteriores de cada segmento medular (Figura 10.7). A raiz anterior é *motora* e a raiz posterior é *sensitiva*. A raiz sensitiva conecta-se ao *gânglio espinal*.

Corte transversal da medula

Conforme mencionado, no sistema nervoso dá-se o nome de *substância branca* ao acúmulo de prolongamentos de neurônios e fibras da neuróglia predominantemente mielínicas; e de *substância cinzenta* ao conjunto de corpos de neurônios e

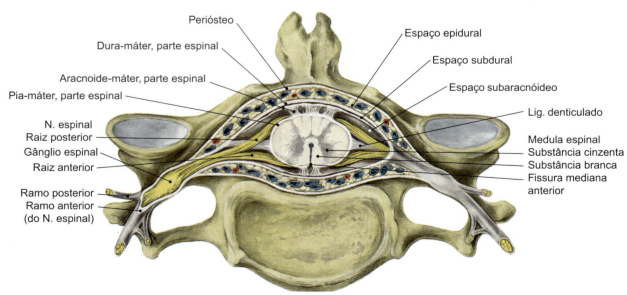

Figura 10.5 Corte transversal do canal vertebral com a medula espinal *in situ*. A ilustração evidencia ainda as meninges e os espaços por elas delimitados.

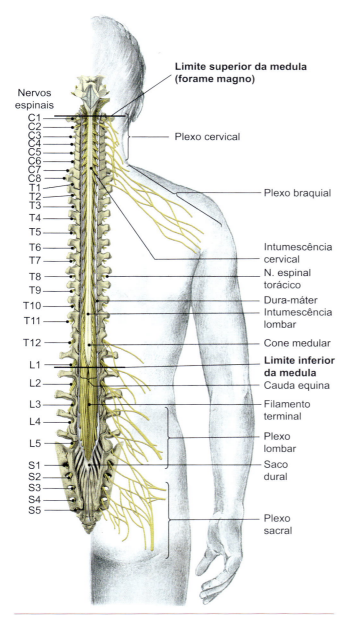

Figura 10.6 Esquema da medula espinal em vista posterior, removendo-se parte das vértebras para expô-la.

Estrutura interna da medula espinal

Substância cinzenta

A substância cinzenta da medula situa-se internamente à substância branca (ver Figura 10.7). Os neurônios da substância cinzenta podem ser classificados como *aferentes* ou *sensitivos*, *eferentes* ou *motores* e *de associação* ou *internunciais*.

Os *neurônios aferentes* recebem as fibras aferentes (sensitivas) que entram na medula pelas raízes sensitivas (posteriores) dos nervos espinais, e seus axônios originam as fibras nervosas ascendentes da substância branca da medula. Do mesmo modo, os axônios dos *neurônios eferentes* constituem as fibras eferentes (motoras) que saem da medula, formando as raízes motoras (anteriores) dos nervos espinais. Os *neurônios de associação* ligam os neurônios aferentes com os eferentes através de seus axônios, denominados fibras de associação, o que possibilita a realização de reflexos medulares.

Substância branca

A substância branca na medula é externa à cinzenta e formada exclusivamente por fibras nervosas. Essas fibras são axônios de neurônios, situados na medula, que fazem sinapses em neurônios localizados em níveis superiores (tronco encefálico, cerebelo ou cérebro) e na própria medula, ou são axônios de neurônios situados em níveis superiores que estão descendo para estabelecer sinapses com neurônios da medula.

As fibras da substância branca organizam-se em feixes denominados *tratos* ou *fascículos*. Cada feixe de fibras apresenta funções específicas. Elas podem ser sensoriais (ascendentes), motoras (descendentes) ou de associação (transversais e longitudinais). Como exemplo, podemos citar o *trato espinotalâmico lateral*, que sai da medula e vai ao tálamo, levando informações de dor e temperatura; e o *trato corticoespinal lateral*, que vem do córtex cerebral e conduz impulsos até os *neurônios motores da medula*.

Considerações funcionais da medula espinal

A conexão entre a medula, os receptores sensoriais e os órgãos efetuadores é feita pelos nervos espinais. Tais nervos trazem todas as informações sensoriais do tronco e dos membros até a medula, que irá, então, repassá-las aos segmentos superiores (tronco encefálico, cerebelo e cérebro), onde serão processadas e, em alguns casos, tornadas conscientes, como os impulsos de dor e de tato. Do mesmo modo, os impulsos motores vêm de fibras originadas em segmentos superiores até a medula e, daí, pelos nervos espinais, chegam até os órgãos efetuadores (músculos e glândulas).

Reflexos medulares

Muitos dos impulsos sensoriais que entram na medula são processados ali mesmo, não alcançando os segmentos superiores do sistema nervoso. Assim, boa parte dos impulsos trazidos pelos neurônios do gânglio do nervo espinal pode passar diretamente ou indiretamente (via neurônios de associação) a neurônios motores da própria medula e daí seguirem, pela raiz motora do nervo espinal, até o órgão efetuador (músculo ou glândula), constituindo um *reflexo medular*. Se envolvem apenas uma sinapse e dois neurônios (um sensitivo e um motor), são denominados *reflexos monossinápticos* ou *arcos reflexos simples*. Se envolvem, pelo menos, duas sinapses e três neurônios (um sensitivo, um motor e pelo menos um de associação entre eles), são designados *reflexos polissinápticos*.

fibras predominantemente amielínicas. Na medula, a *substância branca* é periférica, e a *substância cinzenta*, central (Figura 10.7):

- Substância cinzenta: a *substância cinzenta* dispõe-se em forma de um "H" central e apresenta projeções denominadas *colunas*: duas anteriores, duas posteriores e duas laterais. Estas últimas estão presentes apenas nas regiões torácica e lombar
- Substância branca: na medula, os feixes de fibras nervosas que têm a mesma origem, trajeto e função formam *tratos*, os quais podem ser ascendentes ou descendentes. Um conjunto de tratos forma um *funículo*. A porção da *substância branca* entre a fissura mediana anterior e o sulco lateral anterior de cada lado denomina-se *funículo anterior*. Entre os sulcos laterais anteriores e posteriores, encontram-se os *funículos laterais direito* e *esquerdo*. Posteriormente, as porções limitadas pelos sulcos mediano e laterais posteriores recebem os nomes de *funículos posteriores direito* e *esquerdo*.

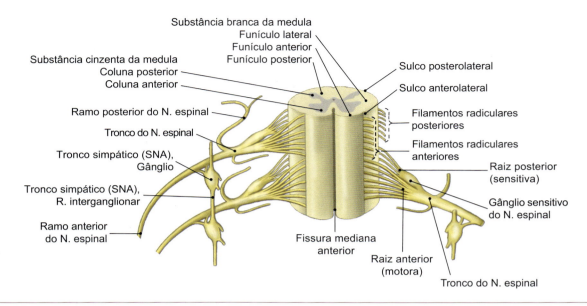

Figura 10.7 Corte transversal da medula e formação dos nervos espinais.

Lesões medulares

As lesões medulares ocorrem quando a medula espinal é danificada como resultado de um traumatismo ou por uma doença ou por um defeito congênito. Lesões medulares levam a alterações na sensibilidade e na função motora, dependendo da extensão e da localização da lesão.

A *tetraplegia*, ou *quadriplegia*, indica que existe comprometimento parcial ou total sensorimotor nos quatro membros, podendo comprometer também a respiração. Classifica-se de tetraplegia completa quando há comprometimento total dos quatro membros e/ou da respiração com secção total da medula. Ou seja, a comunicação entre o cérebro e as outras partes do corpo fica interrompida abaixo do nível da lesão. Não há movimentos e sensações nos quatro membros nem função motora ou sensitiva preservada no segmento sacral. Já na tetraplegia incompleta, a medula espinal é parcialmente lesionada, preservando-se algumas sensações e movimentos no segmento sacral, ou seja, quando existe contração voluntária da musculatura do esfíncter.

A *paraplegia* indica que existe comprometimento parcial ou total sensorimotor somente nos membros inferiores, sendo que as funções dos membros superiores estão preservadas. Na paraplegia completa, os membros superiores têm suas funções preservadas, mas os membros inferiores não apresentam qualquer movimento, e não há função ou sensação muscular na área sacral inferior. Já na paraplegia incompleta, os membros inferiores apresentam alguns movimentos, mas sem força suficiente que possibilite que a pessoa ande. Além disso, há contração voluntária da musculatura esfincteriana.

Tronco encefálico

A parte do sistema nervoso localizada no interior do crânio constitui o encéfalo. O encéfalo é constituído por cérebro, cerebelo e tronco encefálico.

O tronco encefálico consiste na porção do encéfalo que se continua superiormente a partir da medula espinal (o limite entre as duas estruturas é um plano que passa pelo forame magno). Situa-se, portanto, acima da medula espinal, abaixo do diencéfalo e anterior ao cerebelo. O tronco encefálico é dividido em *bulbo*, caudalmente; *mesencéfalo*, cranialmente; e *ponte*, situada entre ambos. Do tronco encefálico, originam-se 10 dos 12 pares de *nervos cranianos*.

Macroscopia do tronco encefálico

Bulbo

É a continuação direta da medula espinal e, superiormente, separa-se da ponte pelo *sulco bulbopontino*. Os sulcos da medula prolongam-se na superfície do bulbo (fissura mediana anterior, sulco lateral anterior, sulcos laterais posteriores e sulco mediano posterior).

Na parte anterior do bulbo (Figura 10.8), de cada lado da fissura mediana anterior localiza-se uma eminência, a *pirâmide*, que constitui a condensação do trato motor voluntário, denominado *trato corticoespinal*, em direção à medula espinal. A maior parte dessas fibras cruza obliquamente o plano mediano na região caudal do bulbo, constituindo a *decussação das pirâmides*.

Lateralmente ao sulco lateral anterior uma saliência ovalada, a *oliva*, corresponde a um agrupamento de neurônios, o *complexo olivar* existente internamente. O bulbo apresenta na face posterior uma *porção fechada*, semelhante e em continuidade com a medula e, logo acima, uma *porção aberta*, que contribui para a formação do assoalho do *quarto ventrículo* (Figura 10.9). Na porção fechada, o *sulco mediano posterior* termina, abrindo-se de maneira a constituir os limites inferolaterais do quarto ventrículo. A partir desta região, uma condensação de fibras do bulbo dirige-se ao cerebelo, para constituir os *pedúnculos cerebelares inferiores*.

Ponte

A ponte é a porção interposta entre o bulbo, inferiormente, e o mesencéfalo, superiormente. Apresenta na porção anterior um sulco mediano raso, o *sulco basilar*, que aloja a artéria basilar (ver Figura 10.8). A partir deste sulco, numerosas fibras transversais convergem de cada lado para formar os *pedúnculos cerebelares médios* que penetram no cerebelo. Entre a base da ponte e o pedúnculo cerebelar médio, nota-se a raiz do *nervo trigêmeo* (V). A porção dorsal da ponte não apresenta linha de demarcação com a porção aberta do bulbo, constituindo com ela o *assoalho do quarto ventrículo* (ver Figura 10.9).

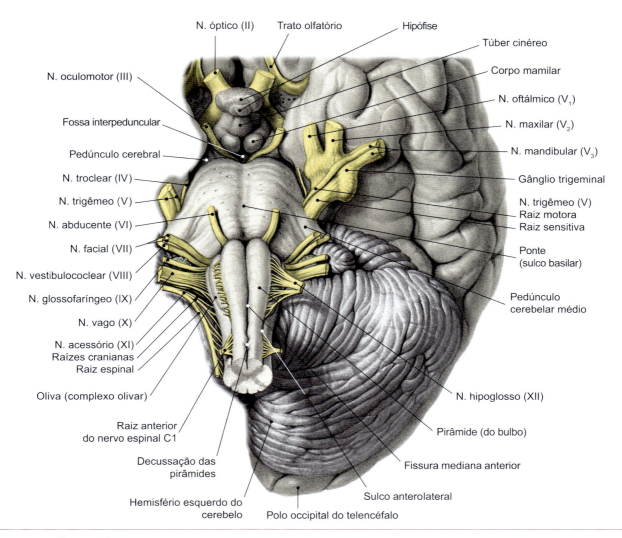

Figura 10.8 Vista anterior do tronco encefálico com a origem aparente de alguns dos nervos cranianos.

Quarto ventrículo

Os ventrículos são cavidades anatômicas existentes dentro de algumas regiões do encéfalo. Os dois primeiros ventrículos são denominados *ventrículos laterais*, e estes são pares, de grandes dimensões, e estão localizados no interior de cada hemisfério cerebral. O terceiro e o quarto ventrículos são medianos, sendo o terceiro ventrículo a cavidade do diencéfalo e o quarto ventrículo a cavidade localizada no tronco encefálico. Nestas cavidades, ocorre parte da produção do *liquor (líquido cefalorraquidiano)*, que preenche os ventrículos. Os ventrículos comunicam-se, e o liquor circula dos ventrículos laterais até o terceiro e o quarto ventrículos. Daí, finalmente, alcança o espaço subaracnóideo, distribuindo-se em volta do encéfalo e da medula espinal.

O quarto ventrículo é uma cavidade mediana de forma losangular que se estende da porção aberta do bulbo e parte posterior da ponte. Esta região forma o assoalho do quarto ventrículo (ver adiante, Figura 10.14). O *teto* do quarto ventrículo é formado parcialmente pelo cerebelo. O quarto ventrículo comunica-se com o espaço subaracnóideo pelas *aberturas laterais* e por uma *abertura mediana*. Superiormente, comunica-se com o *terceiro ventrículo* (cavidade do diencéfalo) através de um canal, o *aqueduto cerebral*, situado no mesencéfalo.

O teto do quarto ventrículo é formado por estruturas do cerebelo e do mesencéfalo e apresenta, *em sua porção inferior*, o *plexo corioide*, responsável pela produção de parte do *liquor*.

Mesencéfalo

O mesencéfalo situa-se entre a ponte abaixo e o diencéfalo logo acima. É atravessado longitudinalmente pelo *aqueduto cerebral*, que comunica o quarto e o terceiro ventrículos. A região anterior a ele denomina-se *tegmento*, onde se localizam os dois *pedúnculos cerebrais* (ver Figura 10.8), e a região posterior, o *teto do mesencéfalo*, onde se localizam os *corpos quadrigêmeos*.

Os *pedúnculos cerebrais* são duas verdadeiras colunas de fibras comunicando o telencéfalo com o tronco encefálico. Anteriormente entre os dois pedúnculos, existe uma depressão denominada *fossa interpeduncular* (ver Figura 10.8).

Na face posterior do mesencéfalo, há quatro eminências arredondadas (*corpos quadrigêmeos*), sendo dois *colículos superiores* e dois *colículos inferiores*. Caudalmente aos colículos inferiores, uma membrana nervosa forma o *véu medular superior* (ver Figura 10.9).

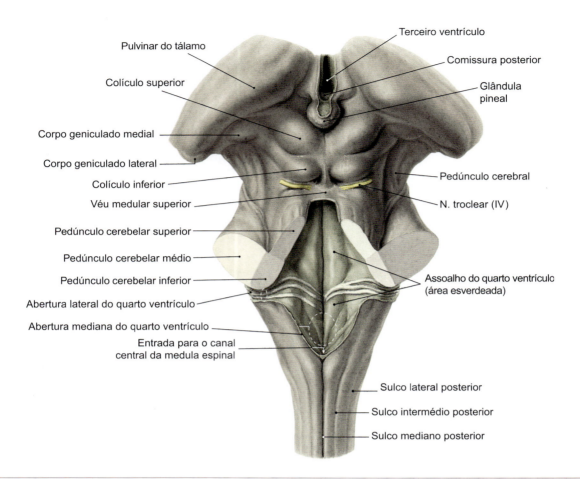

Figura 10.9 Vista posterior do tronco encefálico após a remoção do cerebelo. Destaca-se o assoalho do quarto ventrículo.

Nervos cranianos

Os nervos cranianos apresentam uma *origem real*, onde se localiza o corpo dos neurônios (núcleos), e uma *origem aparente*, formada pelos axônios (Figura 10.10).

A origem aparente de um nervo craniano pode ser no *encéfalo*, local onde emerge do (ou penetra no) SNC, e outra no *crânio*, onde ele o atravessa. Dos 12 pares de nervos cranianos, 10 originam-se do tronco encefálico e dois se originam do cérebro. O Quadro 10.1 apresenta as origens aparentes dos 12 nervos cranianos.

Os nervos cranianos e seus ramos já foram descritos no Capítulo 8, *Inervação Motora da Cabeça e do Pescoço*, e no Capítulo 9, *Inervação Sensitiva da Cabeça e do Pescoço*. Devem-se estudar agora suas origens reais e aparentes no SNC e no crânio.

Estrutura do tronco encefálico

Substância cinzenta

No tronco encefálico, a substância cinzenta apresenta-se fragmentada pelas fibras ascendentes, descendentes e transversais, de maneira a formar uma série de *núcleos* (Figura 10.11). Estes núcleos constituem a *substância cinzenta homóloga à da medula*, constituída por neurônios que recebem fibras dos nervos cranianos ou enviam fibras para esses nervos, tal como a substância cinzenta medular se conecta com os nervos espinais. Tais núcleos são denominados *núcleos dos nervos cranianos*.

QUADRO 10.1

Resumo das origens aparentes dos nervos cranianos.

Número	Nome	Origem encefálica	Origem no crânio
I	Olfatório	Bulbo olfatório	Lâmina cribriforme do osso etmoide
II	Óptico	Quiasma óptico	Canal óptico
III	Oculomotor	Fossa interpeduncular	Fissura orbital superior
IV	Troclear	Véu medular superior	Fissura orbital superior
V	Trigêmeo	Entre a ponte e o pedúnculo cerebelar médio	*Oftálmico*: fissura orbital superior *Maxilar*: forame redondo *Mandibular*: forame oval
VI	Abducente	Sulco bulbopontino	Fissura orbital superior
VII	Facial*	Sulco bulbopontino	Forame estilomastóideo
VIII	Vestibulococlear	Sulco bulbopontino	Meato acústico interno
IX	Glossofaríngeo	Sulco lateral posterior do bulbo	Forame jugular
X	Vago	Sulco lateral posterior do bulbo	Forame jugular
XI	Acessório	Sulco lateral posterior do bulbo	Forame jugular
XII	Hipoglosso	Sulco lateral anterior do bulbo	Canal do hipoglosso

*A rigor, o nervo facial (VII) é constituído pelos nervos facial e intermédio. O primeiro é o responsável apenas pela inervação motora da musculatura da expressão facial e o segundo, pela inervação secretomotora das glândulas salivares e lacrimal e pela condução da sensibilidade gustativa e visceral geral.

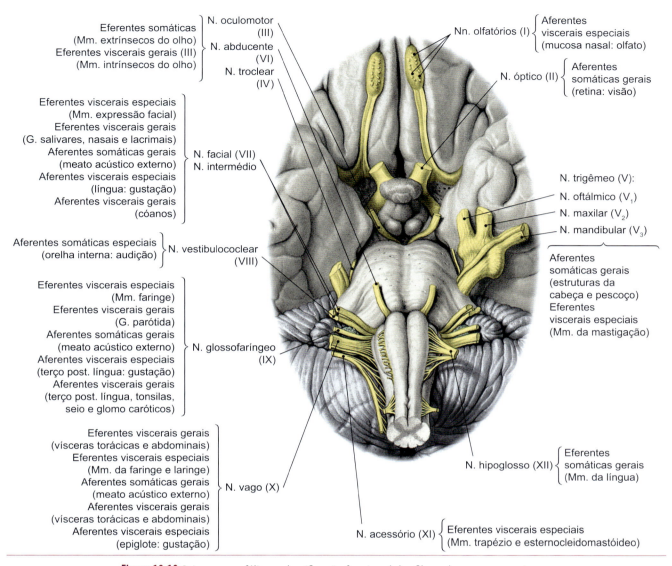

Figura 10.10 Origem encefálica e classificação funcional das fibras dos nervos cranianos.

Outros núcleos não se relacionam com os nervos cranianos e constituem a *substância cinzenta própria do tronco encefálico*. Estes núcleos são, portanto, denominados *núcleos próprios do tronco encefálico*.

Estudaremos apenas alguns dos núcleos dos nervos cranianos, que são de interesse na fisiologia orocervicofacial.

NÚCLEOS MOTORES PARA O OLHO (III, IV E VI)

Cada um dos nervos motores para o olho apresenta um núcleo próprio. Dois destes estão no mesencéfalo (*nervo do oculomotor: III; nervo do troclear: IV*), o outro núcleo se localiza na ponte (*nervo do abducente: VI*).

NÚCLEO VISCERAL DO OCULOMOTOR | EDINGER-WESTPHAL (III)

Este núcleo conduz fibras parassimpáticas (SNA) para os músculos intrínsecos do olho, causando a miose.

NÚCLEOS DO NERVO TRIGÊMEO (V)

Núcleo motor do trigêmeo. Situado na ponte, contém neurônios cujos axônios formam a parte motora do trigêmeo e, portanto, são responsáveis pela motricidade da musculatura da mastigação.

Núcleo sensitivo principal. Localizado também na ponte, contém neurônios que recebem sinapses de fibras trigeminais, trazendo informações táteis dos territórios de inervação do trigêmeo.

Núcleo do trato espinal. Estende-se da ponte até a medula, e seus neurônios recebem fibras trigeminais responsáveis por condução de impulsos de dor e temperatura dos territórios por elas inervados.

Núcleo do trato mesencefálico. Estende-se da ponte ao mesencéfalo e recebe impulsos proprioceptivos de receptores da cápsula da articulação temporomandibular e do interior dos músculos da mastigação. Recebe também impulsos que atuam sobre a intensidade da força de contração da mandíbula, provenientes dos dentes e ligamentos periodontais.

NÚCLEOS DO NERVO FACIAL (VII)

Núcleo motor do facial. Situado na ponte, é formado por neurônios cujos axônios saem com as fibras do nervo facial e inervam os músculos da expressão facial (dérmicos).

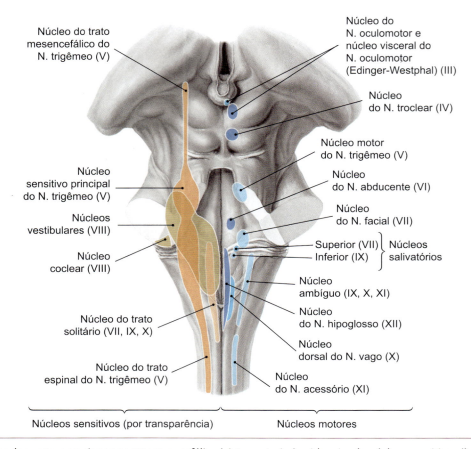

Figura 10.11 Núcleos dos nervos cranianos no tronco encefálico (vista posterior) evidenciando núcleos sensitivos (à esquerda) e núcleos motores (à direita).

Núcleo salivatório superior. Localizado na ponte, é constituído por neurônios eferentes viscerais pré-ganglionares do sistema nervoso parassimpático (SNA) que inervam as glândulas salivares sublinguais e submandibulares.

Núcleo lacrimal. Outro núcleo motor, também localizado na ponte, é constituído por neurônios eferentes viscerais pré-ganglionares parassimpáticos (SNA) que inervam a glândula lacrimal.

Núcleo do trato solitário. Localiza-se no bulbo, e seus neurônios recebem fibras sensitivas de sensibilidade visceral geral e gustativa dos dois terços anteriores da língua. Este núcleo também recebe fibras dos nervos IX e X (ver adiante).

NÚCLEOS DO NERVO VESTIBULOCOCLEAR (VIII)

Núcleos vestibulares. São quatro núcleos localizados no assoalho do quarto ventrículo entre a ponte e o bulbo, relacionados com o equilíbrio.

Núcleos cocleares. Localizados mais lateralmente entre a ponte e o bulbo, fazem parte da via auditiva.

NÚCLEOS DO NERVO GLOSSOFARÍNGEO (IX)

Núcleo salivatório inferior. Situado no bulbo, apresenta neurônios eferentes pré-ganglionares parassimpáticos (SNA) que inervam a glândula parótida.

Núcleo ambíguo. Encontra-se no bulbo e contém neurônios cujos axônios inervam os músculos da faringe, responsáveis pela deglutição. Tal núcleo também origina fibras dos nervos X e XI (ver adiante).

Núcleo do trato solitário. Recebe fibras que trazem sensibilidade visceral geral e gustação do terço posterior da língua.

NÚCLEOS DO NERVO VAGO (X)

Núcleo dorsal do vago. Situa-se no bulbo e apresenta neurônios pré-ganglionares cujos axônios constituem as fibras parassimpáticas (SNA) do nervo vago que inervam as vísceras torácicas e abdominais.

Núcleo ambíguo. Contém neurônios cujos axônios inervam músculos da laringe, responsáveis pela fonação.

Núcleo do trato solitário. Recebe fibras sensitivas viscerais gerais e gustativas da região da epiglote.

NÚCLEO DO NERVO ACESSÓRIO (XI)

As fibras da raiz espinal do nervo acessório (que inervam os músculos trapézio e esternocleidomastóideo) originam-se da medula.

Núcleo ambíguo. As fibras da raiz craniana do nervo acessório originam-se desse núcleo e acompanham o nervo vago (X).

NÚCLEO DO NERVO HIPOGLOSSO (XII)

Situado no bulbo, contém os neurônios cujos axônios compõem as fibras desse nervo, responsável pela motricidade da língua.

Substância branca

A substância branca do tronco encefálico é constituída, como a da medula, por feixes de fibras mielínicas organizadas em tratos ou fascículos. Eles contêm *fibras motoras descendentes,* vindas do cérebro, do cerebelo ou do próprio tronco em direção à medula; *fibras sensitivas ascendentes*, originadas da medula e do cerebelo e que sobem em direção ao tronco ou ao cérebro; e *fibras de associação*, que ligam áreas diferentes do próprio tronco encefálico.

Além dos tratos e fascículos originados na medula, surgem no tronco os chamados *lemniscos*, feixes de fibras sensoriais mais volumosos que se dirigem ao tálamo (diencéfalo). Entre eles, o que mais nos interessa é o *lemnisco trigeminal*, formado por axônios de neurônios dos núcleos sensitivos do trigêmeo.

Considerações funcionais do tronco encefálico

O tronco encefálico é um importante segmento do sistema nervoso, por ser o ponto de passagem e de conexão intermediária de fibras ascendentes de trajeto medula-cérebro, medula-cerebelo ou cerebelo-cérebro e fibras descendentes, no sentido inverso. Além disso, o tronco encefálico contém núcleos de nervos cranianos e núcleos próprios que originam novos contingentes de fibras ascendentes, descendentes e de associação.

Reflexos do tronco encefálico

Os neurônios dos núcleos do tronco estão envolvidos, como os da medula, em reflexos somáticos e viscerais, mono- e polissinápticos.

É de interesse do odontólogo um importante reflexo somático, do tipo miotático ou de estiramento, chamado *reflexo mandibular* (descrito em mais detalhes no Capítulo 11, *Vias Sensitivas e Motoras da Cabeça*). Ele consiste no fechamento da boca em oposição à abertura induzida pela ação da gravidade. Tal reflexo pode ser percebido, clinicamente, pela percussão do mento com a boca semiaberta, o que resulta no fechamento brusco da boca.

Outro tipo de reflexo do tronco encefálico é o *reflexo salivatório*, um reflexo visceral, geralmente desencadeado pela imagem e/ou pelo cheiro de um alimento, principalmente quando se está com fome. Para se ver ou sentir o cheiro do alimento, é preciso que sua imagem (captada na retina) ou seu cheiro (percebido na mucosa nasal) sejam levados até o córtex cerebral pelo nervo óptico (no caso da imagem) ou pelo nervo olfatório (no caso do cheiro). No entanto, alguns impulsos que estão seguindo para o córtex passam a neurônios de associação, que os levam até os núcleos salivatórios do tronco encefálico. Desses núcleos, saem as fibras dos nervos cranianos VII e IX que vão às glândulas salivares e estimulam a salivação.

Formação reticular

O tronco encefálico tem especial importância, por ser a sede da *formação reticular*, sobre a qual faremos algumas considerações a seguir. Também denominada *substância reticular*, ela apresenta uma constituição intermediária entre as substâncias branca e cinzenta, contendo corpos de neurônios em meio a uma trama de fibras mielínicas (daí o nome *reticular*, de rede, trama). Além disso, ela ocupa os espaços entre as substâncias branca e cinzenta, em especial nas porções mais mediais do tronco encefálico e em toda a sua extensão. Outra característica da formação reticular é apresentar grande diversidade de neurotransmissores em seus neurônios, destacando-se entre eles a norepinefrina, a serotonina e a dopamina.

A formação reticular tem ainda, em sua porção bulbar, centros reflexos como o *centro do vômito*, responsável pelo controle do reflexo de vômito, e dois centros vitais: o *centro respiratório*, que controla o automatismo da respiração, e o *centro vasomotor*, o qual regula a pressão arterial. Além da integração desses reflexos, a formação reticular participa de outros reflexos do tronco encefálico. Sabe-se, hoje, que a formação reticular também participa dos seguintes mecanismos neurofisiológicos: ativação do córtex cerebral (por meio de um feixe de fibras denominado *sistema ativador reticular ascendente*), sono, vigília, controle neuroendócrino, analgesia, atenção, habituação e aprendizagem.

 Lesões do tronco encefálico

As lesões do tronco encefálico podem gerar alterações funcionais relacionadas com os nervos cranianos, levando a distúrbios visuais, alterações pupilares, alterações de sensibilidade, fraqueza muscular, alterações auditivas e de equilíbrio e distúrbios de fala e deglutição, além de problemas de coordenação motora, dependendo da área afetada. As lesões relacionadas com a formação reticular são particularmente graves e podem provocar o coma, por desativação do córtex cerebral, ou até mesmo a morte, por lesão do centro respiratório e/ou vasomotor.

Cerebelo

Macroscopia do cerebelo

O cerebelo é a porção do encéfalo que fica posteriormente ao tronco encefálico, repousando na fossa cerebelar do occipital. O cerebelo apresenta uma porção mediana, o *verme do cerebelo*, ladeado por duas massas laterais, os *hemisférios cerebelares* (Figuras 10.12 e 10.13). Sua superfície apresenta lâminas transversais de tecido nervoso, as *folhas cerebelares*, que são separadas por *sulcos cerebelares*. Sulcos mais profundos, denominados *fissuras do cerebelo*, delimitam lóbulos. Cada lóbulo pode conter várias folhas.

A face anterior do cerebelo forma parte do *teto do quarto ventrículo* e, nesta região, ele se encontra ligado ao tronco encefálico por três pares de feixes de fibras: (1) os *pedúnculos cerebelares superiores*, que se ligam ao mesencéfalo; (2) os *pedúnculos cerebelares médios*, que se ligam à ponte; (3) e os *pedúnculos cerebelares inferiores*, que se ligam ao bulbo.

As substâncias branca e cinzenta do cerebelo apresentam localização inversa, em comparação com a medula. Ou seja, a substância cinzenta é externa; e a branca, interna. Em cortes do cerebelo, pode-se observar uma fina camada de substância cinzenta, o *córtex cerebelar*, revestindo a substância branca, o *corpo medular do cerebelo* (Figura 10.14). No interior do corpo medular do cerebelo, existem quatro pares de núcleos de substância cinzenta que são os *núcleos centrais do cerebelo*, dos quais o mais evidente é o *núcleo denteado* (ver Figura 10.9).

Considerações morfofuncionais do cerebelo

O cerebelo é relacionado, sobretudo, com o controle da motricidade. No entanto, ao contrário do que ocorre no cérebro, os impulsos que chegam ao córtex cerebelar não se tornam conscientes. O cerebelo está envolvido nos seguintes mecanismos neurofisiológicos: manutenção do equilíbrio, da postura corporal e do tônus muscular, planejamento motor e coordenação de movimentos finos.

O cerebelo tem conexões com as seguintes estruturas ligadas à motricidade: áreas motoras do córtex cerebral, núcleos da base, núcleos motores do tronco encefálico, neurônios motores da medula e neurônios do tronco encefálico e da medula que levam informações proprioceptivas.

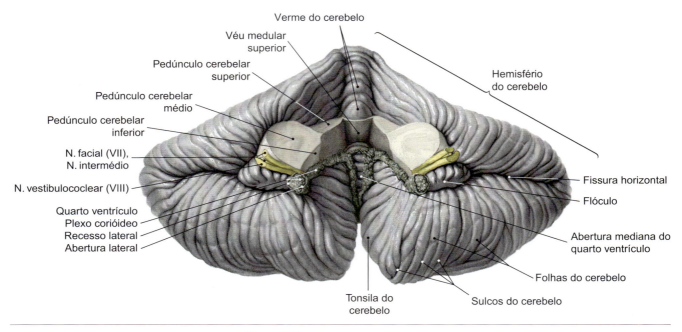

Figura 10.12 Vista anterior do cerebelo.

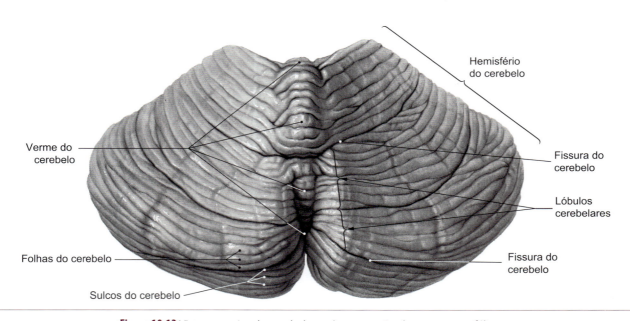

Figura 10.13 Vista posterior do cerebelo, após a remoção do tronco encefálico.

 Lesões do cerebelo

Embora as lesões cerebelares não constituam risco à vida, lesões neste podem resultar, dependendo da região afetada, em perda de equilíbrio, alterações do tônus e da postura corporal, tremores e perda da coordenação motora (ataxia).

Diencéfalo

Macroscopia do diencéfalo

O cérebro é formado pelo diencéfalo e pelo telencéfalo, os quais se originam do *prosencéfalo* embrionário. Na embriogênese, o telencéfalo cresce mais, de maneira a envolver o diencéfalo. Logo, para se visualizarem todas as subdivisões do diencéfalo, são necessários cortes no encéfalo. O diencéfalo é constituído por *hipotálamo, tálamo, subtálamo* e *epitálamo* (Figura 10.14). O diencéfalo apresenta uma cavidade ventricular, o *terceiro ventrículo*.

Terceiro ventrículo

É uma cavidade estreita, mediana e ímpar do diencéfalo, localizada entre os dois tálamos, que se comunica com o quarto ventrículo pelo *aqueduto cerebral* e com os *ventrículos laterais* (telencéfalo) pelos *forames interventriculares* (ver Figura 10.14). Um *sulco hipotalâmico* na parede lateral do terceiro ventrículo estende-se do forame interventricular ao aqueduto cerebral e separa o *tálamo*, acima, do *hipotálamo*, abaixo.

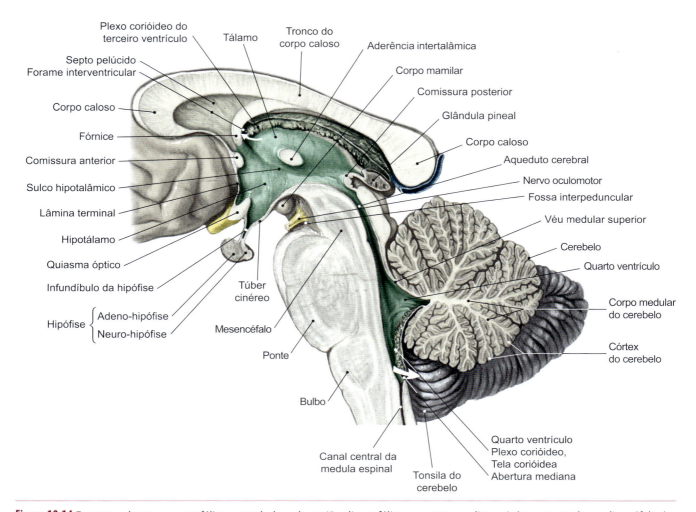

Figura 10.14 Esquema do tronco encefálico e cerebelo e da região diencefálica em corte mediano. A área em verde no diencéfalo é o terceiro ventrículo, e entre o tronco encefálico e o cerebelo é o quarto ventrículo.

Tálamos

São duas massas de substância cinzenta de forma oval que delimitam entre si a cavidade do terceiro ventrículo. Um tálamo liga-se ao do lado oposto por meio da *aderência intertalâmica* (ver Figura 10.14). Sua extremidade anterior apresenta uma elevação, o *tubérculo anterior do tálamo*, ao passo que sua extremidade posterior é bem maior e denomina-se *pulvinar do tálamo* (ver Figura 10.9).

Hipotálamo

É uma área localizada anteroinferiormente aos tálamos, nas paredes laterais abaixo do sulco hipotalâmico e no assoalho do terceiro ventrículo (ver Figura 10.14). Fazem parte do hipotálamo ou estão intimamente relacionadas com ele as estruturas a seguir.

QUIASMA ÓPTICO

Localiza-se anteriormente no assoalho ventricular e representa o cruzamento mediano de fibras do nervo óptico, do qual se originarão os tratos ópticos.

TÚBER CINÉREO

É o local onde a hipófise, por meio do infundíbulo, conecta-se com o hipotálamo.

INFUNDÍBULO

Consiste em uma formação nervosa em forma de funil que é contínua com a *neuro-hipófise*. Na maior parte das peças, o infundíbulo rompe-se na retirada do encéfalo, de maneira que a hipófise permanece presa dentro da sela turca, na base do crânio.

HIPÓFISE

A hipófise é uma glândula endócrina dividida em um lobo posterior, a *neuro-hipófise*, e em um lobo anterior, a *adeno-hipófise*. Ambos os lobos recebem influências hipotalâmicas para exercer suas funções hormonais. No entanto, considera-se apenas a neuro-hipófise como estrutura anatômica do hipotálamo, por apresentar-se constituída de tecido nervoso.

CORPOS MAMILARES

São duas eminências arredondadas localizadas na parte anterior da fossa interpeduncular.

Epitálamo

É o conjunto de estruturas localizadas posteriormente aos tálamos e, superiormente, ao mesencéfalo (ver Figuras 10.9 e 10.14). Limita posteriormente o terceiro ventrículo. A mais evidente de suas estruturas é o *corpo pineal*.

Subtálamo
É um núcleo localizado na transição diencéfalo-mesencefálica, só visível em cortes.

Estrutura e considerações funcionais do diencéfalo

Tálamo
O tálamo é essencialmente constituído por vários núcleos, que se compactam para formar massa ovoide de cada lado do terceiro ventrículo.

Os núcleos do tálamo são funcionalmente diferentes, e alguns deles têm função ainda desconhecida. Entre as funções talâmicas, destacam-se: *função sensorial* (todas as vias sensoriais passam pelo tálamo antes de chegarem ao córtex cerebral, com exceção da via olfatória); *função motora* (tem conexão com importantes áreas motoras do sistema nervoso); *controle do comportamento emocional* (faz parte do *sistema límbico*); e *ativação cortical* (auxilia a formação reticular nessa função).

Dos diversos núcleos localizados no tálamo, destacam-se dois núcleos sensitivos:

- *Núcleo ventral posterolateral*: recebe as fibras sensitivas originadas do corpo, a partir da medula
- *Núcleo ventral posteromedial*: recebe as fibras sensitivas originadas da cabeça e face, conduzidas pelo nervo trigêmeo (V).

Hipotálamo
É uma área constituída por vários pequenos núcleos compactados situada na parede do terceiro ventrículo, abaixo do tálamo. O hipotálamo tem complexas conexões, estando ligado a inúmeras áreas do sistema nervoso. Apesar de suas reduzidas dimensões, o hipotálamo é extremamente importante. Suas funções são:

- Controle do SNA: regula as ações eferentes do simpático e do parassimpático
- Secreção de hormônios liberados pela neuro-hipófise: secreta dois hormônios, a ocitocina, que provoca contrações do miométrio e ejeção de leite nas glândulas mamárias; e o hormônio antidiurético (ADH), o qual controla a diurese
- Regulação endócrina da adeno-hipófise: produz hormônios que estimulam ou inibem a secreção dos hormônios hipofisários
- Regulação da fome e da sede: controla a ingestão de alimentos e de líquidos, e seus neurônios são sensíveis às variações osmóticas do sangue
- Controle da temperatura corporal: é sensível às variações térmicas
- Regulação do comportamento emocional (faz parte do sistema límbico)
- Controle dos ritmos biológicos (circadianos): apresenta o núcleo supraquiasmático, que funciona como relógio biológico, regulando as variações rítmicas ao longo do ciclo dia-noite (ciclos circadianos).

Epitálamo
Apresenta núcleos relacionados com o *comportamento emocional*. Já a glândula pineal tem função endócrina, produzindo o hormônio *melatonina*. A glândula pineal nos vertebrados inferiores (peixes, anfíbios e répteis) apresenta também ação fotorreceptora, como a retina. Nos vertebrados superiores (aves e mamíferos), a melatonina tem apenas função endócrina.

Nos mamíferos, a melatonina tem diversas funções, algumas delas comprovadas em apenas algumas espécies: *controle dos ritmos biológicos* (a pineal conecta-se com o núcleo supraquiasmático do hipotálamo e sofre ação da luz, que inibe a secreção de melatonina) e *inibição das gônadas*. Além disso, já foram comprovadas por estudos outras ações da melatonina, entre as quais se destacam as *ações antiestresse*, *antidepressiva*, *sonífera*, *antimitótica* e *antioxidante*.

Subtálamo
Consiste em uma diminuta área mais interna do diencéfalo, situada entre o hipotálamo e o mesencéfalo. É constituída por pequenos núcleos, conectados com o corpo estriado do telencéfalo, que participam do *controle da motricidade*.

Telencéfalo

Macroscopia do telencéfalo
O telencéfalo é a porção mais desenvolvida do encéfalo e apresenta-se separado em dois *hemisférios cerebrais* pela *fissura longitudinal do cérebro*. Apresenta uma superfície marcada por saliências denominadas *giros* ou *circunvoluções cerebrais*, separados por reentrâncias que são os *sulcos cerebrais*.

Tem regiões mais proeminentes, os chamados *polos: frontal, temporal* e *occipital*. No telencéfalo, podem-se observar as *faces superolateral*, que é convexa; *inferior*, ou base do cérebro; e *medial*, plana.

Na face superolateral (Figura 10.15), um sulco mais nítido e profundo, que se estende anteroposteriormente, é o *sulco lateral*. Na parte média dessa face, iniciando na face medial do hemisfério a meia distância entre os polos occipital e frontal, nota-se o *sulco central*, que segue, para baixo e para frente, terminando no sulco lateral.

Na margem inferior da face superolateral, nota-se uma ligeira depressão, a *incisura pré-occipital*. Na margem superior, observa-se a terminação do *sulco parietoccipital* (Figura 10.16), originado da face medial.

Podem-se descrever no telencéfalo regiões mais abrangentes, associadas anatomicamente aos ossos do crânio, denominadas *lobos do telencéfalo*, que são:

- Lobo frontal: compreende a região anterior ao sulco central e superior ao sulco lateral
- Lobo temporal: situa-se inferiormente ao sulco lateral e anteriormente a uma linha imaginária vertical que liga a incisura pré-occipital ao sulco parietoccipital
- Lobo parietal: fica localizado posteriormente ao sulco central, superiormente ao sulco lateral e anteriormente ao lobo occipital
- Lobo occipital: fica posterior a uma linha imaginária que liga a incisura pré-occipital ao sulco parietoccipital
- Lobo insular ou ínsula: é o único que não se relaciona com os ossos do crânio, visto ficar situado profundamente no sulco lateral.

Face superolateral do telencéfalo
LOBO FRONTAL
São descritos o sulco *pré-central*, anterior e paralelo ao sulco central, e os sulcos *frontal superior* e *frontal inferior*, perpendiculares a este e bastante irregulares (ver Figura 10.15). Entre o

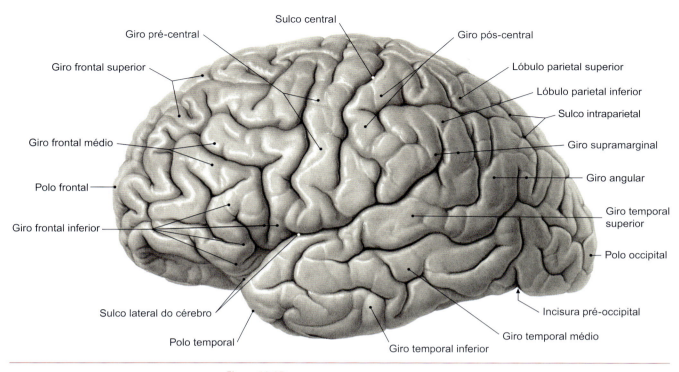

Figura 10.15 Face superolateral do telencéfalo.

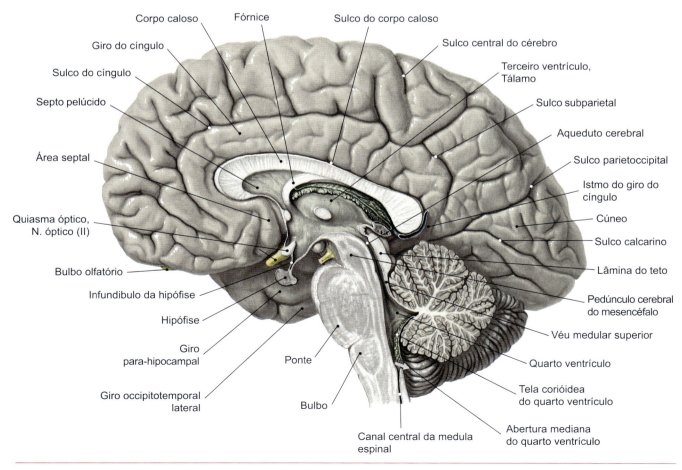

Figura 10.16 Face medial do encéfalo.

sulco central e o sulco pré-central, está o *giro pré-central*, que é a principal *área motora cortical*. Acima do sulco frontal superior, está o *giro frontal superior*. Entre os sulcos frontal superior e inferior, localiza-se o *giro frontal médio*. O *giro frontal inferior* localiza-se abaixo do sulco frontal inferior. O giro frontal inferior do hemisfério esquerdo é denominado *giro de Broca* e aí se localiza a *área cortical da palavra falada*.

LOBOS PARIETAL E OCCIPITAL

Posteriormente e paralelamente ao sulco central, nota-se o *sulco pós-central*. Perpendicular a este e em direção posterior no lobo parietal, situa-se o *sulco intraparietal* (ver Figura 10.15). Na maior porção do giro pós-central, localiza-se a *área somestésica (sensitiva) primária* e, em sua porção inferior, a *área gustativa*.

LOBO TEMPORAL

O lobo temporal é dividido em três giros, *temporal superior*, *médio* e *inferior*, por dois sulcos paralelos ao sulco lateral, os *sulcos temporal superior* e *temporal inferior* (ver Figura 10.15). Na face medial do giro temporal superior, formando o assoalho do sulco lateral, observam-se pequenos sulcos transversos, que o dividem em pequenos *giros transversais*. Destes, o mais importante é o *giro temporal transverso anterior*, onde se localiza a *área cortical da audição*.

Face medial

Nesta face, destaca-se um grosso feixe de fibras brancas seccionadas no plano sagital mediano, o *corpo caloso* (ver Figura 10.16). Tais fibras cruzam o plano mediano, conectando os dois hemisférios telencefálicos. Logo abaixo do corpo caloso, outro feixe complexo de fibras, o *fórnice*, arqueia-se posteriormente à *comissura anterior*, proveniente do lobo temporal, mais precisamente do *hipocampo*. Entre o corpo caloso e o fórnice, estende-se o *septo pelúcido*, membrana que separa os dois *ventrículos laterais*.

LOBO OCCIPITAL

Nesta face, o *sulco parietoccipital* estende-se do corpo caloso à margem superior da face superolateral do telencéfalo, separando os lobos parietal e occipital. Nota-se, ainda, um sulco de direção posterior, o *sulco calcarino*, em cujas margens se localiza o *centro cortical da visão* (ver Figura 10.16). Estes dois sulcos delimitam uma área triangular, o *cúneo*.

Abaixo do sulco calcarino, situa-se o *giro occipitotemporal medial*, que se continua anteriormente com o *giro para-hipocampal* no lobo temporal.

LOBOS FRONTAL E PARIETAL

Acima do corpo caloso, descreve-se um sulco que o acompanha, o *sulco do corpo caloso*, que se continua com o *sulco do hipocampo* no lobo temporal (ver Figura 10.16). Paralelamente ao sulco do corpo caloso, tem-se o *giro do cíngulo*, delimitado superiormente pelo *sulco do cíngulo*.

Na região anterior do córtex, abaixo do *corpo caloso* e adiante da *comissura anterior*, existe uma área conhecida como *área septal*, que é uma das *áreas de prazer do cérebro*.

Face inferior

LOBO TEMPORAL

O *giro para-hipocampal*, no lobo temporal, é uma continuação do *giro occipitotemporal medial* e lateral ao sulco do hipocampo (ver Figuras 10.16 e 10.17). Este giro termina anteriormente em uma dilatação denominada úncus, que, junto com parte do giro para-hipocampal, constitui a *área cortical da olfação*.

Medialmente ao giro para-hipocampal, no interior da cavidade do corno inferior do ventrículo lateral (ver adiante), situa-se o *hipocampo*, giro cortical só visível em preparações especiais ou cortes do lobo temporal. O hipocampo é uma importante *área da memória para fatos recentes* e relaciona-se com o comportamento emocional. O hipocampo, o giro para-hipocampal e o giro do cíngulo constituem o *lobo límbico*, relacionado com o *comportamento emocional* e o *controle do sistema nervoso autônomo*.

LOBO FRONTAL

Nesta face, observa-se um sulco paralelo à fissura longitudinal do cérebro, o *sulco olfatório*, que aloja o *bulbo* e o *trato olfatório* (Figura 10.17).

Ventrículos laterais

São as duas cavidades ventriculares do telencéfalo, que se comunicam com o terceiro ventrículo pelos *forames interventriculares*. Apresentam uma parte central e três *cornos* que se projetam nos lobos: frontal (*corno anterior*), occipital (*corno posterior*) e temporal (*corno inferior*). Os ventrículos são mais bem visualizados em cortes ou em peças plásticas ou reconstruções 3D (Figuras 10.18 e 10.19).

Núcleos da base

Em secções do telencéfalo observa-se que a *substância cinzenta* dispõe-se em uma fina camada superficial denominada *córtex cerebral*. A disposição é semelhante à do cerebelo. A substância branca fica internamente ao córtex, constituindo o *centro branco medular do telencéfalo*. No entanto, no interior do centro branco medular, observam-se massas de substância cinzenta que constituem os *núcleos da base do telencéfalo*, denominados núcleos *caudado*, *lentiforme*, *claustro* e *amigdaloide* (ver Figura 10.19).

O núcleo caudado e o lentiforme constituem o *corpo estriado*, importante *área motora*. Enquanto isso, o *corpo amigdaloide* é importante *área reguladora do comportamento sexual, da agressividade e da memória*.

Centro branco medular

É constituído por fibras mielínicas que são classificadas em dois grupos: de *projeção* e de *associação*. As fibras de associação conectam os dois hemisférios telencefálicos e são constituídas por *comissura anterior*, *comissura do fórnice* e *corpo caloso*. Destas, o *corpo caloso* é o maior feixe de fibras nervosas que conecta os dois hemisférios cerebrais entre si.

As fibras de projeção conectam o telencéfalo com outras áreas subcorticais e são o *fórnice* e a *cápsula interna* (ver Figura 10.19). Pela *cápsula interna* passa a maior parte das fibras nervosas que trafegam entre o córtex cerebral e as estruturas mais caudais como o diencéfalo, o tronco encefálico e a medula.

Meninges encefálicas

O SNC é envolvido e revestido e protegido por três membranas, denominadas *meninges*, conforme descrito anteriormente,

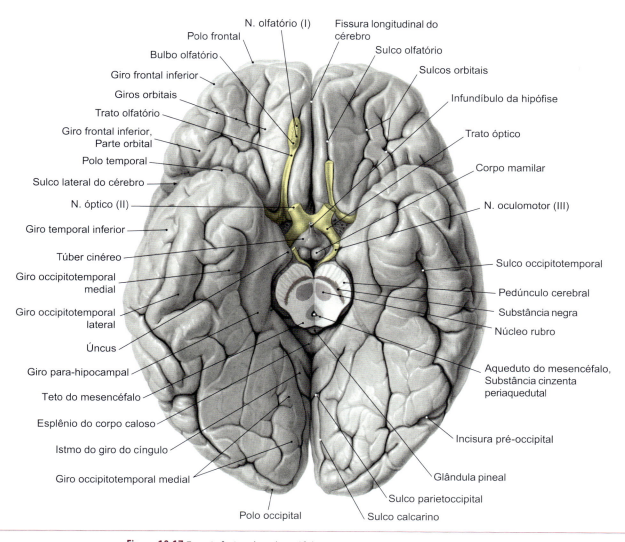

Figura 10.17 Face inferior do telencéfalo e corte transversal do mesencéfalo.

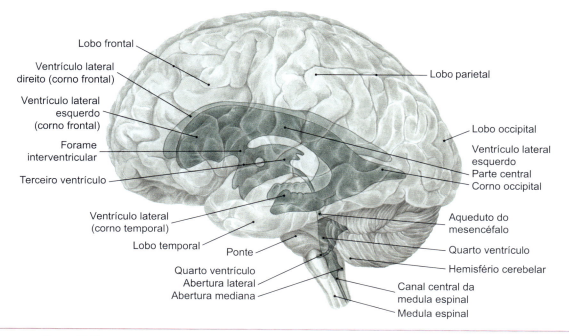

Figura 10.18 Esquema do encéfalo com as cavidades ventriculares visualizadas por transparência.

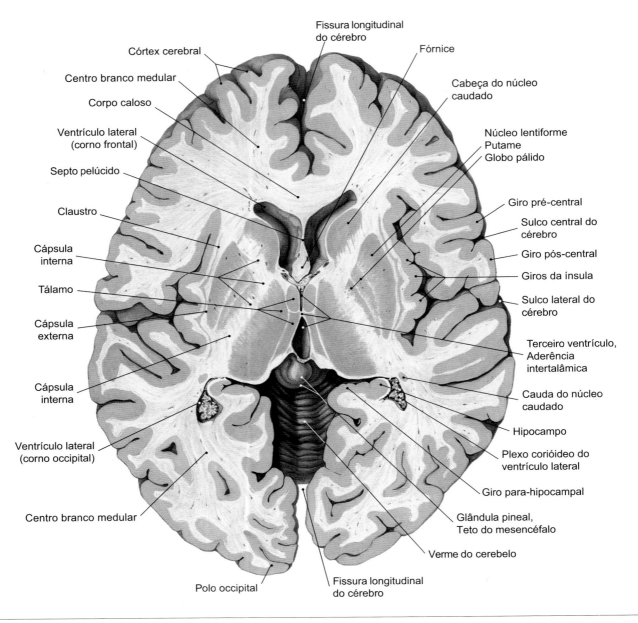

Figura 10.19 Corte transversal do cérebro na altura do tálamo, evidenciando os núcleos da base, os ventrículos laterais e o terceiro ventrículo.

em Macroscopia da medula espinal. Contudo, ao contrário da dura-máter medular que apresenta um espaço entre esta e o canal vertebral (*espaço peridural*), a dura-máter encefálica está em contato direto com os ossos do crânio. A aracnoide e a pia-máter também revestem o cérebro, sendo mais internas à dura-máter, mais finas e transparentes. A pia-máter adere à superfície dos giros cerebrais, revestindo intimamente o córtex cerebral. O *espaço subdural* e o *espaço subaracnóideo* são semelhantes aos da medula. O *espaço subaracnóideo* contém o *liquor*, que exerce função de proteção do sistema nervoso contra choques mecânicos.

Dura-máter encefálica

A dura-máter encefálica é a meninge mais externa e resistente. Em sua superfície, notam-se os ramos da *artéria meníngea média*.

A dura-máter encefálica apresenta dois *folhetos*: um *externo*, intimamente aderido aos ossos do crânio, e outro *interno*. Em determinadas regiões, este folheto interno separa-se do externo de maneira a constituir *pregas* e *cavidades*.

As *pregas da dura-máter* são: a *foice do cérebro*, que se projeta entre os hemisférios telencefálicos, a *foice do cerebelo*, que se projeta entre os hemisférios cerebelares, e a *tenda do cerebelo*, lâmina transversal que separa o cérebro do cerebelo (Figura 10.20).

As *cavidades da dura-máter* podem ser *vasculares* e *avasculares*. A cavidade avascular é o *cavo trigeminal*, próximo ao ápice da porção petrosa do temporal, que contém o *gânglio trigeminal (V)*.

As cavidades vasculares da dura-máter encefálica comportam-se como veias (contêm sangue venoso) e constituem os *seios da dura-máter*. Estes podem estar localizados na calota craniana ou na base do crânio. Os seios da calota craniana são: *sagital superior*,

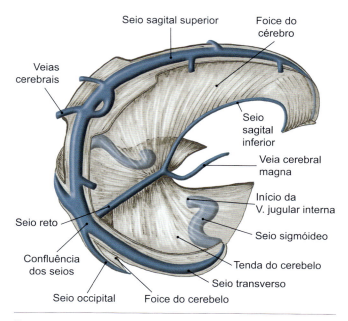

Figura 10.20 Esquema das pregas da dura-máter e dos seios da dura-máter na calota craniana.

sagital inferior, *reto*, *transverso*, *occipital* e *sigmóideo* (Figuras 10.20 e 10.21). Os seios da base do crânio são: *esfenoparietal*, *cavernoso*, *intercavernoso*, *basilar*, *petroso superior* e *petroso inferior* (Figura 10.21). Esses seios recebem as veias cerebrais e confluem, em última análise, para o forame jugular, onde desembocam na *veia jugular interna*.

 Trombose do seio cavernoso

Este quadro clínico já foi descrito no Capítulo 7, *Drenagem Venosa e Linfática da Cabeça e do Pescoço*. A trombose do seio cavernoso é um quadro infeccioso grave, em que infecções alcançam o seio por meio de diversas anastomoses venosas na face, sobretudo com a veia facial (veias oftálmicas superior e infraorbital) e com o plexo venoso pterigóideo (veias emissárias esfenoidais). Infecções originadas nas regiões drenadas por estas veias, sobretudo as regiões periorbital, nasal e lábio superior, podem propagar-se através das veias e alcançar o seio cavernoso, causando um quadro denominado trombose do seio cavernoso.

Atualmente, a trombose do seio cavernoso é uma ocorrência rara, devido à utilização de potentes antibióticos. Contudo, quando ocorre, esta é muito grave, pois pode gerar lesões nas estruturas banhadas pelo seio cavernoso, como a artéria carótida interna, os nervos oculomotor (III), troclear (IV), oftálmico (V_1) e abducente (VI), além de poder infectar estruturas encefálicas da fossa média do crânio.

Vascularização do encéfalo

O sistema nervoso central é irrigado por dois grandes sistemas arteriais: o *sistema vertebrobasilar* e o *sistema carotídeo interno*.

Sistema vertebrobasilar

É constituído pelas duas *artérias vertebrais* (direita e esquerda), originadas da *artéria subclávia*, que ascendem no pescoço pelos *forames transversos* das vértebras cervicais, penetrando no crânio pelo *forame magno*. Tais artérias dão ramos para a irrigação da medula e confluem para constituir a *artéria basilar*, na base da ponte. A artéria basilar emite vários ramos menores responsáveis pela irrigação do cerebelo e do tronco encefálico, e divide-se em seus dois ramos terminais, as *artérias cerebrais posteriores* (Figura 10.22).

ARTÉRIAS CEREBRAIS POSTERIORES

Dirigem-se posteriormente e irrigam a *face inferior* do lobo temporal e o *lobo occipital*.

Sistema carotídeo

É constituído pelas duas *artérias carótidas internas (ACI)*, originadas das artérias carótidas comuns. As artérias carótidas internas penetram no crânio pelo *canal carótico*, atravessam o *seio cavernoso* e terminam lateralmente à sela turca. Antes de emitir seus ramos para o encéfalo, ela emite a *artéria oftálmica*, que se dirige para a órbita (descrita no Capítulo 6, *Artérias da Cabeça e do Pescoço*). Os ramos principais da ACI são a *artéria cerebral anterior* e a *artéria cerebral média* (ver Figura 10.22). Descreve-se ainda as *artérias comunicantes posteriores*, que comunicam os sistemas carotídeo com o vertebrobasilar.

ARTÉRIA CEREBRAL MÉDIA

Segue lateralmente acompanhando o sulco lateral do telencéfalo e irriga a maior parte da *face superolateral* do cérebro.

ARTÉRIA CEREBRAL ANTERIOR

Segue acompanhando o corpo caloso e irriga a maior parte da *face medial* do cérebro. Ligando as artérias cerebrais anteriores direita e esquerda, existe a *artéria comunicante anterior* que, em última análise, representa uma anastomose entre as duas carótidas internas (direita e esquerda) (ver Figura 10.22).

ARTÉRIAS COMUNICANTES POSTERIORES

São ramos das artérias carótidas internas direita e esquerda que se dirigem posteriormente, ligando-as com as artérias cerebrais posteriores, anastomosando, portanto, os *sistemas carotídeo* e o *sistema vertebrobasilar*.

As anastomoses entre as carótidas internas direita e esquerda e entre estas e o sistema vertebrobasilar constituem o *círculo arterial do cérebro* ou *polígono de Willis* (ver Figura 10.22).

 Acidente vascular encefálico

Popularmente conhecido como AVC (acidente vascular cerebral), o acidente vascular encefálico (AVE) ocorre quando problemas na irrigação sanguínea do cérebro causam a morte das células, o que faz com que partes do cérebro deixem de funcionar devidamente. Entre os sinais e sintomas de um AVE, estão a incapacidade de mover ou de sentir um dos lados do corpo, dificuldades em compreender ou em falar, sensação de que os objetos em volta se movimentam ou perda de um dos lados da visão. Tais sintomas podem variar enormemente, dependendo da área afetada pela perda do suprimento sanguíneo.

Existem dois tipos principais de AVE: *isquêmico*, causado pela interrupção da irrigação sanguínea, e *hemorrágico*, causado por uma hemorragia. O AVE isquêmico é o mais comum e pode ocorrer por uma obstrução arterial (trombo), queda de pressão e perfusão sanguínea (choque) ou por uma obstrução venosa (trombose venosa). O AVE hemorrágico é mais raro (20% dos casos) e ocorre pelo rompimento de um vaso sanguíneo ou de um aneurisma.

Considerações morfofuncionais do telencéfalo

O telencéfalo é a porção mais desenvolvida do cérebro humano e sede dos mecanismos psíquicos mais complexos. Conforme visto, o telencéfalo compreende o *córtex cerebral* e, sob ele, o *centro branco medular*, contendo em seu interior os *núcleos da*

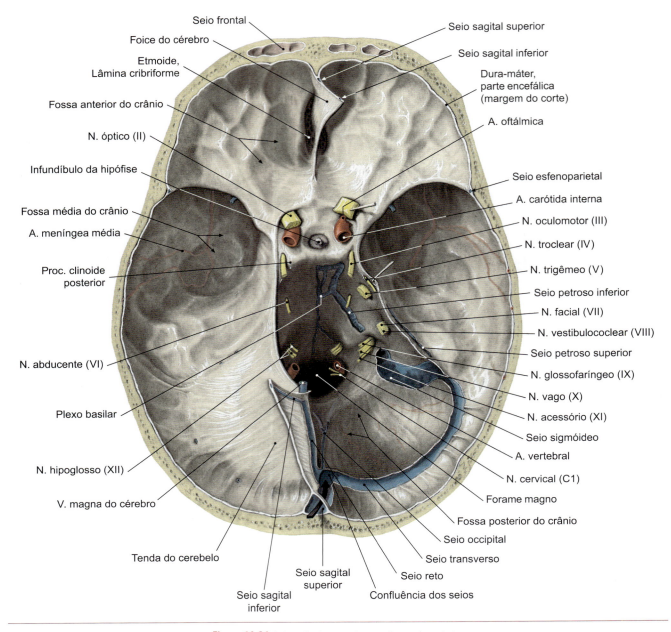

Figura 10.21 Seios da dura-máter na base do crânio.

base. Cada uma dessas partes desempenha importantes papéis na fisiologia cerebral.

Córtex cerebral

O córtex cerebral é a sede das funções psíquicas superiores, como a linguagem, a memória e a inteligência, bem como das elaborações psíquicas que fazem do homem o mais genial e criativo dos animais.

Essa fina camada de substância cinzenta – o córtex cerebral – é a mais complexa estrutura biológica que se conhece. Nele, existe uma fantástica rede sináptica que envolve bilhões de neurônios. Em cada um dos giros e lobos, o córtex apresenta diferenças histológicas e funcionais. Isso explica por que pouco ainda se conhece do funcionamento cortical, apesar das inúmeras pesquisas sobre o assunto.

ÁREAS CORTICAIS

As áreas corticais podem ser divididas, funcionalmente, em três tipos: *primárias*, *secundárias* e *terciárias*. Entre as *áreas primárias*, incluem-se as *áreas sensitivas*, onde chegam e são percebidos os impulsos sensoriais, e as *áreas motoras*, de onde partem os impulsos que resultarão em movimentos. As *áreas secundárias* e *terciárias* são áreas que realizam funções mais complexas, como a interpretação dos estímulos sensoriais, o planejamento dos movimentos, a linguagem, a memória e a regulação do comportamento emocional. Estudaremos aqui apenas as áreas primárias do córtex e as áreas terciárias ligadas à linguagem e as áreas pertencentes ao sistema límbico, por serem as de maior interesse em odontologia.

Área primária motora. Localiza-se no *giro pré-central*. Dela, partem todos os impulsos motores que, via neurônios motores

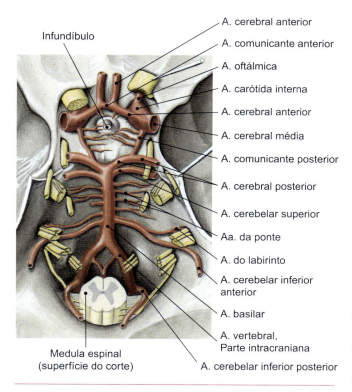

Figura 10.22 Vista intracraniana do círculo arterial do cérebro (polígono de Willis), evidenciando os ramos do sistema vertebrobasilar e do sistema carotídeo.

do tronco encefálico e da medula, chegarão aos músculos estriados esqueléticos de todo o corpo. Convém lembrar que essa área exibe somatotopia. Ou seja, os impulsos destinados a cada parte do corpo se originam de partes específicas do giro pré-central e são proporcionais à importância funcional, e não ao tamanho daquela parte. Assim, por terem uma musculatura muito mais ativa, as áreas da mão e da face são bem maiores do que as áreas do tórax e do abdome, por exemplo. Na tentativa de representar graficamente esta desproporção, criou-se a denominação de *homúnculo motor* (Figura 10.23). Lesões nessa área resultam em paralisias ou paresias (perda parcial dos movimentos).

Área primária somestésica (sensorial). Localiza-se no *giro pós-central*. Nela, chegam todos os impulsos somestésicos ou exteroceptivos, como impulsos de tato e dor. Tal área exibe a mesma somatotopia da área motora, bem como um *homúnculo sensorial* (Figura 10.23). Lesões nessa área provocam perdas sensoriais somestésicas em áreas corporais correspondentes à parte lesada no giro.

Área primária visual. Ocupa uma faixa de córtex situado nos lábios do *sulco calcarino*.

Área primária auditiva. Situa-se no *giro temporal transverso anterior*. Lesões nessa área provocam surdez parcial ou total (se a lesão for bilateral).

Área primária gustativa. Ocupa a *parte inferior do giro pós-central* próxima à área somestésica da língua. Sua lesão resulta em deficiência gustativa ou *ageusia*.

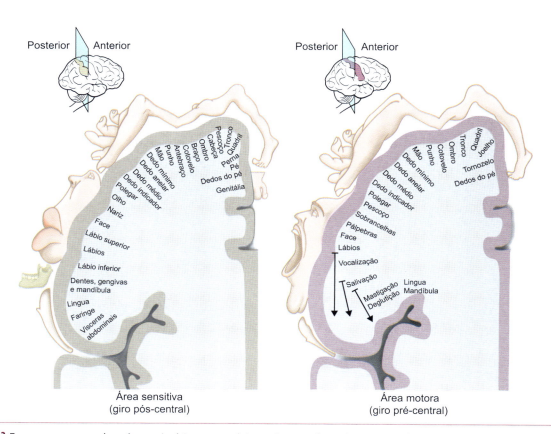

Figura 10.23 Esquema mapeando a área primária motora (giro pré-central) e a área somestésica (giro pós-central). Notam-se os homúnculos motor e sensorial representando a proporção que cada região do corpo tem nesses giros. Vale ressaltar que cada hemisfério recebe informações sensoriais do lado contrário do corpo (o mesmo é verdadeiro para a motricidade).

Área olfatória. Está localizada no úncus *e em parte do giro para-hipocampal*. Ocorre déficit olfatório ou *anosmia* após lesões nessa área.

Áreas da linguagem. Tais áreas localizam-se apenas em um dos hemisférios cerebrais. Na maioria das pessoas, estão situadas no *hemisfério esquerdo*. No lobo frontal, localiza-se a área motora da linguagem: a *área da linguagem falada*, ou *área de Broca*, fica em uma pequena parte do *giro frontal inferior*. Lesões nessas áreas provocam deficiências motoras de linguagem denominadas *afasias motoras*, que consistem na incapacidade de falar ou de escrever. A *área sensorial da linguagem* ocupa a *região temporoparietal* (parte dos lobos temporal e parietal), e sua lesão resulta em *afasia sensorial*, ou seja, incapacidade de compreender as palavras ouvidas ou lidas.

HEMISFÉRIOS CEREBRAIS

O fato de as áreas da linguagem estarem, em geral, situadas apenas em um hemisfério cerebral originou o conceito de *dominância cerebral*. Assim, o hemisfério esquerdo, que, na maioria das pessoas, contém essas áreas, foi considerado o hemisfério dominante, mas hoje se sabe que existem diferentes funções entre os hemisférios. O *hemisfério esquerdo* é a sede da linguagem e do raciocínio matemático. Enquanto isso, o *hemisfério direito* relaciona-se com a musicalidade, a visão espacial e o reconhecimento de fisionomias.

Centro branco medular

Suas *fibras de projeção* conectam o córtex cerebral com áreas subcorticais – destacando-se entre elas a *cápsula interna*, principal feixe de fibras aferentes e eferentes ao córtex. As *fibras de associação* ligam os córtices dos dois hemisférios cerebrais e, delas, as mais importantes constituem o *corpo caloso*, que possibilita o funcionamento acoplado dos dois hemisférios. Sem ele, os hemisférios tornam-se independentes, pois realizam diferentes funções.

Núcleos da base

O *claustro* tem função pouco conhecida. O *corpo amigdaloide* relaciona-se com o *comportamento emocional* e com a *memória*.

O *putame* e o *globo pálido*, juntos, constituem o *núcleo lentiforme*, e este e o *núcleo caudado* formam o chamado *corpo estriado*, que tem conexões com importantes *áreas motoras do sistema nervoso* e participa do *controle da motricidade*. Lesões desses núcleos ou de suas conexões provocam doenças, como a *síndrome de Parkinson*, a *coreia de Huntington* e a *atetose*, cujos sintomas mais evidentes são alterações do tônus muscular, incoordenação motora, tremores e movimentos anormais.

Sistema límbico

É um conjunto de estruturas do sistema nervoso, com amplas conexões e ligadas entre si em um circuito fechado, responsáveis pelo *comportamento emocional*. Neste sistema, estão incluídas estruturas do telencéfalo (giro do cíngulo, giro para-hipocampal, hipocampo, área septal e corpo amigdaloide), do diencéfalo (parte do tálamo e hipotálamo) e do tronco encefálico (parte da formação reticular). Além de estarem relacionadas com o comportamento emocional, algumas estruturas do sistema límbico têm outras funções importantes. Vale a pena lembrar que o *hipocampo* também está envolvido nos mecanismos da memória, sendo este considerado a *área da memória para fatos recentes*.

CAPÍTULO 11

Vias Sensitivas e Motoras da Cabeça

Júlio Anselmo de Sousa Neto • Lucilia Maria de Souza Teixeira • Peter Reher

Introdução

A perfeita função dos órgãos e sistemas do nosso corpo se faz pela integração com o sistema nervoso, que é por excelência o sistema coordenador das atividades motoras, sensitivas e emocionais, dentre outras. Essa integração é realizada por meio de grandes vias nervosas, que podem ser aferentes (sensitivas) ou eferentes (motoras), e que também podem ser viscerais ou somáticas. As vias aferentes levam ao córtex cerebral os impulsos somáticos e viscerais originados em receptores específicos do corpo. As vias eferentes conduzem impulsos oriundos de áreas motoras do cérebro ou do tronco encefálico até os neurônios motores do tronco encefálico ou da medula espinal. Existem as *vias motoras somáticas*, que comandam os músculos estriados esqueléticos, e as *vias motoras viscerais*, as quais se destinam aos músculos liso e cardíaco e às glândulas.

Neste capítulo serão descritas as principais vias aferentes e eferentes da cabeça, sendo que a maior parte da sensibilidade somática da cabeça é conduzida pela *via trigeminal*.

Vias sensitivas

Organização geral das vias sensitivas

Toda via sensitiva tem, em geral, os seguintes componentes básicos (Figura 11.1):

- *Receptor*, cujos tipo e localização variam, dependendo da modalidade sensorial
- *Neurônio primário (neurônio I)*, situado geralmente no sistema nervoso periférico, cujo corpo está em um *gânglio de um nervo espinal* (vias medulares) ou em um *gânglio de nervo craniano* (vias cranianas). Trata-se de um neurônio pseudounipolar, com um *prolongamento periférico*, que se liga ao receptor, e um *prolongamento central*, que entra no sistema nervoso central para se ligar com o neurônio II
- *Neurônio secundário (neurônio II)*, situado em geral na *substância cinzenta da medula* (vias medulares) ou nos *núcleos do tronco encefálico* (vias cranianas). Recebe sinapse do neurônio I e emite um axônio que faz sinapse com o neurônio III
- *Neurônio terciário (neurônio III)*, situado, em geral, no *tálamo*. Emite um axônio que, após atravessar a *cápsula interna*, alcança os neurônios corticais
- *Área cortical sensitiva* é específica, ou seja, é o local aonde chegam os axônios dos neurônios terciários. Na maioria dos casos, localiza-se no *giro pós-central*. É nela que os impulsos sensitivos se tornam conscientes.

Vias sensitivas somáticas do tronco e dos membros | Vias medulares

As vias sensitivas somáticas do corpo são conduzidas pelos nervos espinais, sendo também denominadas *vias medulares* (Figura 11.1).

Neurônios I

As fibras originadas dos receptores de temperatura, dor, tato e pressão são conduzidas pelo *prolongamento periférico* do neurônio I. O corpo desse neurônio localiza-se no gânglio espinal correspondente. O *prolongamento central* do neurônio I forma a raiz dorsal do nervo espinal e faz sinapse com o neurônio II.

Neurônios II

Os neurônios II localizam-se no *corno posterior* da substância cinzenta da medula espinal. Seus axônios cruzam o plano mediano e dirigem-se superiormente até o tálamo, formando o *trato espinotalâmico*.

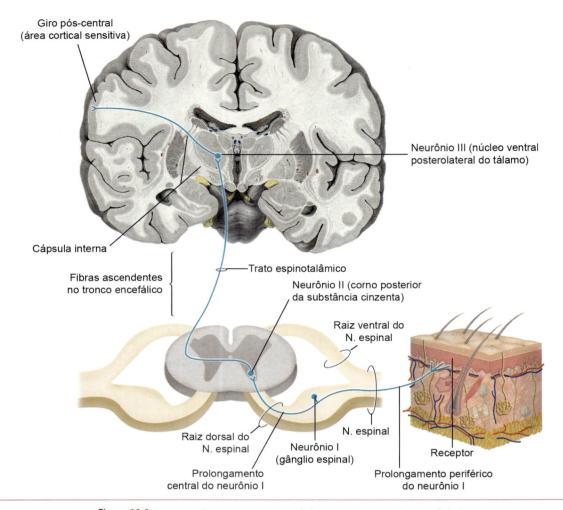

Figura 11.1 Esquema da organização geral das vias sensitivas (via medular).

Neurônios III

Os neurônios III localizam-se no *núcleo ventral posterolateral do tálamo*. Seus axônios alcançam o giro pós-central, passando antes pela cápsula interna. No giro, os estímulos tornam-se conscientes e são interpretados.

Vias sensitivas somáticas da cabeça | Vias trigeminais

As vias sensitivas somáticas da cabeça são conduzidas pelo nervo trigêmeo, sendo também denominadas *vias trigeminais*. Estas podem ser subdivididas em vias *exteroceptivas* e *proprioceptivas*.

Via trigeminal exteroceptiva

As fibras originadas dos receptores de *tato grosseiro* (*protopático*) e *tato fino* (*epicrítico*), *pressão*, *dor* e *temperatura* da região da cabeça constituem a *via trigeminal exteroceptiva* (Figura 11.2). Os receptores originam-se das seguintes regiões: pele da face e da fronte, mucosas oral e nasal, dentes e periodonto, seios paranasais, 2/3 anteriores da língua, assoalho oral, grande parte da dura-máter, bulbo de olho, conjuntiva, saco e glândulas lacrimais. A via exteroceptiva é composta por três neurônios, descritos a seguir.

NEURÔNIOS I

Estes são os primeiros neurônios da via sensitiva e estão localizados no *gânglio trigeminal* (semilunar). Consistem em neurônios pseudounipolares. Os *prolongamentos periféricos* destes neurônios estão em contato com os receptores sensitivos por meio dos nervos oftálmico, maxilar e mandibular. Assim, a maior parte das fibras que formam os nervos oftálmico, maxilar e mandibular são, na realidade, um conjunto de prolongamentos periféricos de neurônios localizados no gânglio trigeminal.

Os *prolongamentos centrais* dos neurônios I penetram no tronco encefálico, onde fazem sinapse com os neurônios II. Estes prolongamentos formam a *raiz sensitiva* do nervo trigêmeo (V).

NEURÔNIOS II

Os neurônios II (neurônios secundários da via) estão localizados no *núcleo sensitivo principal* e no *núcleo do trato espinal do trigêmeo* (Figuras 11.2 e 10.11). O primeiro recebe fibras que levam impulsos do *tato epicrítico*; e o segundo, fibras de *dor* e *temperatura*. Algumas fibras, no entanto, bifurcam-se e vão tanto ao *núcleo sensitivo principal* quanto ao *núcleo do trato espinal*. Essas fibras levam impulsos de *tato protopático e pressão*.

Os axônios dos neurônios II provenientes do *núcleo sensitivo principal* dirigem-se cranialmente, formando o *lemnisco trigeminal dorsal (posterior)*, que é predominantemente homolateral.

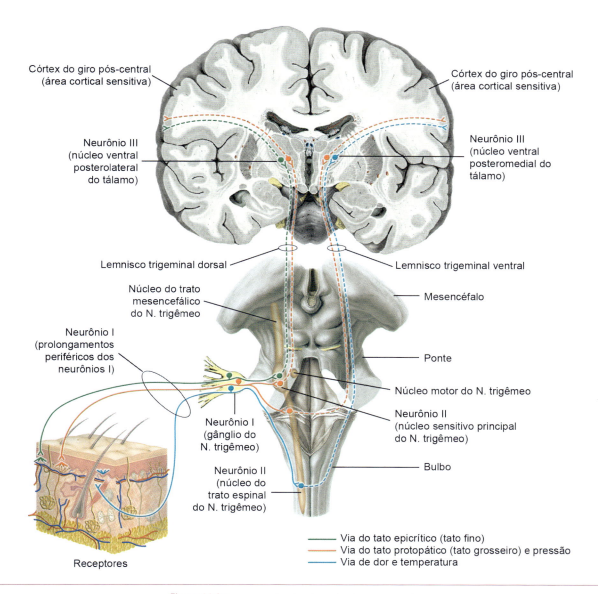

Figura 11.2 Esquema da via trigeminal exteroceptiva.

Os axônios dos neurônios II que vêm do *núcleo do trato espinal do nervo trigêmeo* dirigem-se cranialmente, formando o *lemnisco trigeminal ventral*, que é heterolateral. As fibras desses lemniscos chegam ao tálamo, onde fazem sinapse com os neurônios III.

NEURÔNIOS III

Estes são os neurônios terciários e estão localizados no *núcleo ventral posteromedial do tálamo*. Eles originam fibras que passam pela *cápsula interna* e alcançam a parte inferior do córtex do *giro pós-central* (áreas 3, 2 e 1 de Brodmann), onde os estímulos se tornam conscientes e são interpretados.

Via trigeminal proprioceptiva

A *propriocepção* ou *cinestesia* consiste na percepção dos movimentos musculares, que ocorre mesmo quando estamos de olhos fechados ou quando o movimento é feito passivamente por outra pessoa. Na via trigeminal de propriocepção (Figura 11.3), os impulsos iniciam-se, principalmente, nos receptores proprioceptivos da cápsula da articulação temporomandibular e também nos fusos neuromusculares situados no interior das musculaturas da mastigação, da mímica e da língua. No caso da musculatura mastigadora, além das informações sobre o grau de movimento da mandíbula geradas nos receptores anteriormente mencionados, também atuam impulsos gerados em outros receptores situados nos dentes e nos ligamentos periodontais – que informam sobre a intensidade da força da mordida.

A via proprioceptiva *inconsciente* apresenta dois neurônios apenas, enquanto a via proprioceptiva *consciente* apresenta três neurônios, como na via exteroceptiva.

NEURÔNIOS I

Dos receptores proprioceptivos, os impulsos passam aos *prolongamentos periféricos* dos neurônios I. Ao contrário da via exteroceptiva, os neurônios I não se localizam no gânglio trigeminal, mas, sim, no *núcleo do trato mesencefálico do nervo trigêmeo*. Assim, embora correspondam morfologicamente a neurônios primários, apresentam localização de neurônios secundários. Também são pseudounipolares, com um corpo muito grande. Os prolongamentos periféricos ligam-se aos receptores proprioceptivos mencionados. Já os prolongamentos centrais têm trajetos diferentes.

Neuralgia trigeminal ("*tic douloureux*")

A neuralgia trigeminal é um tipo de dor crônica relacionada com o território de inervação sensitiva do trigêmeo. A dor costuma ser desencadeada por uma "zona gatilho", localizada em alguma área da face ou da boca, incluindo os dentes. Uma vez estimulada, a dor progride rapidamente como um "choque", por um ou mais ramos do nervo trigêmeo. A dor é lancinante, paroxística (em crises repetidas), unilateral e localizada no território de inervação de um ou mais ramos do nervo trigêmeo. Essa crise tem uma breve duração, porém o paciente apresenta dezenas ou até centenas de episódios diários.

O estudo da neuralgia trigeminal é importante para o profissional de odontologia, pois seu quadro clínico, muitas vezes, se assemelha a alguns tipos de patologias orais, dificultando o diagnóstico. Ela pode ser confundida com dor pulpar (pulpite), com a síndrome de dor e disfunção da ATM e com outras patologias orais menores, além de outras enfermidades ligadas ao nervo oftálmico e às meninges.

Os atos da mastigação, da fala ou da deglutição podem "ativar" as zonas gatilho, desencadeando uma crise. Assim, muitos pacientes se recusam a comer, temendo nova crise, e chegam a graves casos de inanição. É importante lembrar que a extração do dente onde está a "zona gatilho" não resolve o problema, pois a dor persistirá e reaparecerá em outro dente ou em estruturas vizinhas. É importante essa observação, pois há alguns dentistas que, às vezes, extraem o dente sem necessidade.

As causas da neuralgia do trigêmeo podem ser malformações ósseas, que geram compressão das fibras do nervo nos forames cranianos, ou a justaposição e a pulsação de uma artéria cerebelar sobre a raiz do nervo. Existem, entretanto, neuralgias trigeminais de etiologia desconhecida. Seu tratamento pode ser conservador com uso de medicamentos, mas, dependendo da causa, pode ser necessária intervenção neurocirúrgica. Consultar um neurologista é recomendável quando se suspeita desse diagnóstico.

NEURÔNIOS II

No caso de impulsos *não conscientes*, como os destinados para a realização de reflexos, a via proprioceptiva tem apenas *dois neurônios*. Neste caso, o neurônio II localiza-se no núcleo motor do nervo trigêmeo ou no cerebelo.

Núcleo motor do nervo trigêmeo. A maioria das fibras faz sinapse no núcleo motor do nervo trigêmeo (assoalho do IV ventrículo), gerando arcos reflexos simples como o *reflexo mandibular* (ver boxe a seguir).

Cerebelo. Algumas fibras fazem sinapse no cerebelo, estando relacionadas com impulsos proprioceptivos inconscientes. Tais impulsos são importantes para a coordenação dos movimentos dos músculos da cabeça.

Para que a via proprioceptiva se torne *consciente*, uma conexão com o córtex via tálamo se faz necessária. Neste caso, a via proprioceptiva envolverá três neurônios. Assim, essas fibras conscientes fazem sinapse nos neurônios II localizados no *núcleo sensitivo principal*. Daí, dirigem-se ao tálamo por meio do *lemnisco trigeminal dorsal (posterior)*.

NEURÔNIOS III

Localizam-se no *núcleo ventral posteromedial do tálamo*. A partir deste, seus axônios dirigem-se para o córtex do giro pós-central (áreas 3, 2 e 1 de Brodmann), onde esses impulsos se tornam conscientes.

Vias sensitivas viscerais da cabeça

Na cabeça, existem órgãos especiais que originam fibras aferentes viscerais. Essas fibras alcançam estruturas telencefálicas por vias específicas. Foge aos objetivos deste livro um estudo mais detalhado das vias aferentes viscerais.

Reflexo mandibular

O reflexo mandibular é o que mantém a boca fechada, em uma mesma dimensão vertical, sem que haja necessidade de atividade voluntária para isso. Na ausência desse reflexo, a ação da gravidade faria a mandíbula abaixar, com consequente abertura da boca. Assim, constantemente a boca deveria ser fechada voluntariamente. Esse reflexo é integrado ao nível do tronco encefálico, assemelhando-se a um arco reflexo simples da medula, pois tem apenas um neurônio sensitivo e um neurônio motor. Conforme já descrito, esse reflexo é do tipo miotático ou de estiramento.

As etapas do reflexo mandibular são as seguintes (Figura 11.4):

- Receptores proprioceptivos: denominados fusos neuromusculares dos músculos masseteres, são estimulados pelo estiramento desses músculos (provocado pela ação da gravidade ou pela percussão do mento), gerando impulsos nervosos
- Fibras aferentes do trigêmeo: ligadas ao receptor, entram pela raiz sensitiva do trigêmeo (nervo mandibular), levando os impulsos gerados no receptor até o núcleo do trato mesencefálico do nervo trigêmeo
- Neurônios deste núcleo: levam os impulsos aos neurônios do núcleo motor do nervo trigêmeo com os quais fazem sinapse
- Axônios dos neurônios do núcleo motor: saem pela raiz motora do nervo trigêmeo e levam os impulsos aos músculos masseteres, provocando sua contração e o consequente fechamento da boca.

O reflexo mandibular pode ser testado percutindo-se o mento de cima para baixo, com a boca entreaberta. A resposta consiste no fechamento brusco da boca por ação dos músculos mastigadores, em especial o M. masseter.

Serão descritas de maneira geral as principais vias viscerais da cabeça:

- Via olfatória: origina-se do neuroepitélio olfatório localizado no teto da cavidade nasal e leva tais impulsos através do nervo olfatório, pelo bulbo e trato olfatórios até o córtex do úncus e parte do giro para-hipocampal
- Via óptica: origina-se em fotorreceptores localizados na retina. Seus impulsos são conduzidos por nervo óptico, quiasma e trato ópticos, até alcançar a área cortical da visão, localizada nos lábios do sulco calcarino
- Via gustativa: origina-se nos corpúsculos gustativos presentes nas papilas linguais. Seus impulsos são conduzidos pelos nervos VII, IX e X até o núcleo do trato solitário. Daí, são levados ao córtex da parte inferior do giro pós-central
- Vias vestibular e de audição: originam-se em receptores nos canais semicirculares e no vestíbulo (equilíbrio) e na cóclea (audição) pelo nervo vestibulococlear (VIII), passam pelos núcleos respectivos no tronco encefálico e se projetam nas áreas corticais específicas.

Vias motoras

Organização geral das vias motoras

As vias motoras conduzem impulsos originados em áreas corticais para os órgãos efetuadores. Existem *vias motoras somáticas*, que controlam a atividade dos músculos estriados esqueléticos, determinando movimentos voluntários ou automáticos, e as *vias motoras viscerais*, que se destinam aos músculos liso e cardíaco e às glândulas, controlando a atividade visceral e de vasos.

Em geral, as *vias motoras somáticas* apresentam dois neurônios: o *neurônio I (motoneurônio I)*, que se localiza no córtex cerebral; e o *neurônio II (motoneurônio II)*, que se localiza em núcleos de nervos cranianos no tronco encefálico ou na coluna anterior da medula espinal.

Capítulo 11 • Vias Sensitivas e Motoras da Cabeça   185

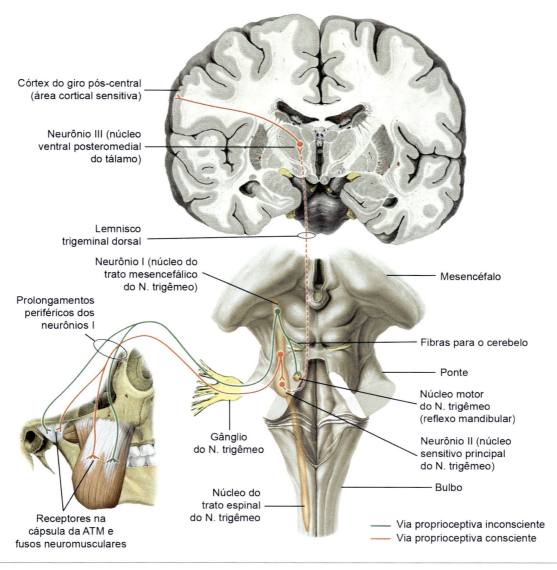

Figura 11.3 Esquema da via trigeminal proprioceptiva.

As *vias motoras viscerais (SNA)* diferem das somáticas, por terem três neurônios. O *neurônio I (neurônio motor superior)* localiza-se no *hipotálamo*. O neurônio II é o *neurônio pré-ganglionar* e pode estar localizado na *medula* ou no *tronco encefálico*. O neurônio III é o *neurônio pós-ganglionar* e localiza-se em um *gânglio*. As vias motoras viscerais são, ainda, subdivididas em *vias simpáticas* e *vias parassimpáticas*.

Vias motoras somáticas

Existem dois tipos de vias motoras somáticas: uma que controla os músculos do tronco, por meio dos *tratos corticospinal anterior, reticulospinal* e *vestibulospinal*, e os músculos dos membros, por meio dos *tratos corticospinal lateral* e *rubrospinal*. A outra via motora somática controla os músculos da cabeça e do pescoço, pelo *trato corticonuclear*. Ambas se iniciam em neurônios situados no *córtex do giro pré-central*, a área primária motora cortical, em regiões específicas desse giro, que, como já vimos, correspondem a cada uma das partes corporais.

Organização geral das vias motoras somáticas

Toda via motora somática apresenta dois neurônios (Figura 11.5): o *neurônio I (motoneurônio I)* localiza-se no córtex cerebral, já o *neurônio II (motoneurônio II)* localiza-se em núcleos de nervos cranianos no tronco encefálico ou na coluna anterior da medula espinal. As vias motoras somáticas apresentam, ainda, um órgão efetuador que, no caso, é um músculo estriado esquelético. Apresentam-se a seguir os principais tratos motores, destacando-se o *trato corticonuclear*, por estar relacionado com a inervação dos músculos da cabeça.

TRATO CORTICOSPINAL

Neurônios localizados principalmente no córtex do giro pré-central emitem longos axônios, que formam o *trato corticospinal* (Figura 11.5). Esse trato passa pela cápsula interna e desce pelo pedúnculo cerebral do mesencéfalo, base da ponte e das pirâmides do bulbo, onde parte de suas fibras passa para o lado oposto, na decussação das pirâmides. As fibras cruzadas (75 a 90%) formam o *trato corticospinal*

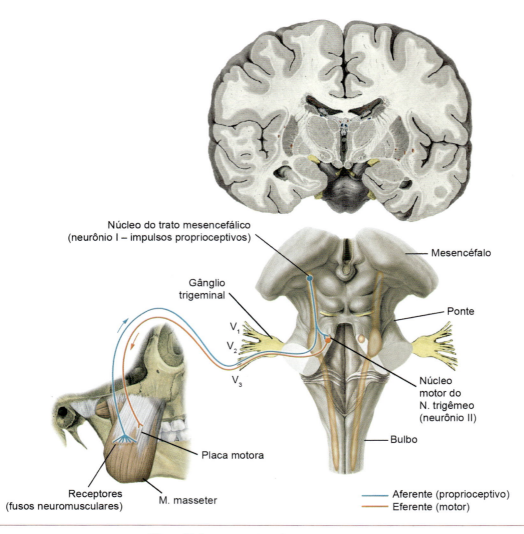

Figura 11.4 Esquema do reflexo mandibular.

lateral, que descem no funículo lateral da medula espinal. As fibras não cruzadas (10 a 25%) descem no funículo anterior, formando o *trato corticospinal anterior*.

Os axônios desses neurônios fazem sinapses na medula espinal com os neurônios II situados na *coluna anterior*. Os neurônios motores situados mais lateralmente na coluna anterior, que comandam os músculos dos membros, recebem as fibras do *trato corticospinal lateral*. Já os neurônios da porção medial da coluna anterior, que inervam a musculatura axial (do tronco), recebem sinapse das fibras do *trato corticospinal anterior*. Os axônios desses neurônios saem da medula, formando a raiz anterior (motora) dos nervos espinais, e terminam nos músculos do tronco e dos membros.

Decussação das pirâmides

Como as fibras do trato corticospinal cruzam na decussação das pirâmides, isso explica o fato de a musculatura de uma metade corporal ser controlada pelo hemisfério cerebral do lado oposto. Assim, por exemplo, quando há lesões da área motora cortical correspondente ao tronco e aos membros, ou das fibras do trato corticospinal do hemisfério direito, a paralisia ou a paresia resultantes manifestam-se na metade esquerda do corpo.

TRATO RUBROSPINAL

Originado no *núcleo rubro do mesencéfalo*, desce no funículo lateral da medula e termina nos neurônios motores medulares. Auxilia o trato corticospinal lateral no controle motor da extremidade distal dos membros.

TRATOS RETICULOSPINAL E VESTIBULOSPINAL

Originam-se, respectivamente, na *formação reticular* e nos *núcleos vestibulares*, e dirigem-se à medula, onde terminam em neurônios motores da região medial da coluna anterior (junto com o trato corticospinal anterior), que controlam a musculatura axial e proximal dos membros.

TRATO CORTICONUCLEAR (CORTICOBULBAR)

Essa via é específica para os *músculos da cabeça e do pescoço* (Figura 11.6). Neurônios originados da *parte inferior do giro pré-central* (neurônios I) emitem axônios, que formam o *trato corticonuclear (corticobulbar)*. Ele atravessa a cápsula interna, desce até o tronco encefálico e faz sinapse nos neurônios motores dos *núcleos motores de nervos cranianos* (neurônios II) relacionados com os músculos esqueléticos da cabeça e do pescoço (Figuras 10.11 e 11.6):

- Núcleos motores dos nervos cranianos III, IV e VI: controlam a motricidade do globo ocular (bulbo do olho)

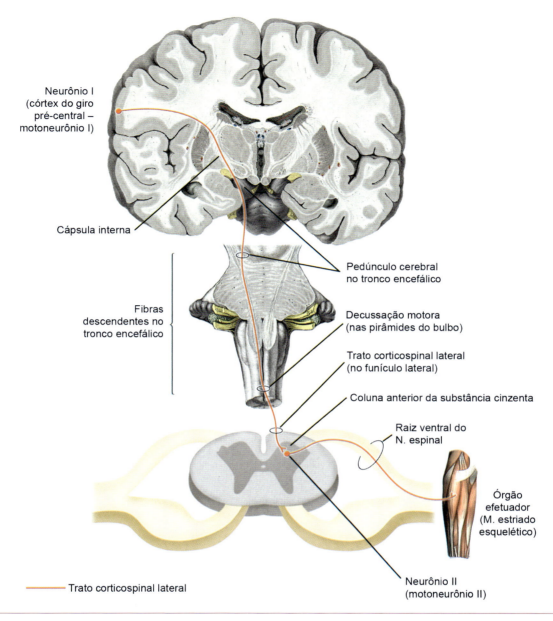

Figura 11.5 Esquema da organização geral das vias motoras somáticas (trato corticospinal).

- Núcleo motor do nervo trigêmeo (V): seus neurônios emitem axônios que terminam principalmente nos músculos da mastigação
- Núcleo do nervo facial (VII): controla a atividade da musculatura da mímica
- Núcleo ambíguo (IX, X, XI): controla as ações dos músculos da deglutição e da fonação
- Núcleo do nervo hipoglosso (XII): inerva a musculatura da língua.

No caso da via trigeminal motora, o neurônio II está localizado no *núcleo motor do nervo trigêmeo*, ao nível do assoalho do quarto ventrículo. Os axônios desses neurônios dirigem-se através da raiz motora do nervo trigêmeo e pelo nervo mandibular (V_3) para os músculos da mastigação.

É interessante que, nessa via, a maior parte dos impulsos de um hemisfério cerebral termina nos músculos de ambos os lados da cabeça. Por isso, não se pode mover o masseter de um só lado. Além disso, se houver lesão de um hemisfério cerebral, os músculos de ambos os lados continuarão a funcionar, pois ambos recebem fibras dos dois hemisférios. Isso acontece também com os músculos que movem o globo ocular e os músculos dérmicos da parte superior da face.

Vias motoras viscerais (SNA)

O *hipotálamo* é considerado o *centro regulador da atividade visceral*, porque controla a atividade de músculos lisos, estriado cardíaco e de glândulas do corpo.

Desta forma, do hipotálamo partem fibras que vão até os núcleos de nervos cranianos no *tronco encefálico* ou até a *medula espinal*.

Convencionou-se que a porção eferente do sistema nervoso visceral constitui o *sistema nervoso autônomo (SNA)*. Para fins

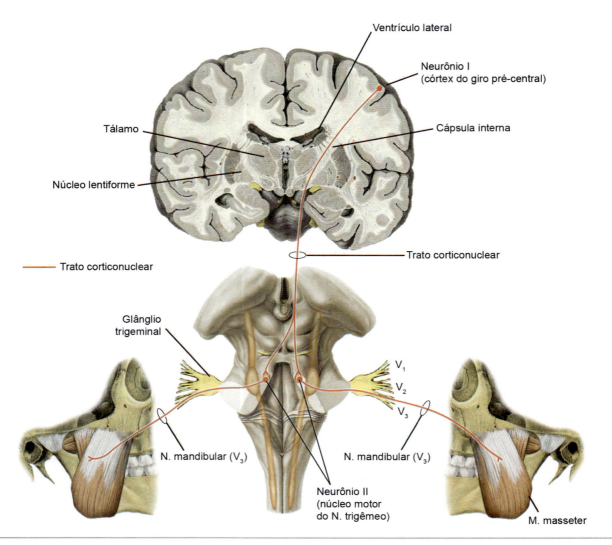

Figura 11.6 Esquema da via motora trigeminal (trato corticonuclear).

didáticos, divide-se o sistema nervoso autônomo em parte *simpática* e parte *parassimpática*.

> **Partes simpática e parassimpática do sistema nervoso autônomo**
>
> De modo geral, a parte simpática do SNA é excitatória, preparando o corpo para uma atividade física intensa (reação de luta ou fuga). Enquanto isso, a parte parassimpática do SNA está relacionada com o relaxamento e o armazenamento de energia, reduzindo funções que demandem energia (relaxar e digerir). Em inglês, as rimas "*fight or flight*" e "*rest and digest*" são utilizadas para facilitar esta memorização.

Organização geral das vias motoras viscerais

As *vias motoras viscerais (SNA)* distinguem-se das somáticas por terem três neurônios. O *neurônio I (neurônio motor superior)* localiza-se no *hipotálamo*, que é o centro regulador do SNA. A conexão deste neurônio motor superior com os órgãos efetuadores é feita por meio de dois neurônios. O primeiro localiza-se na *medula* ou no *tronco encefálico* e constitui o *neurônio pré-ganglionar*. O segundo neurônio localiza-se em um *gânglio* e constitui o *neurônio pós-ganglionar* (Figura 11.7). Esta é uma importante diferença da via motora somática, pois nesta o neurônio II vai diretamente da medula e/ou do tronco encefálico para a musculatura esquelética, sem sinapses em gânglios.

O *neurônio pré-ganglionar* localiza-se em regiões anatomicamente diferentes, para as partes simpática e parassimpática do SNA. Assim, na parte simpática do *SNA*, os neurônios pré-ganglionares localizam-se na substância cinzenta da *coluna lateral* da medula espinal torácica e lombar alta, enquanto os neurônios pré-ganglionares da parte parassimpática do *SNA* ficam em *núcleos dos nervos III, VII, IX e X* no tronco encefálico e na *parte sacral da medula espinal*. Assim, pode-se dizer que a parte simpática do SNA é toracolombar, e a parte parassimpática do SNA é craniossacral (Figura 11.7).

O *neurônio pós-ganglionar* na parte simpática do SNA localiza-se em *gânglios pré-vertebrais* e *paravertebrais (tronco simpático)*, situados próximo à coluna vertebral e longe das vísceras. O *neurônio pós-ganglionar* na parte parassimpática do SNA localiza-se em gânglios próximos às vísceras ou mesmo na parede destas, portanto, longe da medula espinal.

Capítulo 11 • Vias Sensitivas e Motoras da Cabeça   189

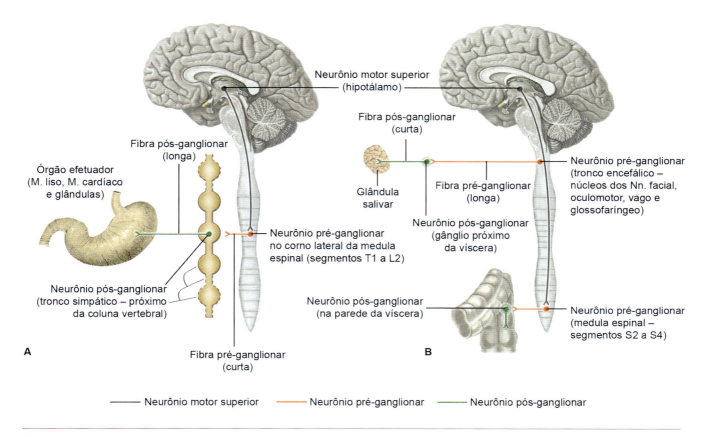

Figura 11.7 Esquema da organização geral das vias motoras viscerais do SNA, evidenciando as diferenças entre a parte simpática do SNA (**A**) e a parte parassimpática do SNA (**B**).

 Localização dos gânglios do SNA

O fato de os gânglios parassimpáticos estarem próximos aos órgãos efetuadores faz com que suas ações sejam mais localizadas e específicas (p. ex., estimular o fluxo salivar de uma glândula). Já no caso dos gânglios simpáticos, como estes são distantes dos órgãos, suas ações são mais generalizadas no corpo, como elevação da pressão arterial.

Da posição ganglionar, advém a diferença de tamanho das fibras pré- e pós-ganglionares. Na *parte simpática do SNA*, as fibras pré-ganglionares são curtas e as pós-ganglionares, longas. Enquanto isso, na *parte parassimpática do SNA*, as fibras pré-ganglionares são longas e as pós-ganglionares, curtas.

Outra diferença pode ser mencionada quanto ao mediador químico. Enquanto o neurotransmissor das fibras pré-ganglionares nas partes simpática e parassimpática do SNA é a acetilcolina, nas *fibras pós-ganglionares* simpáticas o mediador é a *norepinefrina*. Já nas parassimpáticas, é a *acetilcolina*. Devido a tal diferenciação quanto aos mediadores, as ações das partes simpática e parassimpática do SNA são diversas.

Vias motoras viscerais da cabeça e pescoço

Tendo em vista os objetivos deste livro, será feita aqui apenas uma descrição da inervação autônoma da cabeça e do pescoço. O SNA é responsável pela inervação de músculos lisos (vasos sanguíneos, músculo eretor do pelo, músculo ciliar, músculo esfíncter da pupila), glândulas cutâneas (sudoríparas, sebáceas), glândulas lacrimais, glândulas salivares e glândulas mucosas.

PARTE SIMPÁTICA DO SNA

No caso da *parte simpática do SNA*, os *neurônios pré-ganglionares* localizados na medula espinal torácica emergem através do *nervo espinal* e têm trajeto ascendente no *tronco simpático*, em direção aos gânglios cervicais (Figuras 11.7A e 11.8). Os *neurônios pós-ganglionares* localizam-se em gânglios cervicais, principalmente no *gânglio cervical superior*. As fibras pós-ganglionares daí originadas acompanham vasos sanguíneos, para alcançarem seu território de inervação. Formam plexos em torno destes vasos, como o plexo carotídeo interno.

PARTE PARASSIMPÁTICA DO SNA

Já na *parte parassimpática do SNA*, os *neurônios pré-ganglionares* estão localizados em núcleos de nervos cranianos, e os *neurônios pós-ganglionares*, em gânglios a eles associados (Figuras 11.7B e 11.8). Um resumo desses gânglios e suas conexões pode ser visto no Quadro 11.1 e na Figura 11.8.

Inervação autônoma das principais estruturas da cabeça

Músculos intrínsecos do olho (gânglio ciliar)

Inervação parassimpática. Atuam na acomodação do cristalino e produzem a contração da pupila (miose).

▶ **Trajeto da via.** Os neurônios pré-ganglionares *parassimpáticos* localizam-se no mesencéfalo, no núcleo visceral do nervo oculomotor (III) (núcleo de Edinger-Westphal) (ver Figura

QUADRO 11.1
Gânglios da parte craniana da parte parassimpática do SNA.

Característica	Gânglio ciliar	Gânglio pterigopalatino	Gânglio submandibular	Gânglio ótico
Núcleo	Núcleo de Edinger-Westphal (Núcleo visceral do NC III)	Núcleo lacrimal	Núcleo salivatório superior	Núcleo salivatório inferior
Neurônio pré-ganglionar	Nervo oculomotor (III)	Nervo facial (VII)	Nervo facial (VII)	Nervo glossofaríngeo (IX)
Gânglios	Gânglio ciliar	Gânglio pterigopalatino	Gânglio submandibular	Gânglio ótico
Neurônio pós-ganglionar	Nervo oftálmico (V_1)	Nervo maxilar (V_2) Nervo oftálmico (V_1)	Nervo mandibular (V_3)	Nervo mandibular (V_3)
Área de inervação	Músculos esfíncter da pupila e ciliar	Glândulas lacrimal, nasais e palatinas	Glândulas submandibulares, sublinguais e linguais	Glândula parótida
Função	Miose e acomodação do cristalino	Secretomotor	Secretomotor	Secretomotor

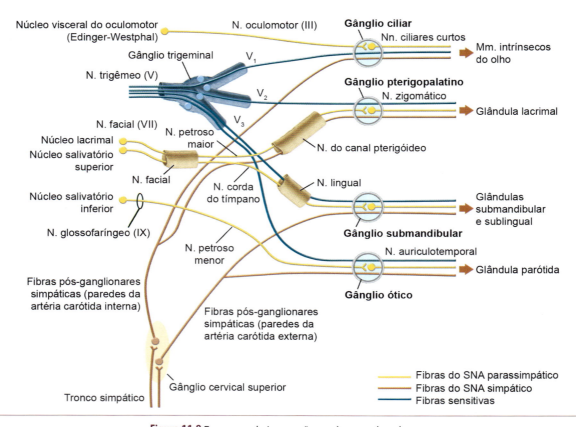

Figura 11.8 Esquema da inervação autônoma da cabeça.

11.8). As fibras pré-ganglionares deles originadas seguem o trajeto do nervo oculomotor (III) até alcançarem o gânglio ciliar. Este se situa na parte posterior da órbita lateralmente ao nervo óptico. As fibras pós-ganglionares *parassimpáticas*, originadas do gânglio ciliar, alcançam os músculos esfíncter da pupila e o músculo ciliar, via nervos ciliares curtos (V_1).

Inervação simpática. Provoca a dilatação da pupila (midríase).

▶ **Trajeto da via.** As fibras pós-ganglionares *simpáticas* originam-se do *gânglio cervical superior*. A partir deste, seguem acompanhando as paredes da artéria carótida interna (plexo carotídeo interno) e da artéria oftálmica até alcançarem o gânglio ciliar. Tais fibras passam diretamente pelo gânglio ciliar, sem fazer sinapse, seguindo o mesmo destino das fibras parassimpáticas, até o músculo dilatador da pupila, os vasos do bulbo do olho, o músculo orbital e o músculo palpebral.

Glândulas lacrimais (gânglio pterigopalatino)

Inervação parassimpática. São secretomotoras para as glândulas lacrimais, nasais e palatinas.

▶ **Trajeto da via.** Os neurônios pré-ganglionares *parassimpáticos* localizam-se na ponte, no *núcleo lacrimal (VII)* (ver Figura 11.8). As fibras pré-ganglionares deles originadas deixam o tronco encefálico através do *nervo facial (VII)*, que emite o *nervo petroso maior*, o qual se une ao nervo petroso profundo (simpático), formando o *nervo do canal pterigóideo*, que alcança o *gânglio pterigopalatino*. Este gânglio situa-se na fossa pterigopalatina, abaixo do nervo maxilar, lateralmente ao forame esfenopalatino e posteriormente à concha nasal média. As *fibras pós-ganglionares parassimpáticas*, originadas do gânglio pterigopalatino, alcançam a glândula lacrimal via *nervo zigomático (V₂)* e *ramo comunicante com o nervo lacrimal (V₁)*.

Inervação simpática. Estas fibras produzem vasoconstrição prolongada, com pouco efeito sobre a secreção da glândula.

▶ Trajeto da via. As fibras pós-ganglionares *simpáticas* originam-se do *gânglio cervical superior* e seguem via plexo carotídeo interno e nervos petroso profundo e nervo do canal pterigóideo. Tais fibras passam diretamente pelo gânglio pterigopalatino, sem fazer sinapse, seguindo o mesmo destino das fibras parassimpáticas até a glândula lacrimal.

Glândulas submandibulares e sublinguais (gânglio submandibular)

Inervação parassimpática. Suas fibras produzem vasodilatação na glândula e uma secreção fluida e abundante.

▶ Trajeto da via. Os neurônios pré-ganglionares *parassimpáticos* localizam-se na ponte, no *núcleo salivatório superior (VII)* (ver Figura 11.8). As fibras pré-ganglionares deles originadas deixam o tronco encefálico através do *nervo facial (VII)*, que emite o *nervo corda do tímpano* que, por meio do *nervo lingual (V₃)*, alcança o *gânglio submandibular*. Este gânglio situa-se na região submandibular, abaixo do nervo lingual, acima do ducto submandibular, na face lateral do músculo hioglosso. As *fibras pós-ganglionares parassimpáticas*, originadas do gânglio submandibular, alcançam a glândula submandibular por meio dos *ramos glandulares do gânglio submandibular*, e as glândulas sublingual e linguais, via *nervo lingual*.

Inervação simpática. Suas fibras produzem vasoconstrição na glândula e uma secreção viscosa e pouco abundante.

▶ Trajeto da via. As fibras pós-ganglionares *simpáticas* originam-se do *gânglio cervical superior* e seguem através do *plexo da artéria facial*. Tais fibras passam diretamente pelo gânglio submandibular, sem fazer sinapse, seguindo o mesmo destino das fibras parassimpáticas até as glândulas submandibulares, sublinguais e linguais.

Glândulas parótidas (gânglio ótico)

Inervação parassimpática. Suas fibras produzem vasodilatação na glândula e uma secreção fluida e abundante.

▶ Trajeto da via. Os neurônios pré-ganglionares *parassimpáticos* localizam-se na ponte, no *núcleo salivatório inferior (IX)* (ver Figura 11.8). As fibras pré-ganglionares deles originadas deixam o tronco encefálico através do *nervo glossofaríngeo*, que emite o *nervo petroso menor (IX)* para alcançar o *gânglio ótico*. Este gânglio situa-se na fossa infratemporal, logo após a emergência do nervo mandibular (V₃) pelo forame oval, medialmente com relação a este e posteriormente com relação ao músculo pterigóideo medial. As *fibras pós-ganglionares parassimpáticas*, originadas do gânglio ótico, alcançam a glândula parótida via *nervo auriculotemporal (V₃)*.

Inervação simpática. Estas fibras produzem vasoconstrição prolongada, com pouco efeito sobre a secreção da glândula.

▶ Trajeto da via. As fibras pós-ganglionares *simpáticas* originam-se do *gânglio cervical superior* e seguem através do *plexo da artéria meníngea média*. Tais fibras passam diretamente pelo gânglio ótico, sem fazer sinapse, seguindo o mesmo destino das fibras parassimpáticas até a glândula parótida.

CAPÍTULO 12

Cavidade Nasal e Seios Paranasais

Lucilia Maria de Souza Teixeira • Peter Reher

Introdução

O sistema respiratório é o conjunto de órgãos responsáveis pelas trocas gasosas entre o organismo e o meio ambiente, ou seja, a hematose pulmonar, o que possibilita a respiração celular. Diversos órgãos compõem o sistema respiratório, destacando-se as vias respiratórias superiores (nariz, cavidade nasal, seios paranasais, faringe, laringe), as vias respiratórias inferiores (traqueia, brônquios e os pulmões).

O nariz e a cavidade nasal constituem as partes iniciais da via respiratória superior. Apresentam as funções de conduzir, filtrar, aquecer e umedecer o ar inspirado para o processo respiratório que ocorre nos pulmões. Possuem ainda função olfativa, já que o epitélio olfatório se localiza no teto da cavidade nasal. Pode-se afirmar que a porção externa visível na face é o *nariz externo*, e que a parte mais interna, posterior e mais ampla, é a *cavidade nasal*.

Nariz externo

O nariz externo apresenta uma extremidade livre, o *ápice*, e uma parte fixa, a *raiz do nariz*. A porção que fica entre o ápice e a raiz é arredondada, constituindo o *dorso do nariz*. O nariz comunica-se com o exterior por duas aberturas denominadas *narinas*.

O nariz apresenta um esqueleto osteocartilaginoso, sendo a parte óssea formada pelos processos frontais da maxila e pelos ossos nasais, que formam uma abertura óssea denominada *abertura piriforme*. A parte cartilaginosa do nariz externo é formada, basicamente, por *cartilagens do septo, cartilagem nasal lateral* e *cartilagens alares*, que rodeiam as narinas (Figura 12.1). Pode existir *cartilagens alares acessórias*.

Cavidade nasal

Comunicações

A cavidade nasal é uma cavidade ampla que se comunica com o exterior pelas *narinas* e, posteriormente, com a *nasofaringe*, pelos *cóanos* (Figura 12.2). A cavidade nasal recebe as aberturas dos *seios paranasais* e do *ducto lacrimonasal*.

No crânio seco, existem outras aberturas, nas quais, geralmente, passam os elementos vasculonervosos para a cavidade nasal, como o canal incisivo, a lâmina cribriforme do etmoide e o forame esfenopalatino. O *canal incisivo* comunica a cavidade nasal com a cavidade oral e dá passagem aos vasos e aos nervos nasopalatinos (V_2). A *lâmina cribriforme do etmoide* comunica a cavidade nasal com a fossa anterior do crânio e dá passagem aos filetes nervosos do nervo olfatório (I). O *forame esfenopalatino* comunica a cavidade nasal com a fossa pterigopalatina, por onde passam os vasos e o nervo esfenopalatino (V_2). Essas estruturas são recobertas pela mucosa nasal *in vivo*.

O *vestíbulo nasal* é uma pequena parte da parede lateral adjacente às narinas revestida de pele, com pelos, glândulas sudoríparas e sebáceas (ver adiante, Figura 12.4). As narinas continuam-se no vestíbulo nasal, que constitui, portanto, a primeira porta de entrada do ar inspirado. O vestíbulo é limitado, superiormente, por uma crista, o *limen nasi (limiar do nariz)*. A maior parte da cavidade nasal, no entanto, encontra-se revestida por *mucosa do tipo respiratório* (epitélio simples prismático pseudoestratificado com células ciliadas e caliciformes), que é contínua com a mucosa que reveste os seios paranasais. O terço superior do septo nasal e a região das conchas nasais superiores apresentam um *neuroepitélio* que constitui, na verdade, os filetes do nervo olfatório (I). Por isso, funcionalmente pode-se dividir a cavidade nasal em três partes: vestíbulo nasal, região respiratória e região olfatória.

Limites

A cavidade nasal apresenta um teto, um assoalho, uma parede medial e outra lateral (Figuras 12.3 e 12.4).

Teto

O teto da cavidade nasal relaciona-se com a fossa anterior do crânio. É constituído, anteroposteriormente, pelas cartilagens nasais laterais e pelos ossos: nasais, frontal, lâmina cribriforme do etmoide e corpo do esfenoide.

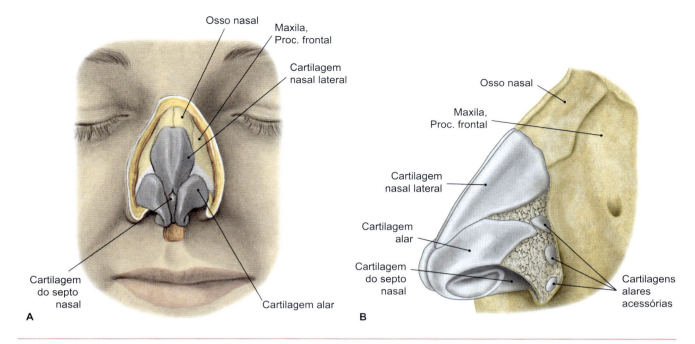

Figura 12.1 Esqueleto osteocartilaginoso do nariz: vista anterior (**A**), vista lateral (**B**).

Assoalho

É mais largo, liso e quase horizontal; ao mesmo tempo, é o teto da cavidade oral. Constitui-se pelos processos palatinos da maxila e pelas lâminas horizontais do osso palatino.

Parede medial

É formada pelo septo nasal, que divide a cavidade nasal em duas metades. O septo nasal é constituído anteriormente por uma parte cartilaginosa, a *cartilagem do septo*, e posteriormente por uma parte óssea. A parte óssea do septo nasal é formada superiormente pela *lâmina perpendicular do etmoide* e pelo *osso vômer*, inferior e posteriormente.

 Desvios de septo nasal

O septo nasal pode apresentar desvios que, eventualmente, necessitam ser corrigidos cirurgicamente, sobretudo nos casos em que estes desvios causam obstruções respiratórias.

Parede lateral

A parede lateral da cavidade nasal é irregular e complexa, com muitos acidentes anatômicos (ver Figuras 12.2 e 12.3). É formada por partes dos ossos nasal, maxila, lacrimal, etmoide, concha nasal inferior, lâmina perpendicular do palatino e lâmina medial do processo pterigoide do esfenoide.

Uma crista, o *limen nasi*, delimita o vestíbulo nasal. O espaço entre a parede lateral e o septo nasal superiormente denomina-se *recesso frontal*, local onde pode desembocar o ducto frontonasal originado do seio frontal.

Mais internamente, notam-se as *conchas nasais*. As conchas nasais superiores e médias são projeções ósseas do osso etmoide, e as conchas nasais inferiores constituem ossos separados. Podem existir conchas supremas. As conchas nasais são mais bem visualizadas nas peças revestidas de mucosa, pois, nas peças ósseas em geral, as conchas nasais estão destruídas – os ossos são papiráceos e fraturam-se com facilidade.

Abaixo de cada concha nasal, encontram-se reentrâncias denominadas *meatos nasais*. Descrevem-se, portanto, três meatos: superior, médio e inferior, respectivamente.

Quando está presente a concha nasal suprema, nota-se também um espaço abaixo desta, o *meato nasal supremo*. O espaço acima da concha nasal superior, entre o osso etmoide e o esfenoide, é o *recesso esfenoetmoidal*. Este recebe a abertura do seio esfenoidal.

O *meato nasal superior* localiza-se abaixo da concha nasal superior. Nesse meato, podem drenar algumas células etmoidais do grupo posterior; no crânio seco, mais posteriormente, observa-se o *forame esfenopalatino*.

O *meato nasal médio* fica sob a concha nasal média. No meato nasal médio, observa-se uma projeção óssea do labirinto etmoidal para a cavidade nasal, que constitui a *bolha etmoidal*. Algumas células etmoidais médias abrem-se aí. Uma fenda recurvada, inferior à bolha etmoidal, constitui o *hiato semilunar*. O hiato semilunar estreita-se para frente e para cima, formando uma passagem, o *infundíbulo etmoidal*. O seio frontal e algumas células etmoidais anteriores podem drenar por meio do infundíbulo etmoidal. O seio maxilar também drena para o meato nasal médio por um óstio (*óstio do seio maxilar*) no hiato semilunar ou, às vezes, o faz por um ou mais óstios, posteriormente ao hiato semilunar. O *meato nasal inferior*, abaixo da concha nasal inferior e acima do palato duro, recebe a abertura do *ducto lacrimonasal*.

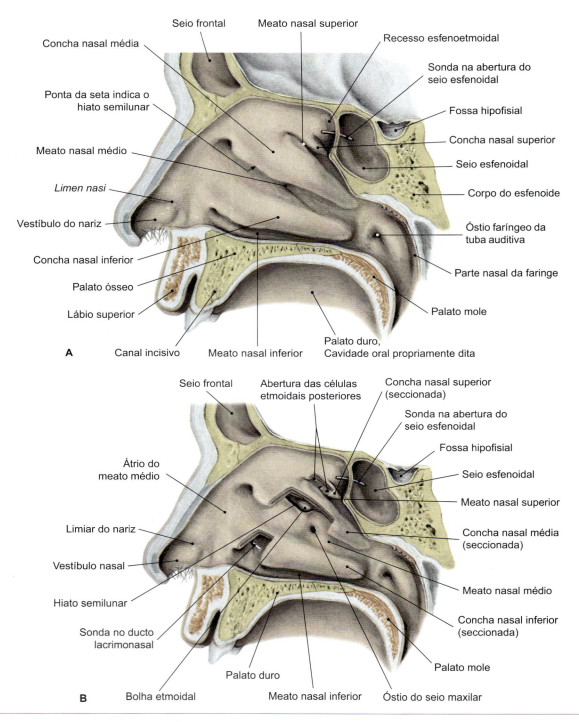

Figura 12.2 Parede lateral da cavidade nasal. **A.** Vista lateral evidenciando as conchas nasais e demais estruturas. **B.** Vista lateral seccionando parte das conchas nasais, evidenciando as comunicações dos seios e ducto lacrimonasal com a cavidade nasal.

Inervação da cavidade nasal

Sensibilidade geral

A região anterossuperior da cavidade nasal é inervada pelo nervo oftálmico (V_1), especificamente pelo *nervo etmoidal anterior* (Figura 12.5).

A região posteroinferior da cavidade nasal é inervada pelo nervo maxilar (V_2), especificamente pelos *ramos* descritos a seguir (Figura 12.5).

Os *ramos nasais posteriores superiores* inervam a região posterior das conchas e meatos nasais superior e médio. Já os *ramos nasais posteriores inferiores* inervam a região posterior das conchas e meatos nasais médio e inferior. Por sua vez, o *nervo nasopalatino* inerva a região posteroinferior do septo nasal.

Sensibilidade especial (olfatória)

A sensibilidade especial (olfatória) é conduzida pelo *nervo olfatório* (I), cujas fibras se originam do epitélio olfatório (região

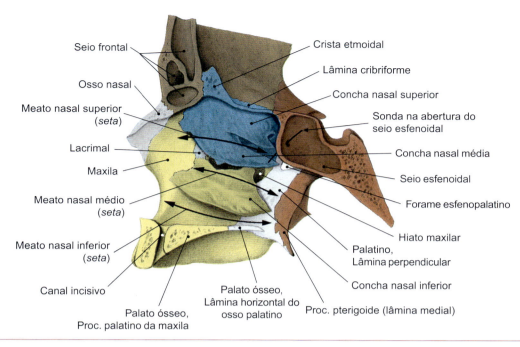

Figura 12.3 Constituição do teto, assoalho e parede lateral da cavidade nasal.

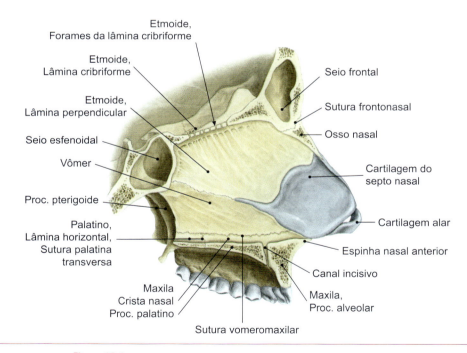

Figura 12.4 Constituição óssea da parede medial da cavidade nasal.

olfatória da cavidade nasal), localizado no teto da cavidade nasal (Figura 12.5).

Inervação autônoma (SNA)

A inervação *parassimpática* é feita por ramos do *nervo facial* (VII), originados do *gânglio pterigopalatino*. Essas fibras são vasodilatadoras e secretomotoras para as diversas glândulas nasais.

A inervação *simpática* é proveniente do *gânglio cervical superior*. Tais ramos acompanham as artérias até chegar à cavidade nasal. Essas fibras são, provavelmente, vasoconstritoras.

Irrigação e drenagem da cavidade nasal

Irrigação arterial

A região anterossuperior é irrigada por ramos da artéria carótida interna: *artéria etmoidal anterior* e *artéria etmoidal posterior* (Figura 12.6).

A região posteroinferior é irrigada pelos seguintes ramos da artéria carótida externa: *artéria esfenopalatina* e *ramo septal da artéria esfenopalatina (artéria nasopalatina)*.

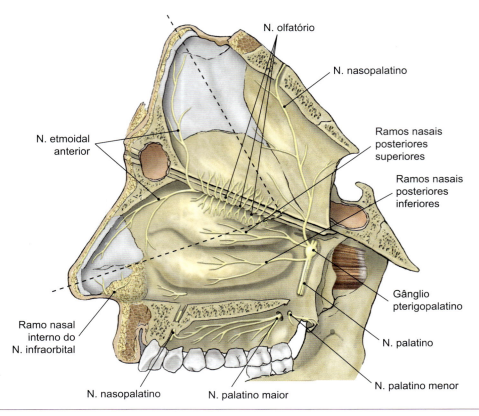

Figura 12.5 Esquema da inervação da cavidade nasal. Para evidenciar os nervos, o septo nasal foi seccionado e rebatido superiormente.

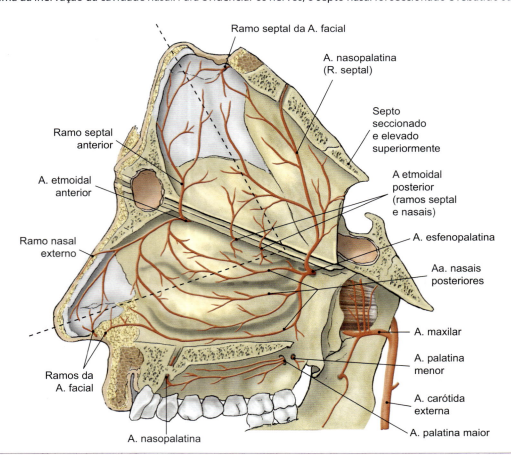

Figura 12.6 Esquema da irrigação da cavidade nasal. O septo nasal foi seccionado e elevado superiormente, evidenciando os vasos que o irrigam.

Epistaxe

Na margem anterior do septo nasal cartilaginoso, existe uma área bastante irrigada, com várias anastomoses e uma rede vascular finíssima, que constitui uma zona de epistaxe (hemorragia nasal), conhecida como "zona de Kiesselbach". A anastomose ocorre mais frequentemente entre o ramo septal da artéria labial superior e o ramo septal da artéria esfenopalatina.

Drenagem venosa

As veias formam um plexo sob a mucosa e, em geral, acompanham as artérias. Drenam para a *veia facial*, para o *plexo venoso pterigóideo* e para a *veia oftálmica*.

Drenagem linfática

Os linfonodos, na maior parte, drenam para os *linfonodos cervicais profundos* e retrofaríngeos.

Seios paranasais

Os seios paranasais são cavidades pneumáticas existentes em alguns ossos do crânio e que se comunicam e relacionam diretamente com a cavidade nasal. Várias são as funções atribuídas aos seios da face, como diminuição do peso craniano, aumento da superfície da cavidade nasal, condicionamento do ar e ressonância da voz.

Descrevem-se seios medianos (*frontal* e *esfenoide*) e paramedianos (seios *maxilar* e *etmoide*). Os seios paranasais são variáveis em tamanho e forma. Desenvolvem-se como evaginações da cavidade nasal, principalmente após o nascimento. Aumentam progressivamente de tamanho até a puberdade e, depois desta, com rapidez, até se definir na idade adulta. As aberturas originadas das evaginações persistem como óstios para a cavidade nasal. Dessa maneira, todos os seios drenam para a cavidade nasal.

 Rinites e sinusites

A mucosa que reveste os seios é contínua com a mucosa nasal. A *rinite*, sintoma comum de infecção respiratória alta ou "resfriado", pode propagar-se para um ou mais seios, produzindo uma *sinusite*.

 Crescimento dos seios | Ressonância da voz

O crescimento dos seios paranasais é importante na modificação do tamanho e da forma da face durante a infância. Tal crescimento causa, ainda, um aumento da ressonância da voz durante a adolescência.

Seio frontal

Situa-se entre as lâminas externa e interna do osso frontal, posteriormente aos arcos superciliares e à raiz do nariz (Figura 12.7). Costumam ser dois seios separados por um septo ósseo que raramente se situa no plano mediano. É variável em termos de tamanho e forma e pode se estender posteriormente, ficando entre o teto da órbita e o assoalho da fossa anterior do crânio.

Drenagem e inervação

O seio frontal drena para a cavidade nasal através do *ducto frontonasal*, que pode se abrir no infundíbulo etmoidal ou no recesso frontal. O seio frontal é inervado por ramos do *nervo supraorbital* (V_1).

Seio etmoidal

O seio etmoidal é formado pelo conjunto de várias pequenas cavidades, denominadas *células etmoidais* (Figuras 12.8 e 12.9). Tais células localizam-se no interior da massa lateral do osso etmoide, entre a cavidade nasal e a órbita, formando o chamado *labirinto etmoidal*. Variam de 3 a 18 células separadas por septos ósseos delgados, revestidos de mucosa, que se intercomunicam e drenam para a cavidade nasal. Suas paredes são completadas pelos ossos frontal, maxilar, lacrimal, esfenoide e palatino. Para fins de descrição, os seios etmoidais são divididos em grupos: *anterior*, *médio* e *posterior* de células etmoidais.

Drenagem e inervação

O grupo posterior drena diretamente para o meato nasal superior ou supremo, quando este existir. O grupo médio drena para o meato nasal médio, na bolha etmoidal, e o grupo anterior desemboca no infundíbulo etmoidal. Os seios etmoidais são inervados pelo *nervo nasociliar* (V_1).

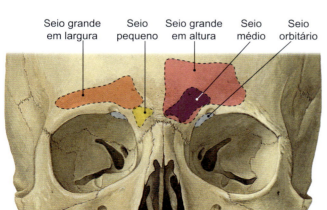
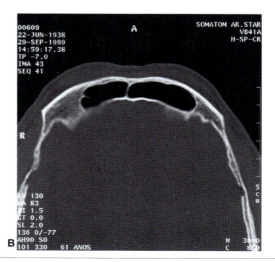

Figura 12.7 Seio frontal. **A.** Vista anterior em esquema evidenciando diferentes tamanhos. **B.** Tomografia computadorizada em corte transversal.

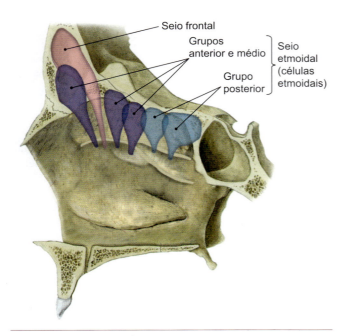

Figura 12.8 Esquema das células etmoidais e local de drenagem.

Seio esfenoidal

Localiza-se no corpo do esfenoide, sendo dividido por um septo ósseo que, geralmente, não está no plano mediano (Figura 12.10). É extremamente variável em tamanho. Devido à sua pneumatização, suas paredes tornam-se frágeis, sendo separadas de estruturas importantes por lâminas delgadas.

O seio esfenoidal relaciona-se *posteriormente* com a fossa média do crânio (ponte e artéria basilar); *superiormente* com a fossa anterior do crânio (quiasma e nervos ópticos e com a hipófise); *anteriormente* com a cavidade nasal; *inferiormente* com a cavidade nasal e a nasofaringe; e *lateralmente* com o nervo óptico, o seio cavernoso da dura-máter, a artéria carótida interna, o nervo oftálmico e o nervo maxilar.

 Acessos cirúrgicos à hipófise através do seio esfenoidal
Deve-se ressaltar a relação íntima do seio esfenoidal com a fossa hipofisial, onde se localiza a hipófise. Tal relação anatômica possibilita que se realizem intervenções cirúrgicas na hipófise por meio da cavidade nasal e do seio esfenoidal.

Drenagem e inervação

O seio esfenoidal drena no recesso esfenoetmoidal. Ele é inervado pelo *nervo etmoidal posterior* (V_1) e por meio de ramos do *nervo pterigopalatino* (V_2).

Seio maxilar

O seio maxilar é uma ampla cavidade localizada no corpo da maxila e no processo zigomático desta (Figuras 12.11 e 12.12). É muito pequeno ao nascimento e cresce lentamente até a puberdade. Completa seu desenvolvimento após a erupção dos dentes permanentes. O crescimento do seio no sentido vertical está condicionado à erupção dos dentes, enquanto, no sentido anteroposterior, depende do crescimento do túber da maxila.

Paredes do seio maxilar

O seio maxilar compara-se com uma pirâmide, tendo como base a parede lateral da cavidade nasal (*parede medial do seio maxilar*) e, como ápice, o osso zigomático (ver Figuras 2.1 e 2.2). Apresenta quatro *paredes*: *medial*, *anterior*, *posterior* e *superior*, o que corresponde às paredes do corpo da maxila. O seio maxilar também apresenta um *assoalho*, que se relaciona com o processo alveolar da maxila e com os dentes superiores posteriores.

BASE OU PAREDE MEDIAL

Corresponde à parede lateral da cavidade nasal, onde se localiza o *óstio do seio maxilar*, que o comunica com o meato médio. Geralmente, o óstio do seio maxilar está no terço posterior do hiato semilunar.

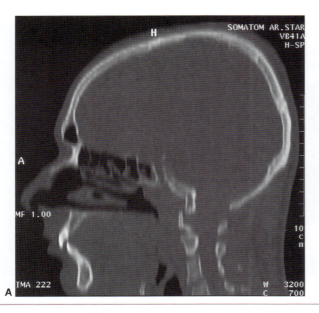
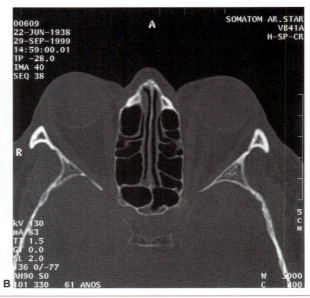

Figura 12.9 Tomografia computadorizada das células etmoidais. **A.** Corte parassagital. **B.** Corte transversal.

Capítulo 12 • Cavidade Nasal e Seios Paranasais   199

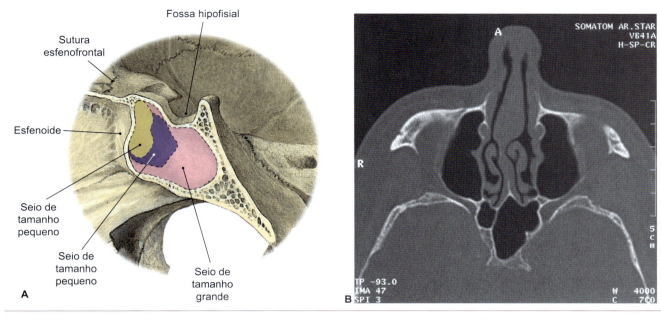

Figura 12.10 Seio esfenoidal. **A.** Corte sagital em esquema evidenciando diferentes tamanhos. **B.** Tomografia computadorizada em corte transversal.

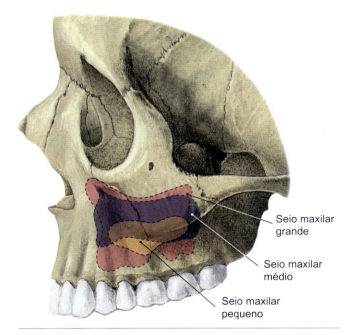

Figura 12.11 Diferentes tamanhos do seio maxilar em vista lateral.

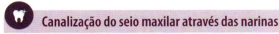

Canalização do seio maxilar através das narinas

O óstio do seio maxilar pode ser canalizado *in vivo* através das narinas, sendo a via de acesso de escolha para as cirurgias endoscópicas desse seio.

PAREDE ANTERIOR OU FACIAL

Estende-se da margem inferior da órbita até o processo alveolar. É convexa e muito fina, o que facilita as abordagens cirúrgicas ao seio maxilar, sobretudo na região da fossa canina. Aloja em sua espessura os vasos e nervos *alveolares superiores anteriores* e os *alveolares superiores médios* (V_2).

PAREDE POSTERIOR OU INFRATEMPORAL

Separa o seio maxilar das fossas infratemporal e pterigopalatina e apresenta as *foraminas* e os *canalículos alveolares*, por onde passam os vasos e nervos *alveolares superiores posteriores* (V_2).

PAREDE SUPERIOR OU INFRAORBITAL

Forma o assoalho da órbita, onde se localiza o canal infraorbital que aloja o *feixe vasculonervoso infraorbital* (V_2).

Assoalho do seio maxilar

É formado, sobretudo, pelo processo alveolar da maxila e corresponde à união das paredes anterior, posterior e medial do seio maxilar. O assoalho do seio maxilar relaciona-se com as raízes dos molares e pré-molares superiores, assim como com os vasos e nervos que os alcançam (vasos e nervos alveolares superiores).

Com a erupção dos dentes permanentes, os seios expandem-se inferiormente, contribuindo para o crescimento vertical da face nessa idade. Em consequência dessa expansão, o assoalho do seio, que anteriormente ficava em uma posição mais alta que o assoalho da cavidade nasal, passa a ocupar posição inversa, ficando geralmente de 0,5 a 1,0 cm abaixo do assoalho da cavidade nasal.

Às vezes, o seio estende-se para o processo alveolar entre as raízes dos dentes. Desse modo, os alvéolos dentais tornam-se salientes no assoalho do seio. Estas saliências são denominadas *cúpulas alveolares*. O seio maxilar pode apresentar septos ósseos denominados *cristas ósseas* que, quando presentes, podem dividir o assoalho em *divertículos*, que dificultam a drenagem do seio, bem como sua inspeção cirúrgica (Figuras 12.13 e 12.14).

Relação do seio maxilar com os dentes superiores

Os dentes que mais se relacionam com o assoalho do seio são, em ordem decrescente: o 2º molar superior, o 1º molar superior, o 3º molar superior, o 2º pré-molar superior e, por último, o 1º pré-molar superior. É importante observar essa íntima relação do seio com os ápices radiculares, pois podem ocorrer odontalgias de origem sinusal (causadas por sinusites), como também desenvolver o inverso – uma infecção odontogênica causar uma infecção do seio.

Convém atenção quanto ao risco de promover uma comunicação bucossinusal em uma exodontia, que decorre do rompimento da mucosa do seio. Existe, ainda, o risco de forçar uma raiz ou um dente para dentro do seio maxilar, quando estes estiverem intimamente relacionados ao seio. Nesses casos, indica-se a abertura do seio através da fossa canina (parede anterior), para remover a raiz ou o dente.

Drenagem e inervação

O seio maxilar drena para o *meato nasal médio* da cavidade nasal, através do óstio do seio maxilar, que pode estar no *hiato semilunar*, ou imediatamente posterior a ele. A localização do óstio do seio é mais alta com relação ao assoalho do seio maxilar. Assim, a drenagem do seio torna-se difícil na posição ereta.

O seio maxilar é inervado em sua maior parte pelo *nervo infraorbital* (V_2) através dos *ramos alveolares superiores anteriores* e *médios*. Os *ramos alveolares superiores posteriores* inervam a parte posterior do seio e são ramos diretos do nervo maxilar (V_2). Apenas sua parede medial é inervada pelo *nervo esfenopalatino* (V_2), por meio dos *ramos nasais posteriores superiores* e *inferiores*.

O Quadro 12.1 resume o local de drenagem dos seios paranasais.

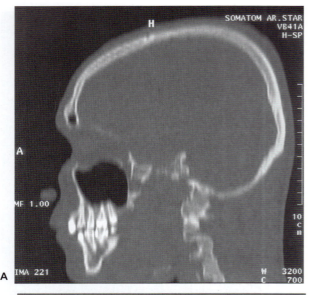
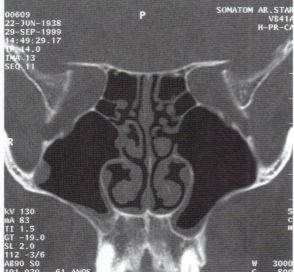
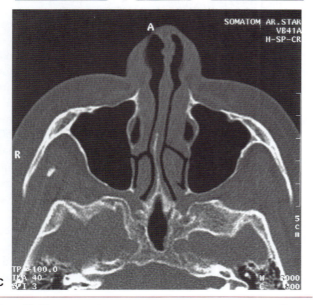

Figura 12.12 Tomografia computadorizada do seio maxilar. **A.** Corte parassagital. **B.** Corte frontal. **C.** Corte transversal.

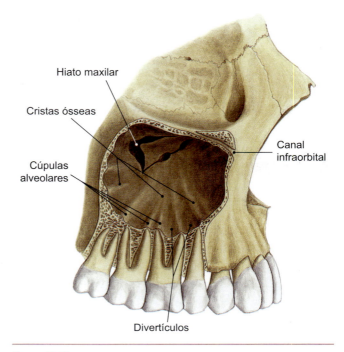

Figura 12.13 Corte transversal evidenciando estruturas do assoalho do seio maxilar.

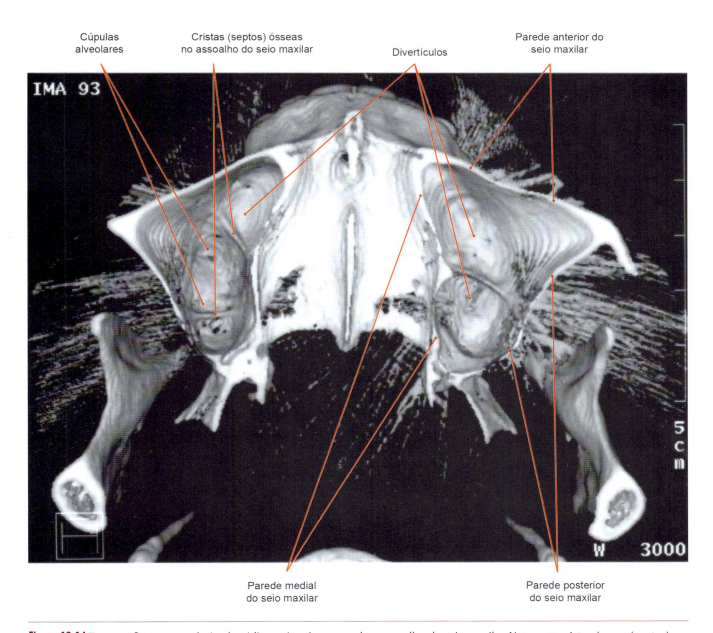

Figura 12.14 Tomografia computadorizada tridimensional mostrando o assoalho do seio maxilar. Notam-se cristas ósseas (septos) em ambos os seios maxilares.

Cirurgia de levantamento do seio maxilar (*external sinus lift*)

Esse procedimento cirúrgico tornou-se bastante popular com o avanço da implantodontia (Figura 12.15). Está indicado nos casos em que, após a perda de um ou mais dente(s) posterior(es) na maxila, ocorre uma grave atrofia do processo alveolar, impedindo a colocação de um implante. Nestes casos, é comum o seio maxilar se estender mais ainda inferiormente (pneumatização excessiva do seio), chegando a alcançar o rebordo alveolar. A cirurgia do levantamento do seio maxilar consiste em criar-se uma janela óssea na face anterior do seio, sem perfurar a membrana/mucosa do seio, acima da perda dental. A membrana do seio é, então, cuidadosamente elevada e destacada do assoalho do seio, criando-se um espaço entre o osso e a membrana destacada. Desse modo, este espaço é preenchido com um enxerto ósseo. Após o amadurecimento de tal enxerto, é possível instalar implantes osteointegrados na região enxertada, o que possibilita a instalação de uma coroa dental sobre o implante.

QUADRO 12.1
Drenagem dos seios paranasais.

Seio	Local de drenagem
Frontal Por meio do ducto frontonasal	Meato nasal médio, no infundíbulo etmoidal, ou meato nasal médio, no recesso frontal
Etmoidal Grupo posterior de células etmoidais Grupo médio de células etmoidais Grupo anterior de células etmoidais	Meato nasal superior ou supremo Meato nasal médio, na bolha etmoidal Meato nasal médio, no infundíbulo etmoidal
Esfenoidal	Meato nasal superior ou supremo, no recesso esfenoetmoidal
Maxilar	Meato nasal médio, através do óstio do seio maxilar, ou no hiato semilunar

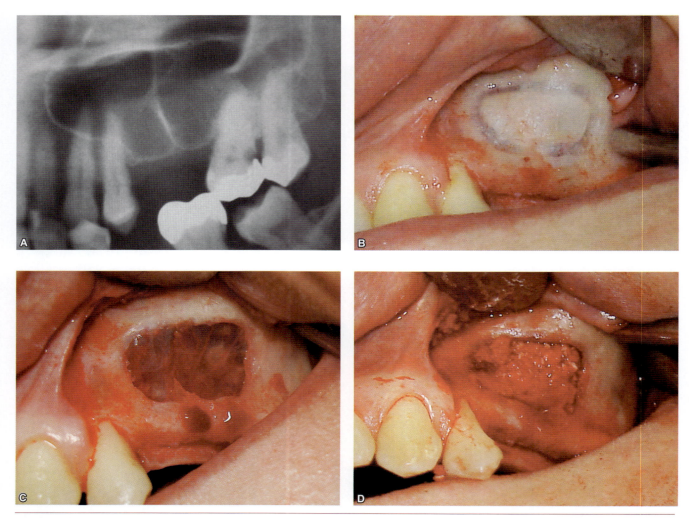

Figura 12.15 Cirurgia de levantamento do seio maxilar. **A.** Radiografia evidenciando altura óssea residual do rebordo de apenas cerca de 1 a 2 mm. Nota-se, ainda, um evidente septo no assoalho do seio, o que dificulta o procedimento. **B.** Exposição cirúrgica da parede anterior do seio que gera uma abertura óssea, sem, contudo, perfurar a membrana do seio. **C.** O fragmento ósseo foi separado da membrana (ele pode ser mantido em muitos casos). A membrana foi destacada do assoalho do seio. Nota-se o septo dissecado e a fragilidade da membrana. **D.** Após elevação da membrana do seio, observa-se o enxerto ósseo colocado no espaço entre o assoalho ósseo e a membrana.

CAPÍTULO 13

Cavidade Oral

Lucilia Maria de Souza Teixeira • Peter Reher

Introdução

A cavidade oral consiste na porção inicial do tubo digestório, sendo o local onde o alimento é ingerido e preparado para a digestão no estômago e intestino delgado. Nela o alimento é triturado pelos dentes e umidificado pela saliva, proveniente das glândulas salivares, de maneira a formar o bolo alimentar macio. É na cavidade oral que se inicia a deglutição.

É limitada *anteriormente* pelos lábios, *lateralmente* pelas bochechas, *superiormente* pelo palato e *inferiormente* pela língua e demais estruturas do assoalho bucal. Comunica-se com o meio externo através da *rima oral* (abertura entre os lábios) e com a faringe por meio do *istmo orofaríngeo* ou *istmo das fauces*.

Divisão da cavidade oral

A cavidade oral é dividida pelos arcos dentais em duas porções, uma anterior, o *vestíbulo oral*, e a outra posterior, a *cavidade oral propriamente dita*. Na região de transição entre o vestíbulo oral e a cavidade oral propriamente dita, localizam-se os arcos dentais e a região mucogengival. Na posição de repouso da mandíbula, um espaço de 1 a 3 mm (espaço funcional livre) entre as superfícies oclusais dos dentes possibilita a comunicação dessas duas porções. Em oclusão, faz-se a comunicação apenas entre os *espaços interdentais* e pelo espaço posterior aos molares: o *espaço retromolar*.

Alimentação em pacientes com fixação maxilomandibular

Nas cirurgias maxilofaciais, quando há necessidade de se realizar a fixação da maxila com a mandíbula com aparelhos e elásticos (fixação maxilomandibular), o paciente alimenta-se apenas com dieta líquida, e o espaço retromolar é utilizado para a ingestão desta dieta.

Vestíbulo oral

O *vestíbulo oral* é o espaço em fenda localizado entre os lábios e bochechas e os arcos dentais. Limita-se superior e inferiormente por uma dobra da mucosa oral, denominada *fundo de saco do vestíbulo* (superior e inferior) ou *fórnice gengival superior e inferior* (Figura 13.1).

Cavidade oral propriamente dita

A *cavidade oral propriamente dita* é limitada *anteriormente* pelos arcos dentais, *posteriormente* pelo istmo orofaríngeo, *superiormente* pelo palato e, *inferiormente*, pelo assoalho bucal, ocupado pela língua.

A cavidade oral é delimitada por seis paredes:

- Uma parede anterior ou lábios
- Duas paredes laterais ou bochechas
- Uma parede superior ou palato

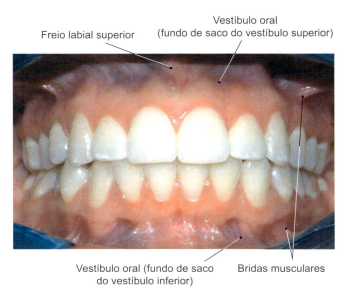
Figura 13.1 Vestíbulo oral. Nota-se nas partes superior e inferior o fundo de saco do vestíbulo, além das bridas musculares e do freio labial superior.

- Uma parede posterior ou véu palatino
- Uma parede inferior ou assoalho.

Parede anterior | Lábios

Os lábios são duas pregas musculofibrosas móveis que delimitam a abertura da boca (*rima oral*). Os lábios superiores encontram-se de cada lado com os inferiores no ângulo da boca. São cobertos de pele, contêm uma camada muscular, apresentam glândulas e uma túnica mucosa, internamente.

Anatomia de superfície

O lábio superior apresenta um sulco mediano largo e raso, o *sulco subnasal*, ou *filtro*, que termina na margem livre do lábio por um *tubérculo labial superior*. Encontra-se separado da bochecha por um *sulco nasolabial* que corre obliquamente da asa do nariz ao ângulo da boca (Figura 13.2).

O lábio inferior encontra-se separado do mento por um *sulco mentolabial*. Nos idosos, destaca-se também o *sulco labiomarginal*, produzido pela ação dos músculos abaixadores do ângulo da boca.

Estrutura dos lábios

Os lábios apresentam uma margem aderente e uma margem livre. A *margem aderente* constitui a maior parte dos lábios, sendo revestida de *pele* de espessura variável, com folículos pilosos, glândulas sudoríparas e sebáceas. Já a *margem livre* constitui a região de coloração rósea ou púrpura que caracteriza a *zona vermelha do lábio*. Esta se recobre de pele modificada, que representa a zona de transição entre pele e mucosa. É transparente, com um epitélio fino e levemente queratinizado, o qual possibilita a translucidez dos numerosos e ricos capilares, que dão a cor vermelha aos lábios.

A *tela subcutânea* nesta região é delgada, com pouco tecido adiposo. A *camada muscular* forma-se pelo *músculo orbicular da boca* e por partes das fibras dos demais músculos dilatadores da rima oral, que se misturam a ele ao se fixarem no lábio. A *camada submucosa* localiza-se profundamente à camada muscular, com tecido celular pouco denso e com glândulas salivares menores – *glândulas labiais*, cuja secreção é lançada diretamente na boca (Figura 13.3).

A *mucosa* que reveste internamente os lábios é aderente à camada submucosa. A face posterior dos lábios está relacionada com o *vestíbulo oral* e com os *arcos dentais*. A mucosa nesta região apresenta aspecto liso e coloração rósea. Na linha mediana, cada lábio liga-se à gengiva correspondente por uma dobra da mucosa, de maneira a formar os *freios labiais superior e inferior*. O freio labial superior é em geral mais desenvolvido que o inferior.

> **Frenectomia labial**
>
> O freio labial superior pode ser fibroso e extenso, apresentando uma fixação baixa e estendendo-se até o palato, o que pode provocar um afastamento entre os incisivos centrais, denominado diastema. Pode ser necessária sua remoção cirúrgica, chamada "frenectomia". É comum se aguardar a erupção dos dentes caninos antes de recomendar a frenectomia, pois o diastema entre os incisivos centrais frequentemente se fecha após a erupção daqueles.

Irrigação e drenagem

Os lábios são irrigados pelas *artérias labiais superiores* e *inferiores*, ramos da artéria facial. São drenados por veias labiais que, por sua vez, desembocam na *veia facial*. Os vasos linfáticos do lábio superior drenam para os *linfonodos submandibulares*, e os do lábio inferior drenam para os *linfonodos submentuais*.

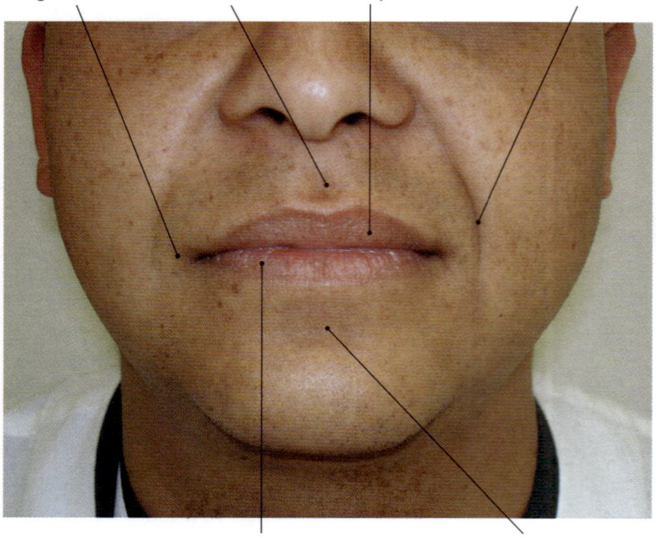

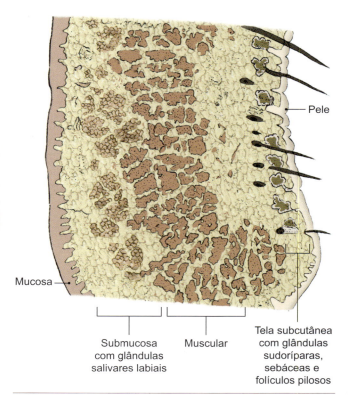

Figura 13.2 Anatomia de superfície dos lábios.

Figura 13.3 Estrutura do lábio superior, mostrando suas camadas: pele, tela subcutânea, camada muscular, submucosa e mucosa.

Inervação

A sensibilidade geral do lábio superior é dada pelo *ramo labial superior* do *nervo infraorbital* (V_2), e a inervação motora pelos *ramos bucais do nervo facial* (VII). A sensibilidade geral do lábio inferior é dada pelo *nervo mentual* (V_3); e a inervação motora, pelos *ramos bucais* e pelo *ramo marginal da mandíbula do nervo facial* (VII).

Parede lateral | Bochecha

É a parede móvel da cavidade oral e tem estrutura semelhante aos lábios. A *face externa da bochecha* tem um formato quadrangular, limitando-se anteriormente pelos lábios e pelo sulco nasolabial, posteriormente pela margem anterior do ramo da mandíbula e músculo masseter, inferiormente pela linha oblíqua da mandíbula e superiormente pela margem inferior do zigomático. A *face interna da bochecha* é um pouco menor, limitada superior e inferiormente pelo contorno da mucosa do osso alveolar para a bochecha (*fundo de saco do vestíbulo*). Posteriormente, a bochecha termina na *rafe pterigomandibular*.

Estrutura da bochecha

A bochecha, da superfície para a profundidade, é constituída por três camadas, descritas a seguir.

Camada superficial

É constituída por pele, tecido subcutâneo e músculos da expressão facial mais superficiais (Figura 13.4A). A pele é fina e ricamente vascularizada, e contém folículos pilosos, glândulas sudoríparas e sebáceas. O tecido celular subcutâneo caracteriza-se pelo tecido adiposo, que se sobressai no obeso e na criança.

A camada muscular superficial é constituída pelo *músculo risório* e por parte dos músculos *platisma*, *zigomático maior* e *menor*.

Camada média

O principal constituinte desta camada é o *corpo adiposo da bochecha* (*bola adiposa de Bichat* – ver Capítulo 4, *Músculos da Cabeça*) (Figura 13.4B). O corpo adiposo da bochecha é bem desenvolvido nos primeiros anos de vida, sendo envolto por uma fáscia que o separa dos órgãos vizinhos e repousa sobre o bucinador. Os espaços fasciais são preenchidos por tecido adiposo que se estende para as regiões temporal, infratemporal e zigomática. Juntos, eles constituem o *corpo adiposo mastigador* (ver Capítulo 4, *Músculos da Cabeça*). Por ser pouco vascularizado, torna-se via para propagação de infecções odontogênicas (ver Capítulo 27, *Anatomia Aplicada à Propagação de Infecções Odontogênicas*).

As outras estruturas localizadas na camada média da bochecha são: *ducto parotídeo*, partes da *artéria facial* e da *veia facial*, *ramos bucais do nervo facial* (VII) e ramos terminais do *nervo bucal* (V_3).

Camada profunda

A camada profunda é constituída pelo *músculo bucinador*, submucosa e mucosa (Figura 13.4C). O músculo bucinador já foi descrito no Capítulo 4, *Músculos da Cabeça*. Assim como nos lábios, a submucosa apresenta glândulas salivares acessórias. Finalmente, a mucosa da bochecha é lisa e aderente à submucosa e ao músculo bucinador. Algumas fibras do músculo bucinador podem se inserir irregularmente nos processos alveolares, sendo revestidas de mucosa, provocando dobras laterais no vestíbulo oral denominadas *bridas musculares*.

A bochecha é atravessada pelo *ducto parotídeo* que perfura o bucinador, abrindo-se no vestíbulo oral ao nível do segundo molar superior. A abertura desse ducto provoca uma saliência na mucosa denominada *papila parotídea* (Figura 13.5).

Irrigação e drenagem

A bochecha é irrigada pela *artéria bucal* (artéria maxilar) e pela *artéria transversa da face*, que podem anastomosar-se com *ramos da artéria facial*. Ela é drenada por veias que desembocam na *veia facial* e no *plexo venoso pterigóideo*.

Inervação

A sensibilidade geral da bochecha é dada pelo *nervo bucal* (V_3); e a inervação motora, pelos *ramos bucais do nervo facial* (VII).

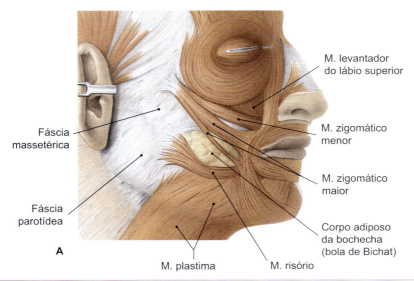

Figura 13.4 Estrutura da bochecha: camada superficial (**A**). (*continua*)

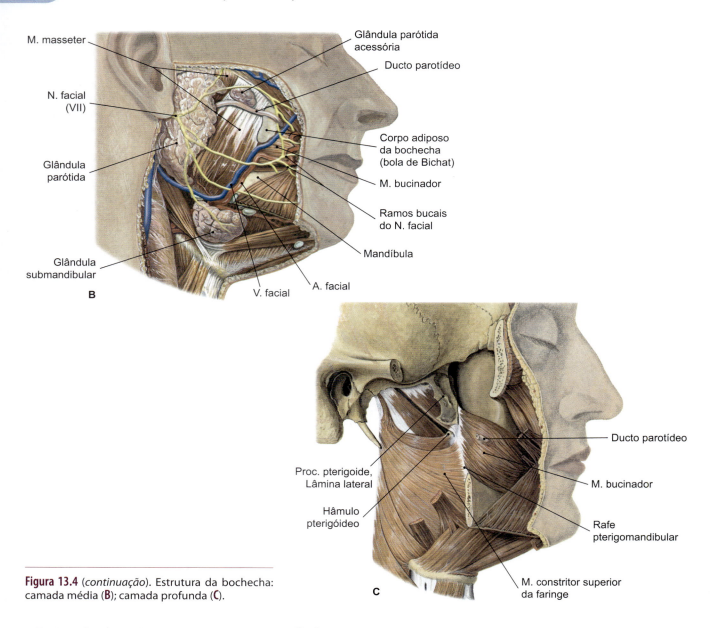

Figura 13.4 (*continuação*). Estrutura da bochecha: camada média (**B**); camada profunda (**C**).

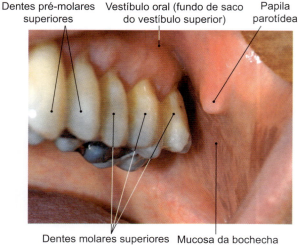

Figura 13.5 Fotografia evidenciando a papila parotídea. O afastador está retraindo a bochecha e evidenciando a papila parotídea, onde desemboca o ducto parotídeo, ao nível do segundo molar superior.

Parede superior | Palato

É uma região em forma de ferradura, aberta para trás, que constitui o teto da boca e, ao mesmo tempo, o assoalho da cavidade nasal. Está composto de uma parte anterior, o *palato duro*, formado pelos *processos palatinos da maxila* e pelas *lâminas horizontais do osso palatino*; e uma parte posterior, o véu palatino ou *palato mole*, que é formado por uma aponeurose e músculos, e separa a cavidade oral da faringe (Figura 13.6).

A face oral do palato é recoberta por um mucoperiósteo que contém vasos sanguíneos, nervos e um grande número de glândulas salivares menores (palatinas) do tipo mucoso. A mucosa do palato apresenta uma série de elevações, sobretudo na região anterior deste. Na linha média, ao nível dos forames incisivos, nota-se a *papila incisiva*. Ao longo da linha mediana, a *rafe palatina* marca o local de fusão dos processos palatinos da maxila. Notam-se, ainda, uma série de elevações transversais na região anterior do palato, as *pregas palatinas transversas*, que auxiliam na apreensão dos alimentos (ver Figura 13.6).

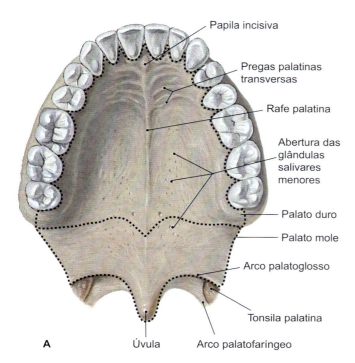

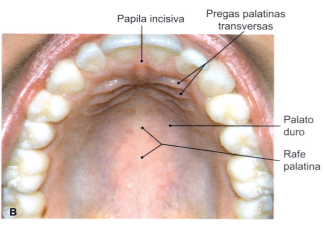

Figura 13.6 A. Estruturas do palato duro e do palato mole. **B.** Estruturas anatômicas da mucosa do palato duro.

Fissuras labiopalatinas

As fissuras labiopalatinas decorrem de distúrbios embriológicos quando a face está em desenvolvimento (sexta à oitava semanas de vida intrauterina). A fusão incompleta dos diversos segmentos que formam a face, lábios e palato leva à formação destas fissuras (Figura 13.7).

O forame e o canal incisivos são importantes na classificação destas fissuras, pois eles marcam a união de diversos processos que formam os lábios, a maxila e o palato. Tendo como referência o forame incisivo, as fissuras podem ser classificadas em fissuras pré-forame, transforame ou pós-forame. As fissuras pré-forame costumam levar a fissuras no lábio superior e processo alveolar (uni ou bilaterais). Já as fissuras pós-forame levam a fissuras no palato (linha média). Por sua vez, as fissuras transforame são as mais complexas, pois envolvem o lábio, a maxila e o palato.

O tratamento de pacientes com fissuras labiopalatinas é extremamente complexo e deve ser realizado em centros especializados com diversos profissionais. Se não tratadas adequadamente, as fissuras labiopalatais podem causar significativos transtornos estéticos e funcionais, o que leva a distúrbios de erupção dental, fístulas oronasais, alterações de deglutição e fonação.

Irrigação e drenagem

A região posterior do palato duro é irrigada pela *artéria palatina maior*. A porção anterior do palato (até os caninos) é irrigada pela *artéria nasopalatina* (Figura 13.8). Estes vasos podem anastomosar-se no palato. As veias acompanham as artérias e apresentam a mesma nomenclatura, drenando para o *plexo venoso pterigóideo*.

Trajeto da artéria palatina maior

O trajeto da artéria palatina maior é clinicamente relevante, sobretudo para evitar danos a ela em procedimentos cirúrgicos. Deve-se notar que essa artéria se localiza entre o processo alveolar e o processo palatino da maxila, muitas vezes criando sulcos ósseos em seu trajeto. Ela é bastante calibrosa próximo à sua origem no forame palatino maior. Assim, devem-se evitar incisões cirúrgicas verticais nessa região do palato e em todo o seu trajeto anterior. Convém também lembrar que ela pode ser lesada durante a obtenção de enxertos gengivais livres ou enxertos conjuntivos do palato duro, conforme descrito no Capítulo 6, *Artérias da Cabeça e do Pescoço*.

Inervação

A sensibilidade geral da região posterior do palato duro é dada pelo *nervo palatino maior* (V_2), enquanto a da região anterior (até caninos), pelo *nervo nasopalatino* (V_2) (Figura 13.8).

Parede posterior | Palato mole ou véu palatino

A cavidade oral é separada posteriormente da faringe pelo istmo orofaríngeo, o qual é delimitado superiormente *palato mole* ou *véu palatino*, e inferiormente pela língua. O palato mole é uma dobra fibromuscular móvel que se fixa ao palato duro por uma *aponeurose palatina*. Durante a deglutição, o palato mole é tracionado para cima e para trás contra a parede posterior da faringe, de maneira a impedir o refluxo do bolo alimentar para a nasofaringe. É ativo também na fonação. O palato mole estende-se para trás e para baixo, terminando em uma margem livre e côncava com uma projeção mediana, a *úvula*. De cada lado, duas dobras da mucosa estendem-se do palato à língua, os *arcos palatoglossos*; e do palato à faringe, os *arcos palatofaríngeos*. Estes arcos são saliências da mucosa revestindo os músculos subjacentes de mesmo nome. Entre os arcos, a *fossa tonsilar* é uma depressão que aloja a *tonsila palatina* (Figura 13.9).

Músculos do palato mole

O palato mole, ou véu palatino, é formado por músculos que atuam de maneira a possibilitar a passagem de ar e do bolo alimentar para a faringe, alternadamente, impedindo refluxos indesejáveis (Figura 13.10). O palato mole tem cinco músculos, sendo dois que atuam elevando o palato (*músculo levantador* e *músculo tensor do véu palatino*) e dois músculos que o abaixam (*músculo palatoglosso* e *músculo palatofaríngeo*), além do *músculo da úvula*.

Músculo da úvula

Origina-se da espinha nasal posterior e da aponeurose palatina e fixa-se na mucosa da úvula, de maneira a formar a estrutura da úvula. Eleva e retrai a úvula de modo a ajudar a fechar o istmo faríngeo, entre as partes nasal e oral da faringe.

Músculo tensor do véu palatino

O músculo tensor do véu palatino origina-se da fossa escafóidea e desce para o hâmulo pterigóideo, onde é desviado medialmente

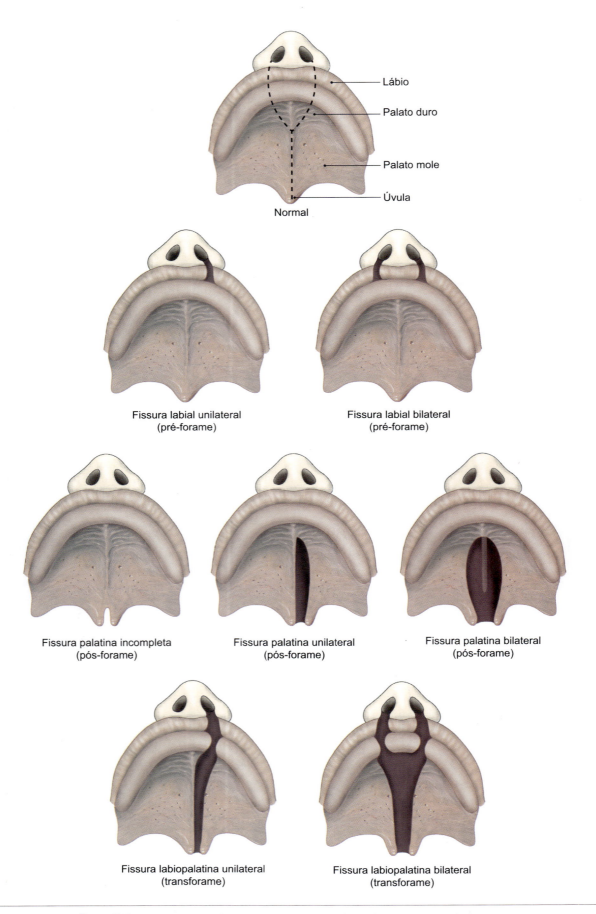

Figura 13.7 Classificação das fissuras labiopalatinas. Adaptada de Banerjee; Dhakar, 2013.

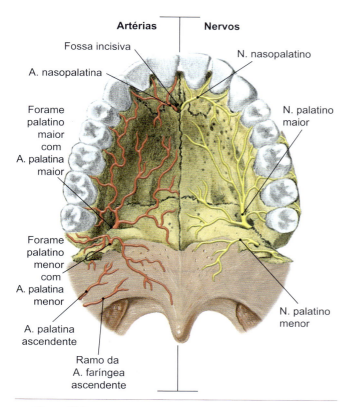

Figura 13.8 Irrigação e inervação dos palatos duro e mole.

para se inserir na aponeurose palatina. Este músculo torna tenso o palato mole (como no soprar e no assobiar) e para auxiliar nas funções dos demais músculos do palato. Outra função deste músculo é de abrir a tuba auditiva durante a deglutição e o bocejo.

Músculo levantador do véu palatino

Origina-se da área quadrada do osso temporal e da cartilagem da tuba auditiva, inserindo-se na aponeurose palatina. Os músculos levantadores do véu palatino, ao se contraírem, elevam o palato mole durante a deglutição e o bocejo.

Músculo palatofaríngeo

Origina-se da aponeurose palatina e insere-se nas paredes laterais da faringe. Os dois músculos palatofaríngeos formam os arcos palatofaríngeos. Esses músculos movem os arcos palatofaríngeos para a linha mediana, como uma "cortina", para fechar o istmo orofaríngeo. Elevam a faringe na deglutição.

Músculo palatoglosso

Origina-se da aponeurose palatina e insere-se na face posterior e lateral da língua. O músculo palatoglosso forma o arco palatoglosso e aproxima os arcos da linha mediana para fechar o istmo orofaríngeo.

Irrigação e inervação

O palato mole é irrigado pela *artéria palatina menor* (ver Figura 13.8). A inervação sensitiva é dada pelo *nervo palatino menor* (V_2) (ver Figura 13.8). Os músculos do palato são inervados pelo plexo faríngeo, exceto o músculo tensor do véu palatino, que é inervado pelo *nervo* trigêmeo (V_3).

Parede inferior | Assoalho

Do ponto de vista anatômico, o assoalho da cavidade oral é formado pelo *músculo milo-hióideo* (Figura 13.11). Este representa um diafragma incompleto separando a cavidade oral acima, do pescoço abaixo. Acima dele, localiza-se a língua sobreposta ao músculo gênio-hióideo.

As glândulas salivares submandibulares e sublinguais relacionam-se com o músculo milo-hióideo. A *glândula sublingual* é mais anterior e localiza-se acima do músculo, enquanto a *glândula submandibular* tem um *lobo superficial*, maior, que se localiza abaixo do músculo, e um *processo profundo*, que contorna a margem posterior do músculo milo-hióideo e repousa sobre este (Figura 13.12). Do processo profundo da glândula submandibular, origina-se o *ducto submandibular*, que desemboca na região anterior do assoalho da cavidade oral, na *papila sublingual*.

A língua ocupa grande parte do assoalho da cavidade oral. Uma dobra da mucosa que constitui o *freio lingual* prende a língua ao assoalho (Figura 13.13). Lateralmente ao freio lingual, a mucosa oral reveste as glândulas sublinguais subjacentes, formando, de cada lado, as *pregas sublinguais*. As glândulas sublinguais desembocam diretamente através de pequenos ductos ao longo dessa prega. Medialmente na prega sublingual, próximo ao freio lingual, uma elevação da mucosa constitui a *papila sublingual*, local de desembocadura do *ducto submandibular* (Figuras 13.12 e 13.13).

Língua

É um órgão muscular móvel que participa direta e indiretamente de diversas funções importantes, como gustação, mastigação, sucção, deglutição e fonação. A língua está fixada por feixes musculares à mandíbula, ao osso hioide e ao processo estiloide do temporal. Está constituída por *músculos intrínsecos*, responsáveis pela forma e pelo volume da língua, e por *músculos extrínsecos*, importantes nos movimentos linguais.

A língua apresenta uma parte fixa, a *raiz* ou *base da língua* e uma parte livre, o *corpo da língua*, o qual apresenta faces dorsal (superior) e inferior, margens e ápice (Figura 13.14).

Ápice e margens da língua

O *ápice da língua* é a parte que se relaciona com os incisivos. Já as *margens da língua* relacionam-se de cada lado com os arcos dentais.

 Exame clínico da língua

O exame das margens da língua é muito importante, sobretudo na união destas com a faringe, visto ser uma região onde são frequentes os carcinomas espinocelulares de língua. Estes tumores malignos são de tratamento difícil e prognóstico ruim, logo é fundamental um diagnóstico precoce para instituir terapias eficazes.

Face dorsal (superior) da língua

A face dorsal ou *dorso da língua* é convexa e relaciona-se com o palato. Seus 2/3 anteriores localizam-se na cavidade oral, constituindo a *parte oral da língua*, e o terço posterior voltado para a orofaringe constitui a *parte faríngea da língua*. Estas duas porções estão separadas por um sulco em forma de "V", o *sulco terminal* em cujo vértice apresenta-se o *forame cego* (vestígio embrionário do ducto tireoglosso).

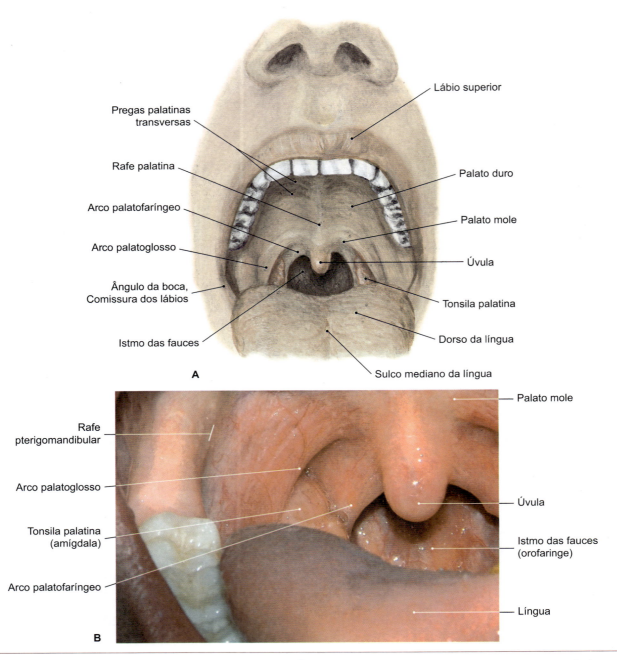

Figura 13.9 Estruturas do palato mole: esquema em vista anterior (**A**) e fotografia evidenciando o palato mole e o istmo orofaríngeo (**B**). Notam-se, de anterior para posterior: a rafe pterigomandibular, o arco palatoglosso, a fossa tonsilar e o arco palatofaríngeo. Nota-se, ainda, a úvula.

PARTE ORAL DA LÍNGUA

A mucosa da parte oral do dorso da língua é fina e transparente na parte anterior, mas tem uma textura áspera, devido à presença das papilas linguais, sendo firmemente aderida aos músculos subjacentes. Apresenta o *sulco mediano da língua*, desde o ápice até o forame cego, além de elevações da mucosa que constituem as *papilas linguais*. São descritas as papilas *filiformes, fungiformes, folhadas* e *circunvaladas*.

As *papilas filiformes* são as mais abundantes, e podem ser descritas como projeções pontiagudas dispersas ao longo do dorso e do ápice da língua. Estas dão à língua o aspecto aveludado e a coloração rósea e são sensíveis ao toque.

As *papilas fungiformes* são projeções arredondadas dispostas irregularmente, sendo mais frequentes nas margens e no ápice da língua. Caracterizam-se pela coloração mais avermelhada, que se destaca entre as papilas filiformes.

As *papilas folhadas* são pouco desenvolvidas no homem. Dispõem-se posterolateralmente nas margens laterais da língua.

As *papilas circunvaladas* são projeções arredondadas maiores, dispostas em número variável, em geral de 8 a 12, anteriormente e ao longo do "V" lingual. Apresentam-se circundadas por um sulco profundo e circular. Nas paredes deste sulco, descrevem-se numerosos botões gustativos, bem como a desembocadura de glândulas serosas.

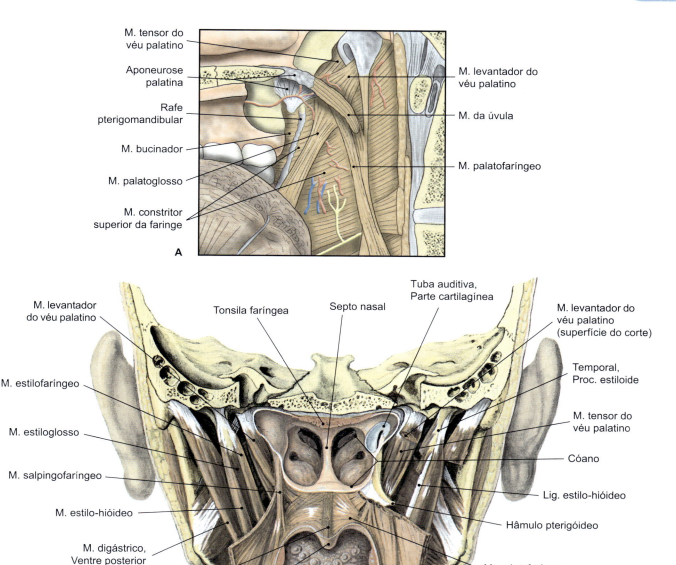

Figura 13.10 Músculos do palato mole: vista lateral (**A**) e vista posterior (**B**).

PARTE FARÍNGEA DA LÍNGUA

A parte faríngea da língua, situada posteriormente ao sulco terminal ("V" lingual), só pode ser inspecionada com o auxílio de um espelho e abaixando a língua com uma espátula. Caracteriza-se pela presença de folículos linfáticos que são coletivamente denominados *tonsila lingual*.

A mucosa desta porção do dorso da língua reflete-se posteriormente para a cartilagem epiglótica da laringe, formando a *prega glossoepiglótica mediana*, e para a parede lateral da faringe, como *prega glossoepiglótica lateral*. O espaço situado de cada lado entre as pregas constitui a *valécula epiglótica*.

Face ventral (inferior) da língua

Apresenta mucosa lisa e bem mais delgada que a face dorsal. Ela é desprovida de papilas e conectada com o assoalho por uma dobra da mucosa, o *freio lingual* (ver Figura 13.13). Este freio, quando curto, pode acarretar distúrbios na articulação da palavra (língua presa). A mucosa da face inferior da língua apresenta de cada lado do freio lingual uma dobra da mucosa com fímbrias, a *prega franjada*. A mucosa desta região é fina e deixa transparecer os vasos profundos da língua, em especial a *veia profunda da língua*, em tom arroxeado. Em tal região, estão ainda presentes as glândulas salivares menores (linguais).

Raiz da língua

A raiz da língua é a parte que fixa a língua ao assoalho da cavidade oral e fica sobre os músculos gênio-hióideo e milo-hióideo. Alguns autores consideram o corpo da língua como a parte oral, e a raiz da língua, a parte faríngea.

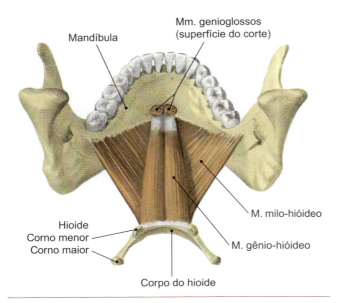

Figura 13.11 Músculos milo-hióideo e gênio-hióideo formando o assoalho da boca.

Irrigação e drenagem

A irrigação da língua é feita pela *artéria lingual*, através dos *ramos dorsais* e da *artéria profunda da língua*, parte terminal da artéria lingual. A drenagem é feita por *veias dorsais da língua* para a *veia profunda da língua*, que desemboca direta ou indiretamente na *veia jugular interna*.

A drenagem linfática da língua é feita para os *linfonodos submentuais*, *submandibulares* e *cervicais profundos* (ver Figura 7.6).

 Palpação das cadeias linfáticas do pescoço

A palpação das cadeias linfáticas do pescoço é importante nos casos de infecções e de propagação de metástases provenientes de carcinomas de língua. Destacam-se os linfonodos submentuais, submandibulares e cervicais profundos.

Inervação da língua

INERVAÇÃO SENSITIVA

A sensibilidade geral (dor, temperatura, tato e pressão) dos 2/3 anteriores da língua é conduzida pelo *nervo lingual* (V_3), e, em seu terço posterior, pelo *nervo glossofaríngeo* (IX).

A sensibilidade gustativa dos 2/3 anteriores da língua é conduzida pelo *nervo corda do tímpano* (VII), e no seu terço posterior pelo *nervo glossofaríngeo* (IX).

INERVAÇÃO MOTORA

Os músculos intrínsecos e extrínsecos da língua são inervados pelo *nervo hipoglosso* (XII).

Músculos da língua

Os músculos da língua não atuam isoladamente. Movem a língua como um todo, mudam a forma e o volume e provocam movimentos dentro e para fora da boca. Podem exercer, até mesmo, funções antagônicas para a harmonia dos diversos movimentos linguais. Para fins didáticos, atribuem-se funções aos músculos extrínsecos.

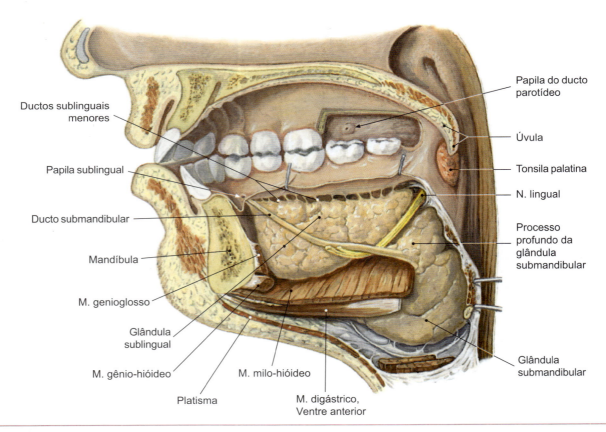

Figura 13.12 Assoalho da cavidade oral. A língua foi removida, o que evidencia o músculo milo-hióideo e as glândulas salivares submandibular e sublingual.

Capítulo 13 • Cavidade Oral   213

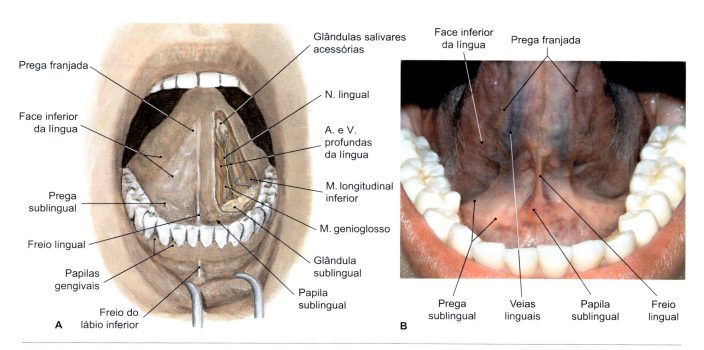

Figura 13.13 Face inferior da língua e assoalho bucal. **A.** Esquema mostrando as principais estruturas, removida a mucosa do lado esquerdo. **B.** Fotografia da mesma região com a língua elevada, evidenciando as mesmas estruturas anatômicas *in vivo*.

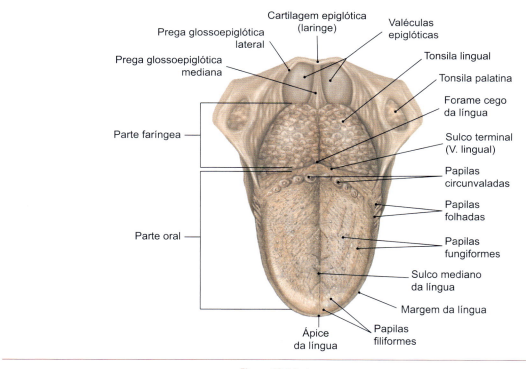

Figura 13.14 Língua em vista superior.

Músculos intrínsecos da língua

Os *músculos intrínsecos da língua* são feixes musculares próprios do corpo lingual que dão forma à língua. São eles os *músculos longitudinais superior* e *inferior*, o *músculo transverso* e o *músculo vertical* (Figura 13.15).

Músculos extrínsecos da língua

Os *músculos extrínsecos da língua* são aqueles que fixam a língua a estruturas próximas e são capazes de movê-la. São eles: *músculo genioglosso*, *músculo hioglosso*, *músculo estiloglosso* e *músculo palatoglosso* (Figura 13.16).

MÚSCULO GENIOGLOSSO

Origina-se da face interna do corpo da mandíbula (*tubérculo superior da espinha mentual*) e insere-se na *face inferior da língua*. Forma a maior parte da estrutura da língua, é espesso e tem forma de leque. Ao se contrair, abaixa a parte central da língua, mas também faz a protrusão da língua para fora da rima oral.

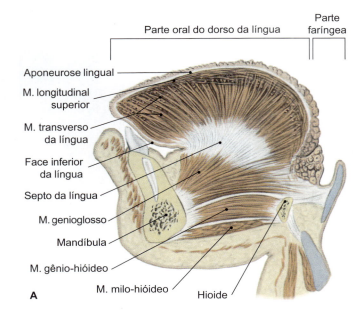

MÚSCULO HIOGLOSSO

Origina-se do corno maior do *osso hioide*, inserindo-se na *face lateral da língua*. Os músculos hioglossos são quadrangulares e abaixam a língua, puxando suas laterais para baixo. Na retração, ajudam a encurtar a língua.

MÚSCULO ESTILOGLOSSO

Origina-se do osso temporal (*processo estiloide*) e insere-se nas margens inferolaterais da língua, mais posteriormente, misturando-se com fibras do hioglosso e dos músculos intrínsecos. São músculos que retraem e tracionam o dorso da língua para cima.

MÚSCULO PALATOGLOSSO

Devido às suas ações, pode ser um músculo da língua ou do palato. Estende-se da *aponeurose palatina* até as *margens laterais da língua*, formando os arcos palatoglossos. Quando se contraem, elevam o dorso da língua e aproximam os arcos palatoglossos da linha mediana. Desse modo, fecham o istmo orofaríngeo (das fauces), separando a cavidade oral da parte oral da faringe.

Região mucogengival e dentes

A mucosa que recobre o osso alveolar até o colo dos dentes apresenta diversas texturas e funções e divide-se em periodonto de proteção e mucosa alveolar.

Periodonto de proteção | Gengiva

A gengiva é a porção da mucosa oral circunjacente ao dente e constitui, junto com a que recobre o palato duro, a denominada *mucosa mastigatória*. Apresenta textura mais firme e cor mais rósea, além de recobrir e proteger diretamente o órgão dental e seu alvéolo. Divide-se, ainda, em gengiva marginal e inserida (Figuras 13.17 e 13.18).

Gengiva marginal (livre)

É a parte da gengiva que margeia o colo clínico do dente, sem, contudo, fixar-se a ele. A gengiva livre apresenta duas vertentes,

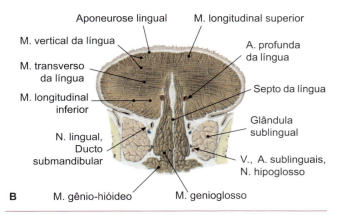

Figura 13.15 Músculos intrínsecos da língua: corte sagital (**A**) e corte frontal da língua (**B**).

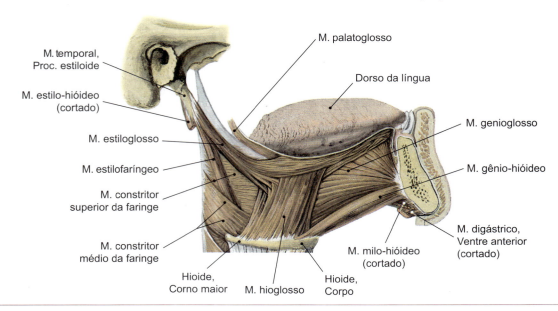

Figura 13.16 Músculos extrínsecos da língua em vista lateral, ressaltando-se seus pontos de fixação. Removeu-se o corpo da mandíbula, seccionado na linha média.

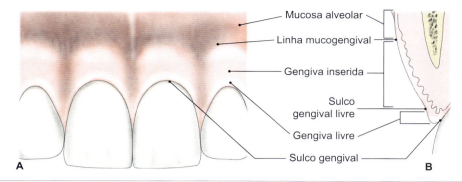

Figura 13.17 Região mucogengival e periodonto de proteção: vista frontal (**A**) e corte vestibulolingual através de um incisivo superior, ressaltando as estruturas periodontais (**B**). O esquema em corte está aumentado em relação à figura A (vista frontal).

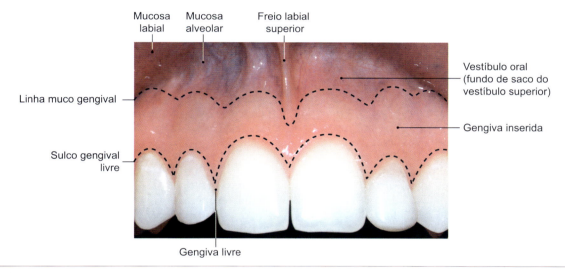

Figura 13.18 Fotografia evidenciando o periodonto de proteção. Notam-se a partir do dente em direção ao lábio: a gengiva livre, o sulco gengival livre, a gengiva inserida, a linha mucogengival e as mucosas alveolar e do lábio. Observam-se as diferenças em textura desses tecidos. O freio labial superior também está evidente.

interna e externa. A *vertente interna* é aquela voltada para o dente e que se continua com o epitélio juncional, forma a parede externa do sulco gengival e não é queratinizada. A vertente interna da gengiva livre delimita o *sulco gengival*, que pode ter 0,5 a 1 mm de profundidade. O sulco gengival é banhado na união epitélio-dente pelo *fluido gengival*.

A *vertente externa* é queratinizada e continua-se com a gengiva inserida (ver Figuras 13.17 e 13.18). A gengiva livre, em sua vertente externa, é limitada em seu extremo apical por um sulco marginal, o *sulco gengival livre*, nem sempre claramente visível, que a separa da gengiva inserida.

Gengiva inserida

É aquela fixada ao periósteo que reveste o osso alveolar e ao dente. Localiza-se entre a gengiva marginal e a mucosa alveolar. Ela é contínua com a gengiva marginal, separando-se desta pelo *sulco gengival livre* e da mucosa alveolar pela *linha mucogengival*. No lado palatino do arco superior, ela se continua com a fibromucosa palatina, sem limite divisório definido. No lado lingual no arco inferior, a gengiva inserida é bem mais delicada, e ela se continua com a mucosa do assoalho bucal, que é bem mais flexível e não aderida à submucosa.

A gengiva inserida apresenta uma textura bastante irregular, semelhante à casca de laranja (Figuras 13.17 e 13.18). Sua extensão é variável, sendo maior na região anterior. Quanto mais extensa (no sentido oclusoapical), maior será a resistência dessa gengiva e do dente às agressões ao periodonto. Seu tamanho é bastante variável em toda a cavidade oral.

Papila gengival

É a porção da gengiva que ocupa o espaço interdental, aquele localizado entre o ponto de contato e a crista óssea do septo inter-radicular. Cada papila gengival apresenta duas faces, uma *vestibular* e outra *lingual*. Entre ambas as faces, imediatamente abaixo do ponto de contato, existe uma depressão côncava denominada *col*.

 Col

A denominação "*col*" vem da literatura americana, para se referir à porção central da papila interdental abaixo do ponto de contato. Ele pode estar ausente, sobretudo quando os dentes não estão em contato. O col é mais evidente nos dentes posteriores, enquanto nos anteriores observa-se uma forma mais piramidal nessa porção da papila interdental.

Mucosa alveolar

A mucosa alveolar do lado vestibular do processo alveolar é bastante delicada, móvel e de coloração avermelhada, devido à sua intensa vascularização (ver Figura 13.18). Ela se inicia a partir da linha mucogengival e se reflete para formar o *fundo de saco do vestíbulo* (superior e inferior), continuando-se com as mucosas dos lábios e da bochecha.

No lado lingual do processo alveolar inferior, a mucosa alveolar também é bastante delgada e continua-se com a mucosa do assoalho da boca. Já no lado lingual (palatino) do processo alveolar superior, a gengiva inserida continua-se com a fibromucosa do palato, tendo consistência firme.

Dentes

Os dentes são órgãos complexos, formados, em sua maior parte, de tecidos duros mineralizados (Figura 13.19). A parte do dente que fica exposta na cavidade oral constitui a *coroa* do dente. Enquanto isso, a que fica contida nos alvéolos da maxila e mandíbula constitui a *raiz* do dente. A leve constrição entre a coroa e a raiz constitui o *colo* do dente. O dente é fixo ao alvéolo pelo *ligamento periodontal*, altamente especializado.

Os dentes são constituídos por três tecidos duros, *dentina*, *esmalte* e *cemento*; e um tecido mole, a *polpa*. A *dentina* estende-se da coroa à raiz e constitui o arcabouço estrutural do dente. Ela é revestida na coroa pelo *esmalte* e, na raiz, pelo *cemento*. Apresenta uma cavidade em seu interior, a *cavidade pulpar*. A cavidade pulpar é ocupada pela *polpa dental*, que é um tecido mole, rico em nervos e vasos sanguíneos (Figura 13.19).

O ser humano é classificado como difiodonte por apresentar duas dentições: decídua e permanente. A *dentição decídua* inicia-se aos 6 meses e completa-se aos 2 anos de idade. Apresenta um total de 20 dentes, sendo 5 em cada hemiarco: dois *incisivos* (central e lateral), um *canino* e dois *molares* (primeiro e segundo). A *dentição permanente* inicia-se aos 6 anos e completa-se em torno dos 18 anos de idade. Tem um total de 32 dentes, sendo 8 dentes em cada hemiarco: dois *incisivos* (central e lateral), um *canino*, dois *pré-molares* (primeiro e segundo) e três *molares* (primeiro, segundo e terceiro). Uma descrição pormenorizada dos dentes será feita nos capítulos 15 a 22 deste livro.

Glândulas salivares

As glândulas salivares maiores, *glândulas parótidas*, *submandibulares* e *sublinguais*, são pares e, junto com as glândulas salivares menores, são responsáveis pela produção da saliva, lançada na cavidade oral. A saliva umedece e lubrifica a boca e os alimentos. Ela contém a amilase salivar, enzima que inicia a digestão de carboidratos. A saliva tem função tampão, controlando o pH da cavidade oral, sendo um importante mecanismo de controle de cárie.

Xerostomia

A falta de saliva é denominada xerostomia (boca seca) e ocorre em pacientes submetidos à radioterapia na região das glândulas salivares, ou com outras doenças sistêmicas e imunológicas, como a síndrome de Sjögren. Esses indivíduos apresentam muito desconforto oral e alta suscetibilidade à cárie.

Glândula parótida

Consiste na maior das três glândulas salivares maiores. É uma glândula exócrina composta acinosa, sendo exclusivamente serosa. A glândula encontra-se envolta por uma *fáscia parotídea*, originada externamente da lâmina de revestimento da fáscia cervical e, profundamente, da fáscia massetérica (ver Figura 13.4A).

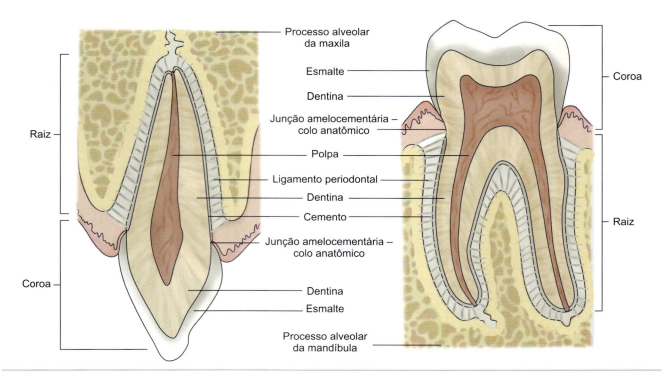

Figura 13.19 Partes do dente. Adaptada de Bath-Balogh; Fehrenbach, 2011.

Forma e relações

A glândula tem a forma aproximada de uma pirâmide invertida, com a base superior voltada para o arco zigomático e o ápice inferior entre o músculo esternocleidomastóideo e o ângulo da mandíbula. Encontra-se abaixo e à frente do meato acústico externo e à frente do processo mastoide do temporal. Profundamente, relaciona-se com o músculo masseter, o ramo da mandíbula e o músculo pterigóideo medial (Figuras 13.20 e 13.21).

Parotidectomias

A parótida pode ser dividida pelos ramos do nervo facial em um *lobo superficial* e em um *lobo profundo*, ligados por um ou mais istmos. Quando se torna necessária a remoção cirúrgica da glândula, duas cirurgias são descritas, tomando como base esta divisão.

A *parotidectomia superficial* é realizada em casos nos quais tumores são superficiais ao nervo facial. Utiliza-se como referência o plano de clivagem no qual estão os ramos do facial, o que possibilita visualizá-los e preservá-los. Mantendo-se este plano de clivagem, preservam-se também a artéria carótida externa e a veia retromandibular, que são mais profundas.

Realiza-se a *parotidectomia radical* em casos de tumores mais profundos e agressivos. Nesses casos, toda a glândula é removida, o que torna necessária a secção do nervo facial e também dos vasos descritos anteriormente.

O ramo da mandíbula subdivide a glândula em um *lábio lateral* e um *lábio medial*. Do *lábio lateral*, emerge o *ducto parotídeo* e, próximo a este, pode existir uma *glândula parótida acessória*. Sob a cobertura do lábio lateral, também emergem os ramos do nervo facial (VII) e a artéria transversa da face. O *lábio medial* é profundo, localizado na fossa infratemporal, podendo estar entre os músculos pterigóideos medial e lateral. Do lábio medial da glândula parótida, emerge a artéria maxilar (Figura 13.21A).

Profundamente, a glândula pode se relacionar com a artéria carótida interna, a faringe, o processo estiloide, a veia jugular interna e os nervos cranianos IX, X, XI e XII.

No interior da glândula parótida, encontram-se da superfície para a profundidade:

- *Nervo facial* e seus ramos (VII)
- *Veia retromandibular* e suas tributárias (veia temporal superficial e veia maxilar)
- *Artéria carótida externa* e seus ramos terminais (artéria temporal superficial e artéria maxilar)

Ducto parotídeo

O ducto parotídeo emerge sob *lábio lateral* da glândula parótida e tem cerca de 5 cm de comprimento. Localiza-se abaixo do arco zigomático e tem um trajeto anterior sobre o *músculo masseter* (ver Figura 13.20). Na margem anterior do músculo, o ducto dobra-se medialmente quase em ângulo reto sobre o corpo adiposo da bochecha e perfura o *músculo bucinador*. Desemboca no vestíbulo oral, ao nível da coroa do *segundo molar superior* na *papila parotídea* (ver Figura 13.5).

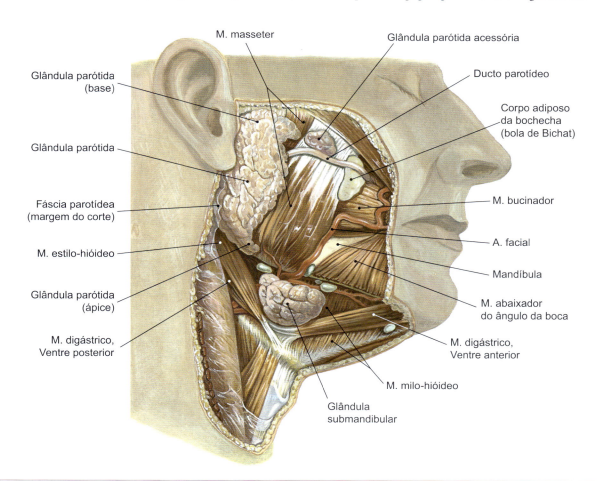

Figura 13.20 Glândula parótida em vista lateral evidenciando também o ducto parotídeo.

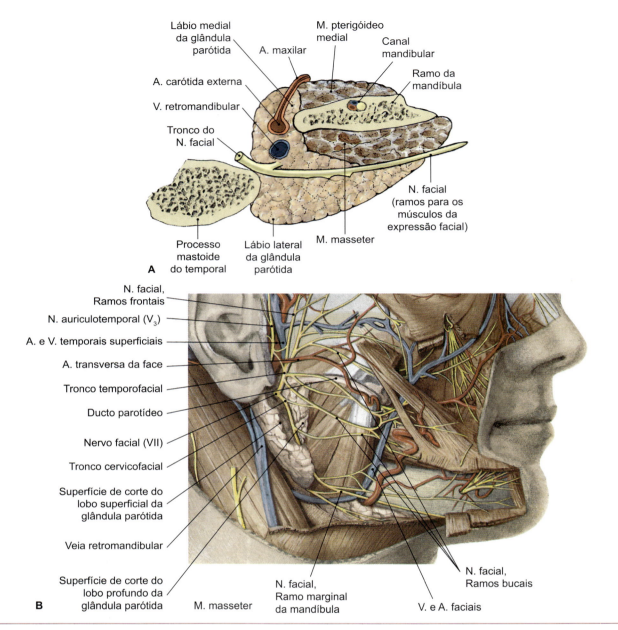

Figura 13.21 Glândula parótida: corte transversal evidenciando estruturas no seu parênquima (**A**); vista lateral removendo a maior parte do lobo superficial evidenciando a relação com o nervo facial (**B**).

Inervação

SENSIBILIDADE GERAL

A sensibilidade geral da região parotídica é conduzida pelo *nervo auriculotemporal* (V_3), em sua região superior; e pelo *nervo auricular magno* (plexo cervical), na região inferior.

INERVAÇÃO AUTÔNOMA

As fibras *parassimpáticas* são secretomotoras, originadas do *nervo glossofaríngeo* (IX). Enquanto isso, as fibras *simpáticas* são vasomotoras, originárias do gânglio cervical superior, e alcançam a glândula acompanhando as artérias.

Glândula submandibular

A glândula submandibular é classificada como uma glândula exócrina composta tubuloacinosa mista, predominantemente serosa.

Forma e relações

A glândula apresenta um *corpo* (superficial, maior) e um *processo profundo* (menor). As duas partes são contínuas entre si, ao redor da margem posterior do *músculo milo-hióideo* (ver Figura 13.15). Encontra-se parcialmente acima e parcialmente abaixo da metade posterior da base da mandíbula.

O *corpo da glândula submandibular* localiza-se no trígono submandibular do pescoço, abaixo do músculo milo-hióideo, e é coberto por pele, platisma e lâmina de revestimento da fáscia cervical. A *veia facial* passa superficialmente sobre o corpo da glândula e a *artéria* facial, profundamente. Os *linfonodos submandibulares* localizam-se abaixo da margem inferior da mandíbula, próximos à glândula (Figura 13.22). O corpo da glândula relaciona-se *lateralmente* com a mandíbula (fóvea submandibular) e com o músculo pterigóideo medial e *medialmente* com os músculos milo-hióideo, hioglosso e digástrico.

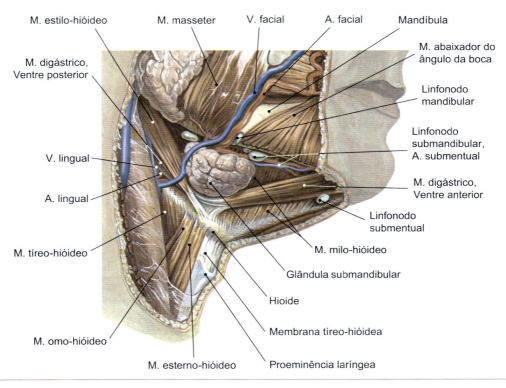

Figura 13.22 Glândula submandibular e relações no trígono submandibular.

Um *processo profundo originado do corpo da glândula submandibular* contorna a margem posterior do músculo milo-hióideo e continua-se acima do músculo (ver Figura 13.15).

Ducto submandibular

Origina-se do processo profundo da glândula, tem cerca de 5 cm de extensão e dirige-se anteriormente entre o músculo milo-hióideo e o músculo hioglosso, onde é cruzado pelo *nervo lingual*. A seguir, localiza-se entre a glândula sublingual e o músculo genioglosso, para desembocar na *papila sublingual*, ao lado do freio lingual (ver Figura 13.15).

Inervação

SENSIBILIDADE GERAL

A inervação sensitiva provém do *nervo lingual* (V_3).

INERVAÇÃO AUTÔNOMA

As fibras *parassimpáticas* são secretomotoras. As fibras pré-ganglionares são do nervo *corda do tímpano (VII)*, acompanham o nervo lingual (V_3) até o gânglio submandibular e daí as fibras pós-ganglionares alcançam a glândula. As fibras *simpáticas* são vasomotoras, originárias do gânglio cervical superior, e alcançam a glândula acompanhando as artérias.

Glândula sublingual

É a menor das três glândulas salivares maiores. É uma glândula exócrina composta tubuloacinosa mista do tipo predominantemente mucoso (ver Figura 13.15).

Forma e relações

Localiza-se no assoalho da boca, acima do músculo milo-hióideo, recoberta pela mucosa do assoalho oral. Relaciona-se lateralmente com a mandíbula (fóvea sublingual) e medialmente se separa da contralateral pelo freio lingual.

Ductos sublinguais

Os *ductos sublinguais* abrem-se diretamente no assoalho da cavidade oral por uma série de pequenos orifícios (10 a 30 geralmente), ao longo da *prega sublingual*.

Inervação

A inervação sensitiva é conduzida *pelo nervo lingual* (V_3), como na glândula submandibular. As fibras *parassimpáticas* são secretomotoras (VII) e, tal como a glândula submandibular, chegam ao gânglio submandibular; nesse caso, as fibras pós-ganglionares alcançam a glândula sublingual, retornando ao nervo lingual (V_3).

CAPÍTULO 14

Faringe e Laringe

Lucilia Maria de Souza Teixeira • Peter Reher

Faringe
Introdução

A faringe é um tubo fibromuscular situado anteriormente à coluna cervical que faz parte das vias respiratória e digestória. Tem como limite superior a base do crânio (ou nos cóanos) e termina ao nível da cartilagem cricóidea (vértebra C V ou C VI). Tem cerca de 15 cm de comprimento e comunica-se anteriormente com a cavidade nasal, a cavidade oral e a laringe.

A faringe conduz o alimento para o esôfago e o ar para a traqueia e os pulmões, de maneira que as vias para o alimento e o ar se cruzam na faringe. De acordo com as suas comunicações anteriores, didaticamente a faringe pode ser dividida em: *nasofaringe*, *orofaringe* e *laringofaringe* (Figuras 14.1 e 14.2).

Partes da faringe
Nasofaringe

A nasofaringe é a parte da faringe que se relaciona com a cavidade nasal, estendendo-se dos cóanos até a margem inferior da úvula. Na parede posterossuperior da nasofaringe, localiza-se massa de tecido linfoide, a *tonsila faríngea* (popularmente denominada *adenoide*). A tuba auditiva abre-se na parede lateral da nasofaringe por meio do *óstio faríngeo da tuba auditiva*, o qual é limitado posteriormente pelo *tórus tubal*, uma elevação da parte cartilagínea da tuba auditiva. A *tuba auditiva* comunica a nasofaringe com a orelha média e tem como função igualar as pressões do ar entre a orelha externa e a orelha média. Uma prega salpingofaríngea estende-se a partir da parte medial da tuba auditiva e cobre o músculo salpingofaríngeo que abre o óstio da tuba auditiva durante a deglutição.

> **Adenoide**
>
> O aumento da tonsila faríngea (adenoide) pode obstruir os cóanos, causando dificuldade respiratória e otites médias recorrentes. Em algumas ocasiões, quando isso ocorre, frequentemente é necessária sua remoção cirúrgica.

Orofaringe

A orofaringe é a parte da faringe que se comunica com a cavidade oral. Começa ao nível da margem inferior da *úvula* e estende-se inferiormente até a extremidade superior da *cartilagem epiglótica*. A passagem da cavidade oral para a orofaringe é o *istmo orofaríngico*, ou *istmo das fauces*, que é limitado superiormente pela *úvula*, lateralmente pelos *arcos palatoglossos* e inferiormente pela *língua*.

Lateralmente na orofaringe, notam-se duas pregas da mucosa que revestem músculos de mesmo nome, que se estendem do palato à língua e do palato à faringe, constituindo, respectivamente, os *arcos palatoglosso* e *palatofaríngeo*. Entre os arcos, a *fossa tonsilar* é uma depressão que aloja uma massa de tecido linfoide, a *tonsila palatina* (popularmente denominada *amígdala*). Na parte faríngea da língua, o acúmulo de tecido linfoide forma a *tonsila lingual*.

> **Anel linfático da orofaringe**
>
> Ao conjunto composto por tonsila faríngea superiormente, tonsilas palatinas lateralmente e tonsila lingual inferiormente, denomina-se *anel linfático da orofaringe*. Este conjunto de tonsilas constitui uma das primeiras barreiras de defesa do organismo.

Laringofaringe

A laringofaringe é a parte da faringe que se comunica com a laringe. Estende-se da margem superior da *cartilagem epiglótica* até a margem inferior da *cartilagem cricóidea* (C VI), onde a faringe se continua com o *esôfago*. A comunicação com a laringe é feita através do *ádito da laringe*, o qual é limitado pela *epiglote* e por duas *pregas ariepiglóticas*. De ambos os lados do ádito da laringe, encontra-se uma depressão, o *recesso piriforme*, por onde escoa o alimento na deglutição.

Músculos da faringe

Os músculos da faringe são mais ativos na deglutição e estão dispostos em duas camadas musculares, uma *externa*, aproxima-

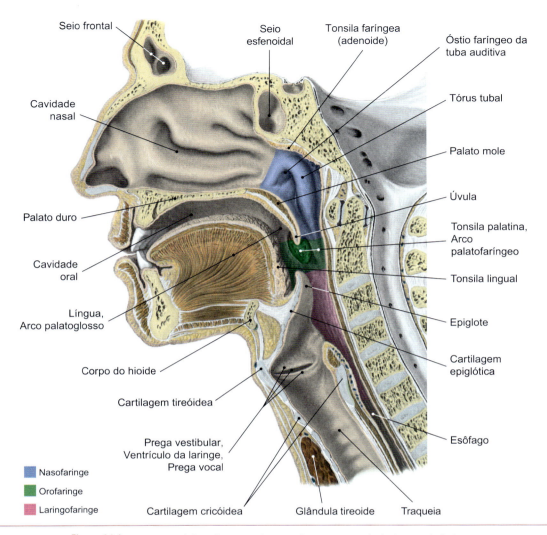

Figura 14.1 Corte sagital da cabeça evidenciando estruturas da faringe e da laringe.

damente circular, e uma *interna*, longitudinal. A camada externa é constituída por três *músculos constritores: superior, médio e inferior da faringe* (Figura 14.3). A camada interna compreende os *músculos estilofaríngeo, palatofaríngeo e salpingofaríngeo*. A descrição deles se encontra no Capítulo 5, *Músculos do Pescoço*.

Inervação da faringe

Inervação sensitiva

A sensibilidade da maior parte da faringe é dada pelo *plexo faríngeo*, com contribuição maior do *nervo glossofaríngeo* (IX), sendo que a nasofaringe recebe inervação sensitiva do *nervo maxilar* (V_2).

Inervação motora

Os músculos da faringe são inervados pelo *plexo faríngeo* (NC X e XI), exceto o músculo estilofaríngeo, que é suprido somente pelo *nervo glossofaríngeo* (IX).

Deglutição

A deglutição é um complexo ato neuromuscular que possibilita a condução dos alimentos triturados na boca para a faringe e desta para o esôfago e o estômago.

Geralmente, descrevem-se três fases para a deglutição (Figura 14.4).

Primeira fase da deglutição

A primeira fase é *voluntária* e corresponde ao período no qual o bolo é empurrado da boca para a orofaringe, por *movimentos da língua*, que se eleva contra o palato, movendo o alimento para trás em direção à orofaringe.

Segunda fase da deglutição

É *involuntária* e rápida. Nesta fase, entram em ação os *músculos constritores*, que movimentam o bolo inferiormente para a orofaringe e laringofaringe. Há uma rápida parada da respiração e da mastigação.

O bolo alimentar é impedido de voltar à nasofaringe pela *elevação do palato mole* contra a parede posterior da faringe. Para que o bolo alimentar percorra a orofaringe, os músculos da faringe *elevam a faringe e a laringe*. Os *músculos supra-hióideos* elevam o osso hioide e o esqueleto da laringe na deglutição. O ádito da laringe é, então, fechado pela *cartilagem epiglótica*, que é tracionada pela ação das pregas ariepiglóticas, de maneira a conduzir o bolo alimentar para os *recessos piriformes da faringe*.

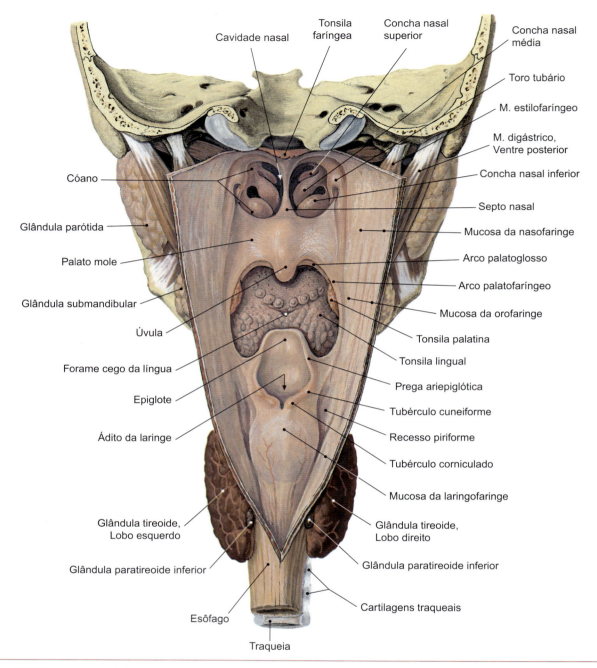

Figura 14.2 Vista posterior da faringe (após uma incisão na linha mediana da parede posterior) evidenciando suas comunicações.

O bolo alimentar acumula-se na parte distal da laringofaringe, e o esfíncter orofaríngeo relaxa-se para possibilitar a passagem para o esôfago. Por fim, a ação dos *músculos infra-hióideos* e a gravidade trazem a laringe para sua posição normal, mais baixa.

Terceira fase da deglutição

É o trajeto do bolo alimentar para o esôfago, que tem início pela ação do *músculo constritor inferior da faringe*. A condução do bolo alimentar prossegue de maneira involuntária, com a atuação da musculatura lisa do esôfago e do restante do tubo digestório, ação denominada *peristaltismo*.

Disfagia

A dificuldade de deglutição é denominada disfagia. Ela pode ser descrita como uma sensação que sugere dificuldade na passagem de alimentos sólidos ou líquidos da boca para o estômago. É um sintoma comum em diversas doenças, causado por alterações neurológicas (como em um AVC), doenças neuromusculares, infecciosas ou ainda alterações obstrutivas causadas por tumores do esôfago. A disfagia deve ser diferenciada da *odinofagia*, que é um termo utilizado para descrever dor ao deglutir. Uma pessoa pode ter disfagia ou odinofagia separadamente, ou ambas ao mesmo tempo.

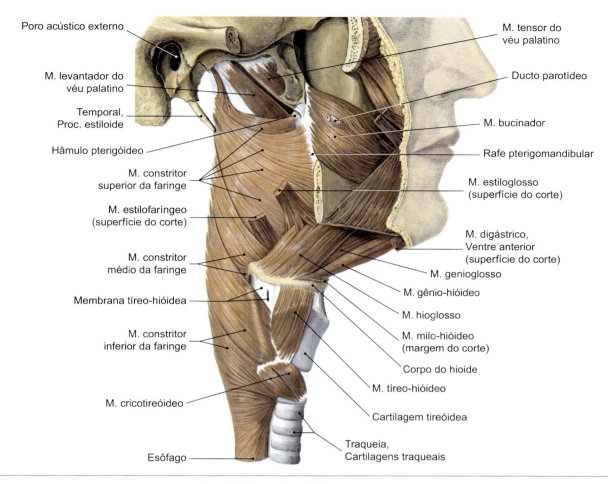

Figura 14.3 Músculos da faringe em vista lateral.

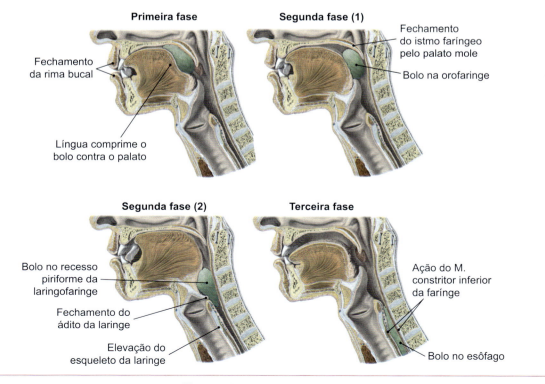

Figura 14.4 Etapas da deglutição.

Laringe

Introdução

A laringe é o órgão fonador e exerce funções de proteger a via respiratória durante a deglutição, além de manter a desobstrução da via respiratória. Está localizada anteriormente no pescoço e conecta a laringofaringe com a traqueia.

Relaciona-se *posteriormente* com a laringofaringe, com a lâmina pré-vertebral da fáscia cervical, com os músculos pré-vertebrais e os corpos vertebrais de C III a C VI. *Lateralmente*, relaciona-se com a bainha carótica e seu conteúdo, com os músculos infra-hióideos e com o músculo esternocleidomastóideo. Relaciona-se, ainda, com a glândula tireoide (e as glândulas paratireoides), que a abraça inferolateralmente.

Cartilagens da laringe

A laringe, como condutora de ar, apresenta um esqueleto cartilaginoso que dá forma e possibilita a fixação dos músculos e dos ligamentos laríngeos. São três cartilagens ímpares: *tireóidea*, *cricóidea* e *epiglótica*; e três pares: *corniculadas*, *aritenóideas* e *cuneiformes*, formando o esqueleto da laringe (Figura 14.5).

A *cartilagem tireóidea* apresenta duas lâminas, unidas à frente na chamada *proeminência laríngea* ("pomo de adão"), que é palpável no vivente.

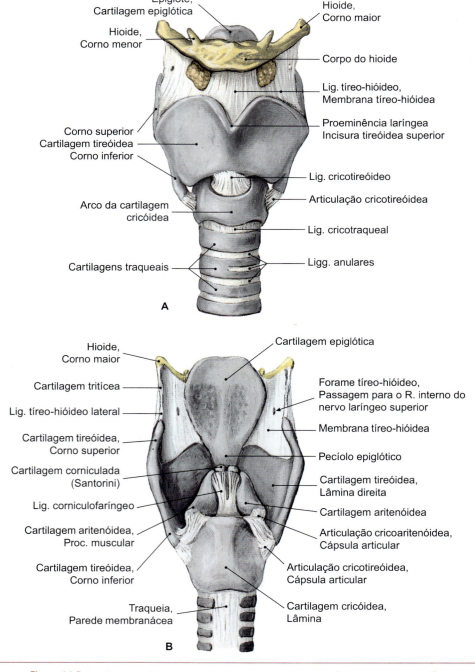

Figura 14.5 Cartilagens e ligamentos da laringe: vista anterior (**A**) e vista posterior (**B**).

Já a *cartilagem cricóidea* localiza-se abaixo da cartilagem tireóidea e tem formato de anel, apresentando um arco anterior e uma lâmina posterior. Está fixada à margem inferior da cartilagem tireóidea pelo *ligamento cricotireóideo*. É uma cartilagem importante, pois sua margem inferior marca o limite inferior da laringe e da faringe, além do limite superior da traqueia e do esôfago. Seu arco anterior é palpável no vivo e está ao nível da vértebra C VI.

A *cartilagem epiglótica* tem forma de folha e situa-se atrás da raiz da língua, delimitando a entrada da laringe (*ádito da laringe*). As cartilagens *aritenóideas* têm forma piramidal e nelas se fixa a parte posterior do ligamento vocal. Elas se articulam com a cartilagem cricóidea (*articulação cricoaritenóidea*). Essa articulação proporciona o deslizamento das cartilagens aritenóideas de maneira a aproximá-las, ou afastá-las, a fim de ser inclinarem e girarem. Esses movimentos são importantes para os ajustes das pregas vocais na produção dos sons.

As cartilagens *corniculadas* fixam-se no ápice das cartilagens aritenóideas, e as *cartilagens cuneiformes* não se fixam nas demais cartilagens e estão dispostas ao longo das pregas ariepiglóticas.

Ligamentos e articulações da laringe

Ligamentos da laringe

LIGAMENTOS EXTRÍNSECOS

Unindo as cartilagens da laringe, notam-se membranas denominadas ligamentos (extrínsecos e intrínsecos). Os ligamentos extrínsecos da laringe são: a *membrana tíreo-hióidea*, o *ligamento hioepiglótico* e o *ligamento cricotraqueal* (ver Figura 14.5). A membrana tíreo-hióidea é fibroelástica e estende-se da margem superior da cartilagem tireóidea até o osso hioide. As margens laterais desse ligamento são espessadas e podem conter uma pequena *cartilagem tritícea*.

LIGAMENTOS INTRÍNSECOS

Os ligamentos intrínsecos da laringe são: a *membrana quadrangular* e o *ligamento cricotireóideo* (Figura 14.6). A *membrana quadrangular* estende-se das margens laterais da epiglote de cada lado até as cartilagens aritenóideas e corniculadas. As margens inferiores dessa membrana são espessadas de maneira a formar o *ligamento vestibular*, sob a prega de mesmo nome.

O *ligamento cricotireóideo* é fixado ao arco da cartilagem cricóidea e estende-se superiormente para terminar no espaço delimitado pela cartilagem tireóidea. Assim, fixa-se nesta e na cartilagem aritenóidea. Essa margem livre entre os dois pontos de fixação é espessada de maneira a constituir o ligamento vocal, que fica sob a prega vocal. Os ligamentos vocais fixam-se anteriormente na cartilagem tireóidea e, posteriormente, nas cartilagens aritenóideas.

Articulações da laringe

As articulações entre as cartilagens tireóidea e cricóidea e entre esta e as aritenóideas são sinoviais. Cada uma destas é envolvida por cápsula articular e ligamentos.

A *articulação cricotireóidea* possibilita que a cartilagem tireóidea se movimente para a frente e incline-se para baixo. Como os ligamentos vocais passam entre a parte posterior do ângulo da tireoide e as cartilagens aritenóideas se assentam na lâmina da cartilagem cricóidea, o movimento para frente e a rotação para baixo da cartilagem tireóidea na cartilagem cricóidea alongam e tensionam os ligamentos vocais.

A *articulação cricoaritenóidea* faz-se entre as faces superolaterais da cartilagem cricóidea e as bases das cartilagens aritenóideas (ver Figura 14.6). Essa articulação possibilita que as cartilagens aritenóideas possam deslizar em um movimento rotacional. Assim, permite que seus processos vocais façam um movimento de giro em torno de um pivô, aproximando ou afastando as cartilagens aritenóideas da linha mediana. Estes movimentos promovem a abdução e a adução dos ligamentos vocais.

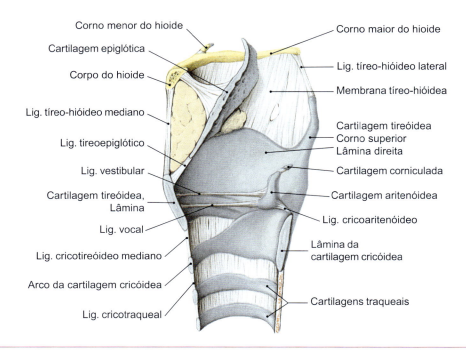

Figura 14.6 Cartilagens e ligamentos da laringe (vista interna).

Cavidade da laringe

A *cavidade da laringe* tem a forma de um tubo e é revestida por mucosa. Inicia-se no *ádito da laringe*, que se abre para a faringe e termina no nível da *margem inferior da cartilagem cricóidea*, onde se continua com a traqueia. Na cavidade da laringe, destacam-se as pregas na mucosa, as *pregas vestibulares* e as *pregas vocais* (popularmente denominadas *cordas vocais*).

A laringe pode ser subdividida em três regiões: o *vestíbulo da laringe*, a *glote* e a *região infraglótica* (Figura 14.7). O *vestíbulo da laringe* é a cavidade superior, que se inicia a partir do ádito da laringe e se estende até a glote.

A *glote* é a região da laringe que compreende a região ocupada pelas pregas vestibulares e as pregas vocais. As *pregas vestibulares* (falsas pregas vocais) são dois pares de pregas horizontais, que têm função protetora. As *pregas vocais* controlam a produção do som e contêm um ligamento vocal e o músculo vocal. O *ventrículo da laringe* é o recesso entre a prega vestibular acima e a vocal abaixo (na parede lateral da glote). O espaço mediano entre as pregas vocais de cada lado, que possibilita a passagem do ar, constitui a *rima da glote*. A rima da glote pode ser aduzida ou abduzida pelo movimento das cartilagens aritenoides e membranas fibroelásticas associadas, na respiração e na produção dos sons. A *região infraglótica* estende-se das pregas vocais até a margem inferior da cartilagem cricóidea, onde tem início a *traqueia*.

Rima da glote

A rima da glote é uma constrição significativa na laringe. Tal constrição possibilita a produção de sons e funciona como proteção contra possíveis objetos/alimentos que tenham entrado inadvertidamente na laringe e possam se deslocar para a traqueia. Contudo, essa constrição também pode causar significativos problemas quando um objeto fica preso na glote, podendo causar asfixia e até levar à morte em casos graves, quando a via respiratória é totalmente obstruída.

Movimentos da laringe e vocalização

A laringe movimenta-se por meio da ação dos músculos supra e infra-hióideos, mas seus músculos intrínsecos são os responsáveis pela posição, pelo comprimento e pela tensão das pregas vocais para a produção dos diversos sons.

Na *respiração tranquila*, o ádito da laringe, o vestíbulo e a rima da glote ficam abertos. As cartilagens aritenóideas são abduzidas, e a rima tem a forma triangular, o que possibilita a passagem do ar.

Na *fonação*, as cartilagens aritenóideas e as pregas vocais são aduzidas, e o ar é forçado por meio da rima da glote fechada. A *vocalização* é um processo que inclui a expiração do ar dos pulmões, a vibração do ar (*fonação*) contra as pregas vocais, o grau de tensão e posição das pregas e a *ressonância* nas cavidades nasal, oral, laríngea, faríngea e seios paranasais.

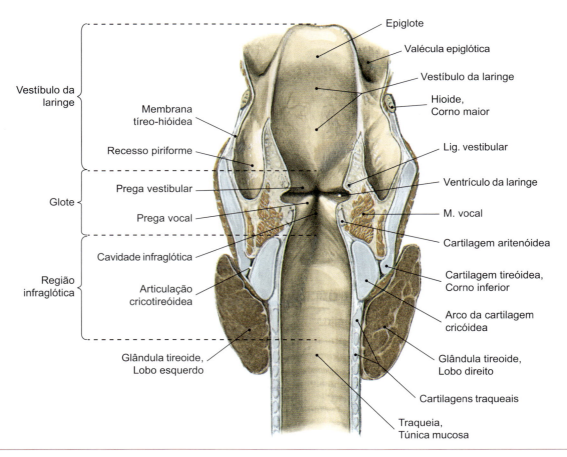

Figura 14.7 Cavidade da laringe. Vista posterior após incisão de sua parede posterior, afastada lateralmente para evidenciar as estruturas da cavidade da laringe.

O fechamento da laringe com esforço ocorre quando o ar é retido na cavidade torácica, como nos mecanismos de aumento da pressão intra-abdominal. Nestes casos, a rima da glote é completamente fechada.

Na *deglutição*, a rima da glote está fechada, e o ádito da laringe estreita-se. Toda a laringe eleva-se, de maneira que a epiglote se dobra para baixo em direção às aritenoides, obliterando o ádito da laringe e impedindo a entrada de alimento nas vias respiratórias.

Músculos da laringe

A musculatura da laringe pode ser dividida em um grupo *extrínseco* e um grupo *intrínseco*. O grupo extrínseco move a laringe como um todo, sendo os *músculos supra-hióideos* elevadores e os *músculos infra-hióideos* (exceto o músculo tíreo-hióideo), abaixadores da laringe (Figura 14.8).

Os *músculos intrínsecos* são complexos, podendo ser classificados em um grupo adutor e, em outro, como dilatadores da laringe (Figura 14.9). Os músculos extrínsecos e intrínsecos da laringe estão descritos no Capítulo 5, *Músculos do Pescoço*.

Inervação

Inervação sensitiva

A sensibilidade da mucosa da parte superior da laringe até as pregas vocais é dada pelo *nervo laríngeo interno (X)*. A parte inferior é inervada pelo *nervo laríngeo recorrente (X)*.

Inervação motora

A inervação motora da musculatura intrínseca da laringe é dada pelo *nervo laríngeo externo (X)* e *nervo laríngeo recorrente (X)*.

Cricotireotomia e traqueostomia

Na obstrução aguda das vias respiratórias superiores, pode ser necessária a realização de um acesso emergencial à laringe ou à traqueia, procedimentos denominados, respectivamente, cricotireotomia e traqueostomia.

A *cricotireotomia* é um procedimento cirúrgico de emergência que possibilita o acesso à laringe, abaixo da glote. Ela consiste em uma incisão horizontal, que secciona o ligamento cricotireóideo, localizado entre as cartilagens cricóidea e tireóidea. Tal ligamento é facilmente palpável como uma depressão abaixo da cartilagem tireóidea, na linha mediana do pescoço. Esse procedimento é de fácil execução, pois não existem estruturas importantes da pele até a laringe. Possibilita obter acesso rápido à via respiratória, sobretudo em casos de obstrução da glote, e quando não é possível realizar uma intubação endotraqueal de rotina.

A *traqueostomia* é um procedimento cirúrgico bem mais complexo, que consiste na abertura de um ou dois anéis da traqueia, geralmente o 3º e o 4º (Figura 14.10). Ela costuma ser feita de maneira eletiva, depois de se obter algum outro tipo de via respiratória de emergência (intubação endotraqueal ou uma cricotireotomia). A traqueostomia consiste na realização de uma incisão horizontal (mais estética) ou vertical acima do esterno, na pele e tela subcutânea. A partir daí, as incisões são verticais, nas lâminas de revestimento e na lâmina pré-traqueal da fáscia cervical, até alcançar a traqueia. Tal região apresenta várias estruturas nobres, como cúpulas pleurais, veia jugular interna, veias tireóideas (inferiores e ima), artéria carótida comum e nervo vago, além do istmo da glândula tireoide. Assim, é um procedimento complexo, que dura de 10 a 30 minutos e que deve ser executado por profissional médico qualificado. Após a realização de um dos procedimentos, coloca-se uma cânula ou um tubo endotraqueal no orifício aberto, a fim de possibilitar ventilação adequada do paciente.

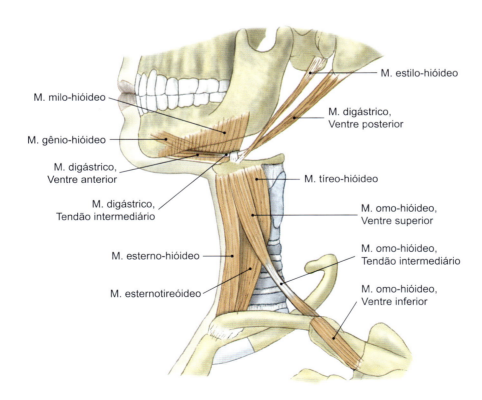

Figura 14.8 Músculos extrínsecos da laringe (supra e infra-hióideos).

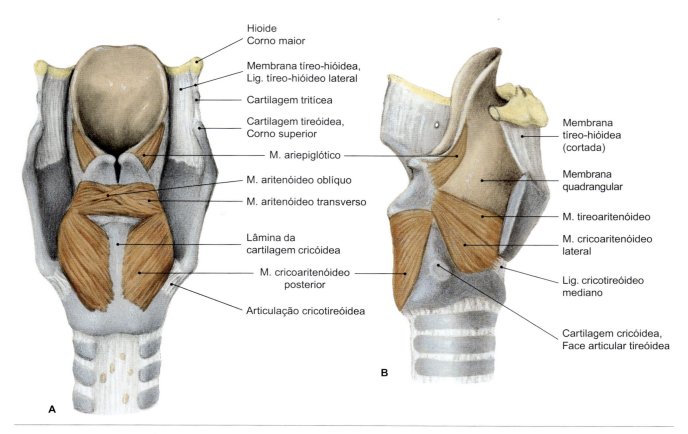

Figura 14.9 Músculos intrínsecos da laringe: vista posterior (A) e vista lateral (B).

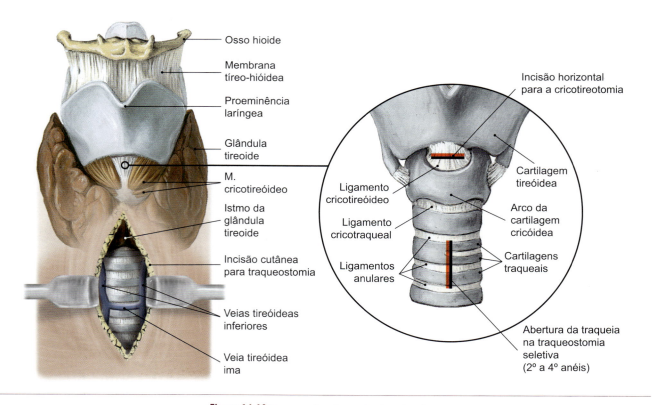

Figura 14.10 Traqueostomia e cricotireotomia.

PARTE 2

Anatomia Dental

Capítulo 15   Introdução à Anatomia Dental Humana, *231*
Capítulo 16   Morfologia Geral dos Dentes Permanentes, *243*
Capítulo 17   Grupo dos Incisivos, *257*
Capítulo 18   Grupo dos Caninos, *266*
Capítulo 19   Grupo dos Pré-Molares, *272*
Capítulo 20   Grupo dos Molares, *283*
Capítulo 21   Dentição Decídua, *297*
Capítulo 22   Anatomia da Cavidade Pulpar, *314*

Introdução à Anatomia Dental Humana

Vanessa Goulart Sampaio Reher • Peter Reher

Introdução

Anatomia dental é a parte da anatomia humana que estuda a morfologia, a função, a identificação e a organização dos dentes. Os dentes fazem parte de um sistema complexo, cujas funções sensitivas e motoras contemplam a mastigação, a deglutição, a respiração e a fonética, entre outras (Figura 15.1). Este sistema é denominado *sistema estomatognático*, e dele fazem parte as seguintes estruturas anatômicas:

- Ossos da face e crânio, sobretudo maxila e mandíbula
- Dentes e periodonto de inserção e proteção
- Glândulas salivares maiores e menores
- Articulações (suturas, sincondroses, ATM)
- Músculos (dérmicos, da mastigação, da língua, cervicais)
- Vasos sanguíneos e linfáticos associados
- Sistema nervoso (fibras proprioceptivas, exteroceptivas e motoras).

A maioria dos procedimentos realizados pelo cirurgião-dentista abrange todo o sistema estomatognático e pode interferir nele. Tal sistema é discutido no Capítulo 3, *Junturas do Crânio e Articulação Temporomandibular*, e seu conhecimento é de fundamental importância, devendo-se sempre procurar inter-relacionar seus componentes.

Alguns autores consideram como objeto de estudo da anatomia dental o chamado *órgão dentário*, constituído pelo dente e pelo periodonto (de inserção e de proteção). Este livro abordará os caracteres anatomofuncionais do dente, sugerindo-se, para um estudo mais detalhado do periodonto, o uso de textos complementares sobre Histologia Dental e Periodontia.

Conceito

Os dentes humanos podem ser definidos como órgãos mineralizados, duros, resistentes, branco-amarelados, que estão implantados nos processos alveolares da maxila e da mandíbula por meio do ligamento periodontal. Eles estão dispostos regularmente, uns ao lado dos outros, na cavidade bucal, formando os *arcos dentais superior e inferior* (Figura 15.2). Vale ressaltar que o dente é considerado histologicamente como um órgão, pelo fato de ele ser constituído por tecidos diferentes.

Classificação

Na classificação do sistema dental, o ser humano é definido como *plexodonte*, *heterodonte* e *difiodonte*.

Haplodontia e plexodontia

Os animais que apresentam dentes extremamente simples do ponto de vista morfológico são considerados *haplodontes*.

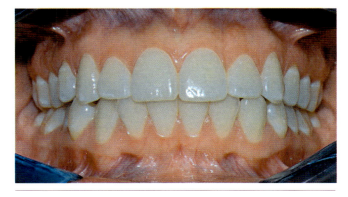

Figura 15.1 Apresentação dos arcos dentais em oclusão.

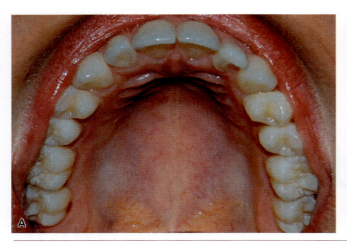
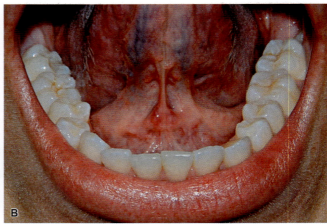

Figura 15.2 Arcos dentais em vista oclusal: superior (**A**) e inferior (**B**).

Cada dente destes animais pode ser comparado com dois cones unidos por suas bases. São exemplos os dentes de peixes e répteis.

Conforme o animal evolui, ele apresenta dentes cada vez mais complexos morfologicamente, fato que caracteriza a *plexodontia*. Tais dentes podem derivar de dentes mais simples, apresentando achatamentos, alongamentos, curvaturas, torções, proliferações ou, até mesmo, concrescência (união) de dois ou mais dentes.

Homodontia e heterodontia

A *homodontia* é a falta de diferenciação morfológica entre os dentes de um mesmo animal. Os dentes de tais animais são utilizados apenas para reter os alimentos na cavidade bucal, apresentando uma função mastigatória imperfeita. Como exemplos, temos os dentes de baleias e golfinhos.

A *heterodontia* é a diferenciação morfológica entre dentes, o que possibilita a execução de funções diferentes para cada dente ou grupo de dentes. Ela propicia a classificação dos dentes em grupos, como: incisivos, caninos, pré-molares e molares. O ser humano é um bom exemplo de animal heterodonte, apresentando diferenciação morfológica clara entre os grupos de dentes.

Difiodonte

O ser humano é um animal *difiodonte*. Ou seja, tem duas gerações de dentes em épocas sucessivas. Existem animais *monofiodontes*, com apenas uma geração, e animais *polifiodontes*, que apresentam várias gerações de dentes, recebendo cada geração de dentes o nome de dentição. As dentições do ser humano são denominadas *dentição decídua* e *dentição permanente*.

Funções

A função dos dentes está diretamente relacionada com sua morfologia e é geralmente discutida em termos do tipo de alimento consumido, dos movimentos mandibulares e da proteção e da estimulação do periodonto. Apesar de a principal função dos dentes ser preparar o alimento para a deglutição e facilitar a digestão, também é reconhecido que eles são fundamentais para a dicção e a estética. As funções exercidas pelos dentes podem ser divididas em uma *função ativa* e diversas *funções passivas*.

Função ativa

A *mastigação* é a função ativa executada pelos dentes e consiste no preparo mecânico dos alimentos sólidos, a fim de reduzi-los a partículas que possam ser deglutidas. Entretanto, a mastigação não é uma função exclusiva dos dentes. Também participam ativamente deste processo as glândulas salivares, a musculatura da mastigação, os lábios, as bochechas e a língua, entre outros.

Como citado, a forma dos dentes está intrinsecamente relacionada com a função deles. Cada grupo de dentes executa funções específicas no processo da mastigação, como a *preensão*, a *incisão*, a *dilaceração* e a *trituração*.

A *preensão* dos alimentos pode ser considerada um ato preliminar à mastigação e consiste em apreender os alimentos a fim de introduzi-los mais posteriormente na cavidade bucal. Este ato é realizado pelos *incisivos* que atuam junto com os *lábios*.

A *incisão* dos alimentos é o ato de cortá-los em fragmentos menores. Por estarem localizados anteriormente na cavidade bucal e devido à sua margem cortante, o grupo dos incisivos é o ideal para a realização desta função. Sua ação pode ser comparada analogamente com as partes ativas de uma tesoura.

Dilaceração é o ato de rasgar e reduzir o alimento a partículas menores. Tal função é primordialmente executada pelos *caninos* que apresentam uma forma bastante volumosa e uma margem pontiaguda, semelhante a uma lança.

A *trituração* é o ato de moer os alimentos, reduzindo-os a partículas que, aglomeradas e umedecidas pela saliva, irão formar o *bolo alimentar*. A função é executada pelos dentes posteriores: os pré-molares, que apresentam uma anatomia mais simples, e os molares, com uma anatomia mais complexa. Para exercer tal função, estes dentes apresentam superfícies detalhadas pela presença de elevações e sulcos, em vez de margens cortantes. Quanto mais posteriormente situados os dentes, menores serão as partículas resultantes do processo de trituração. Para suportar e dividir as grandes forças a que estão sujeitos, tais dentes costumam apresentar mais de uma raiz.

Funções passivas

Os dentes apresentam várias funções passivas não relacionadas diretamente com a mastigação, como a *estética*, a *proteção* e a *sustentação de tecidos moles relacionados*, a *fonação* e a *oclusão*. Os dentes têm indiscutível papel na *estética* facial do indivíduo, sendo relevantes cor, disposição, formato, tamanho, estado de conservação etc. Ausência de dentes e diversas maloclusões podem causar significantes alterações em toda a face e esqueleto facial, além de poder afetar psicologicamente o indivíduo.

A posição e a *sustentação* de lábios, bochechas e língua relacionam-se diretamente com a presença dos dentes. Basta observarmos indivíduos edêntulos, nos quais os lábios e as bochechas tornam-se flácidos. Também convém ressaltar o papel de *proteção* à gengiva contra as intensas forças mastigatórias, ficando ela resguardada de dilacerações e esmagamentos pelas partículas alimentares contra elas comprimidas durante a mastigação.

A cavidade bucal e os dentes participam ativamente da *fonação*, modificando os sons emitidos pela laringe e atuando, junto com a faringe, a cavidade nasal e os seios paranasais, como uma caixa de ressonância. Os dentes auxiliam na caracterização de determinadas consoantes, sobretudo os dentes do grupo dos incisivos. Podem-se citar como exemplo as consoantes linguodentais (D, T) e as labiodentais (V, F).

Os dentes também têm papel fundamental no estudo anatomofisiológico da *oclusão* dental. Por se tratar de um assunto vasto e complexo, o tópico oclusão será abordado no Capítulo 23, *Princípios de Oclusão*.

Dentições

O ser humano, como já citado, é um animal difiodonte, ou seja, apresenta duas dentições. As dentições humanas são a *dentição decídua* (primeira dentição, dentição temporária, caduca ou de leite) e a *dentição permanente*. O período de transição entre uma dentição e a outra é conhecido como período da *dentição mista*.

Dentição decídua

A dentição decídua surge em torno dos 6 meses de idade e completa-se na faixa dos 2 anos e meio, seguindo um cronograma de erupção relativamente constante (ver Capítulo 21, *Dentição Decídua*). Sendo uma dentição temporária, ela permanece na cavidade bucal até ser substituída gradativamente pelos dentes permanentes.

A dentição decídua humana apresenta um total de 20 dentes, sendo 10 no arco superior e 10 no inferior. Em cada hemiarco, existem 2 incisivos (central e lateral), 1 canino e 2 molares (primeiro e segundo) (Figura 15.3).

Geralmente, a criança recém-nascida não apresenta dentes erupcionados, porém estes já estarão quase totalmente formados. Isso porque a formação dos dentes decíduos inicia-se por volta da sexta semana de vida intrauterina, sendo que, em média, cada dente decíduo leva 10 meses para completar sua calcificação.

O termo "dente de leite", utilizado popularmente, aplica-se devido à coloração típica dos decíduos. Eles se apresentam mais esbranquiçados do que os dentes que os sucedem, pois têm mineralização mais reduzida.

Dentição permanente

Apesar de o desenvolvimento dos dentes permanentes começar a ocorrer por volta dos 4 meses de vida intrauterina, a dentição permanente inicia-se somente em torno dos 5 a 7 anos. Em geral, completa-se em torno dos 18 aos 21 anos de idade. Ela é composta por 32 dentes, sendo 16 no arco superior e 16 no inferior. Em cada hemiarco, existem 2 incisivos, 1 canino, 2 pré-molares e 3 molares (Figura 15.4).

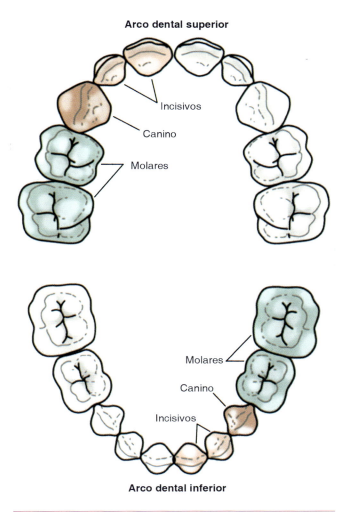

Figura 15.3 Arcos dentais na dentição decídua. Adaptada de Bath-Balogh; Fehrenbach, 2011.

Deve-se salientar que os dentes decíduos são substituídos por incisivos, caninos e pré-molares permanentes. Os molares permanentes não substituem nenhum dente, sendo chamados de dentes *monofisários*.

Período da dentição mista

O termo "dentição mista" é empregado para se referir ao período no qual, ao mesmo tempo, existem dentes decíduos e dentes permanentes na cavidade bucal. Tal período inicia-se em torno dos 6 anos, após a erupção do primeiro molar permanente, e termina por volta dos 11 anos de idade.

 Erupção dos primeiros molares permanentes

Em geral, os primeiros molares permanentes erupcionam entre os 6 e os 8 anos de idade, marcando o início da dentição mista, o que pode ocorrer também antes da esfoliação dos primeiros dentes decíduos. Infelizmente, alguns pais acreditam que os primeiros molares sejam, ainda, um dente decíduo, e que uma cárie nestes não é tão significativa, pois ele será substituído por outro dente. Tal fato, associado ainda à dieta cariogênica típica da idade, faz com que os primeiros molares sejam, em geral, os primeiros permanentes a serem afetados por cárie, e alguns dos dentes mais precocemente extraídos.

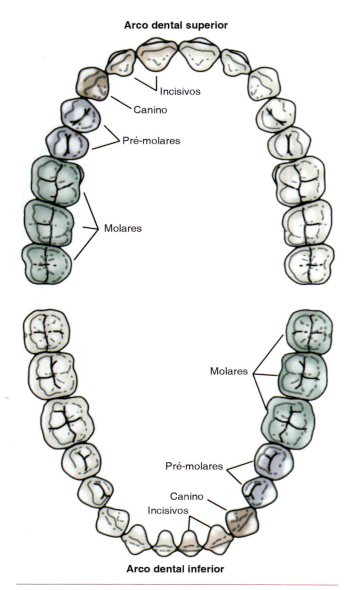

Figura 15.4 Arcos dentais na dentição permanente. Adaptada de Bath-Balogh; Fehrenbach, 2011.

Esta é uma fase de profundas mudanças no sistema estomatognático, que se prepara para morfologia e função mais definitivas. Observa-se uma série de alterações, entre elas surtos de crescimento nos ossos da face e a definição de novas posturas mandibulares.

Outras dentições

Existem casos de uma terceira geração de dentes (*poliodontia*) e de ausência de alguns dentes (*anodontia* ou *agenesia dental*). Tais assuntos serão abordados em disciplinas como Patologia Bucal e Semiologia.

Divisão anatomodescritiva

Anatomicamente, o dente pode ser dividido em três partes: *coroa*, *raiz* e *colo* (Figura 15.5). Cada uma delas apresenta características próprias, descritas genericamente a seguir, e sendo vistas com mais detalhes nos próximos capítulos.

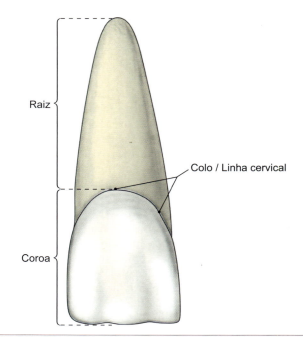

Figura 15.5 Divisão anatomodescritiva do dente. Adaptada de Bath-Balogh; Fehrenbach, 2011.

Coroa

A coroa dental é a parte do dente geralmente visível na cavidade bucal, estando inteiramente recoberta pelo esmalte. Apresenta uma coloração esbranquiçada e brilhante. As coroas dos dentes humanos são extremamente variáveis no que diz respeito à forma e à função, o que possibilita distinguir com facilidade umas das outras. De modo geral, as coroas representam 1/3 do comprimento total de um dente.

Os dentes anteriores (grupos dos incisivos e caninos) apresentam uma coroa com forma, em geral, pentaédrica. Já os dentes posteriores (grupos dos pré-molares e molares) têm uma coroa com forma cuboide.

Raiz

A raiz dental é a parte do dente que fica implantada nos alvéolos da maxila e da mandíbula, sendo, portanto, em geral, não visível na cavidade bucal. Ela é revestida pelo cemento, o que lhe confere uma coloração amarelada e uma textura mais rugosa. De maneira geral, a raiz representa 2/3 do comprimento total do dente. A raiz dos dentes fixa-se aos alvéolos dentários por meio do *ligamento periodontal*, uma articulação classificada morfologicamente como *gonfose*: articulação por inserção de uma saliência cônica em uma cavidade. Essa articulação praticamente não possibilita movimentos, amortecendo os impactos da mastigação e garantindo a integridade do sistema estomatognático.

Colo

O colo dental é a parte do dente que se localiza entre a coroa e a raiz do dente. No dente isolado, ele é perfeitamente visível e representado por um estrangulamento entre a coroa e a raiz, marcado por uma linha sinuosa entre o esmalte e o cemento, chamada de *linha cervical*.

Divisão histoestrutural

O dente também pode ser dividido histologicamente, tomando como parâmetro os tecidos que o constituem (Figura 15.6). O *esmalte*, a *dentina* e o *cemento* são os tecidos duros que constituem a estrutura calcificada do dente. No interior desta estrutura, temos a presença da *polpa*, tecido mole responsável pela vascularização e pela inervação do dente. O dente fixa-se a seu alvéolo pelo ligamento periodontal, que lhe fornece suporte mecânico, e também contribui para sua vascularização e sua inervação.

Segue-se apenas uma descrição sumária desses tecidos, visto que eles são estudados mais detalhadamente na disciplina de Histologia Dental.

Esmalte

O esmalte reveste a dentina coronária e é o tecido mais mineralizado e duro do corpo humano. Sua constituição é de, aproximadamente, 96% de matéria inorgânica, 1% de matéria orgânica e 3% de água. Cerca de 90 a 95% do componente inorgânico consiste em *hidroxiapatita*, que é a forma cristalizada do fosfato de cálcio. Outros minerais, como magnésio, potássio, sódio e flúor, também estão presentes, mas em menor quantidade. A parte orgânica do esmalte é constituída, sobretudo, de proteínas, e tanto sua quantidade quanto a quantidade de água, presentes na constituição do esmalte, diminuem com a maturação dele.

O esmalte tem *origem ectodérmica*, e sua unidade morfológica básica é o *prisma do esmalte*, um agrupamento compacto de hidroxiapatita. Os prismas de esmalte são formados em incrementos por uma célula específica chamada *ameloblasto* e unidos entre si por uma *substância interprismática*. A maioria dos prismas estende-se da junção amelodentinária até a camada mais externa do esmalte. Consequentemente, são orientados de forma perpendicular a eles. É importante ressaltar que o esmalte não apresenta capacidade regenerativa, pois o ameloblasto perde sua habilidade funcional quando a formação da coroa do dente é completada.

Por ser extremamente duro e resistente ao desgaste, o esmalte torna possível a mastigação de vários alimentos e o contato dos dentes superiores com os inferiores (ato de ocluir) inúmeras vezes ao dia. No entanto, por ser constituído por uma parte orgânica mínima, ele é um tecido friável e apresenta enorme fragilidade se não contar com a sustentação e o suporte elástico (resiliência) da dentina.

Devido à sua semitranslucidez, o esmalte deixa transparecer a cor amarelada da dentina, apresentando, portanto, uma tonalidade branco-amarelada que é a cor característica das coroas dos dentes. A espessura do esmalte é variável, influenciando também a cor da coroa. Próximo ao colo, há menos esmalte, tornando a coroa mais amarelada. Próximo à face oclusal, ele é mais espesso, sem a interposição da dentina, o que torna sua cor mais branco-acinzentada.

Hipocalcificação do esmalte

É um defeito dentário hereditário em que o esmalte dos dentes se mostra menos calcificado e mais macio que o esmalte normal, mas apresentando o mesmo volume. Essa condição é causada pela maturação defeituosa dos ameloblastos (defeito na mineralização da matriz formada). O esmalte apresenta uma consistência mais calcária, as superfícies desgastam-se rapidamente e uma mancha amarelo-amarronzada aparece quando a dentina subjacente é exposta. A condição afeta tanto os dentes decíduos quanto os permanentes.

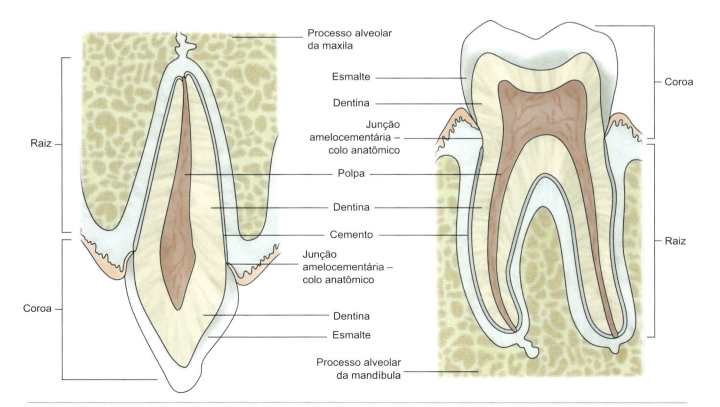

Figura 15.6 Divisão histoestrutural do dente. Adaptada de Bath-Balogh; Fehrenbach, 2011.

Hipoplasia do esmalte

Trata-se de um defeito de desenvolvimento dentário em que o esmalte dos dentes apresenta mineralização e dureza normais, porém é mais delgado e deficiente em volume. Essa condição é causada pela formação defeituosa da matriz do esmalte e pela deficiência na substância interprismática. Pacientes com hipoplasia de esmalte apresentam falta de contato entre os dentes, fratura das superfícies oclusais e mancha amarelada que aparece onde a dentina está exposta. A condição, que afeta os dentes decíduos e permanentes, pode ter origem genética ou ser causada por fatores ambientais, como deficiência de vitaminas, fluorose ou distúrbios metabólicos durante o período pré-natal.

Dentina

A dentina é formada por um tecido conjuntivo mineralizado, que constitui a parte mais volumosa da estrutura do dente. Ela forma a estrutura dentária interna, compondo de modo contínuo a coroa, o colo e a raiz do dente. Na região da coroa, ela é revestida externamente pelo esmalte e, na região da raiz, pelo cemento.

A dentina é composta, aproximadamente, de 70% de matéria inorgânica (sobretudo hidroxiapatita), 20% de matéria orgânica (principalmente fibras colágenas tipo I) e 10% de água. Devido à sua composição, a dentina é mais macia que o esmalte, porém mais dura que o osso. Ela é flexível e tem um módulo de elasticidade relativamente baixo, apresentando maior resiliência (elasticidade) quando comparada com o esmalte. Em seu interior, localiza-se uma cavidade, a *cavidade pulpar*, que aloja a *polpa*. A cavidade pulpar copia a morfologia externa do dente, sendo dividida em uma *câmara pulpar* (ou câmara coronária) e em um ou mais *canais radiculares*. A câmara pulpar localiza-se na coroa e o(s) canal(is) radicular(es), na raiz.

A dentina e a polpa originam-se da *papila dentária*. Durante o processo de formação da dentina, células da periferia da papila dentária diferenciam-se em células responsáveis pela formação da dentina, os *odontoblastos*. O restante da papila dentária constituirá a polpa no dente formado. Funcionalmente, a polpa e a dentina formam o *complexo dentina-polpa*.

Estruturalmente, nota-se que a dentina não é um tecido uniforme e difere de região em região. A dentina tem uma série de microtúbulos, os *túbulos dentinários*, que são preenchidos em parte pelos *prolongamentos citoplasmáticos dos odontoblastos* também denominados de *fibras de Tomes*. A dentina que cria a parede dos túbulos dentinários é chamada de *dentina peritubular*, sendo altamente mineralizada. A dentina encontrada entre os túbulos dentinários é chamada de *dentina intertubular*, sendo um pouco menos mineralizada que a peritubular.

Cemento

O cemento consiste no tecido duro que reveste a dentina radicular. Embora muitas vezes seja considerado como parte do dente, o cemento não é uma estrutura dentária, mas parte do *periodonto de sustentação*, junto com as fibras do *ligamento periodontal* e o *osso alveolar* das paredes do alvéolo. Ele se desenvolve a partir do *folículo dentário* e é formado pelas células ectomesenquimais, que se diferenciam em cementoblastos e fibroblastos que irão sintetizar e secretar a matriz orgânica que compõe o cemento. A mineralização do cemento ocorre pela deposição de fosfato de cálcio na forma de hidroxiapatita.

O cemento difere histologicamente dos outros tecidos dentais, apresentando características próprias que propiciam a fixação das fibras do ligamento periodontal (*fibras de Sharpey*). Em comparação com a dentina, o cemento é mais macio e sua cor, de um amarelado mais claro. Entre as partes do dente, o cemento é a que tem a composição histológica mais próxima da do tecido ósseo, porém ele não apresenta o *sistema haversiano*, não é inervado e apresenta-se avascular. A composição do cemento maduro é de 45 a 50% de material mineralizado inorgânico (hidróxido de cálcio) e 50% de material orgânico (colágeno, proteínas não colagenosas).

Histologicamente, existem dois tipos de cemento, o *acelular* e o *celular*. O *cemento acelular*, também chamado de *cemento primário*, é formado pelas primeiras camadas de cemento depositadas na junção dentinocementária. Ele é formado mais lentamente do que o cemento celular, sendo mais comum nos 2/3 coronais das raízes dentárias e mais fino na região da junção amelocementária.

O *cemento celular*, ou *cemento secundário*, é formado pelas camadas externas de cemento que cobrem o cemento acelular. Ele é formado mais rapidamente e mais espesso do que o cemento acelular. Contém *cementoblastos* e costuma ser encontrado no terço apical das raízes dos dentes. O cemento celular é mais espesso, para compensar o desgaste oclusal e incisal e a erupção passiva dos dentes.

Odontogênese

A odontogênese, ou desenvolvimento dentário, é um processo contínuo que se inicia durante a sexta e a sétima semanas de desenvolvimento embrionário. Nesta fase, o epitélio oral (ectoderma) fica mais espesso ao longo dos futuros arcos dentários para formar a lâmina dentária.

Em torno da oitava semana de desenvolvimento embrionário, inicia-se a fase do *broto dentário*, quando a crista neural induz o desenvolvimento de 10 brotos na lâmina dentária superior e na inferior. O mesênquima também sofre proliferação, todavia se mantém uma membrana basal entre o broto e o mesênquima em crescimento. Cada broto da lâmina dentária, junto com o mesênquima circundante, origina um *germe dentário* e os tecidos de suporte a ele associados.

Durante a nona e a décima semanas de desenvolvimento embrionário, o broto do dente diferencia-se em um *órgão de esmalte* em forma de capuz, que se estende da lâmina dental. Durante essa fase (*estágio de capuz*), um crescimento desigual de células epiteliais cresce para formar uma concavidade em torno do mesênquima, formando a *papila dentária*. Outras células mesenquimais circundam o órgão do esmalte, formando o *saco dentário*. Ao final do estágio de capuz, o germe dentário está completo e consiste em:

- Órgão do esmalte: formado pelo epitélio oral e pelo derivado do ectoderma. Tem quatro camadas celulares distintas: epitélio externo do órgão do esmalte, epitélio interno do órgão do esmalte, estrato intermediário e retículo estrelado. O órgão de esmalte dará origem ao esmalte e formará a bainha de Hertwig
- Saco dentário: envolve o desenvolvimento do germe dentário e dará origem ao cemento, ao ligamento periodontal e ao osso alveolar
- Papila dentária: dará origem à dentina e à polpa dentária. As camadas externas de células da papila dentária diferenciam-se nos odontoblastos (células formadoras de dentina). Tanto a papila dentária quanto o saco dental são formados a partir da crista neural.

Em torno da 11ª e da 12ª semana do desenvolvimento embrionário, ocorre o *estágio de campânula*, caracterizado por proliferação, morfogênese e diferenciação celular em ameloblastos, odontoblastos, cementoblastos e fibroblastos.

Polpa

A polpa constitui o tecido mole do dente e aloja-se no interior da cavidade pulpar. Anatomicamente, a polpa está dividida em *polpa coronária* e *polpa radicular*, o que corresponde à coroa e à raiz anatômica. Ela é formada pelas células centrais da *papila dentária* e composta por um tecido embrionário fundamental de natureza conjuntiva, sendo ricamente vascularizada e inervada e apresentando grande sensibilidade. Apresenta os componentes típicos de um tecido conjuntivo frouxo, como substância intercelular, linfócitos, eosinófilos, fibras e células. Entre as células, destacam-se os *odontoblastos*, localizados perto da superfície interna da dentina. Eles são as células que formam a dentina.

Além de ser responsável pela *formação da dentina*, a polpa também apresenta *função nutriente* para os tecidos mineralizados adjacentes. Tem ainda *função de proteção*, formando dentina terciária em resposta a injúrias locais. Finalmente, a polpa apresenta importantes *funções sensoriais*, respondendo em forma de dor a estímulos extremos, como calor, frio e pressão, que podem danificar a polpa e a dentina.

Cor dos dentes

No estudo da cor dos dentes, referimo-nos, sobretudo, ao estudo da cor da *coroa*, visto que a raiz apresenta uma coloração relativamente constante, amarelada, devido ao cemento. A coroa apresenta uma coloração bastante variável, desde um branco-amarelado até um branco-acinzentado, passando por vários matizes intermediários. Os dentes decíduos apresentam uma coloração mais clara, esbranquiçada ou branco-azulada.

O *esmalte* apresenta-se esbranquiçado e translúcido. Ele auxilia na caracterização da cor, o que possibilita, porém, transparecer a coloração da dentina.

Por sua vez, a *dentina* consiste na principal responsável pela coloração do dente, já que o esmalte é muito translúcido. Ela apresenta uma cor predominantemente amarelada, que pode ser mais clara ou escura em função de sua espessura e/ou de sua mineralização.

A *polpa* pode contribuir, ainda que em grau muito reduzido, para o mecanismo da cor. A dentina apresenta uma ligeira translucidez, de modo que, nos dentes onde ela é muito delgada, a polpa pode influir na cor da coroa, como nos dentes decíduos.

Aspectos que influenciam a variabilidade da cor dos dentes

Mineralização. Quanto mais mineralizado um dente, mais escuro ele será. Este é, sem dúvida, um fator diretamente responsável pela coloração dos dentes. Como exemplo, podemos citar os dentes decíduos, os quais apresentam menor deposição de sais calcários do que os dentes permanentes, sendo, portanto, bem mais claros.

Região do dente. Na região do colo, há menor espessura de esmalte e maior espessura de dentina, o que torna esta região mais escura e amarelada. Na região das margens incisais e pontas de cúspides, não ocorre interposição de dentina. O esmalte dobra-se sobre ele mesmo, apresentando translucidez e coloração branco-azulada. Entre a margem incisal e o colo, observam-se vários matizes intermediários, dependendo de qual tecido, dentina ou esmalte, está mais espesso.

Tipo de dente. Cada grupo dental apresenta diferenças de coloração, relacionadas, sobretudo, com a espessura da estrutura interna de dentina do dente em questão. Assim, os *incisivos* tendem para uma cor branco-acinzentada, enquanto os *pré-molares* e *molares* se aproximam do branco-amarelado. Já os *caninos*, por apresentarem um grande volume de dentina, são os dentes que apresentam um tom branco-amarelado mais escuro.

Idade. Com a idade, os dentes tendem a apresentar uma coloração mais escura. Isto se explica por uma superposição de vários fatores, como a deposição contínua de dentina secundária; o estreitamento do lúmen dos túbulos dentinários; os desgastes do esmalte, que deixam transparecer mais a dentina; e os fatores físicos e químicos, como pigmentação por substâncias corantes, cigarro e fraturas de esmalte.

Fatores relacionados com a luz. A refração, a absorção e a difusão dos raios luminosos sobre a superfície da coroa modificam, substancialmente, sua tonalidade. Assim, superfícies lisas refletem mais a luz, tornando o dente mais brilhante. Superfícies rugosas significam superfícies opacas, com aspecto esbranquiçado. Conforme já observado, as diferenças de cor relacionam-se com a espessura do esmalte e da dentina. Assim, onde há menos esmalte, a luz atravessa-o mais facilmente, e ocorre reflexão na dentina, tornando a região mais amarelada. Onde existe apenas esmalte, a luz atravessa-o quase totalmente, havendo pouca reflexão. Portanto, a cor será mais branco-acinzentada.

Nomenclatura

Dentição permanente

Os dentes distinguem-se em *superiores* e *inferiores*, de acordo com o arco a que pertencem. Como os arcos são simétricos, torna-se necessário dividi-los em hemiarcos *direito* e *esquerdo*, a fim de distinguir os dentes homônimos.

Conforme visto, os dentes humanos podem ser reunidos em grupos distintos. Assim, no grupo dos incisivos, temos dois dentes em cada hemiarco: *incisivo central* (mais próximo da linha mediana) e *incisivo lateral*. No grupo dos caninos, temos apenas um dente, o *canino*. No grupo dos pré-molares, dois dentes: *primeiro pré-molar* e *segundo pré-molar*. Finalmente, no grupo dos molares, três dentes: *primeiro molar, segundo molar* e *terceiro molar* (Figura 15.7).

Desse modo, temos, no total, oito dentes em cada hemiarco. Como existem quatro hemiarcos, o total de dentes humanos (permanentes) é 32. Para localizá-los, é necessário também dizer, após o nome do dente, o arco a que pertencem e, por fim, o lado. São exemplos da completa identificação de um dente:

- Primeiro molar superior esquerdo
- Incisivo lateral inferior direito.

Dentição decídua

Com relação aos dentes decíduos, o processo é semelhante. Contudo, não existem pré-molares, nem o terceiro molar. Assim, cada hemiarco é composto de incisivo central, incisivo lateral, canino, primeiro molar e segundo molar (Figura 15.8).

Contudo, é necessário distinguir os decíduos dos permanentes, pois apresentam os mesmos nomes. Para haver tal distinção, após identificar o dente, deve-se acrescentar a palavra *decíduo*.

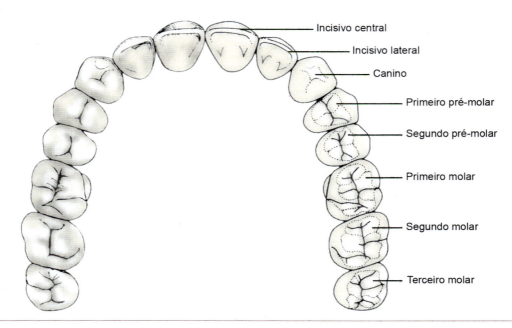

Figura 15.7 Nomenclatura da dentição permanente.

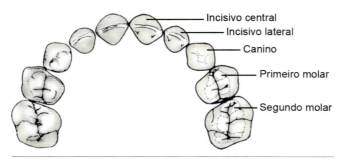

Figura 15.8 Nomenclatura da dentição decídua.

No entanto, para os dentes permanentes, não é necessário acrescentar a palavra *permanente*. Exemplificando:

- Primeiro molar superior esquerdo decíduo
- Canino inferior direito decíduo.

Sinonímia

Além da nomenclatura citada anteriormente, outras terminologias são utilizadas rotineiramente. Os grupos dos incisivos e caninos são conhecidos também como dos dentes *anteriores* (devido à posição anterior no arco dental) ou *labiais* (devido à relação com os lábios). Por conseguinte, os pré-molares e os molares formam o grupo dos *dentes posteriores* (pela posição posterior no arco dental) ou *jugais* (pela relação com as bochechas). O incisivo central é conhecido, também, como *incisivo medial*. Os pré-molares também são referidos, principalmente na literatura norte-americana, como bicuspidados (*bicuspids*). O primeiro molar é conhecido como *molar dos 6 anos*; o segundo, como *molar dos 12 anos*; e o terceiro, como *dente do siso (juízo)*, tendo em vista suas épocas de erupção.

Fórmula dental

Para se representarem os números e os tipos de dentes existentes em cada espécie animal, graficamente resumindo, utiliza-se a *fórmula dental*. Quando uma espécie apresentar duas dentições, é empregada uma fórmula para cada uma delas.

A fórmula dental mais comumente empregada é constituída de frações. Antes de cada fração, emprega-se a letra inicial do grupo de dentes que ela irá representar. Na dentição permanente, empregam-se maiúsculas e, na decídua, minúsculas. Em seguida, colocam-se o número de dentes existentes naquele grupo e o traço da fração que separa os arcos superior (numerador) do inferior (denominador).

Assim, a representação da dentição humana é feita da seguinte maneira:

- Dentição permanente:

$$I \frac{2}{2} \ C \frac{1}{1} \ Pm \frac{2}{2} \ M \frac{3}{3}$$

- Dentição decídua:

$$i \frac{2}{2} \ c \frac{1}{1} \ m \frac{2}{2}$$

Notação dental

Como o nome dos dentes é muito extenso, tornou-se necessária a criação de um sistema de notação próprio, para facilitar o preenchimento de fichas e formulários. Este sistema indica de maneira rápida e objetiva o dente específico e é conhecido como *notação dental*. Os dois sistemas de notação dental mais utilizados internacionalmente são a notação *gráfica (em barras)*, também chamado de *sistema de Palmer*, e a notação da *Fédération Dentaire Internationale (FDI)*, também conhecida como *sistema FDI*, e que é a mais utilizada atualmente.

Notação gráfica (barras) ou sistema de Palmer

Esta notação utiliza-se de duas barras, perpendiculares entre si. A *barra horizontal* representa o plano oclusal, separando os dentes superiores dos inferiores. A *barra vertical* representa o plano mediano, separando os dentes direitos dos esquerdos. Deve-se observar que a referência é o paciente em posição anatômica, ou seja, olhando para o profissional. Inicialmente, isso pode gerar certa confusão, pois os dentes do lado direito da barra são, na realidade, os do lado esquerdo do paciente.

Superior direito	Superior esquerdo
Inferior direito	Inferior esquerdo

Cada dente é numerado em ordem crescente a partir do plano mediano, utilizando-se números arábicos. Assim, os incisivos centrais recebem o número 1; os laterais, o número 2; e assim sucessivamente, até o número 8, que é o terceiro molar:

D 87654321 | 12345678 E
   87654321 | 12345678

Para representar cada dente isoladamente, basta desenhar os segmentos de barras e colocar o dente no quadrante desejado, como nos exemplos a seguir:

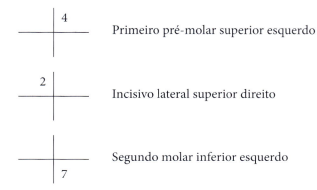

Como as barras ocupam muito espaço, representam-se apenas as barras adjacentes ao dente. Desse modo, quando a barra estiver acima do dente (ela representa o plano oclusal), ele pertence ao arco inferior, sendo o inverso verdadeiro. Quando ela está à direita do dente (no papel), o dente pertence ao arco direito, sendo o inverso verdadeiro (Figura 15.9). Assim:

⌊6   Primeiro molar superior esquerdo

3⌋   Canino inferior direito

⌈1   Incisivo central inferior esquerdo

5⌉   Segundo pré-molar superior direito

Regras para a dentição decídua

O mesmo sistema pode ser utilizado também para representar a dentição decídua. Para tanto, utiliza-se o mesmo esquema de barras, porém os dentes decíduos passam a ser identificados por letras, de A a E, para não serem confundidos com os dentes permanentes (Figura 15.10). Assim, temos:

D E D C B A | A B C D E E
   E D C B A | A B C D E

Ou, como no caso de dentes isolados:

E⌉   Segundo molar inferior esquerdo decíduo

B⌉   Incisivo lateral superior direito decíduo

Notação da FDI (computador)

A *notação gráfica* é muito prática quando utilizada manualmente, mas não tão eficiente quando se tem que desenhar barras com computadores. Isso levou a *Fédération Dentaire Internationale (FDI)* a desenvolver uma notação exclusivamente numérica, a *Notação da FDI*, que vem sendo amplamente utilizada internacionalmente.

Na Notação da FDI, os dentes são numerados da mesma maneira que na notação gráfica, ou seja, de 1 a 8. Contudo, para substituir as barras, criou-se um código que numera cada um dos quadrantes. Para tanto, convencionou-se que a numeração se daria em sentido horário, sendo o quadrante superior direito o de número 1, o quadrante superior esquerdo o de número 2, o quadrante inferior esquerdo o de número 3 e o quadrante inferior direito o de número 4.

Superior direito – 1	2 – Superior esquerdo
Inferior direito – 4	3 – Inferior esquerdo

Para se localizarem os dentes, utilizam-se *dois dígitos*. O primeiro representa o *quadrante* (numerado de 1 a 4); e o segundo, o *dente* (numerado de 1 a 8) (ver Figura 15.9). Exemplos:
25 – Segundo pré-molar superior esquerdo
36 – Primeiro molar inferior esquerdo
11 – Incisivo central superior direito.

Regras para a dentição decídua

No caso dos decíduos, não se empregam os números romanos como na notação gráfica, mas, sim, os números arábicos, de 1 a 5, para representar cada dente (ver Figura 15.10).

Para que os dentes possam ser distinguidos dos permanentes, o que altera é a numeração dos quadrantes. Estes passam a ser numerados de 5 a 8, seguindo os mesmos critérios dos permanentes. Ou seja:

Superior direito – 5	6 – Superior esquerdo
Inferior direito – 8	7 – Inferior esquerdo

Para representar individualmente os dentes, utiliza-se o mesmo esquema de dois dígitos. Exemplificando:
64 – Primeiro molar superior esquerdo decíduo
81 – Incisivo central inferior direito decíduo.

Notação americana

Na literatura norte-americana, identifica-se o uso de outro sistema de notação. Nele, os dentes são numerados sequencialmente, acompanhando a ordem dos quadrantes de 1 a 4. Assim, o dente 1 é o terceiro molar superior direito; e o 8, o incisivo central superior direito. Seguindo no quadrante 2, o dente 9 é o incisivo central esquerdo; e o 16, o terceiro molar. No quadrante 3, os dentes vão de 17 a 24 (incisivo inferior

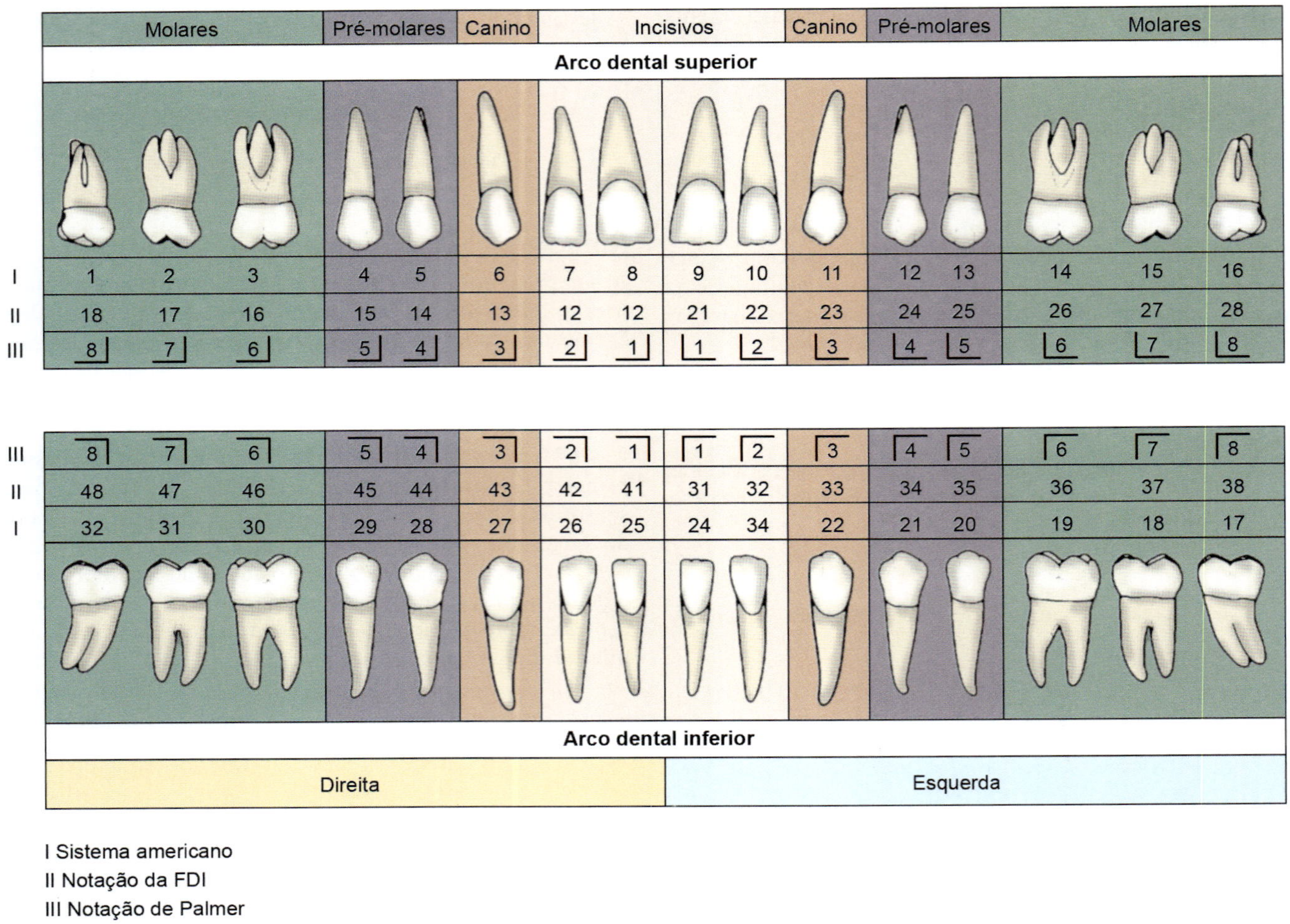

Figura 15.9 Notações utilizadas para representar os dentes permanentes. Adaptada de Bath-Balogh; Fehrenbach, 2011.

I Sistema americano
II Notação da FDI
III Notação de Palmer

esquerdo). Por fim, no quadrante 4, os dentes continuam de 25 a 32 (terceiro molar inferior direito) (ver Figura 15.9).

Regras para a dentição decídua

Para os dentes decíduos, a lógica é a mesma, seguindo os quadrantes de 1 a 4, mas usando letras. O segundo molar decíduo direito é o dente "A". Já o "J" é o do lado oposto. Os dentes inferiores vão de "K" até "T". Este sistema é mais confuso e está em desuso internacionalmente, sendo que a Notação da FDI é a mais popular (ver Figura 15.10).

Termos de posição e direção

Em anatomia dental, usa-se uma série de termos de posição e direção distintos, pois os termos anatômicos tradicionais não se aplicam bem em alguns casos, por exemplo:

- Existem dentes superiores e inferiores. A coroa dos inferiores localiza-se superiormente e a dos superiores, inferiormente. No entanto, funcional e descritivamente, trata-se da mesma estrutura. Assim, os termos *superior* e *inferior* são confusos e dúbios e não se aplicam em anatomia dental
- Os dentes dispõem-se na boca em forma de arco, com um giro de quase 90°, se compararmos o incisivo central com o terceiro molar. Dessa maneira, a face anterior do incisivo é homóloga à face lateral do molar. Do mesmo modo, a face medial do incisivo é homóloga à face anterior do molar. Portanto, os termos *anterior* e *posterior*, bem como *medial* e *lateral*, não se aplicam em anatomia dental.

Devido a esses fatores que dificultam a utilização da nômina anatômica tradicional, convencionou-se utilizar nomes que levem em consideração a posição do dente na cavidade bucal e com relação às estruturas desta. Criaram-se novos termos descritivos nos sentidos vertical e horizontal (Figura 15.11).

No sentido vertical

Quando se descreve a *coroa* de um dente, empregam-se os termos oclusal e cervical.

Oclusal (incisal). Refere-se à porção da coroa que se relaciona com o plano oclusal. No caso dos pré-molares e molares, existe uma *face oclusal*. No caso dos incisivos e caninos, há apenas uma *margem oclusal*, comumente chamada de *margem incisal*.

Cervical. Refere-se à porção da coroa que se continua com o colo e a raiz. Como existe a linha cervical no colo, permaneceu o termo, cervical.

Quando se descreve a *raiz* de um dente, empregam-se os termos cervical e apical. E, sempre que uma estrutura se localizar entre oclusal e cervical (na coroa) ou entre cervical e apical (na raiz), emprega-se o termo *médio*.

Capítulo 15 • Introdução à Anatomia Dental Humana 241

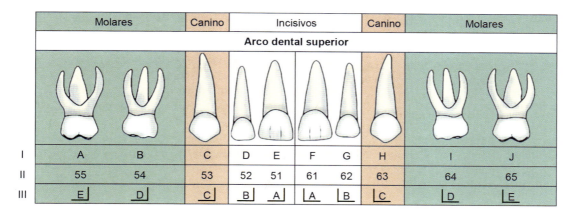

I Sistema americano
II Notação da FDI
III Notação de Palmer

Figura 15.10 Notações utilizadas para representar os dentes decíduos. Adaptada de Bath-Balogh; Fehrenbach, 2011.

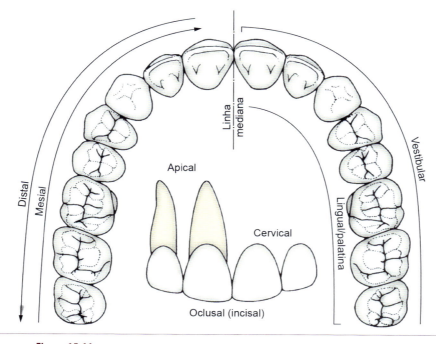

Figura 15.11 Termos de posição e direção empregados em anatomia dental.

Cervical. Como com relação à coroa, refere-se à parte da raiz que se continua com o colo e a coroa, sendo, em geral, sua porção mais dilatada.

Apical. Refere-se à parte final da raiz, onde se localiza o *forame apical* e por onde chega o feixe vasculonervoso do dente.

No sentido horizontal

Neste sentido, não há diferença entre os termos da coroa ou da raiz. Foram criados os termos *vestibular* e *lingual* e os termos *mesial* e *distal*. E, tal como com termos empregados no sentido vertical, sempre que uma estrutura se localizar entre a vestibular e a lingual ou entre a mesial e a distal, emprega-se o termo *médio*.

Vestibular e lingual. Os arcos dentais dividem a cavidade bucal em duas partes: a *cavidade bucal propriamente dita* e o *vestíbulo bucal*. A primeira localiza-se internamente aos arcos dentais, sendo ocupada pela língua, e a segunda, externamente, entre os arcos dentais e os lábios/bochechas. Assim, a face – ou parte do dente localizada externamente –, voltada para o vestíbulo, é a *vestibular* (na literatura inglesa, utiliza-se o termo "*buccal*"). A parte, ou face, do dente voltada para dentro, que contata a língua, é a *lingual*. Alguns estudiosos empregam o termo *palatino* para os dentes superiores, em vez de lingual.

Mesial e distal. Para entender essa nomenclatura, deve-se, imaginariamente, desfazer o arco dental, desdobrando-o de modo a que todos os dentes fiquem em um mesmo plano frontal. Agora, as estruturas que estiverem voltadas para a linha mediana serão *mesiais* e as que estiverem voltadas para fora serão *distais*. Exemplificando, com o arco em posição, temos a face "medial" de um incisivo como *mesial* e, em um molar, a face "anterior" como a *mesial*.

CAPÍTULO 16

Morfologia Geral dos Dentes Permanentes

Vanessa Goulart Sampaio Reher • Peter Reher

Introdução

O desenvolvimento do dente começa com o aumento da proliferação celular nos centros de crescimento, ou lóbulos, do germe dentário. Estes lóbulos formam a coroa do dente e são centros primários de calcificação. Eles são representados pela cúspide, nos dentes posteriores, e pelos mamelões e cíngulos nos dentes anteriores. Os lóbulos são separados por sulcos de desenvolvimento. Nos dentes posteriores, tais sulcos são muito proeminentes, formando padrões específicos. Já nos dentes anteriores, os sulcos mostram-se menos evidentes, formando uma transição mais suave entre os lóbulos (depressões).

Todos os dentes anteriores são formados por três lóbulos vestibulares e um lingual (cíngulo). Nos incisivos superiores e inferiores, extensões das margens de cada lóbulo vestibular formam protuberâncias arredondadas, os mamelões. Estes são mais evidentes logo após a erupção dos dentes, antes do desgaste fisiológico causado pela oclusão e pela mastigação.

Os pré-molares também são formados por três lóbulos vestibulares e um lingual, sendo a exceção os segundos pré-molares inferiores, constituídos por três lóbulos vestibulares e dois linguais. Os primeiros molares superiores e inferiores são formados por cinco lóbulos, que representam suas cinco cúspides. Os segundos molares superiores e inferiores são constituídos por quatro lóbulos e os terceiros molares, por quatro lóbulos pelo menos.

Neste capítulo, abordaremos as características gerais da morfologia dos dentes permanentes. As características específicas de cada elemento serão descritas nos capítulos seguintes. Tal visão genérica é importante, a fim de que possamos conceituar determinados componentes e estruturas que serão constantemente citados durante a descrição individual dos dentes.

Forma geral dos dentes

Por serem órgãos morfologicamente complexos e funcionalmente especializados, não é fácil definir uma forma geral para todos os dentes humanos. Na maioria das vezes, eles apresentam um formato semelhante a um paralelepípedo unido pelas bases de dois cones, um correspondendo à coroa e o outro à raiz. No caso de pré-molares e molares, pode-se compará-los com a fusão de dois ou mais desses conjuntos de cones (Figura 16.1).

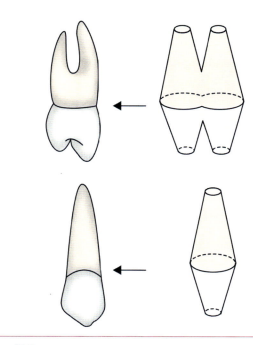

Figura 16.1 Comparação da forma dos dentes com cones justapostos.

Iniciaremos nosso estudo com a *coroa* dos dentes, seguindo para o *colo* e, por último, as *raízes*. A *cavidade pulpar*, devido à sua especificidade, será descrita no Capítulo 22, *Anatomia da Cavidade Pulpar*.

Coroa

Forma geral

Em geral, a coroa dos dentes humanos apresenta dois tipos de formas geométricas: pentaédrica ou cuboide. Os dentes incisivos e os caninos, por terem apenas cinco faces, assemelham-se mais a um pentaedro, sendo que os pré-molares e os molares, por apresentarem seis faces, são mais parecidos com um cubo.

Assimetria

As coroas de todos os dentes são assimétricas. Se dividirmos um dente ao meio e observarmos as duas metades, notaremos que ambas apresentam características morfológicas diferentes. Isso facilita a identificação do dente e o lado a que ele pertence.

Faces, margens e ângulos

As formas geométricas nas quais se inscrevem as coroas dos dentes são formadas por um conjunto de *faces, margens e ângulos*.

Faces

São as superfícies planas que entram na formação do sólido geométrico (cubo ou pentaedro). Evidentemente, no estudo dos dentes, tais faces não são totalmente lisas e planas, mas, sim, irregulares e geralmente convexas. As faces dos dentes recebem os nomes de acordo com os termos de posição e de direção descritos no Capítulo 15, *Introdução à Anatomia Dental Humana* (Figura 16.2).

Os dentes anteriores apresentam cinco faces: *vestibular, lingual, mesial, distal* e *cervical*. Esta última é virtual, já que é contínua com a raiz. Já os dentes posteriores apresentam seis faces: *vestibular, lingual, mesial, distal, cervical* e *oclusal*, com uma verdadeira *face oclusal* e uma face cervical virtual.

As faces vestibular e lingual são também referidas como *faces livres*; e as faces mesial e distal, como *faces proximais* ou *faces de contato*.

Margens (ou ângulos diedros)

São formadas pelo encontro de duas faces. As margens recebem os nomes das faces que contribuem para sua formação, como margem mesiovestibular, oclusolingual etc. (Figura 16.3).

Para facilitar, pode-se usar, no lugar destes nomes compostos, apenas os nomes das faces adjacentes àquela que se está descrevendo. Assim, a face vestibular, por exemplo, apresentará as bordas oclusal, cervical, mesial e distal.

Ângulos (ou ângulos triedros)

São formados pelo encontro de três faces. Os ângulos recebem o nome das faces que o formam, como o ângulo mésio-oclusovestibular (Figura 16.3).

Da mesma maneira que para as margens, pode-se simplificar também sua nomenclatura. Uma face vestibular, por exemplo, pode ter os ângulos mesial e distal, no lugar de ângulos mésio-oclusovestibular e disto-oclusovestibular.

No caso da anatomia dental, tais ângulos e margens não existem realmente, visto que são muito arredondados, sendo difícil determinar onde começa uma face e termina a outra. No entanto, convém tentar imaginá-los, o que irá facilitar a descrição e o estudo dos dentes.

Divisão da coroa em terços

Com o propósito de facilitar a descrição de detalhes anatômicos nas coroas, estas são comumente divididas em terços (Figura 16.4). Faz-se tal divisão nos sentidos vertical (cérvico-oclusal) e horizontal (mesiodistal ou vestibulolingual). O termo *oclusal*, no caso dos grupos dos incisivos e dos caninos, pode ser substituído pelo termo *incisal*.

Faces livres

As faces livres são divididas, no sentido mesiodistal, em terços *mesial, médio* e *distal*. No sentido cérvico-oclusal (incisal), as faces livres são divididas em terços *cervical, médio* e *oclusal* (incisal).

Faces proximais

As faces proximais são divididas, no sentido vestibulolingual, em terços *vestibular, médio* e *lingual*. No sentido cérvico-oclusal, as faces proximais são divididas em terços *cervical, médio* e *oclusal*.

Face oclusal

A divisão das faces *oclusais* ocorre somente nos grupos dos pré-molares e dos molares. No sentido mesiodistal, dividem-se em terços *mesial, médio* e *distal*.

No sentido vestibulolingual, as faces oclusais são divididas em terços *vestibular, médio* e *lingual*.

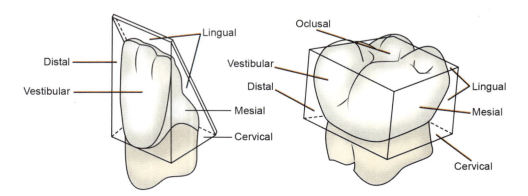

Figura 16.2 Formas geométricas comparadas com os dentes anteriores e posteriores, evidenciando-se as faces das coroas.

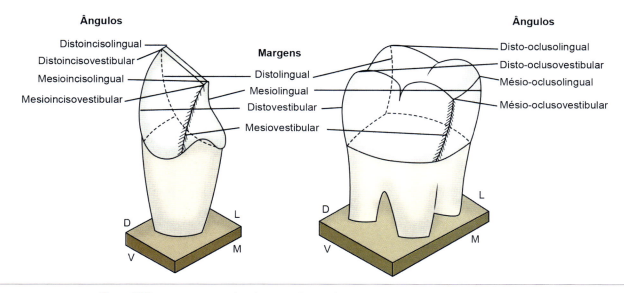

Figura 16.3 Margens e ângulos da coroa de um dente anterior e de um dente posterior.

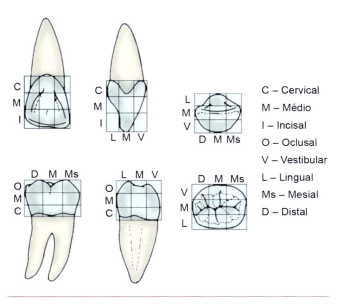

C – Cervical
M – Médio
I – Incisal
O – Oclusal
V – Vestibular
L – Lingual
Ms – Mesial
D – Distal

Figura 16.4 Divisão da coroa em terços.

Como o termo "terço médio" é muito repetido, isso pode gerar alguma confusão. Assim, quando se descreve determinado detalhe, localizado, por exemplo, entre um terço mesial e o terço médio, diz-se que tal estrutura localiza-se entre o terço mesial e os dois terços distais.

Esta divisão também se aplica à raiz, mudando-se apenas a nomenclatura. Em vez de se usar o termo cérvico-oclusal, utiliza-se o termo *cervicoapical*, mantendo-se a mesma nomenclatura para os outros sentidos.

Estudo das faces livres e proximais

Forma geral

As faces livres e proximais dos dentes humanos podem ser inscritas em três formas geométricas básicas: trapezoidal, triangular e rombóidea (Figura 16.5). As *faces livres* podem ser enquadradas em um trapézio, estando o maior lado do trapézio voltado para a oclusal.

Nas *faces proximais*, observa-se maior variedade de formas. Nos dentes anteriores, assemelham-se a um triângulo, cuja base é cervical. Nos dentes posteriores superiores, observa-se um formato trapezoidal e, nos dentes posteriores inferiores, um aspecto romboide. Em ambos os casos de dentes posteriores, o maior lado do trapézio ou do romboide está voltado para a cervical.

Dimensões relativas das faces

As faces livres e as faces proximais apresentam dimensões que podem ser comparadas entre si e seguem determinadas regras gerais. Para tanto, observam-se tais dimensões nos sentidos vertical ou horizontal (Figura 16.6).

SENTIDO VERTICAL

- Faces livres: as faces *vestibulares* são mais compridas que as faces *linguais*
- Faces proximais: as faces *mesiais* são, em geral, mais compridas que as *distais*.

SENTIDO HORIZONTAL

- Faces livres: as faces *vestibulares* são mais largas que as faces *linguais*, com exceção do primeiro molar superior. Assim, os dentes dispõem-se em arco, sem que ocorram, em uma vista vestibular, muitos espaços entre eles
- Faces proximais: as faces *mesiais* são mais largas que as *distais*.

Direção geral das faces

As faces livres e as faces proximais apresentam direções definidas, podendo-se estabelecer algumas regras básicas. Para tanto, o mesmo sistema usado no tópico anterior será utilizado, comparando-se as faces das coroas nos sentidos vertical (Figura 16.7) e horizontal (Figura 16.8).

SENTIDO VERTICAL

- Faces livres: as *faces vestibular* e *lingual* convergem para a face oclusal
- Faces proximais: as faces *mesial* e *distal* convergem para a raiz, ou seja, para a face cervical. Essa inclinação é mais acentuada na face distal.

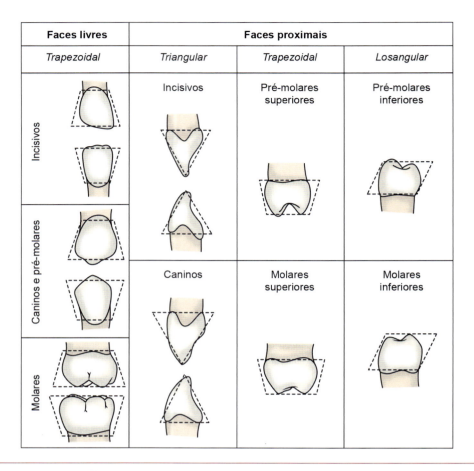

Figura 16.5 Forma geral das faces livres e proximais da coroa.

SENTIDO HORIZONTAL

- Faces livres: as *faces vestibular* e *lingual* convergem para distal. No entanto, a convergência é muito discreta
- Faces proximais: as *faces mesial* e *distal* convergem para a lingual, fato que possibilita que a arcada se curve. Isso porque as faces linguais são menores.

Convexidade das faces

As coroas dos dentes não apresentam faces, margens e ângulos bem definidos. Estes são sempre curvos. Podem-se observar, em alguns casos, faces, margens ou ângulos vivos, mas tais disposições ocorrem por ações mecânicas, não sendo inerentes à morfologia dental normal.

As faces livres e proximais costumam ser *convexas*. Contudo, as faces linguais dos incisivos e caninos apresentam superfícies *côncavo-convexas normalmente*.

Pontos de maior convexidade

As faces livres e as faces proximais dos dentes apresentam pontos de maior convexidade que são, em geral, os mais proeminentes de uma determinada face. Estes pontos são extremamente importantes e formam as estruturas anatômicas a seguir.

FACES LIVRES | BOSSAS

Nas *faces livres*, os pontos de maior convexidade são também conhecidos como *bossas* (Figura 16.9). A principal função da bossa é proteger a gengiva que circunda o colo dos dentes. Assim, as bossas protegem as porções marginais da gengiva, desviando delas os alimentos, durante a mastigação. Tal fato possibilita que haja uma fricção mínima sobre a gengiva, mantendo-a hígida.

Excessos ou falhas na restauração de uma bossa podem causar problemas para o paciente. Se a convexidade da bossa for exagerada, o alimento não irá massagear suficientemente a gengiva e dificultará a higienização. Já uma bossa pouco definida deixará que o alimento se impacte exageradamente na gengiva, causando sua inflamação. As bossas também são úteis na retenção mecânica, como para a fixação dos grampos utilizados com os diques de borracha ou, ainda, para a retenção de próteses parciais removíveis.

FACES PROXIMAIS | BOSSA PROXIMAL OU PONTO DE CONTATO

Os pontos de maior convexidade nas faces proximais causam elevações semelhantes às bossas nas faces livres, chamadas de *bossas proximais*. No entanto, funcionalmente, tais elevações são mais importantes, pois, além de desempenharem o papel de proteção gengival descrito para as faces livres, ainda entram na formação do *ponto de contato* (Figura 16.10).

Ponto de contato

O ponto pelo qual um dente contata o seu vizinho, seja na face mesial como na face distal, é conhecido como *ponto de contato*. Com o tempo, geralmente devido ao atrito entre as faces proximais do dente causado durante os movimentos do dente

Capítulo 16 • Morfologia Geral dos Dentes Permanentes

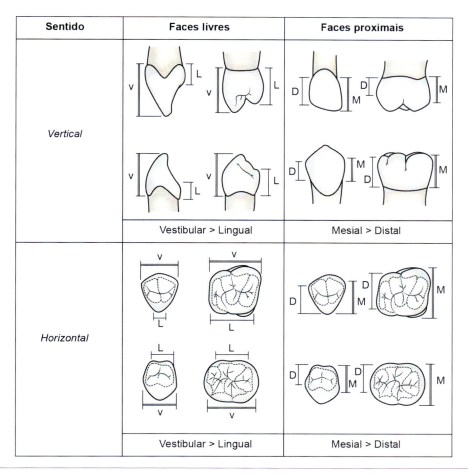

Figura 16.6 Tamanho comparativo das faces livres e proximais da coroa nos sentidos vertical e horizontal.

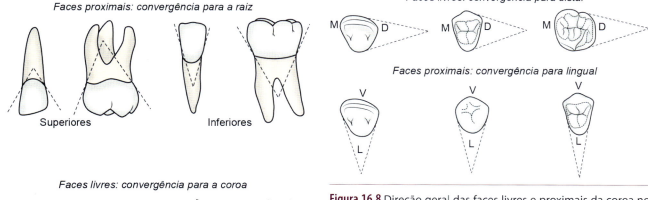

Figura 16.7 Direção geral das faces livres e proximais da coroa no sentido vertical.

Figura 16.8 Direção geral das faces livres e proximais da coroa no sentido horizontal.

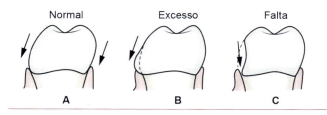

Figura 16.9 Pontos de maior convexidade nas faces livres (bossas): convexidade normal (A), excesso de convexidade (B) e falta de convexidade (C).

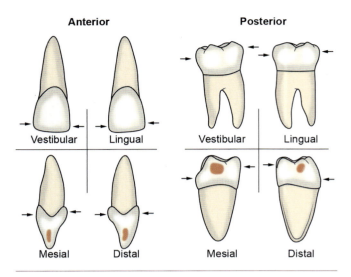

Figura 16.10 Linha de maior contorno em dentes anteriores e posteriores. As setas marcam os pontos de maior contorno; e a área vermelha marca o ponto/área de contato. Adaptada de Bath-Balogh; Fehrenbach, 2011.

no alvéolo, tais pontos de contato tornam-se maiores. Nesse caso, utiliza-se o termo *área de contato* (Figuras 16.10 e 16.11).

Estabelece-se o ponto de contato pelo contato entre as bossas proximais de dois dentes vizinhos. Desse modo, para determiná-lo basta que se localizem as bossas proximais dos dentes. Novamente, aqui se faz necessária tal determinação nos sentidos vertical e horizontal.

SENTIDO VERTICAL

As bossas proximais e, por conseguinte, o ponto de contato dos dentes localizam-se, relativamente, entre o terço oclusal e os dois terços cervicais. Geralmente, a bossa mesial localiza-se mais para a face oclusal do que a bossa distal.

Sentido horizontal

As bossas proximais localizam-se, aproximadamente, entre o terço vestibular e os dois terços linguais. Dessa maneira, observa-se uma variação na localização do ponto de contato (e das bossas), decorrente da posição ocupada pelo dente no arco. Assim, onde o arco é mais convexo (grupo dos incisivos e dos caninos), o ponto de contato localiza-se mais vestibularmente. À medida que o arco se retifica (grupo dos pré-molares e dos molares), o ponto de contato passa a se localizar mais no

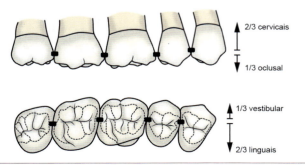

Figura 16.11 Localização dos pontos/áreas de contato (bossas proximais).

terço médio. As funções do ponto de contato, bem como mais detalhes sobre ele, serão abordadas no Capítulo 23, *Princípios de Oclusão*.

Linha equatorial do dente

Traçando uma linha que toca todos os pontos de maior convexidade do dente, incluindo os descritos no tópico anterior, consegue-se definir a *linha equatorial do dente*, também chamada de *linha de maior contorno* (Figura 16.12). Esta linha pode ser obtida com a ajuda de um aparelho próprio, o delineador, que mantém o dente fixo. Enquanto isso, um lápis próprio, mantido paralelamente ao longo eixo do dente, toca e marca os pontos mais externos das faces vestibular, lingual, mesial e distal.

A posição da linha equatorial do dente varia conforme a face estudada. Salienta-se que, apesar de se localizar em regiões diferentes em cada face, a transição desta linha entre as diversas faces é feita de maneira gradual e contínua (Figura 16.13).

Nas *faces livres*, sobretudo na face vestibular, a linha equatorial localiza-se, aproximadamente, entre o terço cervical e os dois terços oclusais, exatamente onde se localizam as *bossas*. Entretanto, nas faces linguais dos dentes dos grupos dos pré-molares e dos molares, a linha equatorial localiza-se mais no terço médio.

Nas *faces proximais*, a linha de maior contorno localiza-se, aproximadamente, entre o terço oclusal e os dois terços cervicais. Nesta região é que há a formação do *ponto/área de contato* entre um dente e seu vizinho. Geralmente, na face mesial de um dente, esta linha está mais para oclusal do que na face distal.

Estudo da face oclusal

A face oclusal das coroas apresenta uma grande variedade de acidentes anatômicos, o que torna seu estudo mais complexo. Tais detalhes anatômicos são conhecidos como *elementos descritivos das faces oclusais* ou *elementos arquitetônicos das faces oclusais*. Estes elementos são as *cúspides*, os *sulcos*, as *fossetas*, as *cristas* e os *tubérculos* e serão descritos a seguir.

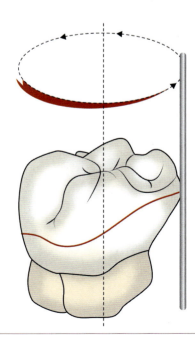

Figura 16.12 Linha equatorial do dente (linha de maior contorno).

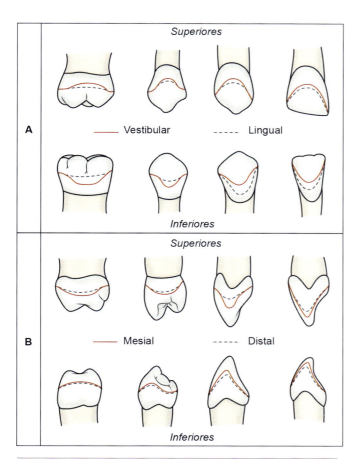

Figura 16.13 Linha de maior contorno nas faces livres (**A**) e nas faces proximais (**B**), nos dentes superiores e inferiores.

Cúspides

A cúspide é uma elevação em forma piramidal que ocorre nas faces oclusais dos grupos dos dentes molares e pré-molares. Elas são muito importantes, visto que possibilitam a engrenagem entre os dentes superiores e os inferiores, proporcionando melhor função mastigatória e maior estabilidade da arcada dental. Podem-se classificar os dentes de acordo com o seu número de cúspides (Figura 16.14):

- Unicuspidados: o canino pode ser considerado como um dente unicuspidado, pois sua coroa sugere o formato de uma cúspide
- Bicuspidados: pré-molares superiores, primeiro pré-molar inferior
- Tricuspidados: segundo pré-molar inferior, segundo molar superior
- Tetracuspidados: primeiro molar superior, segundo molar inferior
- Pentacuspidados: primeiro molar inferior.

Devido ao fato de o dente poder apresentar um grande número de cúspides, elas precisam de uma nomenclatura própria para poderem ser diferenciadas e identificadas. Nos dentes bicuspidados, geralmente temos uma cúspide *vestibular* mais volumosa e uma cúspide *lingual* menos volumosa. No entanto, quando o dente apresenta três ou mais cúspides, é preciso localizá-las nos sentidos vestibulolingual e mesiodistal.

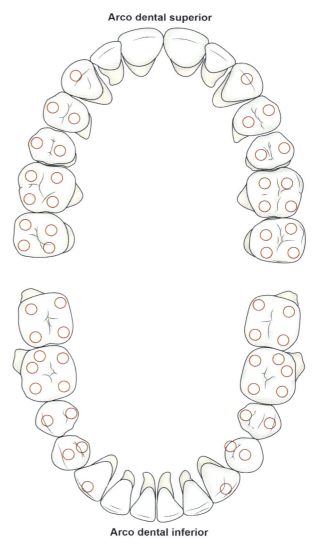

Figura 16.14 Vista oclusal dos arcos superior e inferior, ressaltando as cúspides de cada dente. Adaptada de Mangani, Putignano e Cerutti, 2009.

Um dente tetracuspidado, por exemplo, terá as cúspides *mesiovestibular, mesiolingual, distovestibular* e *distolingual*.

Cada cúspide, assim como uma pirâmide, apresenta: um *ápice*, uma *base*, quatro *vertentes (faces)* e quatro *arestas (margens)* (Figura 16.15).

ÁPICE DA CÚSPIDE

O *ápice* da cúspide corresponde à sua porção mais proeminente, onde há a convergência das vertentes e margens. Entretanto, tal ápice não é aguçado, mas, sim, arredondado.

BASE DA CÚSPIDE

A *base* da cúspide é quadrangular, porém é apenas virtual, pois se continua com o restante da estrutura da coroa.

VERTENTES DA CÚSPIDE

As *vertentes* da cúspide merecem maior atenção. As cúspides são descritas na face oclusal, porém metade de cada cúspide se localiza nas faces livres. Assim, cada cúspide apresenta, obriga-

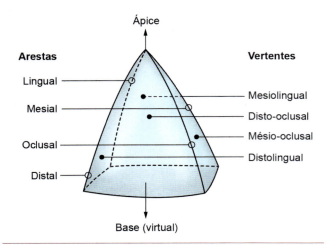

Figura 16.15 Forma geral e elementos descritivos da cúspide (cúspide lingual).

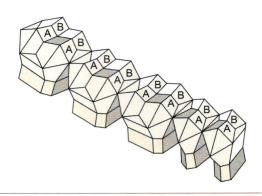

Figura 16.17 Vertentes e arestas homólogas e paralelas entre si nos dentes posteriores: vertentes mésio-oclusais das cúspides vestibulares (**A**) e vertentes mésio-oclusais das cúspides linguais (**B**).

toriamente, duas vertentes na face oclusal, uma mésio-oclusal e outra disto-oclusal. As outras duas vertentes, dependendo se pertencem à cúspide vestibular ou à lingual, serão denominadas mesiolingual e distolingual, ou mesiovestibular e distovestibular (Figura 16.16).

Com os dentes alinhados na arcada, as cúspides dispõem-se de maneira harmônica, sendo possível considerá-las semelhantes. Como tal, determinadas vertentes e arestas são homólogas e paralelas entre si, desempenhando muitas vezes papéis semelhantes (Figura 16.17).

ARESTAS DA CÚSPIDE

As *arestas* são ângulos diedros e separam as vertentes entre si. As arestas que acompanham o longo eixo do arco dental, separando as vertentes vestibulares/linguais das vertentes oclusais, chamam-se *arestas longitudinais* (ver Figura 16.16).

As arestas que cruzam o longo eixo do arco dental, separando as vertentes mesiais e distais entre si, em uma mesma cúspide, são chamadas de *arestas transversais* (ver Figura 16.16). A aresta transversal oclusal é bem definida e mais comumente conhecida como *crista triangular*, sendo delimitada por dois sulcos secundários (Figura 16.18). As outras arestas transversais são ou vestibulares ou linguais e, em geral, muito suaves, quase imperceptíveis.

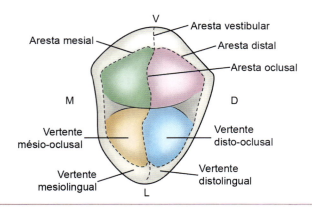

Figura 16.16 Elementos descritivos das cúspides de um pré-molar, com arestas e vertentes em evidência.

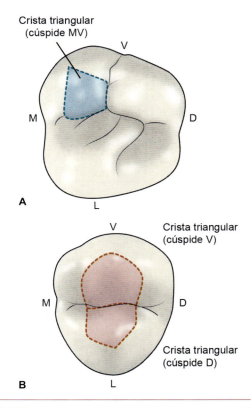

Figura 16.18 Crista triangular (aresta transversal oclusal). **A.** Primeiro molar superior mostrando a crista triangular da cúspide MV. **B.** Primeiro pré-molar superior marcando as cristas triangulares das cúspides vestibular e lingual. Adaptada de Mangani, Putignano e Cerutti, 2009.

Cristas

As cristas são elevações lineares de secção triangular relativamente salientes. Existem dois tipos de cristas, as *cristas marginais* e as *cristas oblíquas*.

CRISTAS MARGINAIS

São aquelas que unem entre si as cúspides vestibulares e linguais, porém nos limites externos da face oclusal (Figuras 16.19 e 16.20). Assim, teremos uma crista marginal mesial e outra distal. Elas são elementos de reforço importantes no

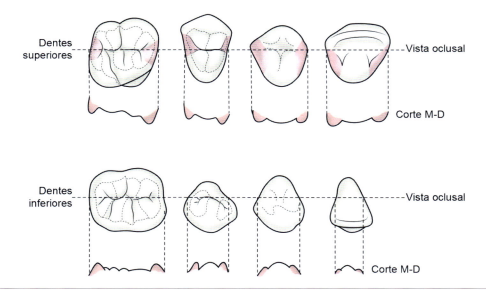

Figura 16.19 Cristas marginais em vista oclusal e em corte mesiodistal.

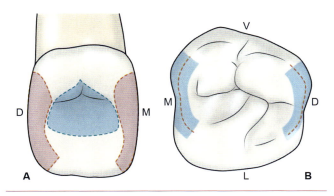

Figura 16.20 Cristas marginais. **A.** Incisivo superior mostrando as cristas marginais mesial e distal (em *vermelho*) delimitando a fossa lingual (em *azul*). **B.** Molar superior mostrando as cristas marginais mesial e distal (*pontilhado vermelho e área azul*). Adaptada de Mangani, Putignano e Cerutti, 2009.

As *cristas triangulares* são, na verdade, espessamentos da aresta transversal oclusal das cúspides. Assim, não são cristas verdadeiras (Figura 16.18). Já foram descritas anteriormente e estão citadas aqui devido ao termo "crista" que, embora não correto conforme a Terminologia Anatômica, é o mais utilizado clinicamente.

Sulcos

Os sulcos são depressões lineares de profundidade variável. Eles aparecem nas faces oclusais dos dentes, individualizando-as ainda mais. Os sulcos são áreas extremamente retentivas e de difícil higienização, sendo, portanto, muito suscetíveis à cárie. Fundamentalmente, existem dois tipos de sulcos, os *principais* e os *secundários* (Figura 16.22).

SULCOS PRINCIPAIS

Os sulcos principais são aqueles que separam as cúspides entre si. Existem sulcos principais de direção *mesiodistal*, que separam as

sentido vestibulolingual; e seu enfraquecimento, causado por processo carioso ou preparos cavitários, pode provocar a fratura da coroa. Além disso, tais cristas fornecem margens elevadas na periferia da face oclusal, forçando o alimento para as fossetas e os sulcos, onde pode ser mais bem triturado pelas cúspides do dente antagonista. Cada crista é limitada por dois sulcos secundários que se originam das fossetas mesial e distal.

CRISTAS OBLÍQUAS

São saliências de esmalte que unem cúspides entre si, porém dentro dos limites da face oclusal (Figura 16.21). Geralmente, tais cristas são oblíquas – daí seu nome. São conhecidas também como *pontes de esmalte*. Costumam ocorrer nos primeiro e segundo molares superiores, unindo a cúspide distovestibular à mesiolingual, interrompendo o sulco principal mesiodistal. Podem ocorrer, ainda, nos pré-molares inferiores, unindo a cúspide vestibular à lingual e interrompendo novamente o sulco mesiodistal.

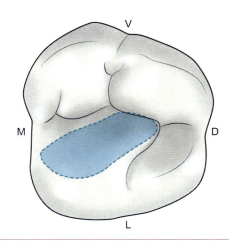

Figura 16.21 Crista oblíqua marcada em um molar superior unindo as cúspides distovestibular e mesiolingual. Adaptada de Mangani, Putignano e Cerutti, 2009.

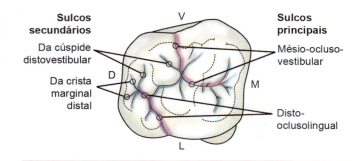

Figura 16.22 Sulcos principais (*em vermelho*) e secundários (*em azul*) do primeiro molar superior.

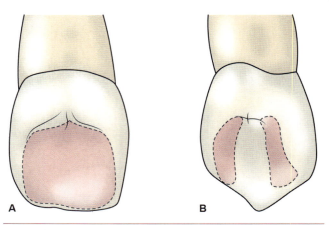

Figura 16.23 Fossas linguais em um incisivo superior (**A**) e em um canino superior (**B**) marcadas em vermelho. Adaptada de Mangani, Putignano e Cerutti, 2009.

cúspides vestibulares das linguais; e de direção *vestibulolingual*, que separam, quando for o caso, as cúspides mesiais das distais.

Em geral, os sulcos principais *mesiodistais* terminam em fossetas próximas às cristas marginais dos dentes. Tais sulcos podem ser retilíneos (pré-molares superiores e molares inferiores), curvilíneos (pré-molares inferiores) ou retilíneos, porém interrompidos por cristas oblíquas (molares superiores). Normalmente, os sulcos principais *vestibulolinguais* invadem o terço oclusal das faces vestibulares e/ou linguais, marcando-as com linhas mais suaves que podem terminar ou não em pequenos forames cegos.

SULCOS SECUNDÁRIOS

Os *sulcos secundários* são os que percorrem as cúspides, as cristas e outros elementos da face oclusal, detalhando seu modelado. Existem dois tipos de sulcos secundários, bastante frequentes, que devem ser lembrados: os das *cristas marginais* e os das *cristas triangulares*.

Há dois sulcos secundários das *cristas marginais*, com uma configuração semelhante a um "V". Seu vértice localiza-se nas fossetas, e suas extensões delimitam a crista marginal.

Os sulcos secundários das *cristas triangulares* também são dois. Um inicia-se na fosseta mesial e o outro, na fosseta distal à cúspide, e dirigem-se ao ápice da cúspide. Assim, entre cada sulco, ocorre a elevação da aresta transversal oclusal, conhecida como crista triangular.

Fossas e fossetas

As fossas e as fossetas são depressões de profundidade variável, localizadas na face lingual dos dentes anteriores e na face oclusal dos dentes posteriores.

FOSSA LINGUAL

A fossa lingual está na face lingual dos dentes anteriores, delimitada pelas cristas marginais mesial e distal e pelo cíngulo. Elas são mais evidentes nos incisivos superiores, mais rasas nos incisivos e caninos inferiores e subdivididas em fossa mesiolingual e distolingual nos caninos superiores (Figura 16.23).

FOSSETAS TRIANGULAR E CENTRAL

Estão na face oclusal dos dentes posteriores, são profundas e marcam pontos de confluência dos sulcos, sendo muito suscetíveis à cárie. Os dentes do grupo dos *pré-molares* apresentam, em geral, duas fossetas triangulares, uma mesial e outra distal. Estas se localizam-se próximo às cristas marginais (Figura 16.24).

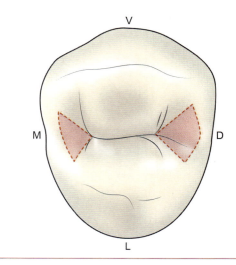

Figura 16.24 Fossetas triangulares mesial e distal em um pré-molar superior marcadas em vermelho. Adaptada de Mangani, Putignano e Cerutti, 2009.

Os dentes do grupo dos *molares* costumam ter três fossetas, sendo duas triangulares (mesial e distal) e uma fosseta central (Figura 16.25). As duas primeiras localizam-se no mesmo local que nos dentes pré-molares, e a central, geralmente na interseção dos sulcos principais mesiodistal e vestibulolingual.

Podem existir pequenas fossetas acessórias além das descritas, mas elas costumam localizar-se no trajeto do sulco principal mesiodistal, principalmente quando este é mais sinuoso.

Tubérculos e cíngulo

Os tubérculos são elevações comparáveis às cúspides, porém menores e com formato e localização diferentes. Surgem com frequência em incisivos, caninos e molares.

Nos grupos dos *incisivos* e dos *caninos*, os tubérculos localizam-se no terço cervical das faces linguais desses dentes e recebem o nome de *cíngulo* (Figura 16.26).

No grupo dos dentes *molares*, podem ocorrer tubérculos nas faces linguais dos molares superiores e nas faces vestibulares dos inferiores.

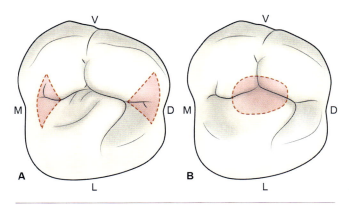

Figura 16.25 A. Fossetas triangulares mesial e distal em um molar superior marcadas em vermelho. **B.** Fosseta central em um molar superior marcadas em vermelho. Adaptada de Mangani, Putignano e Cerutti, 2009.

Nos molares superiores, sobretudo no primeiro molar, o tubérculo é muito comum. Localiza-se na face lingual da cúspide mesiolingual e recebe o nome especial de *tubérculo de Carabelli* (Figura 16.26). Nos molares inferiores, os tubérculos são mais raros. No entanto, pode ocorrer um tubérculo na porção mesial da face vestibular do primeiro molar, que recebe o nome especial de *tubérculo de Zuckerkandl* (Figura 16.26).

Face oclusal anatômica e face oclusal funcional

Podemos descrever dois tipos de face oclusal nos dentes posteriores, uma chamada de *face oclusal anatômica* e a outra de *face oclusal funcional* (Figura 16.27). A *face oclusal anatômica* é constituída apenas pelas vertentes oclusais das cúspides, sendo limitada pelas arestas longitudinais e pelas cristas marginais.

A *face oclusal funcional* é maior e engloba as vertentes vestibulares e/ou linguais das cúspides. Isso porque, durante a mastigação, as vertentes também participam deste processo. Exemplificando, com os dentes ocluídos, nota-se que a vertente lingual da cúspide lingual do dente superior toca a vertente oclusal da cúspide lingual do dente inferior.

Considerações quanto à unidade de planejamento das coroas dos dentes anteriores e posteriores

As coroas dos dentes seguem um padrão de edificação, ou *unidade de planejamento*, definida. Segundo tal raciocínio, os dentes anteriores e os dentes posteriores devem apresentar as mesmas faces coronárias, inclusive a face oclusal (Figura 16.28).

Desse modo, as faces funcionais linguais dos dentes anteriores representariam, ao mesmo tempo, a *face lingual* e a *face oclusal* dos posteriores. Portanto, apenas a região que vai do cíngulo ao colo seria a face lingual homóloga à dos posteriores. A face oclusal seria, então, representada pelo restante da face lingual até a margem incisal. Já o *cíngulo* representaria uma cúspide lingual reduzida.

Colo

Visão geral

O colo, como foi descrito anteriormente, consiste na parte do dente localizada entre a coroa e a raiz. No dente isolado, ele é perfeitamente visível e representado por um estrangulamento entre a coroa e a raiz, marcado, ainda, por uma linha sinuosa entre o esmalte e o cemento, chamada de *linha cervical*.

Anatomicamente, é representado apenas pelo encontro do esmalte com o cemento. Porém, topograficamente, define-se o colo como uma pequena faixa que margeia, tanto na coroa quanto na raiz, a linha cervical.

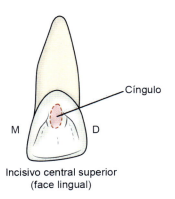
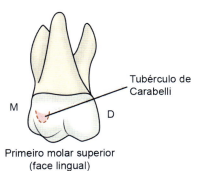
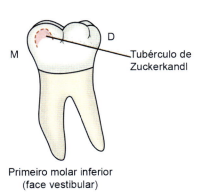

Figura 16.26 Cíngulo e tubérculos de Carabelli e Zuckerkandl.

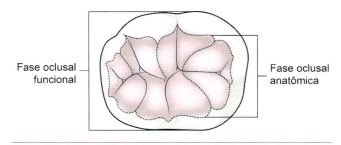

Figura 16.27 Faces oclusais anatômica e funcional.

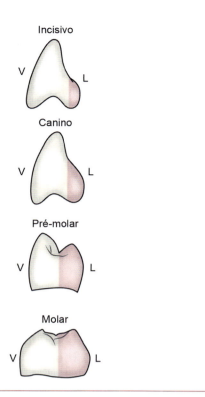

Figura 16.28 Comparação entre as coroas dos dentes anteriores e dos dentes posteriores, segundo a unidade de planejamento.

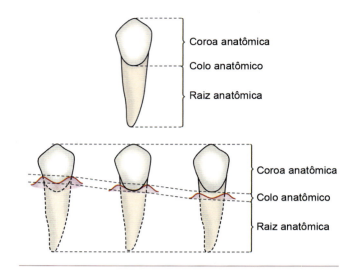

Figura 16.29 Colo, coroa e raiz anatômicos e clínicos.

Colo anatômico e colo clínico

O *colo anatômico* foi descrito no tópico anterior como exatamente a região do dente que bordeja a linha cervical. Portanto, ele é fixo e imutável. Por analogia, criam-se aqui também os conceitos de *coroa* e *raiz anatômicas* (Figura 16.29).

Já o *colo clínico*, ou *colo cirúrgico*, é a parte do dente que bordeja a gengiva, conhecida como *linha gengival*, sendo, portanto, variável no decorrer da vida. Na erupção e em jovens, ele se localiza na coroa. Em idosos, devido à perda óssea fisiológica e patológica, tende a se localizar mais na raiz. Aqui, também se distinguem os conceitos de *coroa clínica*, que está visível na cavidade bucal; e *raiz clínica*, que está encoberta pela gengiva e pelo alvéolo.

Características do colo nos diversos grupos de dentes

Nos grupos dos dentes *incisivos* e no dos *caninos*, o colo apresenta diferenças entre as faces livres e as faces proximais (Figura 16.30). Nas *faces livres*, a linha cervical apresenta-se curva, com a concavidade voltada para a coroa. Nas *faces proximais*, a linha cervical apresenta um formato em "V", mais fechado para os incisivos e mais aberto para os caninos, mas sempre com a abertura voltada para a raiz.

No grupo dos *pré-molares*, observa-se sinuosidade semelhante aos incisivos e caninos, porém menos pronunciada. A linha cervical é uma curva suave, côncava para a coroa nas faces livres e côncava para a raiz nas faces proximais.

No grupo dos *molares*, a linha cervical praticamente torna-se retilínea, observando-se apenas nuances das sinuosidades descritas. Pode-se observar, sobretudo nas faces livres, um prolongamento do colo em direção à raiz, representado por uma pequena *ponta de esmalte* que se dirige para o ponto de separação das raízes.

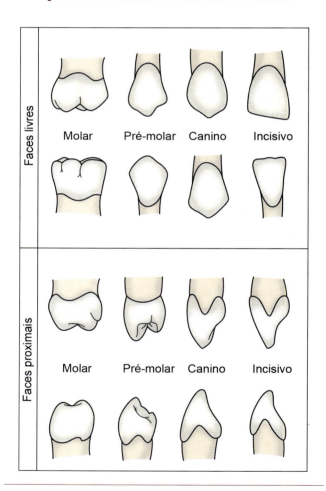

Figura 16.30 Diferenças do formato do colo nos diversos grupos dentais.

Assimetria do colo

Os colos dentais apresentam-se assimétricos, o que auxilia na determinação do lado a que pertence determinado dente. Assim, pode-se observar que quase todos os dentes apresentam uma angulação entre os longos eixos da coroa e da raiz, conhecida como *inclinação radicular*. Esta inclinação radicular faz-se em direção distal, de modo que, na região do colo, estabelece-se uma reentrância geralmente bem definida, mais evidente na distal (Figura 16.31).

Raiz

Visão geral

Como foi citado no capítulo anterior, a raiz dental é a parte do dente que fica implantada nos ossos, especificamente nos *alvéolos dentais* (ver o Capítulo 2, *Maxila e Mandíbula | Arquitetura e Topografia Alveolodental*), sendo, portanto, em geral, não visível na cavidade bucal. Ela é revestida pelo cemento, o qual lhe confere uma coloração amarelada e uma textura bem mais rugosa que a apresentada pela coroa dos dentes. É considerada como a parte passiva do órgão dental, destinando-se a suportar a coroa (parte ativa) e transmitindo aos ossos maxilares e à mandíbula os esforços que incidem sobre esta.

Quanto ao tamanho relativo, em geral as raízes apresentam o dobro do comprimento da coroa. No entanto, em alguns dentes, tal regra não se aplica, como nos caninos, os quais podem apresentar o comprimento da raiz maior que o dobro da coroa.

Forma geral das raízes

A raiz apresenta uma *forma geral* que pode ser comparada à forma geométrica cônico-piramidal (Figura 16.32). Como elementos biológicos que são, as raízes podem apresentar uma série de modificações nesta forma geral, com achatamentos e curvaturas diversas. Em um corte transversal, podem-se observar as *secções fundamentais das raízes*, sendo estas circulares, ovaladas, triangulares, em forma de halteres etc.

Elementos descritivos

A raiz divide-se em três *partes*: base, corpo e ápice, que correspondem, aproximadamente, à divisão em terços já descrita (Figura 16.33). A base seria o terço cervical; o corpo, o terço médio; e o ápice, o terço apical da raiz.

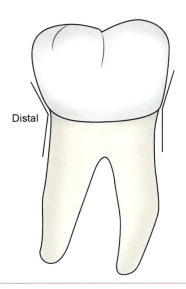

Figura 16.31 Reentrância na porção distal do colo causada pela inclinação distal da raiz.

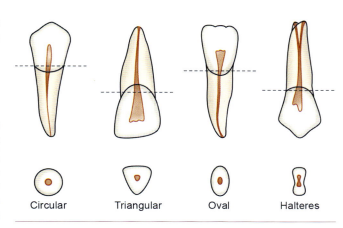

Figura 16.32 Forma geral e secções fundamentais das raízes.

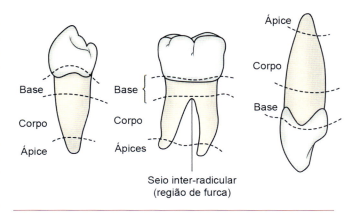

Figura 16.33 Elementos descritivos da raiz.

Base

A *base* é a parte da raiz pela qual ela se fixa à coroa. Nos dentes multirradiculados, mostra-se comum a presença de uma *base comum de implantação das raízes*, a partir da qual se destacam as raízes individualizadas. Nesta base comum, observa-se uma depressão larga e profunda, que corresponde à separação das raízes, conhecida como *seio inter-radicular (região de furca)*.

Corpo

O *corpo* compõe a maior parte da raiz, localizando-se entre a base e o ápice. É muito frequente a existência de sulcos nessa região, que, em geral, são mesiais e/ou distais. Tais sulcos alteram a secção radicular, normalmente ovalada, para o formato de halteres.

Ápice

O *ápice* é a extremidade livre da raiz. Nele se localiza o *forame apical*, por onde o feixe vasculonervoso dental chega à polpa. O forame apresenta morfologia variável, normalmente copiando o formato da secção radicular. Assim, pode ser duplo e/ou apresentar vários pequenos orifícios, conhecidos como *forames apicais*.

O ápice radicular pode ser *afilado*, *truncado* ou *espessado*. Quando a raiz vai-se afinando paulatinamente até seu ápice, temos o *ápice afilado*. Quando o afinamento é brusco, temos o *ápice truncado*. Quando na região apical surge um novo alargamento (comum quando há hipercementose), temos o *ápice espessado*.

Faces e margens

Como na coroa, podem-se descrever *faces e margens* para a raiz. Desse modo, as raízes apresentam também as *faces* vestibular, lingual, mesial e distal. Alguns dentes, como os incisivos superiores, apresentam raízes de secção triangular, tendo, portanto, apenas três faces. As *margens* recebem os nomes das faces entre as quais se situam, porém não é frequente a descrição das margens radiculares.

Classificação quanto ao número de raízes

Os dentes podem ser classificados quanto ao número de raízes. Eles são unirradiculados ou multirradiculados, sendo estes últimos bi- ou trirradiculados. Como exemplos gerais, citam-se:

- Unirradiculados: incisivos, caninos, pré-molares inferiores e segundo pré-molar superior
- Birradiculados: primeiro pré-molar superior, molares inferiores
- Trirradiculados: molares superiores.

Inclinação, curvatura e angulação radicular

Inclinação radicular

Inclinação radicular é um deslocamento do longo eixo da raiz em relação ao da coroa. Ou seja, toda a raiz inclina-se (Figura 16.34). Esta inclinação é discreta e suave, porém evidente em quase todos os dentes. Ela se faz, sobretudo, em sentido distal, provocando uma reentrância na porção distal do colo. Em alguns casos específicos, que serão abordados mais adiante, podem ocorrer inclinações em outros sentidos.

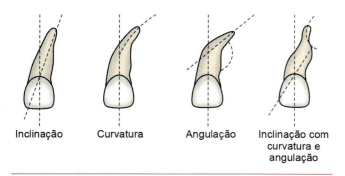

Figura 16.34 Inclinação, curvatura e angulação radiculares.

Curvatura radicular

A curvatura radicular é uma curvatura suave que ocorre apenas na raiz, modificando seu próprio longo eixo (Figura 16.34). Tal curvatura é comum em quase todas as raízes, sendo muito variável.

Angulação radicular

A angulação radicular pode ser descrita como uma curvatura radicular muito forte, a ponto de se formarem ângulos mais definidos e agudos no longo eixo da raiz (Figura 16.34). Também é conhecida como *dilaceração radicular*. Os três elementos descritos podem ocorrer em uma mesma raiz, sendo as angulações mais frequentes no terço apical.

Ramificações e fusões

Ramificações

Ramificações podem ocorrer quando o dente apresenta maior número de raízes do que o normal. Podemos ter *bifurcações*, *trifurcações* etc. As ramificações podem ocorrer apenas em parte da raiz, geralmente no terço apical (*parcial*) ou em toda a raiz (*total*).

As *ramificações parciais* são muito comuns e evidenciam-se pela existência de sulcos profundos nas raízes, chegando a separá-las na região apical (p. ex., em incisivos e caninos inferiores). Já as *ramificações totais* não são muito habituais e causam separação do canal radicular, podendo ocorrer em terceiros molares.

Fusões

As fusões representam o inverso das ramificações. Ou seja, há uma diminuição do número normal de raízes. Como nas ramificações, podem ser *parciais* ou *totais*.

As *fusões parciais* são mais frequentes, ocorrendo, por exemplo, em segundos molares e em terceiros molares. Elas costumam ocorrer na região do corpo das raízes, porém apenas através do cemento, sendo às vezes apenas uma lâmina delgada que vai de uma raiz à outra. Nesse caso, utiliza-se o termo *ponte de cemento*.

As *fusões totais* são menos comuns, podendo-se citar como exemplos no primeiro pré-molar superior e novamente nos terceiros molares. Devemos ressaltar que um aumento ou uma diminuição do número de raízes tomam como padrão o número normal de raízes, citado anteriormente.

Cavidade pulpar

O estudo anatômico da cavidade pulpar e sua descrição individual para cada dente se encontram no Capítulo 22, *Anatomia da Cavidade Pulpar*.

CAPÍTULO 17

Grupo dos Incisivos

Vanessa Goulart Sampaio Reher

Introdução

O grupo dos incisivos localiza-se na porção anterior do arco dental e é composto por oito dentes, sendo quatro em cada arco. Por estarem posicionados anteriormente no arco dental e devido à sua relação com os lábios, o grupo dos incisivos, em conjunto com o grupo dos caninos, também recebe o nome de *dentes anteriores* ou *dentes labiais*.

Em cada arco, o grupo dos incisivos é composto pelos *incisivos centrais* e pelos *incisivos laterais*. A nomenclatura "central" é questionada por alguns anatomistas, visto que o incisivo central não se localiza na linha média. Portanto, seu posicionamento não seria central. Esses autores preconizam o termo *incisivo medial* ou ainda *incisivo mesial*. Contudo, como o termo incisivo central é consagrado pelo uso, ele será utilizado neste livro.

A nomenclatura dos incisivos baseia-se no posicionamento do dente no arco: incisivo central ou lateral; a que arco o dente pertence (superior ou inferior); e a que lado do arco o dente pertence (direito ou esquerdo).

Função

Os incisivos são os primeiros dentes a entrar em contato com os alimentos e, junto com os lábios, realizam a apreensão dos mesmos. Eles se encarregam de cortar os alimentos, funcionando do mesmo modo que as lâminas de uma tesoura.

O grupo dos incisivos tem grande influência na estética facial, tanto pela sua posição anterior quanto pela sustentação dos lábios. É um importante grupo de dentes no auxílio à articulação das palavras, pois os sons dentodentais, linguodentais e labiolabiais dependem bastante deles.

Podem ser citados também como função dos incisivos o ato de roer; sua utilização como instrumento de trabalho (apreensão de instrumentos musicais); auxílio em certas atividades, como apreensão e corte de objetos; e, até mesmo, arma de defesa.

Morfologia

Os incisivos centrais superiores são maiores do que os incisivos laterais superiores, formando uma série descendente. Já no arco inferior ocorre o inverso: os incisivos centrais inferiores são ligeiramente menores que os laterais inferiores, formando uma série ascendente, menos evidente do que no arco superior.

Coroa

A coroa dos incisivos apresenta, em geral, forma pentaédrica, achatada no sentido vestibulolingual. Os incisivos superiores apresentam, mais especificamente, a forma de uma pá, e os inferiores, a de um cinzel.

A coroa dos incisivos é formada por quatro lóbulos de desenvolvimento: três vestibulares e um lingual, que se apresentam fusionados. No entanto, vestígios dos lóbulos podem ser identificados macroscopicamente.

Raiz

Todos os elementos do grupo dos incisivos são unirradiculados, apresentando uma raiz conicopiramidal, com achatamento mesiodistal. Este achatamento é mais evidente nos incisivos inferiores.

Incisivo central superior

Também denominado incisivo medial ou mesial superior, o incisivo central superior localiza-se na porção mais mesial de cada hemiarco superior (Figura 17.1). Consiste no maior e mais largo dos dentes incisivos, apresentando um comprimento total de aproximadamente 23,0 mm (Quadro 17.1). Trata-se do dente mais proeminente da boca, e sua largura mesiodistal é a maior entre os dentes anteriores. Sua erupção inicia-se em torno dos 7 a 8 anos de idade. Estabelece oclusão com todo o incisivo central inferior e a metade mesial do incisivo lateral inferior.

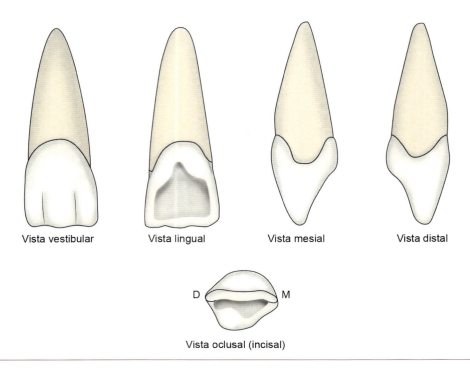

Figura 17.1 Incisivo central superior (direito). Adaptada de Bath-Balogh; Fehrenbach, 2011.

QUADRO 17.1

Cronologia e dimensões do incisivo central superior.

Cronologia		Dimensões médias e variação	
Início da calcificação	3 a 4 meses	Comprimento total	23,0 (18,0 a 30,0) mm
Amelogênese completa	4 a 5 anos	Comprimento da coroa	10,0 (8,6 a 14,6) mm
Erupção	7 a 8 anos	Comprimento da raiz	13,0 (7,7 a 17,7) mm
Rizogênese completa	10 anos	Dimensão M-D da coroa	8,7 (7,1 a 10,5) mm
		Dimensão V-L da coroa	7,0 (6,0 a 8,5) mm

Coroa

Geometricamente, assemelha-se a um pentaedro irregular, apresentando uma face cervical virtual e as faces vestibular, lingual, mesial e distal. Não apresenta face oclusal, mas, sim, uma *margem incisal (oclusal)*.

Margem incisal

Logo após a erupção, a margem incisal dos incisivos centrais pode apresentar três saliências arredondadas, os *mamelões*, que são separados por dois pequenos sulcos. Com o exercício mastigatório, a fricção com os elementos antagonistas causa o desgaste destes mamelões, propiciando a formação de uma verdadeira superfície retilínea. Tal desgaste ocorre em forma de bisel, à custa da face lingual, já que os incisivos inferiores ocluem lingualmente (Figura 17.2).

Em uma vista vestibular, a margem incisal inclina-se, no sentido mesiodistal, para cervical, pois a face mesial é mais longa do que a distal. Quando em uma visão oclusal, a margem incisal apresenta-se ligeiramente arqueada, com a concavidade voltada para lingual.

Os ângulos incisais são assimétricos, o que facilita a determinação do lado do arco a que o dente pertence. O ângulo mesioincisal é bem definido, quase formando um ângulo de 90°. Já o ângulo distoincisal é mais arredondado, formando um ângulo obtuso.

Face vestibular

A face vestibular é convexa em todos os sentidos e apresenta forma trapezoidal, sendo a dimensão cervicoincisal maior que a mesiodistal. A base do trapézio está voltada para a incisal, representando a *margem incisal* (Figura 17.3). Quando a margem incisal une-se às faces proximais, há a formação dos *ângulos mesioincisal* e *distoincisal*. O ângulo mesioincisal é mais agudo e localiza-se em um plano mais inferior. Já o ângulo distoincisal é mais arredondado e localiza-se em um plano mais superior, propiciando o lado mesial da face vestibular ser mais longo que o lado distal.

No *sentido mesiodistal*, a convexidade da face vestibular é interrompida por dois sulcos longitudinais, que representam os vestígios das separações entre os três lóbulos vestibulares de desenvolvimento. Tais sulcos são mais profundos no terço incisal, perdendo a profundidade no terço médio e acabando por desaparecer no terço cervical. Dos três lóbulos, o distal é o mais largo, seguido do mesial e, por fim, do lóbulo central. Quanto à convexidade, os três lóbulos são equivalentes, mas o lóbulo central é mais proeminente em sentido vestibular e os lóbulos mesial e distal mais proeminentes para a lingual, acentuando as cristas marginais. O lóbulo de desenvolvimento central é o mais longo dos três lóbulos, seguido do mesial e do distal.

No *sentido cervicoincisal*, a maior convexidade desta face ocorre no terço cervical, próximo à linha do colo, e vai diminuindo em direção à margem incisal. Em alguns casos, podemos encontrar os terços médio e incisal quase sem nenhuma convexidade.

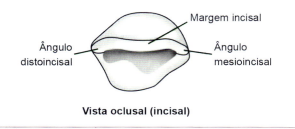

Figura 17.2 Características da vista oclusal do incisivo central superior (direito). Adaptada de Bath-Balogh; Fehrenbach, 2011.

Podem-se notar *linhas de imbricação* na face vestibular dos dentes (mais marcadas nos incisivos e caninos). Estas se mostram como elevações horizontais suaves, localizadas no terço cervical da face vestibular. Entre elas, as depressões são as *periquimáceas* (ver Figura 17.1).

Face lingual

A face lingual apresenta os mesmos limites que a face vestibular, só que menores em todas as dimensões (ver Figura 17.3). Também tem formato trapezoidal, mas com exacerbada convergência dos lados proximais para cervical, podendo quase formar um triângulo. Isso ocorre porque o comprimento da margem incisal permanece o mesmo daquele apresentado na face vestibular, porém há diminuição do comprimento da base cervical, com grande aumento da inclinação das faces mesial e distal.

A face lingual não é totalmente convexa como a vestibular, mas, sim, côncavo-convexa. Seus terços médio e incisal são côncavos; e o terço cervical é convexo. Esta convexidade deve-se à presença do quarto lóbulo de desenvolvimento, denominado *cíngulo* – ou *tubérculo dental*. O cíngulo é bem desenvolvido e está ligeiramente desviado para a distal.

Lateralmente, o cíngulo prolonga-se com duas saliências arredondadas que descem em direção aos ângulos mesioincisal e distoincisal, formando as *cristas marginais mesial* e *distal*. As cristas são mais espessas em suas origens e vão se atenuando em direção aos ângulos incisais. Separando o cíngulo e as cristas marginais, encontram-se os *sulcos transversais*, que podem ser mais ou menos evidenciados.

O conjunto cíngulo–cristas marginais delimita uma ampla depressão, chamada de *fossa lingual*. O tamanho dessa fossa lingual depende das dimensões do cíngulo e das cristas marginais. Entre o cíngulo e a fossa lingual, pode-se encontrar uma fosseta arredondada, o *forame cego* – uma *cicatrícula* de um defeito de união entre os quatro lóbulos de desenvolvimento da coroa. A cicatrícula é altamente suscetível às cáries e mais frequentemente notada no incisivo lateral superior do que no incisivo central. No assoalho da fossa lingual, próximo ao cíngulo, podem-se encontrar pequenas *linguetas*, que são saliências linguais dos lóbulos vestibulares. Estas linguetas podem ser únicas ou múltiplas, mascarando ou dividindo a fossa lingual.

A face lingual do incisivo central superior pode apresentar variações anatômicas, que realçam as seguintes estruturas: cíngulo; sulco lingual marcando o cíngulo; e, eventualmente, forame cego (Figura 17.4).

Faces proximais

Ambas têm forma de triângulo, sendo a base voltada para a cervical e o ápice para a incisal. A dimensão cervicoincisal é maior que a vestibulolingual. A base cervical corresponde à linha do colo anatômico e apresenta concavidade voltada para a raiz. Ambas as faces proximais são convexas em toda a sua extensão, sendo a face mesial menos convexa, apresentando um comprimento maior do que a face distal.

Colo

Em um corte transversal na região do colo, pode-se verificar que ele tem a forma de um trapézio quase triangular, com a base maior voltada para a vestibular e a base menor para a lingual. O formato do colo pode variar, sendo semelhante a um triângulo de ápice lingual. A linha cervical é sinuosa, apresentando nas faces vestibular e lingual uma concavidade mais suave, voltada para a coroa; e, nas faces proximais, uma concavidade mais aguda, voltada para a raiz.

Raiz

O incisivo central superior é um dente unirradicular, não apresentando bifurcações. A raiz, geralmente reta, tem formato conicopiramidal, e seu comprimento é pouco maior do que aquele apresentado pela coroa. Todas as faces são convexas, sendo as faces vestibular e proximais bem definidas, mas a face lingual reduz-se a uma margem espessa e arredondada. O ápice da raiz costuma ser arredondado, podendo ou não apresentar inclinações no sentido distal.

Colocando o dente de tal forma que o longo eixo da coroa fique perpendicular ao arco dental, pode-se verificar que a raiz se inclina para a distal e para a lingual. Consequentemente, as

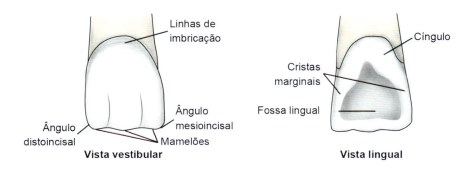

Figura 17.3 Características das faces vestibular e lingual do incisivo central superior (direito). Adaptada de Bath-Balogh; Fehrenbach, 2011.

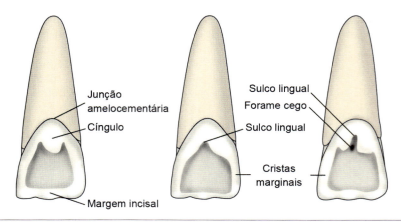

Figura 17.4 Variações anatômicas da face lingual do incisivo central superior (direito). Adaptada de Bath-Balogh; Fehrenbach, 2011.

faces mesiais da coroa e da raiz estão mais ou menos em um mesmo plano, e as faces distais formam entre si um ângulo notável. Isto facilita identificar a que lado do arco dental pertence o dente.

Incisivo lateral superior

O incisivo lateral superior, que também pode receber o nome de incisivo distal superior, é o segundo dente de um hemiarco superior, localizado entre o incisivo central superior e o canino superior (Figura 17.5).

Quando em sua forma típica, a morfologia do incisivo lateral superior é semelhante à do incisivo central superior. Ele é, em todas as dimensões, menor que o incisivo central superior e, apesar de seu comprimento total médio ser de 22,0 mm, ou seja, apenas 1,0 mm menor que o comprimento do incisivo central superior, sua coroa e sua raiz aparentam ser mais compridas (Quadro 17.2). Isso ocorre porque o diâmetro mesiodistal é bem menor no incisivo lateral, fazendo com que o dente fique mais delgado e estreito e, aparentemente, mais comprido. Sua erupção ocorre por volta dos 8 a 9 anos de idade. O incisivo lateral superior oclui com a metade distal do incisivo lateral inferior e a metade mesial do canino inferior.

Coroa

Apresenta características gerais quase idênticas às do incisivo central superior, só que menores em todas as dimensões e com estreitamento mais acentuado no sentido mesiodistal. Isso resulta em uma coroa mais delgada e estreita.

QUADRO 17.2
Cronologia e dimensões do incisivo lateral superior.

Cronologia		Dimensões médias e variação	
Início da calcificação	10 a 12 meses	Comprimento total	22,0 (17,7 a 28,7) mm
Amelogênese completa	4 a 5 anos	Comprimento da coroa	9,0 (7,4 a 11,9) mm
Erupção	8 a 9 anos	Comprimento da raiz	13,0 (10,0 a 19,3) mm
Rizogênese completa	11 anos	Dimensão M-D da coroa	6,6 (5,0 a 9,0) mm
		Dimensão V-L da coroa	6,0 (5,3 a 7,3) mm

Margem incisal
Também pode apresentar mamelões, mas geralmente se encontram apenas dois pequenos nódulos que serão desgastados pelo trabalho mecânico mastigatório, criando um bisel na face lingual. Assim como no incisivo central, no sentido mesiodistal, a margem incisal também se inclina para a cervical. Aqui também o ângulo mesioincisal é mais agudo; e o distoincisal, mais arredondado. Ambos são mais assimétricos que aqueles apresentados pelo incisivo central superior. Em alguns casos, a margem incisal também pode apresentar forma angulada, lembrando a do canino, dividindo-se em duas vertentes, mesial e distal. Tal forma pode ser interpretada como uma transição entre o incisivo lateral e seus dois dentes proximais.

Face vestibular
Como no incisivo central superior, o incisivo lateral superior tem a forma trapezoidal, tendendo para um triângulo com as bases e os lados mais assimétricos. É convexo em todos os sentidos, e essa convexidade acentua-se mais no sentido mesiodistal, devido a seu menor diâmetro. Ao contrário do incisivo central, essa superfície raramente apresenta sulcos.

Face lingual
Apresenta forma triangular e os mesmos elementos descritivos do incisivo central superior. O cíngulo é proporcionalmente maior e as cristas marginais são mais altas e pronunciadas, formando um "V" de ápice cervical. Assim, a fossa lingual é mais estreita que a do incisivo central e aparenta ser mais profunda. Frequentemente, constatamos a presença do forame cego e, às vezes, observamos uma fissura vertical que se inicia no cíngulo e termina no forame cego.

A face lingual do incisivo lateral superior pode apresentar variações anatômicas realçando as seguintes estruturas: cíngulo; sulco lingual marcando o cíngulo; sulco lingual estendendo-se até a raiz; e forame cego (Figura 17.6).

Faces proximais
Assemelham-se também às do incisivo central, porém com menores dimensões. Assim, apresentam formato triangular, com a base do triângulo mais estreita.

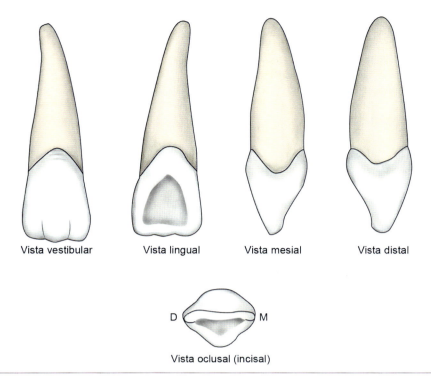

Figura 17.5 Incisivo lateral superior (direito). Adaptada de Bath-Balogh; Fehrenbach, 2011.

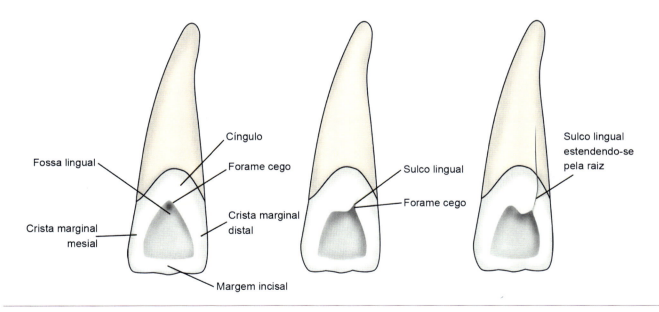

Figura 17.6 Variações anatômicas da face lingual do incisivo lateral superior (direito). Adaptada de Bath-Balogh; Fehrenbach, 2011.

Colo

A um corte transversal, apresenta forma oval. A linha cervical possui as mesmas características anatômicas descritas para o incisivo central, só que com as concavidades mais fechadas.

Raiz

O incisivo lateral apresenta raiz única, sem ramificação. Como no incisivo central, a raiz tem formato conicopiramidal, só que é mais delgada e achatada no sentido mesiodistal. Seu comprimento é quase o dobro do tamanho da coroa. As faces mesial e distal podem ser marcadas por largos sulcos longitudinais.

Geralmente, o ápice da raiz encontra-se angulado para a distal e, às vezes, para a lingual. Sua raiz apresenta inclinações semelhantes às do incisivo central superior; contudo, estas são mais acentuadas, sobretudo a inclinação para lingual.

Variações morfológicas

Filogeneticamente, existe uma tendência ao desaparecimento do último dente de cada grupo de dentes. O incisivo lateral superior é um bom exemplo disso, pois reflete nitidamente um caráter de transição entre os incisivos e o canino, apresentando com frequência variações de forma, dimensão e anomalias de posição. A agenesia desse dente ocorre com razoável frequência, uni- ou bilateralmente. Segundo Teixeira (1963), as seguintes variações morfológicas são as mais frequentemente encontradas (Figura 17.7).

Forma caniniforme
É a que mais evidencia a transição de incisivos e caninos. Há uma angulação acentuada da margem incisal que forma uma cúspide, similar àquela apresentada pelo canino.

Forma cônica
A coroa tem a forma similar à de um cone.

Forma com inclinação da face mesial
A coroa apresenta uma inclinação acentuada no sentido mesioincisal, formando um ângulo muito agudo.

Forma estreitada
O dente, como um todo, apresenta forte achatamento mesiodistal, podendo ou não haver torções em relação ao eixo incisoapical, aparentando um aspecto espiralado.

Forma em concha
A coroa curva-se, tornando-se totalmente côncava, e a concavidade é voltada para a lingual. No esmalte do dente, no sentido mesiodistal, há estrias transversais similares às das conchas.

Forma com o cíngulo muito saliente
Há um desenvolvimento exacerbado do quarto lóbulo de desenvolvimento, fazendo com que ele alcance proporções consideráveis e podendo formar uma verdadeira cúspide, bastante similar à de um pré-molar superior.

Incisivo central inferior
O incisivo central inferior localiza-se na porção mais mesial de cada hemiarco inferior. É o menor e o mais simétrico dos dentes permanentes. Seu comprimento total médio é de, aproximadamente, 20,8 mm (Quadro 17.3). Sua erupção inicia-se por volta dos 6 a 7 anos de idade, e sua oclusão estabelece-se com os dois terços mesiais do incisivo central superior (Figura 17.8).

Coroa
Conforme citado, os incisivos centrais inferiores apresentam a forma de um pentaedro bastante achatado no sentido mesiodistal, lembrando um cinzel. A face cervical e a margem incisal revelam praticamente a mesma dimensão mesiodistal, e as faces proximais têm pouca inclinação e grande altura.

Margem incisal
Quando recém-erupcionado, o incisivo central inferior também apresenta três mamelões, que serão rapidamente desgastados pelo esforço mastigatório. Tal desgaste torna a margem retilínea, porém, ao contrário dos incisivos superiores, ele se faz à custa da face vestibular.

Em uma vista vestibular, a margem incisal costuma ser horizontal, devido à alta simetria apresentada por este dente. Caso exista algum desgaste inclinando a margem, este será inverso ao dos incisivos superiores. Ou seja, no sentido mesiodistal, inclina-se oclusalmente. Em uma vista oclusal, a margem incisal é ligeiramente arqueada no sentido mesiodistal, com a concavidade voltada para a lingual. Os ângulos mesioincisal e distoincisal são simétricos e quase retos, tornando extremamente difícil utilizá-los comparativamente para determinar o lado a que o dente pertence.

QUADRO 17.3
Cronologia e dimensões do incisivo central inferior.

Cronologia		Dimensões médias e variação	
Início da calcificação	3 a 4 meses	Comprimento total	20,8 (16,9 a 26,7) mm
Amelogênese completa	4 a 5 anos	Comprimento da coroa	8,8 (6,3 a 11,6) mm
Erupção	6 a 7 anos	Comprimento da raiz	12,0 (8,7 a 17,9) mm
Rizogênese completa	9 a 10 anos	Dimensão M-D da coroa	5,3 (4,4 a 6,7) mm
		Dimensão V-L da coroa	6,0 (4,8 a 6,8) mm

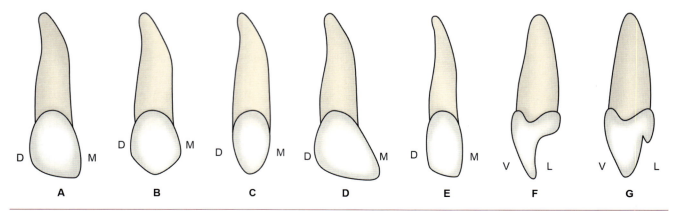

Figura 17.7 Variações morfológicas do incisivo lateral superior: forma padrão (**A**); forma caniniforme (**B**); forma cônica (**C**); forma com inclinação da face mesial (**D**); forma estreitada (**E**); forma em concha (**F**); forma com o cíngulo muito saliente (**G**).

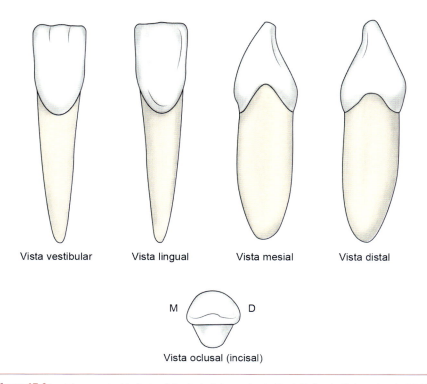

Figura 17.8 Incisivo central inferior (direito). Adaptada de Bath-Balogh; Fehrenbach, 2011.

Face vestibular

É convexa em todos os sentidos, chegando a ser quase plana nos terços médio e incisal. A base cervical possui menor comprimento que a margem incisal. Os lados mesial e distal são extremamente similares, ambos convexos e convergentes para o colo. A inclinação do lado distal é ligeiramente maior, sendo este o mais longo. O terço incisal pode apresentar dois sulcos paralelos como no incisivo central superior, porém bem mais tênues.

Face lingual

É nitidamente triangular, com as faces proximais convergentes para o colo. Mostra-se côncava nos terços incisal e médio, sendo o terço cervical convexo, com o cíngulo pouco salientado e bem centralizado/simétrico. Todos os elementos arquitetônicos desta face são mais tênues do que nos superiores. A fossa lingual é quase imperceptível e, definitivamente, não existe um forame cego.

Faces proximais

Têm a forma de um triângulo, com o ápice voltado para a incisal e a base para a cervical. A mesial e a distal são similares, convexas para a cervical e com a mesma altura. Só apresentam assimetria quando há desgaste em um dos ângulos incisais, fazendo com que um lado fique maior do que o outro.

Colo

Em um corte transversal, o colo apresenta uma forma ovoide, bastante achatada no sentido mesiodistal; a dimensão da face vestibular é bem maior do que a da face lingual. A linha cervical nas faces vestibular e lingual apresenta concavidade voltada para a coroa. Já nas faces proximais, a concavidade é mais aberta, voltada para a raiz.

Raiz

A raiz do incisivo central inferior é única, retilínea e sem ramificações. Tem um formato oval com intenso achatamento mesiodistal e sulcos longitudinais evidentes, o que torna as faces vestibular e lingual em margens espessas. O sulco longitudinal no lado distal da raiz costuma ser um pouco mais nítido. Tanto a face vestibular quanto a lingual são convexas e convergem em direção ao ápice.

A coroa do incisivo central inferior apresenta-se muito bem centrada sobre sua raiz, acentuando ainda mais as características de simetria deste dente. Se a raiz do incisivo central inferior apresentar inclinação, esta será muito suave e sem sentido definido. O ápice da raiz pode angular-se ligeiramente para a vestibular ou para a distal.

Incisivo lateral inferior

Está localizado entre o incisivo central inferior e o canino inferior, sendo o segundo elemento dental de um hemiarco inferior. Em comparação com o incisivo central inferior, apresenta um comprimento ligeiramente maior, de 22,0 mm (Quadro 17.4). Assemelha-se anatomicamente a ele, mas é ligeiramente maior em todas as dimensões. Assim, nos incisivos inferiores, temos uma série ascendente quanto ao tamanho; e nos superiores, descendente. Suas características morfológicas são mais assimétricas. Isso facilita sua distinção entre seu homólogo e a localização do hemiarco a que pertence. Sua erupção ocorre por volta dos 7 a 8 anos de idade. Oclui com o terço distal do incisivo central e a metade mesial do incisivo lateral superior (Figura 17.9).

Coroa

Apresenta a mesma forma do incisivo central inferior, ou seja, um pentaedro achatado no sentido mesiodistal, porém maior em todas as suas dimensões.

QUADRO 17.4
Cronologia e dimensões do incisivo lateral inferior.

Cronologia		Dimensões médias e variação	
Início da calcificação	3 a 4 meses	Comprimento total	22,0 (18,8 a 26,6) mm
Amelogênese completa	4 a 5 anos	Comprimento da coroa	9,5 (7,3 a 12,6) mm
Erupção	7 a 8 anos	Comprimento da raiz	12,5 (9,4 a 18,1) mm
Rizogênese completa	10 a 11 anos	Dimensão M-D da coroa	5,8 (4,6 a 8,2) mm
		Dimensão V-L da coroa	6,4 (5,2 a 7,4) mm

Margem incisal

Conforme mencionado, a face proximal mesial é mais comprida do que a distal. Isso significa que há inclinação da margem incisal para a cervical, no sentido mesiodistal, como nos incisivos superiores. Tal inclinação acentua-se pelo desgaste natural. Os ângulos mesioincisal e distoincisal são assimétricos – o ângulo mesioincisal é quase reto e bem definido; e o ângulo distoincisal, mais arredondado e lingualizado.

Face vestibular

Assemelha-se à face vestibular do incisivo central inferior, porém é mais assimétrica. Apresenta um formato mais triangular, visto que as faces proximais são mais convergentes para cervical.

Face lingual

Tem as mesmas características anatômicas daquelas apresentadas pela face lingual do incisivo central inferior. O cíngulo apresenta-se ligeiramente deslocado para distal com relação à margem incisal.

Faces proximais

Assim como as faces vestibulares e linguais, apresenta a mesma forma das faces proximais do incisivo central inferior, destacando-se apenas por serem mais convexas e com inclinações maiores. A face mesial é mais plana e mais comprida do que a face distal.

Colo

Tem as mesmas características anatômicas daquelas apresentadas pelo incisivo central inferior.

Raiz

A raiz do incisivo lateral inferior é única e, assim como sua coroa, maior em todas as suas dimensões, sendo mais comprida e apresentando os sulcos longitudinais mais evidentes e profundos do que o incisivo central inferior. A raiz apresenta uma ligeira inclinação para a distal, evidenciando-se um ângulo reentrante entre as faces distais da coroa e da raiz.

Resumo dos caracteres diferenciais dos incisivos

O Quadro 17.5 apresenta um resumo dos caracteres diferenciais que permitem distinguir os incisivos entre si. O Quadro 17.6 descreve os caracteres de assimetria que permitem distinguir o lado a que pertence o dente, direito ou esquerdo.

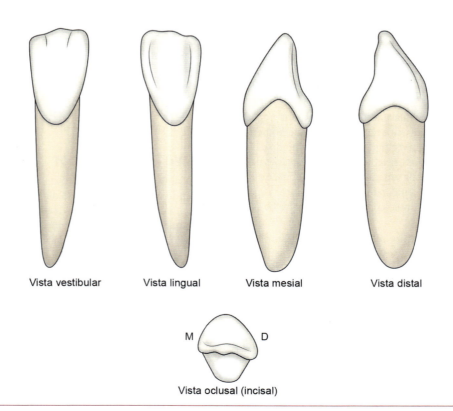

Figura 17.9 Incisivo lateral inferior (direito). Adaptada de Bath-Balogh; Fehrenbach, 2011.

QUADRO 17.5
Caracteres diferenciais entre os incisivos.

Caracteres diferenciais		Incisivo central superior	Incisivo lateral superior	Incisivo central inferior	Incisivo lateral inferior
Gerais	Dimensões	Maior que o ILS		Menor que o ILI	
	Variabilidade de forma		Frequente		
	Simetria			Simétrico	
Coroa	Forma geral	Pá	Pá	Cinzel	Cinzel
			Achatamento M-D	Achatamento M-D acentuado	Achatamento M-D acentuado
	Face vestibular	Trapezoidal, mais retangular	Trapezoidal, mais triangular	Trapezoidal, mais triangular	Trapezoidal, mais triangular
		Sulcos frequentes	Sulcos tênues	Sulcos tênues	Sulcos tênues
	Face lingual	Cíngulo evidente	Cíngulo saliente	Cíngulo tênue	Cíngulo tênue
		Cristas marginais baixas	Cristas marginais marcadas	Cristas quase ausentes	Cristas quase ausentes
		Fossa larga e rasa	Fossa estreita e profunda	Fossa quase ausente	Fossa quase ausente
		Forame cego raro	Forame cego frequente	Ausente	Ausente
		Linguetas presentes	Linguetas presentes	Linguetas ausentes	Linguetas ausentes
	Faces proximais	Pouco assimétricas	Assimétricas, distal convexa	Simétricas	Assimétricas, distal convexa
	Margem incisal	Bisel lingual	Bisel lingual	Bisel vestibular	Bisel vestibular
		Inclinação discreta	Inclinação mais acentuada	Inclinação ausente	Inclinação discreta
		Ângulo mesial agudo e distal arredondado	Ângulos mais assimétricos e arredondados	Ângulos simétricos	Ângulos assimétricos, mais agudos
Raiz	Forma geral	Retilínea	Angulações e curvaturas mais frequentes	Retilínea	Retilínea/curvatura distal
	Secção	Triangular	Triangular/oval	Oval	Oval
	Achatamento M–D	Pouco	Presente	Acentuado	Acentuado
	Inclinação	Distal	Distal	Ausente	Distal
	Ápice	Truncado	Afilado	Afilado	Afilado
	Sulcos	Raros	Frequentes, rasos	Frequentes, profundos	Frequentes, profundos

ICS: incisivo central superior; ILS: incisivo lateral superior; ICI: incisivo central inferior; ILI: incisivo lateral inferior.

QUADRO 17.6
Caracteres para determinação do lado do arco dental a que pertencem os incisivos.

Dente	Caracteres de determinação de lado
Incisivo central inferior	Dente muito simétrico, difícil diferenciação
	Inclinação da margem incisal pode ser inversa – para oclusal no sentido M-D
	Sulco radicular pode estar presente na distal
Demais incisivos	Assimetria entre os ângulos incisoproximais – mesioincisal mais agudo, distoincisal mais arredondado
	Inclinação da margem incisal para cervical no sentido M–D
	Cíngulo localiza-se mais para distal no ILI
	Faces proximal, mesial plana e alta; e face distal convexa
	Ângulo reentrante entre coroa/raiz mais marcado na distal
	Inclinação radicular para distal

ILI: incisivo lateral inferior.

CAPÍTULO 18

Grupo dos Caninos

Vanessa Goulart Sampaio Reher

Introdução

O grupo dos caninos está localizado na porção anterior do arco dental, após os incisivos. Ele é composto por quatro dentes, dois em cada arco, sendo que, em cada hemiarco, o canino situa-se à distal do incisivo lateral correspondente. Junto com os incisivos, os caninos constituem os dentes anteriores ou dentes labiais.

O grupo é composto pelos *caninos superiores* e *caninos inferiores*. Sua nomenclatura baseia-se no arco a que o dente pertence, superior ou inferior, e a que lado do arco o dente pertence, direito ou esquerdo.

Função

A função principal dos caninos consiste em dilacerar os alimentos mais fibrosos e resistentes, que necessitam de maior força mastigatória para cortá-los. Isso é possibilitado pela morfologia dos caninos, os quais apresentam uma coroa que funciona como uma ponta dilacerante e uma raiz robusta e volumosa. Assim como os incisivos, os caninos também podem ser utilizados na apreensão e no corte de objetos – ou mesmo como arma de ataque ou de defesa.

Morfologia

Coroa

Sua forma pode ser comparada com a ponta de uma lança, pois sua margem oclusal apresenta duas vertentes que constituem uma cúspide de vértice agudo. Assim como nos incisivos, a coroa é formada por quatro lóbulos de desenvolvimento: três vestibulares e um lingual. Todos os caninos apresentam um sulco de desenvolvimento mesiovestibular no terço incisal da superfície vestibular da coroa. Além disso, são os únicos dentes cuspidados que apresentam uma superfície lingual funcional em vez de uma superfície oclusal funcional.

Raiz

Todos os elementos do grupo dos caninos são unirradiculados. Suas raízes apresentam forma conicopiramidal. Entre todas as raízes dentais, são as mais compridas e as mais resistentes.

Canino superior

O canino superior localiza-se logo após o incisivo lateral em cada hemiarco superior (Figura 18.1). É o mais resistente e o mais longo de todos os dentes, com um comprimento total de, aproximadamente, 26,5 mm (Quadro 18.1). Sua erupção inicia-se entre os 11 e os 12 anos de idade. Há oclusão com a metade distal do canino inferior e a metade mesial do primeiro pré-molar inferior.

Coroa

Geometricamente, assemelha-se a um pentaedro, apresentando uma face cervical virtual e faces vestibular, lingual, mesial e distal, bem como uma margem oclusal (incisal), sendo esta considerada uma verdadeira cúspide. Ao contrário dos incisivos, a coroa dos caninos é convexa em todos os sentidos, quase não apresentando acidentes anatômicos, sendo mais larga no sentido vestibulolingual do que no sentido mesiodistal. Sua coroa é formada por uma grande quantidade de dentina, o que lhe propicia grande força e resistência. O cíngulo localiza-se no centro da face lingual e tem um desenvolvimento considerável, podendo algumas vezes avançar em sentido oclusal, lembrando mais uma segunda cúspide. Isso representa a transição entre os dentes anteriores para os dentes posteriores, com a face mesial mais semelhante à dos incisivos, e a face distal, à dos pré-molares. De uma vista proximal, a coroa do canino superior parece estar posicionada verticalmente no arco dentário.

Margem oclusal

A margem oclusal é angulada, formando uma cúspide e, assim como nos incisivos, logo após a erupção pode apresentar três mamelões que serão desgastados pelo trabalho mecânico mastigatório. Tal desgaste também ocorre à custa da face lingual e pode tornar plana a ponta da cúspide. A ponta da cúspide está localizada mais em direção mesiovestibular.

As vertentes que formam a margem oclusal são assimétricas, sendo a aresta mesial mais retilínea e horizontal, e a aresta distal mais comprida, arredondada e oblíqua.

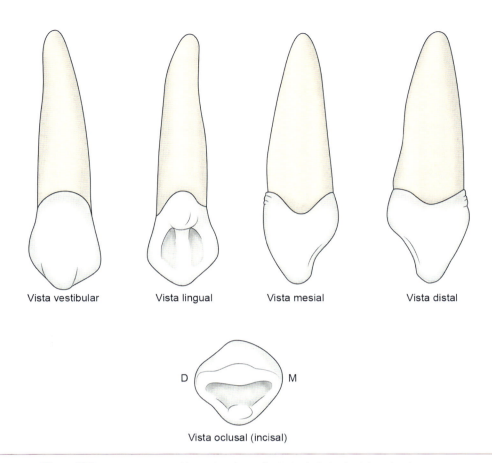

Figura 18.1 Canino superior (direito). Adaptada de Bath-Balogh; Fehrenbach, 2011.

QUADRO 18.1
Cronologia e dimensões do canino superior.

Cronologia		Dimensões médias e variação	
Início da calcificação	4 a 5 meses	Comprimento total	26,5 (20,0 a 35,5) mm
Amelogênese completa	6 a 7 anos	Comprimento da coroa	10,0 (8,2 a 13,6) mm
Erupção	11 a 12 anos	Comprimento da raiz	16,5 (10,8 a 25,1) mm
Rizogênese completa	13 a 15 anos	Dimensão M-D da coroa	8,0 (6,3 a 9,5) mm
		Dimensão V-L da coroa	7,8 (6,7 a 10,0) mm

Os ângulos próximo-oclusais são arredondados. Já o ângulo mésio-oclusal é mais definido, quase reto; e o ângulo disto-oclusal, mais arredondado e obtuso. O ângulo mésio-oclusal está localizado mais em direção oclusal do que o disto-oclusal.

Em uma visão oclusal, a porção distal da face vestibular é convexa no terço médio e ligeiramente côncava no terço cervical. Por sua vez, a porção mesial é convexa no terço médio e quase plana no terço cervical. Nesta vista, devido à convexidade da coroa, a linha cervical frequentemente não pode ser observada.

Face vestibular

A face vestibular é convexa em todos os sentidos e apresenta a forma de um losango, tendo quatro ângulos: dois obtusos e dois agudos (Figura 18.2). Os ângulos obtusos correspondem aos ângulos próximo-oclusais; os ângulos agudos, ao lado cervical e à margem oclusal.

O *lado cervical da face vestibular* assemelha-se ao dos incisivos. Ou seja, é arredondado, com a concavidade voltada para a coroa. A *margem oclusal* é formada por duas arestas, que definem a ponta da cúspide. A união de cada aresta com a face proximal forma os ângulos mésio-oclusal e disto-oclusal. A aresta mesial da margem oclusal é mais curta e horizontal do que a aresta distal. Os *lados proximais da face vestibular* são convergentes para a cervical, sendo o lado mesial mais retilíneo e menos inclinado do que o distal.

Quanto à convexidade geral da face vestibular, nota-se que, no sentido cérvico-oclusal, a maior convexidade ocorre no terço cervical, diminuindo no sentido oclusal. No sentido mesiodistal, a maior convexidade ocorre no terço médio.

Os terços médio e oclusal apresentam dois sulcos longitudinais que delimitam os três lóbulos vestibulares de desenvolvimento. Ao contrário dos incisivos, que apresentam os sulcos paralelos e retilíneos, os sulcos da face vestibular do canino são mais aparentes, sendo divergentes no sentido cervical e arqueados, com suas concavidades voltadas uma para a outra. O maior lóbulo de desenvolvimento, em todos os sentidos, é o central, que marca a face vestibular, formando a *crista vestibular*. O lóbulo distal é menor e mais curto do que o mesial.

Face lingual

Também apresenta formato losangular, com os mesmos limites que constituem a face vestibular. No entanto, os lados proximais são mais convergentes no sentido cervical, pois o lado cervical é menor (Figura 18.2).

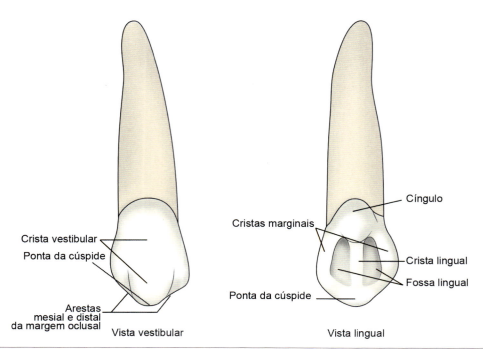

Figura 18.2 Características das faces vestibular e lingual do canino superior (direito). Adaptada de Bath-Balogh; Fehrenbach, 2011.

A face lingual apresenta as mesmas características anatômicas descritas para a face lingual dos incisivos, porém mais acentuadas. O cíngulo é bem pronunciado, com cristas marginais bem marcadas e divergentes no sentido oclusal, sendo a crista mesial a mais longa; e a crista distal, a mais larga. A fossa lingual, devido ao exacerbado desenvolvimento do cíngulo, é bem menos marcada e profunda do que no incisivo central superior. Às vezes, o cíngulo toma a forma de uma crista (crista lingual), que se estende desde o terço cervical até a ponta da cúspide na margem oclusal. Nesse caso, entre as cristas marginais e o cíngulo, aparecem dois sulcos ou depressões longitudinais (fossetas linguais).

Faces proximais

As faces proximais apresentam forma de triângulo, sendo a base voltada para cervical e o ápice para oclusal. A base cervical corresponde à linha do colo anatômico e tem o aspecto de um V bem aberto, com a abertura voltada para a raiz. Ambas as faces proximais são convergentes para a cervical e convexas em toda a sua extensão, porém a face mesial é mais plana e menos inclinada que a face distal. Destaca-se que as faces proximais dos caninos são mais curtas quando comparadas com as faces proximais dos incisivos.

Colo

Se um corte for feito transversalmente na região do colo, pode-se verificar que ele possui a forma de um triângulo, com ângulos arredondados. A linha cervical é sinuosa, apresentando nas faces vestibular e lingual um aspecto de semicírculo com concavidade voltada para a coroa; e, nas faces proximais, a forma de um V com a abertura voltada para a raiz. A curvatura da linha cervical na face mesial é maior do que na face distal.

Raiz

O canino superior é um dente unirradicular, não apresentando bifurcações. A raiz costuma ser com formato conicopiramidal e faces convexas. De todas as raízes dos dentes que compõem o arco dental, é a mais comprida e a mais resistente, gerando na maxila uma saliência do alvéolo denominada *eminência canina*.

O ápice da raiz frequentemente apresenta uma angulação para a vestibular e, às vezes, para a distal. A raiz inclina-se para a distal, apresentando um ângulo reentrante entre as faces distais da coroa e da raiz.

Canino inferior

O canino inferior é o terceiro dente de cada hemiarco inferior, localizando-se entre o incisivo lateral e o primeiro pré-molar. Exceto pelo comprimento da coroa, ele é menor que o canino superior em todas as dimensões, apresentando achatamento no sentido mesiodistal, coroa mais estreita e raiz mais delgada (Figura 18.3). Seu comprimento total é de, aproximadamente, 25,5 mm (Quadro 18.2). Sua erupção ocorre por volta de 9 a 10 anos de idade. Estabelece oclusão com a metade distal do incisivo lateral e a metade mesial do canino superior.

Coroa

Geometricamente, assemelha-se a um pentágono, apresentando os mesmos ângulos, faces e margens descritos para o canino superior. Suas características gerais são muito semelhantes àquelas descritas para o canino superior, só que menores em todas as dimensões. Um achatamento da dimensão mesiodistal faz com que a coroa fique mais estreita e delgada. Além disso, por ela ser mais comprida do que a coroa do canino superior, aparenta ser bem alta. Apresenta-se mais inclinada em direção lingual do que a coroa do canino superior.

Margem oclusal

A margem oclusal é angulada, formando uma cúspide localizada mais em direção lingual. As arestas que formam a margem oclusal, quando comparadas às do canino superior, são muito

QUADRO 18.2
Cronologia e dimensões do canino inferior.

Cronologia		Dimensões médias e variação	
Início da calcificação	4 a 5 meses	Comprimento total	25,5 (16,1 a 33,2) mm
Amelogênese completa	6 a 7 anos	Comprimento da coroa	10,5 (6,8 a 16,0) mm
Erupção	9 a 10 anos	Comprimento da raiz	15,0 (9,5 a 22,2) mm
Rizogênese completa	12 a 14 anos	Dimensão M-D da coroa	6,9 (5,7 a 8,6) mm
		Dimensão V-L da coroa	7,8 (6,4 a 9,5) mm

mais assimétricas. A aresta mesial é menor e mais horizontal; e a aresta distal, mais longa e oblíqua.

Os ângulos próximo-oclusais também são assimétricos, sendo o ângulo mésio-oclusal mais definido e quase reto; e o ângulo disto-oclusal, mais arredondado.

O exercício mastigatório determina um desgaste, em forma de bisel, à custa da face vestibular.

Face vestibular

A face vestibular é convexa em todos os sentidos e apresenta a forma de um retângulo (Figura 18.4). O *lado cervical* assemelha-se ao do canino superior, porém desce mais em direção à raiz do que na face lingual, fazendo com que a face vestibular fique mais alta do que a face lingual. A *margem oclusal* também é formada por duas arestas, porém apresenta maior assimetria, pois a aresta mesial se mostra muito mais curta e horizontal do que a distal.

A união de cada aresta com as faces proximais forma os ângulos mésio-oclusal e disto-oclusal. O *lado mesial da face vestibular* é mais reto e quase paralelo ao longo eixo do dente, sendo mais longo e menos inclinado que o lado distal. O lado distal apresenta duas áreas distintas: uma área convexa, mais próxima à margem oclusal, e outra área mais reta e às vezes côncava, próxima à cervical.

A face vestibular tem as mesmas características de convexidade descritas para o canino superior. No entanto, seu terço médio apresenta-se ainda mais convexo, devido ao maior achatamento mesiodistal da coroa.

Face lingual

De forma retangular, apresenta os mesmos elementos anatômicos descritos para o canino superior, porém menos acentuados. O cíngulo é pouco definido; a fossa lingual, uma leve depressão; e a crista lingual, menos evidente. As cristas marginais também são pouco marcadas (ver Figura 18.4).

Faces proximais

Ambas as faces proximais possuem formato triangular, sendo a base voltada para a cervical e o ápice para a oclusal. O comprimento da base do triângulo é maior do que aquele apresentado pelo canino superior. As faces proximais são convergentes para a cervical. Já a face mesial é menos inclinada e menos convexa que a face distal.

Colo

A um corte transversal, o colo apresenta formato oval, com achatamento mesiodistal.

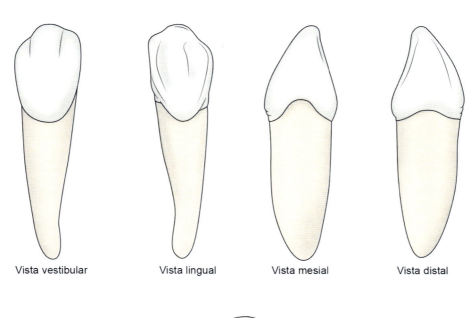

Vista vestibular   Vista lingual   Vista mesial   Vista distal

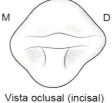

Vista oclusal (incisal)

Figura 18.3 Canino inferior (direito). Adaptada de Bath-Balogh; Fehrenbach, 2011.

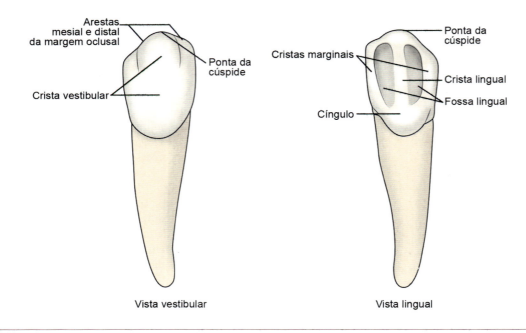

Figura 18.4 Características das faces vestibular e lingual do canino inferior (direito). Adaptada de Bath-Balogh; Fehrenbach, 2011.

A linha cervical apresenta as mesmas inflexões das descritas para o canino superior. A única diferença encontra-se no nível da linha cervical da face vestibular, que está localizado mais para a apical que o da face lingual.

Raiz

O canino inferior costuma ser unirradicular (94%), mas pode apresentar, em certos casos, bifurcações (6%), sendo uma raiz vestibular e a outra lingual. Essa bifurcação pode envolver apenas o ápice ou também o corpo e a base da raiz. Um sulco de desenvolvimento pode ser encontrado na superfície mesial da raiz. As faces vestibular e lingual da raiz do canino inferior apresentam, na altura da base, leve divergência, que a partir do corpo da raiz fazem-nas convergir em direção ao ápice.

Quando comparada com o canino superior, a raiz do canino inferior tem a mesma forma, sendo mais achatada no sentido mesiodistal e com menor comprimento. Quando comparada com as raízes dos demais dentes do arco dental, a raiz do canino inferior é mais comprida, mais forte e mais resistente.

Frequentemente a raiz apresenta uma curvatura total no sentido distal, e sua inclinação para o mesmo sentido é bem marcante. O ápice da raiz é levemente arredondado, podendo angular-se para a vestibular.

Resumo dos caracteres diferenciais entre os caninos

O Quadro 18.3 apresenta um resumo dos caracteres diferenciais que permitem distinguir os caninos entre si. O Quadro 18.4 descreve os caracteres de assimetria que permitem distinguir a que lado pertence o dente, direito ou esquerdo.

QUADRO 18.3

Caracteres diferenciais entre os caninos.

Caracteres diferenciais		Canino superior	Canino inferior
Gerais	Forma geral	Achatamento leve V-L	Achatamento M-D
	Dimensões	Maior dente humano	–
	Elementos arquitetônicos	Marcados	Tênues
Coroa	Forma geral		Achatamento M-D
			Coroa mais alta
	Face vestibular	Losangular	Retangular
		Curta, convexa	Longa, plana
			Inclinada para lingual
	Face lingual	Linguetas e cíngulo evidentes	–
	Faces proximais	Base estreita	Base larga

(continua)

QUADRO 18.3
Caracteres diferenciais entre os caninos. (*Continuação*)

Caracteres diferenciais		Canino superior	Canino inferior
Coroa	Margem oclusal	Vertentes assimétricas	Assimetria acentuada – vertente mesial horizontal e distal oblíqua
		Bisel lingual	Bisel vestibular
		Desgaste no vértice da cúspide	Desgaste de toda a margem
		Ângulo mesioincisal reto	Ângulos mais assimétricos
		Ângulo distoincisal obtuso e arredondado	–
Colo	Linha cervical	Mesmo nível nas faces livres	Face vestibular desce mais em direção apical
Raiz	Dimensões	Maior de toda a dentição	Menor
	Achatamento M–D	Discreto	Acentuado
	Inclinação distal	Leve, mais retilínea	Frequente, raiz mais curva
	Ápice	Afilado	Truncado
	Sulcos	Rasos e pouco frequentes	Profundos e frequentes

QUADRO 18.4
Caracteres de determinação do lado do arco dental a que pertencem ambos os caninos.

Caracteres de determinação de lado
Assimetria entre os ângulos proximoincisais – mesioincisal quase reta; distoincisal mais obtuso e arredondado
Assimetria das vertentes da cúspide – vertente mesial menor e mais horizontal, vertente distal maior e mais verticalizada
Assimetria das faces proximais – face mesial mais alta e plana, face distal mais curta e convexa
Inclinação distal da raiz
Ângulo reentrante entre coroa/raiz mais marcado na distal

CAPÍTULO 19

Grupo dos Pré-Molares

Vanessa Goulart Sampaio Reher

Introdução

O grupo dos pré-molares é exclusivo da dentição permanente e o primeiro a localizar-se na porção posterior do arco dental. Composto por oito dentes, tem quatro em cada arco, sendo dois em cada hemiarco. Os pré-molares situam-se entre os caninos e os molares, refletindo, assim como os incisivos laterais superiores, um caráter de transição. Por estar localizado posteriormente e devido à sua relação com a bochecha, o grupo dos pré-molares, em conjunto com o grupo dos molares, também recebe o nome de *dentes posteriores* ou *dentes jugais*.

O grupo dos pré-molares (também conhecidos como pequenos molares ou dentes bicuspidados) é formado pelos primeiros pré-molares e segundos pré-molares. Sua nomenclatura baseia-se no posicionamento do dente no arco: primeiro pré-molar ou segundo pré-molar; a que arco o dente pertence (superior ou inferior); e a que lado do arco o dente pertence (direito ou esquerdo).

Função

Pode-se dizer que os pré-molares congregam tanto a função de dilacerar os alimentos quanto a de triturá-los. Isso ocorre porque o primeiro pré-molar, que se situa logo após o canino, apresenta um alongamento da cúspide vestibular, semelhante ao canino, auxiliando-o na função de dilaceração. Já o segundo pré-molar, que se situa mais próximo aos molares, apresenta uma forma coronária mais semelhante a estes, adaptada para a função de trituração dos alimentos.

Morfologia

Os pré-molares apresentam maior detalhamento morfológico do que os dentes anteriores. Os primeiros pré-molares superiores são maiores que os segundos pré-molares superiores, formando uma série descendente. O inverso ocorre no arco inferior, onde os primeiros pré-molares são menores que os segundos pré-molares, formando uma série ascendente.

Coroa

As coroas dos pré-molares apresentam forma de cubo, pois há um grande desenvolvimento do lóbulo lingual, que desenvolverá uma verdadeira face oclusal. Geralmente, apresentam duas cúspides: uma vestibular e outra lingual, sendo o primeiro pré-molar inferior às vezes unicuspidado; e o segundo pré-molar inferior, tricuspidado.

Raiz

Com exceção do primeiro pré-molar superior (frequentemente birradiculado), todos os elementos do grupo dos pré-molares são unirradiculados. A raiz dos pré-molares apresenta formato conicopiramidal. As raízes dos pré-molares superiores são mais achatadas no sentido mesiodistal; e as raízes dos pré-molares inferiores, mais arredondadas.

Primeiro pré-molar superior

O primeiro pré-molar superior localiza-se após o canino, sendo o quarto dente de um hemiarco superior (Figura 19.1). Seu comprimento total é de, aproximadamente, 22,5 mm, e sua erupção inicia-se em torno dos 10 a 11 anos de idade (Quadro 19.1). Sua oclusão ocorre com a metade distal do primeiro pré-molar inferior e a metade mesial do segundo pré-molar inferior.

Coroa

A coroa do primeiro pré-molar superior compõe-se de quatro lóbulos de desenvolvimento: três vestibulares e um lingual. Além disso, é a mais larga entre todos os pré-molares. Geometricamente, assemelha-se a um cubo, apresentando as faces vestibular, lingual, mesial, distal e oclusal, bem como uma face cervical virtual.

Face oclusal

Possui a forma de um pentágono assimétrico, apresentando o diâmetro vestibulolingual maior que o diâmetro mesiodistal

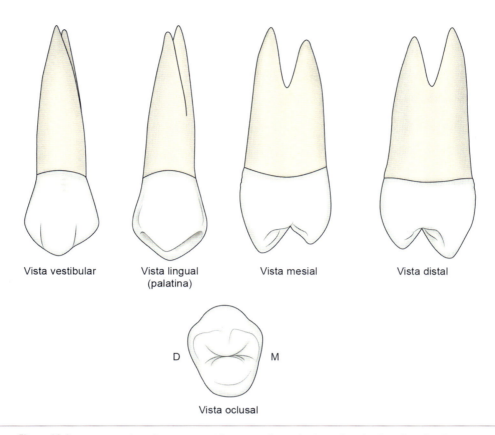

Figura 19.1 Primeiro pré-molar superior (direito). Adaptada de Bath-Balogh; Fehrenbach, 2011.

QUADRO 19.1
Cronologia e dimensões do primeiro pré-molar superior.

Cronologia		Dimensões médias e variação	
Início da calcificação	18 a 20 meses	Comprimento total	22,5 (15,5 a 27,4) mm
Amelogênese completa	5 a 6 anos	Comprimento da coroa	8,5 (7,1 a 10,9) mm
Erupção	10 a 11 anos	Comprimento da raiz (vestibular)	14,0 (8,3 a 19,0) mm
Rizogênese completa	12 a 13 anos	Dimensão M-D da coroa	7,1 (5,9 a 9,4) mm
		Dimensão V-L da coroa	9,1 (6,6 a 10,7) mm

(Figura 19.2). O lado vestibular é convexo e formado por dois lados do pentágono, equivalendo à cúspide vestibular. Ele se mostra irregular, com depressões que correspondem à união dos lóbulos de desenvolvimento.

O lado lingual também é convexo e formado por um lado do pentágono, equivalendo à cúspide lingual. Apresenta-se mais regular, pois é formado por apenas um lóbulo de desenvolvimento.

Os lados proximais são convexos e convergem no sentido lingual, sendo o lado distal muito mais inclinado em relação ao eixo vestibulolingual que o lado mesial. Em consequência disso, a cúspide lingual localiza-se deslocada para mesial.

A superfície oclusal apresenta duas cúspides: uma vestibular e outra lingual. A cúspide vestibular é mais alta e mais larga do que a cúspide lingual e apresenta arestas vestibular e oclusal mais definidas. O vértice da cúspide vestibular encontra-se ligeiramente deslocado em direção distal. A aresta oclusal forma uma crista triangular que desce do vértice da cúspide até o centro da face oclusal e é limitada por dois sulcos secundários. A cúspide lingual é menor do que a vestibular em todas as dimensões e apresenta características morfológicas mais tênues. Contudo, também apresenta uma crista triangular limitada por dois sulcos secundários. Seu vértice encontra-se localizado em direção mesial.

As cúspides são separadas entre si por um sulco principal de direção mesiodistal (sulco central), que se localiza mais próximo da face lingual. O sulco principal termina em duas fossetas secundárias, uma mesial e outra distal. De cada fosseta, partem dois sulcos secundários em direção aos ângulos formados pelo encontro das faces livres com as faces proximais, o que limita as cristas marginais. Os sulcos secundários vestibulares são mais frequentes e mais marcados.

As cristas marginais distinguem-se em crista mesial e crista distal e seguem os lados proximais correspondentes da face oclusal. Como o sulco principal é muito longo (3,0 a 3,5 mm), as fossetas secundárias localizam-se muito próximas aos lados proximais, propiciando cristas marginais delgadas. Da fosseta proximal mesial, frequentemente partem sulcos secundários mais profundos que interrompem a crista marginal e terminam na face mesial.

Face vestibular

A face vestibular é convexa em todos os sentidos e, assim como o canino superior, apresenta a forma de um losango, só que mais curto e mais largo (Figura 19.3).

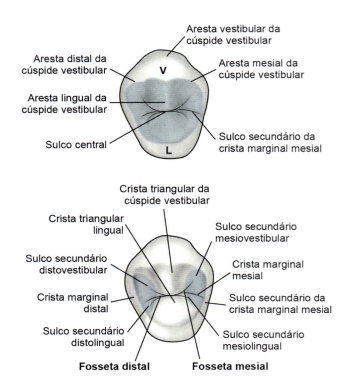

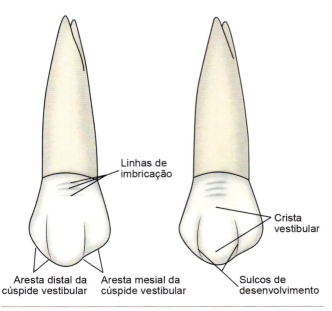

Figura 19.2 Características da face oclusal do primeiro pré-molar superior (direito). Adaptada de Bath-Balogh; Fehrenbach, 2011.

Figura 19.3 Características da face vestibular do primeiro pré-molar superior (direito). Adaptada de Bath-Balogh; Fehrenbach, 2011.

O lado cervical é arredondado, com a concavidade voltada para a coroa. O lado oclusal corresponde à cúspide vestibular e é formado por duas arestas que possuem comprimentos e inclinações quase idênticos. Isso faz com que a ponta da cúspide esteja localizada equidistante das faces proximais. Às vezes, pode-se encontrar uma assimetria semelhante à do canino, porém em sentido inverso. Ou seja, a vertente mesial mais longa e inclinada faz com que a ponta da cúspide se situe mais próxima à face distal. Os lados proximais são convexos e convergentes para a cervical.

Assim como nos caninos, a face vestibular pode apresentar dois sulcos de desenvolvimento longitudinais, porém mais tênues, que delimitam uma crista vestibular central, cérvico-oclusal, que se estenderá até a ponta da cúspide, formando sua aresta vestibular.

Face lingual

Também apresenta formato losangular e os mesmos limites descritos para a face vestibular, só que menores em todas as dimensões, com uma superfície mais lisa e regular. Nota-se a ausência dos sulcos longitudinais, pois esta face é formada por um único lóbulo de desenvolvimento.

O lado oclusal também é formado por duas arestas da cúspide lingual. Estas são assimétricas, sendo a vertente mesial menor e mais horizontal que a distal. Isso implica um deslocamento da ponta da cúspide lingual para mesial.

Faces proximais

Ambas as faces proximais têm a forma de um trapézio assimétrico com a base maior situada cervicalmente. Tanto a face mesial quanto a distal são convexas, podendo a face mesial apresentar, no terço cervical, um ligeiro aplainamento ou uma concavidade denominada *depressão de desenvolvimento mesial*. Essa depressão localiza-se centralizada na face mesial, imediatamente abaixo do área de contato e pode prolongar-se até a base da raiz. Também com frequência, pode encontrar-se na face mesial um prolongamento do sulco secundário mesial, que atravessa a crista marginal e avança até seu terço oclusal (Figura 19.4).

Colo

Se um corte for feito transversalmente na região do colo, podemos verificar que o colo possui forma ovalada com achatamento mesiodistal. A linha cervical é sinuosa, apresentando nas faces livres a forma de um arco com concavidade voltada para a coroa e, nas faces proximais, a de um arco mais aberto com concavidade voltada para a raiz.

Raiz

O primeiro pré-molar superior pode ser unirradiculado (35,5%), birradiculado (61%), ou trirradiculado (3,5%). Nos dentes unirradiculados, a raiz é similar à do segundo pré-molar superior. Os dentes birradiculados apresentam uma raiz vestibular e outra lingual, que podem ser distintas (42%) ou fusionadas (19%). Nos dentes trirradiculados, as raízes assumem a mesma disposição apresentada pelos molares superiores, ou seja, duas raízes vestibulares e uma lingual.

A descrição seguinte refere-se aos dentes birradiculados, por serem os de maior frequência. Ambas as raízes são delgadas, com ápices afilados e formato conicopiramidal. A raiz vestibular é mais longa, mais espessa e com formato mais piramidal. Já a raiz lingual apresenta formato cônico com secção circular. Ambas se ligam à coroa por uma *base comum de implantação das raízes*, e a bifurcação entre elas pode ocorrer a qualquer nível da raiz, mas, quando ocorre no terço médio, as raízes podem mostrar divergência.

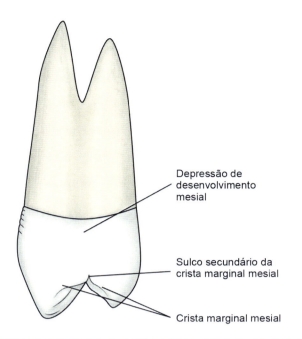

Figura 19.4 Características da face mesial do primeiro pré-molar superior (direito). Adaptada de Bath-Balogh; Fehrenbach, 2011.

QUADRO 19.2
Cronologia e dimensões do segundo pré-molar superior.

Cronologia		Dimensões médias e variação	
Início da calcificação	24 a 30 meses	Comprimento total	22,0 (15,4 a 28,2) mm
Amelogênese completa	6 a 7 anos	Comprimento da coroa	8,0 (6,2 a 10,5) mm
Erupção	10 a 12 anos	Comprimento da raiz	14,0 (8,0 a 20,6) mm
Rizogênese completa	12 a 14 anos	Dimensão M-D da coroa	6,8 (5,5 a 7,8) mm
		Dimensão V-L da coroa	9,0 (6,9 a 10,8) mm

Quando as duas raízes se apresentam fusionadas, surge um sulco de profundidade média em cada face proximal, marcando a separação das raízes. Neste caso, a secção da raiz apresenta um formato oval, achatado no sentido mesiodistal, ou com formato de halteres, com sulcos nas faces proximais. O fusionamento pode ser total ou parcial, tanto em relação à altura quanto com relação ao envolvimento dos tecidos dentais. Ou seja, as raízes podem estar unidas pela dentina ou só pelo cemento, formando uma ponte cementária entre elas.

As duas raízes podem apresentar divergência, mas, na maioria dos casos, os ápices convergem um para o outro. Geralmente, a raiz vestibular apresenta angulação ou curvatura para lingual; e seu ápice, às vezes, curva-se ou angula-se para distal. A raiz lingual costuma ser retilínea. Ambas as raízes apresentam inclinação distal, o que propicia um ângulo reentrante entre a face distal da coroa e a base comum das raízes.

Segundo pré-molar superior

O segundo pré-molar superior está localizado entre o primeiro pré-molar superior e o primeiro molar superior, sendo o quinto elemento dental de um hemiarco superior (Figura 19.5). Em comparação com o primeiro pré-molar superior, apresenta um comprimento total ligeiramente menor, de 22,0 mm (Quadro 19.2). Assemelha-se anatomicamente a ele, mas é menor em suas dimensões e apresenta características próprias que permitem distingui-lo perfeitamente. Sua erupção ocorre por volta dos 10 a 12 anos de idade. Oclui com a metade distal do segundo pré-molar e o terço mesial do primeiro molar inferior.

Coroa

Apresenta forma idêntica ao primeiro pré-molar superior, ou seja, um cubo constituído por faces vestibular, lingual, mesial, distal e oclusal, além de uma face cervical virtual. Sua coroa também é formada por quatro lóbulos de desenvolvimento: três vestibulares e um lingual. As características anatômicas não oferecem diferenças substanciais quando comparadas com as do primeiro pré-molar superior, exceto com relação ao aumento do tamanho da cúspide lingual.

Face oclusal

Apresenta a mesma forma pentagonal que o primeiro pré-molar, porém, devido à ausência da convergência para lingual da face distal, é menos assimétrica. Os caracteres anatômicos são semelhantes – vale ressaltar apenas as mudanças que ocorrem na superfície oclusal (Figura 19.6).

O sulco principal localiza-se mais para o centro da face oclusal e é menos nítido e mais curto (2,5 a 3,0 mm). Isso implica cristas marginais mais largas.

Os sulcos secundários são menores, mais frequentes e mais irregulares, o mesmo ocorrendo com as fossetas.

A característica anatômica mais marcante, de fundamental importância no auxílio comparativo entre os primeiro e segundo pré-molares, é o tamanho das cúspides. O segundo pré-molar superior apresenta quase a mesma altura entre as cúspides vestibular e lingual. No primeiro pré-molar superior, a cúspide vestibular é maior do que a lingual.

Face vestibular

A face vestibular é bem semelhante à descrita para o primeiro pré-molar superior, variando apenas quanto a seu tamanho ligeiramente menor e quanto à orientação das arestas que formam a cúspide, que são menos inclinadas.

Face lingual

As faces linguais também apresentam forma semelhante à do primeiro pré-molar superior. Elas diferem apenas na altura, pois a cúspide lingual do segundo pré-molar superior é maior que a do primeiro pré-molar. De fato, as cúspides vestibular e lingual do segundo pré-molar apresentam quase a mesma altura, o que é um bom diferencial entre os dois pré-molares superiores.

Faces proximais

Assim como o primeiro pré-molar superior, ambas as faces proximais apresentam forma de trapézio. Os dois lados têm a mesma dimensão, já que as cúspides vestibular e lingual têm quase a mesma altura.

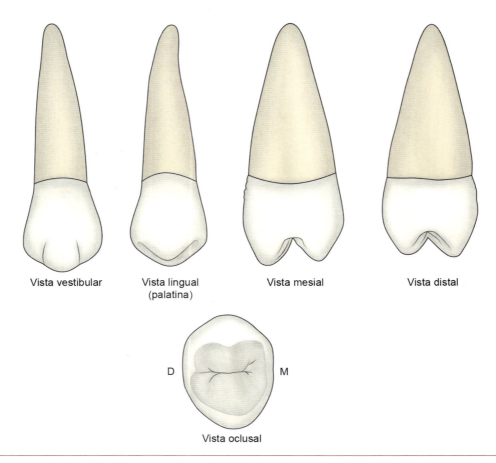

Figura 19.5 Segundo pré-molar superior (direito). Adaptada de Bath-Balogh; Fehrenbach, 2011.

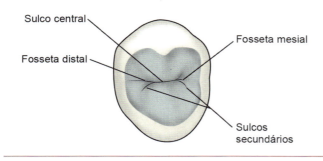

Figura 19.6 Características da face oclusal do segundo pré-molar superior (direito). Adaptada de Bath-Balogh; Fehrenbach, 2011.

Colo

Apresenta as mesmas características anatômicas descritas para o primeiro pré-molar superior.

Raiz

O segundo pré-molar superior costuma ser unirradiculado (94,6%), dificilmente apresentando bifurcação. A raiz tem formato conicopiramidal e forte achatamento mesiodistal.

Realizando-se um corte transversal, pode-se encontrar uma secção em forma de halteres, devido a sulcos longitudinais profundos nas faces proximais, ou em forma oval, quando estes sulcos não são muito profundos. A raiz apresenta inclinação distal semelhante à do primeiro pré-molar. O ápice da raiz pode angular-se para distal ou, às vezes, para vestibular.

Caso a raiz apresente bifurcação, esta pode envolver desde apenas o ápice ou prolongar-se por toda sua extensão. Nesse caso, as duas raízes formadas apresentarão a mesma disposição das raízes do primeiro pré-molar superior.

Primeiro pré-molar inferior

O primeiro pré-molar inferior localiza-se após o canino e é o quarto dente de um hemiarco inferior. Seu comprimento total é de, aproximadamente, 22,4 mm, e sua erupção inicia-se por volta dos 10 a 12 anos de idade (Quadro 19.3). Estabelece oclusão com a metade distal do canino e metade mesial do primeiro pré-molar superior (Figura 19.7).

Entre todos os dentes que compõem o grupo dos pré-molares, é o menor e o que mais demonstra o caráter de transição entre caninos e molares, apresentando a porção mesial da coroa muito semelhante a um canino e a porção distal semelhante a um molar.

Coroa

Apresenta forma cubicocilíndrica, com uma face cervical virtual e as faces vestibular, lingual, mesial, distal e oclusal. Assim como os pré-molares superiores, sua coroa é formada por quatro lóbulos de desenvolvimento: três vestibulares e um lingual. A coroa do primeiro pré-molar inferior, quando comparada com a de um canino inferior, é mais curta e larga. Isso ocorre porque o diâmetro vestibulolingual (7,6 mm) é proporcional ao diâmetro mesiodistal (7,0 mm). Sua cúspide lingual, que representa o caráter bicuspidado do dente, é quase inexistente,

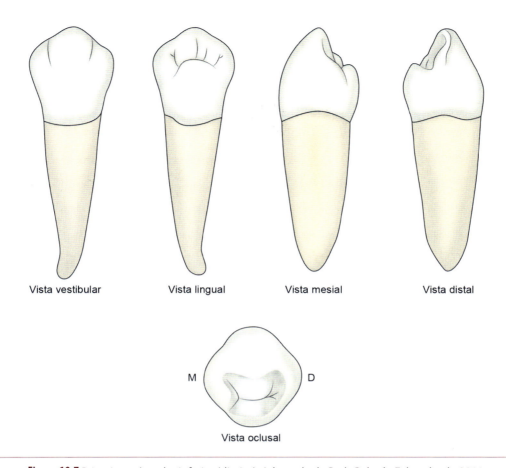

Figura 19.7 Primeiro pré-molar inferior (direito). Adaptada de Bath-Balogh; Fehrenbach, 2011.

QUADRO 19.3
Cronologia e dimensões do primeiro pré-molar inferior.

Cronologia		Dimensões médias e variação	
Início da calcificação	21 a 24 meses	Comprimento total	22,4 (17,3 a 28,5) mm
Amelogênese completa	5 a 6 anos	Comprimento da coroa	8,6 (6,3 a 10,9) mm
Erupção	10 a 12 anos	Comprimento da raiz	13,8 (9,9 a 20,2) mm
Rizogênese completa	12 a 13 anos	Dimensão M-D da coroa	7,0 (6,0 a 8,8) mm
		Dimensão V-L da coroa	7,6 (6,2 a 10,5) mm

reduzindo-se a um tubérculo. Desse modo, sua função mastigatória mostra-se bastante similar à dos caninos superiores.

Face oclusal

A face oclusal tem forma ovalada com maior volume na vestibular. O lado vestibular é menos convexo e mais largo que o lado lingual, e este apresenta uma superfície mais regular, pois é formado por apenas um lóbulo de desenvolvimento. Os lados mesial e distal são convexos, com forte convergência para lingual, sendo o lado mesial mais curto e mais inclinado, e o lado distal mais paralelo ao eixo vestibulolingual.

A superfície oclusal do primeiro pré-molar inferior pode apresentar variações morfológicas. São encontrados quatro tipos de faces oclusais. Tal divisão é de caráter apenas didático, o que facilita o estudo do primeiro pré-molar inferior.

O primeiro tipo pode ser denominado *padrão* ou *fundamental* (Figura 19.8). Nele, a superfície oclusal apresenta duas cúspides: uma vestibular e outra lingual. Elas são bem desproporcionais com relação ao volume, ocupando a cúspide vestibular dois terços da área da face oclusal. A cúspide vestibular é mais alta, mais larga, mais aguda e definida que a cúspide lingual, que por sua vez se mostra arredondada, quase sem arestas. Esta desproporção entre as cúspides implica uma face oclusal oblíqua, com forte inclinação para a lingual. As duas cúspides estão separadas por um sulco principal de direção mesiodistal, em forma de arco e com a concavidade voltada para vestibular. O sulco termina em duas fossetas, uma mesial e outra distal, e de cada fosseta partem sulcos secundários em direção vestibular ou lingual, que limitam as cristas marginais mesial e distal.

O segundo tipo apresenta uma crista vestibulolingual que interrompe o sulco principal e une a cúspide vestibular à cúspide lingual (Figura 19.9). Esta crista, bastante frequente, também é denominada *ponte de esmalte* e pode ser ligeiramente oblíqua nos sentidos mesiodistal e vestibulolingual. As fossetas são profundas e bem marcadas.

O terceiro tipo de face oclusal apresenta um *sulco secundário mesiolingual* largo e profundo, que interrompe a crista marginal mesial e desce obliquamente em sentido cervical, marcando as faces mesial e lingual.

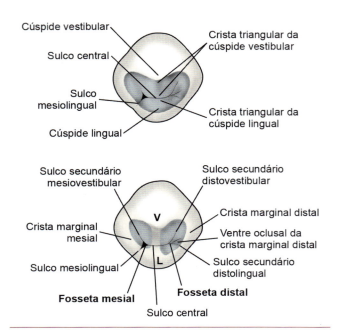

Figura 19.8 Características da face oclusal do primeiro pré-molar inferior (direito). Adaptada de Bath-Balogh; Fehrenbach, 2011.

O quarto tipo de face oclusal apresenta uma *elevação na crista marginal distal*, que chega a sugerir um "*tubérculo ou cúspide distolingual*", fazendo com que o primeiro pré-molar inferior fique tricuspidado. Esta cúspide distal pode estar separada da cúspide mesial por um sulco secundário distolingual.

O tipo de face oclusal mais frequente é o segundo, que apresenta a ponte de esmalte. Além da ponte de esmalte, características do terceiro (sulco mesial) e do quarto (crista marginal distal elevada) tipos podem ser encontradas em graus variados na face oclusal dos primeiros pré-molares inferiores.

Face vestibular

A face vestibular é convexa em todos os sentidos e inclinada para a lingual (Figura 19.10). Seu contorno mostra-se losangular, semelhante aos pré-molares e caninos superiores, porém mais baixa e mais larga.

O lado cervical é arredondado, com a concavidade voltada para a coroa. O lado oclusal constitui-se de duas arestas pouco inclinadas e corresponde ao ápice da cúspide vestibular. As arestas mesial e distal têm o mesmo comprimento. Tal fato faz com que a ponta da cúspide vestibular se situe sobre o longo eixo do dente. Às vezes, a vertente mesial pode ser mais curta, deslocando o ápice da cúspide para a mesial. Os lados proximais são convexos e muito convergentes para a cervical.

Quanto à convexidade geral da face vestibular, nota-se que, no sentido cérvico-oclusal, a maior convexidade ocorre no terço cervical, fazendo surgir uma verdadeira bossa vestibular. A convexidade diminui no sentido oclusal, sendo os terços médio e oclusal pouco convexos e inclinados para a lingual. No sentido mesiodistal, a maior convexidade ocorre no terço médio.

Assim como nos pré-molares superiores, a face vestibular pode apresentar dois sulcos longitudinais, porém tênues e divergentes no sentido oclusal. Os sulcos podem delimitar uma crista central cérvico-oclusal, que se estenderá do ápice da cúspide até o terço médio, atenuando-se neste sentido.

Face lingual

A face lingual mostra-se bem menor do que a face vestibular, devido à pequena dimensão da cúspide lingual e à inclinação das faces proximais para lingual (ver Figura 19.10). Ela é convexa em todos os sentidos, assemelha-se a um quadrilátero e quase não se inclina. Sua superfície é mais regular. Nota-se apenas um sulco secundário proveniente da fosseta mesial da face oclusal que separa a cúspide lingual da crista marginal mesial.

A face lingual é menos convexa do que a face vestibular no sentido cérvico-oclusal e bem convexa no sentido mesiodistal, formando uma bossa lingual no terço cervical.

Faces proximais

As faces proximais têm a forma de um trapézio, com a base maior voltada para vestibular e a base menor para lingual. Ambas são convexas, principalmente no terço oclusal, e o terço cervical é quase plano.

O lado vestibular do trapézio é fortemente convexo. O lado lingual apresenta menor convexidade, sendo quase paralelo ao longo eixo do dente. O lado oclusal é representado pelas cristas triangulares das cúspides vestibular e lingual. A cúspide vestibular apresenta um diâmetro vestibulolingual maior que o apresentado pela cúspide lingual e é de 2 a 3 mm mais alta do que esta.

Colo

Em corte transversal, o colo do primeiro pré-molar inferior apresenta forma ovalada ou circular, com discreto achatamento mesiodistal. A linha cervical é sinuosa, apresentando nas faces livres a forma de um semicírculo com concavidade voltada para a coroa; e, nas faces proximais, a forma de um arco com concavidade voltada para a raiz.

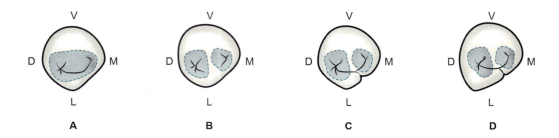

Figura 19.9 Padrões morfológicos da face oclusal do primeiro pré-molar inferior esquerdo: padrão (**A**); com ponte de esmalte (**B**); com sulco mesiolingual (**C**); com tubérculo distolingual (**D**).

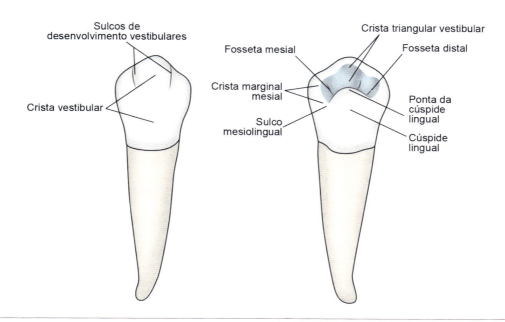

Figura 19.10 Características das faces vestibular e lingual do primeiro pré-molar inferior (direito). Adaptada de Bath-Balogh; Fehrenbach, 2011.

Raiz

Geralmente, o primeiro pré-molar inferior é unirradicular (82%), podendo às vezes apresentar bifurcação, mais evidente no ápice da raiz. Quando isso ocorre, um ramo da raiz situa-se para a vestibular e o outro para a lingual, sendo este menor e distalizado.

Realizando-se um corte transversal, apresenta formato oval com achatamento mesiodistal ou, às vezes, circular. Os sulcos radiculares longitudinais são pouco nítidos.

O ápice radicular costuma ser afilado, mas, devido à deposição de cemento secundário, pode apresentar-se espessado ou truncado. Quando apresenta bifurcação apical, seu ápice lembra uma cauda de peixe. Geralmente, a raiz inclina-se no sentido distal e pode apresentar curvatura total no mesmo sentido.

Segundo pré-molar inferior

O segundo pré-molar inferior está localizado entre o primeiro pré-molar e o primeiro molar inferiores, sendo o quinto elemento dental de um hemiarco inferior (Figura 19.11). Comparando-se com o primeiro pré-molar inferior, apresenta um comprimento total ligeiramente maior, de 23,0 mm (Quadro 19.4). É semelhante anatomicamente a ele, porém maior em todas suas dimensões, e apresenta características próprias que acentuam muito seu grau de molarização, ou seja, de transição. Sua erupção ocorre por volta de 11 a 12 anos de idade. Oclui com a metade distal do primeiro pré-molar e a metade mesial do segundo pré-molar superiores.

Coroa

Consiste em apenas um pré-molar formado por cinco lóbulos de desenvolvimento: três vestibulares e dois linguais. Sua coroa apresenta um formato cubicocilíndrico e é constituída pelas faces vestibular, lingual, mesial, distal e oclusal, além de uma face cervical virtual.

Face oclusal

A face oclusal do segundo pré-molar inferior tem formato circular. Sua superfície oclusal, assim como a do primeiro pré-molar inferior, pode apresentar variações morfológicas, e comumente podem-se encontrar duas formas de faces oclusais: uma bicuspidada e outra tricuspidada (Figura 19.12).

A *forma bicuspidada* apresenta uma cúspide vestibular e outra lingual, sendo elas quase da mesma altura (Figura 19.13). A cúspide vestibular ainda é mais alta, mais larga e mais espessa, com o ápice da cúspide arredondado. A cúspide lingual apresenta um ápice pontiagudo, deslocado para a mesial. As duas cúspides estão separadas por um sulco principal de direção mesiodistal em forma de arco e com a concavidade voltada para vestibular. As extremidades desse sulco podem ou não terminar nas fossetas mesial e distal. De cada fosseta, partem sulcos secundários em direção vestibular ou lingual, que limitam as cristas marginais mesial e distal. Geralmente, as cristas marginais são espessas e com formato semilunar.

Na *forma tricuspidada*, o sulco secundário distolingual é tão profundo quanto o sulco principal, o que favorece o aparecimento

QUADRO 19.4
Cronologia e dimensões do segundo pré-molar inferior.

Cronologia		Dimensões médias e variação	
Início da calcificação	27 a 30 meses	Comprimento total	23,0 (18,7 a 27,3) mm
Amelogênese completa	6 a 7 anos	Comprimento da coroa	8,0 (6,7 a 10,2) mm
Erupção	11 a 12 anos	Comprimento da raiz	15,0 (9,2 a 20,5) mm
Rizogênese completa	13 a 14 anos	Dimensão M-D da coroa	7,0 (5,2 a 9,5) mm
		Dimensão V-L da coroa	8,1 (7,0 a 10,5) mm

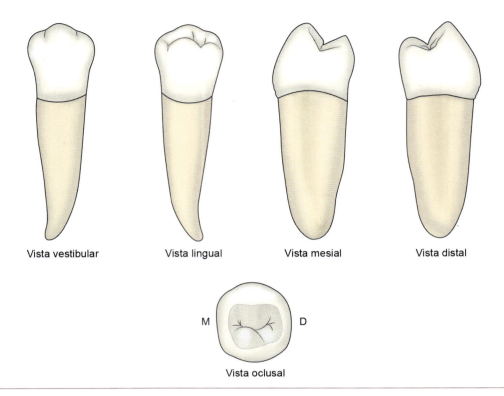

Vista vestibular   Vista lingual   Vista mesial   Vista distal

Vista oclusal

Figura 19.11 Segundo pré-molar inferior (direito). Adaptada de Bath-Balogh; Fehrenbach, 2011.

de três cúspides na face oclusal: uma cúspide vestibular, uma mesiolingual e uma distolingual (Figura 19.14). O sulco principal tem a mesma disposição daquele apresentado pela forma bicuspidada. O sulco secundário distolingual origina-se do sulco principal e costuma ultrapassar a face oclusal, estendendo-se até o terço oclusal da face lingual. O conjunto sulco principal/sulco secundário desenha na face oclusal a forma de um Y deitado, de abertura distal.

Face vestibular

A face vestibular é convexa em todos os sentidos e inclinada para lingual. Assemelha-se muito à descrita para o primeiro pré-molar inferior, variando apenas quanto à sua altura, que é menor, e quanto à sua largura, maior.

Seu contorno é o de um quadrilátero, devido à pouca inclinação das vertentes da cúspide e à pouca convergência em sentido cervical dos lados mesial e distal, ficando os lados quase paralelos entre si. O lado cervical é arredondado, com a concavidade voltada para a coroa. O lado oclusal constitui-se de duas vertentes pouco inclinadas e corresponde ao ápice, pouco agudo, da cúspide vestibular.

Face lingual

A face lingual é mais baixa do que a face vestibular, mas sua largura pode ser igual ou, até mesmo, maior do que a apresentada pela face vestibular. Isso se deve ao aumento do volume da cúspide lingual (Figura 19.15). A face lingual mostra-se convexa em todos os sentidos e, quando o dente é bicuspidado, conserva as mesmas características apresentadas pelo primeiro pré-molar inferior. Na forma tricuspidada, o lado oclusal da face lingual apresenta os contornos das duas cúspides linguais: uma mesial, maior e mais acentuada; e outra distal, menos

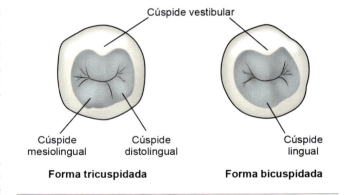

Figura 19.12 Padrões morfológicos da face oclusal do segundo pré-molar inferior (direito): forma tricuspidada e forma bicuspidada. Adaptada de Bath-Balogh; Fehrenbach, 2011.

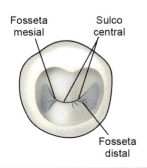

Figura 19.13 Características da face oclusal do segundo pré-molar inferior na forma bicuspidada (direito). Adaptada de Bath-Balogh; Fehrenbach, 2011.

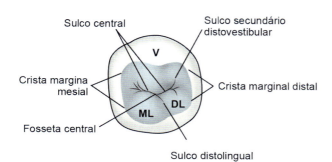

Figura 19.14 Características da face oclusal do segundo pré-molar inferior na forma tricuspidada (direito). Adaptada de Bath-Balogh; Fehrenbach, 2011.

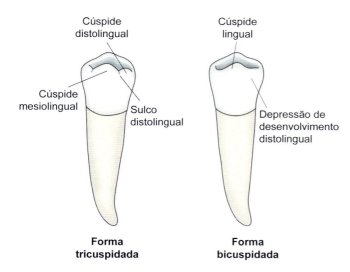

Figura 19.15 Características das faces linguais do primeiro pré-molar inferior nas formas tricuspidada e bicuspidada (direito). Adaptada de Bath-Balogh; Fehrenbach, 2011.

acentuada. As duas cúspides são separadas por um sulco distolingual que pode estender-se até os limites do terço oclusal, dificilmente ultrapassando-o.

Faces proximais

As faces proximais têm a forma de um quadrilátero. Ambas são convexas, sendo a face mesial mais alta, mais larga e ligeiramente mais plana do que a face distal. O lado oclusal do quadrilátero é representado pelas cristas triangulares das cúspides vestibular e lingual, sendo a altura da cúspide vestibular 1,0 mm maior que a apresentada pela cúspide lingual.

Colo

Realizando-se um corte transversal, o colo do segundo pré-molar inferior apresenta forma oval ou circular, com achatamento mesiodistal. A linha cervical é sinuosa, apresentando na face vestibular a forma de um arco aberto com concavidade voltada para a coroa. Nas faces proximais, apresenta a forma de um arco com concavidade voltada para a raiz, sendo a linha cervical na face lingual quase retilínea.

Raiz

Em geral, o segundo pré-molar inferior é unirradicular (92%), raramente apresentando bifurcação. A raiz apresenta sulcos largos e superficiais nas faces proximais. Ao ser feito um corte transversal, apresenta formato oval com achatamento mesiodistal, ou, às vezes, formato circular.

O ápice radicular é afilado ou arredondado e, devido à deposição de cemento secundário, pode apresentar-se espessado. Pode também apresentar-se curvado ou angulado para a distal. Geralmente, a raiz inclina-se no sentido distal e é frequente sua curvatura no mesmo sentido.

Quando ocorre bifurcação da raiz, esta atinge apenas a metade de sua altura, e um ramo situa-se para a vestibular e outro para a lingual. O ramo vestibular apresenta um sulco profundo na face lingual. Já o ramo lingual é menor, cônico e distalizado.

Resumo dos caracteres diferenciais entre os pré-molares

O Quadro 19.5 apresenta um resumo dos caracteres diferenciais que permitem distinguir os pré-molares entre si. O Quadro 19.6 descreve os caracteres de assimetria que permitem distinguir a que lado pertence o dente, direito ou esquerdo.

QUADRO 19.5
Caracteres diferenciais entre os pré-molares.

Caracteres diferenciais		Primeiro pré-molar superior	Segundo pré-molar superior	Primeiro pré-molar inferior	Segundo pré-molar inferior
Gerais	Dimensões	Maior que o 2º PMS		Menor que o 2º PMI	
	Variabilidade de forma	Bicuspidado	Bicuspidado	Transição – caniniforme	Transição – molarização
Coroa	Forma geral	Cúbica	Cúbica	Cubicocilíndrica	Cubicocilíndrica
		Centralizada na raiz	Centralizada na raiz	Inclinada para lingual	Menos inclinada para lingual que o primeiro pré-molar inferior
	Face oclusal	Diâmetro V-L, M-D	Diâmetro V-L, M-D	Diâmetro V-L, M-D	Diâmetro V-L, M-D
		Cúspide V-L	Cúspide V-5 L	Cúspide V-L	Cúspide V-L
				Ponte de esmalte frequente	
		Sulco principal reto	Sulco principal reto e curto	Sulco principal curvo, em geral interrompido pela ponte de esmalte	Sulco principal curvo
		Cristas marginais altas	Cristas marginais baixas e largas		
	Face vestibular	Verticalizada	Verticalizada	Inclinada para a lingual	Inclinada para a lingual
		Lados mesial e distal convergentes para a cervical	Lados mesial e distal convergentes para a cervical	Lados mesial e distal convergentes para a cervical	Lados mesial e distal mais paralelos
	Face lingual	Verticalizada	Verticalizada	Abaulada para lingual	Abaulada para lingual
		Menor que a vestibular	Tamanho semelhante à vestibular	Bem menor que a vestibular	Menor que a vestibular
	Faces proximais	Trapezoidal, base maior cervical	Trapezoidal, base maior cervical	Trapezoidal, mais triangular, base maior vestibular	Trapezoidal, mais quadrilátera, base maior vestibular
Raiz	Forma geral	Birradiculado	Unirradiculado	Unirradiculado	Unirradiculado
		Achatamento M-D	Achatamento M-D	Arredondada	Arredondada
		Sulcos proximais frequentes	Sulcos proximais frequentes		
	Secção	Halteres	Halteres ou oval	Circular	Circular

PMS: pré-molar superior; PMI: pré-molar inferior.

QUADRO 19.6
Caracteres de determinação do lado do arco dental a que pertencem os pré-molares.

Dente	Característica	Diferença
Pré-molares superiores	Cúspide lingual	Deslocada para a mesial
	Face mesial	Mais alta e plana
	Face distal	Mais baixa e abaulada
Primeiro pré-molar inferior	Sulco secundário mesiolingual	Surge em graus variáveis
	Tubérculo distolingual	Surge em graus variáveis
	Contorno da face oclusal	Circular, com achatamento no lado mesiolingual
	Metade mesial do dente	Tende para a forma de canino
	Metade distal do dente	Tende para a forma de pré-molar ou molar
Segundo pré-molar inferior	Forma tricuspidada	Cúspide mesiolingual maior que a distolingual
	Forma bicuspidada	Cúspide lingual deslocada para a mesial

CAPÍTULO 20

Grupo dos Molares

Vanessa Goulart Sampaio Reher

Introdução

O grupo dos molares localiza-se na porção mais posterior do arco dental, distalmente aos pré-molares. É composto por 12 dentes, sendo seis em cada arco, três em cada hemiarco. Os molares não sucedem nenhum dente da dentição decídua, sendo denominados *dentes monofisários*. Ainda são considerados por alguns autores como dentes pertencentes à dentição decídua, só que com erupção tardia. No entanto, seu tamanho e sua morfologia detalhada sugerem maior aproximação anatômica aos dentes permanentes do que aos decíduos.

Devido a seu posicionamento posterior, o grupo dos molares também recebe o nome de dentes posteriores ou dentes jugais. Pode ainda ser chamado de grupo dos dentes multicuspidados ou dentes trituradores.

O grupo dos molares é formado pelos primeiros, segundos e terceiros molares, e sua nomenclatura baseia-se no posicionamento do dente no arco: primeiro molar, segundo molar ou terceiro molar; a que arco o dente pertence (superior ou inferior); e a que lado do arco o dente pertence (direito ou esquerdo).

Função

A principal função do grupo dos molares é a de trituração dos alimentos. Sua morfologia multicuspidada, aliada a seu posicionamento posterior, onde a concentração da força muscular é maior, permite-lhe enorme desenvolvimento funcional.

Não menor é sua relevância como importante fator na manutenção da dimensão vertical de oclusão. Os molares impedem o fechamento da mordida com consequente protrusão da mandíbula, o que acarretaria um aspecto de envelhecimento prematuro, sobrecargas e traumatismos oclusais.

Morfologia

Os molares apresentam enorme detalhamento morfológico, marcado por inúmeras cúspides e raízes. Tanto no arco superior quanto no arco inferior, os molares formam séries descendentes, sendo os primeiros molares maiores que os segundos molares, e estes, maiores que os terceiros molares.

Coroa

As coroas dos molares apresentam forma de um cubo e costumam ser muito volumosas. Nos molares superiores, o diâmetro vestibulolingual é maior ou igual ao diâmetro mesiodistal. Suas faces oclusais são formadas por quatro cúspides: três maiores e uma menor. A maior e mais volumosa é a cúspide mesiolingual, que continua por meio de uma crista oblíqua com a cúspide distovestibular.

Nos molares inferiores, o diâmetro mesiodistal predomina sobre o diâmetro vestibulolingual. Suas faces oclusais são formadas por quatro cúspides maiores e, geralmente, uma quinta cúspide vestibulodistal menor.

Raiz

Com exceção dos terceiros molares, que têm enorme variabilidade morfológica, todos os elementos do grupo dos molares são multirradiculados. As raízes são conicopiramidais, achatadas e frequentemente fusionadas.

Os molares superiores apresentam três raízes que chegam a medir quase duas vezes o tamanho da coroa: uma raiz mesiovestibular, uma raiz distovestibular e uma raiz palatina. Elas se unem em uma base comum de implantação das raízes.

Os molares inferiores apresentam duas raízes: uma mesial e uma distal. A união das raízes é próxima à linha cervical, e a base comum costuma ser curta.

Primeiro molar superior

A erupção do primeiro molar superior, que se inicia por volta dos 6 a 7 anos de idade (Quadro 20.1), ocorre antes da substituição dos dentes decíduos. Neste caso, durante a dentição mista, o primeiro molar superior localiza-se distalmente ao

QUADRO 20.1
Cronologia e dimensões do primeiro molar superior.

Cronologia		Dimensões médias e variação	
Início da calcificação	0 a 1 mês	Comprimento total	20,0 (17,2 a 27,4) mm
Amelogênese completa	2,5 a 3 anos	Comprimento da coroa	7,5 (6,3 a 9,3) mm
Erupção	6 a 7 anos	Comprimento da raiz	12,5 (8,9 a 18,0) mm
Rizogênese completa	9 a 10 anos	Dimensão M-D da coroa	10,4 (8,8 a 12,9) mm
		Dimensão V-L da coroa	11,3 (9,8 a 14,1) mm

segundo molar decíduo. Na dentição permanente, o primeiro molar superior localiza-se distalmente ao segundo pré-molar superior. Tanto na dentição mista quanto na dentição permanente, o primeiro molar superior é o sexto dente de um hemiarco superior. Seu comprimento total é de, aproximadamente, 20,0 mm; e sua oclusão estabelece-se com os dois terços distais do primeiro molar inferior e o terço mesial do segundo molar inferior (Figura 20.1).

Coroa

Geometricamente, o primeiro molar superior assemelha-se a um cubo constituído por faces vestibular, lingual, mesial, distal e oclusal, além de uma face cervical virtual. A coroa do primeiro molar superior é formada por cinco lóbulos de desenvolvimento, cada um representando uma cúspide. A coroa é achatada no sentido cérvico-oclusal com o diâmetro vestibulolingual maior que o diâmetro mesiodistal.

Face oclusal

Apresenta formato romboide ou losangular, cujos ângulos agudos, mesiovestibular e distolingual correspondem ao eixo maior, e os ângulos obtusos, mesiolingual e distovestibular, ao eixo menor (Figura 20.2). O diâmetro vestibulolingual é maior que o diâmetro mesiodistal.

O lado vestibular é convexo e dividido em dois lances, que correspondem às duas cúspides vestibulares. Estas são separadas entre si pelo sulco vestíbulo-oclusomesial que corta o lado vestibular mais ou menos na metade.

O lado lingual também é convexo e formado por dois lances que correspondem às cúspides linguais. Estas são separadas entre si pelo sulco línguo-oclusodistal, que é deslocado distalmente. Isso faz com que a cúspide mesiolingual seja bem maior do que a cúspide distolingual.

Os lados proximais são convexos e convergem em direção linguodistal. O lado distal é mais estreito no sentido vestibulolingual que o lado mesial e pode ser paralelo ou divergente a ele.

A superfície oclusal apresenta quatro cúspides, duas vestibulares e duas linguais. Elas são separadas entre si por um sistema de sulcos que desenha na face oclusal uma letra *H* assimétrica.

A cúspide de maior volume é a mesiolingual, seguida pelas cúspides mesiovestibular, distovestibular e distolingual. Com exceção da cúspide distolingual, que é mais arredondada, todas as demais cúspides são piramidais e mais definidas. As cúspides mesiolingual e distovestibular são unidas entre si por suas cristas triangulares, formando uma *crista oblíqua* (ponte de esmalte).

A crista marginal distal é mais curta no sentido vestibulolingual e mais convexa que a crista marginal mesial. Esta, por sua vez, devido ao grande volume das cúspides mesiais, apresenta proporções maiores em todos os sentidos.

Os sulcos principais são três: o vestíbulo-oclusomesial, o línguo-oclusodistal e o transversal (Figura 20.3). O sulco vestíbulo-oclusomesial origina-se na face vestibular; segue em sentido oclusal, dividindo o lado vestibular da face oclusal no meio; e, depois, segue reto, em sentido lingual, até a fosseta

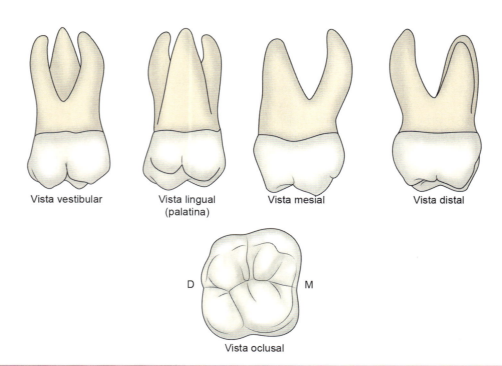

Figura 20.1 Primeiro molar superior (direito). Adaptada de Bath-Balogh; Fehrenbach, 2011.

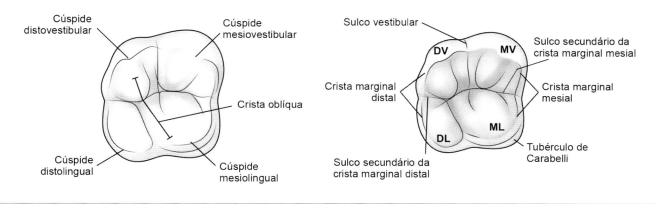

Figura 20.2 Características da face oclusal do primeiro molar superior (direito). Adaptada de Bath-Balogh; Fehrenbach, 2011.

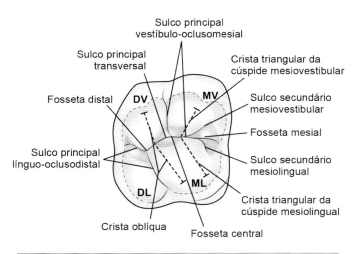

Figura 20.3 Sulcos e fossetas da face oclusal do primeiro molar superior (direito). Adaptada de Bath-Balogh; Fehrenbach, 2011.

central de onde continua, também retilíneo, em sentido mesial até a fosseta mesial, separando as duas cúspides mesiais. O sulco línguo-oclusodistal origina-se na face lingual e inclina-se em sentido distal, dividindo o lado lingual da face oclusal em duas cúspides linguais de volumes desproporcionais. Em seguida, o sulco arqueia-se ligeiramente em sentido distal, prolongando-se até a fosseta distal. O sulco transverso segue a direção do eixo maior do dente e une a fosseta central ao sulco línguo-oclusodistal, próximo à fosseta distal. É um sulco pouco profundo que passa perpendicularmente sobre a crista oblíqua, delineando uma separação entre as cúspides mesiolingual e distovestibular.

A face oclusal é ainda marcada por vários sulcos secundários que podem formar, às vezes, verdadeiros tubérculos nas cristas e cúspides. Mantém-se o padrão geral dos sulcos secundários. Ou seja, dois sulcos delimitam cada crista marginal, e dois sulcos delimitam cada crista triangular de cada cúspide. Esses sulcos sempre terminam nas fossetas.

Face vestibular

A face vestibular tem formato trapezoidal. O lado cervical é a base menor e formado por duas linhas de concavidade apical, que se unem aproximadamente no centro, constituindo uma ponta de esmalte. Esta ponta de esmalte estende-se sobre a raiz na região de bifurcação das raízes vestibulares. O lado oclusal corresponde à base maior do trapézio e é formado pela margem vestíbulo-oclusal das duas cúspides vestibulares, que são separadas entre si pelo sulco vestíbulo-oclusomesial. A cúspide mesiovestibular é ligeiramente mais larga e mais alta do que a cúspide distovestibular. Os lados proximais da face vestibular convergem no sentido cervical, sendo o lado mesial mais plano, com uma ligeira concavidade na cervical, e o lado distal é totalmente convexo.

A superfície da face vestibular pode ser dividida em três terços: cervical, médio e oclusal. No sentido mesiodistal, o terço cervical apresenta duas convexidades suaves que se unem na ponta de esmalte. O terço médio apresenta convexidade única. O terço oclusal apresenta duas convexidades causadas pelas cúspides vestibulares, que se unem no sulco vestíbulo-oclusomesial. Este sulco alcança até a metade da altura da coroa e termina, geralmente, em uma *fosseta vestibular*.

No sentido cérvico-oclusal, a maior convexidade ocorre no terço cervical. Às vezes, pode-se encontrar uma nítida separação entre o terço cervical e os terços médio e oclusal. Esta separação é representada por uma depressão linear mesiodistal. Nestes casos, o terço cervical apresenta uma elevação que corresponderia aos vestígios de uma crista vestibular primitiva.

Face lingual (palatina)

A face lingual também apresenta formato trapezoidal, porém tem o lado cervical mais curto e o lado oclusal mais longo que a face vestibular. Portanto, os lados proximais convergem mais para a raiz do que na face vestibular. O lado cervical é a base menor do trapézio e pode ser plano ou curvo, com concavidade oclusal. Nesse caso, assim como no lado cervical da face vestibular, existe uma projeção de uma ponta de esmalte em direção a um sulco existente na face lingual da raiz lingual. O lado oclusal corresponde à base maior do trapézio e é formado pela margem línguo-oclusal das duas cúspides linguais, que são separadas entre si pelo sulco línguo-oclusodistal. As cúspides linguais apresentam tamanhos diferentes, sendo a cúspide mesiolingual alta e larga e a cúspide distolingual mais curta e estreita, que pode ser bem reduzida. Conforme citado, os lados proximais são mais convergentes em sentido cervical do que na face vestibular, e o lado mesial é mais alto que o lado distal.

A superfície da face lingual é mais convexa e inclinada que a da face vestibular. É cortada obliquamente por um sulco línguo-oclusodistal que se origina no centro da face lingual e desce, com o formato de um arco de concavidade distal, até a face oclusal. Este sulco pode terminar em uma *fosseta lingual* ou pode continuar reto e menos profundo, até unir-se ao sulco lingual da raiz lingual. No terço mesial da face lingual, é comum encontrar, em cerca de 60% dos casos, um pequeno tubérculo denominado *tubérculo de Carabelli*, quinta cúspide ou cúspide de *Carabelli*. Ele é assim denominado em homenagem ao dentista austríaco George von Carabelli, que o descreveu em 1842. Esse tubérculo situa-se a aproximadamente 2,0 mm cervical com relação à ponta da cúspide mesiolingual e apresenta formas e tamanhos variados. Caracteriza-se apenas como uma pequena elevação ou como uma quinta cúspide bem formada que tem papel ativo na mastigação.

Faces proximais

Apresentam formato retangular e dimensão vestibulolingual maior que a cérvico-oclusal. Em ambas as faces proximais, o lado cervical é plano ou côncavo para a raiz, e os lados vestibular e lingual são convergentes para a oclusal, sendo o lado vestibular convexo no terço cervical e reto – nos dois terços restantes – e o lado lingual totalmente convexo. A face proximal mesial é mais plana e ligeiramente mais alta do que a face distal, que é abaulada.

Colo

A linha cervical costuma ser retilínea em todas as faces, circulando o dente em um mesmo nível. Pode apresentar, às vezes, reentrâncias de esmalte em direção às raízes ou reentrâncias de cemento em direção à coroa.

Raiz

O primeiro molar superior é trirradicular (95% dos casos), com duas raízes vestibulares – mesiovestibular e distovestibular –, além de uma raiz lingual (palatina) (Figuras 20.4 e 20.5). Nos 5% restantes, ainda apresenta três raízes; contudo, estas se apresentam parcialmente fusionadas. As três raízes são muito divergentes entre si, e as raízes vestibulares podem convergir, apresentando curvaturas com concavidades voltadas para elas

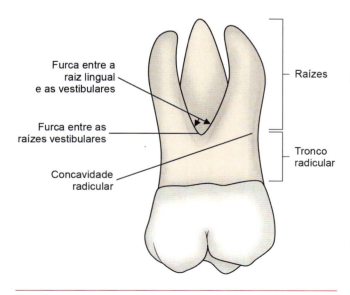

Figura 20.4 Morfologia das raízes do primeiro molar superior (direito). Adaptada de Bath-Balogh; Fehrenbach, 2011.

mesmas. Dos molares superiores, o primeiro molar é o que apresenta a maior divergência entre as raízes.

As raízes soldam-se à coroa por uma base comum de formato triangular ou piramidal com base maior vestibular, denominado *tronco radicular*. O ponto onde as raízes se separam do tronco é denominado *furca*. A separação das raízes inicia-se por sulcos largos e rasos denominados *seios inter-radiculares*.

As raízes raramente apresentam-se fusionadas. Neste caso, o fusionamento ocorrerá somente entre as raízes distovestibulares e a raiz lingual, por meio de uma *ponte de cemento*.

Raiz mesiovestibular

Tem formato triangular com forte achatamento mesiodistal, o que transforma os lados vestibular e lingual em verdadeiras margens. O lado vestibular é retilíneo em toda a sua extensão. O lado lingual é paralelo ao lado vestibular até a metade do comprimento radicular, convergindo em sentido vestibular e formando um ápice afilado ou truncado. São frequentemente encontrados sulcos longitudinais no lado distal. A raiz mesiovestibular costuma ser retilínea, podendo às vezes apresentar curvatura de concavidade distal e raramente de concavidade mesial. Em uma vista vestibular, tem direção vertical. Em vista proximal, inclina-se no sentido vestibular.

Raiz distovestibular

Apresenta o mesmo formato da raiz mesiovestibular, mas é menor em todas as suas dimensões e mais afilada. Tanto o lado vestibular quanto o lingual convergem em sentido apical. Os sulcos proximais longitudinais são pouco frequentes. A raiz distovestibular pode ser retilínea, mas geralmente curva-se em sentido mesial e raramente em sentido distal. Em uma vista vestibular, inclina-se em sentido distal. Em uma vista distal, inclina-se em sentido vestibular.

Raiz lingual (palatina)

Das três raízes, é a mais comprida e resistente. Tem formato cônico e é frequente o achatamento vestibulolingual. O ápice costuma ser truncado. Sulcos longitudinais nas faces vestibular e lingual são frequentes e pouco profundos. A raiz lingual tanto pode apresentar-se retilínea quanto com curvatura vestibular e forte inclinação para lingual. Às vezes, essa inclinação ocorre para a distal ou para a mesial.

Segundo molar superior

O segundo molar superior está localizado entre o primeiro molar e o terceiro molar superiores, sendo o sétimo elemento dental de um hemiarco superior (Figura 20.6). Sua forma geral assemelha-se à do primeiro molar superior, mas é menor em todas as dimensões e apresenta características próprias que permitem distingui-lo perfeitamente. Seu comprimento total é de 19,0 mm, e sua erupção ocorre por volta dos 12 a 13 anos de idade (Quadro 20.2). Oclui com os dois terços distais do segundo molar inferior e o terço mesial do terceiro molar inferior.

Coroa

Apresenta forma idêntica à do primeiro molar superior, ou seja, um cubo constituído por faces vestibular, lingual, mesial, distal, oclusal e uma face cervical virtual. A coroa do segundo molar superior é formada por quatro lóbulos de desenvolvimento, cada um representando uma cúspide.

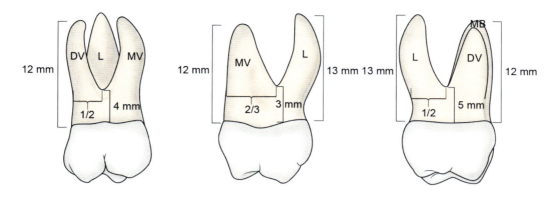

Figura 20.5 Dimensões das raízes e localização da furca do primeiro molar superior (direito). Adaptada de Bath-Balogh; Fehrenbach, 2011.

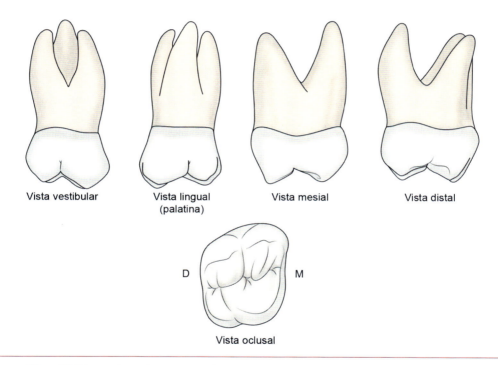

Figura 20.6 Segundo molar superior (direito). Adaptada de Bath-Balogh; Fehrenbach, 2011.

QUADRO 20.2
Cronologia e dimensões do segundo molar superior.

Cronologia		Dimensões médias e variação	
Início da calcificação	30 a 36 meses	Comprimento total	20,5 (16,0 a 26,2) mm
Amelogênese completa	7 a 8 anos	Comprimento da coroa	7,5 (6,1 a 9,4) mm
Erupção	12 a 14 anos	Comprimento da raiz	13,0 (9,0 a 18,8) mm
Rizogênese completa	14 a 16 anos	Dimensão M-D da coroa	9,6 (8,5 a 11,7) mm
		Dimensão V-L da coroa	11,2 (9,9 a 13,7) mm

Face oclusal
Características próprias da face oclusal possibilitam classificar o segundo molar superior em dois tipos principais: romboide ou losangular, triangular ou de coração (Figura 20.7).

Forma romboide ou losangular
É em tudo semelhante ao primeiro molar superior, com cúspides, sulcos e cristas marginais bem definidos. Um forte achatamento mesiodistal do segundo molar superior e a presença de inúmeros sulcos secundários e irregularidades na superfície oclusal possibilitam a distinção entre ele e o primeiro molar superior. Existem formas variantes da losangular, nas quais há uma tendência ao desaparecimento da cúspide distolingual, que culmina na forma tricuspidada, ou triangular, descrita a seguir.

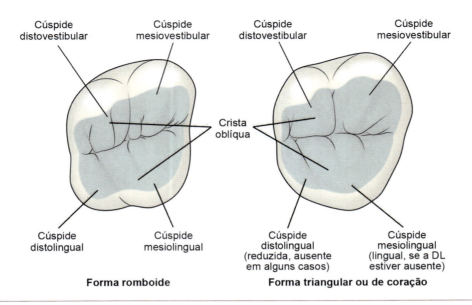

Figura 20.7 Padrões morfológicos da face oclusal do segundo molar superior: forma romboide (**A**); forma triangular ou de coração (**B**). Adaptada de Bath-Balogh; Fehrenbach, 2011.

Forma triangular ou de coração

Ocorre quando há uma diminuição significativa do volume da cúspide distolingual, chegando, em casos extremos, à ausência total desta cúspide. A cúspide lingual é bem mais volumosa e mais alta do que as cúspides vestibulares. O sistema de sulcos desenha sobre a face oclusal uma letra T. Persistem o sulco vestíbulo-oclusomesial e o sulco transversal. O primeiro apresenta o mesmo aspecto característico do primeiro molar superior, e o segundo desloca-se um pouco em sentido lingual.

> Existe ainda uma "forma de compressão", que é rara e pode ser definida como uma forte compressão sobre os ângulos obtusos da coroa do dente, o que aumenta ainda mais seu eixo maior (mesiovestibular para distolingual) e diminui o eixo menor. Os ângulos mesiolingual e distovestibular aproximam-se, fusionando as respectivas cúspides e tornando o dente tricuspidado. Nesse caso, as cúspides seriam denominadas cúspides mesiovestibular, central e distolingual.

Face vestibular

Apresenta formato quadrilátero e é muito semelhante à face vestibular do primeiro molar superior, distinguindo-se pela diferença de tamanho entre as cúspides mesiovestibular e distovestibular, sendo a primeira mais volumosa e mais alta que a segunda. Consequentemente, no segundo molar superior, o lado oclusal inclina-se de mesial para distal. O sulco vestíbulo-oclusomesial que separa as cúspides vestibulares também é mais curto, em comparação com o do primeiro molar superior.

Face lingual (palatina)

Quando o segundo molar é tetracuspidado, a descrição da face lingual assemelha-se à do primeiro molar superior. Nesse caso, nota-se maior desproporção de tamanho entre as cúspides distolingual e mesiolingual, sendo a primeira bem menor que a segunda. O sulco língua-oclusodistal é mais curto e mais raso. Já o tubérculo de Carabelli é ausente.

Na forma tricuspidada, ocorre a ausência da cúspide distolingual. Assim, a face lingual apresenta um formato pentagonal, com superfície convexa em todos os sentidos e sem sulcos. O lado oclusal é representado pelo contorno da cúspide lingual cujo vértice encontra-se mais próximo à mesial do dente. A vertente distal da cúspide lingual é mais comprida e mais inclinada que a vertente mesial.

Faces proximais

Nos dentes tetracuspidados, as faces proximais apresentam formatos semelhantes àqueles descritos para o primeiro molar superior. Nos dentes tricuspidados, a face mesial é mais convexa no sentido lingual, devido ao deslocamento da cúspide mesiolingual, e a face distal mostra-se muito convexa no sentido lingual, com pouca definição dos limites entre face lingual e faces proximais.

Colo

Apresenta as mesmas características anatômicas descritas para o primeiro molar superior.

Raiz

O segundo molar superior é trirradiculado, sendo duas raízes vestibulares, mesiovestibular e distovestibular, além de uma raiz lingual (palatina). Comparadas com as raízes do primeiro molar superior, estas são menores e convergem entre si, e é frequente o fusionamento entre as raízes mesiovestibular e lingual através de uma ponte de cemento. Apresentam três raízes distintas, em 55% dos casos; e fusionadas, em 45% dos casos.

As raízes soldam-se à coroa por uma base comum e apresentam as mesmas direções descritas para as raízes do primeiro molar superior. Elas se localizam perto entre si, apresentando as raízes vestibulares uma proximidade muito mais acentuada. A raiz mesiovestibular é a raiz mais larga, podendo bifurcar-se às vezes. A raiz lingual raramente apresenta sulcos longitudinais.

Terceiro molar superior

O terceiro molar superior localiza-se após o segundo molar superior e consiste no oitavo e último dente de um hemiarco superior. É o menor dos molares superiores, apresentando um comprimento total de, aproximadamente, 17,5 mm (Quadro 20.3). Geralmente, sua erupção inicia-se em torno dos 18 anos de idade. Estabelece oclusão com os dois terços distais do terceiro molar inferior (Figura 20.8).

Também denominado dente do siso, ou do "juízo", o terceiro molar superior é o dente que apresenta maior variabilidade na dentição humana. Não é incomum a ausência de um ou de ambos os terceiros molares superiores, seja por agenesia, seja por retenção intraóssea ou submucosa. Sua erupção pode ocorrer entre os 17 e 30 anos de idade, sem que isso seja considerado anormal. Geralmente, a coroa do terceiro molar superior é formada por quatro lóbulos de desenvolvimento, cada um representando uma cúspide. No entanto, sua morfologia mostra-se extremamente variada, podendo ir da mais simplificada, como a de dois cones unidos, à mais complexa, pentacuspidada. É comum apresentar formato semelhante ao do primeiro molar superior ou às formas do segundo molar superior.

Coroa

Por ser um dente que apresenta extrema variabilidade morfológica, o terceiro molar superior não terá a mesma forma de descrição utilizada para os demais dentes do arco dental. Apenas a face oclusal de cada forma será descrita separadamente. Para as faces livres e proximais, somente os elementos anatômicos relevantes serão mencionados, elementos estes que auxiliam na identificação e na localização do dente.

Geralmente, todas as formas do terceiro molar superior apresentam o diâmetro vestibulolingual maior que o diâmetro mesiodistal, a face distal bem convexa e a superfície oclusal marcada por malha de sulcos irregulares e pouco profundos que propiciam uma aparência enrugada (Figura 20.9). O tubérculo de Carabelli pode ser encontrado na face lingual.

Forma padrão ou tetracuspidada

É a forma coronária mais encontrada e semelhante ao formato dos primeiro e segundo molares superiores. Os contornos losangular e trapezoidal da face oclusal sobrepõem-se ao contorno romboide, devido à redução do volume das cúspides, que diminui o perímetro oclusal. A distinção entre o terceiro molar e os outros molares superiores faz-se por meio dos inúmeros sulcos na face oclusal e do diâmetro vestibulolingual maior que o mesiodistal.

Forma tricuspidada

Assemelha-se à forma tricuspidada do segundo molar superior, diferenciando-se por apresentar menores diâmetros e superfície oclusal irregular, marcada por diversos sulcos.

QUADRO 20.3
Cronologia e dimensões do terceiro molar superior.

Cronologia		Dimensões médias e variação	
Início da calcificação	7 a 9 anos	Comprimento total	17,5 (14,0 a 22,5) mm
Amelogênese completa	12 a 16 anos	Comprimento da coroa	7,0 (5,7 a 9,0) mm
Erupção	17 a 21 anos	Comprimento da raiz	10,5 (7,1 a 15,5) mm
Rizogênese completa	18 a 25 anos	Dimensão M-D da coroa	9,0 (7,0 a 11,1) mm
		Dimensão V-L da coroa	10,5 (8,9 a 13,2) mm

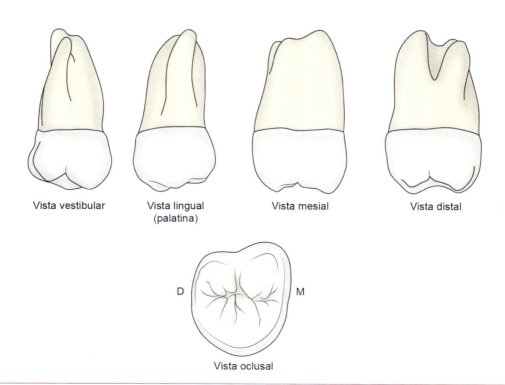

Figura 20.8 Terceiro molar superior (direito). Adaptada de Bath-Balogh; Fehrenbach, 2011.

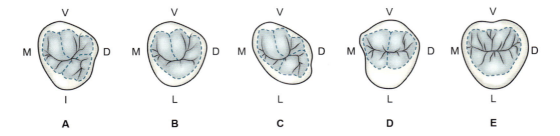

Figura 20.9 Padrões morfológicos da face oclusal do terceiro molar superior esquerdo. Forma padrão ou tetracuspidada (**A**); forma tricuspidada (**B**); forma de compressão (**C**); forma com redução do número de cúspides (**D**); forma com aumento do número de cúspides (**E**). Adaptada de Bath-Balogh; Fehrenbach, 2011.

Forma de compressão

Também se assemelha à do segundo molar superior, também se distinguindo pelos diâmetros menores e pela superfície oclusal irregular.

Forma com redução do número de cúspides

O terceiro molar superior pode apresentar-se bicuspidado, semelhante a um pré-molar, ou unicuspidado, parecido com um canino.

Forma com aumento do número de cúspides

As cúspides do terceiro molar superior podem ser cortadas pelos diversos sulcos secundários, que irão dividi-las em cúspides e tubérculos bem definidos. Não é raro encontrar terceiros molares com cinco, seis ou mais cúspides.

Raiz

Assim como o primeiro e o segundo molares superiores, o terceiro molar superior apresenta três raízes, porém estas são menores, mais inclinadas e frequentemente fusionadas. O fusionamento pode ser total ou parcial, envolvendo duas ou mais raízes. Podem ocorrer, ainda, casos com menor ou maior número de raízes.

No caso de todas as raízes estarem fusionadas, o terceiro molar será unirradiculado, e a raiz terá formato cônico ou piramidal, com suas faces laterais marcadas por sulcos longitudinais. Quando há fusão de duas raízes, o terceiro molar será birradiculado, e essa fusão costuma ocorrer entre as raízes lingual e mesiovestibular, menos frequentemente entre as raízes vestibulares, e mais raramente ainda entre as raízes lingual e distovestibular. O terceiro molar superior pode ser trirradiculado, ou seja, ter três raízes distintas, e essa distinção ocorre apenas no nível apical. Quando os terceiros molares apresentam quatro ou mais raízes, eles são classificados como multirradiculados.

Primeiro molar inferior

Assim como o primeiro molar superior, a erupção do primeiro molar inferior ocorre por volta dos 6 a 7 anos de idade. Durante a dentição mista, o primeiro molar inferior localiza-se distalmente ao segundo molar inferior decíduo. Na dentição permanente, o primeiro molar inferior localiza-se distalmente ao segundo pré-molar inferior. Em ambas as dentições, o primeiro molar inferior é o sexto dente de um hemiarco inferior. Ele é o maior molar inferior e o mais volumoso dos dentes humanos. Seu comprimento total é de, aproximadamente, 21,0 mm (Quadro 20.4) e ele oclui com a metade distal do segundo pré-molar superior e os dois terços mesiais do primeiro molar superior (Figura 20.10).

Coroa

É muito volumosa e assemelha-se à forma de um cubo, constituída pelas faces vestibular, lingual, mesial, distal e oclusal, além de uma face cervical virtual. A coroa apresenta o diâmetro mesiodistal maior que o diâmetro vestibulolingual e, assim como o primeiro molar superior, a coroa é formada por cinco lóbulos de desenvolvimento, cada um representando uma cúspide.

Face oclusal

Tem formato pentagonal e é delimitada pelos lados vestibular, lingual, mesial, distal e vestibulodistal (Figura 20.11).

O lado vestibular reflete a convexidade das cúspides mesiovestibular e centrovestibular, é o mais longo e apresenta suave convergência, com o lado lingual, para distal. O lado vestibulodistal representa a cúspide distovestibular. É o menor e converge no sentido distal. O lado lingual reflete a convexidade das cúspides mesiolingual e distolingual e dispõe-se quase paralelamente ao lado vestibular. Os lados proximais são retilíneos, sendo o mesial quase perpendicular ao sulco principal mesiodistal, e o distal com convergência para lingual.

A superfície oclusal apresenta cinco cúspides: três vestibulares e duas linguais. Entre as cúspides vestibulares, a mais volumosa e mais alta é a mesiovestibular, seguida pela cúspide centrovestibular. A cúspide distovestibular é a menor das cinco cúspides e, em 5% dos casos, está ausente, fazendo com que a face oclusal fique com contorno retangular. As cúspides linguais costumam ser mais altas que as vestibulares. A cúspide mesiolingual é a mais alta de todas as cúspides, seguida pela cúspide distolingual.

QUADRO 20.4
Cronologia e dimensões do primeiro molar inferior.

Cronologia		Dimensões médias e variação	
Início da calcificação	0 a 1 mês	Comprimento total	21,5 (17,0 a 27,7) mm
Amelogênese completa	2,5 a 3 anos	Comprimento da coroa	7,5 (6,1 a 9,6) mm
Erupção	6 a 7 anos	Comprimento da raiz	14,0 (8,1 a 20,0) mm
Rizogênese completa	9 a 10 anos	Dimensão M-D da coroa	11,2 (9,8 a 14,5) mm
		Dimensão V-L da coroa	10,0 (8,9 a 13,7) mm

Capítulo 20 • Grupo dos Molares 291

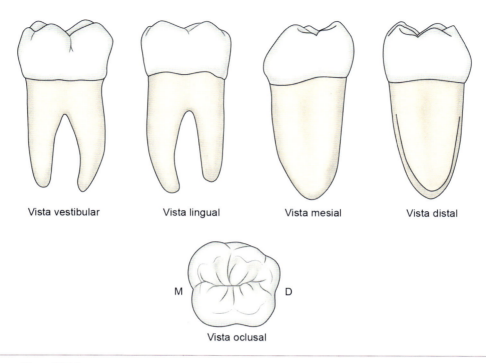

Figura 20.10 Primeiro molar inferior (direito). Adaptada de Bath-Balogh; Fehrenbach, 2011.

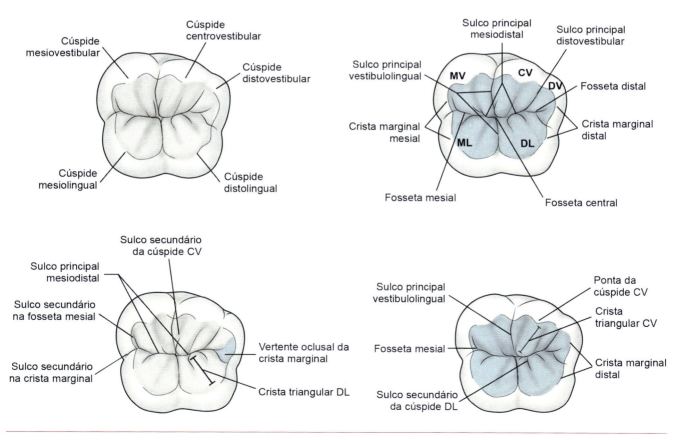

Figura 20.11 Características da face oclusal do primeiro molar inferior (direito). Adaptada de Bath-Balogh; Fehrenbach, 2011.

As cristas marginais são bem definidas e delimitam o término do sulco principal mesiodistal. Às vezes, podem ser cortadas por sulcos secundários.

Didaticamente, podem-se descrever dois sulcos principais: o mesiodistal e o vestibulolingual. O sulco mesiodistal separa as cúspides vestibulares das linguais. Ele se inicia na fosseta mesial, próximo à crista marginal mesial, e segue retilíneo até a fosseta central, que fica na interseção entre os sulcos principais mesiodistal e vestibulolingual. A partir da fosseta central, o sulco mesiodistal inclina-se ligeiramente para vestibular, separando a cúspide centrovestibular da distolingual. Ao alcançar a cúspide distovestibular, ele se bifurca. Um ramo dirige-se para lingual, separando a cúspide distovestibular da cúspide distolingual, terminando na fosseta distal. O outro ramo desvia-se fortemente em direção vestibular, separando a cúspide centrovestibular da cúspide distovestibular. Esse ramo do sulco mesiodistal ultrapassa a face oclusal e prolonga-se até o terço oclusal da face vestibular, constituindo um verdadeiro sulco distovestibular.

O sulco principal vestibulolingual intercepta o sulco mesiodistal na fosseta central, separando as cúspides mesiais das cúspides centrovestibular e distolingual. Sua porção vestibular ultrapassa a face oclusal, prolongando-se até o terço médio da face vestibular, onde termina suavemente ou em um forame cego. Já a porção lingual do sulco vestibulolingual também ultrapassa a face oclusal, limitando-se a marcar um pequeno entalhe na face lingual.

A face oclusal é ainda marcada por vários sulcos secundários. Estes, assim como nos molares superiores, seguem um padrão geral com dois sulcos delimitando cada crista marginal e dois sulcos delimitando cada crista triangular de cada cúspide.

Face vestibular

A face vestibular tem formato trapezoidal e dispõe-se da mesma maneira que a face vestibular dos molares superiores. O lado cervical é o menor e representado pela linha cervical, que pode ser retilínea ou com uma ligeira concavidade para a coroa. Assim como os molares superiores, pode apresentar uma ponta de esmalte que se estende entre as duas raízes. O lado oclusal corresponde à base maior do trapézio e é formado pela margem vestíbulo-oclusal das três cúspides vestibulares: mesiovestibular, centrovestibular e distovestibular. Os lados proximais da face vestibular convergem bastante no sentido cervical. O lado mesial é mais definido. Enquanto isso, o lado distal, devido à cúspide distovestibular, quase se funde à face distal.

A superfície da face vestibular é totalmente convexa, apresentando a continuação dos sulcos mesiovestibular e distovestibular. Ambos os sulcos são verticais. O mesial é mais prolongado, chegando a alcançar o terço médio da coroa e terminando suavemente, ou em uma fosseta vestibular, o *forame cego*. O sulco distovestibular é mais curto, alcançando somente o terço oclusal e terminando suavemente. No sentido mesiodistal, a convexidade da face vestibular ocorre em três lances, devido à presença dos sulcos da face oclusal. No sentido cérvico-oclusal, há maior convexidade no terço cervical.

O terço mesial da face vestibular pode apresentar um tubérculo, o *tubérculo de Zuckerckandl*, similar ao tubérculo de Carabelli encontrado na face lingual dos primeiros molares superiores.

Face lingual

A face lingual tem formato trapezoidal, quase retangular. O lado cervical representa a base menor do trapézio e pode ser retilíneo, ligeiramente côncavo para a coroa, ou revelar uma ponta de esmalte em direção ao seio inter-radicular. O lado oclusal representa a base maior do trapézio e é formado pela margem das duas cúspides linguais, que são separadas entre si pelo sulco vestibulolingual. Este é pouco profundo e costuma terminar no terço oclusal da face lingual. Por causa da similaridade de comprimento entre os lados cervical e oclusal, os lados proximais convergem pouco em sentido cervical. O lado proximal mesial é mais alto que o lado distal. A superfície da face lingual é regular e convexa em todos os sentidos, apresentando-se abaulada e proeminente para o sentido lingual.

Faces proximais

Apresentam formato retangular, tendendo para um losango. Por esta vista, percebe-se como a coroa dos molares inferiores parece ser mais deslocada em direção lingual, como se a face oclusal fosse mais lingualizada, fora do centro do dente (Figura 20.12). De fato, as cúspides vestibulares parecem ser mais volumosas e inclinadas em direção lingual. Isso possibilita que as cúspides vestibulares dos molares superiores ocluam do lado vestibular. Tal inclinação da coroa também faz com que as linhas de maior contorno sejam bem diferentes. Na face vestibular, ela é mais próxima do terço cervical; e, na face lingual, mais próxima ao meio da face (ver Figura 20.12).

Em ambas as faces proximais, o lado cervical é convexo, com concavidade voltada para a raiz. O lado oclusal também é côncavo, correspondendo à silhueta das vertentes triturantes das cúspides vestibular e lingual. Nota-se que as cúspides linguais são mais altas que as cúspides vestibulares. Os lados vestibular e lingual convergem para a oclusal. As superfícies das faces proximais mesial e distal são convexas, sendo a mesial mais alta e mais plana que a distal.

Colo

A linha cervical é sinuosa, sendo côncava para a raiz nas faces proximais e retilínea ou côncava para a coroa nas faces livres. Pode

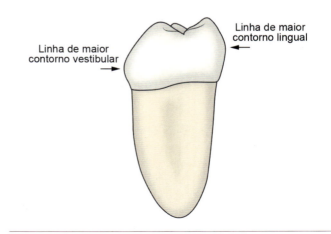

Figura 20.12 Características das faces proximais do primeiro molar inferior (direito), marcando as linhas de maior contorno e evidenciando como as coroas dos molares inferiores se inclinam em direção lingual, de modo que as cúspides ventibulares ocupem a maior parte da coroa. Adaptada de Bath-Balogh; Fehrenbach, 2011.

apresentar, nas faces livres, reentrâncias de esmalte em direção ao seio inter-radicular ou reentrâncias de cemento em direção à coroa.

Raiz

O primeiro molar inferior é birradiculado em 97,5% dos casos, sendo uma raiz mesial e outra distal, ambas muito achatadas no sentido mesiodistal (Figura 20.13). Desse total, 92,2% das raízes apresentam-se diferenciadas; e o restante (5,3%), fusionadas. No caso de o primeiro molar inferior apresentar três raízes (2,5%), *mesial*, *distal* e *distolingual*, esta última será cônica, direcionada para a lingual e sempre menor do que as outras.

As raízes soldam-se à coroa por uma base comum. Geralmente, são paralelas entre si, mas não é raro encontrar divergência entre elas. Ambas se inclinam em direção distal. Para a raiz distal, esta inclinação é mais pronunciada, formando um ângulo reentrante entre a coroa e a raiz distal.

Raiz mesial

É fortemente achatada no sentido mesiodistal, apresentando sulcos longitudinais profundos nas faces proximais. O sulco da face distal é mais profundo. Em uma secção transversal, apresenta forma de haltere. A raiz mesial é arqueada, com concavidade voltada para distal. Seu ápice pode ser truncado, afilado ou até mesmo bifurcado, já que frequentemente apresenta dois canais radiculares.

Raiz distal

Também apresenta achatamento mesiodistal, porém mais suave. O sulco longitudinal na face proximal mesial é largo, raso e frequente, sendo raro encontrá-lo na face distal. Em um corte transversal, apresenta secção oval. A raiz distal é retilínea, com suave arqueamento de concavidade distal e forte inclinação para a distal. Seu ápice pode ser afilado, truncado ou apresentar forte achatamento vestibulolingual.

Segundo molar inferior

O segundo molar inferior localiza-se entre o primeiro molar inferior e o terceiro molar inferior, sendo o sétimo dente de um hemiarco inferior. Morfologicamente, assemelha-se ao primeiro molar inferior, distinguindo-se pelas dimensões, que são menores em todos os sentidos. Isso ocorre devido à ausência da quinta cúspide, distovestibular. Seu comprimento total é de 20,0 mm, e sua erupção ocorre por volta dos 12 anos de idade (Quadro 20.5). Estabelece sua oclusão com o terço distal do primeiro molar superior e os dois terços mesiais do segundo molar superior (Figura 20.14).

Coroa

É volumosa e mantém a mesma forma de cubo apresentada pelo primeiro molar inferior. Constitui-se pelas faces vestibular, lingual, mesial, distal e oclusal, além de uma face cervical virtual. O diâmetro mesiodistal mostra-se maior que o diâmetro vestibulolingual e, assim como o segundo molar superior, a coroa é formada por quatro lóbulos de desenvolvimento, cada um representando uma cúspide.

Face oclusal

Possui formato retangular (Figura 20.15). Tanto o lado vestibular quanto o lado lingual são convexos, divididos em dois lances que correspondem às cúspides vestibulares e linguais. Ambos convergem em sentido distal. Os lados proximais são convexos e convergem em direção lingual. O lado proximal mesial é mais plano e maior que o lado proximal distal.

A superfície oclusal apresenta quatro cúspides, duas vestibulares e duas linguais, que são separadas entre si por dois sulcos principais retilíneos: sulco vestibulolingual e sulco mesiodistal, que estão dispostos sob a forma de uma cruz. A cúspide de maior volume é a mesiovestibular, seguida pela cúspide distovestibular. As cúspides linguais são mais altas que as vestibulares e podem ser visualizadas por trás, em uma vista vestibular.

QUADRO 20.5
Cronologia e dimensões do segundo molar inferior.

Cronologia		Dimensões médias e variação	
Início da calcificação	30 a 36 meses	Comprimento total	20,0 (16,2 a 25,5) mm
Amelogênese completa	7 a 8 anos	Comprimento da coroa	7,5 (6,1 a 9,8) mm
Erupção	12 a 13 anos	Comprimento da raiz	12,5 (10,0 a 19,7) mm
Rizogênese completa	14 a 15 anos	Dimensão M-D da coroa	10,6 (9,6 a 12,2) mm
		Dimensão V-L da coroa	10,0 (7,6 a 11,8) mm

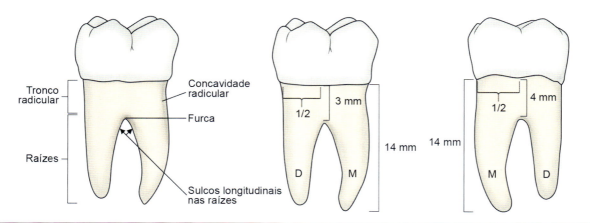

Figura 20.13 Dimensões das raízes e localização da furca do primeiro molar inferior (direito). Adaptada de Bath-Balogh; Fehrenbach, 2011.

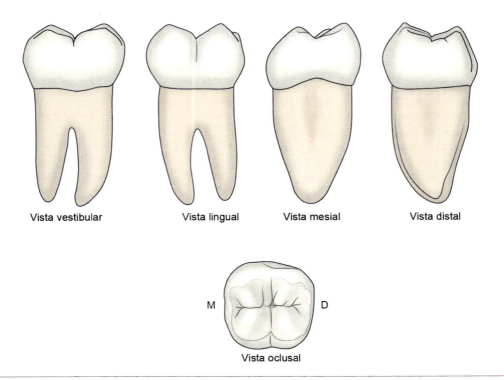

Figura 20.14 Segundo molar inferior (direito). Adaptada de Bath-Balogh; Fehrenbach, 2011.

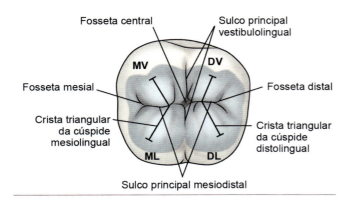

Figura 20.15 Características da face oclusal do segundo molar inferior (direito). Adaptada de Bath-Balogh; Fehrenbach, 2011.

O ponto de encontro dos dois sulcos principais ocorre na fosseta central. O sulco mesiodistal separa as cúspides vestibulares das cúspides linguais. Suas extremidades não chegam a interromper as cristas marginais, terminando o lado mesial do sulco sempre na fosseta mesial e sendo rara a presença de uma fosseta distal. O sulco vestibulolingual separa as cúspides mesiais das cúspides distais, e suas extremidades sempre ultrapassam os lados vestibular e lingual da face oclusal. O lado vestibular do sulco desce de um terço à metade da face vestibular, terminando em uma depressão ou no forame cego. O lado lingual dificilmente ultrapassa o terço oclusal da face lingual. A face oclusal é ainda marcada pela presença de vários sulcos secundários, que se originam de qualquer ponto dos sulcos principais e marcam as cristas triangulares, chegando a delimitar verdadeiros tubérculos nessas cristas.

Face vestibular

A face vestibular tem formato trapezoidal. O lado cervical é o menor, representado pela linha cervical. Ele pode ser retilíneo ou apresentar ligeira concavidade para a coroa e, assim como no primeiro molar inferior, apresentar uma ponta de esmalte que se estende entre as duas raízes. O lado oclusal corresponde à base maior do trapézio e é formado pela margem vestíbulo-oclusal das duas cúspides vestibulares: mesiovestibular e distovestibular. Os lados proximais da face vestibular convergem no sentido cervical. No sentido mesiodistal, a superfície da face vestibular apresenta duas convexidades causadas pelas cúspides vestibulares, separadas pelo sulco vestibulolingual. Este se estende até a metade da face vestibular e pode terminar em uma depressão ou em uma fosseta vestibular, o forame cego.

Face lingual

A face lingual é muito semelhante à descrita para o primeiro molar inferior, variando apenas quanto às suas dimensões, ligeiramente menores, e quanto à menor diferença de tamanho entre as faces livres.

Faces proximais

Apresentam formatos gerais semelhantes àqueles descritos para o primeiro molar inferior. Observa-se que a face mesial é mais plana e maior que a face distal.

Colo

Apresenta as mesmas características anatômicas descritas para o primeiro molar inferior.

Raiz

O segundo molar inferior apresenta as mesmas características radiculares descritas para o primeiro molar inferior, mas com raízes mais próximas e com maior número de fusionamentos. É geralmente birradiculado (98,5% dos casos), sendo uma raiz mesial e outra distal, ambas achatadas no sentido mesiodistal. Desse total, 68,0% das raízes são diferenciadas; e 30,5%, fusionadas. Quando trirradiculado (1,5% dos casos), as raízes do segundo molar inferior imitam as do primeiro molar inferior. Ou seja, surge uma raiz distolingual cônica.

As raízes soldam-se à coroa por uma base comum e estão mais próximas entre si do que as raízes do primeiro molar inferior. Raramente apresentam divergência acentuada, sendo frequentes os fusionamentos. Ambas se inclinam em direção distal.

Terceiro molar inferior

O terceiro molar inferior localiza-se após o segundo molar inferior e é o oitavo e último dente de um hemiarco inferior. Trata-se do menor dos molares inferiores, porém maior que o terceiro molar superior, apresentando-se bem alongado no sentido mesiodistal. Seu comprimento total é de, aproximadamente, 16,0 mm; e sua erupção costuma ocorrer dos 16 aos 21 anos (Quadro 20.6). Estabelece oclusão com o terço distal do segundo molar superior e o terceiro molar superior (Figura 20.16).

QUADRO 20.6
Cronologia e dimensões do terceiro molar inferior.

Cronologia		Dimensões médias e variação	
Início da calcificação	8 a 10 anos	Comprimento total	18,0 (14,8 a 22,0) mm
Amelogênese completa	12 a 16 anos	Comprimento da coroa	7,3 (6,1 a 9,2) mm
Erupção	16 a 21 anos	Comprimento da raiz	10,7 (5,2 a 14,6) mm
Rizogênese completa	18 a 25 anos	Dimensão M-D da coroa	10,5 (8,5 a 14,2) mm
		Dimensão V-L da coroa	10,0 (8,2 a 13,2) mm

Além disso, o terceiro molar inferior é denominado dente do siso, ou do "juízo", e apresenta a mesma variabilidade na dentição humana que o homólogo superior, mas em escala menor. É mais propenso à retenção intraóssea e a mudanças de localização, seja por falta de espaço, seja pelo ângulo mais agudo formado entre o corpo e o ramo da mandíbula. Sua morfologia é menos variada do que a do terceiro molar superior, e as formas rudimentares são mais raras.

Coroa

Por ser um dente que apresenta extrema variabilidade morfológica, o terceiro molar superior não terá a mesma forma de descrição utilizada para os demais dentes do arco dental. Apenas a face oclusal de cada forma será descrita separadamente. Para as faces livres e proximais, somente os elementos anatômicos relevantes serão mencionados. Estes elementos auxiliam na identificação e na localização do dente.

A forma mais encontrada é a que imita o primeiro molar inferior. Ou seja, é pentacuspidado. A diferença reside no fato de que sua cúspide distovestibular encontra-se mais distalizada, chegando a substituir a crista marginal distal.

A segunda forma mais frequente imita o segundo molar inferior. Ou seja, é tetracuspidado. Difere deste pela maior presença de sulcos secundários.

Como no terceiro molar superior, pode ainda apresentar formas com aumento e redução do número de cúspides, tubérculos e sulcos, dificultando a identificação precisa das cúspides originais. Contudo, resquícios da organização geral das cúspides dos molares inferiores, bem como seus sulcos principais, ainda podem ser identificados.

Raiz

As raízes são também sujeitas a grandes variações. A principal característica é seu reduzido tamanho, quando elas são compa-

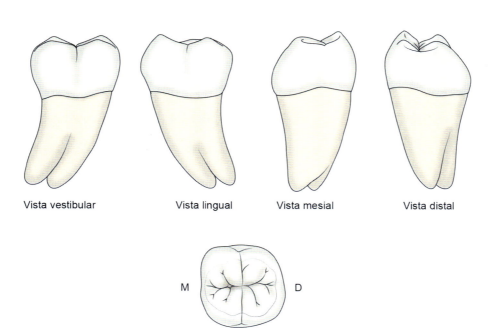

Figura 20.16 Terceiro molar inferior (direito). Adaptada de Bath-Balogh; Fehrenbach, 2011.

radas com os outros molares inferiores. O volume da coroa é, em geral, maior do que a parte radicular que a suporta. Além disso, apresenta raízes com frequentes fusionamentos e curvaturas distais. No caso de fusionamento total, as raízes apresentam formato de uma pirâmide quadrangular, com resquícios de uma raiz mesial e outra distal, menor. Uma secção desta raiz apresenta, portanto, um formato trapezoidal, de base maior vestibular.

Resumo dos caracteres diferenciais entre os molares

O Quadro 20.7 apresenta um resumo dos caracteres diferenciais que permitem distinguir os molares entre si. O Quadro 20.8 descreve os caracteres de assimetria que permitem distinguir o lado a que pertence o dente, direito ou esquerdo.

QUADRO 20.7
Caracteres diferenciais entre os molares.

Caracteres diferenciais		Primeiro molar superior	Segundo molar superior	Terceiro molar superior	Primeiro molar inferior	Segundo molar inferior	Terceiro molar inferior
Coroa	Dimensões		Menor que o 1º MS	Menor que o 2º MS		Menor que o 1º MI	Menor que o 2º MI
	Contorno	Losangular	Losangular ou triangular	Igual ao 2º MS	Pentagonal	Retangular	Variável
	Face oclusal	Tetracuspidado	Tetra- ou tricuspidado	Variável	Pentacuspidado	Tetracuspidado	Igual ao 1º MI ou ao 2º MI
		Cúspide distolingual definida	Cúspide distolingual rudimentar ou inexistente	Igual ao 2º MS	Três cúspides vestibulares	Duas cúspides vestibulares	Duas ou três cúspides vestibulares. Se três, cúspide vestibulodistal distalizada
		Crista oblíqua	Crista oblíqua	Crista oblíqua	Ausente	Ausente	Ausente
		Sulco principal em forma de H	Sulco principal em forma de H inclinado	Igual ao 2º MS	Sulco principal sinuoso	Sulco principal em forma de cruz	Igual ao 1º MI ou ao 2º MI
				Sulcos secundários frequentes			Sulcos secundários frequentes
	Face vestibular	Trapezoidal, verticalizada	Quase retangular, verticalizada	Retangular, verticalizada	Inclinada para lingual	Inclinada para lingual	Inclinada para lingual
				Tubérculo de Zuckerckandl			Pode ter o tubérculo de Zuckerckandl
	Face lingual	Tubérculo de Carabelli	Tubérculo de Carabelli menos frequente	Tubérculo de Carabelli raro			
	Faces proximais	Muito divergentes para a oclusal	Menos divergentes	Quase paralelas	Muito divergentes para a oclusal	Menos divergentes	Quase paralelas
Raiz	Número	Três, bem separadas	Três, mais próximas	Três, em geral fusionadas	Duas, bem separadas	Duas mais próximas	Duas, em geral fusionadas
	Disposição	Duas vestibulares e uma lingual	Duas vestibulares e uma lingual	Duas vestibulares e uma lingual	Uma mesial e outra distal	Uma mesial e outra distal	Uma mesial e outra distal
	Fusionamentos	Ponte de cemento entre raiz DV e lingual, rara	Ponte de cemento entre raiz MV e lingual	Fusionamentos e ramificações muito frequentes	Raros	Frequentes	Fusionamentos e ramificações muito frequentes
	Tamanho	Grandes	Menor que no 1º MS	Pequenas	Grandes	Menor que no 1º MI	Pequenas

MS: molar superior; MI: molar inferior.

QUADRO 20.8
Caracteres para determinação do lado do arco dental a que pertencem os molares.

Dentes	Característica	Diferença
Molares superiores	Assimetria da face oclusal da coroa	Grande eixo vai do ângulo vestibulomesial até o ângulo distolingual
	Tamanho das cúspides	A mesiolingual é a maior de todas as cúspides
	Tamanho das cúspides vestibulares	A mesial é a maior
	Tricuspidados	Cúspide lingual deslocada para a mesial
	Raízes	Duas vestibulares (mesiovestibular um pouco maior que a distovestibular) e uma lingual
Molares inferiores	Tamanho das cúspides nos pentacuspidados	Três cúspides vestibulares; a distal é a menor
	Tamanho das cúspides nos tetracuspidados	Mesiais maiores que distais
	Comparação entre as cúspides vestibulares e linguais	Vestibulares mais largas e baixas que as linguais
	Faces livres	Convergem para distal
	Raízes	Mesial maior que a distal

CAPÍTULO 21

Dentição Decídua

Fernanda Bartolomeo Freire Maia • Cristina de Freitas Faria • Vanessa Goulart Sampaio Reher

Introdução

Os dentes decíduos começam a surgir na cavidade oral em torno dos 6 meses de idade e completam sua erupção em torno dos 2 anos e meio. A partir dos 6 anos, passam a ser substituídos pelos dentes permanentes. O último dente decíduo é substituído em torno dos 11 anos.

Apresentam as mesmas funções dos dentes permanentes, mas também são os responsáveis pela manutenção do espaço necessário à erupção desses. Quando ocorrem perdas prematuras dos dentes decíduos, observam-se distúrbios eruptivos de menor ou maior amplitude, por falta de espaço para a erupção adequada dos permanentes. Assim como os permanentes, os dentes decíduos dispõem-se na cavidade oral em arcos, um superior e outro inferior, e localizam-se em alvéolos na maxila e na mandíbula, estando fixados a eles pelo ligamento periodontal.

Número de dentes e nomenclatura

Os decíduos consistem em 10 dentes superiores e 10 inferiores. Existem, portanto, cinco dentes em cada hemiarco: dois incisivos (central e lateral), um canino e dois molares (primeiro e segundo). Sua notação e sua fórmula já foram discutidas no Capítulo 15, *Introdução à Anatomia Dental Humana*.

Eles apresentam uma vasta sinonímia e são conhecidos como *dentes decíduos*, *temporários*, *de leite*, *caducos* ou *da primeira dentição*.

Características gerais diferenciais entre dentes decíduos e permanentes

Dimensões

De *modo absoluto*, são menores que os permanentes em todas as suas dimensões. A relação volumétrica é de, aproximadamente, 1 para 3. De *modo relativo*, apresentam raízes mais longas e coroas mais volumosas e largas do que os permanentes de mesmo nome.

Comparados com os dentes permanentes correspondentes, os decíduos são menores, com exceção dos molares decíduos. Estes apresentam diâmetro mesiodistal maior que os pré-molares que os substituirão.

Séries

Os molares decíduos estão dispostos em uma série crescente, ou seja, os segundos molares são maiores que os primeiros. Os molares permanentes dispõem-se em uma série decrescente.

Cor

As coroas dos dentes decíduos são mais claras e mais opacas, exibindo um tom esbranquiçado ou branco-azulado, o que confere contraste bem nítido quando comparadas com o tom amarelado e/ou acinzentado das coroas dos dentes permanentes. Essa coloração mais clara deve-se ao fato de tais dentes terem menor concentração de sais calcários (hidroxiapatita) e menor espessura de tecidos duros (sobretudo a dentina).

Características histológicas

O esmalte dos dentes decíduos é mais permeável e mais facilmente desgastado que o dos permanentes. A espessura do esmalte é mais fina: varia em torno de 0,5 a 1,0 mm.

O esmalte tem espessura igual ou quase igual em todas as faces da coroa, terminando abruptamente ao nível do colo. Nessa porção cervical, os prismas de esmalte inclinam-se para oclusal, em vez de se orientarem para cervical, como ocorre nos permanentes.

 Suscetibilidade à cárie dos dentes decíduos

Em função de sua menor mineralização, os decíduos são menos resistentes que os permanentes. Esse fato, quando associado à dieta inadequada, possibilita que a destruição causada pelo processo carioso seja rápida e agressiva.

Morfologia geral dos dentes decíduos
Coroa

Os dentes decíduos acompanham a forma geral dos dentes permanentes, sobretudo no que se refere aos *incisivos e caninos*, cujas coroas "copiam" quase fielmente as coroas de seus homônimos permanentes (Figura 21.1). Quanto aos molares decíduos, observa-se que o *primeiro molar decíduo* apresenta uma forma própria, semelhante à de um pré-molar de antropoides (Figura 21.2). Já o *segundo molar decíduo* imita o primeiro molar permanente. Nos molares decíduos recém-irrompidos, as cúspides tendem a ter pontas mais afiladas.

As coroas dos dentes decíduos são mais largas e mais baixas do que as dos correspondentes permanentes.

Comparando-se as coroas dos dentes decíduos com as dos permanentes correspondentes, nota-se que elas são bem mais volumosas (relativamente), sobretudo em seus terços cervicais. O esmalte nessas regiões, em especial nas faces vestibular e lingual, é muito espesso, fazendo com que o colo fique estreito com relação à coroa (Figuras 21.1 e 21.2).

Nessas regiões cervicais, observam-se elevações evidentes, que recebem o nome de *bossa*. Na região mesiovestibular dos molares decíduos, esta bossa é tão desenvolvida que recebe um nome próprio: *tubérculo molar* ou *tubérculo de Zuckerkandl*, que passa a ser um bom caráter para distinguir o lado a que pertence o dente.

Os molares decíduos, especialmente os primeiros, apresentam forte convergência das faces livres para oclusal. Assim, a face oclusal mostra dimensões relativamente pequenas. Suas faces proximais têm superfícies de contato proximal, e não pontos de contato proximal, como nos dentes permanentes.

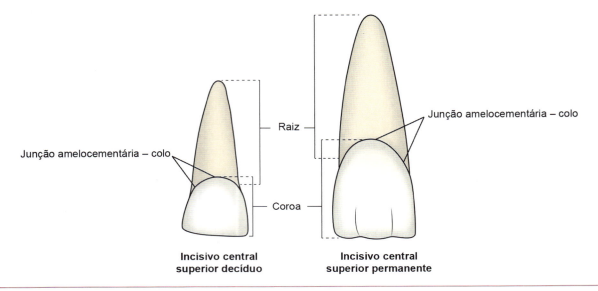

Figura 21.1 Comparação da anatomia externa entre os incisivos centrais decíduos e os permanentes (vista vestibular). Adaptada de Bath-Balogh; Fehrenbach, 2011.

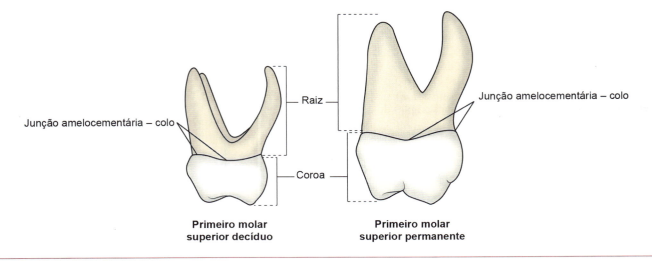

Figura 21.2 Comparação da anatomia externa entre os molares superiores decíduos e os permanentes (vista mesial). Adaptada de Bath-Balogh; Fehrenbach, 2011.

Colo

Os dentes apresentam a depressão do colo mais marcada do que nos permanentes, devido à grande espessura da região cervical das coroas, sobretudo nos molares. A linha cervical é mais profunda, especialmente na face vestibular dos molares decíduos.

Raiz

As raízes dos dentes decíduos são relativamente maiores, mais delgadas e mais claras que as dos permanentes (Figura 21.2). Para os dentes *decíduos anteriores*, as raízes são maiores em proporção à coroa e mais estreitas no sentido mesiodistal. As raízes dos *molares decíduos* são muito mais abertas e divergentes que as raízes dos molares permanentes, o que cria um espaço adicional para o desenvolvimento dos pré-molares. Sua divergência é maior que o diâmetro da coroa.

> **Risco de fratura de raízes em extrações de molares decíduos**
>
> O grande afastamento entre as raízes, aliado à sua morfologia delicada, faz com que as raízes ainda não reabsorvidas dos molares decíduos sejam mais suscetíveis a fraturas durante as extrações.

Rizólise

Pelo fato de os dentes decíduos serem substituídos pelos permanentes, suas raízes apresentam reabsorções em diversos graus de intensidade, dependendo da época em que são observados. A raiz de um dente decíduo está totalmente formada 1 ano após o aparecimento da coroa na boca. A raiz intacta tem vida curta: em cerca de 3 anos, começa a reabsorver.

Com o início do processo de erupção dos permanentes, começa a *rizólise dos dentes decíduos*. Suas raízes sofrem reabsorção gradual, que culmina com a perda quase total delas. Em tal momento, ocorre a esfoliação fisiológica da coroa, restando apenas um pequeno segmento cervical irregular da raiz.

Nos *incisivos* e *caninos decíduos*, os germes dos dentes permanentes localizam-se lingualmente às suas raízes. Portanto, a reabsorção é feita, sobretudo, à custa da porção lingual da raiz.

Nos *molares decíduos*, os germes dos dentes permanentes localizam-se entre suas raízes. Por isso, elas são extremamente divergentes e não apresentam base comum de implantação, como nos dentes permanentes. A reabsorção é feita à custa das porções das raízes voltadas para o germe dos pré-molares, que substituem os molares decíduos.

Cavidade pulpar

As câmaras pulpares acompanham a morfologia externa do dente, porém são proporcionalmente mais amplas do que nos permanentes. Os cornos pulpares estão mais altos nos molares decíduos, especialmente os mesiais. Existe uma espessura de dentina comparativamente maior sobre a parede pulpar na fossa central dos molares decíduos (Figura 21.3).

> **Tamanho relativo da câmara pulpar**
>
> A camada de esmalte e dentina é mais delgada e menos mineralizada que a dos permanentes, o que proporciona maior volume pulpar, com mais possibilidade de exposição pulpar devido a cárie ou a um preparo cavitário. A anatomia interna de canais radiculares dos molares decíduos é complexa, com inúmeros canais secundários e acessórios.

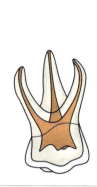
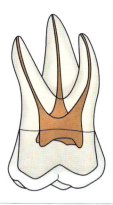

Figura 21.3 Comparação da anatomia interna entre os dentes decíduos e os permanentes, mostrando a cavidade pulpar de um molar superior.

> **Rarefação óssea na região entre as raízes dos decíduos em dentes não vitais**
>
> Os molares decíduos apresentam maior número de canais inter-radiculares nas regiões de bifurcação ou trifurcação que os permanentes e, devido a essa característica, os dentes com perda de vitalidade normalmente se apresentam com rarefação óssea nessa área, ao contrário dos permanentes, nos quais essa alteração ocorre em nível periapical.

Grupo dos incisivos decíduos

Incisivo central superior decíduo

O incisivo central superior decíduo (Figura 21.4) é similar, em muitos aspectos, a seu sucessor permanente. No arco, ele tem posição, função e forma semelhantes. No entanto, há duas diferenças específicas: não há mamelões quando recém-irrompido, e é o único dente anterior em que a dimensão mesiodistal da coroa se mostra comparativamente maior do que a cervicoincisal. Assim, sua coroa é mais larga do que comprida, porém estreita próximo ao colo. Suas dimensões médias estão descritas no Quadro 21.1.

Coroa

MARGEM INCISAL

A margem incisal é bem plana e divide a coroa em duas metades aproximadamente iguais: lingual e vestibular. O ângulo distoincisal é levemente mais arredondado e obtuso do que o mesioincisal, que apresenta ângulo mais agudo.

FACE VESTIBULAR

A face vestibular é convexa e, raramente, apresenta depressões. Em tal face, evidencia-se maior dimensão mesiodistal do que a cervicoincisal. O lado incisal é relativamente plano

QUADRO 21.1

Dimensões médias do incisivo central superior decíduo.

Comprimento total	16,0 mm
Comprimento da coroa	6,0 mm
Comprimento da raiz	10,0 mm
Dimensão M-D da coroa	6,5 mm
Dimensão V-L da coroa	5,0 mm

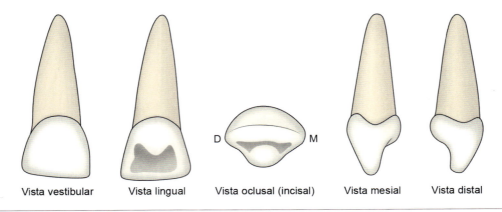

Figura 21.4 Incisivo central superior decíduo (direito). Adaptada de Bath-Balogh; Fehrenbach, 2011.

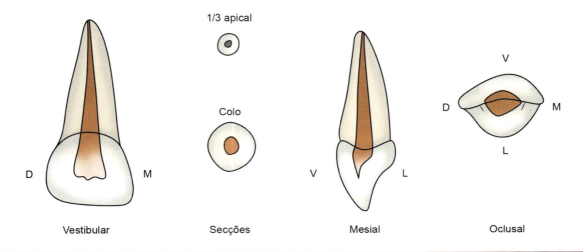

Figura 21.5 Incisivo central superior decíduo (direito) – anatomia da cavidade pulpar.

e corresponde à margem incisal. O lado cervical é menor e apresenta convexidade para a raiz. Os lados mesial e distal são mais convexos do que no central permanente. O lado mesial da coroa é muito aplanado, enquanto o lado distal se mostra mais convexo. A área mesial de contato está próxima ao ângulo mesioincisal. Já a área de contato distal está no terço incisal.

FACE LINGUAL
O cíngulo e as cristas marginais são bem acentuados. Isso faz com que a fossa lingual fique no terço incisal da face lingual.

FACES PROXIMAIS
São convexas em todos os sentidos. O lado cervical é pronunciado e côncavo em direção à raiz. A *face mesial* assemelha-se à do dente permanente, exceto por ser relativamente mais larga no sentido vestibulolingual próximo ao colo, devido ao cíngulo (lingual) pronunciado. A linha cervical apresenta suave convexidade para a incisal.

A *face distal* tem um aspecto convexo uniforme desde a margem incisal até o colo. Como a margem incisal inclina-se para cima em direção distal, a face distal é mais curta do que a mesial.

Raiz
A raiz é única, arredondada, e vai afinando-se em direção ao ápice. Ela é mais longa em proporção ao comprimento da coroa do que no central permanente. O terço apical curva-se para vestibular e para distal.

 Traumatismos em dentes anteriores decíduos

A angulação vestibular do ápice das raízes dos incisivos decíduos possibilita que, quando tais dentes sofrem traumatismo por intrusão, sejam deslocados para vestibular, longe do germe do dente permanente. Radiograficamente, nota-se que o dente intruído é mais curto que o contralateral sadio.

Cavidade pulpar
Apresenta anatomia semelhante à anatomia externa, tendo três projeções em sua margem incisal. O canal radicular é único e contínuo com a câmara pulpar, sem demarcação definida entre ambos. O canal e a câmara pulpar são relativamente grandes quando comparados com seus sucessores permanentes (Figura 21.5).

Incisivo lateral superior decíduo
O incisivo lateral superior decíduo (Figura 21.6) apresenta forma similar ao incisivo central decíduo, porém apresenta menores dimensões e é menos simétrico. A dimensão mesiodistal da coroa mostra-se menor do que a cervicoincisal. Ou seja, a coroa é mais longa do que larga. Suas dimensões médias estão descritas no Quadro 21.2.

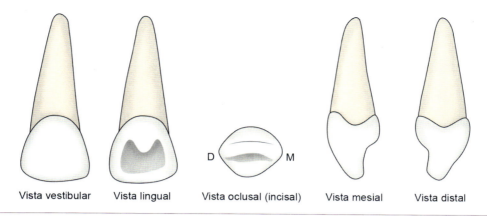

Figura 21.6 Incisivo lateral superior decíduo (direito). Adaptada de Bath-Balogh; Fehrenbach, 2011.

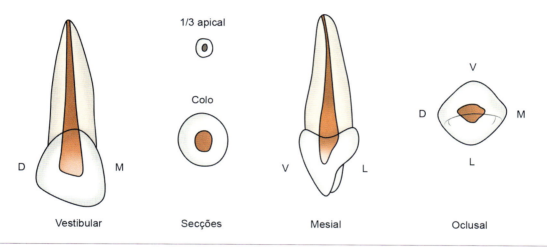

Figura 21.7 Incisivo lateral superior decíduo (direito) – anatomia da cavidade pulpar.

QUADRO 21.2
Dimensões médias do incisivo lateral superior decíduo.

Comprimento total	15,5 mm
Comprimento da coroa	5,5 mm
Comprimento da raiz	10,0 mm
Dimensão M-D da coroa	5,0 mm
Dimensão V-L da coroa	4,5 mm

Coroa

MARGEM INCISAL

Pela vista incisal, o maior estreitamento da dimensão mesiodistal reflete-se em um contorno mais romboide e mais convexo. A margem incisal apresenta maior inclinação para distal e cervical do que no incisivo central. O ângulo distoincisal da coroa também é mais arredondado.

FACE VESTIBULAR

A face vestibular da coroa, ainda que ligeiramente convexa, é bastante plana quando comparada com o incisivo central superior decíduo. Nota-se aqui maior dimensão cervicoincisal do que mesiodistal.

FACE LINGUAL

As cristas marginais da face lingual são mais proeminentes devido à maior profundidade da fossa lingual.

FACES PROXIMAIS

As faces mesial e distal são convexas, com a face mesial ligeiramente mais larga e convexa que a distal.

Raiz

A morfologia da raiz assemelha-se à do incisivo central, porém é proporcionalmente mais comprida. É achatada no sentido mesiodistal, com desvio do terço apical para vestibular e distal.

Cavidade pulpar

A cavidade pulpar apresenta apenas um único canal radicular, porém dois cornos pulpares, sendo o corno mesial levemente mais largo do que o distal. Apresenta pequena demarcação entre a câmara pulpar e o canal radicular (Figura 21.7).

Incisivo central inferior decíduo

É o menor e o mais estreito de todos os incisivos decíduos. Apresenta grande semelhança com o incisivo lateral inferior decíduo e com seu correspondente permanente (Figura 21.8).

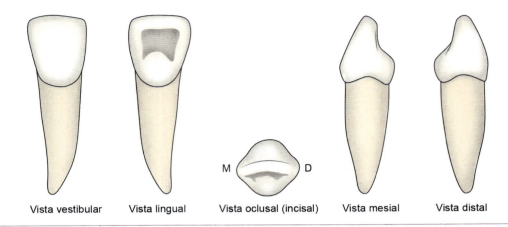

Figura 21.8 Incisivo central inferior decíduo (direito). Adaptada de Bath-Balogh; Fehrenbach, 2011.

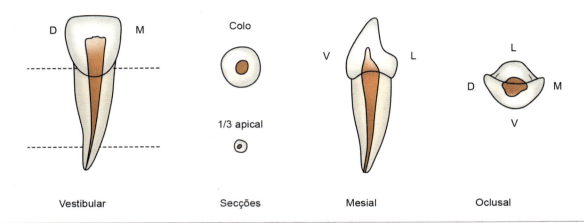

Figura 21.9 Incisivo central inferior decíduo (direito) – anatomia da cavidade pulpar.

A coroa do incisivo central inferior decíduo apresenta-se simétrica. É achatada no sentido mesiodistal e muito alongada no sentido cervicoincisal. As dimensões mesiodistal e vestibulolingual são semelhantes. Em geral, é 1 mm menor que o incisivo central superior. Suas dimensões médias estão descritas no Quadro 21.3.

Coroa

MARGEM INCISAL
A margem incisal mostra-se reta e delgada e divide a coroa em duas metades aproximadamente iguais: vestibular e lingual. A margem incisal é desprovida de mamelões, e os ângulos proximais são quase retos.

FACE VESTIBULAR
A superfície vestibular é relativamente plana e não apresenta depressões, sendo muito alongada no sentido cervicoincisal. Apresenta-se ligeiramente convexa em todas as direções, com uma saliência na porção cervical. Esta face tem formato trapezoidal. Os lados mesial e distal são uniformemente convexos. A convexidade é menor que a exibida pelos incisivos decíduos superiores. A área de contato localiza-se no terço incisal das superfícies proximais.

FACE LINGUAL
Todos os lados são semelhantes àqueles descritos para a face vestibular, porém ela é mais estreita. O cíngulo é bem definido, mas as cristas marginais não são tão desenvolvidas como nos incisivos superiores decíduos. Assim, a fossa central é bastante rasa.

FACES PROXIMAIS
As faces proximais são triangulares e apresentam lados e ângulos arredondados. São convexas e convergem para a lingual. A dimensão vestibulolingual é relativamente grande quando comparada com a do incisivo central inferior permanente. A linha cervical mostra-se convexa para a coroa, sendo mais na mesial do que na distal.

Raiz
A raiz é única, relativamente longa e afilada, tendo aproximadamente o dobro do comprimento da coroa. As superfícies vestibular e lingual são convexas, enquanto a distal e a mesial

QUADRO 21.3
Dimensões médias do incisivo central inferior decíduo.

Comprimento total	14,0 mm
Comprimento da coroa	5,0 mm
Comprimento da raiz	9,0 mm
Dimensão M-D da coroa	4,2 mm

são aplainadas, dando aspecto achatado. Seu terço apical está desviado para o lado vestibular.

Cavidade pulpar

Segue o contorno geral do dente, com apenas um canal radicular e dois cornos: um mesial e um distal. Nesse dente, existe uma demarcação definida da câmara pulpar e do canal radicular (Figura 21.9).

Incisivo lateral inferior decíduo

O incisivo lateral inferior decíduo (Figura 21.10) assemelha-se ao incisivo central inferior decíduo, porém apresenta algumas diferenças que possibilitam sua distinção, conforme será descrito a seguir. Suas dimensões médias encontram-se no Quadro 21.4.

Coroa

A coroa é maior nas dimensões mesiodistal e cervicoincisal.

MARGEM INCISAL

A margem incisal inclina-se suavemente para a distal e a cervical, e o ângulo distoincisal é mais arredondado.

FACE VESTIBULAR

Assemelha-se muito à do incisivo central, porém apresenta maiores dimensões. O lado distal é um pouco mais curto do que o mesial.

FACE LINGUAL

O cíngulo e as cristas marginais costumam ser um pouco mais acentuados, mas a fossa lingual ainda se mostra pouco profunda. A maior assimetria deste dente é evidenciada pelo deslocamento distal do cíngulo, como ocorre no incisivo lateral permanente inferior.

FACES PROXIMAIS

As faces proximais são triangulares, com superfícies convexas. Como a margem incisal inclina-se para a distal e a cervical, a face distal é menor do que a face mesial. Assim, ocorre um deslocamento da área de contato distal em sentido cervical, o que propicia o contato com o canino inferior decíduo.

Raiz

A raiz é única, achatada no sentido mesiodistal, e geralmente apresenta sulcos longitudinais. Curva-se para o lado vestibulodistal, em geral no terço apical.

Cavidade pulpar

Como o incisivo central inferior decíduo, segue o contorno externo do dente, apresentando dois cornos pulpares: mesial e distal. Ao contrário do incisivo central inferior decíduo, não existe demarcação definida entre a câmara pulpar e o canal radicular (Figura 21.11).

Grupo dos caninos decíduos

Canino superior decíduo

É o dente mais comprido da dentição decídua, sendo facilmente confundido com o canino permanente, devido à sua coroa larga e à grande dimensão vestibulolingual (Figura 21.12). No entanto, mostra-se menor que o permanente. Este dente é mais largo no sentido vestibulolingual do que qualquer um dos incisivos decíduos, e sua coroa tem constrição maior na região cervical. Suas dimensões médias estão descritas no Quadro 21.5.

Coroa

A coroa é, com frequência, mais larga do que longa e revela uma constrição no colo. Apresenta praticamente o mesmo tamanho nos sentidos vestibulolingual e mesiodistal.

MARGEM INCISAL

Em uma vista incisal, o contorno deste dente é romboide, com uma cúspide aguda bem desenvolvida que se afila no sentido do cíngulo. Em uma vista vestibular, a ponta da cúspide desloca-se para distal. Assim, a vertente mesial da margem incisal é mais longa. Isso favorece a intercuspidação com o canino inferior, que tem sua vertente distal mais alongada.

FACE VESTIBULAR

A face vestibular da coroa é convexa em todos os sentidos, principalmente ao nível do terço cervical, no qual existe uma bossa bem marcada, que corresponde ao tubérculo de Zuckerkandl dos molares. No lado incisal da face vestibular, nota-se que a vertente mesioincisal costuma ser mais ampla que a distoincisal, especialmente depois da atrição. Os ângulos mesioincisal e distoincisal encontram-se no mesmo nível, aproximadamente no centro da coroa, no sentido cervicoincisal. Tal característica é igual nos caninos inferiores. O lado cervical corresponde à linha cervical e é côncavo para a coroa. O contorno do lado distal da coroa apresenta-se mais arredondado do que o lado mesial, um tanto angulado.

FACE LINGUAL

É convexa em todos os sentidos. O cíngulo mostra-se bastante proeminente, porém menor que no dente permanente, como também ocorre com as cristas marginais. Normalmente, existe uma crista que une a cúspide ao cíngulo, definindo duas fossas linguais: mesiolingual e distolingual. A crista marginal mesial é mais proeminente, porém mais curta que a crista marginal distal.

QUADRO 21.4

Dimensões médias do incisivo lateral inferior decíduo.

Comprimento total	15,0 mm
Comprimento da coroa	5,2 mm
Comprimento da raiz	9,8 mm
Dimensão M-D da coroa	4,2 mm
Dimensão V-L da coroa	4,0 mm

QUADRO 21.5

Dimensões médias do canino superior decíduo.

Comprimento total	19,0 mm
Comprimento da coroa	7,0 mm
Comprimento da raiz	12,0 mm
Dimensão M-D da coroa	7,0 mm
Dimensão V-L da coroa	6,5 mm

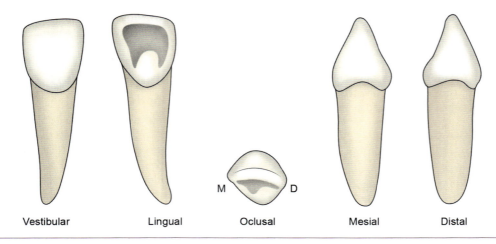

Figura 21.10 Incisivo lateral inferior decíduo (direito). Adaptada de Bath-Balogh; Fehrenbach, 2011.

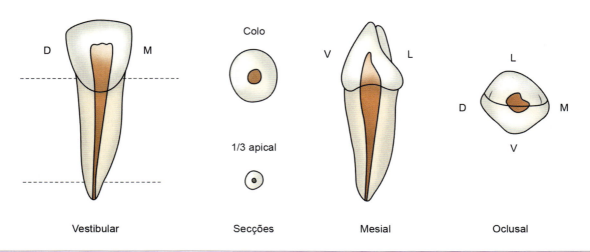

Figura 21.11 Incisivo lateral inferior decíduo (direito) – anatomia da cavidade pulpar.

FACES PROXIMAIS

São convexas, com lado vestibular convexo e lado lingual côncavo. A face mesial é triangular, de lados e ângulos arredondados. Nessa face, nota-se que o dente é bastante largo no sentido vestibulolingual, com a linha cervical mais suave que no incisivo central superior decíduo. A face distal é similar à mesial, exceto que a linha cervical mostra-se mais retilínea. Ambas as faces convergem para a raiz.

Raiz

Mostra-se cônica, larga, afilada e ligeiramente aplainada em suas superfícies mesial e distal. Ela é ainda mais longa que as raízes dos incisivos superiores decíduos e apresenta mais do dobro do comprimento da coroa. Costuma ser desviada para o lado vestibular ao nível do terço apical, e em seu conjunto inclina-se para o lado distal. A raiz, antes da reabsorção, é a mais longa de todas as raízes dos dentes decíduos.

Cavidade pulpar

Tem o mesmo contorno da superfície externa do dente, com três cornos pulpares: mesial, central e distal. O corno central é mais largo, e o mesial, mais curto. Existe pouca demarcação entre a câmara pulpar e o canal radicular (Figura 21.13).

Canino inferior decíduo

De modo geral, o canino inferior decíduo (Figura 21.14) assemelha-se ao canino superior decíduo, mas suas dimensões são relativamente menores, sobretudo na dimensão mesiodistal. Suas dimensões médias estão descritas no Quadro 21.6.

Coroa

A coroa é aproximadamente 0,5 mm mais curta, e as dimensões vestibulolingual e mesiodistal são 2 mm menores que no canino superior decíduo.

QUADRO 21.6
Dimensões médias do canino inferior decíduo.

Comprimento total	17,0 mm
Comprimento da coroa	6,0 mm
Comprimento da raiz	11,0 mm
Dimensão M-D da coroa	5,0 mm
Dimensão V-L da coroa	4,8 mm

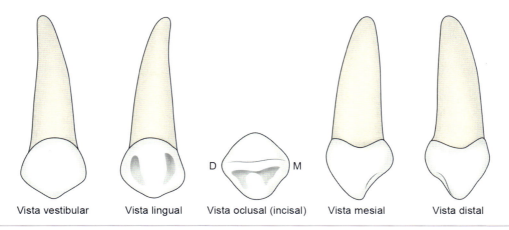

Figura 21.12 Canino superior decíduo (direito). Adaptada de Bath-Balogh; Fehrenbach, 2011.

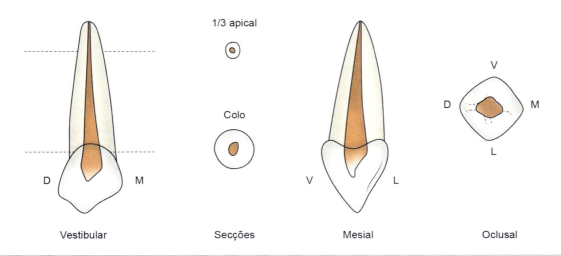

Figura 21.13 Canino superior decíduo (direito) – anatomia da cavidade pulpar.

MARGEM INCISAL

Semelhante à do canino superior, exceto sua vertente distoincisal (ela é maior que a mesioincisal).

FACE VESTIBULAR

O canino inferior apresenta-se ligeiramente menor que o canino superior no comprimento e na largura da coroa e é menor no sentido vestibulolingual. O canino inferior tem aspecto mais delgado, em comparação com o formato mais bojudo do canino superior. No lado incisal, a vertente distoincisal mostra-se mais longa no canino inferior, enquanto no canino superior a vertente mesioincisal é a mais longa. A extremidade da cúspide pode ser bastante pontiaguda. A linha cervical é côncava para a coroa, porém mais sinuosa. Assim, estende-se mais em direção à raiz na porção mesial.

FACE LINGUAL

O cíngulo, as cristas marginais e o lado cervical são menos evidentes na face lingual do canino inferior.

FACES PROXIMAIS

As faces proximais são menores que nos caninos superiores. O ponto de contato ocorre entre o terço incisal e o terço médio.

Raiz

A raiz do canino inferior é mais curta que a do canino superior e achatada no sentido mesiodistal, com terço apical curvado para o lado vestibular.

Cavidade pulpar

Segue seu contorno externo. A câmara pulpar é tão larga em seu diâmetro mesiodistal quanto no vestibulolingual, não existindo diferenciação entre ela e o canal radicular (Figura 21.15).

Grupo dos molares decíduos

Primeiro molar superior decíduo

A coroa deste dente não se assemelha a nenhuma outra coroa de molar, seja ela decídua ou permanente, mas apresenta algumas semelhanças com a coroa dos pré-molares. É o menor entre os molares decíduos. Tem forma de um cubo irregular, de conformação grosseira, mais larga do que alta, com maior dimensão vestibulolingual (Figura 21.16). Suas dimensões médias estão descritas no Quadro 21.7.

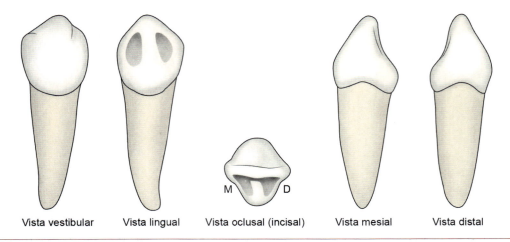

Figura 21.14 Canino inferior decíduo (direito). Adaptada de Bath-Balogh; Fehrenbach, 2011.

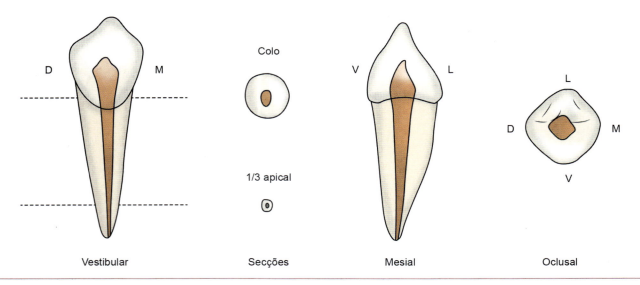

Figura 21.15 Canino inferior decíduo (direito) – anatomia da cavidade pulpar.

QUADRO 21.7
Dimensões médias do primeiro molar superior decíduo.

Comprimento total	15,2 mm
Comprimento da coroa	5,5 mm
Comprimento da raiz	9,7 mm
Dimensão M-D da coroa	7,3 mm
Dimensão V-L da coroa	8,5 mm

Coroa

FACE OCLUSAL

Apresenta formato de um trapézio irregular, com lados e ângulos arredondados. A face oclusal é rasa – ou seja, as cúspides são curtas e as cristas marginais não são pronunciadas. A coroa é mais larga no lado vestibular do que no lado lingual, e muito mais larga na mesial do que na distal, devido à existência da bossa vestibular, que se apresenta mais mesial.

Como a maioria dos molares superiores permanentes, tem quatro cúspides, mas, na realidade, as duas cúspides distais são tão pequenas que as mesiais se sobressaem, conferindo ao dente o aspecto de um pré-molar mais largo. A cúspide mesiolingual é a mais volumosa. A cúspide distolingual é pequena e, muitas vezes, está ausente. Das duas cúspides restantes, a mesiovestibular tem maiores proporções que a distovestibular.

Um sulco principal mesiodistal separa as cúspides vestibulares das linguais. Ele se inicia na fossa mesial, atravessa a fossa central e termina na fossa distal, costumando ser retilíneo e sem interrupções. O sulco principal vestibulolingual é muito raso, às vezes ausente, sobretudo na parte lingual. Os sulcos secundários seguem o mesmo padrão dos molares permanentes – ou seja, dois sulcos marcam as cristas marginais e terminam nas fossetas mesial e distal; e dois sulcos para cada cúspide marcam as cristas triangulares.

FACE VESTIBULAR

A face vestibular é plana nos dois terços oclusais e bastante convexa no terço cervical, sobretudo na parte mesial, onde se forma a bossa vestibular, também denominada *tubérculo*

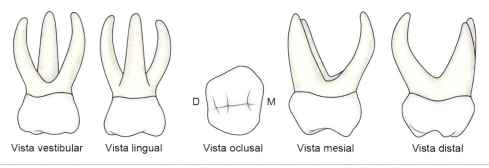

Figura 21.16 Primeiro molar superior decíduo (direito). Adaptada de Bath-Balogh; Fehrenbach, 2011.

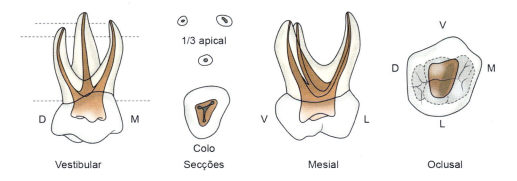

Figura 21.17 Primeiro molar superior decíduo (direito) – anatomia da cavidade pulpar.

molar ou *tubérculo de Zuckerkandl*. O diâmetro mesiodistal é muito maior que a altura da coroa. Os lados mesial e distal são convexos e constringem-se muito em direção ao colo, sendo a dimensão na cervical 2 mm a menos que nos pontos de contato. No lado cervical, a convexidade para a coroa é bem maior na mesial do que na distal, devido ao tubérculo molar. A face vestibular está dividida pelo sulco principal vestibulolingual, que separa as cúspides vestibulares. Esse sulco estende-se raso até o centro dessa face e localiza-se mais na porção distal desta, pois a cúspide mesiovestibular é bem maior que a distovestibular. Os lados mesial e distal são paralelos.

FACE LINGUAL

A face lingual mostra-se convexa, sem ranhuras ou depressões. O contorno da face lingual é muito parecido com o da face vestibular, mas com dimensão mesiodistal reduzida. A cúspide mesiolingual é a mais volumosa e dominante no lado oclusal. A cúspide distolingual é tão diminuta quanto a distovestibular – também parcialmente visível à lingual. Diferentemente da face vestibular, a linha cervical é côncava para a coroa, de maneira uniforme, pois não existe um tubérculo molar na face lingual.

FACES PROXIMAIS

Na face mesial, o lado oclusal apresenta os contornos das cúspides mesiais, nos quais se nota que a cúspide mesiolingual é mais alta e volumosa que a cúspide mesiovestibular. Devido à dimensão vestibulolingual diminuída no lado oclusal, a crista marginal é relativamente curta. O lado cervical apresenta dimensões consideravelmente maiores que nos molares superiores permanentes, devido à projeção da bossa vestibular. A linha cervical é levemente côncava para a raiz. Os lados vestibular e lingual da face mesial convergem em direção à coroa, dando a essa face um aspecto trapezoidal, com base maior cervical. No lado vestibular, o terço cervical é muito convexo, devido à bossa vestibular. Os terços médio e oclusal do lado vestibular são normalmente retos ou até ligeiramente côncavos. O lado lingual costuma ser convexo.

A face distal é ligeiramente convexa e menor que a mesial. No lado oclusal, nota-se que o contorno da cúspide distovestibular é mais proeminente que a diminuta cúspide distolingual. Por sua vez, a crista marginal distal é menos pronunciada que a mesial.

Raízes

As raízes são três: uma lingual, mais larga e longa, seguida em tamanho pela raiz mesiovestibular e pela distovestibular. São longas, achatadas, muito divergentes e escavadas nas superfícies inter-radiculares, o que favorece o alojamento do primeiro pré-molar superior entre suas raízes. A base comum de implantação das raízes é pequena, quase ausente, de modo que a furca está próxima da linha cervical.

Cavidade pulpar

Consiste em uma câmara pulpar e três canais radiculares que correspondem às três raízes, sendo o canal radicular lingual o maior (Figura 21.17). A câmara pulpar apresenta três ou quatro cornos pulpares, que se projetam em cada cúspide, sendo o mesiovestibular o maior.

Segundo molar superior decíduo

Apresenta grande semelhança com o primeiro molar permanente, porém em menor escala. É mais volumoso que o primeiro molar decíduo. As principais diferenças são a presença da bossa vestibular, o colo mais estreito, a face oclusal mais rasa, as raízes mais divergentes e a furca próxima da linha cervical (Figura 21.18). Suas dimensões médias estão descritas no Quadro 21.8.

Coroa

FACE OCLUSAL

Apresenta notável semelhança com o primeiro molar permanente, devido à existência de um mesmo sistema geral de cúspides, sulcos, fossas e cristas, porém mais angulosa. Os lados vestibular e lingual apresentam maior convergência para a distal que no primeiro molar permanente.

Apresenta quatro cúspides bem definidas, podendo existir ainda uma quinta cúspide. Essas cúspides são, em ordem decrescente de tamanho: mesiolingual, mesiovestibular, distovestibular e distolingual. A crista oblíqua (ponte de esmalte) une a cúspide distovestibular à mesiolingual e é ampla e muito desenvolvida. Tem três fossas: mesial, central e distal (mais profunda) e um sistema de sulcos idêntico ao do primeiro molar superior permanente.

FACE VESTIBULAR

A face vestibular está dividida por um sulco vestibular que separa as cúspides mesiovestibulares e distovestibulares. Nota-se a presença da bossa vestibular (tubérculo de Zuckerkandl), que se localiza no ângulo triedro mesiovestíbulo-cervical, como no primeiro molar superior decíduo.

FACE LINGUAL

A face lingual é convexa e bastante inclinada para a vestibular em sua porção mesiolingual. No lado oclusal, notam-se o contorno da cúspide mesiolingual, que é grande e bem desenvolvida, e a cúspide distolingual, menor. Assim como no primeiro molar superior permanente, pode ainda existir, na porção mesiolingual dessa face, o tubérculo de Carabelli.

FACES PROXIMAIS

As faces proximais têm formato de um trapézio irregular, com base maior na cervical. A face distal é menor e mais convexa que a mesial. Existe pouca concavidade para a raiz na linha cervical.

Raízes

São dentes trirradiculados, com duas raízes vestibulares e uma lingual. Esta raiz é a maior e também apresenta o maior canal radicular. São mais longas e divergentes, se comparadas proporcionalmente com as raízes do primeiro molar superior permanente. Alojam entre elas o germe do segundo pré-molar superior. Apresentam-se escavadas nas faces inter-radiculares, à semelhança do primeiro molar decíduo, bem como pequena base de implantação das raízes.

Cavidade pulpar

A cavidade pulpar (Figura 21.19) consiste em uma câmara pulpar e três canais radiculares. A câmara pulpar tem conformação geral semelhante à anatomia externa e apresenta qua-

QUADRO 21.8
Dimensões médias do segundo molar superior decíduo.

Comprimento total	17,5 mm
Comprimento da coroa	6,0 mm
Comprimento da raiz	11,5 mm
Dimensão M-D da coroa	8,5 mm
Dimensão V-L da coroa	10,0 mm

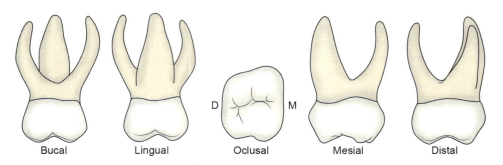

Figura 21.18 Segundo molar superior decíduo (direito). Adaptada de Bath-Balogh; Fehrenbach, 2011.

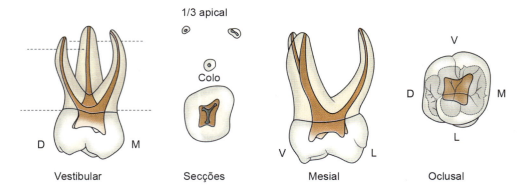

Figura 21.19 Segundo molar superior decíduo (direito) – anatomia da cavidade pulpar.

tro cornos pulpares. Pode existir um quinto corno, pequeno, que se projeta na face lingual do corno mesiolingual. O corno mesiovestibular é o maior.

Primeiro molar inferior decíduo

Este dente tem uma coroa que não se assemelha a nenhuma outra, de dentes decíduos ou permanentes. Entretanto, suas raízes estão posicionadas de maneira igual à dos molares inferiores permanentes. Sua coroa mostra-se mais longa no sentido mesiodistal que no vestibulolingual (Figura 21.20). É uma característica de todos os molares inferiores em ambas as dentições. Suas dimensões médias estão descritas no Quadro 21.9.

Coroa

FACE OCLUSAL

O contorno desta face mostra-se retangular, com maior dimensão mesiodistal. A anatomia oclusal é pouco pronunciada. A bossa vestibular (*tubérculo de Zuckerkandl*) é muito proeminente, tornando-se visível mesmo em uma vista oclusal.

Apresenta quatro cúspides, sendo elas, em ordem decrescente de tamanho: mesiovestibular, mesiolingual, distovestibular, distolingual. As duas cúspides mesiais são consideravelmente maiores que as cúspides distais e muito próximas entre si, podendo, até mesmo, ser unidas por uma crista. As mesmas três fossas encontradas no primeiro molar superior decíduo estão presentes, porém mais marcadas do que naquele.

Os sulcos principais são dois: o mesiodistal e o vestibulolingual. O sulco mesiodistal é o mais profundo e separa as cúspides vestibulares das linguais. O sulco vestibulolingual separa as cúspides mesiais das distais e cruza o sulco mesiodistal próximo à extremidade distal deste sulco. Os sulcos secundários seguem o modelo padrão.

FACE VESTIBULAR

O lado oclusal marca o contorno das cúspides vestibulares, sendo a mesiovestibular bem mais larga que a distovestibular. O contorno das cúspides é mais proeminente do que nos primeiros molares superiores decíduos. O sulco vestibulolingual separa as cúspides vestibulares, mas raramente se estende até a face vestibular. O lado cervical apresenta-se sinuoso e oblíquo em direção oclusodistal, devido à existência da bossa vestibular, justamente como nos molares decíduos superiores. Na porção mesial do lado cervical, a concavidade para a coroa é mais intensa. O lado mesial da face vestibular é mais longo e reto que o lado distal. O lado distal converge mais em direção à raiz do que o lado mesial, que é mais vertical.

FACE LINGUAL

A face lingual é mais curta no sentido cérvico-oclusal que a face vestibular. Ela também se apresenta convexa, sem depressões ou cristas. O lado oclusal mostra o contorno das duas cúspides linguais, sendo a mesiolingual mais larga e afilada. Partes das cúspides vestibulares podem ser observadas desta vista. O lado cervical é quase reto, diferindo do contorno irregular observado por vestibular. Os lados mesial e distal são semelhantes aos observados na face vestibular.

FACES PROXIMAIS

São convexas e têm o formato de um trapézio irregular. A face mesial é mais plana e maior que a distal. Seu lado oclusal mostra o contorno das cúspides mesiais, bem como a bem desenvolvida crista marginal mesial. O lado vestibular apresenta extrema convexidade no terço cervical, devido à bossa vestibular. A face distal é convexa em todos os sentidos. Em uma vista distal, todas as quatro cúspides podem ser observadas, sendo a mesiovestibular a mais alta. A crista marginal distal é menos proeminente que a mesial e está localizada em um nível mais cervical. O lado cervical é relativamente reto e localizado, no mesmo nível, na vestibular e na lingual. Já na face mesial, o lado cervical apresenta níveis diferentes, estendendo-se mais para a raiz na vestibular.

Raízes

Tem duas raízes, uma mesial e outra distal, com localização semelhante às raízes dos molares inferiores permanentes. Contudo, são relativamente mais longas e delgadas, mostrando-se achatadas no sentido mesiodistal. São bem divergentes para alojarem o germe do primeiro pré-molar inferior. A raiz mesial é mais larga que a distal. Ambas as raízes apresentam concavidades na superfície mesial.

Cavidade pulpar

Contém uma câmara pulpar de forma romboide que segue a face externa da coroa. Tem quatro cornos pulpares, sendo o mesiovestibular o maior. Esse corno pulpar é arredondado e une-se ao corno mesiolingual por meio de uma margem elevada, fazendo com que a porção mesial seja mais vulnerável a exposições mecânicas. Tal dente tem três canais pulpares: mesiovestibular, mesiolingual e, o maior, distal (Figura 21.21).

Segundo molar inferior decíduo

Desconsiderando o tamanho e as diferenças gerais entre os molares decíduos e permanentes, o segundo molar inferior decíduo (Figura 21.22) tem características muito aproximadas às do primeiro molar permanente inferior. Suas dimensões médias estão descritas no Quadro 21.10, e as diferenças principais são detalhadas a seguir.

QUADRO 21.9
Dimensões médias do primeiro molar inferior decíduo.

Comprimento total	15,5 mm
Comprimento da coroa	6,0 mm
Comprimento da raiz	9,5 mm
Dimensão M-D da coroa	7,8 mm
Dimensão V-L da coroa	7,0 mm

QUADRO 21.10
Dimensões médias do segundo molar inferior decíduo.

Comprimento total	18,0 mm
Comprimento da coroa	5,5 mm
Comprimento da raiz	12,5 mm
Dimensão M-D da coroa	9,9 mm
Dimensão V-L da coroa	8,6 mm

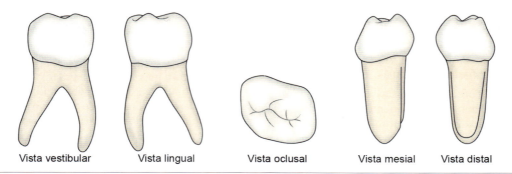

Figura 21.20 Primeiro molar inferior decíduo (direito). Adaptada de Bath-Balogh; Fehrenbach, 2011.

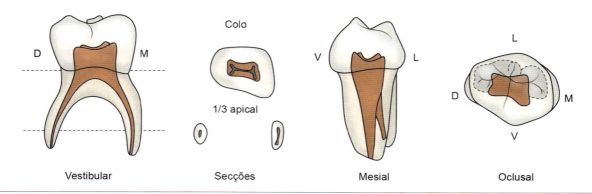

Figura 21.21 Primeiro molar inferior decíduo (direito) – anatomia da cavidade pulpar.

Coroa

É menor que a do primeiro molar permanente.

FACE OCLUSAL

A face oclusal é relativamente reduzida vestibulolingualmente e menos pentagonal que a do primeiro molar permanente. A largura mesiodistal total das cúspides linguais é menor que a largura mesiodistal das três cúspides vestibulares.

Tem cinco cúspides, descritas em ordem decrescente de tamanho: mesiolingual, mesiovestibular, distolingual, centrovestibular e distovestibular. As três cúspides vestibulares são quase iguais em tamanho e desenvolvimento. Apresenta três fossas: mesial; central, mais profunda; e distal, menor. Existem cristas marginais bem definidas, estendendo-se oclusalmente de cada lado das vertentes cuspídeas.

A morfologia da superfície oclusal tende a ser menos pronunciada que a dos dentes permanentes. Apresenta um sistema de sulcos idêntico ao do primeiro molar inferior permanente.

FACE VESTIBULAR

No lado oclusal, nota-se o contorno das três cúspides: mesiovestibular, centrovestibular e distovestibular, aproximadamente iguais em tamanho e separadas por dois sulcos vestibulares. O lado cervical é menor do que o lado oclusal. Na região do ângulo triedro mesiovestíbulo-cervical, encontra-se a bossa vestibular (*tubérculo de Zuckerkandl*).

FACE LINGUAL

A face lingual é convexa. O lado oclusal apresenta o contorno das cúspides mesiolingual e distolingual, que têm aproximadamente o mesmo tamanho, sendo separadas por um sulco lingual. A linha cervical é relativamente reta. O lado mesial é um pouco mais alto que o lado distal.

FACES PROXIMAIS

As faces proximais têm o formato de um trapézio irregular, com base maior cervical. O lado oclusal é menor que o lado cervical, por causa da convergência da face vestibular para a coroa, acima da bossa vestibular. A linha cervical é côncava para a raiz. A face distal mostra-se mais convexa e menor que a mesial.

Raízes

Há duas raízes: mesial e distal. São longas, afiladas, divergentes, achatadas (no sentido mesiodistal) e escavadas (nas superfícies inter-radiculares), para alojarem o germe do segundo pré-molar inferior. A furca radicular está mais perto da linha cervical.

Cavidade pulpar

Tem uma câmara pulpar e três canais radiculares; a câmara congrega cinco cornos pulpares, que correspondem às cinco cúspides. Os cornos mesiovestibular e mesiolingual são os maiores. A raiz mesial apresenta dois canais: mesiovestibular e mesiolingual; já a raiz distal tem apenas um canal distal, que é o maior. A câmara pulpar e os canais radiculares seguem o contorno externo do dente (Figura 21.23).

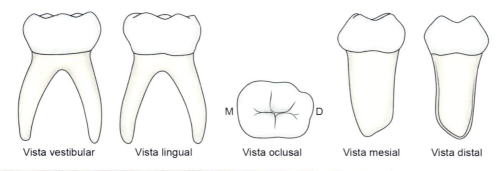

Figura 21.22 Segundo molar inferior decíduo (direito). Adaptada de Bath-Balogh; Fehrenbach, 2011.

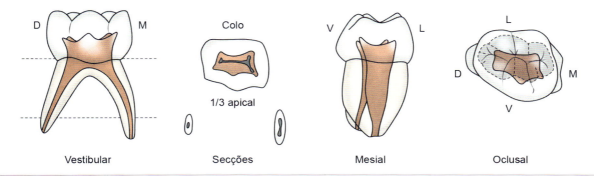

Figura 21.23 Segundo molar inferior decíduo (direito) – anatomia da cavidade pulpar.

Cronologia e sequência de erupção dos dentes decíduos

Atualmente, há uma grande preocupação quanto a iniciar a promoção de saúde o mais precocemente possível, e a odontologia para bebês tem ganhado espaço nessa prática. O objetivo maior da atenção precoce, que se inicia na gestação, é a adoção de conceitos e hábitos de vida que possibilitem a manutenção da saúde e a prevenção de doenças da boca. A cronologia e a sequência de erupção são assuntos de grande importância dentro desse contexto, uma vez que um dos fatores necessários para o desenvolvimento da doença cárie é a colonização da superfície dental pelas bactérias cariogênicas, quando há um substrato cariogênico. O período de maior suscetibilidade à cárie dentária é o período pós-eruptivo, já que o número de dentes presentes na cavidade oral da criança está fortemente associado à colonização por *Streptococcus* do grupo *mutans*, pois esta depende de áreas retentivas. Assim, parece-nos importante conhecer a época de erupção dos dentes decíduos, para que se possam definir estratégias de abordagem aos pequenos pacientes e a seu núcleo familiar.

O estabelecimento de um padrão normal da cronologia e da sequência de erupção é importante, na medida em que podem auxiliar no diagnóstico de possíveis alterações de crescimento e desenvolvimento. Em algumas doenças e alterações sistêmicas, os dentes podem sofrer atraso ou aceleração. As informações são de grande valia para os profissionais da área de saúde, não somente para os cirurgiões-dentistas, mas também para médicos pediatras e clínicos gerais. No caso particular dos odontopediatras, tais dados servem como referencial para a implementação de programas de promoção de saúde para bebês, principalmente nos cuidados especiais requeridos durante a fase pós-eruptiva e nos períodos de maior suscetibilidade à cárie dentária. O cuidado com a dentição influencia a saúde da dentição permanente.

 Estimativa de idade para fins médico-legais

O estudo da cronologia e da sequência de erupção dos dentes decíduos e permanentes é também de grande utilidade para a estimativa de idade na resolução de problemas médico-legais relativos à identificação não apenas de cadáveres mas também de indivíduos vivos, na falta de documentos que comprovem a idade.

Com base no fato de que a erupção dental (Figuras 21.24 e 21.25) pode ser influenciada por uma série de fatores genéticos e ambientais, seu estudo comparativo em diferentes países e épocas é justificável. No Quadro 21.11, encontram-se os valores das médias de idade de erupção, em meses, de vários autores, fundamentados em diversos países e épocas.

No Brasil, a sequência eruptiva encontrada a partir da média de idade de erupção para cada dente decíduo é: incisivos centrais inferiores, incisivos centrais superiores, incisivos laterais superiores, incisivos laterais inferiores, primeiros molares superiores, primeiros molares inferiores, caninos superiores, caninos inferiores, segundos molares inferiores e segundos molares superiores.

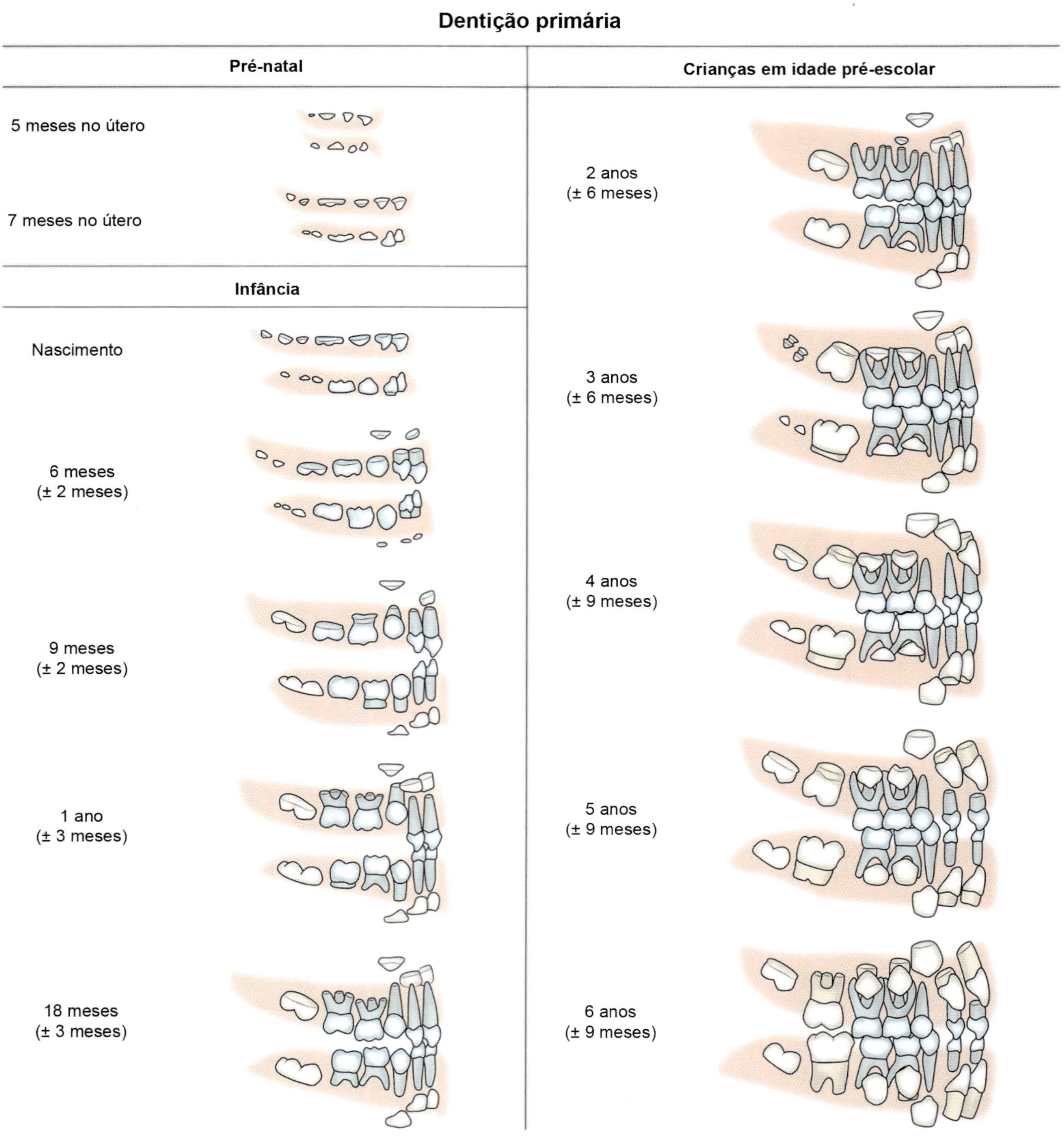

Dentição primária

Pré-natal		Crianças em idade pré-escolar	
5 meses no útero		2 anos (± 6 meses)	
7 meses no útero			
Infância		3 anos (± 6 meses)	
Nascimento			
6 meses (± 2 meses)		4 anos (± 9 meses)	
9 meses (± 2 meses)		5 anos (± 9 meses)	
1 ano (± 3 meses)		6 anos (± 9 meses)	
18 meses (± 3 meses)			

Figura 21.24 Representação esquemática da cronologia de erupção da dentição decídua. Adaptada de Schour; Massler, 1941.

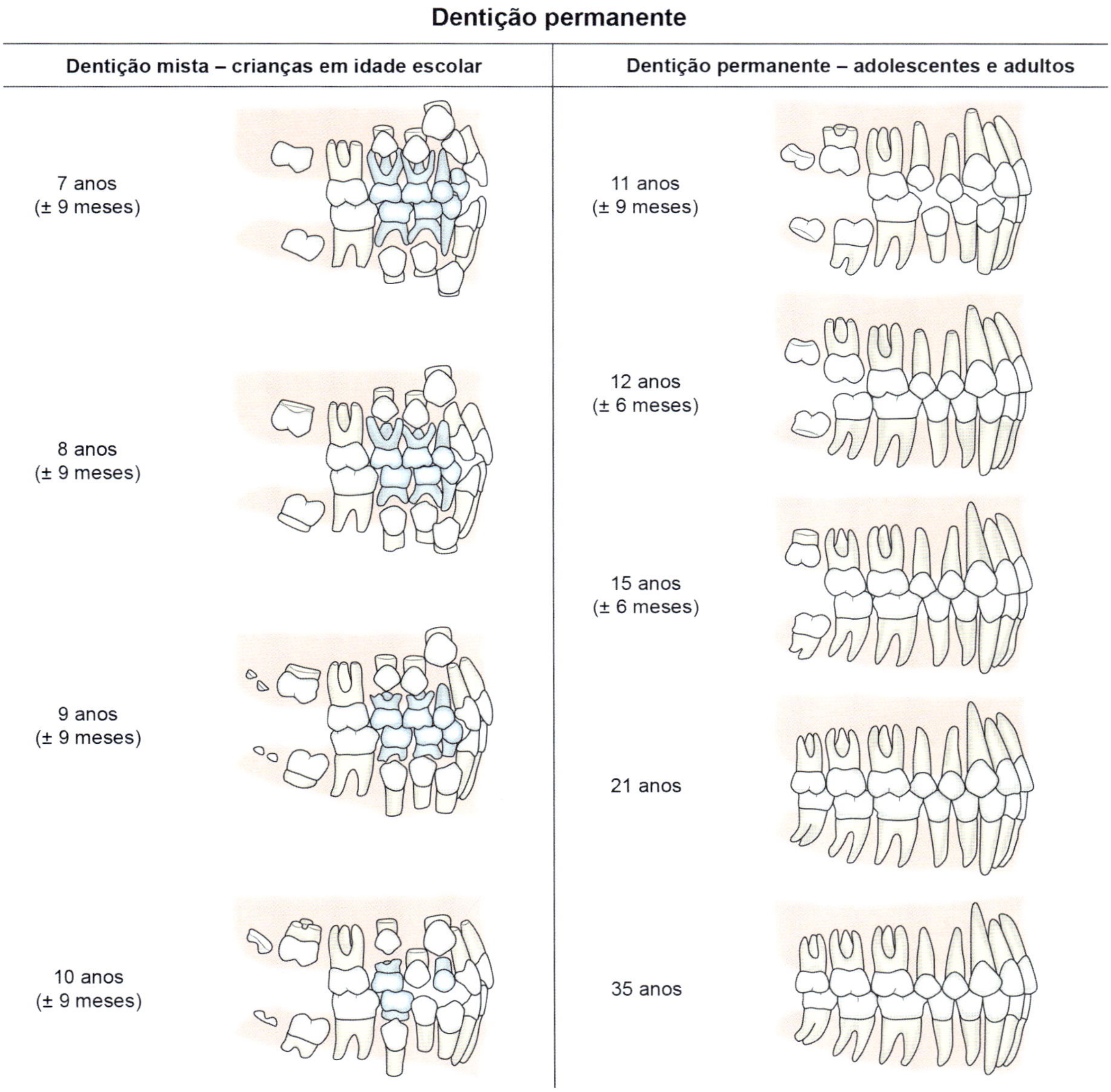

Capítulo 21 • Dentição Decídua

Dentição permanente

Dentição mista – crianças em idade escolar	Dentição permanente – adolescentes e adultos
7 anos (± 9 meses)	11 anos (± 9 meses)
8 anos (± 9 meses)	12 anos (± 6 meses)
9 anos (± 9 meses)	15 anos (± 6 meses)
	21 anos
10 anos (± 9 meses)	35 anos

Figura 21.25 Representação esquemática da cronologia de erupção das dentições mista e permanente. Adaptada de Schour; Massler, 1941.

QUADRO 21.11

Cronologia dos intervalos de erupção dos dentes decíduos: comparação entre quatro diferentes estudos.

Dentes	Idade de erupção (em meses)			
	Minot* (1873)	Schour; Massler* (1941)	Lunt; Law** (1974)	Faria*** (1999)
Incisivos centrais inferiores	6,5-7,0	6 a 8	6 a 10	6 a 11
Incisivos centrais superiores	9,0 a 10,5	6 a 8	8 a 12	8 a 13
Incisivos laterais superiores	9,0 a 10,5	8 a 10	9 a 13	9 a 16
Incisivos laterais inferiores	12,5 a 14	8 a 10	10 a 16	10 a 18
Primeiros molares superiores	12 a 14	16 a 20	13 a 19	13 a 20
Primeiros molares inferiores	12 a 14	16 a 20	14 a 18	13 a 20
Caninos superiores	18 a 20	12 a 16	16 a 22	16 a 24
Caninos inferiores	18 a 20	12 a 16	17 a 23	16 a 24
Segundos molares inferiores	26 a 30	20 a 24	23 a 30	22 a 33
Segundos molares superiores	26 a 30	20 a 24	25 a 33	23 a 34

*Não forneceram a fonte do intervalo. **Modificações sugeridas à tabela proposta por McCall; Schour, 1941, a partir dos trabalhos de Robinow et al., 1942, e de Lysell et al., 1962 (6 1 DP da média). ***6 1 DP da média.

CAPÍTULO 22

Anatomia da Cavidade Pulpar

Maria Ilma de Souza Côrtes • Juliana Vilela Bastos • Marco Aurélio Versiani

Introdução

O dente humano é constituído por tecidos mineralizados – esmalte e dentina em sua parte coronária e cemento e dentina na sua porção radicular. Estes envolvem a polpa dentária, um tecido conjuntivo frouxo que ocupa um espaço na porção interna do dente denominado *cavidade pulpar* (Nanci; Ten Cate, 2013). A *cavidade pulpar* pode ser didaticamente dividida em uma porção coronária, ou *câmara pulpar*, e em uma porção radicular, ou *sistema de canais radiculares* (SCR), cuja forma geralmente reflete a anatomia externa do dente (Ordinola-Zapata et al., 2018) (Figura 22.1).

Estudos sistemáticos sobre a anatomia interna dos dentes só tiveram início ao final do século XIX. Até aquele momento, os dados publicados eram esparsos e, em sua maioria, resumiam-se à descrição da anatomia externa, pois o método de análise disponível era o da simples observação. Nas décadas que se seguiram, a morfologia do SCR foi estudada por diversos métodos, inclusive representações gráficas por meio de desenho ou fotografia, diafanização, moldagem, cortes seriados, análise computacional, isótopos radioativos, microscopia eletrônica, radiografia (Perrini; Versiani, 2018) e, mais recentemente, por técnicas não invasivas tridimensionais, como a tomografia de feixe cônico e a microtomografia (Martins; Versiani, 2018). Na clínica, o conhecimento de tais pesquisas e o exame criterioso da imagem radiográfica ou tomográfica possibilitarão a melhor compreensão da morfologia interna e externa do dente, o que norteará a execução mais precisa dos preparos cavitários e/ou do tratamento endodôntico.

O conhecimento da anatomia interna de todos os grupos dentários, bem como de suas variações, mostra-se importante em todos os ramos da prática odontológica. Entretanto, é na odontologia restauradora e na endodontia que esse conhecimento se torna imprescindível para o bom desempenho profissional.

Embora o exame radiográfico tenha representado por várias décadas o único e mais eficiente instrumento para avaliação clínica da cavidade pulpar, hoje em dia é possível planejar previamente tratamentos complexos com informações extraídas de imagens obtidas por meio da tomografia de feixe cônico de alta resolução, incluindo a presença e a extensão de processos patológicos, ângulo e raio de curvatura das raízes, além de diâmetro, configuração e forma do canal radicular, entre outros.

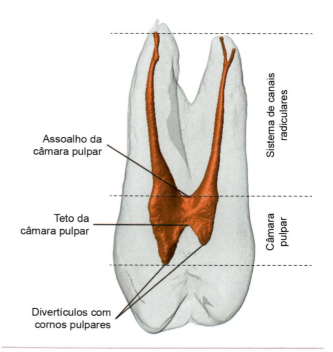

Figura 22.1 Modelo 3D obtido em microtomografia, representativo da cavidade pulpar de um pré-molar superior. É didaticamente representada em sua porção coronária pela câmara pulpar e, na sua porção radicular, pelos canais radiculares, cujas formas geralmente refletem a anatomia externa do dente.

Características gerais da cavidade pulpar

Câmara pulpar

A câmara pulpar consiste em uma cavidade única, geralmente volumosa, que ocupa internamente o centro da coroa dental, assemelhando-se em forma à superfície externa dos dentes. Nos *dentes anteriores* (incisivos e caninos), a câmara pulpar é contígua ao canal radicular, sendo delimitada pelas paredes vestibular, lingual, mesial e distal, correspondentes às faces coronárias do dente. O teto da câmara pulpar está localizado abaixo da margem incisal e costuma apresentar reentrâncias que correspondem às saliências na coroa, os chamados divertículos pulpares, mamelões ou tubérculos. Nos *incisivos*, a câmara pulpar é triangular, estreita no sentido vestibulolingual e ampla em sentido mesiodistal, não apresentando divertículos pulpares proeminentes, exceto nos dentes jovens. Nos *caninos*, a câmara apresenta seu maior diâmetro no sentido vestibulolingual na altura da região cervical, afilando-se em direção à ponta da cúspide, na qual apresenta um divertículo pronunciado (Figura 22.2) (Ordinola-Zapata et al., 2018).

Nos dentes posteriores (pré-molares e molares), a parede oclusal relaciona-se com a face oclusal e denomina-se *teto da câmara*, enquanto a face cervical é o *assoalho da câmara*. A câmara costuma ser estreita no sentido mesiodistal e ampla na direção vestibulolingual, apresentando o formato de um prisma quadrangular irregular com seis lados: o teto e o assoalho bem nítidos, além de quatro paredes axiais que recebem seus nomes de acordo com a face do dente para a qual está voltada, sendo identificadas como mesial, distal, vestibular e lingual (ou palatina). O teto tem forma côncava e apresenta *divertículos pulpares* – reentrâncias subjacentes às cúspides, tubérculos e outras saliências da coroa – ocupados pelos *cornos pulpares*, muito evidentes principalmente em dentes jovens. O assoalho da câmara pulpar é a face oposta ao teto da câmara, onde estão localizadas as entradas dos canais – os *orifícios radiculares* – aberturas que conectam a câmara pulpar ao SCR (ver Figura 22.2) (Ordinola-Zapata et al., 2018). É importante salientar que, em um mesmo grupo de dentes, podem ocorrer variações na forma, no tamanho e na localização da câmara pulpar, em função de alterações morfológicas da coroa. Um bom exemplo são os terceiros molares, dos quais é difícil fazer uma descrição anatômica genérica, já que foram relatadas as presenças de um a cinco canais para os superiores e de um a quatro para os inferiores. Mesmo os dentes unirradiculares podem apresentar mais de um canal e, nesses casos, a câmara apresenta-se com um assoalho bem definido. Além disso, com a progressão da idade, a contínua deposição de dentina secundária ou terciária e a formação de calcificações distróficas, nódulos pulpares ou outros processos degenerativos promovem a redução gradual do volume da câmara pulpar, alterando sua configuração original, o que pode bloquear os orifícios dos canais radiculares (Tjäderhane, 2018).

Sistema de canais radiculares

O *sistema de canais radiculares* (SCR) é a parte da cavidade pulpar que se estende por toda a porção radicular dos dentes, acompanhando sua forma externa. Ele se afunila a partir de sua abertura, ou embocadura (orifício de entrada), progressivamente em direção ao forame apical (orifício de saída) (ver Figura 22.2). O *forame apical* é a principal abertura do canal radicular na região apical por meio do qual os tecidos da polpa e o ligamento periodontal se comunicam e por onde penetram os vasos sanguíneos que irão suprir a polpa dentária, enquanto o *ápice anatômico* consiste na ponta (ou extremidade) da raiz. O forame não apresenta formato uniforme e, na maioria dos dentes, encontra-se lateralmente à superfície da raiz, em uma distância que pode variar de 0,2 a 3,8 mm do ápice anatômico. Dependendo do dente, o forame apical pode coincidir com o ápice anatômico de 6,7 a 46% das vezes, sendo que seu diâmetro médio varia de 0,21 a 0,39 mm. A porção apical do canal radicular que apresenta menor diâmetro, e, às vezes, coincide com a zona de união entre a dentina e o cemento é chamada de *constrição apical* ou *forame menor* (Figura 22.3). A topografia da *constrição apical* não é constante e, quando presente, normalmente se localiza de 0,5 a 1,5 mm a partir de um ponto de referência virtual no centro do forame (Versiani; Martins; Basrani, 2018). O canal radicular pode ser didaticamente dividido em três porções (ou terços) denominados cervical, médio e apical, apresentando grandes variações com relação a número, forma, direção e configuração. Dificilmente apresentam secção transversal arredondada, excetuando-se nas proximidades do ápice radicular. Em geral, são achatados ou ovais no sentido mesiodistal ou vestibulolingual, acompanhando a direção das raízes (Ordinola-Zapata et al., 2018).

Ramificações do sistema de canais radiculares

Na Alemanha, Guido Fischer (1907) foi um dos primeiros autores a descrever a morfologia tridimensional do SCR dos diferentes grupos dentários. A complexidade e a imprevisibilidade da morfologia do canal radicular levaram-no a cunhar o termo *Kanalsystem,* ou seja, sistema de canais radiculares (SCR) (Perrini; Versiani, 2018). Portanto, o típico conduto único, cônico, reto, terminando em um forame apical deve ser considerado exceção e não regra. Ou seja, o que existe é

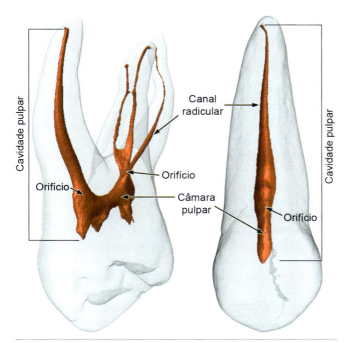

Figura 22.2 Modelos 3D obtidos em microtomografia mostrando a câmara pulpar e os orifícios dos canais de um dente posterior (molar, à esquerda) e anterior (canino, à direita) superiores.

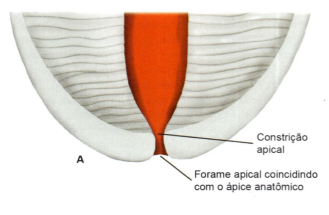

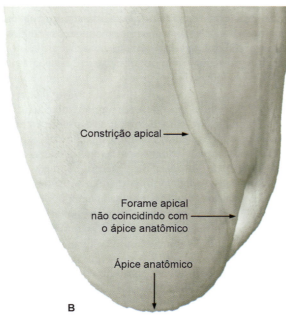

Figura 22.3 Estruturas anatômicas associadas ao ápice dos dentes: esquema mostrando a constrição apical (**A**); modelo 3D de um canino inferior obtido em microtomografia mostrando a constrição apical, o ápice anatômico e a abertura lateral do forame apical (**B**). Adaptada de Versiani et al. 2013.

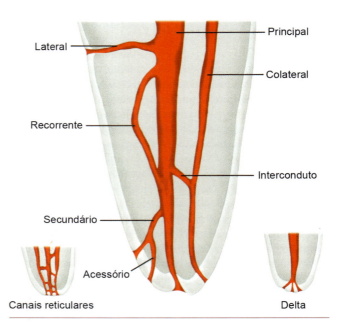

Figura 22.4 Ramificações do sistema de canais radiculares, segundo Pucci e Reig, 1944.

- Canal secundário: parte obliquamente da região apical do canal principal, em direção ao ligamento periodontal
- Canal acessório: deriva de um canal secundário e segue em direção ao ligamento periodontal
- Interconduto ou intercanal: pequeno canal que põe em comunicação os canais principais, colaterais ou secundários entre si. Não apresenta comunicação com o ligamento periodontal
- Canal recorrente: parte e retorna ao canal principal, sem alcançar a região apical, percorrendo um trajeto mais ou menos longo na dentina
- Canais reticulares: resultam do entrelaçamento de três ou mais canais que seguem paralelamente e, conectados por intercondutos, apresentam um aspecto reticulado
- Delta apical: múltiplas derivações que se encontram próximas ao ápice radicular e que saem do canal principal para terminar na região apical. Dão origem a forames múltiplos ou foraminas, em substituição ao forame único principal. O número de foraminas é variável.

Além dessas ramificações, em dentes com duas ou mais raízes, também foi descrito um canal que parte do assoalho da câmara pulpar e segue até alcançar o ligamento periodontal entre as raízes, o *canal cavointerradicular* (Goldberg et al., 1987). Revisões mais recentes da terminologia dos canais radiculares, no entanto, definem *canais acessórios* como sendo ramificações diminutas que comunicam o canal principal à superfície externa da raiz. Enquanto isso, *canal lateral* seria um canal acessório localizado nos terços cervical ou médio da raiz, geralmente estendendo-se horizontalmente a partir do canal principal (AAE, 2015).

Tais ramificações do SCR surgem durante a formação radicular. Acredita-se que, nos locais onde a bainha epitelial de Hertwig se rompe, antes da diferenciação odontoblástica, não se formará dentina nem cemento, deixando um canal de comunicação representado pelos canais laterais ou acessórios (Figura 22.5A). Além disso, pequenos vasos colaterais que interligam

um sistema de canais, já que a cavidade pulpar, na sua porção radicular, pode apresentar uma grande variedade de configurações, inclusive ramificações (De Deus, 1992). De acordo com Pucci e Reig (1944), cada raiz pode apresentar um ou mais *canais principais, colaterais, laterais, secundários, acessórios, intercondutos, recorrentes* e *reticulares*, além de ramificações apicais (*deltas*) (Figura 22.4):

- Canal principal: ocupa a região central do eixo da cavidade pulpar, partindo do assoalho da câmara até o forame apical
- Canal colateral: situa-se mais ou menos paralelamente ao canal principal, podendo ou não alcançar isoladamente o forame apical. Quase sempre apresenta um calibre menor que o canal principal
- Canal lateral: parte perpendicularmente da região cervical ou média do canal principal, em direção ao ligamento periodontal

Capítulo 22 • Anatomia da Cavidade Pulpar   317

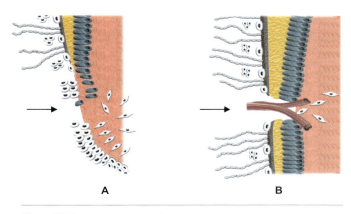

Figura 22.5 Gênese das ramificações do sistema de canais radiculares (SCR). **A.** Remanescentes da bainha epitelial radicular; presença de vasos colaterais. **B.** Ramificações do SCR.

a papila e o saco folicular também podem impedir a formação de tecido mineralizado, originando canais laterais e acessórios naqueles pontos específicos (Figura 22.5B).

Segundo De Deus (1992), a maior frequência de ramificações do SCR ocorre no terço apical dos dentes multirradiculados, sendo os tipos mais comuns os deltas apicais (37,2%), os canais secundários (16,4%) e os canais laterais (10,4%). Vertucci (1984), por sua vez, avaliou 2.400 dentes pelo método de diafanização com injeção de corante. Identificou também menor frequência de canais acessórios nos terços médio (11,4%) e cervical (6,3%) dos dentes, em comparação com o terço apical (73,5%). Outro estudo mais recente mostrou, ainda, que há maior prevalência de forames múltiplos na raiz mesial dos molares inferiores (50%), seguida dos pré-molares superiores (48,3%) e da raiz mesiovestibular dos molares superiores (41,7%) (Ricucci; Siqueira, 2010).

Outro aspecto anatômico importante que limita a ação dos procedimentos endodônticos é o istmo, definido como uma área estreita, em forma de fita, que conecta dois ou mais canais radiculares (Versiani; Martins; Basrani, 2018). Estudos em dentes posteriores demonstraram a existência de tecido necrótico remanescente e bactérias organizadas em biofilmes no interior de istmos, mesmo após protocolos bem definidos de preparo mecânico-químico. As avaliações indicaram que os métodos de desinfecção apresentam ação limitada nessas regiões (Alves et al., 2016; Keleş et al., 2016; Leoni et al., 2017; Perez et al., 2017; Versiani et al., 2016b). Os istmos podem apresentar diferentes configurações, e sua prevalência depende do grupo dentário, do nível da raiz e da idade do paciente (Figura 22.6). Sua limpeza e sua desinfecção têm sido consideradas um desafio ao clínico, uma vez que as técnicas de preparo mecânico geram detritos que podem acumular-se nestas áreas, dificultando ou impedindo a ação efetiva das soluções irrigantes (Alves et al., 2016; Keleş et al., 2016; Leoni et al., 2017).

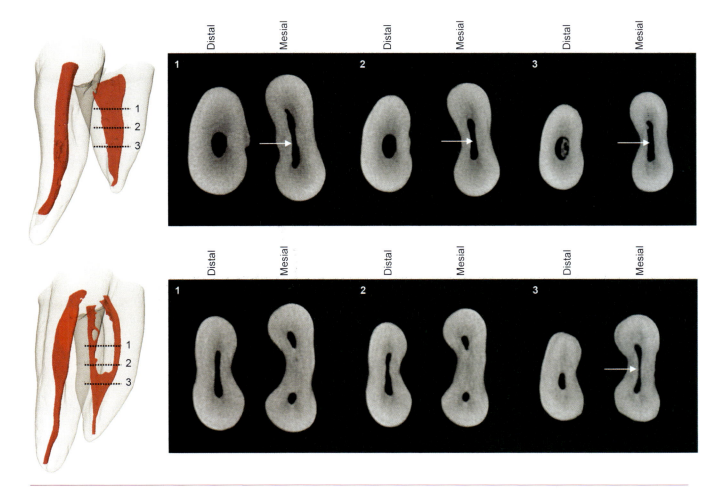

Figura 22.6 Modelos 3D de dois molares inferiores obtidos em microtomografia demonstrando o SCR nas raízes mesial e distal com a presença de istmos conectando os canais mesiovestibular e mesiolingual (*setas brancas*).

Clinicamente, as configurações complexas na região apical, como a existência de istmos e múltiplos portais de saída que podem abrigar biofilme bacteriano, tecido necrótico e túbulos dentinários infectados, têm impacto direto no índice de sucesso do tratamento endodôntico não cirúrgico. A não identificação e a não obturação desses canais favorecem o insucesso do tratamento endodôntico. A complexidade da morfologia interna da região apical dos dentes, associada às limitações clínicas para sua efetiva limpeza e desinfecção, levou De Deus (1992) a descrever essa área como zona crítica apical, ou seja, a região que inclui os 3 a 4 mm apicais da raiz e canal radicular (Figura 22.7), além dos tecidos perirradiculares adjacentes.

Configurações do sistema de canais radiculares

Dados da complexidade anatômica do SCR acumulados desde o clássico estudo de Hess e Zurcher (1925) exigiram a criação de um sistema de classificação próprio para a identificação da configuração interna dos dentes. Utilizando radiografias e porções radiculares seccionadas transversalmente, Weine et al. (1969) foram os primeiros autores a classificar quatro diferentes configurações do canal radicular no interior de uma raiz, dependendo do padrão de divisão do canal radicular principal ao longo de sua trajetória desde a câmara pulpar até o ápice radicular. Foi posteriormente, contudo, que Vertucci et al. (1974), após o estudarem a cavidade pulpar de 200 pré-molares superiores usando o método de diafanização, identificaram um SCR bem mais complexo, com oito diferentes configurações (Figura 22.8). Pesquisas recentes utilizando tecnologias avançadas de imagens tridimensionais revelaram que as características morfológicas do SCR são complexas e não passíveis de serem classificadas em sua totalidade usando-se os sistemas tradicionais e tipos adicionais de morfologia interna (Ahmed et al., 2017). Assim, Versiani e Ordinola-Zapata (2015) condensaram informações dispostas na literatura e descreveram os 37 tipos de configurações do SCR mais comuns. Eles contemplam quase totalmente as configurações anatômicas possíveis de serem observadas em apenas uma raiz (Figura 22.9).

Anatomia radicular × anatomia do SCR

De modo geral, o canal principal acompanha a direção e as assimetrias das raízes, incluindo sua inclinação, curvatura e angulação. Segundo Teixeira (1963), *inclinação* (Figura 22.10A) é um deslocamento do eixo longitudinal da raiz com relação ao da coroa, o que acontece quase sempre no sentido distal. *Curvatura* (Figura 22.10B) é um desvio gradual e paulatino do eixo da raiz que se torna curvo. Enquanto isso, *angulação* (Figura 22.10C) consiste em um desvio brusco de uma parte do eixo da raiz com relação ao outro. A inclinação pode ocorrer em um sentido, ao mesmo tempo que curvaturas ou angulações coexistem em outro. Quanto mais abrupto o ângulo da curvatura, menor seu raio. Assim, o método mais preciso para se descrever a curvatura do canal seria considerar também, além de sua direção, tanto o ângulo (Schneider, 1971) quanto o raio (Pruett, 1997) de curvatura. Schäfer et al. (2002) avaliaram radiograficamente o grau e o raio de curvatura de 1.163 canais de todos os grupos dentários tanto na direção vestibulolingual (visão clínica) quanto mesiodistal (ou proximal). O grau de curvatura dos canais variou de 0 a 75° e de 0 a 69° nas visões clínica e proximal, respectivamente. O maior grau de curvatura foi observado no canal mesiovestibular do molar superior e nos canais mesiais do molar inferior, na visão clínica. Os menores raios de curvatura foram de 2,1 e 1,3 mm, observados na visão clínica da raiz palatina do primeiro molar superior e na visão proximal do primeiro pré-molar inferior, respectivamente. Em vários casos, o ângulo de curvatura na visão proximal foi maior do que na visão clínica. Além disso, observaram-se curvaturas secundárias (canal em forma de S) em 12,3 e 23,3% dos dentes superiores e inferiores, respectivamente. Em outras palavras, raramente o canal radicular apresenta-se totalmente reto, mesmo que a imagem radiográfica revele uma raiz reta. Assim, as curvaturas representam um achado relativamente comum na dentição humana, podendo ocorrer em diferentes direções em um mesmo canal. As curvaturas podem ainda ser classificadas em *primárias*, *secundárias* e *terciárias*.

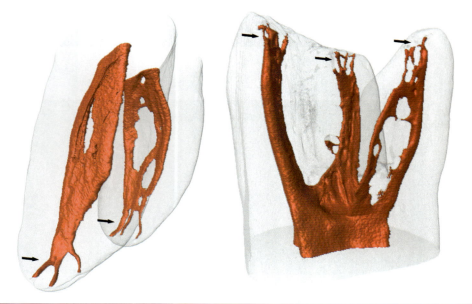

Figura 22.7 Modelos 3D de molares (inferior e superior) obtidos em microtomografia demonstrando a complexidade anatômica na zona crítica apical (*setas*).

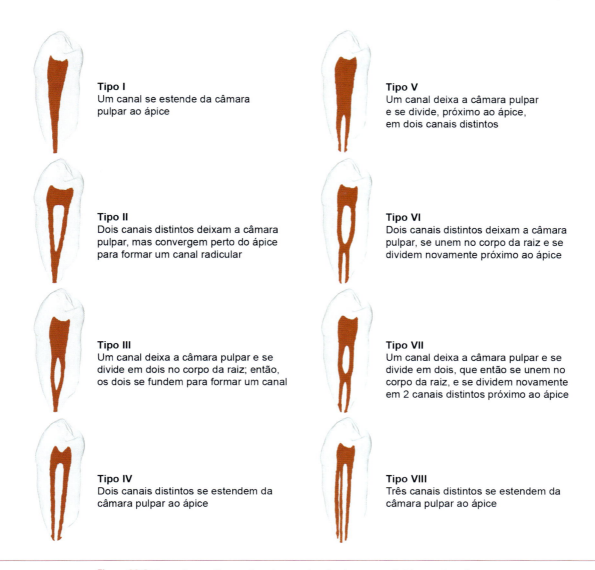

Figura 22.8 Tipos de configurações do canal radicular segundo Vertucci et al., 1974.

A presença ou não de curvatura radicular é fator importante a ser considerado na prática clínica, pois impõe dificuldades no preparo do SCR ou em procedimentos cirúrgicos perirradiculares. Sua relevância na endodontia é tão evidente que, antigamente, todos os conceitos de preparo mecânico foram desenvolvidos priorizando essa peculiaridade anatômica. No entanto, recentemente, o desenvolvimento de instrumentos mais flexíveis para o preparo dos canais radiculares, construídos com ligas de níquel-titânio, reduziu significativamente a ocorrência de iatrogenias (como transporte e perfuração), observados frequentemente quando os instrumentos eram confeccionados com ligas de aço inoxidável.

Anatomia interna dos diferentes grupos de dentes

Considerando cada dente ter uma função definida dentro de seu grupo, além de apresentar variações morfológicas próprias, são fundamentais informações referentes às médias do comprimento de dentes e raízes, da frequência de canais acessórios, da direção apical de curvatura radicular, do número, da forma e da localização de raízes e canais radiculares, bem como anomalias anatômicas mais comuns. O conhecimento sobre a média do comprimento dos dentes e das raízes é de grande valia para determinar a profundidade de inserção dos instrumentos durante o tratamento endodôntico. Enquanto isso, o conhecimento da direção das curvaturas mais comuns em cada dente tem implicação direta nos procedimentos cirúrgicos apicais e na indicação do tipo de instrumento a ser utilizado no preparo do SCR. O número, a forma e a localização dos canais radiculares dependem, basicamente, do número e do formato das raízes; e seu conhecimento é importante para a realização do tratamento endodôntico (Versiani; Ordinola-Zapata, 2015; Versiani et al., 2015; 2018). Embora o formato transversal da raiz seja variado, seis configurações foram descritas: *circular, oval, elíptica, forma de pera, forma de halteres* e *forma de rim* (Figura 22.11).

Contudo, a forma e a localização do canal radicular serão ditadas pelo formato da raiz, que pode variar em seus vários segmentos (Versiani et al., 2013) (Figura 22.12). Sabe-se que há, no mínimo, um canal para cada raiz, mas o número e a configuração deste sistema de canais dependerão, principalmente, da dimensão vestibulolingual da raiz e de seu formato. Quanto maior o achatamento mesiodistal, maior a possibi-

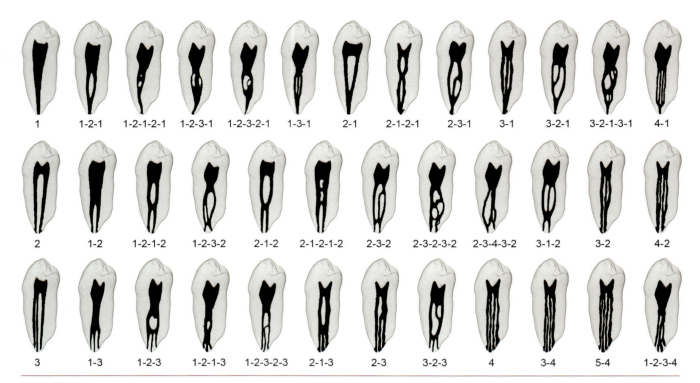

Figura 22.9 Versiani e Ordinola-Zapata descreveram os 37 tipos de configurações do SCR mais comuns que contemplam quase totalmente as configurações anatômicas possíveis de serem observadas em apenas uma raiz. Adaptada de Versiani; Ordinola-Zapata, 2015.

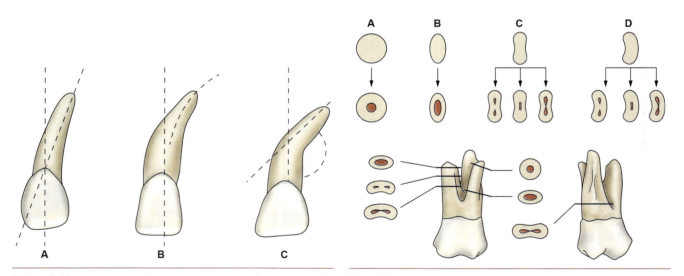

Figura 22.10 Variações morfológicas radiculares. **A.** Inclinação. **B.** Curvatura. **C.** Angulação.

Figura 22.11 Configurações mais comuns da secção transversal da raiz. Formas circular (**A**), oval (**B**), de halteres (**C**) e de rim (**D**). Adaptada de Walton; Vertucci, 1996.

lidade de existirem dois canais independentes, vestibular e lingual. Se a raiz se torna mais cônica apicalmente, maior a possibilidade de esses canais confluírem para somente um forame apical. Além disso, a presença de sulcos radiculares profundos também tem sido correlacionada com o aumento na probabilidade de existência de múltiplos canais em uma raiz (Ordinola-Zapata et al., 2013; 2015). Por fim, é importante frisar que a literatura apresenta divergências quanto aos dados estatísticos referentes aos parâmetros relativos às variações da anatomia interna dos dentes permanentes. Tal fato pode ser explicado devido a diferenças raciais, à seleção da amostra e ao método investigativo e na definição dos parâmetros de mensuração dos pontos anatômicos. Os dados morfológicos dos diferentes grupos dentários descritos neste tópico foram compilados e adaptados de recentes revisões sistemáticas da literatura (Martins; Versiani, 2018; Versiani et al., 2018) e estão dispostos nos Quadros 22.1 a 22.9, bem como nas Figuras 22.13 a 22.36.

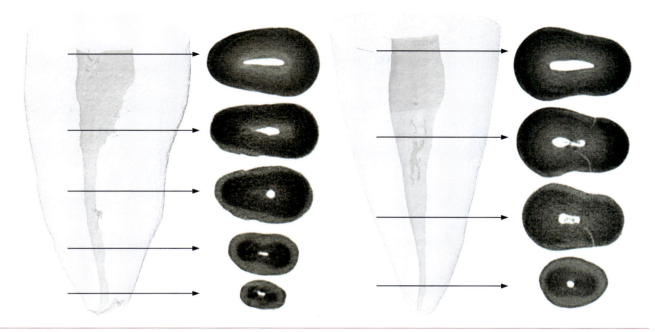

Figura 22.12 Modelos 3D de dois caninos inferiores obtidos em microtomografia demonstrando que a forma e a localização do canal radicular podem variar em seus vários terços. Adaptada de Versiani et al., 2013.

Grupo dos incisivos

Incisivo central superior

Geralmente, o incisivo central superior apresenta raiz única com canal reto e amplo (Figuras 22.14 e 22.15). Canais múltiplos são raros, apesar de relatos de dentes com dois, três ou quatro canais. O tratamento endodôntico desses dentes não apresenta maiores dificuldades técnicas, a não ser em caso de rizogênese incompleta, atresia por calcificação ou obliteração do canal radicular, em casos de traumatismo. A câmara pulpar é estreita no sentido vestibulopalatino e, como os eixos da coroa e da raiz não coincidem, há necessidade de cuidado especial durante o procedimento de acesso ao canal, a fim de não perfurar ou desgastar excessivamente a porção coronária do dente. Após o acesso, a projeção dentinária na face palatina do terço cervical do canal, conhecida como ombro palatino, precisa ser removida para possibilitar acesso direto ao canal radicular. Os canais acessórios são relativamente comuns, principalmente no terço apical, e, em 56,4% das vezes, apresentam diâmetro médio menor que 0,1 mm. Na maior parte dos dentes (94,9%), a saída do forame apical localiza-se de 0,5 a 1 mm de distância do ápice anatômico. Na região apical, a raiz pode ainda apresentar curvatura abrupta no sentido vestibular, o que muitas vezes não é identificado no exame radiográfico (Martins; Versiani, 2018) (Quadro 22.1).

Incisivo lateral superior

Suas dimensões são menores que as do incisivo central, apresentando raiz única com canal amplo (Figura 22.15 e 22.16). Múltiplos canais são raros, apesar de relatos de dentes com dois, três ou quatro canais. Por estar localizado em área de risco embriológico, pode apresentar diferentes anomalias anatômicas, como raízes múltiplas, fusão, geminação, sulcos radiculares, *dens invaginatus*, coroa cônica, cúspide talão (*dens evaginatus*) e canais em forma de "C" ou "S". Sua raiz é ligeiramente cônica e a secção transversal do canal varia de uma forma ovalada na porção cervical a arredondada no terço apical. A porção apical da raiz pode apresentar curvatura abrupta no sentido distopalatino, o que talvez facilite a formação de degrau, transporte ou perfuração durante o preparo do canal. Assim como no incisivo central, o ombro palatino precisa ser removido durante o preparo cervical, a fim de facilitar o acesso ao canal radicular (Martins; Versiani, 2018) (ver Quadro 22.1).

Incisivos inferiores

Em razão da similaridade anatômica dos incisivos central e lateral inferiores (Leoni et al., 2014), sua descrição anatômica será feita em conjunto (Figuras 22.17 a 22.19). Os incisivos inferiores são os dentes permanentes que apresentam as menores dimensões e normalmente têm uma raiz com um canal achatado ou oval, estendendo-se da câmara pulpar até o ápice. Contudo, é alta a incidência de dois canais (vestibular e lingual) originando-se na câmara pulpar e unindo-se no terço apical, sobretudo no incisivo lateral (Figura 22.19). Com menor frequência, dois canais independentes também podem existir. No entanto, várias configurações têm sido relatadas em tal grupo dentário. No caso da presença de dois canais, é necessária a remoção do ombro dentinário da região cervical para facilitar o acesso ao canal lingual durante o preparo. Além disso, a modificação da posição do acesso coronário na direção incisal favorece a localização e o preparo do canal lingual. A curvatura na porção apical da raiz costuma ser no sentido distolingual, o que pode dificultar procedimentos cirúrgicos perirradiculares, em razão de o ápice estar localizado mais próximo à lâmina óssea lingual (Martins; Versiani, 2018) (ver Quadro 22.1).

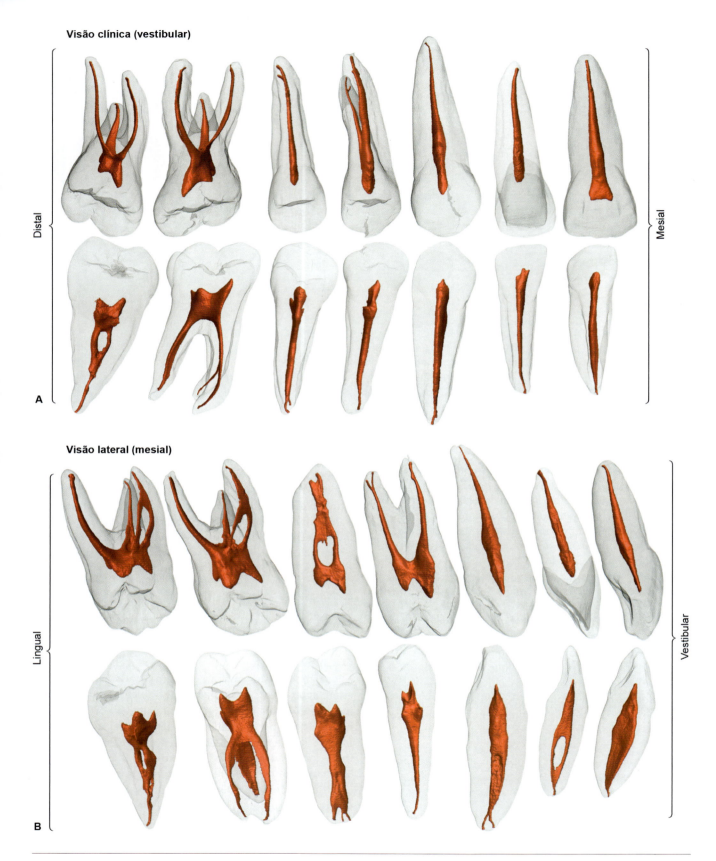

Figura 22.13 Modelos 3D obtidos em microtomografia mostrando as variações mais frequentes da cavidade pulpar nos dentes superiores e inferiores. **A.** Visão frontal (vestibular) dos diferentes grupos dentários. **B.** Visão lateral (mesial).

Capítulo 22 • Anatomia da Cavidade Pulpar   323

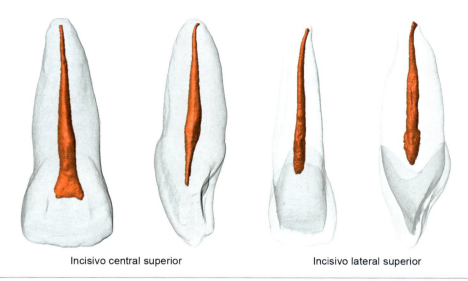

Incisivo central superior   Incisivo lateral superior

Figura 22.14 Modelos 3D obtidos em microtomografia mostrando os incisivos superiores em vistas vestibular e mesial.

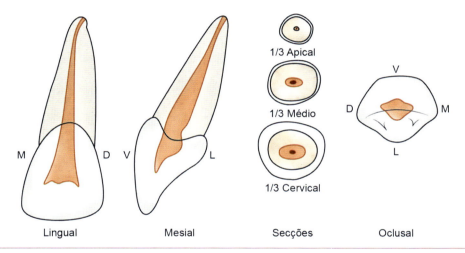

Lingual   Mesial   Secções   Oclusal

Figura 22.15 Cavidade pulpar do incisivo central superior.

QUADRO 22.1
Aspectos morfológicos da anatomia das raízes e do sistema de canais radiculares dos incisivos.

Parâmetros	Incisivo central superior	Incisivo lateral superior	Incisivo central inferior	Incisivo lateral inferior
Comprimento do dente	23,6 mm (16,5 a 32,6 mm)	22,5 mm (17,7 a 28,9 mm)	20,8 mm (16,9 a 26,7 mm)	22,1 mm (18,5 a 26,6 mm)
Comprimento da raiz	13,0 mm (6,3 a 20,3 mm)	13,4 mm (9,6 a 19,4 mm)	12,6 mm (7,7 a 17,9 mm)	13,5 mm (9,4 a 18,1 mm)
Número de raízes	1 (99,94%), 2 (0,06%)	1 (99,94%), 2 (0,06%)	1 (100%)	1 (99,92%), 2 (0,08%)
Número de canais	1 (99,2%), 2 (0,8%)	1 (98,5%), 2 (1,5%)	1 (86,5%), 2 (14,4%), outros (0,1%)	1 (79,7%), 2 (20,2%), outros (0,1%)
Configurações do canal*	Tipos I (99,2%), IV (0,5%), II (0,1%), III (0,1%), V (0,1%)	Tipos I (98,5%), II (0,8%), V (0,4%), III (0,2%), IV (0,1%)	Tipos I (86,5%), III (8,1%), V (2,8%), II (2%), IV (1,4%), VII (0,1%), outros (0,1%)	Tipos I (79,7%), III (11,9%), V (3,8%), II (2,6%), IV (1,8%), VII (0,1%), outros (0,1%)
Canais acessórios	18,9 a 42,6% (cervical: 1%; médio: 6%; apical: 93%)	5,5 a 26% (cervical: 1%; médio: 8%; apical: 91%)	0 a 20% (cervical: 3%; médio: 12%; apical: 85%)	0,9 a 18% (cervical: 2%; médio: 15%; apical: 83%)
Curvatura apical	Reto (75%), vestibular (9,3%), distal (7,8%), mesial (4,3%), palatino (3,6%)	Distal (49,2%), reto (29,7%), palatino (3,9%), vestibular (3,9%), mesial (3,1%), forma de S (1,6%), outros (8,6%)	Reto (66,7%), vestibular (18,8%), distal (12,5%), forma de S (2%)	Reto (54%), distal (33,3%), vestibular (10,7%), forma de S (2%)
Anomalias	2 canais,[a] 3 canais,[b] 4 canais,[c] 2 raízes;[d] sulco radicular,[e] fusão/geminação[f]	2 canais,[g] 3 canais,[h] 4 canais,[i] 2 raízes,[j] sulco radicular,[k] fusão/geminação,[l] canal em forma de C,[m] dens invaginatus,[n] dens evaginatus[o]	3 canais,[p] geminação/fusão,[q] dens invaginatus,[r] 2 raízes[s]	3 canais,[p] geminação/fusão,[q] dens invaginatus,[r] 2 raízes[s]

[a]Gonzalez-Plata; Gonzalez-Plata, 2003; Lambruschini; Camps, 1993; Lin; Yang; Pai, 2006; [b]Gondim et al., 2009; [c]Mangani; Ruddle, 1994; [d]Gonzalez-Plata; Gonzalez-Plata, 2003; Lambruschini; Camps, 1993; Lin et al., 2006; [e]Pécora; Cruz Filho, 1992; [f]Libfeld et al., 1986; [g]Ghoddusi et al., 2010; Pécora; Santana, 1992; Thompson et al., 1985; [h]Peix-Sanchez; Minana-Laliga, 1999; Walvekar; Behbehani, 1997; [i]Kottoor et al., 2012; [j]Fried; Winter, 1984; [k]Pécora; Cruz Filho, 1992; [l]Wong, 1991; [m]Boveda et al., 1999; [n]Pécora et al., 1991; [o]Mupparapu et al., 2004; [p]Leoni et al., 2013; [q]Sachdeva et al., 2012; [r]Khabbaz et al., 1995; [s]Loushine et al., 1993. Adaptado de Versiani et al., 2018.

Grupo dos caninos

Canino superior

É o maior dente permanente e costuma apresentar raiz única com um canal (Figuras 22.20 e 22.21). O canal radicular costuma ser reto, amplo e relativamente longo, o que exige, na maioria das vezes, o uso de instrumentos de comprimento igual ou maior a 25 mm para seu preparo. Em geral, a secção transversal do canal radicular é ovalada em toda sua extensão, apresentando maior diâmetro vestibulolingual na porção média da raiz. Sua porção apical costuma ser cônica e fina, podendo se curvar abruptamente, sobretudo nos sentidos vestibular ou palatino, o que facilita a ocorrência de perfuração durante o preparo do canal. Sua morfologia raramente varia, e há canais acessórios em menor frequência que nos incisivos superiores. Dessa maneira, como nos incisivos, a remoção do ombro palatino é essencial para possibilitar acesso direto ao canal radicular e, em razão da proximidade do ápice radicular e da cavidade nasal, é preciso atenção durante a realização de procedimentos cirúrgicos nesta região (Martins; Versiani, 2018) (Quadro 22.2).

Canino inferior

O canino inferior é menor que o superior em todas as dimensões, normalmente apresentando raiz única com um canal (Figuras 22.20 e 22.22). Sua raiz apresenta-se achatada na direção mesiodistal e mais alongada na direção vestibulolingual, com curvatura de sua porção apical frequentemente no sentido vestibular ou lingual. Geralmente, o canal radicular é oval ou achatado e com maior diâmetro na direção vestibulolingual, tornando-se arredondado na região apical. Em 6% dos casos, pode apresentar duas raízes (vestibular e lingual) e dois canais independentes (Versiani; Pécora; Sousa-Neto, 2011; 2013). Nesse caso, para acessar o canal lingual, é necessária a remoção do ombro lingual durante o preparo do terço cervical, além do reposicionamento da abertura coronária em direção incisal (Martins; Versiani, 2018) (ver Quadro 22.2).

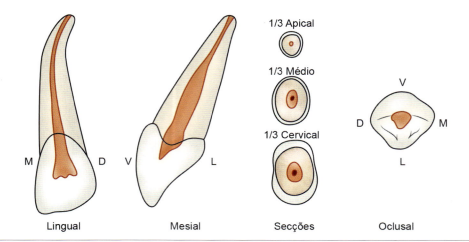

Figura 22.16 Cavidade pulpar do incisivo lateral superior.

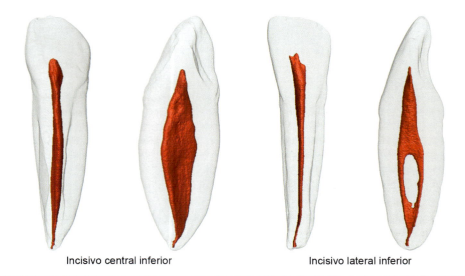

Figura 22.17 Modelos 3D obtidos em microtomografia mostrando os incisivos inferiores em vistas vestibular e mesial.

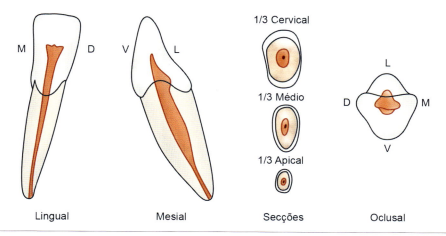

Figura 22.18 Cavidade pulpar dos incisivos inferiores com um canal.

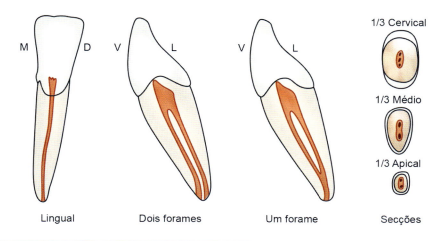

Figura 22.19 Cavidade pulpar dos incisivos inferiores com dois canais.

QUADRO 22.2
Aspectos morfológicos da anatomia das raízes e do sistema de canais radiculares dos caninos.

Parâmetros	Canino superior	Canino inferior
Comprimento do dente	26,4 mm (20,0 a 38,4 mm)	25,9 mm (16,1 a 34,5 mm)
Comprimento da raiz	16,5 mm (10,8 a 28,5 mm)	15,9 mm (9,5 a 22,2 mm)
Número de raízes	1 (100%)	1 (98,57%), 2 (1,43%)
Número de canais	1 (97%), 2 (3%)	1 (92,4%), 2 (7,3%), outros (0,3%)
Configurações do canal	Tipos I (98,5%), III (1,2%), II (0,8%), V (0,7%), IV (0,2%), outros (0,1%)	Tipos I (92,4%), III (2,7%), II (1,9%), IV (1,5%), V (1,2%), outros (0,3%)
Canais acessórios	3,4 a 30% (cervical: 0%; médio: 10%; apical: 90%)	4,5 a 30% (cervical: 4%; médio: 16%; apical: 80%)
Curvatura apical	Reto (38,5%), distal (19,5%), vestibular (12,8%), mesial (12%), palatino (6,5%), outros (10,7%)	Reto (68,2%), distal (19,6%), vestibular (6,8%), mesial (0,8%), forma de S (1,5%), outros (3,1%)
Anomalias	2 canais,[a] *dens invaginatus*[b]	2 canais,[c] 3 canais,[d] 2 raízes[e]

[a]Alapati et al., 2006; Barkhordar; Nguyen, 1985; Bolla; Kavuri, 2011; [b]Sousa Neto et al. 1992; [c]Versiani; Pécora; Sousa-Neto, 2011; [d]Orguneser; Kartal, 1998; [e]Versiani et al., 2011. Adaptado de Versiani et al., 2018.

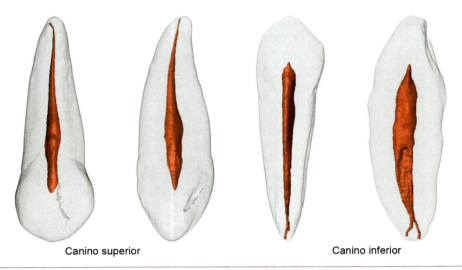

Figura 22.20 Modelos 3D obtidos em microtomografia mostrando os caninos superior e inferior em vistas vestibular e mesial.

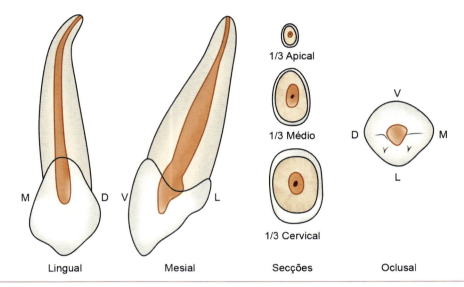

Figura 22.21 Cavidade pulpar do canino superior.

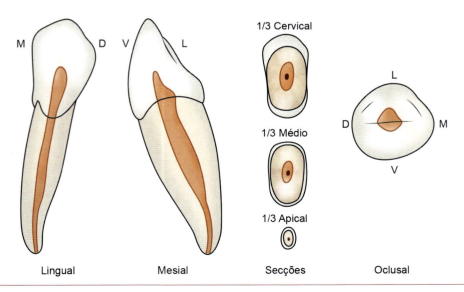

Figura 22.22 Cavidade pulpar do canino inferior.

Grupo dos pré-molares

Primeiro pré-molar superior

Normalmente, apresenta duas raízes (vestibular e palatina) e dois canais com forames independentes, sendo que o canal palatino tem dimensões ligeiramente maiores que o vestibular (Figuras 22.23 e 22.24). No caso de fusão das raízes, os canais podem permanecer independentes ou se unirem no terço médio ou apical, em diferentes configurações. Quando um dos orifícios dos canais é encontrado, a linha de desenvolvimento no assoalho da câmara pulpar, que apresenta coloração mais escura, serve como referência para a localização do orifício do outro canal. Na porção radicular, a prevalência de sulcos e concavidades é alta. Elas estão localizadas, principalmente, na face mesial da raiz, acima da câmara pulpar ou no aspecto palatino da raiz vestibular. Nesse caso, o preparo do terço cervical do canal ou a inserção de retentores intrarradiculares podem causar desgaste excessivo dessa região, fragilizando a estrutura radicular e favorecendo a ocorrência de perfuração ou fratura. A porção apical da raiz pode apresentar-se extremamente fina e curva, o que aumenta o risco de perfuração ou rasgamento da raiz em caso de alargamento excessivo. São variações na configuração do sistema de canais radiculares deste dente as raízes fusionadas com canais separados ou interconectados com istmos. Além disso, a prevalência de três canais distribuídos em duas raízes vestibulares e uma palatina tem sido relatada em 6% dos casos (Figura 22.25). Em tais dentes, o orifício de entrada dos canais vestibulares encontra-se normalmente no terço médio, e suas dimensões são menores, o que dificulta sua localização, seu preparo e sua obturação. Assim, é necessária maior ampliação da abertura no sentido mesiodistal para o acesso adequado aos canais vestibulares (Martins; Versiani, 2018) (Quadro 22.3).

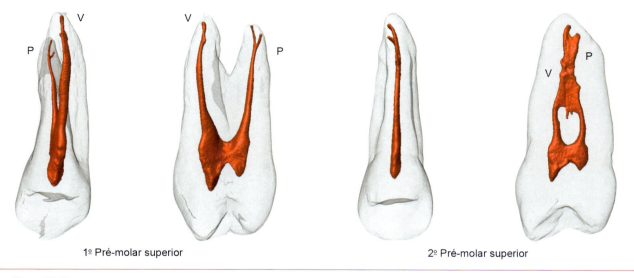

Figura 22.23 Modelos 3D obtidos em microtomografia mostrando os pré-molares superiores em vistas vestibular e mesial.

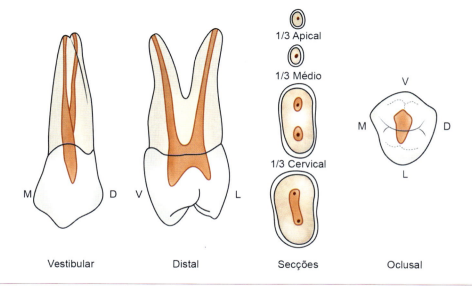

Figura 22.24 Cavidade pulpar do primeiro pré-molar superior.

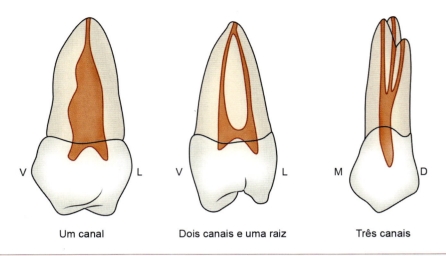

Figura 22.25 Variações da cavidade pulpar do primeiro pré-molar superior.

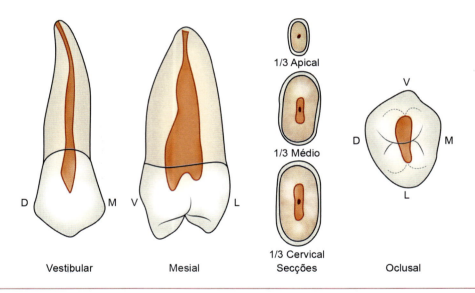

Figura 22.26 Cavidade pulpar do segundo pré-molar superior.

QUADRO 22.3

Aspectos morfológicos da anatomia das raízes e do sistema de canais radiculares dos pré-molares superiores.

Parâmetros	Primeiro pré-molar superior	Segundo pré-molar superior
Comprimento do dente	21,5 mm (15,5 a 28,9 mm)	21,2 mm (15,2 a 28,4 mm)
Comprimento da raiz	13,4 mm (8,3 a 19,0 mm)	14,0 mm (8,0 a 20,6 mm)
Número de raízes	2 (55,3%), 1 (43,1%), 3 (1,6%)	1 (86,2%), 2 (13,5%), 3 (0,3%)
Número de canais	2 (77,3%), 1 (20,1%), 3 (1,2%), outros (1,3%)	2 (56,7%), 1 (42,7%), 3 (0,4%), outros (0,3%)
Configurações do canal	Tipos IV (50,1%), I (20,1%), II (17,4%), VI (4,9%), V (3%), III (1,5%), VIII (1,2%), VII (0,4%), outros (1,3%)	Tipos I (42,7%), II (18,7%), IV (17,6%), V (9,6%), VI (6,3%), III (4%), VII (0,5%), VIII (0,4%), outros (0,3%)
Canais acessórios	17,8 a 49,5% (cervical: 4,7%; médio: 10,3%; apical: 74%)	12,9 a 59,5% (cervical: 4%; médio: 16,2%; apical: 78,2%)
Curvatura apical	V: Palatino (36,2%), reto (27,8%), distal (14%), vestibular (14%), forma de S (8%) P: Reto (44,4%), vestibular (27,8%), distal (14%), palatino (8,3%), forma de S (5,5%)	Reto (37,4%), distal (29,5%), vestibular (15,7%), forma de S (13%), distal (4,4%)
Anomalias	3 canais;[a] sulco radicular na região de furca;[b] geminação/fusão;[c] dens evaginatus[d]	3 canais;[e] dens invaginatus[f]

V: raiz/canal vestibular; P: raiz/canal palatino. [a]Soares; Leonardo, 2003; [b]Lammertyn et al., 2009; [c]Nahmias; Rampado, 2002; [d]Colak et al., 2012; [e]Soares; Leonardo, 2003; [f]Rotstein et al., 1987. Adaptado de Versiani et al., 2018.

Segundo pré-molar superior

A morfologia externa deste dente é similar à do primeiro pré-molar. Geralmente, apresenta uma raiz com um canal de secção transversal ovalada e maior diâmetro vestibulopalatino (Figuras 22.23 a 22.26). Em menor frequência, pode apresentar dois ou três canais separados, originados de apenas um orifício, ou dois canais conectados por istmos. Quando há dois canais que se confluem na porção apical, o canal palatino é o que normalmente apresenta acesso direto ao ápice, devendo ser o conduto de escolha para o início dos procedimentos, tanto de preparo quanto de obturação. Podem existir canais acessórios, mas sua prevalência é menor que nos incisivos. A curvatura na porção apical da raiz é comum e, por estar próxima ao assoalho do seio maxilar, exige cuidados com relação ao tratamento cirúrgico e não cirúrgico dos canais radiculares (Martins; Versiani, 2018) (Quadro 22.3).

Primeiro pré-molar inferior

Normalmente, este dente apresenta raiz única com um canal amplo de secção transversal ovalada na direção vestibulolingual, que se torna mais arredondada nos terços médio e apical (Figuras 22.27 e 22.28). O forame mentual pode estar localizado distalmente à sua porção apical ou entre este e o segundo pré-molar inferior, exigindo cuidado quando da realização de procedimentos cirúrgicos perirradiculares. O SCR pode apresentar diferentes configurações, inclusive múltiplos canais, difíceis de serem identificados ao exame radiográfico. É alta a prevalência de pré-molares com dois canais (30%), mas há também relatos de dentes com três (dois vestibulares e um lingual) ou quatro (dois vestibulares e dois linguais) canais. Nesses casos, os canais normalmente se dividem nos terços médio ou apical. O canal lingual tende a divergir do canal principal em ângulo agudo, o que exige adequação na forma de conveniência do acesso coronário (Ordinola-Zapata et al., 2013; 2015). Nesse tipo de configuração, além do menor diâmetro, os canais são muito divergentes, o que dificulta sua localização, seu preparo e sua obturação. Canais em forma de "C" (Ordinola-Zapata et al., 2015) também têm sido relatados em 14% das raízes que apresentam concavidades mais profundas nas faces mesial e/ou distal da raiz (Martins; Versiani, 2018) (Quadro 22.4).

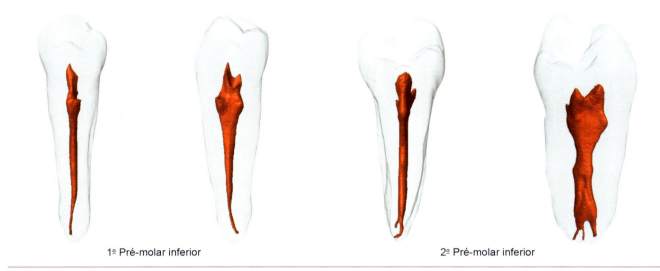

Figura 22.27 Modelos 3D obtidos em microtomografia mostrando os pré-molares inferiores em vistas lingual e mesial.

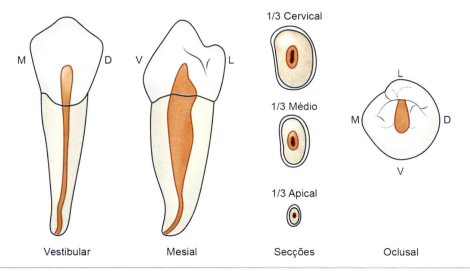

Figura 22.28 Cavidade pulpar do primeiro pré-molar inferior (um canal).

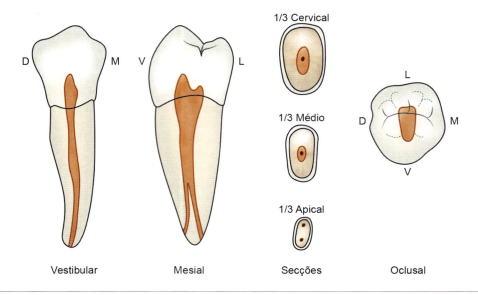

Figura 22.29 Variações da cavidade pulpar dos pré-molares inferiores.

QUADRO 22.4

Aspectos morfológicos da anatomia das raízes e do sistema de canais radiculares dos pré-molares inferiores.

Parâmetros	Primeiro pré-molar inferior	Segundo pré-molar inferior
Comprimento do dente	22,4 mm (17,0 a 28,5 mm)	22,1 mm (16,8 a 28,1 mm)
Comprimento da raiz	14,4 mm (9,7 a 20,2 mm)	14,7 mm (9,2 a 21,2 mm)
Número de raízes	1 (97,5%), 2 (2,5%)	1 (92%), 2 (8%); 1 (98,5%), 2 (1,5%)
Número de canais	1 (71,3%), 2 (27,9%), 3 (0,1%), outro (0,7%)	1 (89,3%), 2 (10,7%); 1 (84,7%), 2 (15,05%), 3 (0,05%), outro (0,2%)
Configurações do canal	Tipos I (71,3%), V (18,7%), IV (3,5%), III (2,8%), II (2,3%), VI (0,5%), VII (0,1%), VIII (0,1%), outro (0,7%)	I (84,7%), V (13,44%), II (0,7%), III (0,5%), IV (0,3%), VI (0,07%), VIII (0,05), VII (0,04%), outro (0,2%)
Canais acessórios	8,8 a 44,3% (cervical: 4,3%; médio: 16,1%; apical: 78,9%)	4 a 48,3% (cervical: 3,2%; médio: 16,4%; apical: 80,1%)
Curvatura apical	Reto (47,5%), distal (34,8%), lingual (7,1%), vestibular (2,1%), forma de S (6,4%), outros (2,1%)	Distal (39,8%), reto (38,5%), vestibular (10,1%), lingual (3,4%), forma de S (6,8%), outros (1,4%)
Anomalias	3 canais;[a] 4 canais;[b] sulco radicular;[c] canal em forma de C;[d] dens evaginatus;[e] dens invaginatus;[f] geminação/fusão[g]	3 canais;[h] 4 canais;[i] 5 canais;[j] 2 raízes;[k] canal em forma de C;[l] dens evaginatus;[m] taurodontismo;[n] geminação/fusão[o]

[a]Ordinola-Zapata et al., 2013; [b]Vaghela; Sinha, 2013; [c]Gu et al., 2013; [d]Fan et al., 2008; [e]Stecker; DiAngelis, 2002; [f]Tavano et al., 1994; [g]Aryanpour et al., 2002; [h]De Moor; Calberson, 2005; [i]Farmakis, 2008; [j]Demiryürek et al., 2013; [k]Goswami et al., 1997; [l]Cleghorn et al., 2008; [m]Koh et al., 2001; [n]Demiryürek et al., 2013; [o]Muthukumar et al., 2012. Adaptado de Versiani et al., 2018.

Segundo pré-molar inferior

Geralmente apresenta raiz única, quase sempre cônica, com um canal. O SCR apresenta menos variações anatômicas que o primeiro pré-molar. A secção transversal do canal costuma ser oval, com seu maior diâmetro no sentido vestibulolingual. O canal lingual, quando presente, tende a divergir do canal principal em um ângulo agudo, o que exige adequação na forma de conveniência da abertura coronária. Em sua porção apical, é frequente a deposição secundária de cemento, o que pode dificultar a localização da saída foraminal (Figuras 22.27 e 22.29) (Martins; Versiani, 2018) (ver Quadro 22.4).

Grupo dos molares

Primeiro molar superior

É o mais volumoso dos molares superiores e geralmente apresenta três raízes divergentes (mesiovestibular, distovestibular e palatina) com um total de três ou quatro canais (Figuras 22.30 e 22.31). É rara a ocorrência de fusões radiculares. A raiz palatina apresenta maior volume e acesso mais fácil e, raramente, tem duas saídas foraminais. No entanto, sua porção apical frequentemente se curva no sentido vestibular (54,6% dos casos), o que pode não ser evidente ao exame radiográfico. A raiz distovestibular é cônica, geralmente reta e com apenas um canal, mas pode apresentar dois canais que se unem na porção apical. Ao exame radiográfico, a identificação de raízes mais próximas entre si indica que o orifício do canal distovestibular estará deslocado em direção ao orifício palatino. A raiz mesiovestibular apresenta dois canais (mesiovestibular e mesiopalatino) que se interconectam por istmos em mais de 90% dos casos, podendo se unir na porção apical ou ter saídas foraminais independentes. Raramente, tal raiz pode apresentar também até três canais independentes. A posição do orifício do canal mesiopalatino é variada, mas a linha de desenvolvimento presente no assoalho da câmara pulpar (de coloração mais escura), a qual conecta os orifícios da raiz mesiovestibular e palatina, serve como referência para sua localização. Além disso, a presença de um sulco no assoalho pulpar, originado do orifício do canal mesiovestibular, é forte indicativo da existência do segundo canal nesta raiz. O trajeto do canal mesiopalatino mostra-se tortuoso, principalmente em sua porção mais cervical, o que dificulta seu acesso e seu preparo. Além disso, pode apresentar curvatura severa no sentido vestibulopalatino, a qual não é evidente na radiografia. A concavidade no aspecto distal da raiz mesiovestibular favorece ainda a perfuração, caso haja preparo excessivo de sua porção cervical. Em razão da proximidade dos ápices radiculares com o seio maxilar, algumas vezes infecções sinusais podem surgir em decorrência de alterações patológicas nestes dentes (Martins; Versiani, 2018) (Quadro 22.5).

Segundo molar superior

Com morfologia externa similar ao primeiro molar, este dente geralmente apresenta três raízes (mesiovestibular, distovestibular e palatina) com três ou quatro canais (Figuras 22.30 e 22.32). Contudo, as raízes são mais curtas, menos divergentes e curvas, com maior tendência ao fusionamento parcial ou total, principalmente entre as raízes mesiovestibular e palatina. Normalmente, há um canal em cada raiz, porém podem existir dois ou três canais, na raiz mesiovestibular, ou dois canais nas raízes disto-vestibular e palatina. Há também diversos relatos da presença de duas raízes palatinas independentes em tal grupo dentário. No caso de fusão radicular, a prevalência de canais em forma de C nos terços médio e apical é grande (22%) (Ordinola-Zapata et al., 2017). Além disso, o formato da câmara pulpar torna-se distorcido e alongado na direção vestibulolingual, podendo os orifícios dos canais se dispor quase que em linha reta, com maior proximidade entre os orifícios dos canais mesiovestibular e distovestibular. Segundos molares com raízes fusionadas podem apresentar também apenas dois canais amplos (vestibular e palatino) e de dimensões similares (Martins; Versiani, 2018) (ver Quadro 22.5).

Primeiro molar inferior

É o maior dos molares inferiores (Figuras 22.33 a 22.35). Normalmente, apresenta duas raízes (mesial e distal). Às vezes, podem aparecer três raízes, com dois ou três canais na raiz mesial (Versiani et al., 2016a, 2016c) e um, dois ou três canais na raiz distal. Raramente, uma terceira raiz mais curta e com curvatura acentuada no sentido vestibular pode estar presente, sobretudo

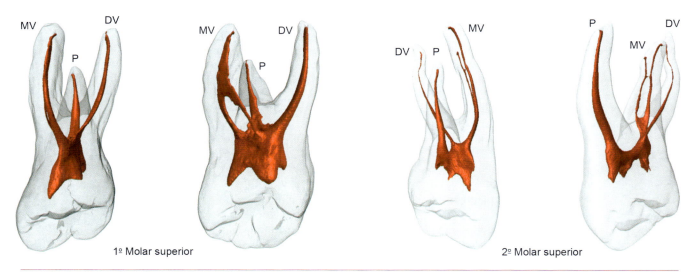

Figura 22.30 Modelos 3D obtidos em microtomografia mostrando os molares superiores em vistas vestibular e mesial.

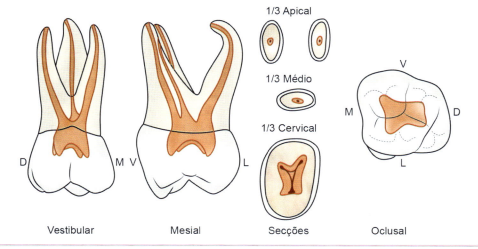

Figura 22.31 Cavidade pulpar do primeiro molar superior.

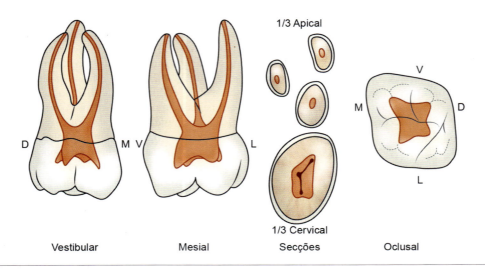

Figura 22.32 Cavidade pulpar do segundo molar superior.

QUADRO 22.5

Aspectos morfológicos da anatomia das raízes e do sistema de canais radiculares dos molares superiores.

Parâmetros	Primeiro molar superior	Segundo molar superior
Comprimento do dente	20,1 mm (17,0 a 27,4 mm)	20,0 mm (16,0 a 26,2 mm)
Comprimento da raiz	MV: 12,9 mm (8,5 a 18,8 mm) DV: 12,2 mm (8,9 a 15,5 mm) P: 13,7 mm (10,6 a 17,5 mm)	MV: 12,9 mm (9,0 a 18,2 mm) DV: 12,1 mm (9,0 a 16,3 mm) P: 13,5 mm (9,8 a 18,8 mm)
Número de raízes	3 (97,7%), 2 (1,8%), 4 (0,3%), 1 (0,2%)	3 (73,7%), 2 (14,9%), 1 (10,7%), 4 (0,7%)
Número de canais	MV: 2 (60,4%), 1 (29,3%), 3 (0,1%), outros (0,4%) DV: 1 (98,6%), 2 (1,4%) P: 1 (99,26%), 2 (0,7%), outros (0,04%)	MV: 1 (66,1%), 2 (33,7%), 3 (0,05%), outros (0,2%) DV: 1 (99,6%), 2 (0,4%) P: 1 (99,67%), 2 (0,35%), 3 (0,01%), outros (0,01%)
Configurações do canal	MV: Tipos I (39,1%), II (29,3%), IV (26%), V (2%), III (1,6%), VI (1,4%), VII (0,1%), VIII (0,1%), outro (0,4%) DV: Tipos I (98,6%), II (0,4%), V (0,4%), III (0,3%), IV (0,2%), VI (0,1%) P: Tipos I (99,26%), II (0,3%), III (0,2%), IV (0,1%), V (0,1%), outros (0,04%)	MV: Tipos I (39,1%), II (29,3%), IV (26%), V (2%), III (1,6%), VI (1,4%), VII (0,1%), VIII (0,1%), outro (0,4%) DV: Tipos I (98,6%), II (0,4%), V (0,4%), III (0,3%), IV (0,2%), VI (0,1%) P: Tipos I (99,26%), II (0,3%), III (0,2%), IV (0,1%), V (0,1%), outros (0,04%)
Canais acessórios	MV: 51% (cervical: 10,7%; médio: 13,1%; apical: 58,2%) DV: 36% (cervical: 10,1%; médio: 12,3%; apical: 59,6%) P: 48% (cervical: 9,4%; médio: 11,3%; apical: 61,3%)	MV: 50% (cervical: 10,1%; médio: 14,1%; apical: 65,8%) DV: 29% (cervical: 9,1%; médio: 13,3%; apical: 67,6%) P: 42% (cervical: 8,7%; médio: 11,2%; apical: 70,1%)
Curvatura apical	MV: Distal (78%), reto (21%), forma de S (1%) DV: Reto (54%), mesial (19%), distal (17%), forma de S (10%) P: Vestibular (55%), reto (40,7%), mesial (3,2%), distal (1,1%)	MV: Distal (54%), reto (22%), outros (24%) DV: Reto (54%), mesial (17%), outros (29%) P: Reto (63%), vestibular (37%)
Anomalias	1 canal;[a] 5 canais;[b] 6 canais;[c] 7 canais;[d] 8 canais;[e] canal em forma de C;[f] 4 raízes;[g] hipertaurodontismo[h]	1 ou 2 canais;[i] 5 canais;[j] geminação/fusão;[k] 4 raízes;[l] hipertaurodontismo[m]

MV: raiz/canal mesiovestibular; DV: raiz/canal disto-vestibular; P: raiz/canal palatino. [a]Gopikrishna et al., 2006; [b]Beatty, 1984; [c]Albuquerque et al., 2010; [d]Kottoor et al., 2010; [e]Kottoor et al., 2011; [f] De Moor, 2002; [g]Di Fiore, 1999; [h]Sert; Bayrl, 2004; [i] Peikoff et al., 1996; [j]Kottoor et al., 2010; [k]Koenen; Pahncke, 2008; [l]Versiani et al., 2012; [m]Radwan; Kim, 2013. Adaptado de Versiani et al., 2018.

---

no aspecto distolingual do dente (*radix entomolaris*), sendo de maior incidência em povos de origem asiática. A raiz distal pode apresentar dois canais, que geralmente são mais amplos que os canais mesiais, em cerca de 25% dos dentes (Figura 22.35D). Quando há um canal na raiz distal, ele normalmente é oval, e sua saída foraminal ocorre lateralmente ao ápice anatômico (Filpo-Perez et al., 2015). A raiz mesial costuma ser curva no sentido distal. O canal mesiolingual é maior e mais reto que o mesiovestibular, mas pode apresentar curvatura no sentido mesial próximo ao ápice, de difícil identificação ao exame radiográfico. Frequentemente, o canal mesiovestibular apresenta-se curvo, inclusive no plano vestibulolingual. Os dois canais mesiais podem convergir apicalmente, apresentando forame único em 45% dos casos. Em 55% das vezes, há anastomoses complexas entre eles, incluindo longas regiões de istmo. O aspecto distal da raiz mesial e o mesial da raiz distal podem apresentar concavidades, diminuindo a espessura dentinária na região e favorecendo a perfuração quando do alargamento excessivo do canal. Pode existir comunicação da câmara pulpar com a região de furca por meio de foraminas. Em casos de necrose pulpar, a lesão óssea decorrente dessa comunicação simula a patologia de etiologia periodontal. Um orifício amplo na direção vestibulolingual do assoalho pulpar indica a possibilidade da existência de canais múltiplos na mesma raiz, ou um canal em forma de fita, o que dificulta os procedimentos de preparo e desinfecção do SCR. Em caso de cirurgia perirradicular, uma lâmina óssea espessa no aspecto vestibular das raízes pode complicar o procedimento (Martins; Versiani, 2018) (Quadro 22.6).

Capítulo 22 • Anatomia da Cavidade Pulpar   333

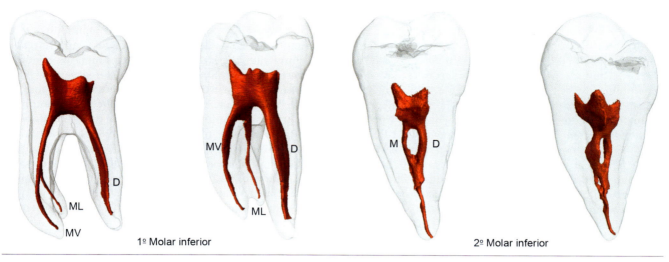

Figura 22.33 Modelos 3D obtidos em microtomografia mostrando os molares inferiores em vistas vestibular e mesial.

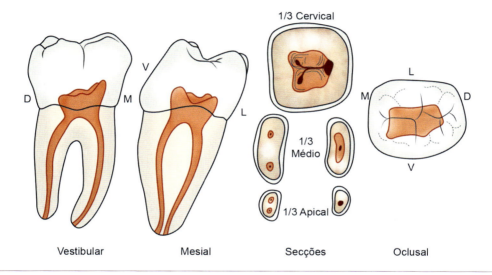

Figura 22.34 Cavidade pulpar do primeiro molar inferior.

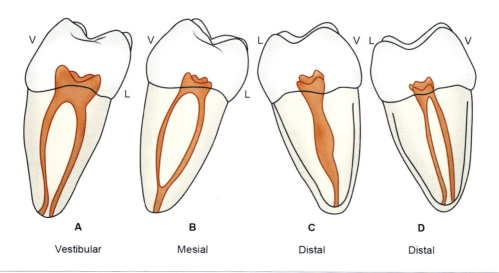

Figura 22.35 Variações da cavidade pulpar do primeiro molar inferior, com dois canais na raiz mesial (**A**), dois canais que se abrem em um forame na raiz mesial (**B**), um canal na raiz mesial (**C**) e dois canais na raiz distal (**D**).

Segundo molar inferior

Este dente tem sua morfologia externa semelhante ao primeiro molar inferior, apresentando normalmente duas raízes (mesial e distal) com três ou quatro canais (Figuras 22.33 e 22.36). Contudo, as raízes são mais curtas, com os ápices mais próximos, os canais mais curvos e os dois orifícios mesiais mais próximos. Em tal caso, há alta prevalência de anomalias de desenvolvimento, com canais em forma de "C" e *radix entomolaris* (Souza-Flamini et al., 2014). Além disso, há maior tendência a fusão parcial ou total das raízes. A porção apical deste dente encontra-se próxima ao canal mandibular, o que exige atenção quanto a se evitar traumatismo mecânico ou químico nos tecidos periapicais durante o tratamento endodôntico ou em caso de cirurgia perirradicular (Martins; Versiani, 2018) (Quadro 22.6).

Terceiros molares

Na literatura odontológica, os primeiros e segundos molares permanentes são os dentes mais estudados com relação à anatomia interna e externa. Os terceiros molares, contudo, por apresentarem morfologia variável e imprevisível e por terem sua extração indicada com frequência, raramente são considerados para tratamento endodôntico ou restaurador. Por outro lado, se levarmos em conta que os principais objetivos da prática odontológica contemporânea são a mínima intervenção e a retenção de todos os dentes funcionais na arcada dentária, podemos considerar que terceiros molares totalmente irrompidos e funcionais podem servir de pilares (*abutments*) para próteses fixas ou removíveis quando os primeiros e/ou segundos molares estiverem ausentes. Além disso, estes dentes podem ser autotransplantados

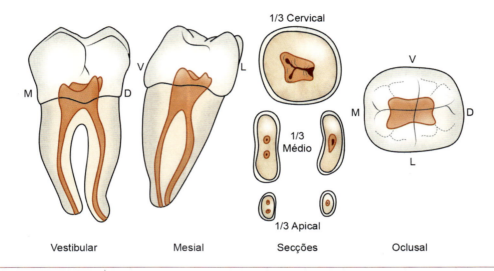

Figura 22.36 Cavidade pulpar do primeiro molar inferior.

QUADRO 22.6

Aspectos morfológicos da anatomia das raízes e do sistema de canais radiculares dos molares inferiores.

Parâmetros	Primeiro molar inferior	Segundo molar inferior
Comprimento do dente	20,9 mm (17,0 a 27,7 mm)	20,6 mm (15,5 a 25,5 mm)
Comprimento da raiz	M: 14,0 mm (10,6 a 20,0 mm) D: 13,0 mm (8,1 a 17,7 mm)	M: 13,9 mm (9,3 a 18,3 mm) D: 13,0 mm (8,5 a 18,3 mm)
Número de raízes	2 (86,9%), 3 (12,5%), 1 (0,55%), 4 (0,05%)	2 (78,6%), 1 (19%), 3 (2,2%), 4 (0,2%)
Número de canais	M: 1 (2,37%), 2 (96,59%), 3 (0,03%), outros (1,01%) D: 1 (70,3%), 2 (29,56%), outros (0,14%)	M: 2 (87,1%), 1 (12,5%) D: 1 (92,56%), 2 (7,44%)
Configurações do canal	M: Tipos IV (71,3%), II (19,9%), III (2,9%), I (2,37%), V (2,1%), VI (0,3%), VII (0,09%), VIII (0,03%), outros (1,01%) D: Tipos I (70,3%), II (13%), IV (10,1%), III (3,6%), V (2,7%), VI (0,08%), VII (0,08%), outros (0,14%)	M: Tipos IV (47,8%), II (32,8%), I (12,5%), III (3,27%), V (3%), VI (0,2%), VII (0,1%), outros (0,33%) D: Tipos I (92,56%), II (4,4%), IV (2%), III (0,5%), V (0,5%), VI (0,04%)
Canais acessórios	M: 45% (cervical: 10,4%; médio: 12,2%; apical: 54,4%) D: 30% (cervical: 8,7%; médio: 10,4%; apical: 57,9%)	M: 49% (cervical: 10,1%; médio: 13,1%; apical: 65,8%) D: 34% (cervical: 9,1%; médio: 11,6%; apical: 68,3%)
Curvatura apical	M: Distal (84%), reto (16%) D: Reto (73,5%), distal (18%), mesial (8,5%)	M: Distal (60,8%), reto (27,2%), vestibular (4%), forma de S (8%) D: Reto (57,6%), distal (18,4%), mesial (13,6%), vestibular (4%), forma de S (6,4%)
Anomalias	5 canais;[a] 6 canais;[b] 7 canais;[c] *radix*;[d] taurodontismo;[e] geminação/fusão;[f] istmos;[g] 3 raízes;[h] canal em forma de C;[i] 3 canais na raiz mesial;[j] 3 canais na raiz distal[k]	1 canal;[l] 2 canais;[m] 5 canais;[n] geminação/fusão;[o] istmo;[p] canal em forma de C;[q] 3 canais na raiz mesial[r]

M: raiz/canal mesial; D: raiz/canal distal. [a]Friedman et al., 1986; [b]Ryan et al., 2011; [c]Reeh, 1998; [d]De Moor et al., 2004; [e]Ashwin; Arathi, 2006; [f]Tsesis et al., 2003; [g]Fan et al., 2010; [h]Schäfer et al., 2009; [i]Bolger et al., 1988; [j]Baugh; Wallace, 2004; [k]Kottoor et al., 2010; [l]Fava et al., 2000; [m]Chokshi et al., 2013; [n]Beatty; Krell, 1987; [o]Ballal et al., 2007; [p]Fan et al., 2010; [q]Fan et al., 2014a,b; [r]Pomeranz et al., 1981. Adaptado de Versiani et al., 2018.

para substituir primeiros ou segundos molares perdidos. A morfologia interna e externa dos terceiros molares foi investigada por meio de estudos clínicos e laboratoriais, bem como relatos de casos clínicos. Em geral, esses estudos mostram uma anatomia extremamente variada, com terceiros molares superiores apresentando de uma a cinco raízes com um a seis canais radiculares, enquanto os terceiros molares inferiores têm de uma a quatro raízes e de um a seis canais radiculares, além de canais em forma de C (Quadro 22.9). Além disso, os terceiros molares superiores e inferiores apresentam alta incidência de raízes fusionadas, totalizando em média 70,1% e 40,7%, respectivamente, o que explica suas variações quanto a número, morfologia, direção e disposição das raízes e canais (Ahmad et al., 2016).

Resumo dos diversos tipos de configurações de raízes e canais radiculares

Visando condensar o conhecimento relativo à frequência percentual de diferentes tipos de configuração de raízes e canais radiculares de todos os grupos dentários, Martins e Versiani (2018) revisaram todos os estudos epidemiológicos realizados em grandes populações, nos quais tais parâmetros foram avaliados *in vivo* por meio de tomografia computadorizada de feixe cônico. Apesar de as maiores frequências percentuais observadas nesses estudos estarem de acordo com os resultados obtidos pelos métodos convencionais, informações atualizadas sobre as diferentes configurações do canal radicular em cada grupo dental estão disponíveis nos Quadros 22.8 e 22.9.

Variações morfológicas da cavidade pulpar

Além das variações anatômicas do SCR, a cavidade pulpar pode apresentar alterações, em sua porção tanto coronária quanto radicular, decorrentes de modificações fisiológicas relacionadas com a *idade*, quanto em virtude da resposta pulpar diante de *fatores irritantes*, e de deformações resultantes da *lesão ao germe do permanente* durante a fase de formação da coroa e/ou da rizogênese (Martins; Versiani, 2018).

QUADRO 22.7
Resumo esquemático de estudos da anatomia da raiz e dos canais radiculares dos terceiros molares permanentes.

Referências	População	Tipo de estudo	Amostra	Número de raízes (%) 1	2	3	≥4	Número de canais (%) 1	2	3	4	≥5
Terceiros molares superiores												
Barrett (1925)	EUA	Secção	32	28,1	34,4	37,5	–	–	–	–	–	–
Piñeda e Kuttler (1972)	México	Radiografia	292	–	–	–	–	21,4	51,7	21,0	5,9	–
Green (1973)	EUA	Secção	100 RMV	–	–	–	–	63,0	37,0	–	–	–
Hession (1977)	Austrália	Radiografia	12	–	–	–	–	16,7	25,0	58,3	–	–
Pécora et al. (1992)	Brasil	Diafanização	50	–	–	–	–	–	–	68,0	32,0	–
Guerisoli et al. (1998)	Brasil	Diafanização	155	12,3	1,9	81,9	3,8[a]	4,5	11,6	67,8	14,2	1,9
Stropko (1999)	EUA	Retrospectivo	25	–	–	–	–	–	20,0	60,0	20,0	–
Sidow et al. (2000)	EUA	Diafanização	150	15,3	32	45,3	7,4	7,4[c]	3,3	57,3	27,3	4,7[d]
Ng et al. (2001)	Birmânia	Diafanização	72	19,4	19,4	55,6	5,6	5,6	25,0	47,2	22,2	–
Alavi et al. (2002)	Tailândia	Diafanização	151	1,3	6,6	88,1	4,0	9,9	11,3	48,3	29,1	1,3
Weng et al. (2009)	China	Diafanização	43	–	–	–	–	27,9	11,6	44,2	16,3	–
Sert et al. (2011)	Turquia	Diafanização	290	35,5	28,6	34,1	1,7	12,4	29,7	46,9	11,0	–
Cosic et al. (2011)	Croácia	Secção	56	8,9	5,4	83,9	1,8	7,1	7,1	75,0	10,8	–
Tomaszewska et al. (2018)	Polônia	Micro-CT	78	38,5	–	61,5	–	23,1	15,4	46,1	15,4	–
Terceiros molares inferiores												
Barrett (1925)	EUA	Secção	32	15,6	71,9	12,5	–	–	–	–	–	–
Piñeda e Kuttler (1972)	México	Radiografia	259	–	–	–	–	–	65,8	26,4	7,8	–
Green (1973)	EUA	Secção	100 RM	–	–	–	–	74,0	26,0	–	–	–
Hession (1977)	Austrália	Radiografia	3	–	–	–	–	–	33,3	66,7	–	–
Zakhary et al. (1988)	Egito	Radiografia	374	11,8	82,3	5,9	–	11,8	17,6	64,7	5,9	–
Guerisoli et al. (1998)	Brasil	Diafanização	114	51,8	46,4	1,8	–	12,3	69,3	18,4	–	–
Sidow et al. (2000)	EUA	Diafanização	150	16,7	76,7	5,3	1,3	7,3[e]	16,7	55,3	16,7	4,0[d]
Ng et al. (2001)	Birmânia	Diafanização	58	–	100	–	–	1,7	51,7	44,8	1,7	–
Gulabivala et al. (2002)	Tailândia	Diafanização	173	11,6	86,7	21,2	0,6	6,4	64,1	28,3	5,2	–
Sert et al. (2011)	Turquia	Diafanização	370	24,9	69,5	5,4	0,3	10,8	52,7	17,3	18,6	0,5
Kuzekanani et al. (2012)	Irã	Diafanização	150	21,4	72,6	5,3	0,7	10,0[f]	52,0	32,7	5,3	–
Cosic et al. (2013)	Croácia	Secção	50	56,0	44,0	–	–	4,0	6,0	90,0	–	–
Park et al. (2013)	Coreia do Sul	Tomografia	214	41,6[b]	56,5	1,9	–	–	–	–	–	–

RMV: raiz mesiovestibular; RM: raiz mesial. [a]0,6% da amostra tinha cinco raízes; [b]3,7% da amostra tinha canal em forma de C; [c]4,7% da amostra tinha canal em forma de C; [d]0,7% da amostra tinha seis canais; [e]4,0% da amostra tinha canal em forma de C; [f]3,3% da amostra tinha canal em forma de C. Adaptado de Ahmad et al., 2016.

QUADRO 22.8

Dados combinados de estudos sobre a configuração da raiz e dos canais radiculares dos dentes permanentes superiores usando tomografia computadorizada de feixe cônico de alta resolução.

Grupo dentário	Número de dentes	Número de raízes (%) 1	2	3	4	Configurações de Vertucci (%) I	II	III	IV	V	VI	VII	VIII	Outras
Incisivo central	3.125	**99,94**	0,06	0	0	**99,20**	0,1	0,1	0,5	0,1	0	0	0	0
Incisivo lateral	3.068	**99,94**	0,06	0	0	**98,50**	0,8	0,2	0,1	0,4	0	0	0	0
Canino	3.148	**100**	0	0	0	**97,0**	0,8	1,2	0,2	0,7	0	0	0	0,1
1º pré-molar	2.575	43,1	**55,3**	1,6	0	20,10	17,4	1,5	**50,1**	3,0	4,9	0,4	1,2	1,3
2º pré-molar	2.345	**86,2**	13,5	0,3	0	**42,70**	18,7	4,0	17,6	9,6	6,3	0,5	0,4	0,3
1º molar	8.934	0,2	1,8	**97,7**	0,3	–	–	–	–	–	–	–	–	–
– Raiz mesiovestibular	8.934	–	–	–	–	**39,10**	29,3	1,6	26,0	2,0	1,4	0,1	0,1	0,4
– Raiz distovestibular	7.473	–	–	–	–	**98,60**	0,4	0,3	0,2	0,4	0,01	0	0	0
– Raiz palatina	8.445	–	–	–	–	**99,26**	0,3	0,2	0,1	0,1	0	0	0	0,04
2º molar	9.570	10,7	14,9	**73,7**	0,7	–	–	–	–	–	–	–	–	–
– Raiz mesiovestibular	9.353	–	–	–	–	**66,10**	15,3	2,8	13,0	1,9	0,6	0,1	0,05	0,2
– Raiz distovestibular	9.570	–	–	–	–	**99,60**	0,2	0,07	0,1	0,03	0	0	0	0
– Raiz palatina	9.570	–	–	–	–	**99,67**	0,1	0,1	0,1	0,05	0	0	0,01	0,01

Em negrito estão os percentuais de frequência mais altos relacionados com o número de raízes e a configuração dos canais radiculares. Referências: incisivos central e lateral: Altunsoy et al., 2014; Beshkenadze; Chipashvili, 2015; Estrela et al., 2015; Martins et al., 2017; Monsarrat et al., 2016; da Silva et al., 2016; canino: Altunsoy et al., 2014; Beshkenadze; Chipashvili, 2015; Martins et al., 2017; da Silva et al., 2016; Somalinga et al., 2014; Torres et al., 2017; 1º pré-molar: Martins et al., 2017; Abella et al., 2015; Bulut et al., 2015; Bürklein et al., 2017; Tian et al., 2012; 2º pré-molar: Martins et al., 2017; Abella et al., 2015; Bulut et al., 2015; Bürklein et al., 2017; Yang et al., 2014; 1º molar (raiz MV): Martins et al., 2017; Alrahabi; Sohail Zafar, 2015; Altunsoy et al., 2015; Felsypremila et al., 2015; Ghobashy et al., 2017; Guo et al., 2014; Jing et al., 2014; Khademi et al., 2017; Kim et al., 2012; Lyra et al., 2015; Naseri et al., 2016; Neelakantan et al., 2010; Perez-Heredia et al., 2017; Plotino et al., 2013; Rouhani et al., 2014; Silva et al., 2014; Tian et al., 2016; Zhang et al., 2011; Zheng et al., 2010; 1º molar (raiz DV): Martins et al., 2017; Alrahabi et al., 2015; Altunsoy et al., 2015; Guo et al., 2014; Jing et al., 2014; Kim et al., 2012; Naseri et al., 2016; Neelakantan et al., 2010; Perez-Heredia et al., 2017; Plotino et al., 2013; Rouhani et al., 2014; Silva et al., 2014; Tian et al., 2016; Zhang et al., 2011; Zheng et al., 2010; 1º molar (raiz palatina): Martins et al., 2017; Alrahabi et al., 2015; Altunsoy et al., 2015; Felsypremila et al., 2015; Ghobashy; Nagy; Bayoumi, 2017; Guo et al., 2014; Jing et al., 2014; Kim; Lee; Woo, 2012; Naseri et al., 2016; Neelakantan et al., 2010; Perez-Heredia et al., 2017; Plotino et al., 2013; Rouhani et al., 2014; Silva et al., 2014; Tian et al., 2016; Zhang et al., 2011; Zheng et al., 2010; 2º molar (raízes DV e palatina): Martins et al., 2017; Altunsoy et al., 2015; Felsypremila et al., 2015; Ghobashy et al., 2017; Jing et al., 2014; Kim et al., 2012; Neelakantan et al., 2010; Perez-Heredia et al., 2017; Plotino et al., 2013; Rouhani et al., 2014; Silva et al., 2014; Tian et al., 2016; Zhang et al., 2011; Li et al., 2014, Wu et al., 2017; 2º molar (raiz MV): Martins et al., 2017; Altunsoy et al., 2015; Ghobashy; Nagy; Bayoumi, 2017; Jing et al., 2014; Khademi et al., 2017; Kim et al., 2012; Neelakantan et al., 2010; Perez-Heredia et al., 2017; Plotino et al., 2013; Rouhani et al., 2014; Silva et al., 2014; Tian et al., 2016; Zhang et al., 2011; Li et al., 2014; Wu et al., 2017.

QUADRO 22.9

Dados combinados de estudos sobre a configuração da raiz e dos canais radiculares dos dentes permanentes inferiores usando tomografia computadorizada de feixe cônico de alta resolução.

Grupo dentário	Número de dentes	Número de raízes (%) 1	2	3	4	Configurações de Vertucci (%) I	II	III	IV	V	VI	VII	VIII	Outras
Incisivo central	11.860	100	0	0	0	86,5	2,0	8,1	1,4	2,8	0	0,1	0	0,1
Incisivo lateral	11.805	99,92	0,08	0	0	79,7	2,6	11,9	1,8	3,8	0	0,1	0	0,1
Canino	10.009	98,57	1,43	0	0	92,4	1,9	2,7	1,5	1,2	0	0	0	0,3
1º pré-molar	6043	97,5	2,5	0	0	71,3	2,3	2,8	3,5	18,7	0,5	0,1	0,1	0,7
2º pré-molar	6.350	98,5	**1,5**	0	0	84,7	0,7	0,5	0,3	13,4	0,07	0,04	0,05	0,2
1º molar	7.388	0,55	86,9	12,5	0,05	–	–	–	–	–	–	–	–	–
– Raiz mesial	7.388	–	–	–	–	2,37	19,9	2,9	71,3	2,1	0,3	0,09	0,03	1,01
– Raiz distal	6.712	–	–	–	–	70,3	13,0	3,6	10,1	2,7	0,08	0,08	0	0,14
2º molar	7.439	19,0	78,6	2,2	0,2	–	–	–	–	–	–	–	–	-
– Raiz mesial	6.734	–	–	–	–	12,5	32,8	3,27	47,8	3,0	0,2	0,1	0	0,33
– Raiz distal	7.439	–	–	–	–	92,56	4,4	0,5	2,0	0,5	0,04	0	0	0

Em negrito estão em destaque os percentuais de frequência mais altos relacionados ao número de raízes e configuração dos canais radiculares. Referências: incisivos central e lateral: Altunsoy et al., 2014; Martins et al., 2017; da Silva et al., 2016; Aminsobhani et al., 2013; Arslan et al., 2015a; Han et al., 2014; Lin et al., 2014; Liu et al., 2014; Verma et al., 2017; Zhao et al., 2014; Zhengyan et al., 2016; canino: Altunsoy et al., 2014; Martins et al., 2017; da Silva et al., 2016; Somalinga et al., 2014; Aminsobhani et al., 2013; Han et al., 2014; Zhao et al., 2014; Zhengyan et al., 2016; Soleymani et al., 2017; 1º pré-molar: Martins et al., 2017; Monsarrat et al., 2016, Bulut et al., 2015; Bürklein; Heck; Schäfer, 2017; AAE/AAOMR, 2015; Arslan et al., 2015b; Llena et al., 2014; Martins; Francisco; Ordinola-Zapata, 2017; Shetty et al., 2014; Yang et al., 2013; Yu et al., 2012; 2º pré-molar: Estrela et al., 2015; Martins et al., 2017; Monsarrat et al., 2016; Bulut et al., 2015; Bürklein et al., 2017; Felsypremila et al., 2015; Arslan et al., 2015b; Llena et al., 2014; Martins et al., 2017; Shetty et al., 2014; Yu et al., 2012; Kazemipoor et al., 2015; Kazemipoor et al., 2015; 1º molar (raiz mesial): Martins et al., 2017; Perez-Heredia et al., 2017; Plotino et al., 2013; Caputo et al., 2016; Celikten et al., 2016; Demirbuga et al., 2013; Kim et al., 2013; Madani et al., 2017; Mukhaimer, 2014; Nur et al., 2014; Torres et al., 2015; Wang et al., 2010; Zhang et al., 2015; 1º molar (raiz distal): Martins et al., 2017; Perez-Heredia et al., 2017; Plotino et al., 2013; Caputo et al., 2016; Celikten et al., 2016; Demirbuga et al., 2013; Kim et al., 2013; Madani et al., 2017; Mukhaimer, 2014; Nur et al., 2014; Torres et al., 2015; Wang et al., 2010; Silva et al., 2013; 2º molar (raiz mesial): Martins et al., 2017; Perez-Heredia et al., 2017; Plotino et al., 2013; Celikten et al., 2016; Demirbuga et al., 2013; Madani et al., 2017; Nur et al., 2014; Torres et al., 2015; Kim et al., 2016; Pawar et al. 2017; 2º molar (raiz distal): Martins et al., 2017; Felsypremila et al., 2015; Perez-Heredia et al., 2017; Plotino et al., 2013; Celikten et al., 2016; Demirbuga et al., 2013; Madani et al., 2017; Nur et al., 2014; Torres et al., 2015; Silva et al., 2013; Kim et al., 2016; Pawar et al. 2017; Zhang et al., 2011.

Idade

A anatomia do canal radicular é suscetível a alterações ao longo dos anos, por causa de eventos fisiológicos ou patológicos. Gani et al. (2014) avaliaram as mudanças morfológicas ocorridas com o avanço da idade na raiz mesial dos primeiros molares inferiores e concluíram que, em pessoas menores de 13 anos, os canais tendem a ser únicos e amplos, em forma de fita, terminando em somente um forame apical. Em adultos jovens (20 a 39 anos), esses canais tornam-se mais complexos, devido à deposição de dentina e às calcificações. Enquanto isso, em adultos (acima de 40 anos), tornam-se nitidamente mais definidos e estreitos. Além disso, outros autores relataram maior probabilidade de se encontrarem canais extras, como o mediano nos molares inferiores (Nosrat et al., 2015) e o canal mesiopalatino nos molares superiores (Neaverth; Kotler; Kaltenbach, 1987), em pacientes abaixo de 40 anos de idade. Tais evidências têm sido explicadas pelo envelhecimento fisiológico como resultado da modificação da morfologia do SCR, devido à deposição da dentina secundária, que começa a se formar uma vez que o dente irrompe e está em oclusão (Johnstone; Parashos, 2015). Consequentemente, pacientes jovens tendem a apresentar canais únicos e câmaras pulpares amplas (Gani et al., 2014; Thomas; Moule; Bryant, 1993). Enquanto isso, pacientes mais velhos tendem a apresentar canais radiculares mais bem definidos e estreitos (Gani et al., 2014). Outros fatores patológicos ou iatrogênicos também podem contribuir para a deposição de dentina e alteração da cavidade pulpar, como traumatismo oclusal, doença periodontal, cárie e procedimentos restauradores profundos (Lee et al., 2011).

Alterações morfológicas do SCR resultantes do envelhecimento têm sido estudadas por meio de avaliações *in vivo* em grandes populações, usando-se a tomografia de feixe cônico (Guo et al., 2014; Kim; Lee; Woo, 2012; Naseri et al., 2016; Zheng et al., 2010; Zhengyan et al., 2016; Lee et al., 2011; Falcão et al., 2016; Kayaoglu et al., 2015; Reis et al., 2013). Os resultados mostraram que, enquanto em dentes anteriores inferiores há menor prevalência de múltiplos canais em pacientes mais velhos (Zhengyan et al., 2016; Kayaoglu et al., 2015), em pré-molares superiores e inferiores, bem como em molares inferiores (Thomas; Moule; Bryant, 1993; Martins et al., 2018), observou-se uma progressiva diminuição na frequência de canais únicos.

A dentina secundária é depositada em toda a periferia da câmara pulpar. Nos molares, contudo, tal deposição não ocorre de maneira uniforme, havendo maior deposição no teto e no assoalho pulpar. Isso leva à redução assimétrica da câmara pulpar, em especial dos divertículos pulpares. Esse acontecimento tem especial importância para se evitar exposição pulpar acidental em pacientes jovens quando do preparo cavitário. De modo semelhante, a redução da câmara pulpar pode interferir no procedimento de acesso durante o tratamento endodôntico, aumentando o risco de perfuração e dificultando a localização dos orifícios dos canais radiculares.

Fatores irritantes

A polpa e a dentina constituem, embriológica, histológica e fisiologicamente, duas fases do mesmo tecido – o complexo dentina-polpa. Assim, estímulos nocivos nesses tecidos provocam alterações na anatomia interna, o que resulta em deposição de dentina reacional, calcificações pulpares nodulares ou difusas, obliteração pós-traumática do canal radicular e reabsorção interna (Tjäderhane, 2018).

Deposição de dentina terciária (reacional)

A dentina terciária, reacional ou reparadora, é aquela depositada em resposta a um estímulo agressivo, como cáries, preparos cavitários, exposições dentinárias traumáticas (ou aquelas relacionadas com doença periodontal) e recessão gengival. Ao contrário das dentinas primária e secundária, a dentina terciária é produzida exclusivamente na região subjacente à área afetada pelos odontoblastos, e sua qualidade e sua quantidade estão diretamente relacionadas com a duração e a intensidade do estímulo. Clinicamente, sua deposição promove diminuição irregular e localizada do espaço da câmara pulpar, que pode ser previamente diagnosticada por exames de imagem (Nanci; Ten Cate, 2013).

Calcificações pulpares

Existem dois tipos de depósitos minerais na polpa: os nódulos ou cálculos pulpares, normalmente encontrados na câmara pulpar; e as calcificações difusas, mais comuns no interior do canal radicular. Os *cálculos pulpares* são massas calcificadas de diâmetros variados que podem ocorrer de maneira isolada ou múltipla, alterando significativamente a anatomia da cavidade pulpar. Histologicamente, consistem em camadas concêntricas de tecido mineralizado, formadas por acréscimo superficial em torno de trombos sanguíneos, células mortas ou fibras colágenas. Mais raramente, contêm túbulos e são circundadas por células semelhantes aos odontoblastos. De acordo com sua localização, são ditas livres, aderidas ou incluídas. As *calcificações difusas* encontradas na polpa podem ter a forma de bastão ou de folha e resultam da calcificação de feixes de fibras colágenas preexistentes (Hargreaves; Cohen, 2011).

> O principal significado clínico dos cálculos pulpares e calcificações difusas é a dificuldade que podem causar durante a terapia endodôntica, por ocluir o espaço da cavidade pulpar e tornar difícil a localização e a exploração dos canais radiculares. Além disso, os nódulos podem ser deslocados apicalmente, causando o bloqueio do canal radicular.

Obliteração

A obliteração pós-traumática do canal radicular (OCR) representa uma reação pulpar resultante de traumatismos moderados em dentes jovens. Consiste na deposição acelerada de dentina nas paredes internas da cavidade pulpar, causada pela lesão do feixe vasculonervoso apical. Radiograficamente, observa-se uma diminuição acentuada da câmara e do canal radicular, em comparação com o elemento homólogo. Não raramente, a obliteração é total, o que não possibilita a visualização da luz do canal. Entretanto, independentemente do aspecto radiográfico, o espaço ocupado pelo tecido pulpar mantém-se histologicamente (Andreasen et al., 1995).

> De modo semelhante às calcificações, o principal significado clínico da OCR é a dificuldade que pode causar durante a localização e a exploração do canal radicular quando se necessita do tratamento endodôntico. Entretanto, é importante ressaltar que, ao contrário das calcificações difusas, a necrose pulpar é achado raro nesses casos.

Reabsorção interna

As reabsorções radiculares resultam de uma atividade incontrolada de células clásticas participantes dos processos de remodelação, crescimento e defesa nos tecidos mineralizados. Elas se originam nas paredes do canal radicular resultantes da inflamação pulpar ou da infecção dos túbulos dentinários, sendo classificadas como *reabsorções internas inflamatórias*, e causam deformações na configuração da cavidade pulpar (Andreasen et al., 1995).

> O diagnóstico da reabsorção radicular e inflamatória interna é radiográfico, sendo observado na luz do canal um aumento localizado, geralmente de forma oval (Figura 22.37). Clinicamente, pode dificultar as fases de limpeza, preparo, desinfecção e obturação do SCR.

Anomalias de desenvolvimento relacionadas com a cavidade pulpar

As anomalias são defeitos de formação decorrentes, principalmente, de distúrbios genéticos durante a morfogênese dos dentes. A incapacidade de diagnosticar os dentes com a anatomia anormal pode levar a erros de diagnóstico e a um plano de tratamento que pode causar danos permanentes e perda de dentes. Dessa maneira, o clínico deve estar ciente da existência de algumas anomalias anatômicas da cavidade pulpar, a fim de executar um plano de tratamento adequado. As principais anomalias da cavidade pulpar com impacto direto na prática clínica são: fusão, geminação, *radix entomolaris*, *radix paramolaris*, taurodontismo, *dens invaginatus* (*dens in dente*) e *dens evaginatus* (Versiani; Martins; Basrani, 2018).

- Fusão: dois germes dentários unem-se, parcial ou totalmente, formando um dente com dupla coroa, duas cavidades pulpares separadas e dois canais radiculares distintos
- Geminação: o germe dentário sofre uma divisão por invaginação, dando origem a um dente com coroa dupla, cavidade pulpar única e canal radicular único
- *Radix entomolaris*: raiz supranumerária localizada na posição distolingual dos molares inferiores
- *Radix paramolaris*: raiz supranumerária localizada na posição mesiovestibular dos molares inferiores
- Taurodontismo: caracteriza-se pelo desenvolvimento avantajado da porção coronária da cavidade pulpar, na qual o assoalho da câmara pulpar está deslocado apicalmente
- *Dens invaginatus* (*dens in dente*): anomalia de desenvolvimento resultante da invaginação do epitélio interno do órgão dental, em direção à papila dentária, durante a fase de proliferação (capuz). Embora seja mais frequente nos incisivos laterais superiores, também pode ser observada nos centrais superiores, incisivos inferiores e outros dentes, em menor proporção. Seu principal significado clínico é a possibilidade de ocorrer necrose do órgão pulpar associada à contaminação bacteriana, devido à comunicação anormal da cavidade pulpar com a cavidade bucal. Nesse caso, em razão de sua complexidade, pode dificultar o acesso e a desinfecção do SCR durante o tratamento endodôntico. Segundo Oehlers (1957), essa anomalia pode ser classificada em quatro tipos: tipo I: invaginação restrita à coroa; tipo II: invaginação além da junção amelocementária sem comunicação com o ligamento periodontal; tipo III: invaginação além da junção amelocementária, com comunicação lateral com o ligamento periodontal; e tipo IV: invaginação além da junção amelocementária, com comunicação apical com o ligamento periodontal
- *Dens evaginatus*: proliferação anormal do epitélio de esmalte no interior do retículo estrelado do órgão de esmalte, que resulta em uma protuberância na face palatina dos dentes anteriores ou oclusal dos dentes posteriores. Essa evaginação do epitélio e das células da papila subjacente forma um tubérculo de esmalte e dentina, com um canal central conectado com a polpa. Em caso de desgaste ou fratura, a polpa pode ser exposta e necrosar-se. Tal anomalia é mais frequente em pré-molares inferiores, sendo descrita com maior incidência na população oriental.

Anomalias da cavidade pulpar resultantes de lesões traumáticas do germe dental

As lesões aos dentes permanentes em desenvolvimento podem resultar em alterações na coloração, na forma e na constituição dos tecidos dentais. A estreita relação que existe entre os ápices dos dentes decíduos e os germes dos dentes permanentes explica por que os traumatismos na dentição decídua representam a principal causa de malformações da dentição permanente. As lesões resultantes podem variar desde hipoplasias de esmalte e dentina até o sequestro do germe permanente, dependendo de seu estágio de desenvolvimento. As seguintes lesões são de especial interesse para o estudo da anatomia interna, uma vez que determinam alterações na forma, no tamanho e na localização da cavidade pulpar:

- Dilacerações coronárias: resultam de lesão ao germe permanente durante a fase de deposição dos tecidos mineralizados da coroa. Um deslocamento não axial da parte já mineralizada, sobre a porção ainda em fase de diferenciação e mineralização, pode ocasionar invaginações do tipo *dens invaginatus*. Contudo, quando ocorre em estágios iniciais da odontogênese, compromete os estágios morfogenéticos de desenvolvimento ameloblástico, o que resulta em um conglomerado de tecidos mineralizados com morfologia semelhante ao odontoma (Figura 22.38)

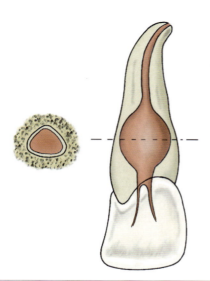

Figura 22.37 Deformação oval da luz do canal causada pela reabsorção interna. No destaque, à esquerda, corte transversal ao nível da reabsorção.

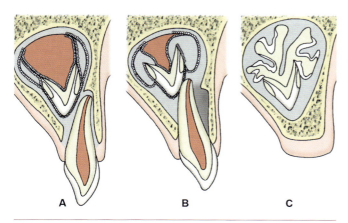

Figura 22.38 Dilaceração da coroa em forma de odontoma – origem traumática. Situação anterior ao traumatismo (**A**); deslocamento axial do dente decíduo com grande lesão ao germe do permanente (**B**); desenvolvimento anormal do dente permanente com formação de odontoma (**C**). Adaptada de Andreasen, 1994.

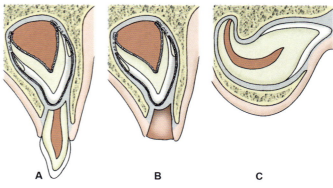

Figura 22.40 Angulações radiculares. Situação anterior ao traumatismo (**A**); perda precoce do decíduo com formação de fibrose (**B**); mudança na direção de erupção do dente em desenvolvimento (**C**). Adaptada de Andreasen, 1994.

- Alterações radiculares: a *duplicação radicular* resulta de uma divisão traumática das alças cervicais que originam a bainha epitelial radicular no momento em que iniciam sua proliferação no sentido apical. Isso leva à formação de uma raiz mesial e outra distal em dentes que normalmente são unirradiculares (Figura 22.39). As *angulações* e as *dilacerações* radiculares decorrem do deslocamento entre a parte mineralizada da raiz e a parte da bainha epitelial radicular ainda em proliferação. As *angulações* originam-se a partir de um esforço gradual na direção do desenvolvimento da raiz (Figura 22.40). Já as *dilacerações* são resultado de um desvio abrupto entre a parte mineralizada e a parte não mineralizada da raiz em formação.

Preparo intracoronário

O preparo intracoronário compreende uma série de passos operatórios com o intuito de se obter uma cavidade que possibilite acesso direto aos canais, sem interferência das paredes coronárias. Para cada grupo de dentes é realizado um preparo específico em função de suas peculiaridades. Sendo assim, é essencial, para a correta execução dessa etapa do tratamento endodôntico radical, o conhecimento de detalhes anatômicos, tais como localização e tamanho da câmara pulpar, número e localização da entrada dos canais no assoalho da câmara pulpar, bem como direção e curvatura dos canais. É importante ressaltar que a maior parte dos acidentes iatrogênicos resulta do preparo incorreto da cavidade de acesso. O preparo intracoronário consiste nas etapas descritas a seguir.

Acesso à câmara pulpar

O acesso é obtido por meio da trepanação da coroa do dente, executada de maneira específica, até atingir e apenas ultrapassar o teto da câmara pulpar. Essa trepanação deve ser iniciada em área de eleição e com direção predeterminada, sendo no centro inferior da face lingual, nos dentes anteriores, e no centro da fossa mesial da superfície oclusal, nos dentes posteriores. Simultaneamente, já deve dar uma forma de contorno inicial à cavidade intracoronária, segundo as características da câmara de cada dente.

Incisivos. Forma triangular com ângulos arredondados, tendo a base voltada para a incisal e o vértice para a cervical (Figura 22.41A,B,C).

Caninos. Forma losangular com o vértice menor voltado para a incisal (Figura 22.41D,E).

Pré-molares superiores. Forma elíptica com maior dimensão no sentido vestibulolingual (Figura 22.42A,B).

Pré-molares inferiores. Forma oval com maior dimensão no sentido vestibulolingual (Figura 22.42C).

Molares superiores. Forma trapezoidal com a base voltada para a vestibular (Figura 22.43A,B).

Molares inferiores. Forma trapezoidal com a base voltada para a mesial (Figura 22.43C,D).

Forma de conveniência

É realizada com o objetivo de dar a configuração final à cavidade de acesso, possibilitando a remoção completa de todo o conteúdo da cavidade pulpar, a visualização e o acesso diretos à câmara pulpar e à embocadura dos canais, e o acesso direto ao canal radicular em toda a sua extensão. Para tanto, prevê-se a total remoção do teto da câmara (Figura 22.44). As interferências representadas pelo esmalte e pelas projeções dentinárias também devem ser removidas (Figura 22.45).

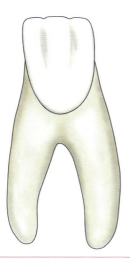

Figura 22.39 Duplicação da raiz.

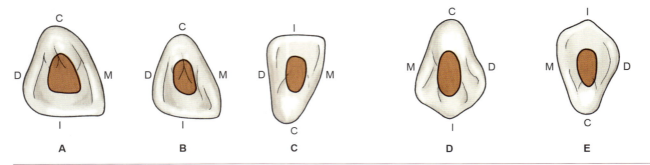

Figura 22.41 Forma de contorno inicial do preparo intracoronário: incisivo central superior (**A**), incisivo lateral superior (**B**), incisivo central inferior (**C**), canino superior (**D**) e canino inferior (**E**).

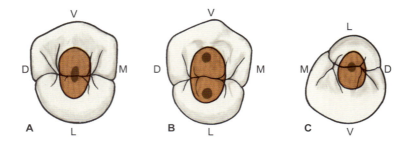

Figura 22.42 Forma de contorno inicial do preparo intracoronário: pré-molar superior com 1 canal (**A**), pré-molar superior com 2 canais (**B**) e pré-molar inferior (**C**).

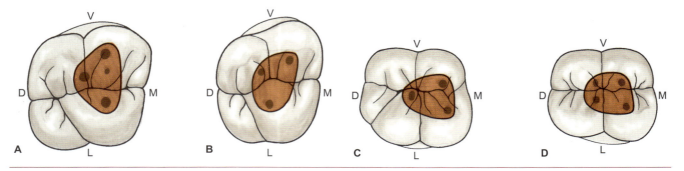

Figura 22.43 Forma de contorno inicial do preparo intracoronário: molares superiores com 4 canais (**A**), molares superiores com 3 canais (**B**), molares inferiores com 3 canais (**C**) e molares inferiores com 4 canais (**D**).

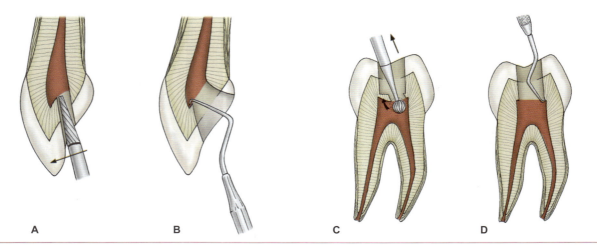

Figura 22.44 Preparo intracoronário em dentes *anteriores*: remoção do teto da câmara pulpar (**A**) e verificação de presença do teto da câmara pulpar (**B**). Preparo intracoronário em dentes *posteriores*: remoção do teto da câmara pulpar (**C**) e verificação de presença do teto da câmara pulpar (**D**).

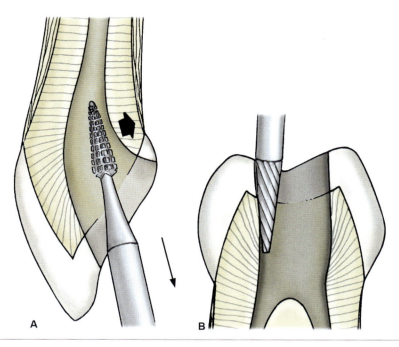

Figura 22.45 Forma de conveniência: em dentes anteriores, remoção do ombro lingual (**A**); em dentes posteriores, remoção das projeções laterais de dentina (**B**).

Considerações finais

O conhecimento da anatomia da cavidade pulpar é a base da arte da dentística restauradora e da ciência da cura do tratamento endodôntico. A dentição humana apresenta diversas variações anatômicas em cada tipo de dente. A morfologia da raiz e do canal radicular canal varia muito entre as populações, dentro de uma mesma população e até com relação ao próprio indivíduo. Os estudos sobre anatomia do canal radicular na primeira metade do século XIX destacaram o número de canais radiculares, suas configurações e suas complexidades nos dentes. Enquanto isso, os estudos da segunda metade do século XIX e do início do século XX avançaram no conhecimento da região apical do canal radicular e dos tecidos perirradiculares. A concepção de tecido pulpar e periodontal como um *continuum*, a associação entre doença endodôntica e resposta imune periapical do hospedeiro e o significado terapêutico da porção apical dos dentes foram enfatizados por esses estudos. E foi pelo conhecimento obtido a partir do conjunto dos estudos descritos neste capítulo que se formou a base biológica para o tratamento da cavidade pulpar. No entanto, em virtude da inerente complexidade de tal sistema de canais, alguns problemas terapêuticos associados à morfologia radicular e à anatomia interna ainda permanecem como desafios a serem superados por clínicos e pesquisadores.

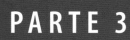

Anatomia Aplicada à Odontologia

Capítulo 23 Princípios de Oclusão, *345*

Capítulo 24 Anatomia Aplicada à Imaginologia Craniofacial, *360*

Capítulo 25 Anatomia Aplicada à Anestesia Local, *375*

Capítulo 26 Anatomia do Edêntulo e Considerações sobre o Envelhecimento Facial, *395*

Capítulo 27 Anatomia Aplicada à Propagação de Infecções Odontogênicas, *406*

Capítulo 28 Anatomia Aplicada aos Acessos Cirúrgicos ao Esqueleto da Face, *420*

CAPÍTULO 23

Princípios de Oclusão

Ana Cristina Rodrigues Antunes de Souza • Leandro Napier de Souza • Marcos Dias Lanza • Marcos Daniel Septímio Lanza

Introdução

O conhecimento básico de oclusão e suas alterações são de fundamental importância na prática clínica do cirurgião-dentista, seja clínico geral ou especialista de qualquer área. A oclusão envolve os dentes, os músculos (diretamente e indiretamente relacionados com a mastigação) e as articulações temporomandibulares, interagindo por meio do sistema nervoso central. O objetivo deste capítulo é abordar os princípios básicos de oclusão relacionando-os, dentro do possível, com a prática clínica odontológica. Maior aprofundamento do assunto deve ser objeto de estudo e pesquisa em literatura especializada.

De modo genérico, pode-se definir *oclusão* como sendo o relacionamento fisiológico entre os dentes dos arcos superior e inferior, em todas as posições e em todos os movimentos da mandíbula. Antes de iniciarmos o estudo das relações dos arcos dentais entre si, torna-se necessário estudá-los isoladamente.

Arcos dentais permanentes

Forma dos arcos dentais

A forma dos arcos dentais permanentes é variável, estando diretamente relacionada com as disposições, que apresentam os três segmentos: o anterior, de canino a canino; e os dois posteriores, de primeiro pré-molar a terceiro molar, bilateralmente. A forma dos arcos também está relacionada com a disposição, a forma e o tamanho dos dentes, bem como a arquitetura maxilomandibular.

Descrevem-se diversas formas para os arcos dentais, destacando-se as quatro mais comuns, a seguir (Figura 23.1):

- Parabólica: relativa curvatura do segmento anterior, com discreta divergência dos segmentos posteriores
- Triangular ou em "V": bastante curva e estreita no segmento anterior, com divergência dos segmentos posteriores
- Ovoide: relativa curvatura do segmento anterior, com discreta convergência na porção distal dos segmentos posteriores
- Quadrada ou em "U": o segmento anterior é quase reto, com pequena curvatura na região dos caninos, o que causa o aspecto reto dos segmentos posteriores.

Tamanho dos arcos dentais

Geralmente, a maior dimensão nos arcos superior e inferior ocorre no sentido transversal, mas fatores intrínsecos (p. ex., perda precoce de dentes decíduos) e extrínsecos (p. ex., respiração bucal) podem interferir no tamanho dos arcos.

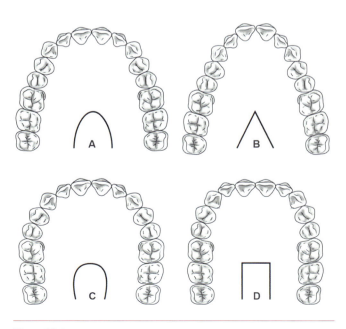

Figura 23.1 Formas típicas dos arcos dentais permanentes: parabólica (**A**), triangular (**B**), ovoide (**C**) e quadrada (**D**).

Obtém-se o *diâmetro longitudinal*, ou sagital, pela medida da perpendicular entre a parte mais proeminente da face vestibular do incisivo central até a tangente que passa pelas faces distais dos terceiros molares. Já o *diâmetro transversal* é obtido pela medida entre as faces vestibulares dos molares, local onde ocorre maior distanciamento, sendo normalmente nos primeiros ou segundos molares na maxila, e nos terceiros molares, na mandíbula (Figura 23.2).

O arco inferior é maior que o superior no diâmetro longitudinal. Enquanto isso, no diâmetro transversal o superior é maior que o inferior. Assim, o arco superior se sobrepõe ao inferior (Figura 23.3).

Equilíbrio dos arcos dentais

Existe um complexo sistema de forças que mantém a forma dos arcos dentais em equilíbrio, nos três planos espaciais (Figura 23.4).

- Equilíbrio vestibulolingual: é mantido pela contraposição de dois sistemas musculares: os *lábios* (região anterior) e as *bochechas* (região posterior) empurram os dentes para lingual. Enquanto isso, a *língua* empurra os dentes para vestibular
- Equilíbrio mesiodistal: existe uma tendência de migração dental em sentido mesial, em razão da resultante da componente anterior das forças oclusais, que se anulam no sentido anterior do arco. A integridade do *ponto de contato* entre as faces proximais dos dentes, bem como as fibras transeptais do ligamento periodontal, opõe-se a essa tendência de migração mesial dos dentes

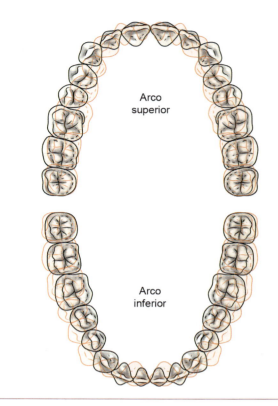

Figura 23.3 Sobreposição do arco superior com relação ao inferior, mostrando que o arco superior contém o inferior.

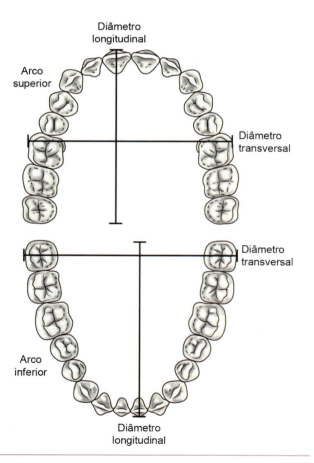

Figura 23.2 Medidas dos diâmetros longitudinal e transversal dos arcos dentais permanentes.

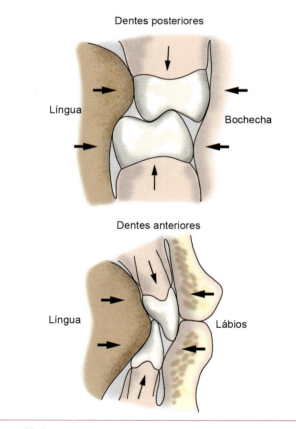

Figura 23.4 Equilíbrio dos arcos dentais. As *setas espessas* indicam o equilíbrio vestibulolingual (lábios/bochechas × língua); e as *setas finas*, o equilíbrio oclusocervical (erupção contínua × contato oclusal com dente antagonista).

- Equilíbrio oclusocervical: os dentes apresentam uma força de *erupção contínua*, que tende a provocar sua extrusão no eixo longitudinal. Esta é importante para compensar o desgaste sofrido pelas faces oclusais. A força inversa é fornecida pelo contato oclusal com os *dentes antagonistas*, que estão contidos nos alvéolos, bloqueando a erupção contínua.

Relações interproximais no arco dental

Ponto de contato (área de contato)

É o ponto no qual dois dentes vizinhos no mesmo arco entram em contato, sendo localizado em suas faces proximais. Com o desgaste natural dos dentes, o ponto de contato alarga-se, transformando-se em *área de contato*.

A localização do ponto de contato depende da forma do dente e das convergências de suas faces. No *sentido vestibulolingual*, o ponto de contato costuma localizar-se entre o terço vestibular e o médio da face proximal, tendendo para o terço médio nos molares. No *sentido cérvico-oclusal*, em geral o ponto de contato localiza-se entre o terço oclusal e o terço médio, situando-se próximo à crista marginal nos dentes posteriores.

Perda do ponto de contato

Conforme mencionado, a manutenção do ponto de contato é importante para o equilíbrio do arco dental no sentido mesiodistal, o que facilita a transmissão das forças mastigatórias por todo o arco. Preservam-se, também, as fibras transeptais, que se dirigem do cemento de um dente ao do vizinho, contribuindo para a aproximação recíproca entre eles. A perda de tal equilíbrio pode levar a alterações nos tecidos de suporte dos dentes. Também pode ocasionar migração e mau posicionamento de dentes no arco.

Região interdental

A região interdental é aquela que bordeja o ponto de contato, entre as faces proximais de dois dentes. Tal região é subdividida em sulco, espaço e ameias interdentais (Figura 23.5):

- Sulco interdental: refere-se à parte da região interdental localizada oclusalmente ao ponto de contato. Possibilita que o excesso do bolo alimentar, durante a mastigação, escape para vestibular e/ou lingual
- Espaço interdental: refere-se à parte da região interdental localizada cervicalmente ao ponto de contato. O espaço interdental é ocupado pela *papila interdental*. A manutenção do ponto de contato mostra-se fundamental para a preservação da papila interdental, localizada logo abaixo dele
- Ameias interdentais: referem-se à parte da região interdental localizada vestibular ou lingualmente ao ponto de contato. A ameia lingual costuma ser maior do que a vestibular, em função da convergência das faces proximais dos dentes para lingual. Com isso, o ponto de contato localiza-se mais para vestibular, possibilitando que o arco dental se curve mais nestas regiões. Onde o arco dental é quase reto, como nas regiões posteriores, as ameias têm aproximadamente o mesmo tamanho, e o ponto de contato localiza-se no terço médio do dente.

Curvas de compensação

Os arcos dentais apresentam-se ligeiramente curvos, o que pode ser notado ao se colocar um modelo do arco superior em uma mesa, verificando sua convexidade. Enquanto isso, o inferior é côncavo.

Curva de Spee

Obtém-se a curva de Spee traçando-se uma linha imaginária, que une o vértice da aresta distal da cúspide do canino e as cúspides vestibulares de pré-molares e molares inferiores. É, portanto, uma curva anteroposterior, também conhecida como *curva de compensação sagital* (Figura 23.6). Sua manutenção é importante nos movimentos anteroposteriores da mandíbula, pois possibilita um adequado relacionamento entre os arcos.

Curva de Wilson

Consiste em uma curva resultante da inclinação lingual das coroas dos dentes inferiores posteriores. Estende-se bilateralmente, tocando as cúspides vestibulares e linguais. É, portanto, uma curva transversal, também conhecida como *curva de compensação transversal*. Sua manutenção é importante nos movimentos de lateralidade da mandíbula, a fim de tornar possível um adequado relacionamento entre os arcos (Figura 23.7).

Arcos dentais decíduos

A morfologia dos arcos dentais decíduos é diferente da dos permanentes.

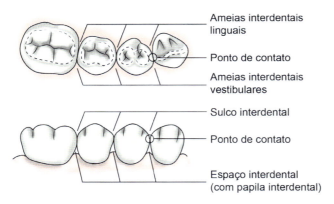

Figura 23.5 Ponto de contato e região interdental.

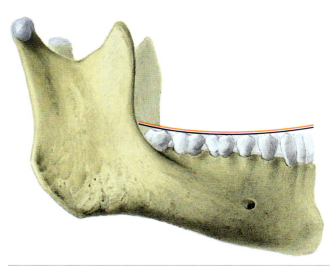

Figura 23.6 Curva de Spee.

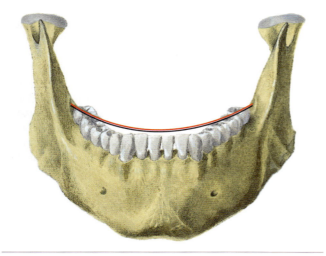

Figura 23.7 Curva de Wilson.

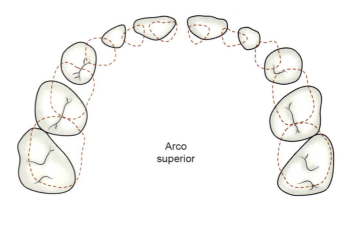

Forma dos arcos decíduos
A disposição dos dentes decíduos na maxila e na mandíbula segue a forma aproximada de uma hemicircunferência.

Tamanho dos arcos decíduos
A dimensão transversal é maior do que a longitudinal. O arco decíduo superior é maior que o inferior longitudinalmente, observando-se na dentição permanente o inverso (Figura 23.8). O arco superior ainda contém o inferior.

Relações interproximais no arco decíduo
No arco dental decíduo, notam-se os *diastemas*, afastamentos entre os dentes, com ausência de contato interproximal entre dentes vizinhos. Os diastemas aparecem em função do crescimento maxilomandibular, normalmente em torno dos 3 ou 4 anos de idade, com a finalidade de obter espaço para a erupção dos dentes permanentes. São mais visíveis na maxila que na mandíbula e mais frequentes na região dos incisivos centrais (Figura 23.9).

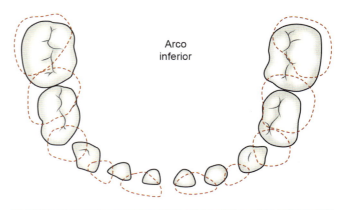

Figura 23.8 Sobreposição do arco superior decíduo com relação ao inferior. Observa-se maior dimensão transversal do que longitudinal. Nota-se também a forma de hemicírculo, bem como a existência de diastemas.

Curvas de compensação
Os arcos dentais decíduos não apresentam curva de Spee, conforme se observa nos permanentes. A justificativa para essa característica é a quase inexistência da fossa mandibular e o discreto tubérculo articular do osso temporal, não tornando necessária uma curva de compensação como no arco permanente. A curva de Spee inicia-se por volta dos 9 ou 10 anos de idade, na dentição mista, completando-se aos 12 anos, após a erupção dos segundos molares permanentes e com a entrada em função dos primeiros molares permanentes, por meio do contato com seus antagonistas.

Relações maxilomandibulares estáticas
Realiza-se o estudo das relações maxilomandibulares tanto de maneira estática quanto dinâmica. Os estudos estáticos contemplam a observação da mandíbula como alavanca, das posturas mandibulares, das dimensões verticais, da sobremordida e da sobressaliência. No estudo dinâmico, analisam-se os diversos movimentos realizados pela mandíbula, tanto com quanto sem contato entre os arcos. Podem-se ainda estudar os movimentos limítrofes, bem como as suas relações com os movimentos da articulação temporomandibular (ATM).

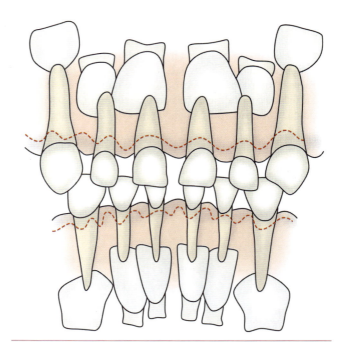

Figura 23.9 Diastemas no arco dental decíduo, que possibilitam espaço para a erupção dos dentes permanentes.

Mandíbula como alavanca

Alavanca é um sistema planejado para superar uma resistência. O *esforço* aplicado em um braço é transmitido por meio do eixo de rotação (*fulcro – ATM*) para uma força de *resistência* no braço oposto. Existem três classes de alavanca, que variam segundo a disposição do fulcro e das forças de resistência e esforço. Sendo a mandíbula classificada como uma alavanca de classe III, o fulcro está localizado em uma das extremidades (ATM), a força de resistência em outra (dentes – existência de bolo alimentar ou padrão de desoclusão anterior pelos caninos) e a força de esforço entre ambas (músculos – masseter).

Posições ou posturas mandibulares

As posições mandibulares são referências adotadas pelo complexo neuromuscular. As principais posições mandibulares, conforme visto no Capítulo 3, *Junturas do Crânio e Articulação Temporomandibular*, são: (1) relação cêntrica, (2) máxima intercuspidação habitual e cêntrica e (3) posição postural ou de repouso.

Relação cêntrica

Consiste na posição na qual o conjunto côndilo-disco está na posição mais superior e anterior na cavidade articular – centrados e não forçados. Não deve haver compressão das estruturas posteriores da ATM. É uma posição que independe dos contatos oclusais. A posição de relação cêntrica costuma ser observada na deglutição.

Importância clínica da RC

Esta posição, reproduzível clinicamente, é de grande utilidade para diagnóstico de problemas oclusais, disfunção da ATM e planejamento de tratamentos de reabilitação oclusal. É considerada a posição mais musculoesqueleticamente estável ou fisiológica para a ATM.

Máxima intercuspidação habitual

Também conhecida como oclusão habitual, a máxima intercuspidação habitual (MIH) é considerada a posição em que há maior contato entre os dentes antagonistas. A memória proprioceptiva desta posição de contato forma-se durante a infância, estando permanentemente registrada no sistema nervoso. Pode sofrer alterações provocadas por problemas oclusais, musculares e da ATM, o que impossibilita sua reprodução clínica e inviabiliza sua referência para tratamentos extensos de prótese. Os côndilos não devem produzir tensão nas superfícies articulares nessa posição funcional. Em geral, situa-se 0,3 a 1,2 mm anterior à posição de relação cêntrica.

Máxima intercuspidação cêntrica

A posição de relação cêntrica pode coincidir com a MIH, em alguns poucos casos, sendo chamada de máxima intercuspidação cêntrica (MIC).

Posição de repouso ou postural

É também conhecida como oclusão fisiológica estática. Pode ser considerada como a posição de equilíbrio entre os músculos levantadores e abaixadores da mandíbula, capaz de vencer a gravidade e manter a boca fechada com um mínimo grau de atividade muscular.

Consiste na posição de relaxamento da mandíbula, na qual os dentes não estão em oclusão. Assim, pode-se observar um espaço entre os arcos superior e inferior, denominado *espaço funcional livre* ou *free way space*. Tal espaço pode variar de 1 a 9 mm, tendo, em média, em torno de 1 a 4 mm, com o espaço funcional da fala (espaço fonético). Além disso, não deve ser alterado em procedimentos de reabilitação (Figura 23.10).

Dimensões verticais

São medidas verticais entre dois pontos na face, em geral entre a espinha nasal anterior e o mento, que avaliam no sentido vertical o relacionamento da mandíbula com a maxila. Quando os dentes estão em oclusão, a medida obtida entre estes pontos denomina-se *dimensão vertical de oclusão*. Quando a mandíbula está na posição de repouso, obtém-se a *dimensão vertical de repouso*. A diferença entre as duas dimensões denomina-se *espaço funcional livre* (Figura 23.11).

A dimensão vertical de repouso é mantida, independentemente da existência de dentes. Enquanto isso, a dimensão vertical de oclusão pode ser alterada pela ausência ou pelo desgaste dos dentes posteriores. O aumento de dimensão vertical de oclusão pode ocorrer por extrusão ou sobrerupção de dentes posteriores ou por trabalhos de prótese. Alterações na dimensão vertical podem causar sobrecarga e dificuldade para a realização de trabalhos de prótese.

Trespasse vertical e trespasse horizontal

Conforme descrito, o arco dental superior ultrapassa o inferior. Na região dos incisivos, esta observação é clara, e muito usada clinicamente para se avaliar alterações de oclusão. O *trespasse vertical* (ou *overbite*) refere-se à distância vertical entre as margens (bordas) incisais dos incisivos superiores e inferiores. Nota-se

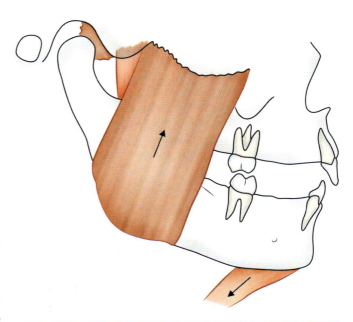

Figura 23.10 Mandíbula em posição de repouso. Há equilíbrio entre os músculos elevadores e abaixadores da mandíbula. Entre os arcos superior e inferior, nota-se o espaço funcional livre, pois os dentes não estão em contato.

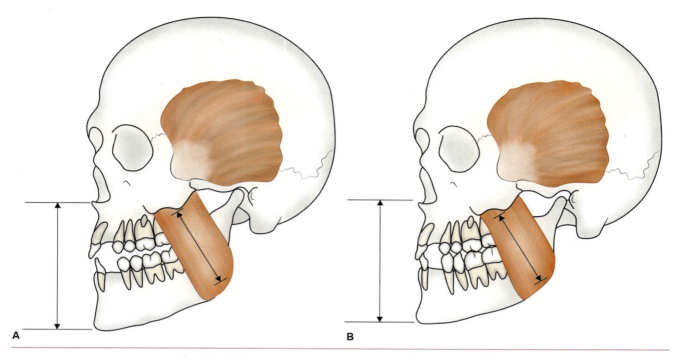

Figura 23.11 Dimensões verticais: de repouso (**A**) e de oclusão (**B**).

que os dentes superiores encobrem cerca de 1/3 da face vestibular dos inferiores. Daí o termo *sobremordida* (Figura 23.12).

O *trespasse horizontal* (ou *overjet*) refere-se à distância horizontal entre a margem incisal do incisivo superior e a face vestibular do incisivo inferior. Nota-se que os dentes superiores localizam-se mais vestibularmente que os inferiores, sobressaindo, portanto, com relação aos inferiores (Figura 23.12).

Relações maxilomandibulares dinâmicas
Movimentos mandibulares

Os principais movimentos da mandíbula são:

- Abertura e fechamento: movimentos realizados em um sentido superoinferior
- Protrusão e retrusão: movimentos realizados anteroposteriormente
- Lateralidade: movimentos realizados laterolateralmente
- Circundação: movimento constituído pela união dos três anteriores. Tal movimento, possível de ser realizado pela mandíbula, leva alguns autores a classificar a ATM como juntura triaxial.

Correlação entre os movimentos mandibulares e os movimentos das ATM

Para que a mandíbula realize os movimentos citados anteriormente, é necessário que as articulações temporomandibulares também realizem os seguintes movimentos: *rotação, translação, transrotação, movimento de trabalho ou de Bennett e movimento de não trabalho ou de balanceio*. Tais movimentos foram detalhados no Capítulo 3, *Junturas do Crânio e Articulação Temporomandibular*, e serão brevemente revistos.

Na *abertura* e no *fechamento*, podem ocorrer:

- Rotação: na abertura inicial e no fechamento em protrusão

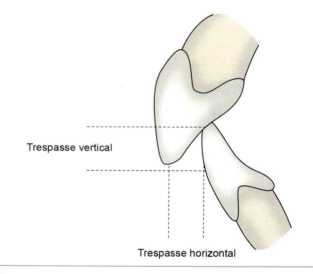

Figura 23.12 Trespasse vertical (*overbite*) e trespasse horizontal (*overjet*).

- Transrotação: quando se realiza o movimento de abertura máxima da boca e nos movimentos de abertura e fechamento a partir do repouso.

Na *protrusão* e na *retrusão*, ocorre:

- Translação: movimento exclusivamente anteroposterior.

Nos movimentos de *lateralidade*, ocorrem:

- Movimento de trabalho (de Bennett): realizado pelo côndilo de trabalho (Figura 23.13)
- Movimento de não trabalho (balanceio): realizado pelo côndilo de não trabalho ou de balanceio (Figura 23.13).

Nos movimentos de *circundação*, típicos durante a mastigação, ocorre uma mistura dos movimentos supracitados.

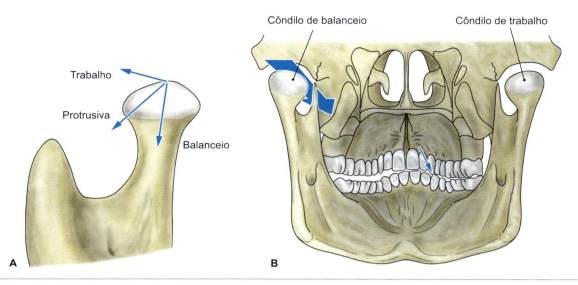

Figura 23.13 Movimentos de trabalho e de não trabalho: trajetórias excursivas possíveis para o côndilo mandibular, mostrando as trajetórias de trabalho, de não trabalho e protrusiva (**A**) e a mandíbula vista posteriormente, evidenciando os lados de trabalho e de não trabalho (**B**). A *seta maior* mostra a trajetória de não trabalho e a *seta menor* indica que apenas os caninos do lado de trabalho se contactam (guia canina).

Movimentos contactantes e não contactantes

Esta é outra maneira de classificar os movimentos mandibulares. Os *movimentos contactantes* são aqueles realizados com a manutenção de, pelo menos, um contato oclusal entre os arcos superior e inferior. Em geral, são obtidos nos movimentos de lateralidade e de protrusão. Já os *movimentos não contactantes* são aqueles em que não existe contato oclusal. Há necessidade de abertura bucal para realizá-los.

O estudo dos *movimentos contactantes* é importante, pois uma série de características normais de oclusão pode ser verificada. A seguir, estão descritas as principais observações desses movimentos, em lateralidade e em protrusão.

Movimentos contactantes do lado de trabalho

Nos movimentos de lateralidade, considera-se o lado de trabalho aquele para o qual a mandíbula se desloca na função mastigatória, mantendo contato entre as cúspides dos arcos antagonistas. O movimento realizado pelo côndilo do lado de trabalho é conhecido como *movimento de Bennett*.

Os movimentos são considerados como *desoclusão*, quando envolvem dentes anteriores; e *função*, quando envolvem dentes posteriores. Os principais movimentos contactantes observados no lado de trabalho são a desoclusão pelo canino, a função em grupo posterior e a desoclusão em grupo pelos caninos e pelos dentes anteriores.

GUIA CANINA OU DESOCLUSÃO PELO CANINO

Consiste em um modelo de relação no qual apenas os caninos do lado de trabalho se tocam durante este movimento contactante excêntrico, não ocorrendo toque dos dentes posteriores. É também conhecida como *guia canina* (Figura 23.14).

DESOCLUSÃO EM GRUPO

Ocorre quando os caninos se tocam junto com outros dentes anteriores (incisivo lateral e/ou incisivo central).

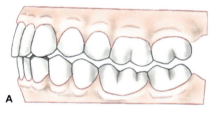

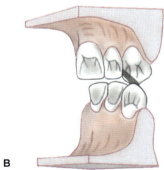

Figura 23.14 Guia canina ou desoclusão pelo canino. Vista vestibular: nota-se que apenas os caninos do lado de trabalho estão em contato (**A**); vista lingual: nota-se a trajetória da cúspide do canino inferior pela face lingual do canino superior (**B**).

FUNÇÃO EM GRUPO

A função em grupo caracteriza-se pelo contato entre as vertentes de cúspides dos caninos e pré-molares no lado de trabalho (*função em grupo parcial*) ou de caninos e todos os dentes posteriores (*função em grupo completa ou total*), durante o movimento contactante excêntrico, ou ainda somente pelos dentes posteriores, sem a participação dos caninos. Ocorre desoclusão no lado contralateral ou de não trabalho (Figura 23.15).

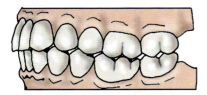

Figura 23.15 Função em grupo. Nota-se que, além do canino, mais dentes do lado de trabalho participam. No lado de não trabalho (balanceio), ocorre a desoclusão.

LATEROPROTRUSÃO

Consiste em um movimento realizado no lado de trabalho por meio do deslize anterolateral da mandíbula. É importante na reconstrução oclusal no que se refere à altura das cúspides. Quando as cúspides se tocam em tal movimento, devem fazê-lo suavemente.

Movimentos (não contactantes) do lado de não trabalho

Nos movimentos de lateralidade, no lado de não trabalho (balanceio), não deve haver contato oclusal. Ou seja, o movimento de não trabalho deve ser não contactante. Os contatos no lado de balanceio que impedem um movimento suave da mandíbula para o lado de trabalho devem ser considerados *interferências oclusais*, principalmente quando chegam ao ponto de impedir o contato no lado de trabalho. Os contatos em balanceio têm grande possibilidade de causar maior mobilidade dental.

Movimentos contactantes em protrusão

GUIA ANTERIOR OU GUIA PROTRUSIVA

Esse é o termo empregado para o movimento contactante de protrusão, no qual ocorre um deslize dos dentes inferiores anteriores pela concavidade palatina dos superiores anteriores, o que leva à desoclusão progressiva dos dentes posteriores (Figura 23.16).

TOPO A TOPO

Ao final do movimento da guia anterior, pode-se estabelecer uma relação entre os incisivos denominada topo a topo, na qual as margens incisais dos incisivos superiores contactam as dos inferiores. Aqui, também ocorre a desoclusão dos dentes posteriores. Algumas pessoas têm o hábito funcional de deslocar a mandíbula para essa posição, a fim de cortar o alimento (Figura 23.17).

PROTRUSÃO MÁXIMA

Quando o movimento contactante de protrusão ultrapassa a posição de topo a topo, indo até a protrusão máxima, ocorre trespasse dos incisivos inferiores com relação aos superiores. Tal movimento é utilizado pelo profissional para avaliar sintomas da ATM, mas não adotado em função mastigatória normal.

Movimentos bordejantes e intrabordejantes

Essa é outra maneira de classificar os movimentos mandibulares. Os *movimentos bordejantes* ou *movimentos limite* são aqueles em que a mandíbula alcança suas posições limite em qualquer direção, o que exige o máximo da ação muscular, ligamentar e articular. Os *movimentos intrabordejantes* são aqueles executados dentro dos limites dos movimentos bordejantes da mandíbula. Ou seja, são os realizados rotineiramente, que não exigem ação máxima dos componentes do sistema mastigatório.

Envelope de Posselt

O envelope de Posselt é uma representação gráfica dos movimentos bordejantes e intrabordejantes da mandíbula nos três planos espaciais (Figura 23.18). Deve-se imaginar que um lápis foi colocado entre os incisivos centrais inferiores de um paciente. Então, pede-se que ele execute os movimentos mandibulares possíveis, partindo da posição de repouso e terminando em fechamento em MIH. Os traçados realizados por esse lápis nos

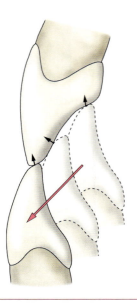

Figura 23.16 Guia anterior.

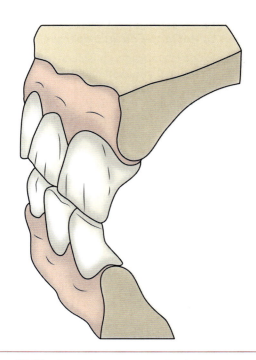

Figura 23.17 Relação de topo a topo (final da guia anterior).

planos sagital, frontal e transversal são registrados. Os pontos mais externos marcados são unidos, constituindo, então, os movimentos limite (bordejantes), naquele plano. A figura tridimensional obtida pela marcação nos três planos espaciais constitui o "envelope de Posselt". Tal envelope foi descrito com detalhes no Capítulo 3, *Junturas do Crânio e Articulação Temporomandibular*. Os movimentos mais frequentemente realizados, sobretudo durante a mastigação, localizam-se no interior desse envelope, sendo chamados de movimentos intrabordejantes (Figura 23.18).

Contatos oclusais

No estudo do relacionamento dos dentes superiores com os inferiores, os contatos oclusais precisam ser estudados em detalhes. É necessário conceituar-se as cúspides de suporte, bem como a maneira pela qual elas contactam os dentes antagonistas.

Cúspides de suporte ou de contenção cêntrica

As cúspides de contenção cêntrica são aquelas que ocluem com as cristas marginais e vertentes (planos inclinados) e as fossas centrais ou principais das faces oclusais opostas (Figura 23.19). Assim são as: (1) *cúspides palatinas* dos molares e pré-molares superiores e (2) *cúspides vestibulares* dos molares e pré-molares inferiores. Seus contatos com as superfícies oclusais devem ser estáveis. Elas são responsáveis pela manutenção da *dimensão vertical de oclusão*.

Tipos de contatos oclusais

Relações cúspide/fossa ou dente/dente

Ocorrem quando existe contato entre a cúspide de suporte e uma fossa no dente oposto. Mostra-se um modo de contato oclusal bastante frequente e estável. O ideal é que esse contato se estabeleça em três pontos, nos planos inclinados das vertentes

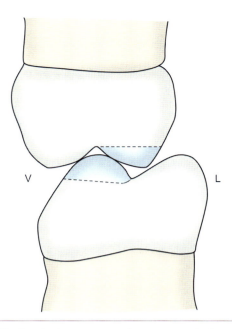

Figura 23.19 Cúspide de suporte ou de contenção (palatinas superiores e vestibulares inferiores).

internas e externas das cúspides, quando ocorre o chamado *tripoidismo*. Dessa maneira, a cúspide fica bastante estável na fossa (Figura 23.20A).

Relações cúspide/crista marginal ou dente/dois dentes

Neste caso, ocorre contato entre uma cúspide e as cristas marginais mesial e distal de dois dentes adjacentes (Figura 23.20B). Também é uma forma frequente de contato oclusal, sobretudo nos dentes posteriores.

Facetas de desgaste fisiológicas

Consistem em desgastes observados na superfície de esmalte dos dentes, como resultado do uso funcional. São a evidência do contato dentário durante a mastigação. Quando observadas nas vertentes de trabalho, indicam certa harmonia na orientação espacial.

Variações de contatos oclusais

Cúspide penetrante

É uma alteração de contato oclusal, em que a cúspide toca no sulco interdentário dos dentes antagonistas, levando ao efeito de cunha e abrindo o contato entre os dentes antagonistas nas faces interproximais (Figura 23.21).

Relação ponta de cúspide à vertente oposta

Quando não ocorre tripoidismo, uma cúspide pode contactar lateralmente uma vertente oposta. Isso resulta em distribuição de forças com vetores também horizontais, que são deletérios. Deve-se tentar restabelecer o tripoidismo, a fim de evitar as forças horizontais (Figura 23.22A).

Relação vertente-vertente

Às vezes, grande parte de uma vertente contacta grande parte da oposta, estabelecendo-se áreas de contato oclusal, em vez de pontos. Ocorrem interferências laterais e tensão, devendo ser corrigidos (Figura 23.22B).

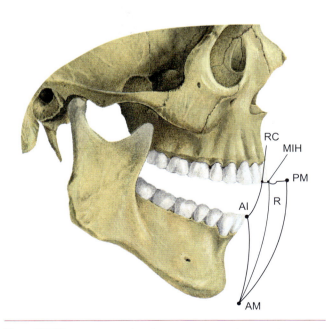

Figura 23.18 Movimentos bordejantes registrados no plano sagital. RC: relação cêntrica; MIH: máxima intercuspidação habitual; PM: protrusão máxima; R: repouso; AI: abertura inicial; AM: abertura máxima.

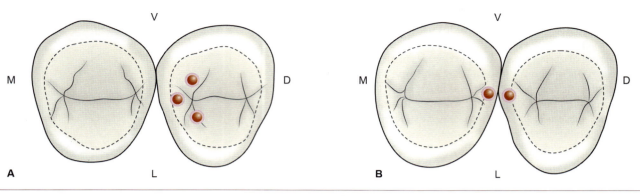

Figura 23.20 Tipos de contatos oclusais: cúspide/fossa ou dente/dente, notando-se três pontos de contato (*tripoidismo*) (**A**) e cúspide/crista marginal ou dente/dois dentes, notando apenas dois pontos de contato, um em cada crista marginal (**B**).

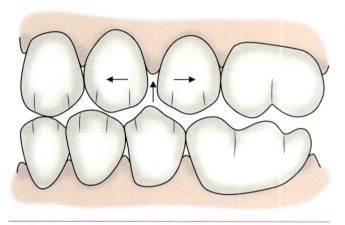

Figura 23.21 Uma das variações de contatos oclusais, a cúspide penetrante, que abre o contato entre os dentes antagonistas.

Relação topo a topo

Ocorre quando as cúspides de mesmo nome se contactam por meio de seus ápices (p. ex., vestibulares com vestibulares). É uma variação de contato oclusal que, em geral, precisa ser corrigida ortodonticamente (Figura 23.22C).

Facetas de desgaste parafuncionais

Hábitos parafuncionais, como o bruxismo excêntrico (hábito de ranger os dentes), produzem facetas de desgaste atípicas. As pontas de cúspides dos caninos superiores são mais comumente afetadas. Desgastes mais graves, acometendo dentes anteriores e posteriores, podem ser observados em casos mais avançados.

Oclusão ideal

A oclusão ideal é aquela em que estão presentes todos os dentes permanentes ocluindo de maneira saudável, estável e agradável, com variações na posição dentro dos limites normais. Ela não é exatamente uma oclusão perfeita, mas devem existir oclusão cúspide-fossa ideal, contatos proximais adequados, saúde periodontal e integridade da articulação temporomandibular.

Chaves de oclusão de Andrews

Andrews (1972) estabeleceu regras para uma oclusão normal, as quais se tornaram referências para a finalização dos tratamentos ortodônticos. Ele organizou didaticamente, do ponto de vista morfológico, as seis chaves da oclusão, descritas adiante.

Chave I | Relação interarcos

- A cúspide mesiovestibular do primeiro molar superior permanente oclui no sulco mesiovestibular do primeiro molar inferior permanente (Figura 23.23A-2)
- A crista marginal distal do primeiro molar superior oclui com a crista marginal mesial do segundo molar inferior (Figura 23.23A-1)
- A cúspide mesiolingual do primeiro molar superior oclui na fossa central do primeiro molar inferior (Figura 23.23B)
- A cúspide vestibular dos pré-molares superiores mantém uma relação cúspide-ameia com os pré-molares inferiores (Figura 23.23A-3)
- As cúspides linguais dos pré-molares superiores buscam uma relação cúspide-fossa com os pré-molares inferiores
- O canino superior tem uma relação cúspide-ameia com o canino e o primeiro pré-molar inferiores. A ponta de sua cúspide apresenta-se ligeiramente mesial à ameia (Figura 23.23C)
- Os incisivos superiores sobrepõem-se aos incisivos inferiores com as linhas médias das arcadas coincidentes.

Chave II | Angulação da coroa

Todas as coroas apresentam uma angulação positiva (para mesial). Os terceiros molares não foram avaliados, por nem sempre estarem presentes. A angulação dos segundos molares superiores torna-se positiva somente após sua irrupção completa (Figura 23.24).

Chave III | Inclinação da coroa

- A maior parte dos incisivos superiores apresenta uma inclinação para vestibular. As inclinações das coroas dos incisivos centrais superiores são mais acentuadas que as dos laterais superiores. Os incisivos inferiores têm uma inclinação ligeiramente lingual (Figura 23.25)
- Os caninos e os pré-molares têm inclinações para lingual e muito semelhantes. As inclinações dos primeiros e segundos molares superiores também são para lingual e semelhantes, sendo ligeiramente mais inclinadas do que as dos caninos e pré-molares (Figura 23.25)
- As inclinações das coroas dos dentes inferiores são progressivamente mais para lingual desde os incisivos até os segundos molares (Figura 23.25).

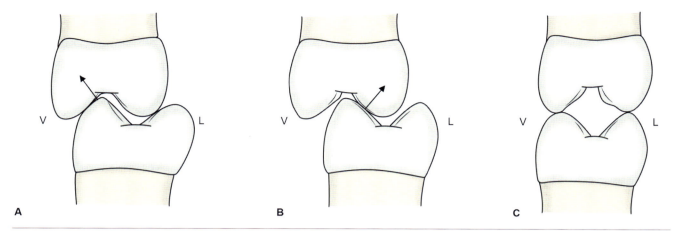

Figura 23.22 Variações de contatos oclusais: ponta de cúspide à vertente oposta (**A**), vertente/vertente (**B**) e topo a topo (**C**).

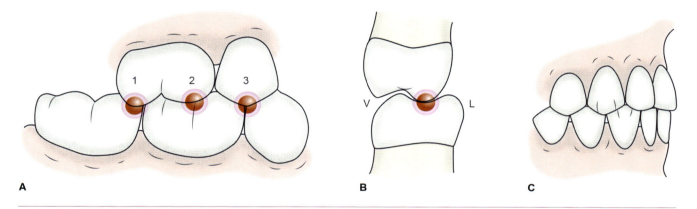

Figura 23.23 Chaves de oclusão de Andrews (1972). **A.** Em *1*, a crista marginal distal do primeiro molar superior oclui com a crista marginal mesial do segundo molar inferior, em *2* a cúspide mesiovestibular do primeiro molar superior permanente oclui no sulco mesiovestibular do primeiro molar inferior permanente, e em *3* a cúspide vestibular dos pré-molares superiores mantém uma relação cúspide-ameia com os pré-molares inferiores. **B.** A cúspide mesiolingual do 1º molar superior oclui na fossa central do primeiro molar inferior. **C.** O canino superior tem uma relação cúspide-ameia com o canino e o primeiro pré-molar inferiores; a ponta de sua cúspide apresenta-se ligeiramente mesial à ameia.

Chave IV | Rotações
O arco dental não deve apresentar dentes girados, com rotações.

Chave V | Contatos justos
Os pontos de contatos devem ser justos, exceto se houver discrepância no diâmetro mesiodistal da coroa.

Chave VI | Curva de Spee
A curva de Spee apresenta profundidade que varia de um plano raso até uma superfície ligeiramente côncava.

Oclusão funcional ideal
A oclusão não deve ser avaliada somente do ponto de vista estático. Assim, convém ser analisada do ponto de vista funcional. A *oclusão funcional ideal* oferece condições mais favoráveis e maior estabilidade do sistema estomatognático para grande parte dos pacientes, apresentando as seguintes características:

- Côndilos centrados na cavidade articular
- Contatos homogêneos e simultâneos de todos os dentes posteriores, com contatos mais leves nos dentes anteriores
- Guia canina ou em grupo
- Guia anterior
- Todos os contatos dentários exercem carga axial a partir das cargas oclusais
- Ausência de contatos prematuros e interferências oclusais.

Alterações da oclusão
Classificação das maloclusões
A referência mais utilizada em odontologia para classificar as maloclusões é a de Angle (1899). O autor baseou seu estudo nas relações anteroposteriores entre a maxila e a mandíbula. Seu sistema não considera as discrepâncias nos planos vertical ou lateral, deixando de informar problemas como sobremordida e atresia dos arcos. Tal classificação é a mais tradicional e mais prática – portanto, muito usada.

Classe I ou neutroclusão
É um tipo de maloclusão em que a cúspide mesiovestibular do primeiro molar permanente superior oclui no sulco mesiovestibular do primeiro molar permanente inferior (Figura 23.26B).

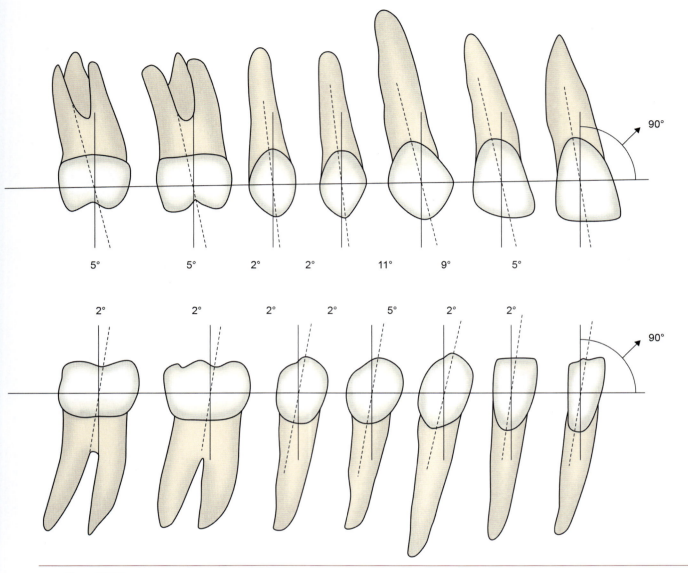

Figura 23.24 Chaves de oclusão de Andrews (1972). Angulação da coroa: as coroas apresentam uma angulação para mesial.

Deve-se ressaltar que outras alterações de posicionamentos dentários podem estar presentes, mantendo-se tal relacionamento de molares, uma vez que a classificação de Angle implica a existência de alguma maloclusão. Geralmente, os pacientes portadores de maloclusão de classe I apresentam perfil facial harmonioso.

Classe II ou distoclusão

Há uma relação distal do arco dentário inferior com relação ao superior. O sulco mesiovestibular do primeiro molar inferior está distalizado com relação à cúspide mesiovestibular do primeiro molar superior. Geralmente, os pacientes apresentam perfil convexo com bases ósseas normais ou alteradas por protrusão maxilar e/ou retrusão mandibular (Figura 23.26A). Subdivide-se nas classificações a seguir.

DIVISÃO 1

Consiste na distoclusão em que os incisivos superiores estão inclinados para vestibular. Clinicamente, os pacientes apresentam maior trespasse horizontal, curva de Spee acentuada, arco superior transversalmente atrésico e desequilíbrio da musculatura (Figura 23.27A e B).

DIVISÃO 2

Consiste na distoclusão em que os incisivos centrais superiores estão verticalizados ou lingualizados, e os laterais se inclinam para vestibular (Figura 23.27C e D). Clinicamente, os pacientes apresentam maior trespasse vertical.

Quando a classe II ocorre unilateralmente, é considerada uma subdivisão, esquerda ou direita, dependendo do lado acometido.

Classe III ou mesioclusão

Há uma relação mesial do arco dentário inferior com relação ao superior. O sulco mesiovestibular do primeiro molar inferior permanente está mesializado com relação à cúspide mesiovestibular do primeiro molar permanente superior. O perfil facial observado nesses pacientes costuma ser côncavo, com bases ósseas normais ou alteradas, com retrusão da maxila e/ou protrusão da mandíbula (Figura 23.26C).

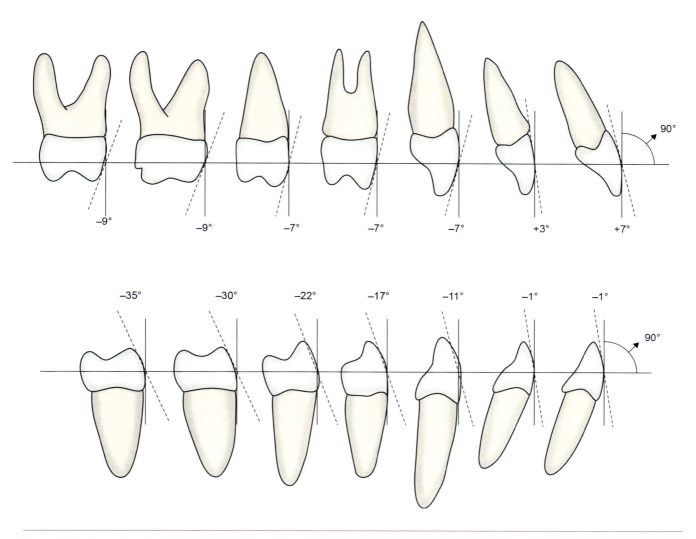

Figura 23.25 Chaves de oclusão de Andrews (1972). Inclinação da coroa: em geral, as coroas inclinam-se para lingual, exceto nos incisivos superiores. Nos dentes inferiores, a inclinação lingual aumenta progressivamente em direção aos dentes posteriores.

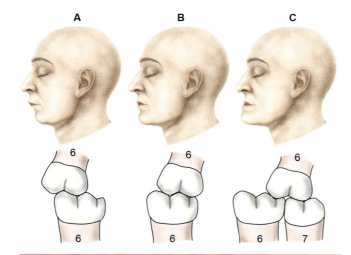

Figura 23.26 Classificação de maloclusões de Angle (1899). Classe II ou distoclusão (**A**), classe I ou neutroclusão (**B**) e classe III ou mesioclusão (**C**).

Classificação dos dentes pelo mau posicionamento individual

Lischer (1912) descreveu uma classificação segundo o posicionamento de dentes individualmente. A classificação consiste em se acrescentar o sufixo "-versão" à palavra que indica a direção de posicionamento do dente:

- Mesioversão: mesialização com relação à posição normal
- Distoversão: distalização com relação à posição normal
- Linguoversão: lingualização com relação à posição normal
- Labioversão ou bucoversão: direcionado para o lábio ou a bochecha
- Infraversão: acima da linha oclusal na maxila e abaixo na mandíbula
- Supraversão: acima da linha oclusal na mandíbula e abaixo na maxila
- Axiversão: inclinação axial incorreta
- Giroversão: girado em torno de seu eixo
- Transversão: ordem trocada no arco (transposição).

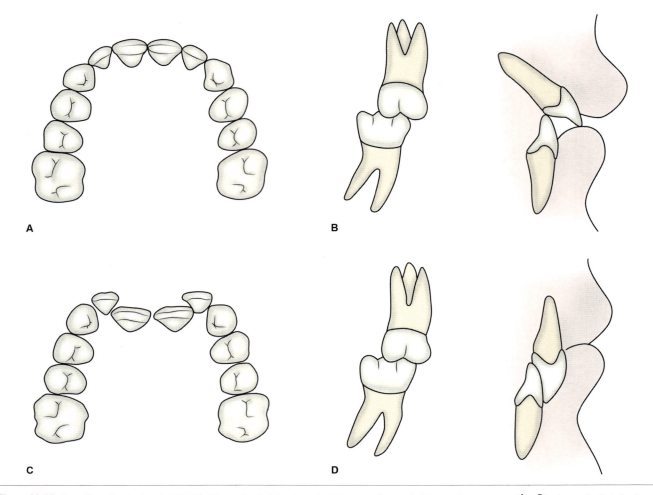

Figura 23.27 Classificação de Angle (1899). Classe II, divisão 1: os incisivos estão em labioversão extrema (**A** e **B**); classe II, divisão 2: os incisivos centrais superiores estão em linguoversão e os laterais inclinam-se para vestibular ou para mesial (**C** e **D**).

Perda ou ausência de dentes

A ausência de dentes no arco pode interferir na harmonia oclusal, o que acarreta efeitos indesejáveis, como migração dentária dos dentes vizinhos, extrusão do antagonista, abertura de contato interproximal, problemas periodontais e mobilidade dentária (Figura 23.28).

Interferências oclusais

Também conhecidas como contatos inconscientes ou interferências oclusais, ocorrem quando há um contato que desloca a mandíbula de RC para MIH. Podem ainda existir outros contatos em lateralidade ou protrusão.

Não importando a localização, as prováveis consequências são o aumento no tônus muscular e a incidência das forças mastigatórias em desarmonia com as superfícies oclusais.

Sobremordida e sobressaliência

Estão diretamente relacionadas com o desenvolvimento da oclusão e da função. O grau de sobremordida ou *overbite* está relacionado com a extrusão ou não dos incisivos, as alterações de padrão de crescimento, os movimentos funcionais da mandíbula e outros fatores. A *sobremordida profunda* ocorre quando há sobreposição vertical excessiva dos incisivos. A sobremordida profunda pode ser resultado de sequência de

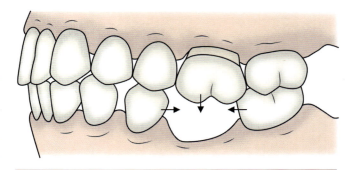

Figura 23.28 Perda ou ausência dental, causando migração de dentes.

erupção alterada, de dimensão vertical posterior alterada e de consequente extrusão dos incisivos superiores e inferiores, padrões horizontais de crescimento e outros fatores.

Alterações da sobressaliência ou *overjet* estão relacionadas com a formação óssea maxilar, a deficiência mandibular, a inclinação dos incisivos superiores ou inferiores ou a outros fatores. Quando a sobressaliência é maior, o paciente tem dificuldade de selamento labial (ausência de contato entre os lábios em repouso). A sobressaliência também pode estar reduzida, como nos pacientes com relação de topo entre os incisivos superiores e inferiores, ou na mordida cruzada anterior.

Mordida aberta

Há mordida aberta quando não ocorre contato dentário entre os dentes superiores e inferiores em determinada área. Pode apresentar componentes dentários e/ou esqueléticos. Em geral, a *mordida aberta anterior* apresenta alterações dentárias causadas por hábitos nocivos, como a sucção não nutritiva (p. ex., chupeta e dedos), que impede a erupção apropriada dos dentes anteriores. As mordidas abertas esqueléticas são causadas por padrões de crescimento verticais, associadas a dimensões verticais aumentadas (Figura 23.29). A *mordida aberta posterior* é de frequência bem menor que a anterior, estando, normalmente, relacionada com hábitos nocivos (p. ex., uso de cachimbo).

Mordida cruzada

A mordida cruzada ocorre quando a relação normal vestibulolingual, ou transversal, entre os arcos superior e inferior sofre alteração. Normalmente, a mordida cruzada está relacionada com o hipodesenvolvimento (ou atresia) da maxila ou ao hiperdesenvolvimento da mandíbula, ou seja, por discrepâncias no crescimento ósseo, sendo classificada como

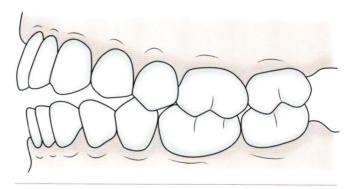

Figura 23.29 Mordida aberta anterior.

mordida cruzada esquelética. Contudo, a mordida cruzada pode ser causada por alterações na erupção dentária e sem discrepâncias ósseas, sendo chamada de *mordida cruzada dental*. A mordida cruzada pode ser *anterior* (Figura 23.30A) ou *posterior* (Figura 23.30B), podendo esta última ser unilateral ou bilateral. A *mordida cruzada posterior unilateral* pode ser esquelética ou funcional, sendo esta última uma adaptação funcional com desvio da mandíbula para um dos lados, de modo a aumentar o conforto oclusal.

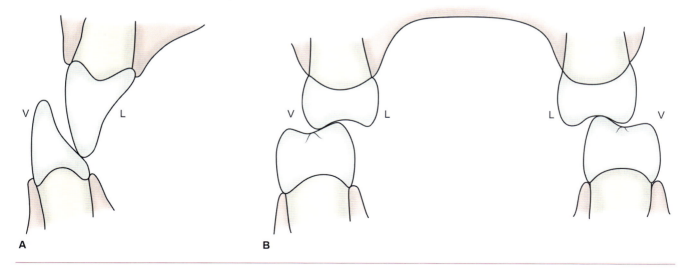

Figura 23.30 Mordida cruzada: anterior (**A**) e posterior bilateral (**B**).

Anatomia Aplicada à Imaginologia Craniofacial

Fernanda Cardoso Fonseca • Luciana Cardoso Fonseca Terzis

Introdução

O uso dos exames imaginológicos na odontologia é de fundamental importância para complementar a avaliação clínica da região craniofacial. Os principais exames utilizados são: radiografias intra e extrabucais, tomografia computadorizada (TC) e ressonância magnética (RM).

Nas radiografias intra e extrabucais e na TC, obtém-se a imagem pela atenuação ou pela absorção do feixe de raios X por meio de um tecido. Já na RM, a imagem é formada pelos sinais de ressonância de alguns átomos, principalmente do hidrogênio. As imagens radiográficas e de TC são mais indicadas no estudo dos tecidos duros e as imagens da RM, para os tecidos moles.

O conhecimento das estruturas anatômicas craniofaciais e de seus aspectos imaginológicos pode ser aplicado na avaliação dos padrões de normalidade das variações anatômicas e alterações patológicas.

Na imagem radiográfica, detectam-se estruturas com variação das tonalidades de preto, cinza e branco. Os corpos que têm pouca ou nenhuma resistência à passagem dos raios X apresentam imagens denominadas radiolúcidas (tonalidades de preto e graus de cinza), e aqueles corpos que oferecem resistência à passagem dos raios X, de imagens radiopacas (tonalidade de branco).

As estruturas anatômicas variam de forma, tamanho, densidade e posição em diferentes indivíduos e em um mesmo indivíduo, com relação ao lado direito e ao lado esquerdo. O grau de radiopacidade e radiolucidez das imagens varia de um indivíduo para o outro e em uma mesma pessoa de um lado para o outro.

Técnicas radiográficas intrabucais

As técnicas radiográficas intrabucais são aquelas em que se coloca o filme no interior da boca. Essas radiografias registram os dentes (coroas e raízes), o osso circunjacente e as estruturas anatômicas da região radiografada. As técnicas radiográficas intrabucais são classificadas em periapical, interproximal (*bite-wing*) e oclusal.

Radiografia periapical

A radiografia periapical avalia o ápice das raízes dos dentes e o tecido circunjacente que o rodeia (Figuras 24.1 e 24.2). Essa técnica radiográfica é indicada para:

- Avaliação de forma, comprimento e número das coroas e raízes
- Estudo das relações anatômicas entre os dentes decíduos e permanentes (cronologia da erupção dentária)
- Pesquisa de corpos estranhos

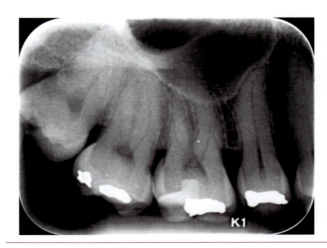

Figura 24.1 Radiografia periapical da região dos molares superiores.

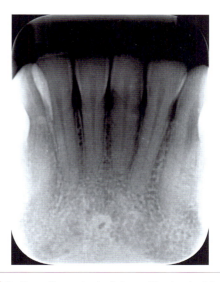

Figura 24.2 Radiografia periapical da região dos incisivos inferiores.

- Verificação da relação entre os dentes impactados e as estruturas adjacentes
- Avaliação das alterações do órgão dentário (cáries, nódulos pulpares, reabsorções dentinárias, fraturas radiculares e cororradiculares)
- Avaliação das alterações periodontais (reabsorções do osso alveolar)
- Avaliação das alterações no periápice
- Avaliação das anomalias dentárias
- Avaliação da relação osteointegração dos implantes dentários com o osso alveolar.

Radiografia interproximal

A radiografia interproximal avalia a imagem de coroas, porção cervical das raízes e cristas ósseas alveolares dos dentes superiores e inferiores em cada aquisição (Figuras 24.3 e 24.4). Esta técnica radiográfica é indicada para:

- Avaliação do tamanho e da forma da câmara pulpar
- Pesquisa de cáries interproximais, oclusais e reincidentes
- Avaliação da adaptação marginal das restaurações
- Avaliação periodontal (reabsorção das cristas ósseas alveolares e existência de cálculos interproximais).

Radiografia oclusal

A radiografia oclusal é um exame realizado para visualizarmos áreas maiores da maxila e da mandíbula (Figura 24.5). Esta técnica radiográfica é indicada para:

- Complementação das radiografias periapicais
- Estudo de grandes áreas patológicas
- Pesquisa de raízes residuais ou dentes inclusos
- Avaliação de fratura dos maxilares
- Pesquisa de cálculos salivares
- Avaliar e medir as mudanças de tamanho e forma dos maxilares
- Avaliação de fendas palatinas.

Anatomia radiográfica intrabucal

As estruturas anatômicas da maxila e da mandíbula foram divididas em regiões e considerando sua densidade.

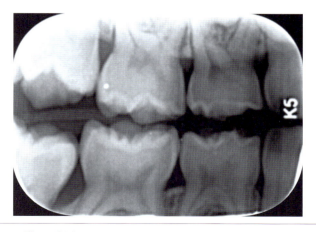

Figura 24.3 Radiografia interproximal (dentição mista).

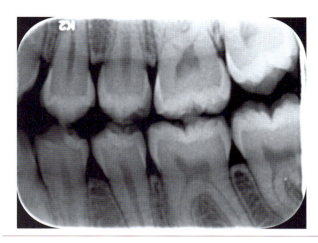

Figura 24.4 Radiografia interproximal (dentição permanente).

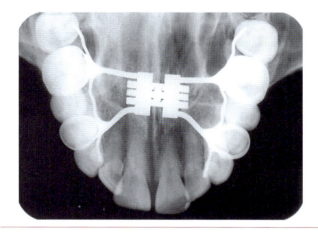

Figura 24.5 Radiografia oclusal total da maxila (controle da expansão palatina).

Maxila

Região anterior da maxila

As estruturas anatômicas com imagem *radiolúcida* (radiotransparente) são (Figuras 24.6 e 24.7):

- Fossa nasal
- Sutura palatina mediana (sutura intermaxilar)

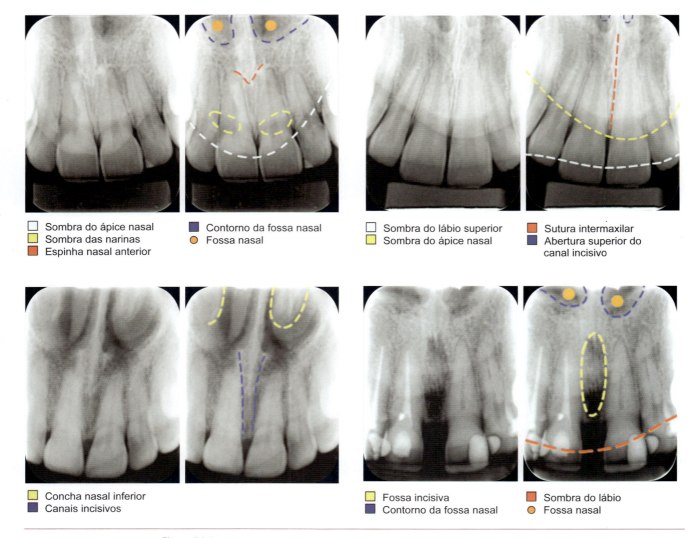

Figura 24.6 Radiografias periapicais da região dos incisivos centrais superiores.

- Fossa incisiva (forame incisivo)
- Canais incisivos
- Abertura superior dos canais incisivos
- Fosseta mirtiforme
- Sombra das narinas
- Canal nasolacrimal.

As estruturas anatômicas com imagem *radiopaca* são:

- Espinha nasal anterior
- Contorno da abertura piriforme
- Parede (limite) anterior do seio maxilar
- Y invertido (Y de Ennis, Y antral)
- Conchas nasais inferiores
- Septo nasal
- Sombra do lábio superior
- Sombra do ápice nasal.

Região posterior da maxila

As estruturas anatômicas com imagem *radiolúcida* (radiotransparente) (Figura 24.8) são:

- Seio maxilar
- Fossa nasal.

As estruturas anatômicas com imagem *radiopaca* são:

- Processo zigomático da maxila
- Osso zigomático
- Hâmulo pterigóideo
- Lâmina pterigóidea lateral
- Túber da maxila
- Processo coronoide da mandíbula
- Assoalho do seio maxilar
- Assoalho da fossa nasal.

Mandíbula

Região anterior da mandíbula

As estruturas anatômicas com imagem *radiolúcida* (radiotransparente) são (Figura 24.9):

- Foramina lingual
- Fosseta mentual (fossa mentual)
- Canais nutrícios.

A estruturas anatômicas com imagem *radiopaca* são:

- Protuberância mentual
- Espinha mentual (tubérculos geni)

Capítulo 24 • Anatomia Aplicada à Imaginologia Craniofacial   **363**

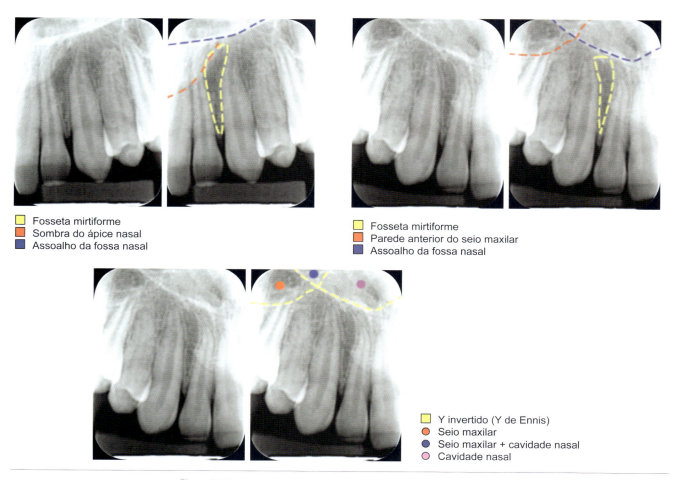

Figura 24.7 Radiografias periapicais da região do canino superior.

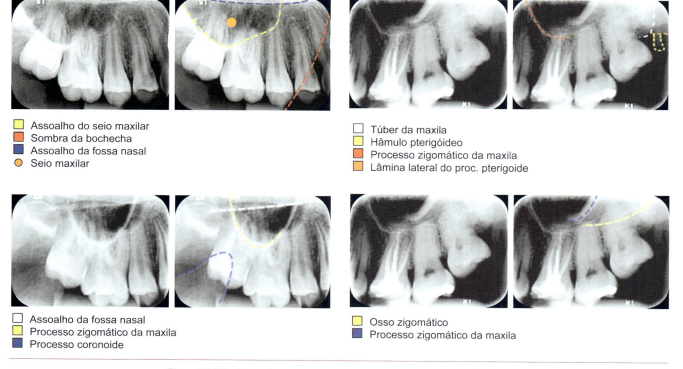

Figura 24.8 Radiografias periapicais da região dos molares superiores.

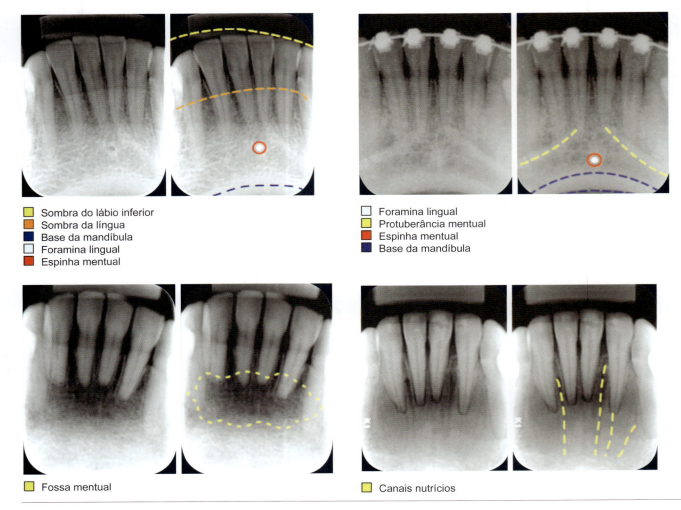

Figura 24.9 Radiografias periapicais da região dos incisivos inferiores.

- Base da mandíbula
- Sombra da língua
- Sombra do lábio.

Região posterior da mandíbula

As estruturas anatômicas com imagem *radiolúcida* (radiotransparente) são (Figura 24.10):

- Canal mandibular
- Fossa submandibular
- Forame mentual.

As estruturas anatômicas com imagem *radiopaca* são:

- Linha oblíqua (linha oblíqua externa)
- Linha milo-hióidea (linha oblíqua interna)
- Base da mandíbula.

Técnicas radiográficas extrabucais

As técnicas radiográficas extrabucais consistem em radiografias cujo filme é posicionado fora da cavidade bucal. São indicadas como exames complementares a radiografias intrabucais, avaliação do complexo craniofacial, pacientes com limitação da abertura de boca, náuseas, politraumatizados, delimitação de grandes áreas patológicas, calcificações em tecidos moles, mensurações antropométricas, entre outros. Na odontologia, as técnicas extrabucais mais utilizadas são a radiografia panorâmica; a telerradiografia lateral ou cefalométrica lateral (norma lateral); a telerradiografia frontal (posteroanterior – PA); a posteroanterior dos seios maxilares ou projeção de Waters (norma frontal); a submentovértex ou projeção de Hirtz (norma axial); e a transcraniana da articulação temporomandibular (ATM).

Radiografia panorâmica

As estruturas mais bem demonstradas são maxila, mandíbula, ossos da face, espaço aéreo da oro e nasofaringe. A radiografia panorâmica é a técnica extrabucal mais solicitada em odontologia. Entre as suas indicações estão a ampla visão do complexo maxilomandibular, avaliação da relação dos dentes decíduos e permanentes, posicionamento dos terceiros molares inclusos/impactados, estudo das anomalias dentárias, extensão das lesões patológicas e alterações metabólicas e diagnóstico de fraturas mandibulares e da ATM. É também o exame de escolha para pacientes com dificuldade de abertura da boca e com dificuldades na execução dos procedimentos intrabucais (Figuras 24.11 a 24.15).

Telerradiografia lateral (cefalométrica lateral)

Exame realizado em norma lateral tem como principais finalidades a avaliação ortodôntica e do crescimento craniofacial (Figura 24.16).

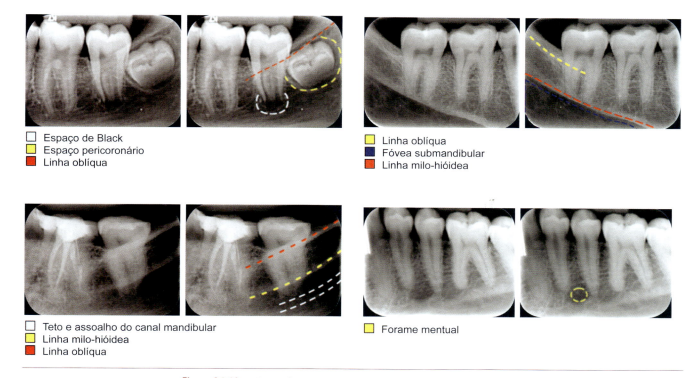

Figura 24.10 Radiografias periapicais da região dos molares inferiores.

Estruturas anatômicas | Figura 24.16

1. Espaço naso e orofaríngeo
2. Osso hioide
3. Coluna vertebral
4. Seio maxilar
5. Seio esfenoidal
6. Sela turca (sela túrcica)
7. Contorno da órbita
8. Palato duro
9. Assoalho da fossa nasal
10. Espinha nasal anterior
11. Espinha nasal posterior
12. Processo zigomático da maxila
13. Fossa pterigopalatina
14. Contorno da adenoide
15. Cabeça da mandíbula
16. Base da mandíbula
17. Canal mandibular
18. Sínfise (corticais externa e interna)
19. Palato mole
20. Meato acústico externo
21. Perfil mole
22. Ossos nasais
23. Osso frontal
24. Processo coronoide
25. Fossa mandibular
26. Eminência articular.

Telerradiografia frontal posteroanterior (PA)

A telerradiografia em norma frontal tem indicação na avaliação das assimetrias faciais (ortodontia e cirurgia ortognática) e avaliação de patologias intraósseas (Figura 24.17).

Radiografia posteroanterior para os seios maxilares (projeção de Waters)

Técnica extrabucal utilizada na avaliação dos seios paranasais (sinusopatias) e fraturas do terço médio da face (Figura 24.18).

Estruturas anatômicas | Figuras 24.17 e 24.18

1. Sutura sagital
2. Sutura coronal
3. Cabeça da mandíbula
4. Seio frontal
5. Órbita
6. Porção petrosa do temporal
7. Porção mastoide do temporal
8. Maxila
9. Mandíbula
10. Processo coronoide
11. Vértebra atlas
12. Processo condilar da vértebra áxis
13. Seio esfenoidal
14. Crista etmoidal
15. Asa menor do esfenoide
16. Face escamozigomática da asa maior do esfenoide (linha inominada)
17. Seio maxilar
18. Margem infraorbital
19. Osso zigomático
20. Fossa nasal
21. Septo nasal
22. Forame mentual
23. Canal mandibular
24. Ângulo da mandíbula
25. Ramo ascendente da mandíbula.

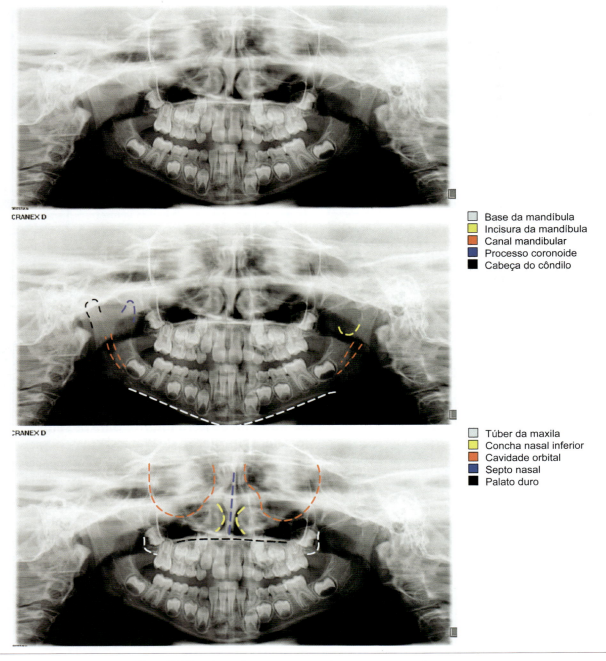

Figura 24.11 Radiografias panorâmicas de uma criança na dentição mista.

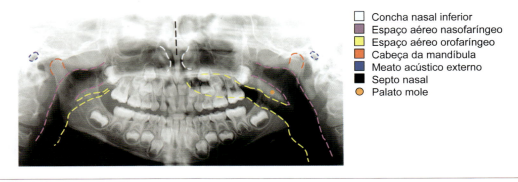

Figura 24.12 Radiografia panorâmica de uma criança com dentição mista.

Capítulo 24 • Anatomia Aplicada à Imaginologia Craniofacial

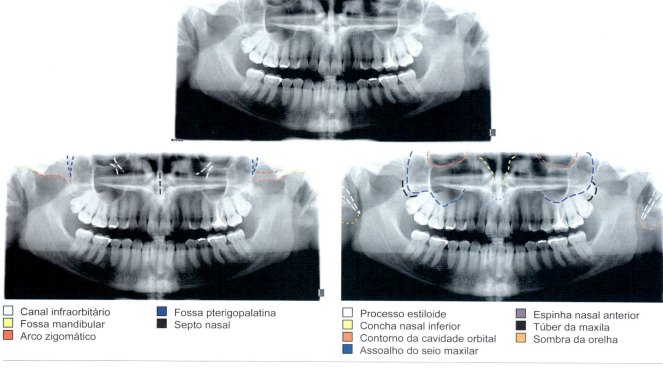

- ☐ Canal infraorbitário
- ☐ Fossa mandibular
- ☐ Arco zigomático
- ☐ Fossa pterigopalatina
- ☐ Septo nasal
- ☐ Processo estiloide
- ☐ Concha nasal inferior
- ☐ Contorno da cavidade orbital
- ☐ Assoalho do seio maxilar
- ☐ Espinha nasal anterior
- ☐ Túber da maxila
- ☐ Sombra da orelha

Figura 24.13 Radiografias panorâmicas de um adulto (notar a ausência dos terceiros molares inferiores).

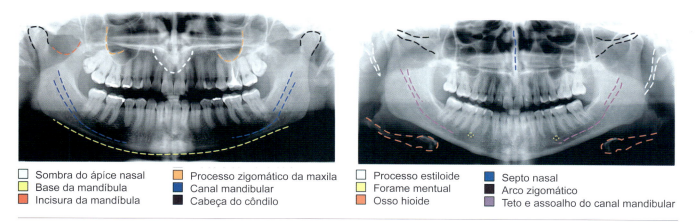

- ☐ Sombra do ápice nasal
- ☐ Base da mandíbula
- ☐ Incisura da mandíbula
- ☐ Processo zigomático da maxila
- ☐ Canal mandibular
- ☐ Cabeça do côndilo
- ☐ Processo estiloide
- ☐ Forame mentual
- ☐ Osso hioide
- ☐ Septo nasal
- ☐ Arco zigomático
- ☐ Teto e assoalho do canal mandibular

Figura 24.14 Radiografias panorâmicas de um adulto.

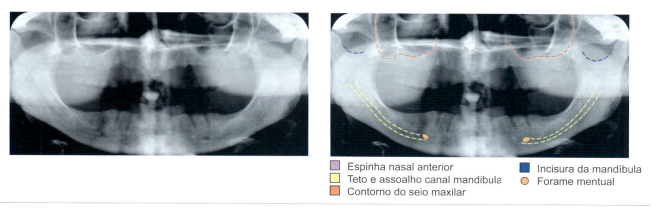

- ☐ Espinha nasal anterior
- ☐ Teto e assoalho canal mandibula
- ☐ Contorno do seio maxilar
- ☐ Incisura da mandíbula
- ● Forame mentual

Figura 24.15 Radiografias panorâmicas de um paciente edêntulo.

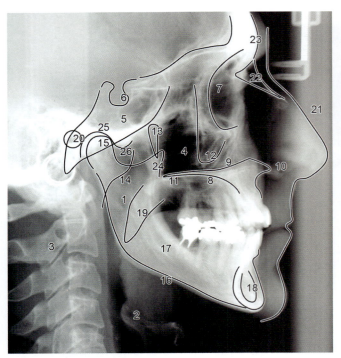

Figura 24.16 Telerradiografia lateral.

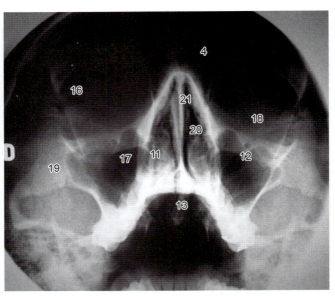

Figura 24.18 Radiografia de Waters.

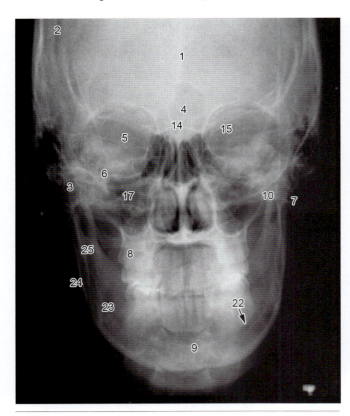

Figura 24.17 Telerradiografia frontal.

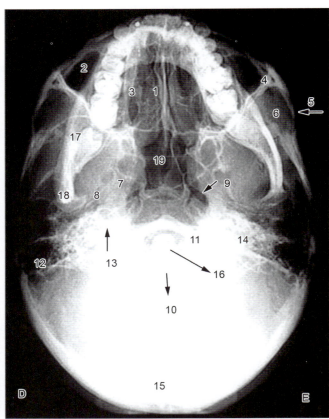

Figura 24.19 Radiografia de Hirtz.

Radiografia submentovértex (projeção de Hirtz)

A radiografia submentovértex é realizada em norma axial e tem como indicação principal a verificação da inclinação do longo eixo dos côndilos mandibulares e avaliação de fraturas no arco zigomático (Figura 24.19).

Estruturas anatômicas | Figura 24.19

1. Sutura intermaxilar
2. Seio maxilar
3. Parede lateral da cavidade nasal
4. Osso zigomático
5. Arco zigomático
6. Fossa temporal

7. Forame oval
8. Forame espinhoso
9. Forame lácero
10. Forame magno
11. Côndilo occipital
12. Células mastóideas
13. Canal carótico
14. Parte petrosa do temporal
15. Osso occipital
16. Dente do áxis
17. Mandíbula
18. Cabeça da mandíbula
19. Seio esfenoidal.

Radiografia da ATM (transcraniana)

A radiografia transcraniana é uma técnica que permite avaliação da morfologia e posicionamento das cabeças dos côndilos nos seus principais movimentos de excursão.

Estruturas anatômicas | Figura 24.20

1. Cabeça da mandíbula
2. Fossa mandibular
3. Eminência articular
4. Arco zigomático
5. Meato acústico externo
6. Células mastóideas
7. Processo estiloide.

Tomografia computadorizada

Introdução

O advento da tomografia computadorizada (TC), a partir de 1970, promoveu uma revolução na radiologia convencional, pois tornou possível a obtenção de cortes sem sobreposição entre as estruturas anatômicas e as alterações patológicas. É um método de exame não invasivo, de alta resolução, em que suas imagens são obtidas pela atenuação dos fótons de raios X na região avaliada, sem magnificação ou distorção geométrica da imagem. Com os avanços tecnológicos, a tomografia computadorizada por feixe cônico (TCFC) surgiu para suprir as necessidades da odontologia, apresentando significativa redução da dose de radiação em comparação com a TC convencional ou médica. Hoje, a TCFC é utilizada em todas as especialidades da odontologia.

Tomografia computadorizada

A aquisição de uma imagem de TCFC/TC origina cortes em segunda dimensão (2D-TC) em diferentes planos (axial, coronal, sagital, corte panorâmico e os transversais oblíquos ou parassagitais), além de reconstruções tridimensionais (3D-TC).

Estruturas anatômicas das tomografias 2D em cortes axiais | Figuras 24.21 a 24.24

1. Osso zigomático
2. Células mastóideas
3. Septo nasal
4. Pavilhão da orelha

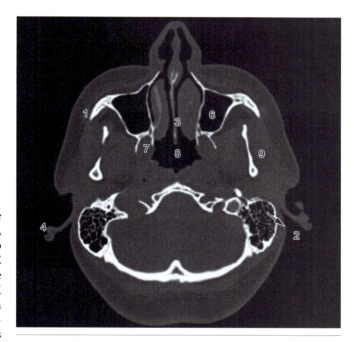

Figura 24.21 Corte axial (TC convencional).

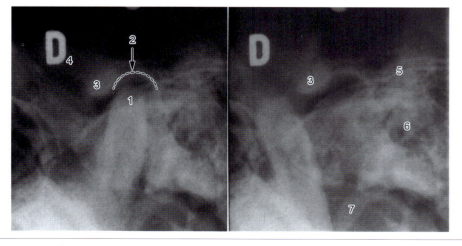

Figura 24.20 Radiografia transcraniana (boca fechada) e (boca aberta).

5. Maxila
6. Seio maxilar
7. Processo pterigoide do esfenoide
8. Nasofaringe
9. Mandíbula (ramo)
10. Forame incisivo
11. Sutura intermaxilar
12. Osso occipital
13. Espinha nasal anterior
14. Concha nasal inferior
15. Cabeça da mandíbula.

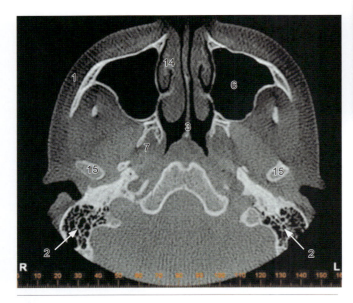

Figura 24.22 Corte axial (TCFC) passando pelos seios maxilares e cabeça da mandíbula.

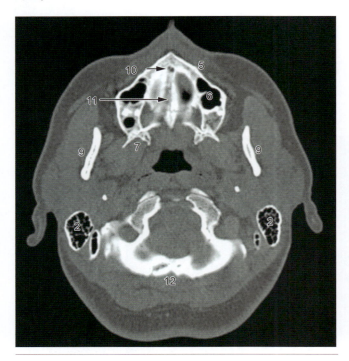

Figura 24.23 Corte axial (TC convencional) passando pelo palato ósseo.

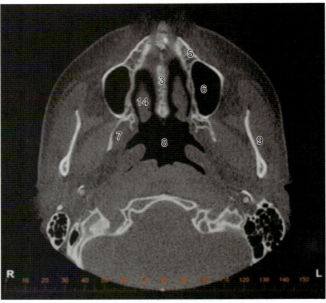

Figura 24.24 Corte axial (TCFC).

Estruturas anatômicas das tomografias 2D em cortes coronais | Figuras 24.25 a 24.27

1. Osso frontal
2. Células etmoidais
3. Teto da órbita
4. Sutura frontozigomática
5. Órbita
6. Osso zigomático
7. Concha nasal média
8. Concha nasal inferior
9. Meato nasal médio
10. Septo nasal
11. Assoalho da órbita

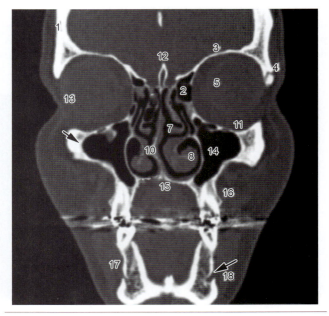

Figura 24.25 Corte coronal (TC convencional) passando pelos forames mentuais.

12. Crista etmoidal
13. Forame infraorbitário
14. Seio maxilar
15. Palato duro
16. Maxila
17. Mandíbula
18. Forame mentual.

Estruturas anatômicas dos cortes sagitais | Figuras 24.28 e 24.29

1. Maxila
2. Canal incisivo
3. Mandíbula
4. Osso frontal
5. Osso nasal
6. Esfenoide
7. Seio esfenoidal
8. Clivo
9. Hioide
10. Espinha nasal anterior
11. Cabeça da mandíbula
12. Processo coronoide
13. Meato acústico
14. Tubérculo articular
15. Fossa mandibular
16. Osso zigomático
17. Células mastóideas
18. Coluna cervical
19. Osso occipital.

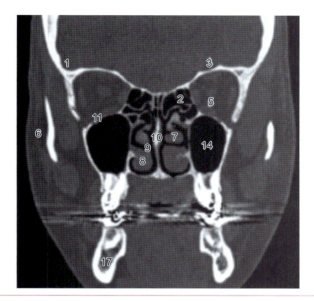

Figura 24.26 Corte coronal (TC convencional) passando pelos seios maxilares.

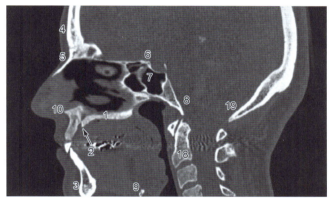

Figura 24.28 Corte sagital (TC convencional).

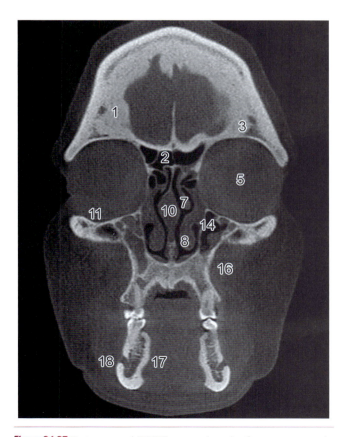

Figura 24.27 Corte coronal (TCFC) passando pelos forames mentuais.

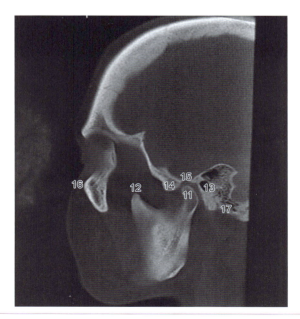

Figura 24.29 Corte sagital (TCFC) para a região da ATM.

Estruturas anatômicas do corte panorâmico e dos cortes transversais oblíquos (TCFC) | Figura 24.30

1. Canal mandibular
2. Forame mentual.

Estruturas anatômicas de uma reconstrução em 3D (vista frontal) | Figura 24.31

1. Osso frontal
2. Osso parietal
3. Fossa nasal
4. Maxila
5. Mandíbula
6. Forame mentual
7. Osso temporal – células mastóideas
8. Osso zigomático
9. Cavidade orbitária
10. Osso nasal.

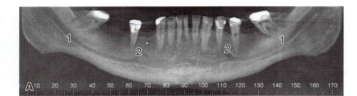
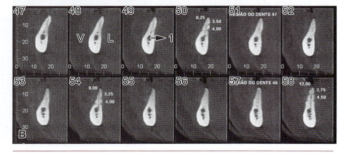

Figura 24.30 A. Corte panorâmico (TCFC). **B.** Cortes transversais oblíquos ou parassagitais referentes ao corte panorâmico (indicação para colocação de implante).

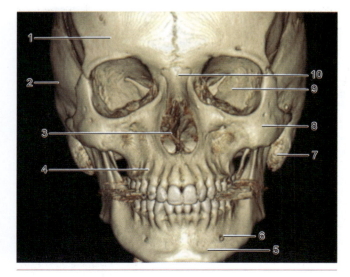

Figura 24.31 Reconstrução em 3D-TC.

Tomografias 3D para localizar dentes e patologias

As reconstruções em 3D baseadas em TCFC são muito úteis para a localização de dentes ou patologias intraósseas. A Figura 24.32 exemplifica tal aspecto: trata-se de um paciente sem os dentes caninos na arcada, os quais estão inclusos no palato. Fazendo-se a subtração óssea e deixando apenas a imagem dos dentes, é possível avaliar melhor a relação desses dentes inclusos com as raízes dos outros dentes. Isso é extremamente útil no planejamento cirúrgico destes casos, pois se evitam danos a raízes de dentes vizinhos.

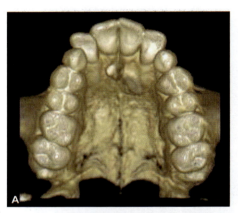
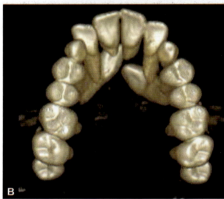

Figura 24.32 Reconstrução em 3D da maxila (TCFC). **A.** Vista oclusal inferior. **B.** Vista oclusal inferior com recurso de subtração óssea.

Ressonância magnética

Introdução

A ressonância magnética (RM) é uma técnica tomográfica que oferece alta definição dos tecidos moles. A obtenção de imagem por meio desse método ocorre através dos sinais de ressonância de alguns átomos do corpo quando eles interagem com ondas de radiofrequência (RF) em um campo magnético estático. O átomo de hidrogênio é o mais importante, sendo abundante na água e na gordura e constituindo dois terços de todos os átomos do corpo humano. A imagem da RM reflete a distribuição dos núcleos (prótons) de hidrogênio no corpo.

Nas imagens por RM, as estruturas anatômicas caracterizam-se por seu sinal de intensidade nas imagens ponderadas em T1, T2. Esses sinais podem ser descritos como altos (tonalidade branca), intermediários (tonalidade cinza) ou baixos (tonalidade preta), dependendo de seu brilho e de suas variações nos tons de cinza ou preto. As imagens obtidas indicam a composição de prótons do tecido. As imagens ponderadas em T1 possibilitam melhor diferenciação das estruturas anatômicas. Já nas imagens ponderadas em T2 podemos avaliar as alterações patológicas.

A RM é o exame de eleição para o estudo da ATM, sendo o único que possibilita a visualização do disco articular e dos tecidos moles circunjacentes, além de proporcionar informações do contorno do tecido ósseo. Para a região de cabeça e pescoço, citamos ainda outras indicações, como: avaliação de localização, tamanho e extensão das neoplasias de tecido mole; e avaliação de glândulas salivares, língua e assoalho bucal.

Várias vantagens são citadas para a utilização deste exame. São elas: não utilização da radiação ionizante, alta resolução do contraste dos tecidos moles com relação às estruturas adjacentes, o que demonstra o envolvimento de cortical e medula óssea, informação sobre conteúdo, obtenção de imagens multiplanares (axial, sagital e coronal – Figura 24.33), visualização dos vasos sanguíneos e linfonodos e método não invasivo – a não ser quando da injeção de contraste.

Como desvantagens da RM, podemos citar: maior tempo de exame, o que requer a colaboração do paciente; alto custo do exame e equipamentos; contraindicação para indivíduos com claustrofobia; portadores de marca-passo e de alguns tipos de clipes metálicos cerebrais e implantes, gravidez (primeiro trimestre) e dispneia intensa, além de sua imagem poder ainda ser afetada por materiais odontológicos.

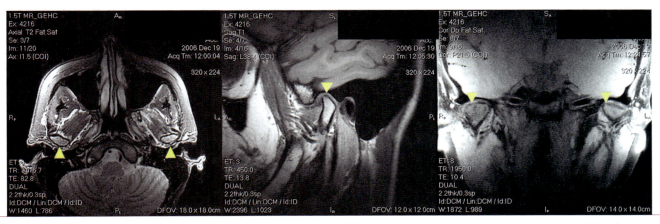

Figura 24.33 Ressonância magnética da região da ATM (cabeça da mandíbula – *pontas de seta amarelas*). Imagens multiplanares (axial, sagital e coronal). Fotos: Eduardo Carvalho Miranda.

Estruturas anatômicas | Figuras 24.34 a 24.36

1. Seio maxilar
2. Cabeça da mandíbula
3. Ramo da mandíbula
4. Cartilagem do septo nasal
5. Osso zigomático
6. Nasofaringe
7. Medula
8. Meato acústico externo
9. Músculo pterigoide lateral
10. Disco articular.

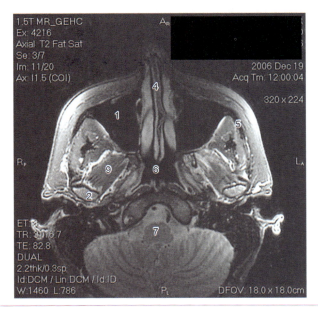

Figura 24.34 Ressonância magnética da região da ATM (corte axial).

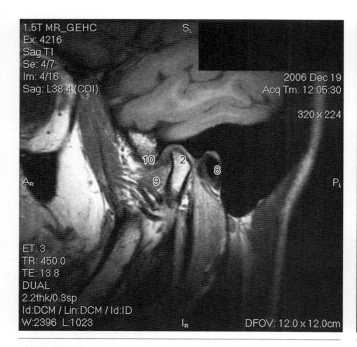

Figura 24.35 Ressonância magnética da região da ATM (corte sagital).

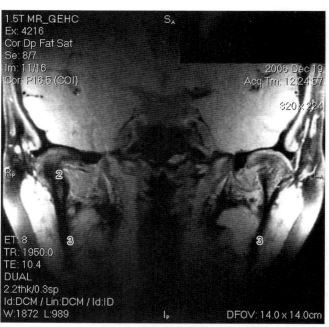

Figura 24.36 Ressonância magnética da região da ATM (corte coronal).

CAPÍTULO 25

Anatomia Aplicada à Anestesia Local

Peter Reher • Matheus Furtado de Carvalho • Lucilia Maria de Souza Teixeira

Introdução

Atualmente, é inaceitável que um paciente sinta dor durante o tratamento odontológico. Assim, a eficácia da anestesia local torna-se fundamental. Se o profissional tem base de conhecimento de anatomia, farmacologia e capacidade de se comunicar bem com seus pacientes, certamente suas intervenções anestésicas terão mais chances de êxito.

Osteologia

Para a execução de uma anestesia local eficiente, devem ser revistos alguns acidentes ósseos na maxila e na mandíbula. É preciso observar: (1) a disposição dos dentes nos arcos; (2) as relações das raízes e dos alvéolos com estruturas vizinhas; e (3) a espessura das tábuas ósseas e a quantidade de tecido compacto e esponjoso em cada região.

A quantidade de tecido ósseo na lâmina vestibular da maxila e da mandíbula difere regionalmente. Nas áreas onde a lâmina óssea é mais delgada e porosa, o anestésico difunde-se com maior facilidade, podendo-se optar por *anestesias paraperiósticas* (*periapicais*), em que o líquido anestésico é depositado próximo ao ápice radicular (Figuras 25.1 e 25.2). Já a mandíbula apresenta corticais ósseas bem mais espessas que a maxila, que dificultam a dissipação dos anestésicos até sua área-alvo.

Nas técnicas de anestesias na maxila e na mandíbula, alguns acidentes ósseos – relacionados a seguir – devem ser revisados, pois são utilizados como pontos de referência.

Acidentes ósseos da maxila
- Canal e forame infraorbital
- Canais e foraminas alveolares

> **Anestesia paraperióstica**
>
> A anestesia paraperióstica é terminal, ou seja, bloqueia apenas os pequenos filetes nervosos terminais de uma região. Utiliza-se muito em odontologia para anestesias de um ou poucos dentes (Figura 25.1). Nessa técnica (chamada, em inglês, de *buccal infiltration*), injeta-se o anestésico próximo ao ápice do dente, externamente ao periósteo. Devem-se evitar injeções subperiosteais, pois elas provocam distensão do periósteo do osso, causando dor e desconforto ao paciente. Na maxila, a técnica funciona muito bem para os pré-molares e os dentes anteriores. Na mandíbula, é eficaz para a região dos dentes anteriores.

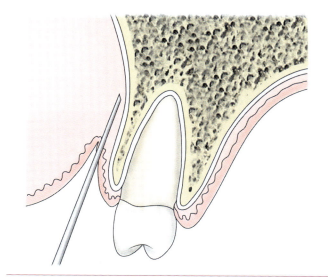

Figura 25.1 Técnica de anestesia paraperióstica (periapical). Indicada para os dentes superiores anteriores aos pré-molares e para os dentes inferiores anteriores.

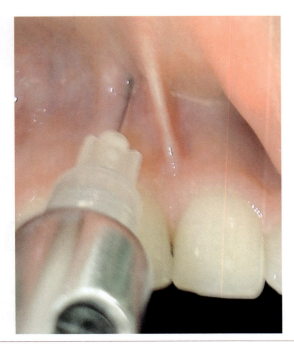

Figura 25.2 Técnica de anestesia paraperióstica na região anterior da maxila. Introduz-se a agulha no fundo de saco do vestíbulo, em direção à região apical do dente sem, no entanto, tocar o periósteo.

- Canal e forame incisivo
- Canal e forame palatino maior
- Canal e forame palatino menor
- Crista infrazigomática
- Face posterior da maxila (túber da maxila)
- Hâmulo pterigóideo.

Acidentes ósseos da mandíbula
- Canal e forame mandibular
- Canal e forame mentual
- Fossa retromolar
- Linha oblíqua
- Trígono retromolar
- Margem anterior do ramo da mandíbula
- Linha milo-hióidea.

Inervação da cavidade oral

O conhecimento da anatomia do nervo trigêmeo, em especial dos nervos maxilar e mandibular, é imprescindível para a anestesia local. Logo, é necessário que se faça uma revisão dos ramos que inervam os dentes, a mucosa e a gengiva vestibular e lingual, os lábios, o palato e a bochecha.

Para facilitar, será feito um resumo da inervação da cavidade oral (Figura 25.3). A seguir, serão descritas algumas técnicas de anestesia, dividindo o estudo de acordo com os nervos a serem bloqueados. Assim, basta escolher o dente (ou a estrutura) que se deseja anestesiar, verificar a inervação e procurar o texto referente à técnica anestésica daquele nervo.

No texto que se segue, o termo *dente* refere-se à polpa, ao ligamento periodontal e ao osso alveolar. Já o termo *tecido mole* refere-se a gengiva, mucosa, submucosa e periósteo.

Maxila

Região dos molares
- Dentes: ramos alveolares superiores posteriores* (V_2)
- Tecido mole vestibular: ramos alveolares superiores posteriores (V_2)
- Tecido mole lingual: nervo palatino maior (V_2).

Região dos pré-molares
- Dentes: ramos alveolares superiores médios** (V_2)
- Tecido mole vestibular: ramos alveolares superiores anteriores ou ramos alveolares superiores médios (V_2) (quando presentes)
- Tecido mole lingual: nervo palatino maior (V_2).

Região dos caninos e incisivos
- Dentes: ramos alveolares superiores anteriores*** (V_2)
- Tecido mole vestibular: ramos alveolares superiores anteriores (V_2)
- Tecido mole lingual: nervo nasopalatino (V_2).

Mandíbula

Região dos molares
- Dentes: nervo alveolar inferior (V_3)
- Tecido mole vestibular: nervo bucal, podendo haver variações, e o *nervo alveolar inferior* contribuir para inervação desse tecido
- Tecido mole lingual: nervo lingual (V_3).

Região dos pré-molares
- Dentes: nervo alveolar inferior (V_3)
- Tecido mole vestibular: nervo mentual e nervo alveolar inferior (V_3)
- Tecido mole lingual: nervo lingual (V_3).

Região dos caninos e incisivos
- Dentes: ramos incisivos****
- Tecido mole vestibular: nervo mentual e ramos incisivos (V_3)
- Tecido mole lingual: nervo lingual (V_3).

Outras estruturas da cavidade oral
- Palato mole: nervo palatino menor (V_2)
- Lábio superior: ramo labial superior do nervo infraorbital (V_2)
- Lábio inferior: nervo mentual (V_3)

---

*O primeiro molar superior pode ser inervado por dois nervos: ramos alveolares superiores posteriores – inervam as raízes vestibulares e lingual – ou ramos alveolares superiores médios – presentes em alguns pacientes, inervando sua raiz mesiovestibular.
**Os ramos alveolares superiores médios podem não existir. Nesse caso, o primeiro e o segundo pré-molar serão inervados pelos ramos alveolares superiores anteriores. Já o primeiro molar será inervado pelos ramos alveolares superiores posteriores.
***Os procedimentos em linha média da maxila podem exigir o bloqueio bilateral dos ramos alveolares superiores anteriores, devido à sobreposição das fibras nervosas com os ramos contralaterais. Isso pode ser realizado por meio de uma simples anestesia paraperióstica do lado oposto.
****Os procedimentos em linha média da mandíbula podem exigir bloqueio bilateral dos ramos incisivos, devido à sobreposição das fibras nervosas com os ramos contralaterais.

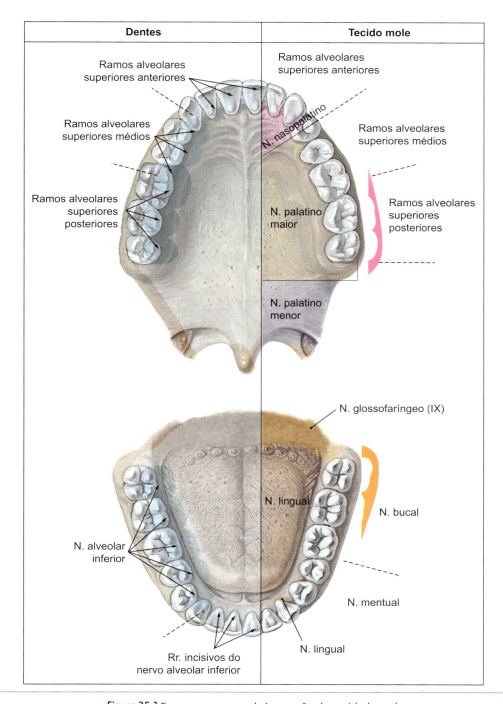

Figura 25.3 Esquema-resumo da inervação da cavidade oral.

- Mucosa da bochecha e comissura bucal: nervo bucal (maior parte) e ramos alveolares superiores posteriores (região posterossuperior)
- Assoalho da cavidade oral: nervo lingual (V_3)
- Língua
  - Dois terços anteriores: nervo lingual (V_3)
  - Um terço posterior: nervo glossofaríngeo (IX).

Técnicas intraorais de anestesia local

Para cada nervo citado anteriormente, será feita uma descrição de seu trajeto e sua área de inervação, bem como dos locais onde poderão ser bloqueados. Assim, para se anestesiar determinada região, basta verificar o nervo no esquema-resumo da Figura 25.3 e procurá-lo no texto.

Ramos do nervo maxilar (V_2)

Ramos alveolares superiores posteriores (técnica da tuberosidade baixa)

TRAJETO

Estes ramos originam-se do nervo maxilar na fossa pterigopalatina antes que ele penetre na órbita como nervo infraorbital. Descem pelo túber da maxila (face posterior da maxila) e penetram nas *foraminas alveolares* aí localizadas (Figuras 25.4 e 25.5). Na maxila, percorrem pequenos canais alveolares localizados nas paredes do seio maxilar, formando um verdadeiro plexo dental superior posterior.

INERVAÇÃO

Inervam as polpas dos molares superiores (exceto a raiz mesiovestibular do primeiro molar, em alguns casos), periodonto, tecido mole vestibular na região dos molares, mucosa do seio maxilar, maxila e parte posterossuperior da bochecha.

LOCAL DE BLOQUEIO

Há bloqueio na fossa infratemporal, antes de penetrar nos forames alveolares do túber da maxila. Deve-se chamar atenção para a existência do plexo venoso pterigóideo, que pode ser lesado, caso a agulha seja introduzida muito distalmente, o que provoca hematomas no local. Para bloquear esses ramos, deve-se palpar *in vivo* a crista infrazigomática. A agulha é inserida no fundo de saco vestibular superior, na altura da raiz distovestibular do segundo molar, atrás dessa crista, e dirigida superior e medialmente até a face posterior da maxila, em uma profundidade de 16 mm. Recomenda-se a deposição de 1,2 mℓ do anestésico na área-alvo (Figura 25.6).

Ramos alveolares superiores médios

TRAJETO

Nem sempre presentes, originam-se do nervo infraorbital, porém, em um ponto mais anterior, cerca de 1,5 cm antes do forame infraorbital. Descem pelas paredes anterior, lateral ou posterior do seio maxilar em pequenos canais ósseos.

INERVAÇÃO

Inervam a polpa da raiz mesiovestibular do primeiro molar superior e as polpas de pré-molares superiores, periodonto, tecido mole vestibular dessa área e parte da mucosa do seio maxilar.

LOCAL DE BLOQUEIO

Na parede anterior da maxila, acima do ápice do segundo pré-molar (Figura 25.7). Recomenda-se a deposição de 0,9 mℓ do anestésico. Outra opção para a anestesia destes dentes é empregar a anestesia paraperióstica.

Ramos alveolares superiores anteriores

TRAJETO

Originam-se do nervo infraorbital imediatamente antes de este emergir do forame infraorbital. Descem pela parede anterior da maxila, percorrendo pequenos canais e podendo trocar fibras com o lado oposto.

INERVAÇÃO

Inervam a polpa dos pré-molares, caninos e incisivos superiores, periodonto, tecido mole vestibular nessa região e parte da mucosa do seio maxilar.

LOCAL DE BLOQUEIO

Podem ser bloqueados, fazendo-se uma infiltração na mucosa do primeiro pré-molar, no sentido do forame infraorbital, porém não há necessidade de introduzir a agulha no canal (Figura 25.8), o que evita parestesias e desconforto ao paciente. Os ramos alveolares superiores anteriores originam-se ainda no canal infraorbital, aproximadamente 5 mm antes do forame. Assim, apenas por difusão e massagem, a solução anestésica os alcança. Recomenda-se a deposição de 0,9 mℓ do anestésico na área-alvo.

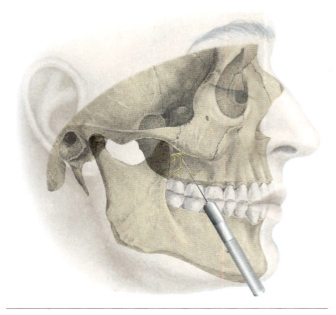

Figura 25.4 Anestesia dos ramos alveolares superiores posteriores, em vista lateral. A agulha deve localizar-se o mais próximo possível da face posterior da maxila.

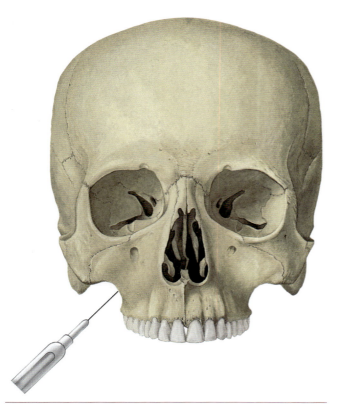

Figura 25.5 Anestesia dos ramos alveolares superiores posteriores, em vista anterior. A agulha é introduzida atrás da crista infrazigomática e em ângulo de 45° com o plano mediano da face.

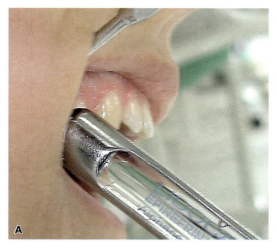
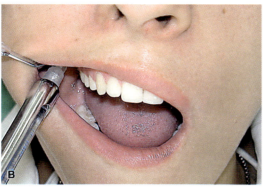
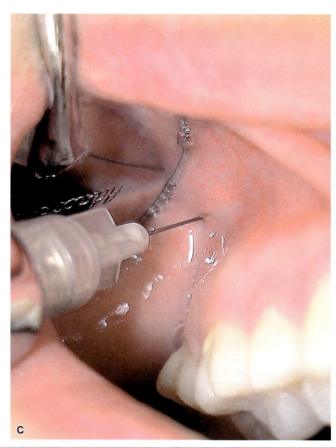

Figura 25.6 Técnica de anestesia dos ramos alveolares superiores posteriores: angulação de 45 a 90° com relação ao plano horizontal (**A**); angulação de 45° com relação ao plano mediano (**B**); e local de introdução da agulha, na região da raiz distovestibular do segundo molar, atrás da crista infrazigomática (**C**).

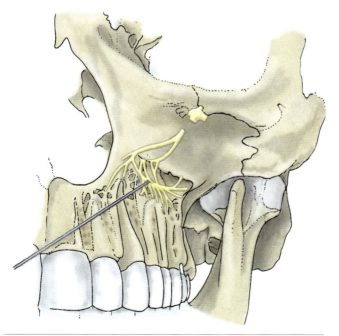

Figura 25.7 Anestesia dos ramos alveolares superiores médios (2ª divisão do nervo trigêmeo). Na verdade, tal anestesia é semelhante a uma paraperióstica, visto que o início desses ramos, no canal infraorbital, é inacessível.

Também se podem bloquear tais ramos lateralmente à abertura piriforme, na altura do ápice do canino, além de empregar a anestesia paraperióstica nessa região. As fibras destes ramos podem cruzar o plano mediano, o que requer o cuidado de se anestesiar o lado oposto em anestesias do incisivo central.

Nervo infraorbital

TRAJETO

O nervo maxilar alcança a fossa pterigopalatina através do forame redondo. Após emitir alguns ramos na fossa, dirige-se à órbita pela fissura orbital inferior. Na órbita, o nervo maxilar passa a se chamar *nervo infraorbital* e percorre sucessivamente o sulco, o canal e o forame infraorbitais. No seu trajeto na órbita, o nervo infraorbital emite os *ramos alveolares superiores médios* e os *ramos alveolares superiores anteriores*. Finalmente o nervo alcança a face emergindo pelo forame infraorbital, onde se divide nos ramos *palpebral inferior*, *labial superior* e *nasal lateral* (Figuras 25.8 e 25.9).

INERVAÇÃO

Os ramos terminais do nervo inervam a pálpebra inferior, o lábio superior e a pele da asa e a base do nariz.

LOCAL DE BLOQUEIO

Deve ser feito o mais próximo possível do forame infraorbital, que se localiza aproximadamente a 8 mm (7 a 10) abaixo da

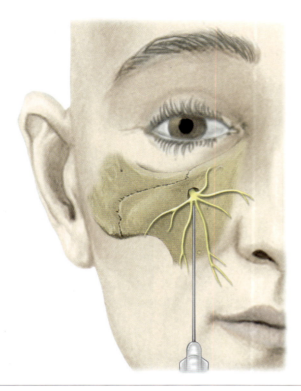

Figura 25.8 Anestesia do nervo infraorbital (e dos ramos alveolares superiores anteriores) no forame infraorbital. Em uma vista anterior, o forame localiza-se na mesma linha vertical, que passa pelo centro da pupila e corresponde ao segundo pré-molar superior. Observa-se, ainda, a distância do forame à margem inferior da órbita. Os ramos alveolares superiores anteriores somente serão anestesiados quando o líquido anestésico se difundir para o interior do forame por cerca de 0,5 cm.

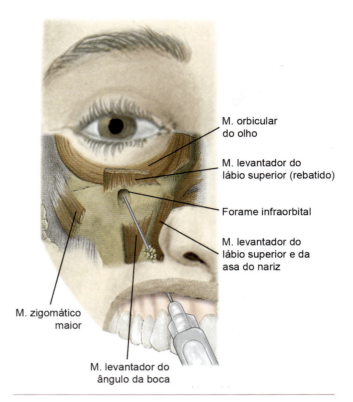

Figura 25.9 Anestesia do nervo infraorbital (e dos ramos alveolares superiores anteriores), no forame infraorbital. Esta figura também ilustra os músculos associados ao forame infraorbital.

margem inferior da órbita. O forame pode ser localizado, traçando uma linha imaginária, que vai do centro da pupila até o forame mentual, passando pelo segundo pré-molar superior. Ao depositar o anestésico próximo ao forame, bloqueiam-se também os *ramos alveolares superiores anteriores*. Recomenda-se a deposição de 0,9 mℓ do anestésico na área-alvo. Essa área pode ser "sentida" com o dedo apoiado na pele sobre o forame. Convém lembrar que os músculos levantador do lábio superior e levantador do ângulo da boca se originam, respectivamente, acima e abaixo desse forame (Figura 25.9). Para transformar essa anestesia em um bloqueio dos ramos alveolares superiores anteriores (almejando a anestesia dos dentes e de suas estruturas de sustentação), sugere-se manter pressão digital por 2 minutos, o que favorece a dissipação do anestésico para o interior do canal.

Entre as diversas técnicas anestésicas para bloquear o nervo infraorbital próximo ao forame, destacam-se duas. Na técnica que usa o incisivo central como referência, a agulha é angulada, dirigindo-se do ângulo mesioincisal ao ângulo distocervical deste, no sentido do forame infraorbital (Figura 25.10A e B). A outra técnica usa como referência o longo eixo do segundo pré-molar. Ao introduzir a agulha no fundo de saco do vestíbulo, é preciso afastá-la da maxila, a fim de evitar sua penetração na concavidade da fossa canina, antes de alcançar o forame infraorbital (Figura 25.10C e D).

Nervo palatino maior

TRAJETO
Origina-se do nervo palatino, dentro do canal palatino. Alcança a cavidade oral através do forame palatino maior e dirige-se anteriormente sob a mucosa do palato até a região dos pré-molares (Figura 25.11).

INERVAÇÃO
Inerva a mucosa do palato duro até a região de pré-molares ou caninos e medialmente até a linha média, podendo trocar fibras com o nervo nasopalatino.

LOCAL DE BLOQUEIO
Pode ser bloqueado a partir do momento em que emerge pelo forame, bem como em todo o seu trajeto sob a mucosa palatina. Na cavidade oral *in vivo*, o forame localiza-se a cerca de 5 mm anteriormente ao limite entre o palato duro e o mole e a igual distância entre o colo do segundo molar e a rafe palatina mediana (Figura 25.12A). Recomenda-se a deposição de 0,6 mℓ do anestésico na área-alvo. Também pode ser bloqueado em seu trajeto anterior, a igual distância entre os dentes e a linha média (Figura 25.12B).

Nervos palatinos menores
São raramente anestesiados isoladamente. Se necessário, convém lembrar que estes se originam nos forames palatinos menores que se localizam posteriormente ao forame palatino maior e devem ser aí bloqueados para procedimentos em região de palato mole. Deve-se salientar, ainda, que como tais nervos

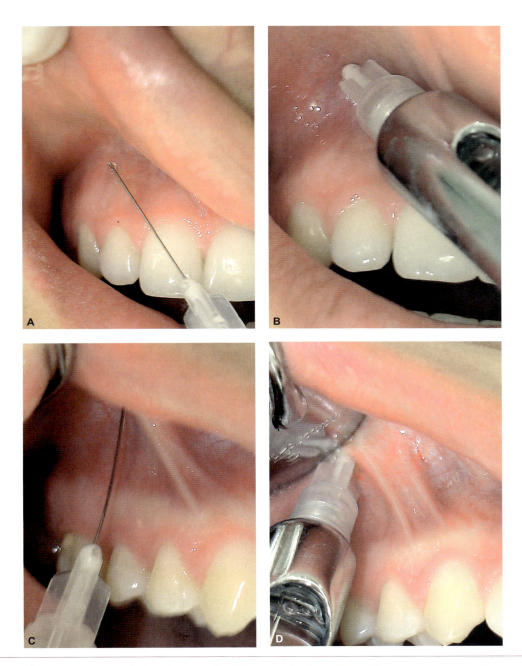

Figura 25.10 Anestesia do nervo infraorbital no forame infraorbital: direção da agulha na técnica que usa o incisivo central como referência (**A** e **B**); técnica vertical, em que a agulha é introduzida como uma paraperióstica do segundo pré-molar, porém mais distante do fundo de saco vestibular para fugir da fossa canina (**C** e **D**).

emergem muito perto do nervo palatino maior, eles acabam sendo anestesiados quando se anestesia o nervo palatino maior no forame de mesmo nome.

Nervo nasopalatino

TRAJETO

Origina-se do nervo pterigopalatino, na fossa pterigopalatina. Penetra na cavidade nasal pelo forame esfenopalatino e dirige-se inferior e anteriormente sob a mucosa do septo nasal até chegar ao canal incisivo. Atravessa o canal, alcançando a cavidade oral e, então, dirige-se posteriormente no palato até a região de caninos (Figura 25.13).

INERVAÇÃO

Inerva a mucosa do septo nasal, a mucosa e os tecidos moles da região anterior do palato, de canino a canino.

LOCAL DE BLOQUEIO

Ele pode ser bloqueado ao emergir do canal incisivo (Figura 25.14). Como ponto de referência, temos a papila incisiva, que recobre o canal justamente na emergência do nervo. Recomenda-se a deposição de 0,4 mℓ do anestésico na área-alvo, com a agulha inclinada, lateralmente à papila, devido à menor sensibilidade à dor quando comparada à anestesia diretamente sobre a papila incisiva.

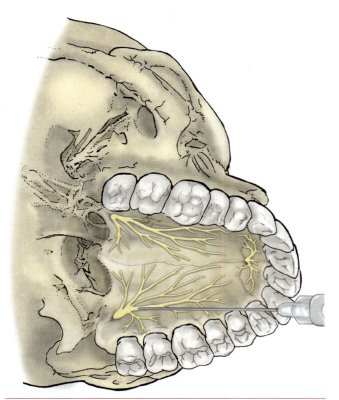

Figura 25.11 Anestesia do nervo palatino maior. O nervo pode ser anestesiado a partir do forame palatino maior ou em qualquer ponto anterior de seu trajeto.

Nervo maxilar (todo o nervo) | Técnica da tuberosidade alta

Esta é uma técnica utilizada para anestesiar todo o nervo maxilar e seus ramos. Não se trata de uma técnica utilizada frequentemente em procedimentos de rotina. Sua principal indicação é para procedimentos extensos que envolvam toda a hemimaxila.

TRAJETO

O nervo maxilar é um dos principais ramos do nervo trigêmeo. Ele deixa o crânio pelo forame redondo e alcança a fossa pterigopalatina, onde emite o nervo zigomático, os ramos alveolares superiores posteriores e o nervo pterigopalatino. Após a fossa pterigopalatina, o nervo dirige-se anteriormente para a órbita, alcançando-a pela fissura orbital inferior, e passa a ser denominado nervo infraorbital.

INERVAÇÃO

Inerva todos os dentes maxilares até linha média, tecido vestibular, pele da pálpebra inferior, lateral do nariz, bochecha e lábio superior, além dos tecidos moles e do osso do palato medialmente à linha média. Caso o nervo zigomático seja anestesiado, a região zigomaticotemporal e o osso zigomático também serão anestesiados.

LOCAL DE BLOQUEIO

A agulha deve ser inserida no nível do fundo de vestíbulo do segundo molar superior (semelhante ao bloqueio dos ramos

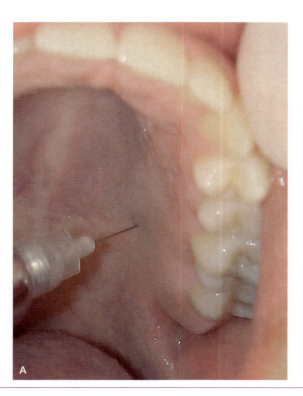
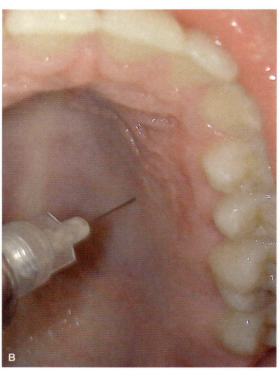

Figura 25.12 Anestesia do nervo palatino maior. O nervo pode ser anestesiado no forame palatino maior, localizado na frente da linha palato duro/mole e a igual distância entre a linha média e a margem gengival do segundo molar (A); o nervo também pode ser bloqueado em seu trajeto anterior (B).

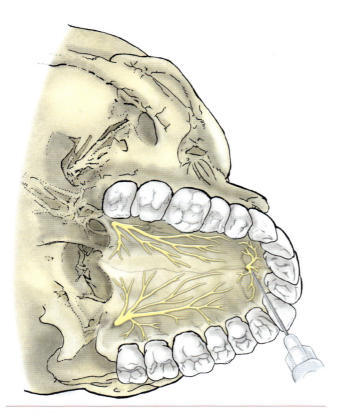

Figura 25.13 Anestesia do nervo nasopalatino, na sua emergência por meio do canal incisivo.

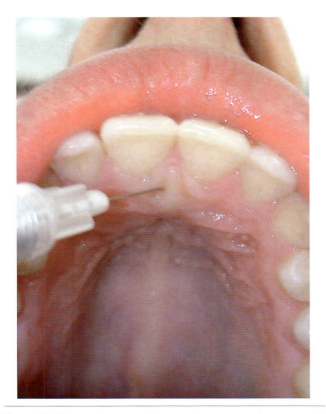

Figura 25.14 Anestesia do nervo nasopalatino. A papila incisiva marca a entrada do forame e do canal incisivo, mas, como a anestesia é dolorosa neste local, sugere-se entrar com a agulha inclinada, lateralmente à papila incisiva.

alveolares superiores posteriores). O corpo da seringa dirige-se superior e medialmente até a face posterior do túber da maxila, avançando 30 mm no sentido da fossa pterigopalatina (Figura 25.15A e B). Recomenda-se a deposição de 1,8 mℓ do anestésico na área-alvo.

> **Complicações da técnica da tuberosidade alta**
>
> Anestesias muito profundas e altas podem causar hematomas, devido à lesão da artéria maxilar ou do plexo venoso pterigóideo. Outra complicação importante relaciona-se com a órbita: se o anestésico se difundir para a órbita (pela fissura orbital inferior), poderá causar paralisia dos músculos extraoculares, geralmente do músculo reto lateral. O paciente irá queixar-se de dificuldade de movimentar os olhos em algumas direções no lado afetado, o que leva à "diplopia" (visão dupla).

Ramos do nervo mandibular (V$_3$)

Nervo alveolar inferior

TRAJETO

É um dos mais importantes ramos do nervo mandibular, originando-se deste na fossa infratemporal, logo após o nervo mandibular atravessar o forame oval. Dirige-se inferiormente, passando pelo espaço pterigomandibular, localizado entre o músculo pterigóideo medial e o ramo da mandíbula (Figuras 25.16 e 25.17). Neste espaço, o nervo alveolar inferior dá origem ao nervo milo-hióideo e então penetra pelo forame e canal da mandíbula para inervar a mandíbula e os dentes inferiores. Termina no interior do canal, no nível dos pré-molares, quando se divide em *nervo mentual* e *ramos incisivos*.

INERVAÇÃO

O nervo alveolar inferior (incluindo seus ramos terminais) inerva a polpa e o periodonto de todos os dentes inferiores, o tecido ósseo da mandíbula e os tecidos moles anteriores ao forame mentual, incluindo o lábio inferior e a pele do mento. É importante salientar que o nervo alveolar inferior *não* inerva: (1) os tecidos moles vestibulares da região dos molares inferiores, que são inervados pelo *nervo bucal;* (2) os tecidos moles da região lingual de todo o arco inferior, que são inervados pelo *nervo lingual.*

LOCAL DE BLOQUEIO

O bloqueio do nervo alveolar inferior é feito no espaço pterigomandibular antes de o nervo penetrar no canal mandibular (Figuras 25.17 e 25.18). Devem-se ressaltar como pontos de referência para a introdução da agulha: *lateralmente*, a fossa retromolar e a margem anterior do ramo da mandíbula; e *medialmente*, a rafe pterigomandibular (que vai do hâmulo pterigóideo ao trígono retromolar), que demarca o local da margem anterior do músculo pterigóideo medial. Assim, o espaço pterigomandibular localiza-se profundamente, entre esses dois limites. Devem-se palpar *in vivo* esses pontos de reparo, sendo necessário, para tal, abrir bem a boca. Nota-se que, entre esses dois reparos, existe uma depressão na mucosa, sendo este o local para introdução da agulha, aproximadamente 1 cm acima do plano oclusal mandibular (Figura 25.19A). A agulha então é dirigida medial e posteriormente, em direção ao forame mandibular, apoiando-se a seringa nos pré-molares

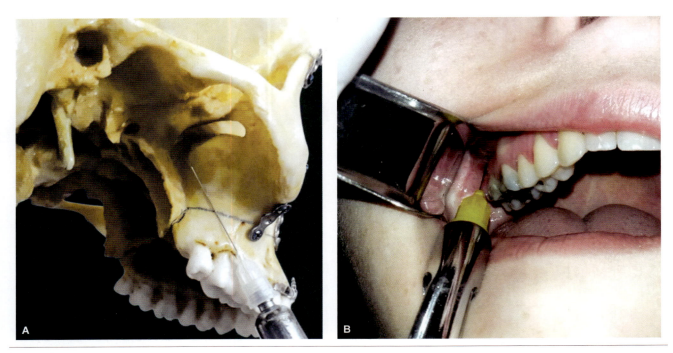

Figura 25.15 Anestesia do nervo maxilar (técnica da tuberosidade alta): crânio mostrando o posicionamento da agulha alcançando a fossa pterigopalatina (**A**); anestesia do nervo maxilar (**B**).

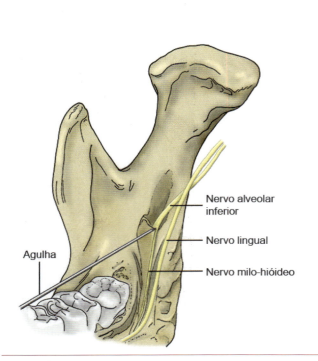

Figura 25.16 Anestesia do nervo alveolar inferior, no nível do forame mandibular, no espaço pterigomandibular. Após a anestesia do nervo alveolar inferior, a agulha pode ser recolhida por cerca de 1 cm, para então se anestesiar também o nervo lingual. Adaptada de Eriksson, 1969.

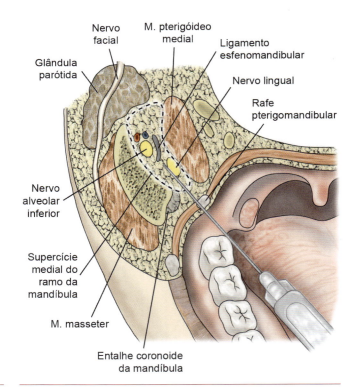

Figura 25.17 Corte transversal na região do ramo da mandíbula acima da entrada do forame mandibular evidenciando as estruturas adjacentes ao trajeto da agulha para a anestesia do nervo alveolar inferior. A área tracejada representa o espaço pterigomandibular. Adaptada de Tomaszewska et al., 2019.

do lado oposto. Recomenda-se a deposição de 1,5 mℓ do anestésico na área-alvo, aprofundando-se a agulha de 20 a 25 mm. Em caso de resistência óssea no trajeto, pode-se reiniciar a introdução mais posteriormente e, depois, inclinar a seringa para que encoste na comissura bucal do lado oposto (Figura 25.19B). Anestesias muito profundas e que margeiam internamente o ramo da mandíbula podem causar paralisia transitória do nervo facial após depósito do anestésico no corpo da glândula parótida.

Nervo lingual
TRAJETO

É semelhante ao nervo alveolar inferior, com mesmos origem e trajeto até o espaço pterigomandibular, porém sempre mais anterior e medialmente com relação a este último. A partir do espaço pterigomandibular, o nervo lingual dirige-se inferiormente, ficando recoberto apenas pela mucosa da face interna da mandíbula e a cerca de 1 cm abaixo e atrás do terceiro molar inferior. Continua seu trajeto anteriormente próximo à face interna do corpo da mandíbula, acima da linha milo-hióidea, revestido pela mucosa do assoalho bucal, e termina aprofundando-se na musculatura da língua (Figura 25.20A e B).

INERVAÇÃO

Inerva os dois terços anteriores da língua e o tecido mole lingual de todo o hemiarco inferior, além de conduzir fibras autônomas e gustativas (do nervo facial – NC VII).

LOCAL DE BLOQUEIO

O nervo lingual pode ser bloqueado:

- No mesmo local em que o nervo alveolar inferior, porém convém lembrar que, neste ponto, ele se localiza aproximadamente a 1 cm anterior e medialmente a ele (Figura 25.21)
- Em seu trajeto sob a mucosa do assoalho da boca próximo à face interna da mandíbula (Figura 25.22A e B). Recomenda-se a deposição de 0,3 mℓ do anestésico distalmente à área-alvo.

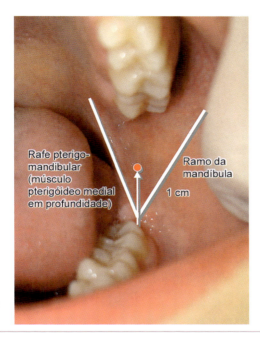

Figura 25.18 Referências para anestesia do nervo alveolar inferior. Medialmente, encontram-se a rafe pterigomandibular e, lateralmente, o ramo da mandíbula. A agulha é introduzida 1 cm acima do plano oclusal, entre as duas referências, perfurando o músculo bucinador.

> **Bloqueio bilateral do nervo lingual**
>
> Podem-se anestesiar os nervos linguais de ambos os lados, sem risco de asfixia, pois não imobiliza a língua, uma vez que o nervo motor para esta é o hipoglosso (XII).

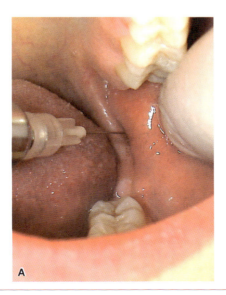
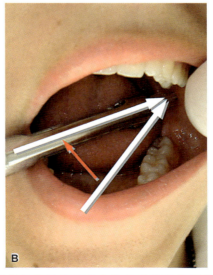

Figura 25.19 Anestesia do nervo alveolar inferior: agulha sendo introduzida no local correto, dirigindo-se para o forame mandibular, entre o músculo pterigóideo medial e o ramo da mandíbula (**A**); caso haja alguma resistência óssea, pode-se mudar a angulação da seringa como mencionado no texto e visualizado aqui (**B**).

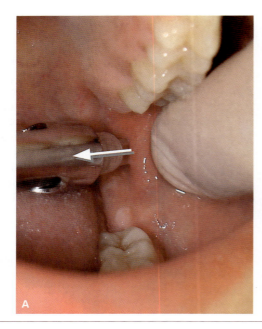 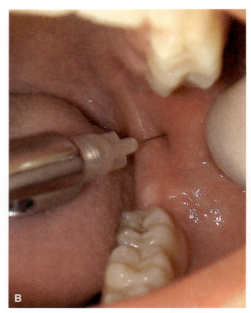

Figura 25.20 Anestesia do nervo lingual: após a anestesia do nervo alveolar inferior (cerca de três quartos do tubete), a agulha é retirada por cerca de 1 cm, alcançando o nervo lingual (**A**); anestesia do nervo lingual (injeta-se o restante do conteúdo do tubete anestésico) (**B**).

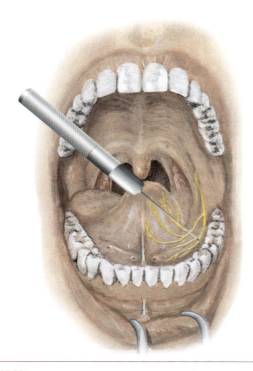

Figura 25.21 Anestesia dos ramos terminais do nervo lingual. O nervo lingual, por ser extraósseo, pode ser anestesiado em todo seu trajeto no assoalho da cavidade oral, sempre distal à área operatória.

Nervo mentual

TRAJETO

É um ramo do nervo alveolar inferior que se origina no interior do canal mandibular, próximo dos pré-molares, se dirige para o canal mentual e exterioriza-se no forame mentual (Figura 25.23). A partir daí, divide-se em seus ramos terminais para a gengiva, o mento e o lábio inferior.

INERVAÇÃO

Inerva a pele do lábio inferior e do mento. Inerva também a mucosa do lábio inferior até o fundo de saco vestibular e parte da gengiva inserida, de pré-molares a incisivos.

LOCAL DE BLOQUEIO

Este nervo pode ser bloqueado injetando-se o anestésico próximo ao forame mentual sem, contudo, introduzir a agulha no forame (Figura 25.24). Graus variáveis de parestesia do lábio e/ou do mento podem ocorrer, devido ao contato da agulha com o nervo. Geralmente, o forame e o nervo podem ser palpados *in vivo*, sendo uma área mais sensível. Sua posição pode variar, mas costuma localizar-se próximo ao ápice dos pré-molares, entre o primeiro e o segundo, ou mais frequentemente no nível do ápice do segundo pré-molar. Recomenda-se a deposição de 0,6 mℓ do anestésico na área-alvo, aprofundando-se a agulha a meia distância entre a porção superior do rebordo alveolar e a base da mandíbula. A agulha deverá penetrar de cima para baixo, de trás para frente e de fora para dentro, em um ângulo de 45° com relação à face vestibular da mandíbula.

> **Bloqueio no forame mentual**
>
> Em geral, anestesias na região do forame mentual alcançam não apenas o nervo mentual mas também o nervo alveolar inferior e o ramo incisivo. Portanto, bloqueios nessa área conseguem anestesiar a área de inervação do nervo mentual, além da polpa e dos tecidos ósseos dos pré-molares, caninos e incisivos, e os tecidos moles vestibulares da região.

Ramos incisivos

TRAJETO

São os ramos terminais do nervo alveolar inferior, após a origem do nervo mentual. Continuam seu trajeto intraósseo em direção anterior, em pequenos canais ósseos que raramente cruzam o plano mediano (Figura 25.25).

Capítulo 25 • Anatomia Aplicada à Anestesia Local   387

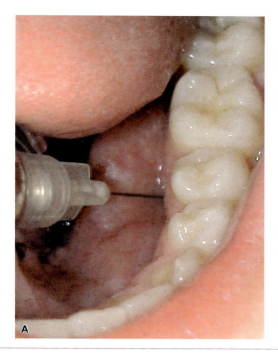
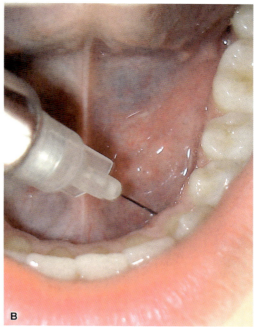

Figura 25.22 Anestesia dos ramos terminais do nervo lingual. O nervo lingual pode ser anestesiado em seu trajeto anterior no assoalho oral, dependendo da área que se deseja anestesiar – por exemplo, para a região de pré-molares (**A**) ou, ainda, mais anteriormente (**B**).

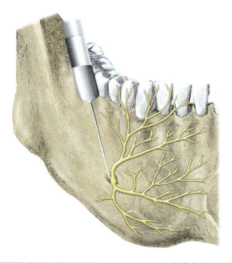
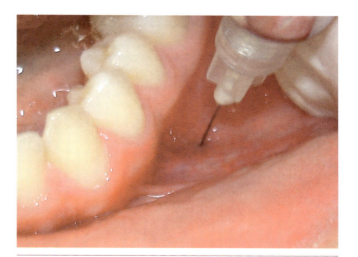

Figura 25.23 Anestesia do nervo mentual, no nível do forame mentual. Os ramos incisivos somente serão anestesiados quando o líquido anestésico difundir-se para o interior do canal mentual, alcançando o canal mandibular.

Figura 25.24 Anestesia do nervo mentual. A agulha é introduzida entre os pré-molares, em direção ao forame mentual. O paciente relata um "choque" discreto ao alcançar o nervo no forame.

INERVAÇÃO

Inervam a polpa e o ligamento periodontal de incisivos, caninos inferiores (ocasionalmente inerva o primeiro pré-molar inferior), mucosa vestibular anterior ao forame mentual, lábio inferior e pele do mento.

LOCAL DE BLOQUEIO

Estess ramos podem ser bloqueados:

- No mesmo local do nervo mentual, pois o anestésico, após massagem, tende a penetrar pelo canal mentual até atingir esses ramos

- Utilizando-se a anestesia paraperióstica, única região da mandíbula onde tem efeito (Figura 25.26). Recomenda-se a deposição de 0,6 mℓ do anestésico próximo ao forame mentual, que pode ser sentido como uma leve concavidade no corpo da mandíbula durante a palpação digital.

Nervo bucal

TRAJETO

É um ramo do nervo mandibular, originando-se dele logo após o forame oval, na fossa infratemporal. Dirige-se anteriormente sobre o músculo pterigóideo lateral e segue em direção lateral, emergindo entre os dois feixes deste músculo. Passa, então, à

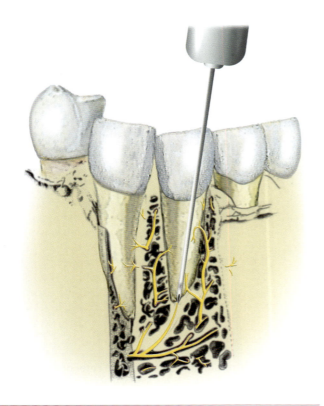

Figura 25.25 Anestesia paraperióstica para os ramos incisivos.

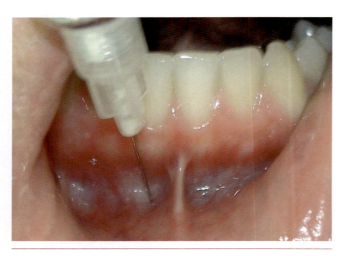

Figura 25.26 Anestesia paraperióstica para os ramos incisivos.

face lateral do músculo bucinador, cruzando nesse trajeto a margem anterior do ramo da mandíbula. A partir daí, o nervo divide-se em filetes terminais que atravessam o músculo bucinador. Alguns filetes passam pela fossa retromolar e pelo fundo de saco do vestíbulo inferior (Figura 25.27).

INERVAÇÃO

Inerva o músculo bucinador (sensibilidade geral), a mucosa da bochecha e o tecido mole vestibular no nível de molares inferiores.

LOCAL DE BLOQUEIO

O nervo bucal costuma ser bloqueado com o objetivo de anestesiar a mucosa da bochecha e da gengiva vestibular na

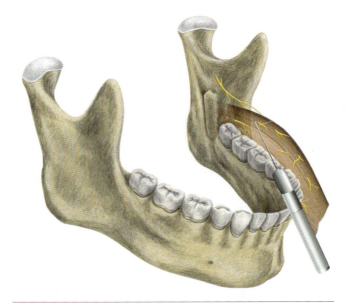

Figura 25.27 Anestesia do nervo bucal. O nervo é anestesiado quando cruza a margem anterior do ramo da mandíbula, ou quando se realiza o bloqueio de campo, com duas a três injeções no fundo de saco vestibular inferior, alcançando seus ramos terminais antes de alcançarem a mandíbula. Além disso, esta última técnica bloqueia ainda uma eventual inervação complementar do nervo auricular magno (plexo cervical – formado pelo entrelaçamento dos ramos ventrais dos quatro primeiros nervos cervicais).

região de molares inferiores. Para isso, o melhor ponto de bloqueio é onde o nervo cruza a margem anterior da mandíbula, acima e ligeiramente lateral à fossa retromolar (Figura 25.28A). Recomenda-se a deposição de 0,3 mℓ do anestésico. Também pode ser bloqueado em seu trajeto próximo ao fundo de saco do vestíbulo inferior, sempre distalmente com relação à região que se deseja anestesiar (Figura 25.28B e C).

Obs.: A pele que recobre a região do ângulo da mandíbula é inervada pelo *nervo auricular magno* (plexo cervical – formado pelos ramos ventrais dos quatro primeiros nervos cervicais). Às vezes, fibras deste nervo podem alcançar o periósteo mandibular até a mucosa vestibular de molares. Portanto, em procedimentos cirúrgicos em tal área, quando da anestesia do nervo bucal, é comum a realização de duas a três injeções anestésicas no fundo de saco vestibular inferior, para bloquear também uma eventual inervação do auricular magno (Figura 25.28B e C).

 Bloqueio no espaço pterigomandibular (NAI e NL)

Nas anestesias da mandíbula, o bloqueio nervoso mais utilizado é o realizado no espaço pterigomandibular. Dessa maneira, anestesia-se de uma só vez toda a área de inervação dos nervos alveolares inferiores (NAI) (nervo mentual e ramos incisivos) e o nervo lingual (NL). Para anestesiar todo o hemiarco inferior, ficará restando apenas o nervo bucal, que é bloqueado somente em procedimentos cirúrgicos no nível de molares.

Nervo mandibular (todo o nervo) | Técnica de Vazirani-Akinosi

Trata-se de uma técnica utilizada para anestesiar todo o nervo mandibular e seus ramos, e pode ser empregada em casos de

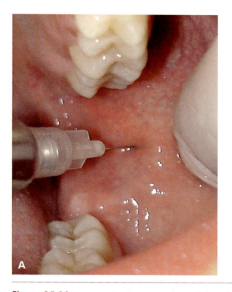 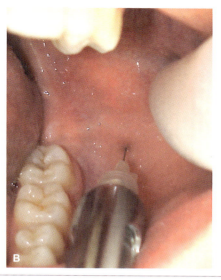 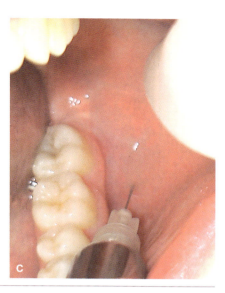

Figura 25.28 Anestesia do nervo bucal: local de bloqueio do nervo bucal onde este cruza a margem anterior do ramo da mandíbula (**A**); bloqueio de campo complementar na região do segundo molar (**B**) e na região do primeiro molar, na altura do fundo de saco do vestíbulo, perfurando-se apenas o músculo bucinador ligeiramente (**C**).

falha na técnica habitual da anestesia do nervo alveolar inferior e do nervo lingual. Não é uma técnica utilizada frequentemente em procedimentos de rotina. Sua principal indicação é nas situações em que a abertura mandibular encontra-se limitada (traumatismo, infecção, trismo), o que impede o uso das técnicas habituais de anestesia mandibular.

TRAJETO

O nervo mandibular é um dos principais ramos do nervo trigêmeo. Ele deixa o crânio pelo forame oval, alcança a fossa infratemporal, onde rapidamente se divide em diversos ramos, e forma uma divisão anterior (predominantemente motora) e uma divisão posterior (predominantemente sensitiva).

INERVAÇÃO

O nervo mandibular inerva todos os dentes do hemiarco mandibular até a linha média, o tecido vestibular anterior ao forame mentual (incluindo o lábio inferior), os dois terços anteriores da língua, o assoalho da cavidade oral e os tecidos moles linguais e a ATM, além de parte das regiões temporal e auricular.

LOCAL DE BLOQUEIO

Com o paciente mantendo a boca fechada, e os lábios e a bochecha afastados, a agulha deve ser inserida no nível do fundo de vestíbulo do segundo molar superior, mantendo o corpo da seringa paralelo ao arco dentário da maxila. A agulha é inserida margeando a margem medial do ramo da mandíbula e avançando 25 mm em direção ao espaço pterigomandibular (Figura 25.29A, B e C). Recomenda-se a deposição de 1,8 mℓ do anestésico na área-alvo. Anestesias muito profundas podem causar paralisia transitória do nervo facial após o depósito do anestésico no corpo da glândula parótida.

Técnicas extraorais de anestesia local

Os bloqueios extrabucais podem ser utilizados em algumas situações e, de fato, apresentam uma alta taxa de sucesso quando executados por profissionais experientes. São indicados em casos de traumatismo de face, sutura dos tecidos moles, tratamento de neuralgias ou infecções locais e insucesso das técnicas intrabucais.

Nervo supraorbital (V_1)

Trajeto

Consiste em um dos ramos do nervo frontal que é ramo do nervo oftálmico. Após percorrer o teto da órbita, emerge pelo forame ou pela incisura supraorbital, ramificando-se na fronte em ramos lateral e medial.

Inervação

Sensibilidade geral da pele da fronte, parte do couro cabeludo, pálpebra superior e seio frontal.

Local de bloqueio

Palpa-se a margem superior da órbita, tentando encontrar uma pequena depressão causada pelo forame ou pela incisura supraorbitais. Introduz-se a agulha sob a sobrancelha, distando 2 cm do canto interno do olho, paralelamente à linha média da face (Figura 25.30). Recomenda-se a deposição de 2 mℓ do anestésico próximo ao forame supraorbital.

Nervo infraorbital (V_2)

Trajeto

É um dos ramos do nervo maxilar, penetra na órbita e percorre sucessivamente sulco, canal e forame infraorbitais. Após emergir do forame infraorbital, termina em três ramos: *ramo palpebral inferior*, *ramo labial superior* e *ramo nasal lateral*.

Inervação

Sensibilidade da pálpebra inferior, pele e mucosa do lábio superior, pele da asa e base do nariz.

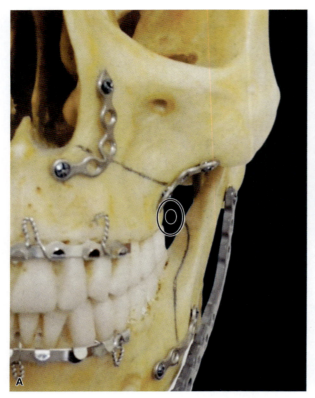
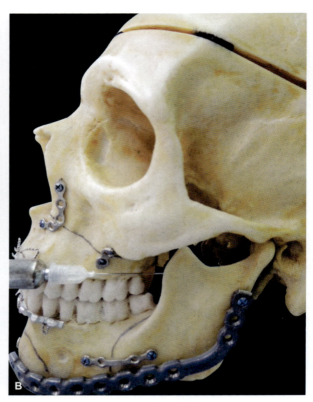
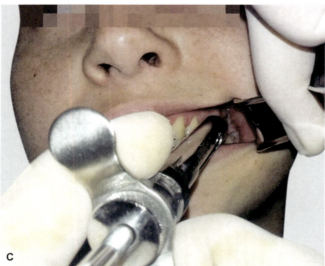

Figura 25.29 Anestesia do nervo mandibular pela técnica de Vazirani-Akinosi: área de inserção da agulha (**A**); angulação da seringa paralela em relação ao arco dentário (**B**); seringa margeando a margem medial do ramo da mandíbula (**C**).

LOCAL DE BLOQUEIO

Palpa-se a margem inferior da órbita e introduz-se a agulha a 8 mm (7 a 10) abaixo desta e a 1 cm lateral à asa do nariz (Figura 25.31). A agulha deve assumir uma direção de baixo para cima e de fora para dentro. Recomenda-se a deposição de 2 mℓ do anestésico próximo ao forame infraorbital.

Nervo maxilar (todo o nervo) | Técnica infrazigomática

Trajeto

O nervo maxilar é um dos principais ramos do nervo trigêmeo. Ele deixa o crânio pelo forame redondo e alcança a fossa pterigopalatina, onde emite o nervo zigomático, os ramos alveolares superiores posteriores e o nervo pterigopalatino. Após a fossa pterigopalatina, o nervo dirige-se anteriormente para órbita, alcançando-a pela fissura orbital inferior, como nervo infraorbital.

Inervação

Inerva todos os dentes superiores até a linha média, o tecido vestibular, a pele da pálpebra inferior, a lateral do nariz, a bochecha e o lábio superior, além dos tecidos moles e do osso do palato medialmente à linha média. Caso o nervo zigomático seja anestesiado, a região zigomaticotemporal e o osso zigomático também serão anestesiados.

Capítulo 25 • Anatomia Aplicada à Anestesia Local 391

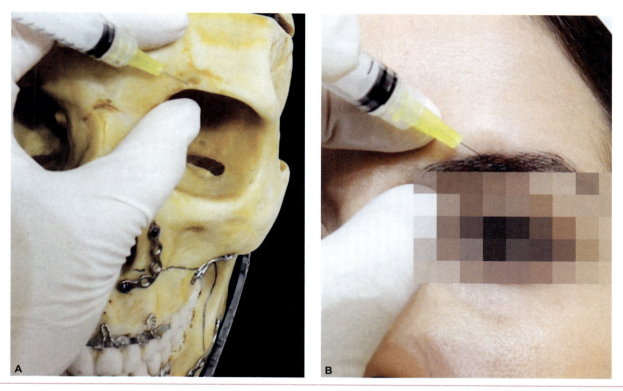

Figura 25.30 Anestesia extraoral do nervo supraorbital: área-alvo da anestesia do nervo supraorbital (**A**); palpação da margem superior da órbita (**B**).

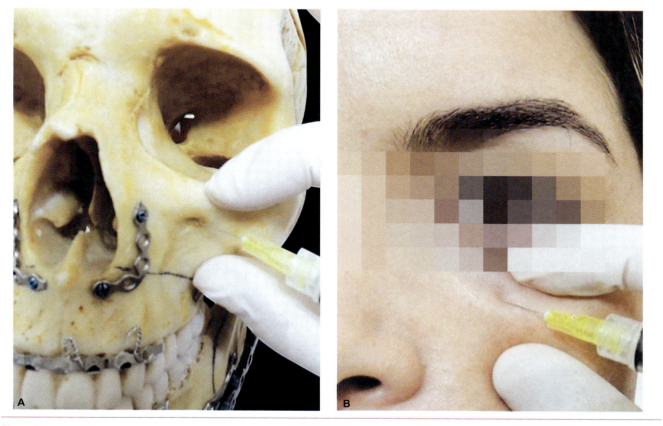

Figura 25.31 Anestesia extraoral do nervo infraorbital: área-alvo da anestesia do nervo infraorbital (**A**); palpação da margem infraorbital (**B**).

Local de bloqueio

Palpam-se a margem inferior da crista zigomaticoalveolar e a margem anterior do processo coronoide (Figura 25.32). Sugere-se procurar o processo coronoide da mandíbula com o dedo indicador, solicitando que o paciente abra e feche a boca repetidamente em busca de uma depressão no tecido mole delimitada por essas três estruturas, onde será introduzida uma agulha anterior ao processo coronoide, em profundidade de 6 cm. Recomenda-se a deposição de 3 mℓ do anestésico, no teto da fossa pterigopalatina, próximo à abertura do forame redondo.

Nervo mentual (V_3)

Trajeto

É um dos ramos terminais do nervo alveolar inferior. Emerge da mandíbula pelo forame mentual, dividindo-se em ramos terminais para a gengiva, o mento e o lábio inferior.

Inervação

Sensibilidade geral da pele e mucosa do lábio inferior, do mento e de parte da gengiva inserida de pré-molares a incisivos. Conforme mencionado, é possível alcançar o nervo alveolar inferior e o ramo incisivo. Portanto, bloqueios em tal área conseguem anestesiar a área de inervação do nervo mentual, bem como a polpa e os tecidos ósseos de pré-molares, caninos e incisivos, além dos tecidos moles vestibulares dessa região.

Local de bloqueio

Palpa-se a base da mandíbula e introduz-se a agulha em um ponto equidistante entre a base e o rebordo alveolar, geralmente alinhado à pupila do paciente e aos forames supra e infraorbitais (Figura 25.33). Recomenda-se a deposição de 2 mℓ do anestésico próximo ao forame mentual.

Nervo massetérico (V_3)

Trajeto

Origina-se próximo à asa maior do esfenoide, lateralmente e acima do músculo pterigóideo lateral, anterior à ATM e posterior ao tendão do músculo temporal. Alcança a parte posterior da incisura da mandíbula e penetra na porção profunda do masseter, onde se ramifica na margem anterior.

Inervação

É o nervo motor para o músculo masseter e conduz fibras sensitivas da ATM.

Local de bloqueio

Palpa-se o colo do côndilo mandibular e a margem inferior do arco zigomático e introduz-se a agulha na região pré-condiliana, em um ponto equidistante a essas referências anatômicas, perpendicular à pele, aprofundando-a em 2,5 cm (Figura 25.34) até que ela toque a incisura mandibular. Recomenda-se a deposição de 2 mℓ do anestésico imediatamente anterior à incisura.

Nervo mandibular (todo o nervo) | Técnica transzigomática

Trajeto

É um dos três ramos do nervo trigêmeo. Pelo forame oval, alcança a fossa infratemporal. Apresenta uma divisão anterior,

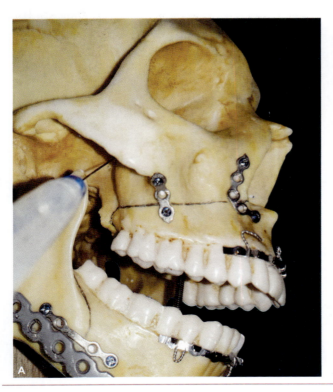
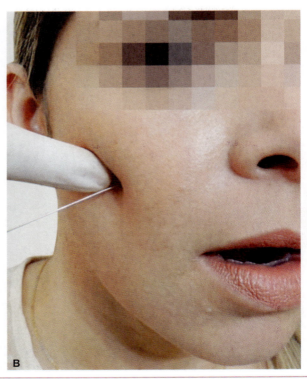

Figura 25.32 Anestesia extraoral do nervo maxilar (técnica infrazigomática): área-alvo da anestesia do nervo maxilar através da técnica infrazigomática (**A**); palpação da margem anterior do processo coronoide e margem infrazigomática (**B**).

Capítulo 25 • Anatomia Aplicada à Anestesia Local 393

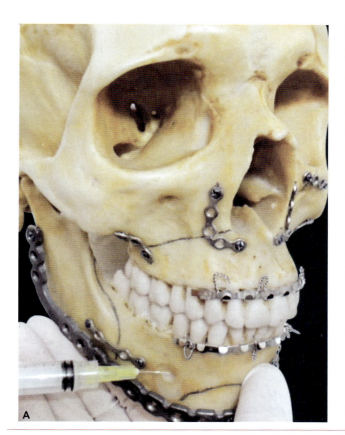
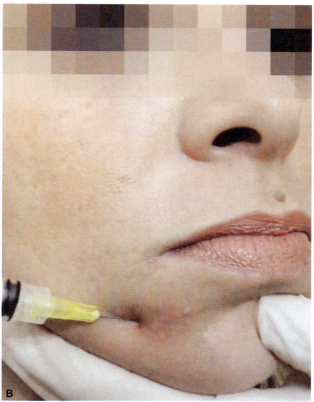

Figura 25.33 Anestesia extraoral do nervo mentual: área-alvo anestesia do nervo mentual (**A**); palpação da margem inferior da mandíbula (**B**).

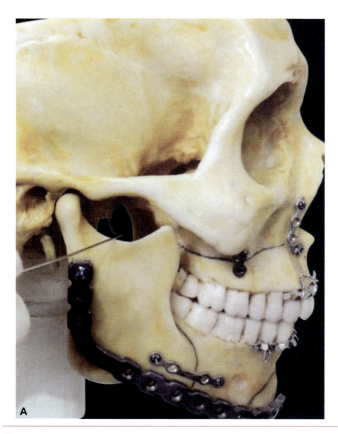
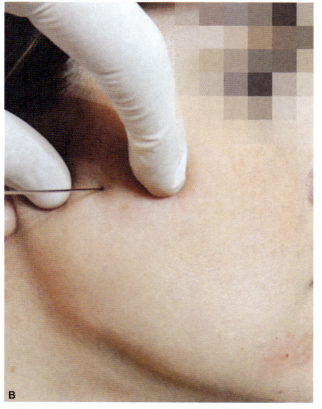

Figura 25.34 Anestesia extraoral do nervo massetérico: área-alvo da anestesia do nervo massetérico (**A**); infiltração até a incisura da mandíbula (**B**).

predominantemente motora, destinada aos músculos da mastigação e a uma divisão posterior, predominantemente sensitiva, destinada ao terço inferior da face.

Inervação

Inervam todos os dentes mandibulares até a linha média, o tecido vestibular anterior ao forame mentual, os dois terços anteriores da língua, o assoalho da cavidade oral e os tecidos moles linguais, a articulação temporomandibular e regiões temporal e auricular.

Local de bloqueio

Palpa-se a margem inferior do arco zigomático e delimitam-se o côndilo, a incisura e o ápice do processo coronoide, a partir de movimentos de abertura e fechamento bucal reproduzidos pelo paciente. Em seguida, introduz-se a agulha no centro desta marcação, aprofundando-a 5 cm (Figura 25.35). Após o contato da agulha com a lâmina pterigóidea lateral, a agulha é recuada e redirecionada para cima e em sentido posterior da lâmina, visando à fossa infratemporal. Recomenda-se a deposição de 3 mℓ do anestésico próximo ao forame oval.

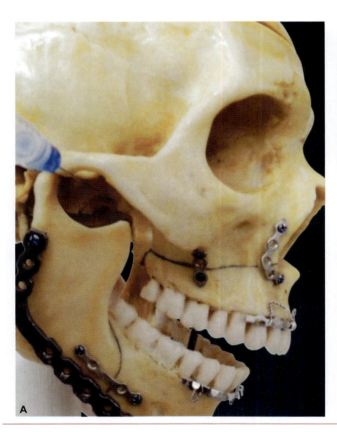 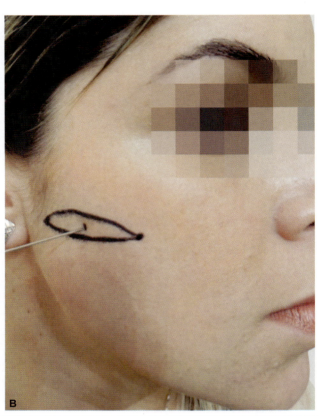

Figura 25.35 Anestesia extraoral do nervo mandibular (técnica transzigomática): área-alvo da anestesia do nervo mandibular pela técnica transzigomática (**A**), localização da margem inferior do arco zigomático e a incisura da mandíbula (**B**).

CAPÍTULO 26

Anatomia do Edêntulo e Considerações sobre o Envelhecimento Facial

Antonio Luis Neto Custódio • Ronaldo Rettore Júnior • Leandro Junqueira de Oliveira

Introdução

A perda dos elementos dentais provoca alterações significativas na maxila e na mandíbula. Tais mudanças acontecem tanto no plano vertical quanto nos planos horizontal e transverso. O processo é contínuo, manifestando-se por meio de mudanças anatômicas e funcionais no paciente. Milhões de pessoas em todo o mundo sofrem com a perda parcial ou total de dentes, apesar do grande progresso científico e tecnológico da odontologia.

Após a perda dos dentes naturais, o osso alveolar não recebe mais os estímulos locais fornecidos pelos dentes e pelos ligamentos periodontais, iniciando a reabsorção óssea do processo alveolar. O padrão específico de reabsorção é imprevisível para cada paciente, ocorrendo uma grande variação entre os indivíduos.

Fatores sistêmicos gerais e fatores locais são os responsáveis pela grande variação na quantidade e no padrão de reabsorção do processo alveolar. São fatores gerais anormalidades nutricionais e doenças ósseas sistêmicas, como osteoporose, disfunção endócrina ou outras enfermidades que possam afetar o metabolismo ósseo. Os fatores locais que podem afetar a reabsorção óssea consistem em técnicas de alveoloplastia usadas na época das extrações e traumatismo localizado ou associado a perda da crista óssea alveolar (Tucker, 1996).

Em muitos pacientes, essa reabsorção tende a estabilizar-se após certo período. Enquanto isso, em outros, há continuação ininterrupta do processo, o que pode resultar na perda total do processo alveolar e da base óssea subjacente. Os resultados dessa reabsorção são acelerados com o uso de próteses totais removíveis (dentaduras) mal-adaptadas, ou com a distribuição imprópria das forças oclusais. Geralmente, a mandíbula é afetada mais gravemente do que a maxila, por causa da diminuída área de suporte e da distribuição menos favorável das forças oclusais.

Do ponto de vista estético, a perda (parcial ou total) de elementos dentais provoca alterações relevantes, com repercussão na qualidade de vida do indivíduo. Isso resulta em um padrão facial típico do edêntulo, que contribui para o paciente ter uma aparência facial mais envelhecida. A reabilitação dentária com a utilização dos implantes dentais revolucionou a odontologia, e os estudos longitudinais têm demonstrado a efetividade de tal tratamento na manutenção do osso remanescente.

Envelhecimento facial

O envelhecimento caracteriza-se por diversas alterações estéticas e funcionais em vários órgãos e tecidos. Com o passar do tempo, a anatomia da face sofre mudanças no tamanho e na forma de tecidos moles e duros. Tais alterações contribuem para o envelhecimento facial.

Os padrões e as características do envelhecimento da face podem ser diferentes devido a uma série de fatores gerais, como: ambientais, culturais, genéticos, psicológicos e sociais. Essas variações de fatores não são completamente explicadas. Entre as variações ambientais, podemos citar a radiação solar, o tabagismo, o uso de drogas e o estresse. Entre os fatores locais, reabsorções ósseas, alterações musculares, alterações na textura da pele, perda de elasticidade e volume da face, bem como frequência, extensão e intensidade das expressões faciais, alteram a fisionomia do ser humano.

Vale ressaltar que as alterações dos tecidos moles da face são, muitas vezes, um reflexo das mudanças ósseas subjacentes, ocorridas de modo diferente de indivíduo para indivíduo. Tais alterações ósseas, além de afetarem o posicionamento do nariz, do mento e dos lábios superior e inferior, geram alterações dentoalveolares que dão a aparência de um rosto envelhecido. A remodelação do tecido ósseo resulta em alterações verticais, horizontais e sagitais na face; dentoalveolares; e no contorno facial.

A sequência geral de envelhecimento apresenta alguma previsibilidade. Entretanto, o ritmo, o tempo exato e a extensão de qualquer característica de envelhecimento podem ser imprevisíveis, devido à variação individual.

A anatomia da face tem recebido muita atenção durante os últimos anos, já que os procedimentos de rejuvenescimento facial invasivos ou não invasivos vêm sendo realizados de várias maneiras e com uma frequência cada vez maior. Todo procedimento deve visar primeiro à saúde do paciente e posteriormente obter resultados naturais e duradouros. O apelo estético da face torna essa região do corpo uma das mais complexas de se realizar qualquer tipo de procedimento. Ossos, músculos, ligamentos, gordura e pele são os principais constituintes do rosto. Todos eles sofrem envelhecimento e podem ser alterados ou afetados por qualquer procedimento realizado. O conhecimento da anatomia relacionada com a idade do paciente torna-se indispensável para o trabalho de um profissional que lide com a estética da face.

Alterações ósseas

Ossos da face

Os ossos da face servem como um arcabouço para a sobreposição de massas de tecidos moles e precisam ser considerados nos procedimentos rejuvenescedores faciais. O esqueleto facial sofre contínuas mudanças que afetam a aparência do rosto e suas expressões. As principais mudanças que ocorrem no esqueleto facial durante o envelhecimento são (Figura 26.1):

- Movimento de translação das órbitas
- Protrusão da região da glabela
- Expansão dos rebordos supraorbitais
- Aumento da profundidade e expansão lateral das bochechas
- Aumento da largura, dos comprimentos horizontal e vertical do nariz
- Aumento da proeminência do mento.

Ocorre também perda óssea na região da abertura piriforme, que enfraquece o suporte labial, resultando em um sulco nasolabial mais demarcado e no posicionamento posterior do lábio superior adjacente. Pode ocorrer também a reabsorção da espinha nasal anterior, que resultará em queda da ponta nasal e o ângulo nasolabial se tornará mais agudo (Figura 26.2). Nas condições que envolvem ausência de elementos dentários, a consequente perda óssea alveolar nessa região irá acarretar mudanças estéticas mais acentuadas.

Enxertos ósseos

Com a intenção de preencher o local da reabsorção e/ou substituir o tecido ósseo alveolar perdido, diversos procedimentos cirúrgicos têm sido sugeridos nas últimas décadas para se obter um aumento de tecido ósseo, como: enxertos em bloco ou particulado e de diferentes origens (autógena, alógena, xenógena ou aloplástica), além de fatores de coagulação e proteínas morfogenéticas. A escolha por uma das opções deve pesar indicações, vantagens, desvantagens, limitações, riscos e localização anatômica.

As perdas dentárias também podem influenciar essas mudanças. Após a perda de um dente, o processo de reabsorção

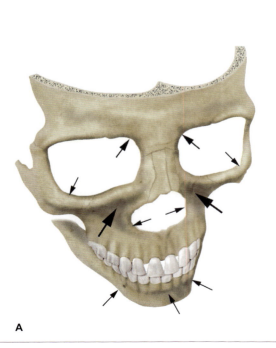
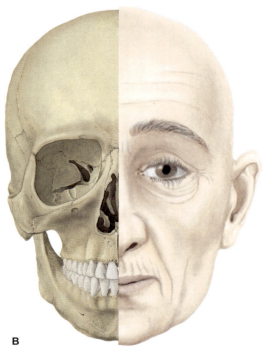

Figura 26.1 A. As *setas* demonstram as áreas suscetíveis ao processo de reabsorção óssea durante o envelhecimento. **B.** Essas regiões demarcadas são as que apresentam maior perda óssea. Essas alterações são transmitidas aos tecidos moles sobrepostos. Adaptada de Mendelson; Wong, 2012.

Capítulo 26 • Anatomia do Edêntulo e Considerações sobre o Envelhecimento Facial   397

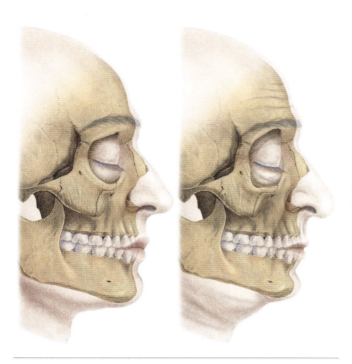

Figura 26.2 A perda óssea na região da abertura piriforme, da espinha nasal anterior e da região AP da maxila causa perda de suporte labial, queda da ponta nasal e o ângulo nasolabial se torna mais agudo. Adaptada de Mendelson; Wong, 2012.

alveolar que se inicia acontece de maneira quantitativa, qualitativa e espacial diferente em maxila e mandíbula. A mandíbula costuma sofrer maior perda óssea que a maxila. Além disso, estruturas anatômicas diferentes entre os maxilares também influenciam a escolha da reabilitação do paciente.

Processo de reparo e reabsorção óssea após a perda dos dentes

Após a perda do dente, o alvéolo é preenchido por um coágulo sanguíneo, sendo esse o passo inicial de uma sequência de modificações desencadeada até o reparo tecidual ósseo. A reparação segue uma orientação centrípeta. Ou seja, ocorre inicialmente nas margens do coágulo e segue em direção ao centro do mesmo. Inicialmente, o coágulo é reabsorvido e substituído por um tecido de granulação. Após a maturação desse tecido, inicia-se a formação óssea. O primeiro tecido ósseo neoformado é um tecido imaturo denominado osteoide, que se caracteriza por uma estrutura trabecular irregular, fibras colágenas desorganizadas e menor grau de mineralização. À medida que a osteogênese prossegue, ocorre substituição do tecido osteoide por tecido ósseo maduro.

Entretanto, ao mesmo tempo que ocorre a neoformação óssea também há um processo de reabsorção óssea, devido à ausência de estimulação intraóssea e do ligamento periodontal, além do aumento da atividade osteoclástica. Tal perda óssea é crônica, progressiva e irreversível. A reabsorção óssea alveolar pode acontecer após uma exodontia ou por outras causas, como doença periodontal, lesões patológicas e traumatismos dentais ou maxilofaciais. Essa involução do processo alveolar corresponde ao adelgaçamento e à reabsorção das paredes do alvéolo. O rebordo residual poderá vir a ser uniforme, se as extrações dentais forem realizadas na mesma época; ou então com vários desníveis, se feitas em épocas diferentes.

Tallgren (1972) realizou um detalhado estudo longitudinal, no qual pôde verificar que, embora a maior proporção do osso perdido ocorra no primeiro ano após a perda do dente, o processo continua lentamente, tendo sido, inclusive, verificado esse fato após o controle de 25 anos. Por meio da interpretação do gráfico da Figura 26.3, nota-se que, em geral, a quantidade de osso reabsorvido na mandíbula é quatro vezes maior do que na maxila.

Considerações anatômicas sobre os rebordos alveolares residuais

Na maxila, a reabsorção é regular em toda a extensão do rebordo alveolar residual, principalmente na área da lâmina óssea vestibular. Na mandíbula, esse processo inicia-se na lâmina óssea lingual no nível dos molares, estendendo-se para a lâmina óssea vestibular na região anterior. Pode-se concluir que, na maxila, a reabsorção é centrípeta, e na mandíbula ocorre tanto a reabsorção centrípeta (região anterior) quanto a reabsorção centrífuga (região posterior).

Cawood e Howell (1988) desenvolveram um trabalho em 300 crânios secos, em que observaram a reabsorção alveolar dessas amostras. Baseado nesse estudo objetivo, foi estabelecida uma classificação fisiopatológica da perda óssea após a remoção do elemento dental, sendo assim descritos seis estágios (Figura 26.4):

- Classe I: Indivíduo dentado
- Classe II: Pós-extração imediata
- Classe III: Rebordo alveolar com altura e largura adequadas
- Classe IV: Rebordo alveolar em forma de lâmina de faca com altura adequada e largura insuficiente
- Classe V: Rebordo alveolar plano com altura e largura insuficientes
- Classe VI: Rebordo alveolar com reabsorção do osso basal.

Já Lekholm e Zarb (1985) classificaram os rebordos alveolares residuais conforme a quantidade de tecido ósseo reabsorvido (Figura 26.5). Quanto maior o grau de reabsorção óssea, pior é o prognóstico para a reabilitação oral do paciente, seja ela com próteses removíveis seja com implantes osteointegráveis.

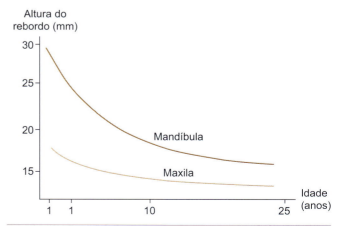

Figura 26.3 Gráfico demonstrando a variação da altura da crista alveolar, após 25 anos de extração dentária. Adaptada de Tallgren, 1972.

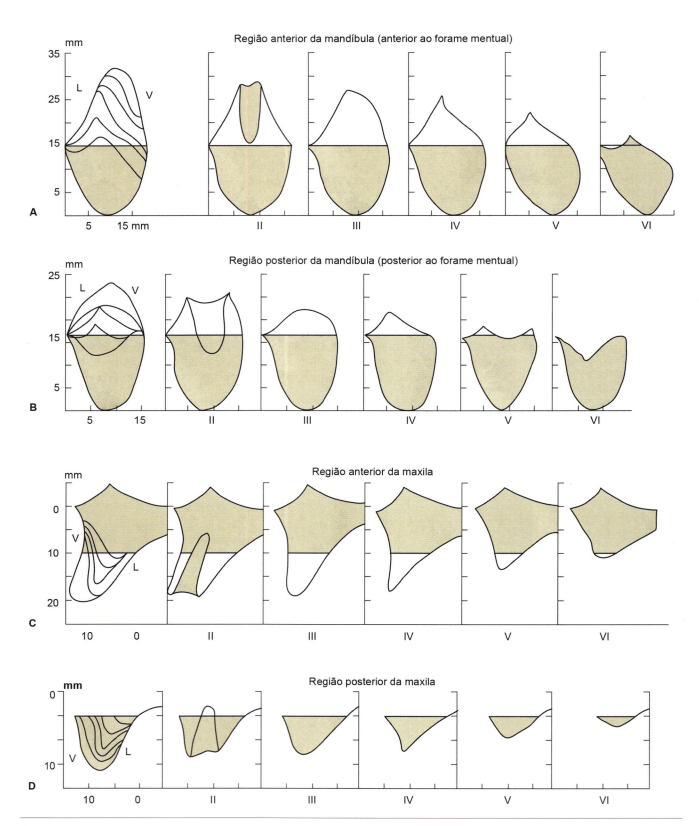

Figura 26.4 Classificação de perda óssea, de acordo com Cawood e Howell, 1988. Estágios de I ao VI, variando da extração imediata à reabsorção óssea severa de todo o processo alveolar. **A.** Região anterior da mandíbula (anterior ao forame mentual). **B.** Região posterior da mandíbula (posterior ao forame mentual). **C.** Região anterior da maxila. **D.** Região posterior da maxila.

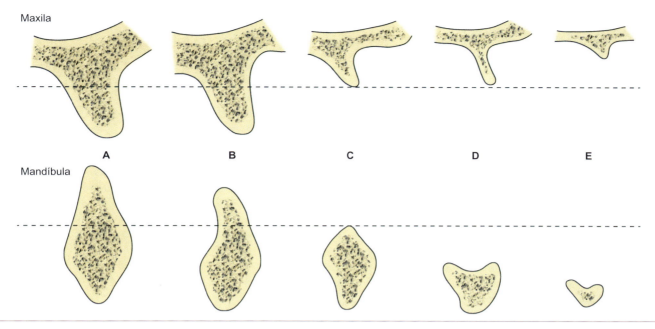

Figura 26.5 Classificação de reabsorção óssea maxilomandibular, de acordo com Lekholm e Zarb, 1985. **A.** A maior parte do processo alveolar está preservada. **B.** Reabsorção moderada do processo alveolar. **C.** Reabsorção avançada do processo alveolar. **D.** Início da reabsorção do osso basal. **E.** Reabsorção grave do osso basal. Adaptada de Lekholm; Zarb, 1985.

Comportamento do osso alveolar

Fatores gerais e locais, como distúrbios nutricionais, doenças que afetam o metabolismo ósseo, agenesia dentária, traumatismo dental e/ou maxilofacial, doença periodontal, exodontias ou outros procedimentos cirúrgicos, podem gerar atrofia do rebordo alveolar, em todas as dimensões. Próteses removíveis mal-adaptadas e traumatismo oclusal também podem acelerar esse processo.

Depois da perda do elemento dental, inicia-se uma fase de reabsorção progressiva e contínua do processo alveolar, caso não seja restabelecido um novo estímulo neste tecido ósseo (Figura 26.6).

Caso o objetivo seja a instalação de implantes, em regiões estéticas a reabsorção óssea em altura e espessura, principalmente da lâmina óssea vestibular, aumenta o risco de recessão gengival, o que compromete o resultado final independente da osteointegração do implante. Além da espessura óssea, o biotipo gengival do paciente também influencia a estética final da reabilitação com implantes osteointegráveis.

Diversas classificações foram propostas para esses defeitos de rebordos edêntulos.

Seibert (1983) classificou os rebordos edêntulos de acordo com os defeitos deles (Figura 26.7):

- Classe I: redução horizontal de tecidos ósseo e mucoso
- Classe II: redução vertical de tecidos ósseo e mucoso
- Classe III: redução horizontal e vertical de tecidos ósseo e mucoso.

Modificações na maxila

Na maxila, as modificações iniciais refletem-se nas dimensões horizontal e vertical. Na porção correspondente ao rebordo alveolar residual, o estreitamento é mais acentuado nas regiões de incisivos, caninos e pré-molares, sendo discreto na região de molares. Isso acarreta um encurtamento do arco dental, provocando uma deficiência no sentido anteroposterior, devido, principalmente, à implantação oblíqua dos dentes anteriores.

Com a perda óssea vertical, o palato torna-se mais raso, perdendo a forma arqueada típica. Concomitantemente, a espinha nasal anterior projeta-se anteriormente, podendo nivelar-se próximo ao palato (Figura 26.8).

Segundo Picosse (1983), os pilares caninos, zigomáticos e pterigóideos transformam-se em lâminas delgadas. Já nos extremos posterolaterais do rebordo residual, encontram-se as tuberosidades maxilares, que nos edêntulos totais estão situadas praticamente no plano oclusal do rebordo residual, fornecendo saliências que melhoram a retenção de próteses.

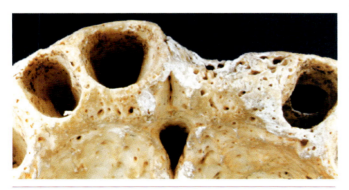

Figura 26.6 Crânio seco com vista oclusal do rebordo alveolar da região anterior da maxila. Note que, após a extração de incisivos anteriores, ocorreu maior perda da espessura da lâmina vestibular, em comparação com a área onde os alvéolos ainda estão presentes.

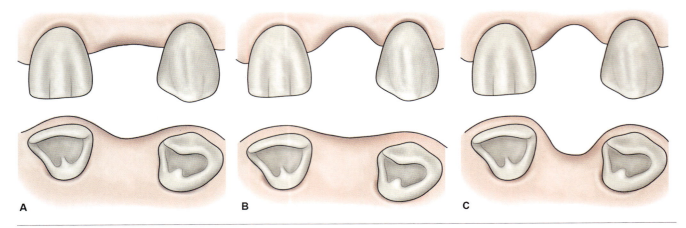

Figura 26.7 Defeitos de rebordos edêntulos, classificados de acordo com Seibert (1983). Classe I: redução horizontal (**A**); redução vertical (**B**); redução horizontal e vertical (**C**). Adaptada de Seibert, 1983.

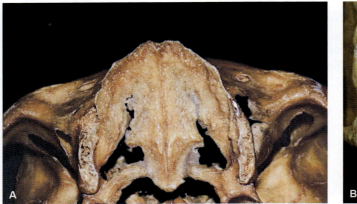
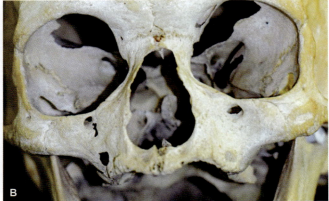

Figura 26.8 Reabsorção óssea na maxila: vista inferior da maxila, evidenciando a forma rasa e aplainada do palato ósseo (**A**); e vista anterior apresentando processo de reabsorção na maxila edêntula (**B**).

Após a perda de elementos dentários na região posterior da maxila, ocorre, além da perda óssea alveolar, a pneumatização do seio maxilar, uma expansão do seio de graus variáveis em direção ao osso alveolar, a qual resulta em perda óssea em altura na região posterior da maxila (Figura 26.9). Nesses casos, torna-se necessária a realização de um enxerto ósseo entre a membrana do seio e o assoalho/rebordo, a fim de possibilitar a inserção de implantes osteointegrados em um segundo tempo cirúrgico.

Em resumo, as principais modificações ocorridas na maxila são as seguintes:

- O forame incisivo pode ser encontrado próximo à superfície palatina do rebordo residual
- A espinha nasal anterior fica bem próxima ao rebordo residual
- O palato ósseo deixa de ser arqueado e torna-se aplainado e mais raso
- A crista infrazigomática pode alcançar o rebordo residual
- O hâmulo pterigóideo pode fazer saliência abaixo do nível da crista residual
- Há pneumatização do seio maxilar pelo adelgaçamento de suas paredes.

Modificações na mandíbula

O padrão de reabsorção mais frequente ocorre na parte superior do corpo da mandíbula, o que resulta em um rebordo residual mais aberto do que o da maxila. Nas grandes reabsorções do processo alveolar, a crista alveolar projeta-se para frente, como um mento ósseo alargado, e lingualmente como uma espinha mentual pontiaguda e, às vezes, bífida (Sicher; Dubrull, 1991).

O forame mentual também pode localizar-se mais superficialmente, no rebordo residual ou próximo a ele, conforme o grau de reabsorção, podendo a prótese comprimir seu feixe vasculonervoso. Isso acarreta uma sintomatologia dolorosa no paciente (Figura 26.10).

Na região do corpo da mandíbula, a perda óssea em altura deixa o canal mandibular e seu conteúdo (plexo vasculonervoso) mais próximos do rebordo alveolar, o que pode dificultar ou impossibilitar a inserção de implantes osteointegráveis pelas técnicas convencionais, devido ao risco de parestesia. A reconstrução protética também difere da maxila e dificulta a reabilitação devido ao fato de a maxila ter uma área de suporte protético maior do que a da mandíbula. Isso gera maior compressão da prótese na mandíbula, o que pode acelerar o processo de reabsorção.

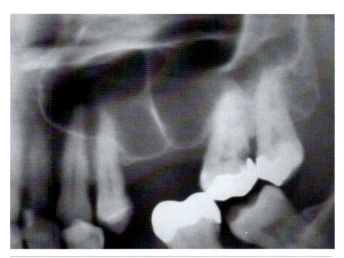

Figura 26.9 Imagem radiográfica apresentando um caso de pneumatização extensa do seio maxilar após a perda dos dentes 25 e 26. Note que o seio maxilar se estende até o rebordo alveolar e tem um septo ósseo vertical em seu assoalho.

Ocorrem alterações importantes nos processos coronoide e condilar da mandíbula. O primeiro torna-se mais afilado nas mandíbulas edêntulas devido, principalmente, à diminuição do tônus muscular temporal; e o segundo provoca modificações em toda a articulação temporomandibular. A cabeça da mandíbula transforma-se em uma saliência afilada e bastante achatada, causada pela nova posição mais elevada da mandíbula. Com a perda dos dentes, há uma rotação cujo eixo está na linha intercondilar.

Todos os feixes fibrosos da cápsula articular e dos ligamentos que se opõem a tal rotação são aos poucos estirados. O disco articular também perde espessura, e a reabsorção é gradativa nas formações fibrocartilaginosas e pode chegar a ser intensa e produzir artrite, com deformidades articulares marcantes.

As modificações na articulação temporomandibular causam mobilidade exagerada da articulação, chegando a ponto de o indivíduo poder tocar o rebordo superior com o inferior.

Em resumo, as principais modificações ocorridas na mandíbula são as seguintes (Figura 26.11):

- A espinha mentual pode estar no mesmo plano horizontal do rebordo residual

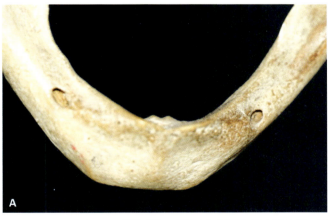

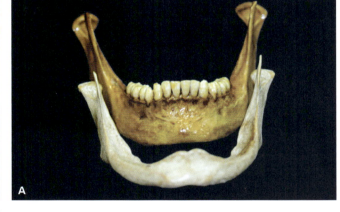

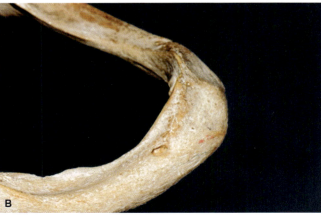

Figura 26.10 Forame mentual localizado no rebordo alveolar residual como consequência do processo de reabsorção óssea: vista anterossuperior (**A**) e vista laterossuperior (**B**).

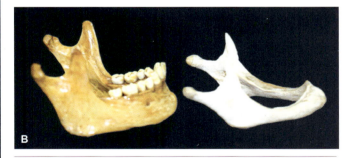

Figura 26.11 Mandíbula edêntula comparada com a mandíbula dentada: vista anterior evidenciando mais osso residual na região anterior da mandíbula, bem como a linha milo-hióidea e a linha oblíqua no mesmo nível do rebordo alveolar (**A**); vista lateral mostrando a atrofia dos processos coronoide e condilar, o aumento do contorno da incisura da mandíbula e a linha milo-hióidea nivelada com a linha oblíqua (**B**).

- O forame mentual passa a situar-se próximo ao rebordo residual
- O teto do canal mandibular se aproxima do rebordo residual
- A linha milo-hióidea e a linha oblíqua podem ficar no mesmo nível do rebordo residual na região molar
- Ocorre atrofia dos processos coronoide e condilar
- O rebordo alveolar da mandíbula está mais alto na região dos incisivos.

Alterações na relação entre os arcos dentais

Com a progressiva reabsorção do processo alveolar de um paciente, com deficiência em altura e espessura óssea, ocorre mudança tridimensional na relação da maxila com a mandíbula. Anteroposteriormente, o arco da maxila e o da mandíbula tornam-se curtos (Figura 26.12).

Transversalmente, devido ao padrão de reabsorção, o arco maxilar torna-se progressivamente estreito. Enquanto isso, o arco mandibular torna-se progressivamente largo (Figura 26.13).

Verticalmente, a distância entre os arcos aumenta, embora tal fato seja neutralizado pela diminuição da altura facial anteroinferior (AFAI), causada pelo fechamento e pela autorrotação da mandíbula, o que produz maior proeminência do mento, ou seja, um pseudoprognatismo mandibular (Figura 26.14).

Alterações nos tecidos moles

Alterações musculares

Conforme a crista alveolar da mandíbula inicia seu processo de reabsorção, a crista residual leva consigo muitos dos músculos que se originam ou se inserem na mandíbula para uma posição inferior, acompanhando a reabsorção. Ao mesmo tempo, as estruturas neuromusculares ficam mais superficiais (Misch, 1996).

As principais alterações nos músculos da mastigação e da expressão facial ocorrem em seu posicionamento e também na ação. Eles se tornam mais flácidos, devido à diminuição do tônus muscular. Isso traz consequências desagradáveis para o paciente, dos pontos de vista estético e funcional, sobretudo na estabilidade das próteses.

O fundo de saco vestibular e lingual tem sua profundidade determinada pelas fixações dos músculos da mímica e do assoalho oral. Com a contínua perda do osso alveolar, após a perda dental, os músculos vão progressivamente tornando-se mais superficiais (Figura 26.15).

Alterações na mucosa oral

A mucosa oral também sofre modificações, tornando-se mais delgada, mais tensa e de cicatrização mais difícil. Com o avançar da idade, o número de papilas gustativas diminui; o mesmo acontece com a quantidade de saliva produzida pelas glândulas salivares maiores. O tecido que cobre o rebordo residual é estruturalmente idêntico à gengiva, mas existem mudanças quantitativa e qualitativa no tecido mole de suporte (Figura 26.16).

Watt e Macgregor (1976) realizaram um estudo em que observaram as alterações ocorridas em áreas dentadas relacionadas com áreas de perda dental, levando-se em consideração o periodonto de suporte. Verificaram que houve mudança significativa na área do mucoperiodonto, constatando uma diminuição de 45 cm² de periodonto de suporte em áreas dentadas,

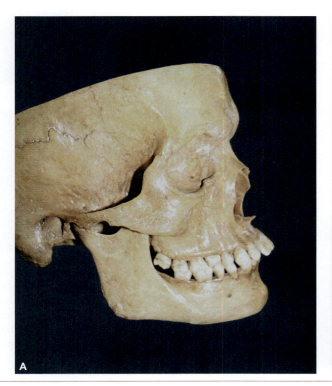
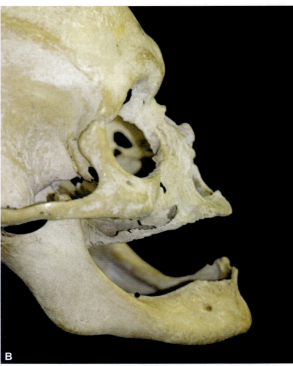

Figura 26.12 Alterações anteroposterior e vertical entre os arcos superior e inferior de um crânio dentado para um crânio edêntulo: vistas de perfil de um crânio dentado (**A**) e de um crânio edêntulo (**B**).

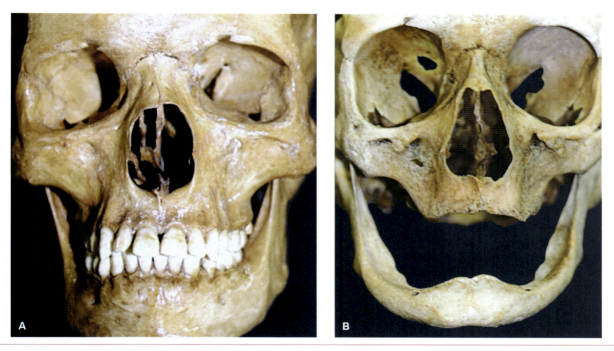

Figura 26.13 Alterações transversal e vertical entre os arcos superior e inferior de um crânio dentado para um crânio edêntulo. Nota-se o arco inferior maior que o arco superior: vistas anteriores de um crânio seco dentado (**A**) e de um crânio seco edêntulo (**B**).

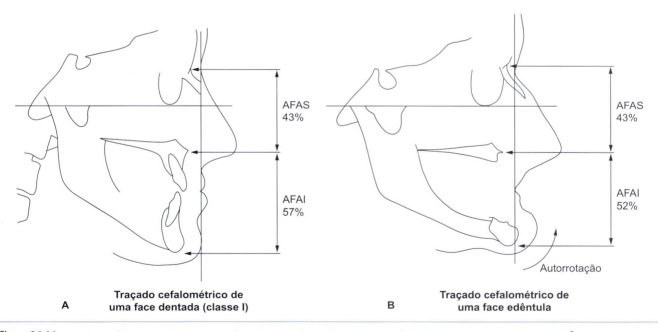

Figura 26.14 Traçados cefalométricos comparando pacientes dentado e edêntulo: face dentada (oclusão de classe I) (**A**) e face edêntula, ilustrando diminuição da altura facial anteroinferior (AFAI) causada por autorrotação da mandíbula, provocando projeção anterior do mento (pseudoprognatismo mandibular) (**B**). AFAS: altura facial anterossuperior.

para 23 cm² na maxila e 12 cm² na mandíbula de mucoperiósteo remanescente em áreas edêntulas.

A aparência clínica dos tecidos periodontais no idoso pode refletir um acúmulo de experiências de doenças da mucosa oral (p. ex., líquen plano), histórico de traumatismos sofridos durante os anos (p. ex., linha de mordida na mucosa jugal), manifestações sistêmicas de outras doenças, hábitos (p. ex., fumar),

fatores orais e medicamentos. Tais fatores têm influência adversa na saúde periodontal e podem modificar o aspecto clínico.

Histologicamente, há evidências de diminuição da espessura epitelial, queda da proliferação celular, perda de elastina e gordura submucosa e aumento dos tecidos conjuntivos fibróticos com alteração degenerativa de colágeno. Clinicamente, essas mudanças estruturais podem ser acompanhadas por superfí-

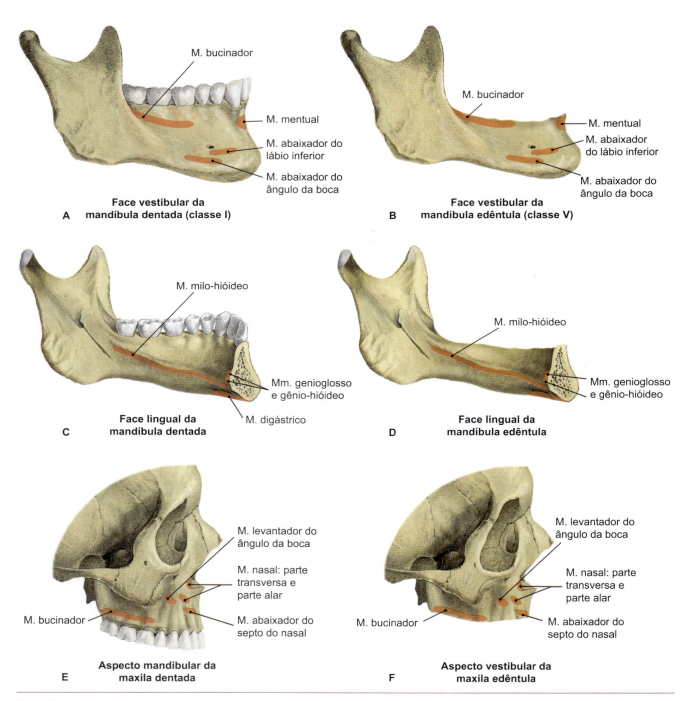

Figura 26.15 Esquema ilustrando o local de inserção dos músculos da expressão facial e do assoalho bucal, mostrando como eles se tornam mais superficiais com a progressiva reabsorção óssea, dos estágios I ao VI: face vestibular da mandíbula dentada (**A**); face vestibular da mandíbula edêntula (**B**); face lingual da mandíbula dentada (**C**); face lingual da mandíbula edêntula (**D**); aspecto vestibular da maxila dentada (**E**); e aspecto vestibular da maxila edêntula (**F**).

cies finas e secas das mucosas, com perda de elasticidade. As mudanças podem predispor a mucosa oral ao traumatismo e infecção, sobretudo quando estão associados ao uso de próteses removíveis e a distúrbios salivares.

Mudanças nos tecidos moles da cavidade oral que frequentemente ocorrem no processo de envelhecimento estão relacionadas com pequenas alterações no contorno dos lábios e no revestimento mucoso de boca, língua e gengiva. Conhecer essas mudanças e o que examinar na cavidade oral de pessoas idosas é o primeiro passo para garantir a saúde bucal durante o processo de envelhecimento.

Alterações estéticas na face

As alterações intrabucais provocadas pelas perdas dos dentes são refletidas também na morfologia facial. Watt e Macgregor (1976) compararam as musculaturas perioral e a facial com uma "cortina" sobre a maxila e a mandíbula (Figuras 26.17 e 26.18).

A perda dos dentes anteriores remove a sustentação desta cortina, provocando um colapso da musculatura perioral, encurtando o músculo bucinador e, consequentemente, alterando o contorno dos lábios. Os contornos dos lábios podem oferecer uma boa orientação para o posicionamento dos dentes anteriores durante o planejamento de uma prótese, pois o colapso após a perda dos dentes é facilmente reconhecido. Uma prótese adequada irá restabelecer a projeção anterior dos lábios, a dimensão vertical, o ângulo nasolabial e a relação entre os lábios.

Por fim, deve-se destacar o modíolo, região localizada lateralmente às comissuras bucais (cerca de 1 cm de distância), formado pela confluência dos músculos zigomático maior, levantador do ângulo da boca, bucinador e platisma, lateral ao músculo orbicular da boca. Quando contraído, forma a pequena depressão na face (ver Figura 26.17). O modíolo sofre colapso, ou seja, há uma queda com o processo do envelhecimento facial e clinicamente, em alguns pacientes, manifesta-se como uma inversão do canto da boca (boca triste). Esse prolapso será mais acentuado no paciente edêntulo.

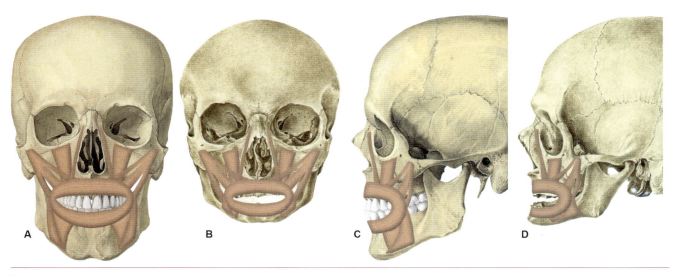

Figura 26.16 Esquema da musculatura da expressão facial. A perda dos dentes anteriores provoca um colapso de toda a musculatura perioral, alterando o contorno facial: dentado, vista anterior (**A**); edêntulo, vista anterior (**B**); dentado, vista lateral (**C**); e edêntulo vista lateral (**D**).

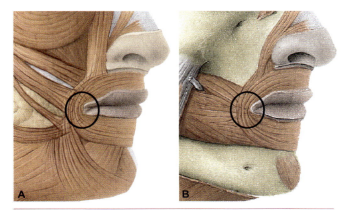

Figura 26.17 Modíolo lateral da comissura. **A.** Os músculos da expressão facial se entrecruzam próximo à comissura bucal, formando o modíolo. **B.** Plano profundo mostrando como o modíolo se relaciona ainda com o músculo bucinador e o músculo orbicular da boca.

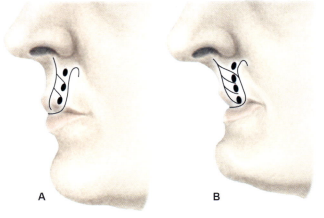

Figura 26.18 Relação entre os músculos orbiculares da boca e os músculos levantadores do lábio. **A.** Paciente dentado, apresentando os músculos levantadores em interseção em forma de "J" com os músculos orbiculares da boca. **B.** Paciente edêntulo, apresentando o colapso e a distorção das fibras dos músculos orbiculares.

CAPÍTULO 27

Anatomia Aplicada à Propagação de Infecções Odontogênicas

Peter Reher • Lucilia Maria de Souza Teixeira

Introdução

As infecções odontogênicas são estudadas em várias disciplinas do curso de odontologia. Tais infecções podem ficar restritas à cavidade oral mas também são capazes de se disseminar para regiões extraorais. Dessa maneira, torna-se necessário o conhecimento anatômico para explicar as possibilidades de propagação tanto pelos espaços entre fáscias quanto por meio de vasos sanguíneos ou nervos.

Infecção, inflamação, celulite e abscesso

- Infecção: é a invasão de tecidos ou órgãos do corpo por agentes capazes de causar doença. No caso das infecções odontogênicas, estas são geralmente causadas por bactérias que invadem a polpa dos dentes ou seus tecidos de suporte
- Inflamação: as infecções geralmente seguem uma sequência de eventos que começa com uma reação inflamatória de defesa do organismo, que leva a edema (inchaço), vermelhidão, dor e sensação de calor local
- Celulite infecciosa: na medida em que a infecção progride, ela pode invadir tecidos em torno da área, e passa a ser denominada de celulite infecciosa
- Abscesso: geralmente dentro de alguns dias, a parte central da área infectada começa a "morrer" (necrose tecidual). Essa área de necrose geralmente se liquefaz dentro do tecido, transformando-se em *pus*. Infecções que apresentam pus alcançaram o estágio de *abscesso*.

Vias de propagação das infecções

Propagação por continuidade

É a via de propagação mais frequente das infecções odontogênicas. Como o próprio nome indica, ela se estabelece por continuidade, pois são atingidos sempre os tecidos adjacentes ao foco infeccioso. Como exemplo, uma infecção odontogênica característica origina-se de um dente, invade o tecido ósseo adjacente, perfura uma cortical e propaga-se por meio do tecido conjuntivo frouxo, invadindo regiões sempre contíguas.

Propagação por via linfática

É o tipo de propagação de infecções através de capilares linfáticos. Os linfonodos envolvidos no trajeto de drenagem linfática da região ficam com aumento de volume, tornando-se palpáveis e doloridos ("íngua"). A via linfática também é muito comum na propagação de células cancerosas, acarretando metástases a distância.

Propagação por via sanguínea

É a propagação de infecções através da corrente sanguínea, principalmente pela via venosa.

Propagação ao longo de bainhas nervosas

A propagação de infecções pode ocorrer ao longo de bainhas nervosas, alcançando regiões distantes, seguindo seu trajeto. É uma via de propagação pouco frequente.

Origem das infecções odontogênicas

Os processos infecciosos odontogênicos apresentam duas origens principais:

- A origem mais frequente é a partir dos *tecidos periapicais*, resultante de uma necrose pulpar (causada por cárie, por exemplo), com consequente invasão bacteriana nessa área
- A segunda origem, menos frequente, é a partir dos *tecidos periodontais*, como resultado de uma bolsa periodontal, na qual as bactérias invadem os tecidos adjacentes.

O processo infeccioso, ao alcançar a região periapical, tende a se espalhar de maneira a destruir o tecido ósseo, procurando o que oferece menor resistência. Dessa maneira haverá invasão no osso esponjoso da maxila ou da mandíbula, até atingir uma cortical óssea. Finalmente a cortical acaba sendo destruída, e assim a infecção alcança os tecidos moles adjacentes.

Fatores determinantes da localização inicial das infecções odontogênicas

O conhecimento da anatomia dos alvéolos é importante, pois permite prever a localização inicial dos abscessos odontogênicos,

Dois fatores puramente anatômicos são determinantes e sempre devem ser levados em consideração: (1) a *espessura óssea* em torno dos ápices radiculares e (2) a relação do local de perfuração óssea com as *inserções musculares* na maxila e na mandíbula.

Espessura óssea em torno dos ápices radiculares

Na Figura 27.1, pode-se observar a importância deste fator determinante. A parede óssea vestibular é bem menos espessa do que a lingual, na Figura 27.1A, fato que facilitará a destruição da parede mais fina de maneira a formar um abscesso para os tecidos moles vestibulares. Na Figura 27.1B, observa-se menor espessura óssea da parede óssea palatina, que de forma similar formará um abscesso para os tecidos moles do palato.

Dessa forma, torna-se necessário o conhecimento da anatomia dental, a localização do ápice radicular no sentido vestibulolingual, para saber de qual lâmina óssea a raiz se aproxima mais.

Relação dos ápices radiculares com as inserções musculares

Na Figura 27.2, podemos observar as relações das inserções musculares como determinantes para estabelecer o local de formação dos abscessos após a perfuração das corticais ósseas. Em 27.2A, o abscesso se formou para o interior da cavidade oral no vestíbulo da boca, pois o ápice do dente está abaixo da inserção do músculo bucinador. Já em 27.2B, o abscesso se formou para fora da cavidade oral, pois o ápice radicular está acima do músculo, provocando uma infecção do espaço bucal.

Localização dos abscessos iniciais

Definida a maneira como os processos infecciosos deixam o tecido ósseo, devem-se especificar os locais primários previsíveis de drenagem das infecções odontogênicas, na maxila e na mandíbula.

Maxila

Com o auxílio do Quadro 27.1, pode-se observar que a maioria das infecções originadas dos dentes superiores tende a perfurar a parede vestibular. Além disso, a maioria dos ápices radiculares localiza-se abaixo das inserções musculares. Portanto, a maioria desses abscessos apresenta-se como *abscessos vestibulares* (Figura 27.3).

Ocasionalmente, alguns dentes podem drenar para o palato. Deve-se citar o incisivo lateral, que frequentemente apresenta uma raiz inclinada para o palato, tornando essa parede mais fina. Pode-se citar, ainda, a raiz lingual do primeiro molar, bem como a raiz lingual do primeiro pré-molar, porém menos frequentemente.

Com relação às inserções musculares relacionadas observa-se que os incisivos se relacionam vestibularmente ao *músculo orbicular da boca*, e seus ápices ficam abaixo deste. Já os

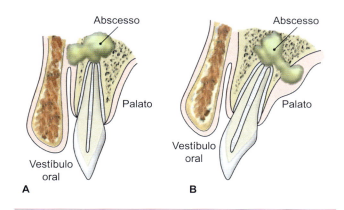

Figura 27.1 Espessura óssea das corticais, mostrando que um abscesso pode perfurar a lâmina óssea vestibular (drenagem para o vestíbulo) (**A**) ou palatina (lingual), (drenagem para o palato) (**B**). Adaptada de Hupp; Ellis; Tucker, 2018.

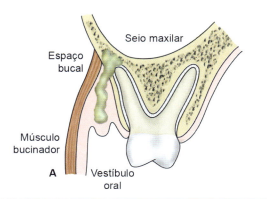 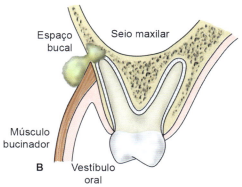

Figura 27.2 Relação dos ápices radiculares com as inserções musculares. **A.** Abscesso drenando abaixo da inserção do músculo bucinador (vestíbulo oral). **B.** Abscesso drenando acima do músculo bucinador (espaço bucal). Adaptada de Hupp; Ellis; Tucker, 2018.

QUADRO 27.1
Locais primários de propagação na maxila.

Dente	Parede óssea perfurada	Relação do ápice com a inserção muscular	Músculo determinante	Local de drenagem
Incisivo central	Vestibular	Abaixo	Orbicular da boca	Vestíbulo oral
Incisivo lateral	Vestibular	Abaixo	Orbicular da boca	Vestíbulo oral
	Palatina*	–	–	Região anterior do palato*
Canino	Vestibular	Abaixo	Levantador do ângulo da boca	Vestíbulo oral
	Vestibular	Acima	Levantador do ângulo da boca	Espaço canino
Pré-molares	Vestibular	Abaixo	Bucinador	Vestíbulo oral
Molares	Vestibular	Abaixo	Bucinador	Vestíbulo oral
	Vestibular	Acima	Bucinador	Espaço bucal
	Palatina*	–	–	Região posterior do palato*

*Ocorrência menos frequente.

caninos relacionam-se vestibularmente ao *músculo levantador do ângulo da boca*, podendo localizar-se acima ou abaixo deste. Caso a raiz seja longa, ela se localizará acima do músculo, causando uma infecção do espaço canino. Os pré-molares e os molares relacionam-se com o *músculo bucinador*, e seus ápices em geral se localizam abaixo deste. Contudo, nos molares podem existir infecções que perfuram a parede vestibular acima do músculo, o que causa uma infecção do espaço bucal.

Mandíbula

Com o auxílio do Quadro 27.2, pode-se observar que os abscessos originados de incisivos, caninos e pré-molares inferiores em geral drenam através da parede vestibular e de maneira geral os ápices radiculares estão acima das inserções dos músculos associados, o que resulta em abscessos vestibulares.

Na região de molares, as infecções tendem a perfurar mais a parede lingual, sobretudo em sentido distal. O primeiro molar pode drenar para vestibular ou lingual, bem como o segundo, apesar de este costumar drenar para a lingual. O terceiro molar quase sempre drena através da parede lingual.

O *músculo milo-hióideo* é importante para determinar a localização dos abscessos linguais na mandíbula. Quando a raiz do dente estiver acima do músculo, o abscesso irá alcançar o espaço sublingual e, quando estiver abaixo deste, irá alcançar o espaço submandibular. Devido à inserção desse músculo na linha milo-hióidea, observa-se que, seguindo para distal, aumentam as chances de o abscesso se formar para o espaço submandibular (Figura 27.4).

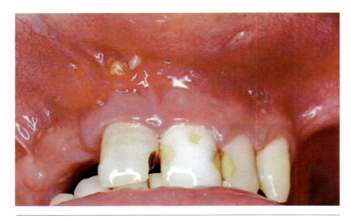

Figura 27.3 Localização frequente de abscessos iniciais no vestíbulo da boca adjacente à raiz. Neste caso, o abscesso originou-se no incisivo central superior.

QUADRO 27.2
Locais primários de propagação na mandíbula.

Dente	Parede óssea perfurada	Relação do ápice com a inserção muscular	Músculo determinante	Local de drenagem
Incisivos	Vestibular	Acima	Mentual	Vestíbulo oral
	Vestibular	Abaixo*	Mentual	Espaço submentual*
Canino	Vestibular	Acima	Abaixador do ângulo da boca	Vestíbulo oral
	Vestibular	Abaixo*	Abaixador do ângulo da boca	Espaço submentual*
Pré-molar	Vestibular	Acima	Bucinador	Vestíbulo oral
1º e 2º molares	Vestibular	Acima	Bucinador	Vestíbulo oral
	Vestibular	Abaixo	Bucinador	Espaço bucal
	Lingual	Acima	Milo-hióideo	Espaço sublingual
2º e 3º molares	Lingual	Abaixo	Milo-hióideo	Espaço submandibular

*Ocorrência menos frequente.

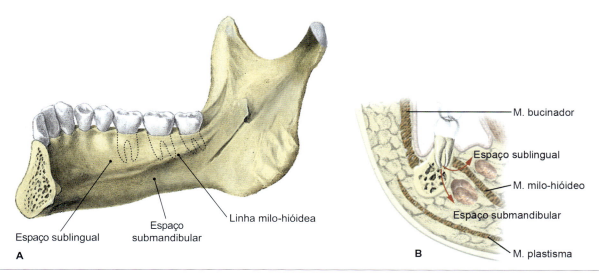

Figura 27.4 Linha milo-hióidea dividindo os espaços submandibular e sublingual. **A.** Linha milo-hióidea marcada na face interna da mandíbula. **B.** Corte frontal da mandíbula na altura do segundo molar inferior, evidenciando o músculo milo-hióideo separando os espaços sublinguais do submandibular.

Infecções dos espaços fasciais

A maior parte das infecções odontogênicas costuma ser de pequeno porte, caracterizada por pequenos abscessos localizados, principalmente, no vestíbulo da boca ou em áreas previsíveis, como já citado. Quando essas infecções não são tratadas oportunamente, elas tendem a progredir e a se espalhar para os tecidos adjacentes, causando infecções mais graves – felizmente, menos comuns. Ainda aqui, existe uma via de propagação relativamente clara, que se faz, sobretudo, pela invasão dos *espaços fasciais*. Assim, faremos um estudo destes espaços, definindo suas características comuns e os espaços de interesse para a propagação de infecções odontogênicas.

Definição e características comuns dos espaços fasciais

- São áreas bem delimitadas por fáscias e músculos
- No indivíduo sadio, são virtuais, sendo preenchidos por tecido conjuntivo frouxo, tecido adiposo ou estruturas neurovasculares. Alguns destes são denominados *compartimentos*
- Quando há infecções, as fáscias que delimitam os espaços podem ser perfuradas por exsudatos purulentos, que invadem e preenchem os espaços fasciais
- São mal irrigados, pois são preenchidos fundamentalmente por tecido conjuntivo frouxo, tendo, portanto, uma baixa capacidade de defesa.

Espaços fasciais primários

Quando dentes infeccionados formam abscessos extraorais, os locais mais próximos aos dentes, nos quais esses abscessos se instalam inicialmente, são denominados espaços primários. Existem, portanto, espaços primários na maxila e na mandíbula.

Os principais espaços fasciais primários da maxila são os espaços *canino*, *bucal* e *infratemporal*. Na mandíbula, são os espaços *submentual*, *bucal*, *sublingual* e *submandibular*.

Espaços maxilares primários

ESPAÇO CANINO

Limites e conteúdo

O espaço canino é um pequeno espaço delimitado anteriormente pela pele; posteriormente, pela parede anterior da maxila; superiormente, pelo músculo levantador do lábio superior; e inferiormente, pelo músculo levantador do ângulo da boca. Em tal espaço, localiza-se o *feixe vasculonervoso infraorbital*.

Origem das infecções

Este espaço é atingido por infecções originadas do canino superior, quando o ápice radicular se localiza acima do músculo levantador do ângulo da boca.

Sinais clínicos

Quando o espaço está infectado, ocorre inchaço na região, o que faz com que desapareça o sulco nasolabial (Figura 27.5). A infecção pode atingir o ângulo medial do olho, causando sinais semelhantes a uma dacriocistite (inflamação do saco lacrimal).

ESPAÇO BUCAL

Limites e conteúdo

O espaço bucal é limitado lateralmente por pele e tela subcutânea; e, mais posteriormente, músculo masseter, sendo o limite medial o músculo bucinador. Este espaço é preenchido pelo corpo adiposo da bochecha (Figura 27.6).

Origem das infecções

Em geral, este espaço é atingido por infecções provenientes dos molares superiores, quando seus ápices se localizam acima do músculo bucinador. Contudo, as infecções podem ser originadas também dos pré-molares superiores, bem como dos molares inferiores.

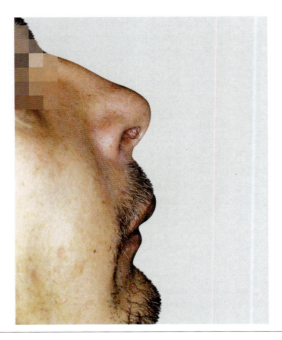

Figura 27.5 Infecção do espaço canino. Note o inchaço na região do canino, o que faz com que o sulco nasolabial fique menos marcado. O dente causador desse abscesso foi o canino superior direito.

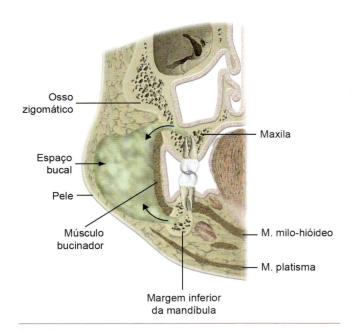

Figura 27.6 Espaço bucal. Infecções nesse espaço podem ocorrer a partir de dentes posteriores superiores ou inferiores, quando o abscesso se dirigir para vestibular, acima (dentes superiores) ou abaixo (dentes inferiores) das inserções do músculo bucinador.

Sinais clínicos

Observa-se inchaço abaixo do arco zigomático e acima da margem inferior da mandíbula, sendo ambas as estruturas ainda palpáveis.

ESPAÇO INFRATEMPORAL

Limites e conteúdo

Este espaço localiza-se posteriormente à maxila. Superiormente, é limitado pela base do crânio e pela superfície infratemporal da asa maior do esfenoide. Medialmente é limitado pela lâmina lateral do processo pterigoide; e, lateralmente, ele se continua com o *espaço temporal profundo*. Nele, localizam-se os músculos pterigóideos, sobretudo o pterigóideo lateral.

Origem das infecções

Trata-se de um espaço raramente envolvido como um espaço primário, sendo normalmente atingido com infecções mais sérias, já como um espaço secundário. Quando ele é invadido diretamente, como espaço primário, a infecção é originada do terceiro molar superior.

Sinais clínicos

Os sinais clínicos são limitados, geralmente não há inchaço, podendo às vezes ocorrer trismo (contração muscular) nos músculos da mastigação localizados na fossa infratemporal, o que leva à limitação da abertura bucal.

Espaços mandibulares primários

ESPAÇO SUBMENTUAL

Limites

Este espaço é limitado anterolateralmente pelos dois ventres anteriores do músculo digástrico, sendo, portanto, um espaço ímpar, mediano. Limita-se superiormente pelo músculo milo-hióideo; inferiormente, pelo músculo platisma e a pele; e, posteriormente, pelo osso hioide.

Origem das infecções

Apesar de ser um espaço pouco afetado, as infecções originadas de incisivos e caninos inferiores com raízes longas podem alcançá-lo, sobretudo quando seus ápices se localizam abaixo do músculo mentual. Assim, a infecção contorna a margem inferior da mandíbula e invade tal espaço.

Sinais clínicos

Infecções isoladas deste espaço são infrequentes. Como sinal clínico, pode ocorrer um discreto inchaço da pele que recobre a região (Figura 27.7).

ESPAÇO BUCAL

Limites

Já descritos nos espaços maxilares primários (ver Figura 27.6).

Origem das infecções

Como visto, este espaço é atingido por infecções provenientes dos dentes superiores, mas também pode ser afetado por infecções de molares inferiores, quando os ápices deles se localizarem abaixo do músculo bucinador (Figura 27.8).

ESPAÇO SUBLINGUAL

Limites

O espaço sublingual é delimitado lateralmente pelo corpo da mandíbula (fóvea sublingual); superiormente, pela mucosa

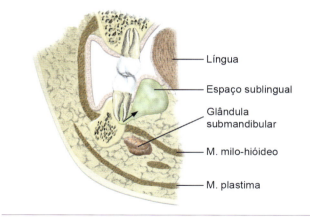

Figura 27.9 Espaço sublingual.

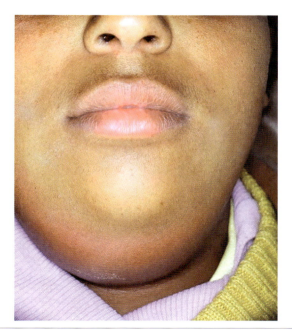

Figura 27.7 Paciente com infecção do espaço submentual. Como mencionado, infecções isoladas desse espaço são raras. No caso, ela invadiu também o espaço submandibular do lado direito.

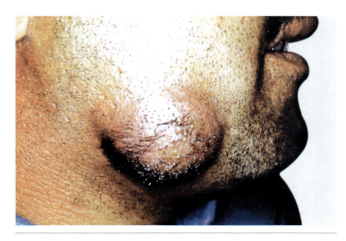

Figura 27.8 Infecção do espaço bucal proveniente do primeiro molar inferior direito. Nota-se que a margem inferior da mandíbula ainda é palpável.

do assoalho da boca; e inferiormente, pelo músculo milo-hióideo (Figura 27.9). Posteriormente, o espaço sublingual comunica-se com o espaço submandibular e com os espaços secundários.

Origem das infecções

Este espaço é atingido por infecções provenientes dos molares inferiores e, às vezes, de pré-molares inferiores. Deve-se observar que ele é afetado quando a infecção perfura a parede lingual e se espalha *acima* do músculo milo-hióideo (Figura 27.4), o que ocorre mais frequentemente na região mais anterior da mandíbula (pré-molares e primeiro molar).

Sinais clínicos

Como a infecção é limitada inferiormente pelo músculo milo-hióideo, não ocorre inchaço extrabucal. No entanto, o inchaço intrabucal é grande, elevando o assoalho da boca. É comum a infecção atravessar o plano mediano, tornando-se bilateral, o que causa elevação da língua. Em casos graves, infecções do espaço sublingual podem levar à obstrução das vias respiratórias superiores.

ESPAÇO SUBMANDIBULAR

Limites

Este espaço é limitado lateralmente pelo corpo da mandíbula (fóvea submandibular); superiormente, pelo músculo milo-hióideo; e, inferiormente, pela lâmina de revestimento da fáscia cervical, do músculo platisma e pele. Posteriormente, tal espaço comunica-se com os espaços secundários (Figura 27.10).

Origem das infecções

Geralmente, as infecções são causadas a partir do terceiro molar e, às vezes, pelo segundo molar, quando a infecção perfura a parede lingual da mandíbula, abaixo do músculo milo-hióideo (ver Figura 27.4).

Sinais clínicos

Observa-se um inchaço extrabucal que vai da margem inferior da mandíbula ao músculo digástrico e, posteriormente, até o osso hioide (Figura 27.11).

ANGINA DE LUDWIG

Quando a infecção se propaga de maneira a alcançar simultaneamente os espaços submandibular, sublingual e submentual, em ambos os lados, ocorre um quadro conhecido como angina de Ludwig. Trata-se de um quadro muito grave, de evolução rápida, podendo propagar-se e atingir os espaços secundários e cervicais. Ainda hoje, é uma condição de alto índice de mortalidade, sendo necessária imediata intervenção.

Sinais clínicos

Observam-se, além do inchaço na região, elevação da língua, trismo muscular grave, dificuldade de deglutição e dificuldade respiratória, por obstrução das vias respiratórias superiores, sendo

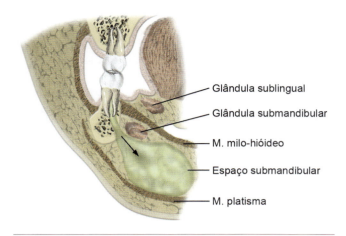

Figura 27.10 Espaço submandibular.

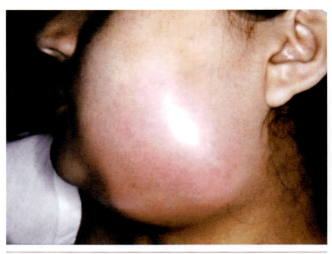

Figura 27.12 Paciente com quadro de angina de Ludwig. Nota-se a grande extensão da infecção, que atinge os espaços submentual, sublingual e submandibular de ambos os lados. É necessária atenção imediata, com drenagem de todos os espaços e, muitas vezes, intubação traqueal ou crico ou traqueostomia, a fim de manter as vias respiratórias permeáveis.

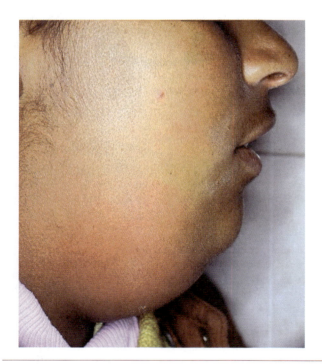

Figura 27.11 Paciente da Figura 27.7, em vista lateral, evidenciando a infecção do espaço submandibular. Nota-se que o aumento de volume localiza-se abaixo da margem inferior da mandíbula.

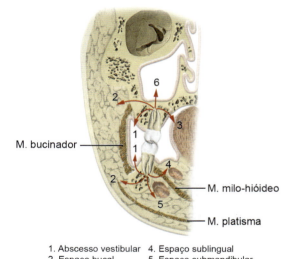

1. Abscesso vestibular   4. Espaço sublingual
2. Espaço bucal   5. Espaço submandibular
3. Abscesso palatino   6. Seio maxilar

Figura 27.13 Possíveis vias de propagação na região de molares superiores e inferiores. Nota-se que, no caso dos molares superiores, infecções também podem alcançar o seio maxilar.

necessário atendimento médico de urgência para manutenção das vias respiratórias, drenagem extraoral e antibioticoterapia venosa de longa duração (Figura 27.12).

Outras localizações de infecções odontogênicas

Além do envolvimento dos espaços fasciais primários, as infecções odontogênicas, sobretudo originadas de *dentes superiores*, podem apresentar outras localizações, como o *seio maxilar*, a *cavidade nasal*, a *órbita* e, por via sanguínea, o *seio cavernoso* (Figura 27.13).

Seio maxilar

O seio maxilar pode ser acometido por infecções por continuidade, a partir dos dentes superiores relacionados intimamente com o assoalho deste seio. Em tais casos, a parede perfurada não é a vestibular ou a lingual, mas, sim, a superior (assoalho do seio maxilar). As coleções purulentas localizadas em cavidades anatômicas, como o seio maxilar, recebem o nome de *empiemas*. Sinusites odontogênicas crônicas podem obliterar quase todo o seio maxilar, pois elas causam um espessamento da mucosa do seio (Figura 27.14).

ORIGEM DAS INFECÇÕES

No caso de infecções de origem odontogênica, os dentes que mais se relacionam com o seio são os principais causadores de tais infecções, ou seja (em ordem decrescente de frequência): segundo, primeiro e terceiro molares superiores; e segundo e primeiro pré-molares superiores.

SINAIS CLÍNICOS

Podem ser observados sinais típicos de uma sinusite, cujo diagnóstico diferencial muitas vezes é complicado.

Cavidade nasal

Raramente, a cavidade nasal é atingida por infecções odontogênicas. No entanto, em pacientes que apresentem uma dimensão facial anterior reduzida, os incisivos superiores podem originar infecções que talvez perfurem o assoalho da cavidade nasal.

Órbita

A órbita também é raramente alcançada por infecções odontogênicas e, quando acontece, elas causam celulites orbitais ou periorbitais graves. Em geral, essas infecções são originadas a partir da infecção do espaço canino e/ou do seio maxilar. Observam-se inchaço e vermelhidão das pálpebras, além de comprometimento das estruturas nervosas e vasculares orbitais.

Seio cavernoso

O seio cavernoso é uma dilatação entre os folhetos da dura-máter na base do crânio, que participa da drenagem venosa do encéfalo. As infecções do seio cavernoso, conhecidas como *trombose do seio cavernoso*, caracterizam o tipo de propagação de infecções por via sanguínea. As bactérias disseminam-se por meio das veias extracranianas que se comunicam com o seio. Pelo fato de elas serem veias avalvuladas, o fluxo sanguíneo pode ir para ambas as direções, inclusive para dentro do crânio.

As estruturas mais importantes nesse aspecto são (Figura 27.15):

- Veia angular. Ela se anastomosa com as veias oftálmicas superiores e/ou inferiores, que drenam para o seio cavernoso
- Plexo venoso pterigóideo. Ele pode drenar para as veias emissárias esfenoidais e veias meníngeas, e elas se unem ao seio cavernoso.

Felizmente, a trombose do seio cavernoso é uma complicação rara. Contudo ela é extremamente letal, tendo em vista as estruturas nobres que passam no interior do seio cavernoso, como a artéria carótida interna e os nervos oftálmico (V_1), oculomotor (III) e troclear (IV), além de suas relações importantes com as estruturas encefálicas da fossa média do crânio.

Espaços fasciais secundários

Infecções não tratadas nos espaços primários podem propagar-se por continuidade e causar infecções dos espaços secundários, que são mais graves e perigosas. Os espaços fasciais secundários localizam-se posteriormente com relação à maxila e à mandíbula e mantêm íntimo contato com os espaços fasciais primários. Devido ao fato de tais espaços serem preenchidos por tecido conjuntivo frouxo, pouco vascularizado, as infecções são de mais difícil tratamento.

Os espaços fasciais secundários são basicamente aqueles relacionados com a musculatura da mastigação, sendo conhecidos também em seu conjunto como *espaço mastigador*. Isoladamente, temos os *espaços massetérico* e *pterigomandibular* e os *espaços temporais profundo* e *superficial*.

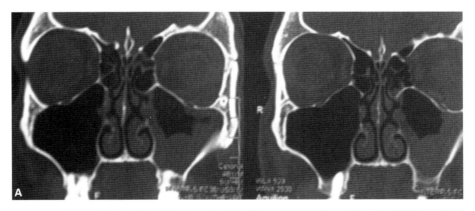

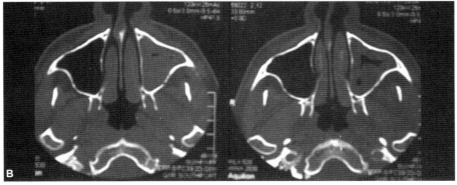

Figura 27.14 Sinusite odontogênica crônica em seio maxilar esquerdo: corte coronal (**A**); corte transversal (**B**).

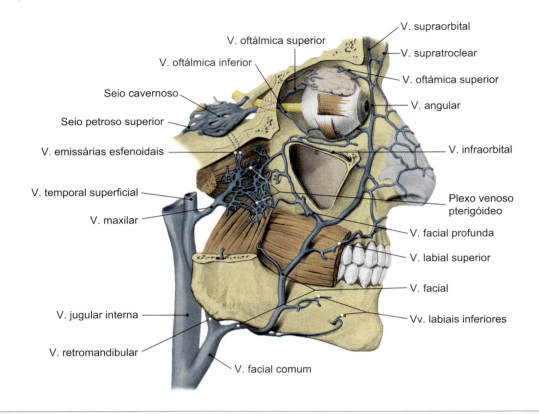

Figura 27.15 Comunicações venosas do seio cavernoso.

Espaço massetérico

LIMITES

O espaço massetérico é limitado medialmente pelo ramo da mandíbula e lateralmente pelo músculo masseter (Figuras 27.16 e 27.22).

ORIGEM DAS INFECÇÕES

Geralmente, este espaço é alcançado por infecções originadas do espaço bucal. Contudo, infecções oriundas de tecidos moles em torno do terceiro molar inferior (pericoronarite) podem alcançar diretamente o espaço massetérico.

SINAIS CLÍNICOS

Observam-se inchaço leve em torno do ângulo da mandíbula e trismo muscular, devido à inflamação do masseter (Figura 27.17).

Espaço pterigomandibular

LIMITES

O espaço pterigomandibular é delimitado medialmente pelo músculo pterigóideo medial; lateralmente, pelo ramo da mandíbula; e, superiormente, pelo músculo pterigóideo lateral (Figuras 27.16 e 27.22).

ORIGEM DAS INFECÇÕES

Este espaço pode ser alcançado por infecções originadas dos espaços sublingual e submandibular. No entanto, pode ser infectado por agulhas anestésicas contaminadas, no momento da anestesia dos nervos alveolar inferior e lingual, os quais se localizam em tal espaço.

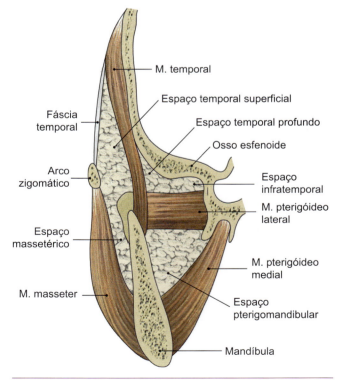

Figura 27.16 Espaços fasciais secundários. O espaço mastigador é formado pelo conjunto dos espaços temporais (profundo e superficial), infratemporal, massetérico e pterigomandibular.

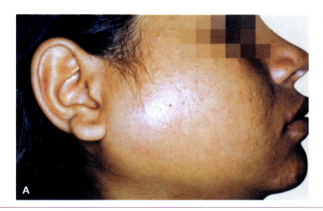 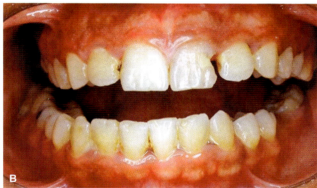

Figura 27.17 Paciente com infecção do espaço massetérico, com provável extensão para o espaço pterigomandibular. **A.** Em vista lateral, nota-se leve inchaço em torno do ângulo da mandíbula e do músculo masseter. **B.** Em vista intrabucal, evidenciam-se o trismo muscular (esta é sua abertura bucal máxima) e a presença de secreção purulenta oriunda de tais espaços, que drena na distal do terceiro molar inferior do lado direito. A causa desta infecção foi uma pericoronarite em torno da coroa do dente 48.

SINAIS CLÍNICOS
Observa-se pouco, ou nenhum, inchaço. Ocorre trismo, devido ao envolvimento dos músculos pterigóideos.

Espaços temporais profundo e superficial
LIMITES
O espaço temporal é limitado medialmente pelo assoalho da fossa temporal e pelo espaço infratemporal mais abaixo. Seus limites laterais são a fáscia temporal e o espaço massetérico mais abaixo.

O músculo temporal divide o espaço temporal em um *espaço temporal superficial*, entre este e a fáscia temporal; e em um *espaço temporal profundo*, entre o músculo e o assoalho da fossa temporal, que se continua inferiormente com o espaço infratemporal (ver Figuras 27.16 e 27.22).

ORIGEM DAS INFECÇÕES
Estes espaços são raramente atingidos, apenas em infecções muito graves. Isso porque as infecções provenientes dos espaços massetérico e pterigomandibular tendem a dirigir-se inferiormente.

SINAIS CLÍNICOS
Observa-se inchaço na região temporal, acima do arco zigomático e posteriormente à margem lateral da órbita. Também há trismo muscular.

Espaço mastigador
O termo espaço mastigador é utilizado quando se refere aos espaços *massetérico*, *pterigomandibular* e *temporais*, em conjunto (ver Figuras 27.16 e 27.22). Esse espaço pode ser considerado como único, em virtude dos seguintes fatores:

- Os espaços estão interligados por músculos e fáscias mastigadores
- Comunicam-se livremente
- São ocupados por tecido conjuntivo frouxo e pelo corpo adiposo mastigador.

O termo "espaço mastigador" é pouco utilizado na prática, já que é muito abrangente e não localiza especificamente a região afetada.

CORPO ADIPOSO MASTIGADOR
Os espaços descritos que, em seu conjunto, formam o *espaço mastigador* são preenchidos pelo corpo adiposo mastigador. Este já foi descrito no Capítulo 4, *Músculos da Cabeça*.

Fáscia cervical e espaços fasciais cervicais
Fáscia cervical
Na literatura, a descrição da fáscia cervical varia de autor para autor. Tais variações devem-se à técnica de estudo empregada e às diferenças anatômicas de disposição, além da semelhança de fáscia com tecido conjuntivo frouxo, que dificulta tais descrições.

> Muitas vezes, os livros de cirurgia e/ou clínicos referem-se à fáscia cervical como fáscia cervical profunda, pelo fato de esta localizar-se profundamente ao músculo platisma. Contudo, a descrição empregada na presente obra baseia-se nos tratados gerais de anatomia.

A fáscia cervical é uma lâmina de tecido conjuntivo que envolve o pescoço, porém emite prolongamentos que delimitam compartimentos, os quais contêm as principais estruturas do pescoço. Tais prolongamentos possibilitam o deslizamento das estruturas, umas sobre as outras, diminuindo o atrito, durante os movimentos da cabeça e do pescoço e na deglutição, entre outros. A fáscia apresenta também certa frouxidão, que proporciona vias mais fáceis para os vasos e os nervos alcançarem seus destinos, mas facilita a propagação de infecções da cabeça para regiões localizadas inferiormente.

A fáscia cervical apresenta três lâminas diferenciadas: a *lâmina de revestimento*, a *lâmina pré-traqueal* e a *lâmina pré-vertebral* (Figura 27.18). Além destas, devem ser mencionadas, ainda, a *fáscia alar* e a *bainha carótica*.

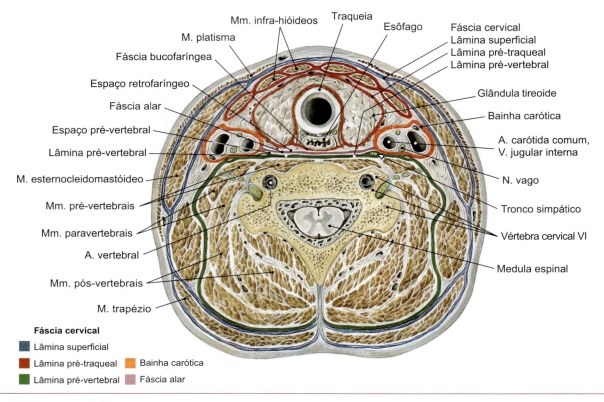

Figura 27.18 Esquema da fáscia cervical em corte transversal na altura de C VI. Notam-se as lâminas da fáscia cervical bem como as estruturas por ela revestidas.

LÂMINA DE REVESTIMENTO

A lâmina de revestimento é a mais externa, superficial, que reveste todo o pescoço (ver Figura 27.18). Localiza-se imediatamente abaixo da tela subcutânea e do músculo platisma.

Fixações

A lâmina de revestimento fixa-se *superiormente* na margem inferior da mandíbula, no arco zigomático, no processo mastoide, no ligamento nucal, nas linhas superiores da nuca e na protuberância occipital externa. *Inferiormente*, a lâmina de revestimento fixa-se no osso hioide e, mais abaixo, no manúbrio do esterno, na clavícula e no acrômio da escápula.

Estruturas revestidas

A lâmina de revestimento forma alguns compartimentos, destacando-se a *loja para glândula parótida*, a *loja para glândula submandibular*, o *compartimento para o músculo esternocleidomastóideo* e o *compartimento supraesternal*.

LÂMINA PRÉ-TRAQUEAL

A lâmina pré-traqueal localiza-se em um plano mais profundo do que a lâmina de revestimento e envolve as estruturas anteriores do pescoço.

Fixação

Ela se localiza abaixo do osso hioide e prende-se às linhas oblíquas da cartilagem tireóidea e à cartilagem cricóidea.

Fáscia bucofaríngea

Superiormente, na região da faringe, a lâmina pré-traqueal continua-se com a *fáscia bucofaríngea*, que se localiza posteriormente à faringe, envolvendo os músculos constritores da faringe e o bucinador (Figura 27.19).

Estruturas revestidas

A lâmina pré-traqueal apresenta compartimentos que envolvem várias estruturas localizadas na região anterior do pescoço. Existem compartimentos para a *glândula tireoide*, para os *músculos infra-hióideos*, para a *traqueia* e a *laringe* e para o *esôfago* e a *faringe*.

LÂMINA PRÉ-VERTEBRAL

Esta lâmina situa-se mais profundamente em relação a lâmina de revestimento e envolve a coluna vertebral, bem como os músculos a ela associados (ver Figuras 27.18 e 27.19).

Fixações

Ela se insere *superiormente* na base do crânio e *inferiormente* nos processos transversos das vértebras cervicais.

Estruturas revestidas

A lâmina pré-vertebral apresenta vários compartimentos que irão envolver as seguintes estruturas: os *músculos pré-vertebrais*, as *vértebras*, os *músculos escalenos* e o *nervo frênico*, além dos

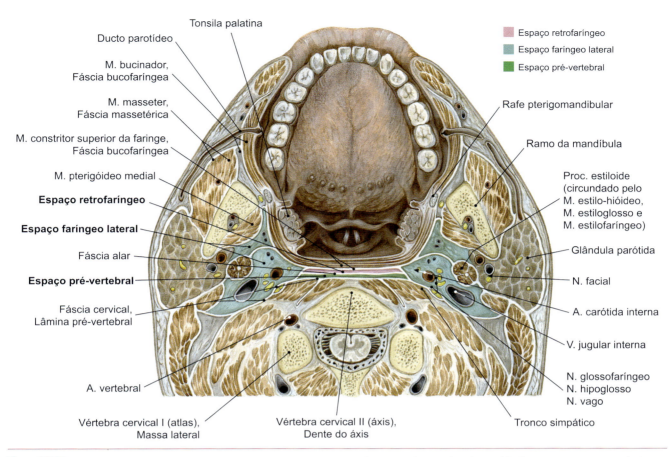

Figura 27.19 Fáscias e espaços fasciais cervicais em corte transversal na altura do plano oclusal mandibular. Notar os espaços faríngeo lateral, retrofaríngeo e pré-vertebral, seu conteúdo e limites.

músculos profundos do dorso. Dessa maneira, ela cobre também o *assoalho do trígono posterior do pescoço.*

FÁSCIA ALAR

É uma fáscia que não envolve estruturas importantes, localizando-se entre a lâmina pré-traqueal e a lâmina pré-vertebral, anteriormente aos corpos vertebrais (ver Figuras 27.19 e 27.21). Ela se fixa lateralmente aos processos transversos das vértebras.

BAINHA CARÓTICA

A bainha carótica é uma condensação fascial formada pela fusão das três lâminas da fáscia cervical, com o objetivo de alojar e proteger os vasos e os nervos nobres do pescoço (ver Figura 27.18). Assim, essa bainha aloja as *artérias carótidas comum* e *interna*, a *veia jugular interna* e o *nervo vago*, e os *linfonodos cervicais profundos.*

Espaços fasciais cervicais

As infecções dos espaços fasciais secundários, também, se não tratadas, podem se propagar posteriormente por continuidade, alcançando os espaços fasciais cervicais. Estes se continuam no tórax, de modo que tais infecções podem atingir o mediastino, provocando graves sequelas, embora estas sejam raras. O *espaço faríngeo lateral*, o *espaço retrofaríngeo* e o *espaço pré-vertebral* são os espaços fasciais cervicais que podem ser alcançados por infecções originadas dos espaços secundários (ver Figuras 27.19 e 27.20).

ESPAÇO FARÍNGEO LATERAL

Limites

Como o próprio nome indica, esse espaço é lateral à faringe. Limita-se superiormente pelo osso esfenoide (base do crânio) e, inferiormente, pelo osso hioide. Lateralmente está o músculo pterigóideo medial; e medialmente está o músculo constritor superior da faringe, que é revestido pela fáscia bucofaríngea. Anteriormente, limita-se pela rafe pterigomandibular e, posteromedialmente, pela fáscia pré-vertebral.

Divisão e conteúdo

O espaço faríngeo lateral é dividido, pelo processo estiloide, em dois compartimentos: um anterior e outro posterior. O *compartimento anterior* é preenchido basicamente pelos músculos que se fixam ao processo estiloide. O *compartimento posterior* mostra-se de grande importância, uma vez que é ocupado pelas estruturas da bainha carótica e pelos nervos cranianos IX, X, XI e XII (Figura 27.22).

Origem das infecções

As infecções provenientes do espaço pterigomandibular (espaço secundário) podem alcançar o espaço faríngeo lateral.

418 Parte 3 • Anatomia Aplicada à Odontologia

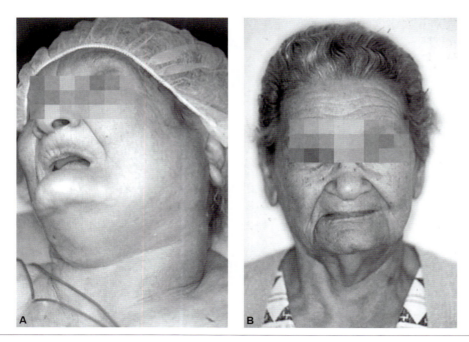

Figura 27.20 Paciente com infecção em espaço massetérico com disseminação cervical para espaço submandibular e faríngeo lateral: aspecto pré-operatório (**A**) e aspecto pós-tratamento (**B**). Fotos: Dr. Antônio Albuquerque de Brito e Dr. Ricardo Lopes da Cruz.

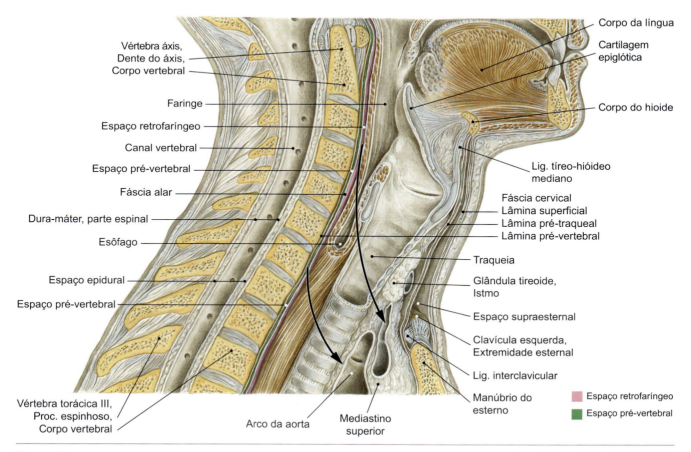

Figura 27.21 Espaços fasciais cervicais em corte sagital, evidenciando os espaços retrofaríngeo e pré-vertebral estendendo-se até o tórax.

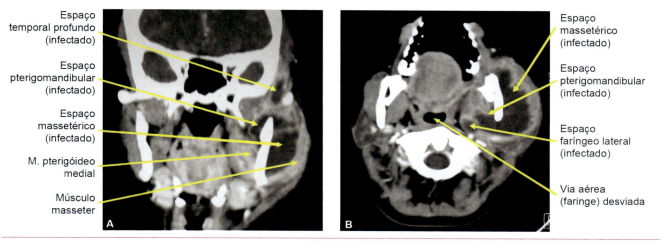

Figura 27.22 Paciente com infecção após exodontia de terceiro molar inferior. O abscesso invadiu os espaços bucal e mastigador (espaços massetérico, pterigomandibular e temporal profundo) e alcançou o espaço faríngeo lateral: TC em corte frontal (**A**) e em corte axial (**B**). Fotos: Dr. Sebastião Cristian Bueno.

Sinais clínicos

Observam-se trismo grave, sobretudo do músculo pterigóideo medial, inchaço lateral do pescoço abaixo do ângulo da mandíbula e inchaço da parede lateral da faringe que atinge até a linha média, dificultando a deglutição. Esse inchaço na faringe ocorre em torno da tonsila palatina (amígdala), que é deslocada em direção à linha média.

Complicações

São graves, devido ao conteúdo nobre desse espaço: trombose da veia jugular interna, erosão da artéria carótida e ramos e interferência com os nervos cranianos IX, X, XI e XII. Além dessas complicações, a infecção pode perfurar a fáscia bucofaríngea ou a lâmina pré-vertebral mais abaixo, afetando o espaço retrofaríngeo.

Espaço retrofaríngeo

LIMITES

O espaço retrofaríngeo é posterior à faringe, sendo limitado anteriormente pelo músculo constritor superior da faringe e pela fáscia bucofaríngea e, posteriormente, pela fáscia alar. A base do crânio é seu limite superior, e ele termina inferiormente ao nível de CVII a TI, por meio de um fundo de saco produzido pela fusão da lâmina pré-vertebral com a fáscia alar (ver Figuras 27.19 e 27.21).

ORIGEM DAS INFECÇÕES

Este espaço é atingido por infecções provenientes do espaço faríngeo lateral, quando a fáscia bucofaríngea ou a fáscia pré-traqueal são perfuradas (ver Figuras 27.21 e 27.22).

SINAIS CLÍNICOS

São pouco claros, necessitando de avaliação com radiografias laterais do pescoço, nas quais se observam inchaço dos tecidos moles posteriores à faringe e ao esôfago, bem como uma inversão da curvatura da coluna cervical. Esse inchaço pode levar a dificuldades de deglutição (disfagia), respiração (dispneia) e movimentação do pescoço (torcicolo).

COMPLICAÇÕES

As infecções deste espaço são extremamente graves, visto que podem direcionar-se inferiormente, alcançando o mediastino posterior, no tórax. Assim, podem ocorrer:

- Obstrução de vias respiratórias, devido ao deslocamento da parte posterior da faringe e do esôfago anteriormente
- Ruptura do abscesso retrofaríngeo, com aspiração de secreção purulenta para os pulmões, causando asfixia
- Disseminação da infecção para o mediastino, resultando em uma grave infecção do tórax.

Além de tais complicações, as infecções deste espaço podem perfurar a fáscia alar, atingindo o espaço pré-vertebral.

Espaço pré-vertebral

LIMITES

Este espaço localiza-se posteriormente ao espaço retrofaríngeo. É limitado anteriormente pela fáscia alar; posteriormente, pela lâmina pré-vertebral; superiormente, pelo tubérculo faríngeo (base do crânio); e, inferiormente, pelo diafragma (ver Figura 27.21).

ORIGEM DAS INFECÇÕES

Quando a infecção provoca a ruptura da fáscia alar, o espaço pré-vertebral é alcançado por infecções oriundas do espaço retrofaríngeo.

COMPLICAÇÕES

As complicações são graves e semelhantes às do espaço retrofaríngeo, porém com o agravante de este espaço ter uma extensão inferior até o diafragma, aumentando ainda mais as chances de ocorrerem complicações torácicas.

CAPÍTULO 28

Anatomia Aplicada aos Acessos Cirúrgicos ao Esqueleto da Face

Antônio Albuquerque de Brito • Peter Reher

Introdução

A excelência de um ato operatório está relacionada com sua execução dentro do mais alto rigor técnico e científico. O tratamento cirúrgico das patologias do esqueleto da face não foge a esse preceito, sendo de vital importância o adequado conhecimento anatômico das estruturas associadas aos acessos cirúrgicos. Muitas vezes, as etapas cirúrgicas que levam à exposição óssea são os momentos mais complexos do ato operatório, e sua correta execução é fundamental para o sucesso do procedimento proposto. Neste capítulo, serão abordados os principais acessos cirúrgicos ao esqueleto da face, com suas indicações, vantagens e desvantagens, além de descrição técnica resumida, com especial ênfase nas correlações anatômicas pertinentes à sua apropriada execução.

Acessos ao processo alveolar e palato ósseo

Acessos com descolamento papilar

Os acessos com descolamento papilar são amplamente empregados em procedimentos cirúrgicos da cavidade oral, tendo indicações em: exodontias múltiplas e de restos radiculares; cirurgias periodontais e periapicais; tratamento das fraturas dentoalveolares; implantes; e tratamento das patologias ósseas. Tal acesso apresenta as vantagens de possibilitar boa exposição do processo alveolar, de ser de fácil execução e de proporcionar um bom resultado, tanto estético quanto funcional, tendo como desvantagem uma ocasional ressecção gengival. As considerações a seguir são pertinentes à exposição óssea vestibular e lingual na mandíbula, e vestibular na maxila, sendo o acesso ao palato ósseo apresentado em tópico mais à frente.

Anatomia cirúrgica

Os reparos anatômicos de interesse remontam ao conhecimento das estruturas do periodonto: *gengiva livre* e *papila interdental*, *gengiva inserida*, *junção mucogengival*, *sulco gengival*, *mucosa alveolar de revestimento* e *osso alveolar*. A gengiva inserida deve apresentar uma altura mínima de aproximadamente 2 mm, para a manutenção da fisiologia das estruturas do periodonto (espaço biológico). Valores inferiores implicam a possibilidade de ressecções gengivais em algumas situações induzidas pelo procedimento cirúrgico, devendo-se, então, optar por uma técnica de execução de retalho dividido, conforme proposto pela periodontia.

Descrição dos acessos

Um acesso muito utilizado é o do tipo "envelope". Inicia-se por uma incisão no sulco gengival, paralela ao longo eixo do dente, até alcançar a crista do osso alveolar. Amplia-se a incisão, mesial e distalmente, na extensão de, no mínimo, mais um elemento dental além do(s) diretamente envolvido(s) no procedimento (Figura 28.1A).

Se necessário, pode-se proceder à confecção de incisões de alívio, uma ou duas, partindo-se mesial ou distalmente à papila interdentária, preservando-a. Essas incisões de alívio estendem-se sobre a mucosa alveolar em direção apical, ligeiramente inclinadas, de modo a possibilitar que a base do retalho seja maior que a extensão da incisão papilar (Figura 28.1B).

Após as incisões com ou sem alívio, procede-se à obtenção do retalho propriamente dito. A gengiva inserida e o mucoperiósteo alveolar são desinseridos com um descolador de periósteo, de maneira a expor o processo alveolar, na extensão necessária. Ao término da cirurgia, sutura-se com pontos interpapilares.

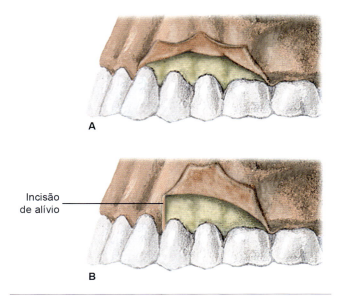

Figura 28.1 Acessos ao processo alveolar com descolamento papilar: retalho tipo "envelope" (**A**) e retalho com incisão de alívio vestibular (**B**).

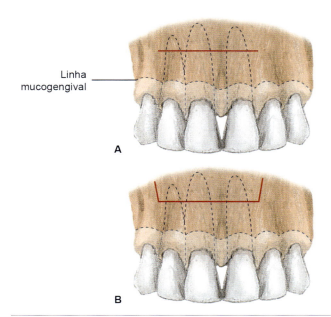

Figura 28.2 Acesso com incisão em mucosa: incisão linear (**A**) e incisão com alívios (**B**).

Acessos com incisão em mucosa

Indicam-se os acessos por incisão em mucosa para o tratamento de fraturas dentoalveolares e patologias ósseas alveolares e, às vezes, para cirurgias apicais, com, basicamente, as mesmas vantagens do acesso com descolamento papilar, sem os riscos de ocasionar resseção gengival quando corretamente realizados. Seu aspecto negativo é o de não permitir uma exposição da crista óssea alveolar, necessária quando, por exemplo, da realização de cirurgias periodontais.

Anatomia cirúrgica

As considerações de interesse anatômico para a elaboração desse acesso já foram analisadas quando da descrição da anatomia cirúrgica para o acesso anterior. Ressalta-se, apenas, que, para o acesso com incisão da mucosa, as preocupações quanto à altura da gengiva inserida são de menor monta, uma vez que ela é preservada.

Descrição do acesso

Procede-se à incisão da mucosa alveolar, distando, no mínimo, 5 mm da junção mucogengival. Essa incisão compreende a mucosa oral, a submucosa e o periósteo, com extensão variável na dependência do procedimento a ser realizado (Figura 28.2A). Caso maior exposição óssea seja necessária, podem-se realizar pequenas incisões de alívio em direção apical (Figura 28.2B).

Executa-se um descolamento subperiosteal, elevando o retalho mucoperiósteo e preservando a gengiva inserida. O fechamento pode ser realizado com pontos simples, sutura contínua ou festonada.

Acessos ao terceiro molar inferior

A cirurgia dos dentes terceiros molares inferiores inclusos ou semi-inclusos apresenta diversas particularidades, entre elas o acesso. Seguir corretamente os passos dessa etapa é fundamental para a boa realização das exodontias. O acesso ao terceiro molar inferior apresenta as vantagens de proporcionar uma boa exposição ao sítio cirúrgico, com possibilidade de ampliação no transoperatório, caso seja necessário. Oferece ainda um bom resultado estético e funcional, além de possibilitar sua sutura com relativa facilidade.

Sua correta confecção visa preservar a integridade do nervo lingual, que mantém íntima relação anatômica com a topografia do terceiro molar inferior. A lesão deste nervo deve ser apontada como uma "desvantagem" relativa do acesso (melhor seria dizer, incidente). Consequências esperadas dessa cirurgia são trismo e edema pós-operatórios, em razão da quase invariável necessidade de descolamento das fibras do músculo temporal da margem anterior da mandíbula, assim como de eventual incisão do músculo bucinador.

Anatomia cirúrgica

Os reparos anatômicos de ordem em geral descritos para o periodonto são também aqui de interesse. Entretanto, não somente as estruturas periodontais se mostram importantes para o acesso ao terceiro molar inferior. Cabe aqui a revisão da inserção das fibras do *músculo temporal*. Elas se inserem no processo coronoide da mandíbula e na margem anterior do ramo mandibular, estendendo-se inferiormente até próximo ao trígono retromolar, fixando-se como um *tendão profundo do músculo temporal* em uma crista óssea medial, a crista temporal, e como um *tendão superficial do músculo temporal*, na margem anterior da mandíbula.

Outra consideração a ser feita é com relação à proximidade do *músculo bucinador* com o sítio cirúrgico, que tem sua origem nos processos alveolares da maxila e da mandíbula e, mais posteriormente, na *rafe pterigomandibular*.

O *nervo lingual* (V_3) é um reparo de extrema importância, especialmente pela possibilidade de lesão desse nervo quando da elaboração do acesso. O nervo tem um trajeto descendente a partir da base do crânio, junto com o *nervo corda do tímpano*, passando entre o *músculo pterigóideo medial* e a face medial do ramo da mandíbula, localizando-se, a seguir, coberto pela mucosa oral, cerca de 1 cm inferoposteriormente ao terceiro molar.

Por fim, deve-se atentar para as características anatômicas da mandíbula na topografia do terceiro molar, como a *linha oblíqua*, que se continua posterossuperiormente com a margem anterior do ramo da mandíbula, e a *crista temporal*, medialmente, ambas delimitando uma região posterior ao terceiro molar denominada *fossa retromolar*.

Descrição dos acessos

Um retalho muito utilizado é o de "envelope". Inicia-se por uma incisão no sulco gengival, na ameia interdental entre o primeiro e o segundo molares, ou entre o primeiro molar e o segundo pré-molar, estendendo-a posteriormente até a distal do segundo molar. Este é contornado até o meio de sua face distal, sempre apoiando o bisturi em osso. A seguir, procede-se à ampliação da incisão, posterior e lateralmente, sobre a fossa retromolar ou a linha oblíqua, em uma extensão de, aproximadamente, 1,5 cm (Figura 28.3A).

As papilas são desinseridas, e descola-se o retalho vestibularmente, até a linha oblíqua (Figura 28.3B). A margem anterior da mandíbula e a fossa retromolar são expostas, afastando-se eventualmente os tendões superficial e profundo do músculo temporal.

Em alguns casos pode-se completar o acesso de envelope criando também um *retalho lingual*. Este é obtido pelo deslocamento cuidadoso da rafe pterigomandibular e do periósteo da face lingual da mandíbula. Adapta-se, então, um descolador de periósteo entre o retalho e a mandíbula, distalmente ao terceiro molar, protegendo-se o nervo lingual.

Em situações em que o dente encontra-se muito profundo com relação à crista óssea alveolar, pode-se realizar uma incisão de alívio, vestibular, partindo-se da papila mesial do segundo molar e estendendo-se anterior e inferiormente por, aproximadamente, 1,5 cm (Figura 28.4). Nesse caso, realiza-se o descolamento papilar apenas no segundo molar.

Ao término do procedimento, sutura-se com pontos simples, iniciando-se pela sutura das papilas ou pela papila por onde se realizou a incisão de alívio.

Acessos ao terceiro molar superior

Assim como para os terceiros molares inferiores, o acesso ao terceiro molar superior, incluso ou semi-incluso, segue etapas específicas, com vistas a facilitar a realização da exodontia. O acesso descrito tem como vantagens uma fácil execução, com boa exposição para osteotomias, sem que se façam amplos descolamentos.

Anatomia cirúrgica

As considerações anatômicas pertinentes a esse acesso são essencialmente as mesmas apresentadas para os acessos com descolamento papilar, ou seja, as estruturas do periodonto, como gengiva livre e papila interdental, gengiva inserida, junção mucogengival, sulco gengival, mucosa alveolar de revesti-

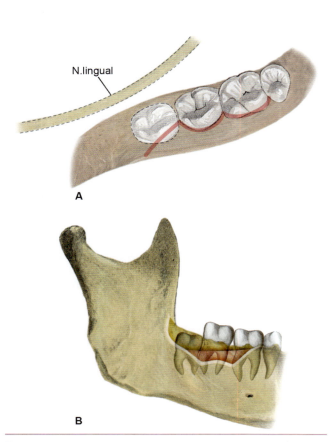

Figura 28.3 Acesso tipo "envelope" para terceiro molar inferior: vista oclusal evidenciando relação com o nervo lingual (**A**); e vista vestibular (**B**).

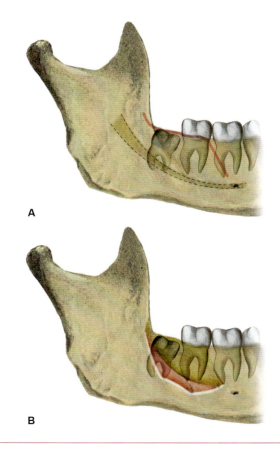

Figura 28.4 Acesso para terceiro molar inferior com incisão de alívio vestibular: delineamento das incisões (**A**) e exposição óssea obtida após deslocamento do retalho mucoperiosteal (**B**).

mento e osso alveolar. Acrescenta-se a esses o *corpo adiposo da bochecha* (bola gordurosa de Bichat), localizado imediatamente superior e superficial à inserção do *músculo bucinador*, que pode eventualmente ser exposto quando da incisão de alívio, conforme será apresentado doravante na descrição do acesso. Deve-se ainda levar em consideração a entrada dos *vasos e nervos alveolares superiores posteriores* (V_2) nos forames alveolares da face posterior da maxila.

Descrição dos acessos

No caso dos acessos para o terceiro molar superior, podem ser usadas a técnica de "envelope" ou a técnica com incisão de alívio (Figura 28.5A). Contudo, a última é a mais utilizada e será descrita agora. Inicia-se pela incisão de alívio, que começa no limite mucogengival e se dirige para baixo até a papila distal do segundo molar superior, preservando-a. Essa incisão deverá abranger mucosa, submucosa e periósteo. Contorna-se a distal do segundo molar e estende-se a incisão sobre o tubérculo alveolar, distalmente ao segundo molar. No caso de semi-inclusão, esse passo deverá ser realizado contornando-se a face vestibular do terceiro molar e, então, estendendo a incisão sobre a mucosa do tubérculo alveolar. Procede-se ao descolamento vestibular do retalho, expondo-se o osso maxilar. Promove-se um descolamento palatino do retalho apenas o suficiente para expor o tubérculo alveolar.

O descolamento do retalho não deve estender-se superiormente em demasia, levando-se em consideração a entrada dos vasos e nervos alveolares superiores posteriores na face posterior da maxila. Após a exodontia, a sutura inicia-se pela incisão de alívio – o primeiro ponto na gengiva inserida e o segundo na junção mucogengival. Um último ponto é realizado na distal do segundo molar, na mucosa que reveste o tubérculo alveolar.

Nos casos em que a posição do terceiro molar superior é baixa, pode-se utilizar uma incisão sem alívio, tipo "envelope" (Figura 28.5B). Contudo, esta é mais limitada do que a correspondente na mandíbula, devido à convexidade natural da maxila nessa região.

Acesso ao palato ósseo

Indica-se o acesso ao palato ósseo em diversas situações na cirurgia bucal – entre elas, a exodontia de dentes inclusos, o tratamento de patologias ósseas e a exposição de dentes com retenção palatina para tracionamento ortodôntico. É um procedimento de relativa facilidade de execução, que possibilita uma ampla exposição ao palato ósseo, com baixa morbidade para a mucosa palatina, desde que se preserve o feixe vasculonervoso palatino maior, evitando-se necrose do mucoperiósteo palatino.

Anatomia cirúrgica

Além das estruturas do periodonto, já citadas nos acessos anteriores, convém atenção para o *feixe vasculonervoso nasopalatino* (V_2), que penetra na fibromucosa palatina a partir do *canal incisivo*, irrigando e inervando esta mucosa na região anterior, de canino a canino. Do mesmo modo, o reconhecimento anatômico dos *vasos e nervos palatinos maior e menor* (V_2), junto com seu forame, é de fundamental importância, assim como a correlação desses com seu território: o mucoperiósteo palatino distal aos caninos, bilateralmente; e a mucosa do palato mole. O trajeto anterior da *artéria palatina maior*, entre o processo alveolar e o processo palatino, deve ser visualizado, pois tal vaso não deve ser seccionado.

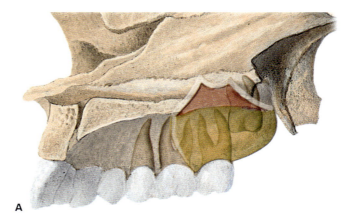

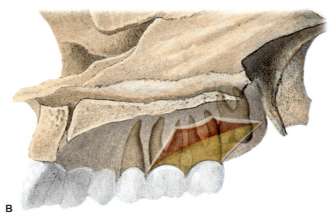

Figura 28.5 Acessos para terceiro molar superior: acesso com incisão de alívio vestibular (**A**) e acesso tipo "envelope" (**B**).

Descrição dos acessos

O acesso ao palato varia em função de necessidade e indicação cirúrgicas, mas classicamente procede-se a uma incisão no sulco gengival palatino até o osso alveolar, na extensão que se fizer necessária (Figura 28.6). Segue-se o descolamento do mucoperiósteo palatino, podendo-se seccionar, se necessário, o feixe vasculonervoso nasopalatino sem mais implicações, e preservando-se, entretanto, o feixe palatino maior, bilateralmente.

Variações do exposto são possíveis, como uma incisão mediana na rafe do mucoperiósteo palatino, rebatendo-o lateralmente tanto à direita quanto à esquerda e expondo-se o palato ósseo em sua região central, como para o tratamento de toro palatino. Pode ser necessária a realização de pequenas incisões de alívio anteriormente e/ou posteriormente (Figura 28.7).

Em situações de maior exceção, pode-se proceder à incisão do mucoperiósteo palatino, partindo-se da linha média, imediatamente posterior às pregas palatinas transversas, estendendo-a até a papila entre o canino e o primeiro pré-molar; prosseguindo-se com a incisão no sulco gengival de pré-molares e molares; e promovendo-se o descolamento desse retalho, com o cuidado de se preservar o feixe vasculonervoso palatino maior. Assim, obtém-se menor descolamento do mucoperiósteo, em situações em que não seja necessária uma ampla exposição do palato ósseo anterior. Ao término do procedimento, sutura-se em pontos simples interpapilares, ou diretamente no mucoperiósteo, nos casos de variação do acesso clássico.

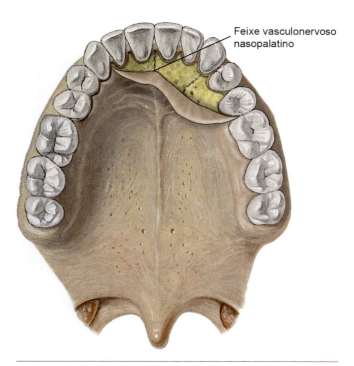 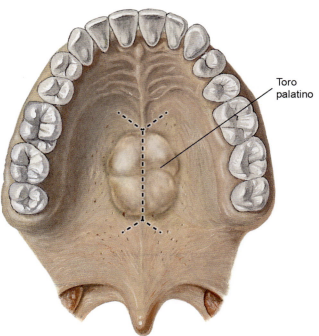

Figura 28.6 Acesso ao palato ósseo com descolamento papilar. O feixe vasculonervoso nasopalatino pode ou não ser seccionado, dependendo da necessidade de exposição.

Figura 28.7 Acesso ao palato ósseo na linha média, com incisões de alívio pequenas, indicado em geral para a remoção de toro palatino.

Acessos ao mento

Acesso intrabucal para o mento

O acesso ao mento por via intrabucal apresenta diversas vantagens, como uma ampla exposição ao mento, sem promover cicatrizes na face. Pode ser utilizado para o tratamento de fraturas de sínfise e parassínfise mandibulares, preferencialmente não infectadas; na osteotomia basilar do mento; nas cirurgias de inclusão de próteses (alguns cirurgiões preferem um acesso extrabucal, a fim de evitar o contato da prótese com o meio bucal); e para o tratamento de patologias ósseas da região. As limitações a seu emprego baseiam-se na maior dificuldade para extensões posteriores, devido à existência do nervo mentual, o que poderia acarretar alteração de sensibilidade nos tecidos moles da região mentual. Vale sempre relembrar que cirurgias por via bucal são procedimentos contaminados, o que pode causar preocupação, conforme já mencionado, no caso de inclusão de materiais aloplásticos.

Anatomia cirúrgica

Novamente, o reconhecimento do periodonto torna-se relevante, sobretudo a identificação da junção mucogengival – transição entre gengiva inserida e mucosa oral. Outro reparo anatômico de importância é o *músculo mentual*, que tem sua origem na face anterior da mandíbula e na inserção na pele do mento. Por fim, deve-se atentar para a localização do *forame mentual*, local de emergência do *nervo mentual* (V_3), que se encontra no nível dos ápices das raízes dos primeiro e segundo pré-molares inferiores.

Descrição do acesso

O acesso inicia-se por uma incisão em mucosa vestibular, que importa mucosa e submucosa, estendendo-se da distal do canino à distal do canino contralateral e ficando a 1 cm da junção mucogengival, para a realização adequada da sutura ao final da cirurgia (Figura 28.8A). Redireciona-se, então, o bisturi, de modo que a lâmina fique posicionada perpendicular ao osso. Aprofunda-se a incisão, atravessando o músculo mentual, porém preservando-o ao máximo em espessura, até que seja completada a incisão do periósteo. Eleva-se o retalho com descolador de periósteo, expondo-se a mandíbula inferiormente na extensão que se fizer necessária (Figura 28.8B). Deve-se atentar, durante o descolamento do retalho, para a emergência do nervo mentual, bilateralmente, preservando-o. Sutura-se em dois planos: o primeiro aproximando periósteo e musculatura; e o segundo, a mucosa, em pontos simples, preferencialmente.

Acesso submentual

Outro acesso para a abordagem da região mentual é o submentual, que se aplica também aos tratamentos de fraturas de sínfise e parassínfise, infectadas ou não, ao tratamento de patologias ósseas e às inclusões de próteses para o mento (Figura 28.9). Tem como vantagem uma ampla exposição da região mentual, podendo-se promover sua extensão, caso se faça necessário, à região submandibular, com os cuidados pertinentes a essa extensão, que serão apresentados quando da descrição dos acessos submandibulares. É de muito fácil execução, tendo como ponto negativo apenas o fato de surgir uma cicatriz na face.

Anatomia cirúrgica

A região submentual não apresenta estruturas anatômicas que venham a dificultar ou limitar o acesso ao mento. Vale apenas ressaltar a emergência do *nervo mentual*, aproximadamente entre os primeiro e segundo pré-molares, e o *ramo marginal mandibular do nervo facial*, que cruza a margem inferior da

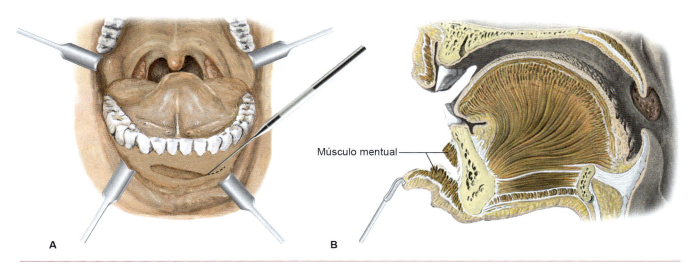

Figura 28.8 Acesso intrabucal ao mento: visão intrabucal evidenciando a linha de incisão em mucosa labial (**A**) e corte sagital evidenciando a incisão através do músculo mentual, mantendo parte desse músculo fixo à mandíbula superiormente (**B**).

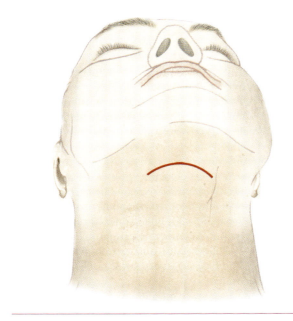

Figura 28.9 Acesso submentual.

mandíbula a uma distância de até 1,5 cm anterior aos vasos faciais. Pode-se ainda encontrar nessa região um vaso de menor calibre, a *artéria submentual*, ramo da *artéria facial*.

Descrição do acesso

Marca-se a pele na região submentual, acompanhando a margem inferior da mandíbula, distando cerca de 1 a 2 cm dela. Incisam-se a pele e o tecido subcutâneo e, na sequência, eleva-se o retalho anterior e superiormente, até exceder a margem inferior da mandíbula. Palpa-se e incisa-se o periósteo sobre a margem inferior da mandíbula. Eleva-se o retalho, com descolador de periósteo, até a exposição do mento na extensão que se fizer necessária. Deve-se atentar para o nervo mentual que deverá ser identificado e, invariavelmente, preservado. Suturam-se, por planos, o periósteo, o subcutâneo e, por fim, a pele.

Acessos a corpo e ângulo da mandíbula

Acesso intrabucal para corpo e ângulo da mandíbula

Assim como para a região mentual, podem-se acessar as regiões de ângulo e corpo da mandíbula por uma via intrabucal. Sua principal vantagem encontra-se no fato de não se impor uma cicatriz na pele da face do paciente, não se deixando de lado a despreocupação com uma possível lesão do ramo marginal mandibular do nervo facial. Entretanto, é um acesso que apresenta limitações, como a não exposição ampla da mandíbula para a adaptação de aparatos de fixação de fraturas (é possível fazê-lo, porém se mostra mais trabalhoso). De modo geral é um acesso indicado para tratamento de fraturas de corpo e ângulo da mandíbula (não para as infectadas e cominuídas), tratamento de patologias ósseas e inclusão de próteses; com extensão para o ramo, aplica-se a osteotomias dos tipos sagital e vertical.

Anatomia cirúrgica

É de interesse ressaltar alguns reparos anatômicos para a adequada realização desse acesso. Inicialmente, deve-se lembrar da junção mucogengival, transição entre a gengiva inserida e a mucosa bucal. O *nervo mentual* e o *músculo mentual* também são aqui relatados, conforme sua descrição feita no acesso intrabucal para o mento.

Acrescentam-se, para esse acesso, o conhecimento do *corpo adiposo da bochecha*, localizado lateralmente ao músculo bucinador, e a atenção aos músculos bucinador e temporal. O *músculo bucinador* origina-se nos processos alveolares da maxila e da mandíbula e na *rafe pterigomandibular*, além de inserir-se no ângulo da boca e nos lábios superior e inferior. O *músculo temporal* tem origem na fossa temporal e na fáscia temporal e insere-se na margem anterior do ramo mandibular e na crista temporal, podendo alcançar o *trígono retromolar*.

Descrição do acesso

Incisam-se mucosa e submucosa vestibulares, estendendo-se da mesial do canino à distal do primeiro molar homolateral, paralelamente à junção mucogengival, a aproximadamente 1 cm, para que se possa realizar adequadamente a sutura ao final da cirurgia (Figura 28.10). Direciona-se, então, o instrumento cortante, de modo que a lâmina fique posicionada perpendicularmente ao osso, e incisa-se o periósteo. Merece especial atenção o nervo mentual, que deverá ser identificado, afastado e preservado. Procede-se à elevação do retalho com descolador de periósteo.

Quando da extensão para acesso ao ângulo e ao ramo, na altura do segundo molar e do trígono retromolar, a incisão deverá importar apenas mucosa e submucosa, seguindo-se à identificação do músculo bucinador. Este é dissecado em direção lateral e superior, de modo a preservá-lo, assim como ao corpo adiposo da bochecha, até a identificação da linha oblíqua e da margem anterior do ramo mandibular. Nesse ponto, procede-se à incisão do periósteo seguido de seu descolamento, desinserindo-se também as fibras do músculo temporal que aí se inserem, para que se possa adaptar um afastador do tipo Langenbeck de garfo, na margem anterior da mandíbula.

Quando houver necessidade de exposição do ângulo da mandíbula, desinserem-se as fibras de inserção do músculo masseter, por via subperiosteal. Ao término, procede-se à sutura em plano único.

Acessos submandibulares

Os acessos submandibulares são amplamente empregados em diversas situações, como no tratamento de fraturas da mandíbula, em cirurgias de patologias ósseas, no tratamento de anquilose das ATM e, menos frequentemente, em osteotomias da mandíbula. Apresentam como vantagens: (1) possibilitar um amplo acesso ao corpo, ao ângulo e ao ramo da mandíbula, viabilizando uma redução anatômica das fraturas de mandíbula, sobretudo em situações em que não há referência oclusal; (2) apresentar baixo índice de contaminação por não haver, a rigor, comunicação com o meio bucal; (3) o fato de o amplo acesso facilitar a adaptação dos diversos tipos de sistemas de fixação rígida; e (4) possibilitar, ainda, acesso aos vasos faciais, necessário para os casos de reconstruções microcirúrgicas da mandíbula. Como desvantagens citam-se o fato de proporcionar cicatriz cervical, a possibilidade de neuropraxia (compressão nervosa) do ramo marginal da mandíbula (VII) e sua maior complexidade técnica de execução, com maior dispêndio de tempo.

Anatomia cirúrgica

O *ramo marginal da mandíbula do nervo facial* e os *vasos faciais* são os principais reparos anatômicos para a realização desse acesso. O ramo marginal da mandíbula emerge do polo inferior da glândula parótida, 2 cm abaixo do ângulo da mandíbula, e, então, dirige-se anteriormente até cruzar superficialmente os vasos faciais. Nesse trajeto, o nervo localiza-se a uma distância máxima de 1,2 cm abaixo da margem inferior da mandíbula (Ziarah; Atkinson, 1981) a 0,5 mm acima dessa margem. A partir do cruzamento com os vasos faciais, o nervo continua seu trajeto anterior por cerca de 1,5 cm, para então cruzar a margem inferior da mandíbula em um trajeto ascendente. O ramo marginal da mandíbula pode apresentar-se com apenas um ramo (21%), dois ramos (67%), três ramos (9%) e quatro ramos (3%), segundo Dingman e Grabb (1962).

A *artéria facial* tem seu trajeto ascendente normalmente medial à glândula submandibular, contornando-a ou atravessando-a em direção lateral até a face medial da margem inferior da mandíbula. Contorna, então, a margem inferior da mandíbula e evidencia-se em sua face externa, à frente da margem anterior do *músculo masseter*, tendo, a partir de então, um trajeto anterossuperior sinuoso, anterior à(s) *veia(s) facial(is)*. Esta(s) tem(êm) seu trajeto superficial à glândula submandibular.

Descrição do acesso

Inicia-se pela marcação da pele, distando de 1,5 a 2,0 cm da margem inferior da mandíbula, em região de corpo, e 3,0 cm em região de ângulo e ramo, acompanhando a margem inferior da mandíbula (Figura 28.11A). Pode-se ainda realizar a incisão mais inferiormente, acompanhando alguma ruga da pele cervical (Figura 28.11B). Incisar, envolvendo pele e subcutâneo, na extensão que se fizer necessária. Rebate-se superior e inferiormente o retalho.

Identifica-se e disseca-se o músculo platisma com cuidado, já que imediatamente abaixo dele pode estar o ramo marginal da mandíbula. O músculo platisma é, então, isolado e incisado transversalmente, respeitando-se a mesma distância da margem inferior da mandíbula definida para a incisão da pele (Figura 28.12A). Rebate-se superior e inferiormente o músculo. Incisa-se também a lâmina superficial da fáscia cervical, na mesma altura da incisão da pele e do platisma, preservando a glândula submandibular que se apresenta após a abertura da fáscia. Procede-se à elevação do retalho em direção à margem inferior da mandíbula. A artéria e a(s) veia(s) faciais deverão ser identificadas, notando-se ainda um linfonodo que está invariavelmente presente junto à margem inferior da mandíbula, com a artéria facial anterior a ele (Figura 28.12B). A identificação do ramo marginal da mandíbula não é obrigatória nesse acesso, entretanto, deve-se ficar atento à sua presença. Para tanto, o rebatimento superior do retalho deverá ser sempre profundo à lâmina superficial da fáscia cervical, objetivando que o ramo marginal da mandíbula permaneça no retalho superior.

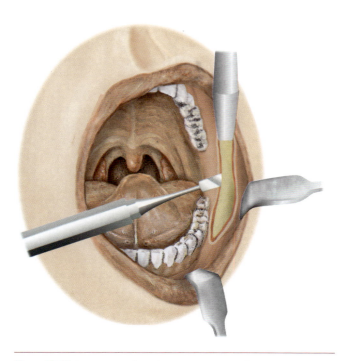

Figura 28.10 Acesso intrabucal para corpo, ângulo e ramo da mandíbula.

longos os fios da ligadura dos cotos craniais dos vasos, para repará-los superiormente, trazendo nessa manobra o ramo marginal da mandíbula, que tem seu trajeto superficial aos vasos (manobra de D'Argent ou de Hayes-Martin).

Expõe-se, então, a margem inferior da mandíbula na extensão desejada, deixando intactos apenas o periósteo e, mais posteriormente, as inserções na margem inferior da mandíbula, do masseter e do pterigóideo medial. Incisam-se o periósteo e as inserções musculares nessa região e, com um descolador de periósteo, promove-se a elevação do periósteo, expondo a mandíbula na extensão que se fizer necessária. O fechamento deverá ser por planos, suturando-se o periósteo; e, a seguir, o platisma, o subcutâneo e a pele.

Acessos ao ramo da mandíbula

Acesso intrabucal para o ramo da mandíbula

Com o emprego de afastadores específicos e a utilização de serras oscilatórias anguladas, um importante número de procedimentos em ramo da mandíbula passou a ser efetuado por via intrabucal. Tal acesso aplica-se às osteotomias do ramo da mandíbula (sagital e vertical) e ao tratamento de patologias ósseas e deformidades musculoesqueléticas da região massetérica e de ângulo da mandíbula (p. ex., hipertrofia idiopática do masseter), assim como à abordagem dos processos coronoide e condilar da mandíbula. Apresenta as vantagens de não proporcionar cicatrizes na face e ser de fácil execução. Entretanto, o sítio operatório pode ter sua visualização um pouco limitada, necessitando-se de instrumental específico e, eventualmente, iluminação por meio de foco frontal.

Anatomia cirúrgica

Todas as considerações anatômicas pertinentes a esse acesso foram abordadas no tópico "Acesso intrabucal para corpo e ângulo da mandíbula", à exceção da localização do *nervo alveolar inferior* quando de sua penetração na face medial da mandíbula no forame da mandíbula. Em seu contorno anterior, localiza-se uma pequena saliência, a *língula da mandíbula*, que serve de inserção ao ligamento esfenomandibular. Tal reparo tem mais destaque quando das osteotomias sagitais do ramo da mandíbula, pois marca o ponto de entrada do feixe vasculonervoso alveolar inferior no canal da mandíbula.

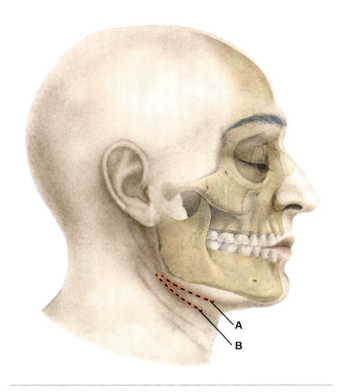

Figura 28.11 Acessos submandibulares: incisão submandibular clássica, acompanhando a margem inferior da mandíbula (**A**) e sua incisão submandibular em uma ruga cervical, com resultado mais estético (**B**).

Assim, os vasos faciais são clampeados e ligados (com ligadura dupla para o coto proximal da artéria facial). A ligadura dos vasos faciais deverá ser realizada o mais próximo possível da margem inferior da mandíbula (Figura 28.13). Caso se opte pela identificação do nervo, deve-se fazê-lo após incisão e rebatimento do músculo platisma. Com uma pinça hemostática, por divulsão romba, abre-se a lâmina superficial da fáscia cervical, procurando-se identificar os vasos faciais, o linfonodo submandibular citado anteriormente e o ramo marginal da mandíbula. Sem esqueletizá-lo, expõe-se seu trajeto e procede-se, então, à ligadura dos vasos faciais inferiormente a seu cruzamento com o nervo. Mantêm-se

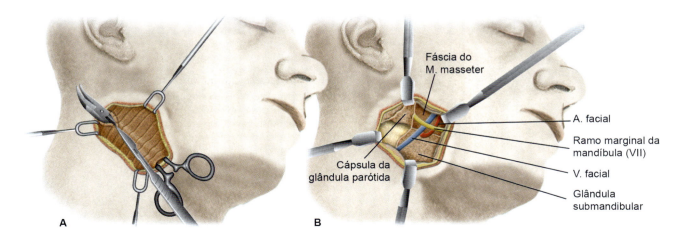

Figura 28.12 Acesso submandibular: identificação e secção do músculo platisma (**A**) e identificação do ramo marginal da mandíbula, além de artéria e veia faciais (**B**).

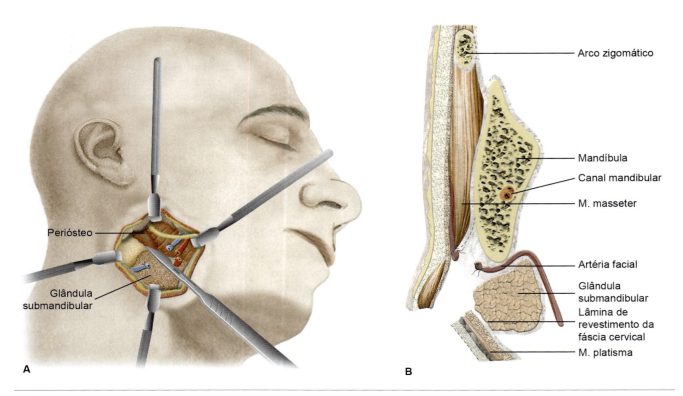

Figura 28.13 Acesso submandibular: ligadura dos vasos faciais em vista transcirúrgica. Bisturi incisando o periósteo, entre o músculo masseter e o músculo pterigóideo medial (**A**); e corte frontal na região da ligadura da artéria facial, evidenciando os planos cirúrgicos (**B**).

Descrição do acesso

Incisam-se a mucosa e a submucosa vestibulares, distando 1,5 cm lateralmente da junção mucogengival, estendendo-se da distal do primeiro molar até 1 cm posterior à distal do segundo molar e acompanhando-se a linha oblíqua e a margem anterior do ramo da mandíbula (ver Figura 28.10). Evidencia-se, então, a fáscia interna do músculo bucinador. Esta não deverá ser incisada, sendo afastados o músculo, lateralmente, e a margem medial da ferida, medialmente. Direciona-se o instrumento cortante de encontro à linha oblíqua e procede-se à incisão do periósteo, estendendo-se, posteriormente, sobre a margem anterior do ramo da mandíbula. Com um descolador de periósteo, expõem-se fossa e trígono retromolares, bem como a margem anterior do ramo, desinserindo-se as fibras de inserção do músculo temporal e afastando-as superiormente com um afastador tipo Langenbeck de garfo.

A exposição do ramo da mandíbula em suas faces lateral ou medial, acima da penetração do nervo alveolar inferior, dependerá do tipo de intervenção cirúrgica proposta. Assim, como exemplos, para a osteotomia sagital, não se faz o descolamento na face lateral do ramo, expondo-se, entretanto, sua face medial, acima do ponto de penetração do nervo alveolar inferior, com o cuidado de identificá-lo, sem lesá-lo. Ao contrário, para a osteotomia vertical intrabucal, expõe-se a face lateral amplamente até as margens posterior e inferior e a incisura da mandíbula (Figura 28.14). Ao final da intervenção, suturam-se juntamente mucosa e submucosa.

Acesso submandibular (Risdon)

Todas as considerações feitas quanto às *indicações*, às *vantagens* e *desvantagens*, à *anatomia cirúrgica* e à *descrição do acesso*, apre-

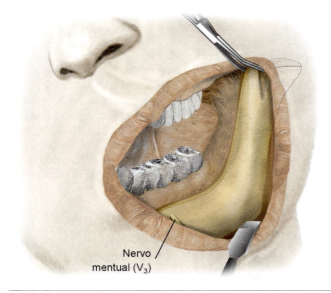

Figura 28.14 Acesso intrabucal para o ramo da mandíbula. Os afastadores apoiam-se na incisura da mandíbula e na depressão prégoníaca, expondo toda a face lateral do ramo.

sentadas no acesso submandibular, são aplicadas ao acesso de Risdon. Contudo, vale ressaltar mais uma indicação específica para esse acesso, que é a possibilidade de se atingirem áreas mais altas do ramo da mandíbula, alcançando até o processo condilar.

Serão feitas apenas algumas considerações específicas quanto ao acesso exclusivo ao ramo da mandíbula. Essencialmente, a incisão é mais posterior do que no acesso submandibular. Portanto, não há a necessidade de ligadura dos vasos faciais. Alcança-se o periósteo via ângulo da mandíbula e margem posterior da mandíbula (Figura 28.15). Deve-se evitar adentrar a cápsula da glândula parótida, incorrendo-se, assim, em maior possibilidade de lesão do nervo marginal mandibular e/ou lesão de parênquima glandular com eventual instalação de fístula salivar pela ferida operatória. Por fim, a incisão não deve estender-se muito em direção superior, por causa dos riscos de se alcançar, com facilidade cada vez maior, os ramos mais craniais do nervo facial.

Acessos pré-auriculares

Os acessos pré-auriculares são indicados, essencialmente, para o tratamento de fraturas condilares altas e do arco zigomático e na abordagem de patologias das ATM. Têm a vantagem de proporcionar visão direta das estruturas citadas, devendo-se ter cuidado para que não haja lesão do nervo facial (ramo temporal) e do nervo auriculotemporal. Pode-se observar paresia do ramo temporal com mais frequência, de caráter transitório, porém deve ser evitada no paciente. Eventualmente, deve-se combinar esse acesso com um submandibular, sobretudo no tratamento de anquiloses temporomandibulares e de fraturas complexas do processo condilar da mandíbula.

Anatomia cirúrgica

Os aspectos anatômicos de maior interesse remontam aos *ramos temporal* e *zigomático do nervo facial*, especialmente o temporal, e a sua topografia com relação às estruturas do crânio, assim como aos *vasos temporais superficiais*, à *glândula parótida*, ao *nervo auriculotemporal* (V_3), às camadas da região temporoparietal e ao *músculo temporal* com suas fáscias.

O *tronco do nervo facial* (VII) emerge do forame estilomastóideo, posterior à glândula parótida, e tem uma profundidade com relação à pele de, no mínimo, 2 cm. A divisão do tronco do nervo facial, após sua emergência do crânio, ocorre a uma distância entre 1,5 e 2,8 cm inferiormente ao ponto mais inferior do meato acústico externo ósseo, tendo esse tronco, antes de sua bifurcação, uma extensão média, visível ao cirurgião, de 1,3 cm. Tal divisão dá-se no interior do parênquima da glândula parótida, originando os *troncos temporofacial* e *cervicofacial*, que continuam subdividindo-se no interior da glândula para originarem os cinco grupos de ramos terminais do nervo facial: *ramos temporal*, *zigomático*, *bucal*, *marginal mandibular* e *cervical*, que dividem a parótida, didaticamente, em um *lobo superficial* e outro *profundo*. Os ramos temporais (em geral, dois) cruzam o arco zigomático e têm seu trajeto abaixo da *fáscia temporoparietal*, uma extensão lateral da *gálea aponeurótica*. Tais ramos cruzam o arco zigomático a uma distância de 0,8 a 3,5 cm anterior ao meato acústico externo.

O nervo auriculotemporal, a partir da fossa infratemporal, dirige-se posterior e superficialmente para contornar o colo do côndilo. A partir de então, tem trajeto anterior e ascendente, cruzando o arco zigomático imediatamente posterior aos *vasos temporais superficiais*. Os vasos temporais superficiais têm seu trajeto semelhante ao do nervo auriculotemporal. A *artéria temporal superficial* bifurca-se a poucos centímetros acima de seu cruzamento com o arco zigomático, em um *ramo frontal* e em um *parietal*. Geralmente, a veia localiza-se mais superficial e anteriormente à artéria. Uma revisão da anatomia da articulação temporomandibular (ATM), de sua cápsula e de seus ligamentos se encontra no Capítulo 3, *Junturas do Crânio e Articulação Temporomandibular*.

A *fáscia temporoparietal* é uma continuação lateral da *gálea aponeurótica* e toma parte do *superficial musculo-aponeurotic system* (SMAS). Os vasos temporais superficiais percorrem-na superficialmente, e os ramos temporais do nervo facial, profundamente (Figura 28.16).

A *fáscia do músculo temporal* tem origem na linha temporal superior e é fusionada com o pericrânio. Na altura de uma linha horizontal, que passa pela margem superior da órbita, ela se divide em duas lâminas: uma superficial, a qual se insere na margem lateral do arco zigomático, e uma profunda, com inserção na margem interna do arco zigomático (ver Figura 28.16). Entre essas lâminas, existem tecido gorduroso e, geralmente, uma veia.

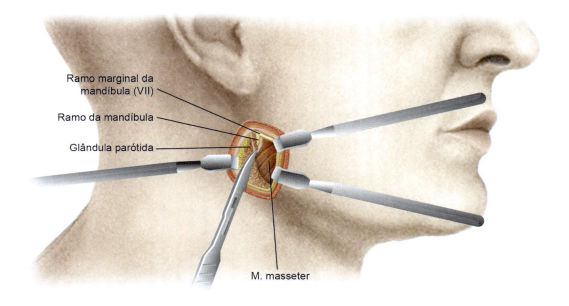

Figura 28.15 Acesso de Risdon. A glândula parótida já foi afastada; identificou-se o ramo marginal da mandíbula; e o bisturi está seccionando o periósteo entre o músculo masseter e o músculo pterigóideo medial, na margem posterior e no ângulo da mandíbula.

Descrição dos acessos

Inicia-se por tricotomia da região pré-auricular e, no caso do acesso de Al-Kayat/Bramley (1979), deve-se estendê-la também à região temporal (Figura 28.17). Marca-se a pele para a incisão, iniciando-se em uma linha entre a pele da face e a hélice da orelha, com trajeto descendente, sobre alguma prega pré-auricular natural, até abaixo do contorno do trago auricular. Vale lembrar que o ramo temporal do nervo facial está a uma distância mínima de 0,8 cm do meato acústico externo. Eventualmente, pode-se realizar um alívio temporal conforme indicado na linha tracejada. Outros autores sugerem que a incisão pré-auricular chegue ao meato acústico externo, evitando-se cicatriz anterior ao trago (ver Figura 28.17).

O acesso de Al-Kayat e Bramley prevê uma extensão temporal da incisão pré-auricular, perfazendo o desenho de um "J" invertido, acompanhando a inserção do músculo temporal. A incisão é realizada importando pele e subcutâneo (ver Figura 28.17). Revisões constantes da hemostasia são fundamentais para a adequada visualização das estruturas a serem incisadas. Aprofunda-se a incisão, envolvendo a fáscia temporoparietal, e procede-se ao descolamento anterior do retalho no plano do tecido subaponeurótico frouxo, em aproximadamente 1,0 a 1,5 cm, rebatendo-se o nervo auriculotemporal e ligando-se os vasos temporais superficiais, caso estejam no trajeto (Figura 28.18A).

Expõe-se, então, a lâmina superficial da fáscia do músculo temporal, que é incisada, iniciando-se na raiz temporal do arco zigomático, com direção anterossuperior, e formando-se um ângulo de 45° com uma linha imaginária que se estende do trago ao canto externo da rima palpebral (Figura 28.18A). Identifica-se a gordura sob a fáscia e, por dissecção romba, progride-se até o periósteo do arco zigomático, que é incisado verticalmente (Figura 28.18B). Rebate-se anteriormente esse retalho, expondo-se o tubérculo articular, prosseguindo até total evidenciação da cápsula da ATM. Procede-se, a seguir, a uma incisão vertical, imediatamente anterior ao meato acústico externo, liberando algum tecido que esteja impossibilitando a adequada visualização da cápsula da ATM (Figura 28.18).

Nos procedimentos em que se visa abordar a ATM, procede-se ao tracionamento do ramo da mandíbula inferiormente e incisa-se

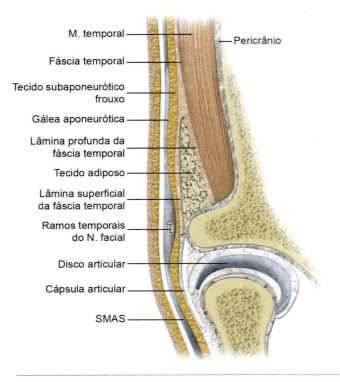

Figura 28.16 Corte coronal através da ATM evidenciando as camadas do couro cabeludo na região temporal. SMAS: sistema musculoaponeurótico superficial.

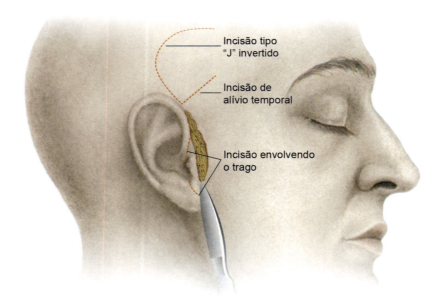

Figura 28.17 Incisões para o acesso pré-auricular. Pode-se eventualmente realizar um alívio temporal, como indicado. A figura mostra ainda a incisão em "J" invertido, proposta por Al-Kayat/Bramley. Outros autores sugerem que a incisão pré-auricular chegue ao meato acústico externo, evitando-se cicatriz anterior ao trago.

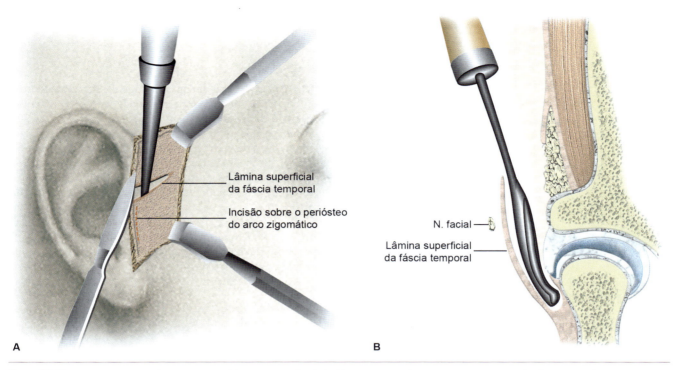

Figura 28.18 Acesso pré-auricular: incisão na lâmina superficial da fáscia temporal, com extensão vertical sobre a raiz do arco zigomático (**A**); e corte coronal da ATM, que evidencia tal etapa cirúrgica, com o descolador de periósteo sob a lâmina superficial da fáscia temporal, expondo-se até a cápsula da ATM, com os ramos do nervo facial protegidos (**B**).

a cápsula articular rente ao arco zigomático, adentrando o espaço temporodiscal. Deve-se estender a incisão anteriormente até completa exposição desse espaço. Para acessar o espaço condilodiscal, faz-se uma incisão na face lateral do disco articular, liberando seu ligamento com o côndilo.

Para se acessar o arco zigomático, procede-se à ampliação do afastamento anterior sobre o arco, promovendo-se sua inteira visualização. Seu limite mais anterior pode ser acessado por uma via periorbital, como relatado quando da descrição para esses acessos. É importante salientar que não devem ser realizadas incisões horizontais na pele sobre o arco zigomático, pelo risco de secção dos ramos temporais e zigomáticos do nervo facial.

Ao término do procedimento, fecha-se inicialmente o espaço condilodiscal, com fio não absorvível, suturando o disco em seu ligamento condilar lateral. O espaço superior é fechado com pontos nas margens remanescentes dos ligamentos incisados, ou suturando-se a cápsula articular com a fáscia temporal, também com fios não absorvíveis. Procede-se, então, à sutura do subcutâneo e da pele. Caso tenha sido realizado um acesso ao arco zigomático, procede-se à sutura do periósteo deste, inicialmente.

Acessos percutâneos à articulação temporomandibular

A crescente evolução relativa aos procedimentos cirúrgicos das ATM importam acessos percutâneos tanto para artrocenteses quanto para cirurgia artroscópica; logo, merecem sua descrição.

Anatomia cirúrgica

As referências anatômicas relevantes para os acessos percutâneos para a ATM são o arco zigomático, os limites da cavidade articular da ATM, o côndilo mandibular, os vasos temporais superficiais, a artéria transversa da face, a divisão temporofacial do nervo facial (VII), o trago da orelha e a margem lateral da fenda palpebral. A menção de tais estruturas anatômicas tem como objetivo apenas o reconhecimento da topografia. A identificação de algumas dessas estruturas é realizada por palpação (arco zigomático, côndilo mandibular e limite lateral da cavidade articular).

Descrição do acesso

Inicia-se pela marcação cutânea da linha de Holmlund-Hellsing (Figura 28.19), que se estende da porção média do trago da orelha até o limite mais lateral da fenda palpebral homolateral. Sobre essa linha, procede-se a uma medida de 10 mm anterior ao limite mais posterior da porção média do trago, e outra medida de 2 mm caudal à primeira medida, e determina-se nesse local o primeiro ponto ou o denominado ponto A. Este ponto refere-se ao recesso posterior da cavidade articular e representa o local da primeira punção para acesso percutâneo à ATM. O denominado ponto B – marcado 20 mm anterior ao limite mais posterior da porção média do trago e 10 mm caudal à linha de Holmlund-Hellsing – representa a proeminência do tubérculo articular, e este é o segundo local de punção percutânea para acesso à ATM.

São descritos ainda mais dois pontos de punção, C e D. O ponto C dista 7 mm anterior ao limite mais posterior da porção média do trago e 2 mm caudal à primeira medida. O ponto D é definido como localizado entre 2 a 3 mm anteriormente ao ponto A. Os pontos C e D representam variações para o acesso percutâneo à ATM. Para a realização das punções dos referidos pontos, deve-se manter a boca aberta, como no movimento de translação do côndilo.

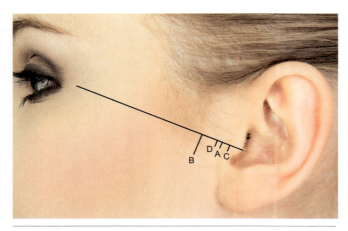

Figura 28.19 Linha Holmlund-Hellsing e a posição dos pontos A, B, C e D.

Acessos ao terço médio da face
Acesso intrabucal vestibular (Caldwell-Luc)

O acesso intrabucal vestibular é de emprego amplo por diversas especialidades médicas e odontológicas e indicado para acessar o osso maxilar, em sua parede anterior, e o osso zigomático. Tem, portanto, indicações diversas, como o tratamento de patologias do seio maxilar, remoção de raízes dentais do seio maxilar, tratamento de fraturas da maxila e do complexo zigomático, além do tratamento de patologias ósseas desses ossos. É de fácil execução, proporcionando uma boa exposição do campo operatório. Deve-se ter cuidado para não incorrer em danos ao nervo infraorbital.

Anatomia cirúrgica

As considerações anatômicas acerca desse acesso remontam ao reconhecimento da junção mucogengival, para o correto posicionamento da incisão e das estruturas de plano profundo, em especial o *corpo adiposo da bochecha*, como descrito nos acessos ao terceiro molar superior. Os reparos ósseos, que devem ser identificados, são a *abertura piriforme*, a *crista infrazigomática* (margem óssea que ascende da região do primeiro ou do segundo molar superior até o processo zigomático da maxila). Por fim, ressalta-se o *nervo infraorbital* (V_2), que emerge na face anterior da maxila, através do forame infraorbital.

Descrição do acesso

Inicia-se por uma incisão em mucosa vestibular superior, distando, no mínimo, 0,5 cm da junção mucogengival, com a extensão de distal de canino a distal de primeiro molar (Figura 28.20). Importam-se mucosa, submucosa e periósteo. Caso não existam referências dentais, a incisão estende-se da abertura piriforme até a crista infrazigomática. Atenção deverá ser dada para que a incisão, a partir do segundo pré-molar, posteriormente, não tenha um trajeto ascendente, a fim de se evitar a exposição do corpo adiposo da bochecha. Procede-se ao descolamento do retalho, superiormente, até a identificação do nervo infraorbital, medialmente até a abertura piriforme e, posteriormente, até a crista infrazigomática. Um pequeno descolamento inferior pode ser realizado, sem que haja desinserção da gengiva inserida. Ao término do procedimento, efetua-se a sutura.

Acesso intrabucal vestibular circunferencial (tipo Le Fort I)

O acesso vestibular circunferencial é nada mais que a extensão contralateral de um acesso de Caldwell-Luc. Está indicado em diversos procedimentos na cirurgia maxilofacial, por possibilitar uma exposição bilateral da maxila. Essencialmente, é empregado quando se realizam osteotomias do tipo Le Fort, no tratamento de patologias ósseas da maxila, ou do zigomático; e na abordagem das fraturas do terço médio da face. Novamente, deve-se estar atento para não se incorrer em lesão do nervo infraorbital.

Anatomia cirúrgica

As considerações apresentadas no item anterior devem ser neste momento revistas, acrescentando-se apenas a *espinha nasal anterior*, um processo pontiagudo, que representa a fusão de uma maxila com a oposta. Além desta, pelo descolamento da mucosa do assoalho da cavidade nasal ser feito rotineiramente, deve-se dominar a anatomia da região anterior da cavidade nasal, apresentada quando da descrição dos acessos ao nariz.

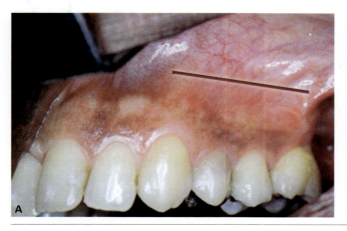
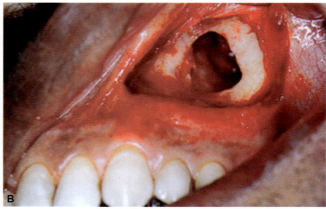

Figura 28.20 Acesso intrabucal vestibular para o terço médio da face (Caldwell-Luc). **A.** A incisão estende-se do canino (abertura piriforme) ao primeiro molar (crista infrazigomática), como marcado. **B.** Após o deslocamento do retalho, pode-se expor a face anterior da maxila e realizar uma osteotomia para alcançar o interior do seio maxilar.

Descrição do acesso

Como descrito no acesso anterior, inicia-se por uma incisão em mucosa vestibular superior, distando, no mínimo, 0,5 cm da junção mucogengival, com a extensão de distal do primeiro molar de um lado, a distal de primeiro molar contralateral, importando também submucosa e periósteo. Novamente, convém atenção para que a incisão posterior ao segundo pré-molar não tenha um trajeto ascendente, evitando-se a exposição do corpo adiposo da bochecha. Promove-se o descolamento do retalho, superiormente, até a identificação do nervo infraorbital, medialmente até a abertura piriforme, expondo toda a espinha nasal anterior, e lateralmente até a crista infrazigomática (Figura 28.21). Um pequeno descolamento inferior pode ser realizado, sem que haja desinserção da gengiva inserida. Podem-se expor, dependendo do planejamento cirúrgico, todo o assoalho da cavidade nasal, bem como a porção inferior do septo nasal (ver Figura 28.21). Ao término do procedimento, realiza-se a sutura.

Acessos periorbitais inferiores (transconjuntival, subciliar, subpalpebral e infraorbital)

Os acessos periorbitais inferiores costumam ser aplicados no exercício da cirurgia maxilofacial, como vias isoladas ou em associação a outros acessos para o terço médio da face. Os quatro citados, transconjuntival, subciliar, subpalpebral e infraorbital, apresentam basicamente as mesmas indicações: (1) redução e fixação de fraturas que envolvam o assoalho da órbita e a margem infraorbital; (2) liberação de encarceramento de conteúdo orbitário para o seio maxilar; (3) procedimentos de enxertia em assoalho da órbita para sua reconstrução; (4) acesso complementar à região zigomática e à parede anterior do seio maxilar; e (5) nas osteotomias do tipo Le Fort II, III, ou osteotomias da órbita.

O *acesso infraorbital* é o mais baixo de todos, localizando-se na altura da margem infraorbital, e está em desuso. Ele deve ser excluído de nosso arsenal, por proporcionar uma cicatriz permanentemente visível e não camuflável e por acarretar acentuado e prolongado edema da pálpebra inferior, pois a incisão secciona a drenagem linfática dessa pálpebra.

O *acesso transconjuntival* apresenta, como vantagens: rapidez de execução; e ausência de cicatrizes na face, exceto quando se necessita de cantotomia lateral (extensão cutânea lateral). Também proporciona boa exposição da margem infraorbital e do assoalho da órbita. No caso dos *acessos subciliar* e *subpalpebral*, as principais vantagens para seu emprego estão no fato de possibilitarem a exposição mais ampla da margem infraorbital, do assoalho orbitário e da parede anterior dos ossos maxilar e zigomático, abaixo da margem infraorbital. Tornam possível que se mantenha íntegro o conteúdo orbital, evitando a herniação de seu conteúdo (gordura periorbital) no campo operatório, e ocasionam uma cicatriz em pele bastante estética.

Como desvantagens para o acesso transconjuntival, citam-se: exposição limitada para além da margem infraorbital e do assoalho da órbita; herniação da gordura periorbital, quando da abertura do septo orbital; impossibilidade de extensão medial do acesso em face da localização do sistema de drenagem da lágrima; e rara, mas improvável, possibilidade de entrópio (inversão da pálpebra). Com relação aos acessos subciliar e subpalpebral, as desvantagens ficariam por conta de proporcionarem cicatriz na face e pela eventual possibilidade de ectrópio (eversão da pálpebra).

Anatomia cirúrgica

É pelo conhecimento detalhado da anatomia da região periorbital que se consegue uma adequada execução dos acessos propostos. Segue-se uma descrição sumária dessa anatomia. O *músculo orbicular do olho* circunda a rima palpebral e divide-se em *partes orbital* e *palpebral*, sendo esta última subdividida em porções *pré-septal* e *pré-tarsal*. Por sua vez, a pré-tarsal contribui para a formação dos *ligamentos palpebrais medial* e *lateral* (Figura 28.22).

O *ligamento palpebral lateral* é uma extensão fibrosa do tarso, que apresenta duas inserções, uma mais fina e anterior que se funde às fibras do músculo orbicular do olho e com o periósteo da margem lateral da órbita; e uma mais espessa e posterior, que se insere no tubérculo orbital do zigomático (parede lateral da órbita), a aproximadamente 2 a 4 mm da margem lateral da órbita.

O *ligamento palpebral medial* insere-se na parede medial da órbita, nas *cristas lacrimais anterior* e *posterior*, também como uma extensão do tarso superior e inferior. O tendão anterior do ligamento palpebral medial é mais espesso; e o posterior, mais fino. Eles têm como principal finalidade manter as pálpebras em uma posição tangente ao globo ocular. Entre os tendões anterior e posterior, localiza-se o *saco lacrimal*, na *fossa lacrimal*, limitada anteriormente pela crista lacrimal anterior, situada 2 ou 3 mm medial ao canto interno da rima palpebral e, posteriormente, pela crista lacrimal posterior. Em face da localização da crista lacrimal anterior e, consequentemente, do saco lacrimal, infere-se que uma incisão distando 3 mm ou mais do canto interno da rima palpebral preserve tanto o saco lacrimal quanto os *canalículos lacrimais*.

Outra importante estrutura a se considerar é o *septo orbital*, uma fáscia que se estende da rima palpebral até a margem orbital, continuando-se com o periósteo da face e a periórbita (Figura 28.23). Na pálpebra inferior, o septo insere-se superiormente na margem

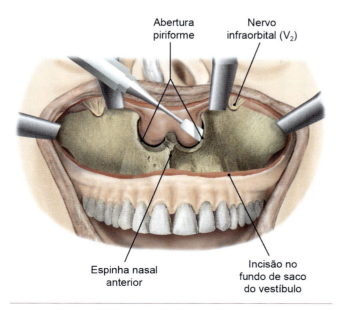

Figura 28.21 Acesso intrabucal vestibular circunferencial (tipo Le Fort I). Nesta fase, a maxila já foi exposta, e a mucosa descola-se do assoalho da cavidade nasal.

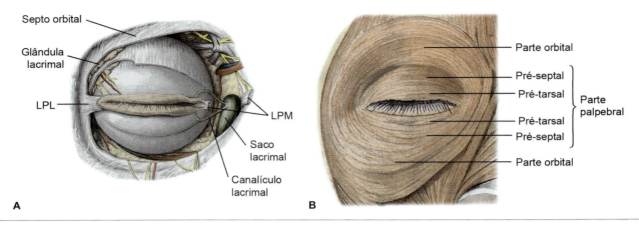

Figura 28.22 A. Septo orbital, ligamento palpebral lateral (LPL) e ligamento palpebral medial (LPM) e relações com o saco lacrimal. **B.** Partes do músculo orbicular do olho.

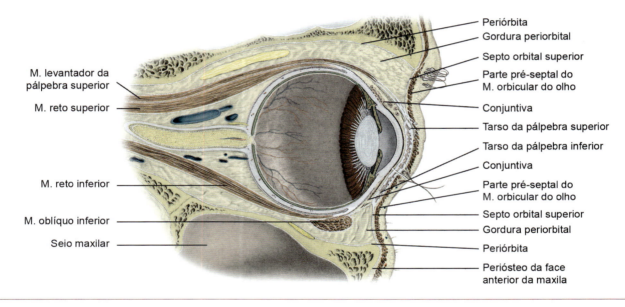

Figura 28.23 Corte parassagital através do globo ocular evidenciando as relações entre o conteúdo orbital, a estrutura das pálpebras, o septo orbital e a gordura periorbital.

inferior do *tarso*, estrutura fibrocartilaginosa que proporciona suporte às pálpebras; e, inferiormente, conflui com o periósteo da face e a periórbita – a aproximadamente 2 mm abaixo da margem infraorbital. O septo orbital compartimentaliza o conteúdo orbital, não devendo ser lesado quando dos acessos à região infraorbital, a fim de evitar o extravasamento da gordura periorbital.

O *nervo infraorbital* (V_2), estrutura anatômica já citada em itens anteriores, penetra na órbita pela fissura orbital inferior, com um trajeto anterior, passando pelo *sulco infraorbital*, que mais anteriormente se fecha, formando o *canal infraorbital*. Assim, tem sua emergência na face pelo *forame infraorbital* do osso maxilar.

Descrição dos acessos

A primeira etapa consta da marcação da incisão, que, naturalmente, está em função do acesso de escolha. Segue-se a descrição das incisões para os *acessos transconjuntival, subciliar* e *subpalpebral*.

ACESSO TRANSCONJUNTIVAL

Inicia-se com a adaptação de um protetor de córnea (lente escleral), seguida por infiltração de pequena quantidade de solução vasoconstritora. Procede-se, então, à confecção de três pontos (reparos) uniformemente distribuídos na pálpebra inferior, para o auxílio na tração da pálpebra. No caso de se fazer necessária uma extensão da incisão, lança-se mão de uma cantotomia externa, começando-se o procedimento por essa etapa, como passaremos a descrever (Figura 28.24). Com uma tesoura, procede-se a uma incisão a partir do canto externo da rima palpebral, com uma extensão de, aproximadamente, 10 mm, envolvendo pele, músculo orbicular do olho, septo orbital, ligamento palpebral lateral e conjuntiva. A seguir, verticaliza-se a tesoura e faz-se uma divulsão em direção inferior, que possibilitará a liberação da pálpebra inferior em sua porção lateral. Em uma etapa subsequente, procede-se à divulsão romba subconjuntival da conjuntiva palpebral inferior

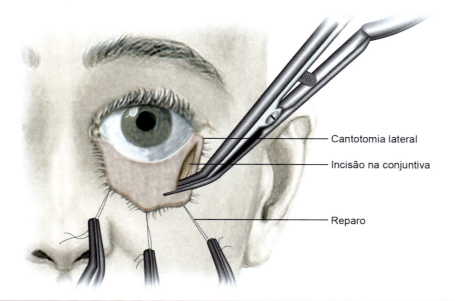

Figura 28.24 Acesso transconjuntival. A cantotomia externa já foi realizada, e está-se incisando a conjuntiva nesta etapa.

até a margem infraorbital, seguida da incisão da conjuntiva, a partir da incisão já realizada no canto externo da rima palpebral (ver Figura 28.24).

Nesse momento, temos a pálpebra inferior e o septo orbital tracionados anteriormente, e realiza-se, então, uma retração do conteúdo orbital com a exposição da periórbita, que é incisada com bisturi, expondo-se o assoalho orbital e a margem infraorbital, por meio da elevação do periósteo (Figura 28.25). Se for possível, procede-se à sutura da periórbita. A pele é fechada com náilon 6-0; e a conjuntiva, com fio monofilamentar absorvível 8-0, ambos em pontos simples. Deve-se adaptar um curativo oclusivo sobre a região.

Duas considerações importantes devem ser feitas com relação a esse acesso: (1) a incisão da conjuntiva não pode exceder, medialmente, o ponto lacrimal inferior; (2) convém utilizar um afastador tipo maleável, largo, para conter o conteúdo orbital, pois a gordura periorbital tende a se herniar, sobretudo quando se disseca profundamente ao septo orbital (ver Figura 28.25).

ACESSOS SUBCILIAR E SUBPALPEBRAL

A princípio, realiza-se uma tarsorrafia (sutura entre as pálpebras, fechando-as para proteger o olho), deixando uma extensão de fio de, aproximadamente, 10 cm, com a finalidade de ser utilizado como retrator superior das pálpebras (Figura 28.26). Para a incisão *subciliar*, a marcação é uma linha tangencial, logo abaixo da implantação dos cílios (2 mm). Para a *subpalpebral*, faz-se uma marcação, preferencialmente, sobre uma ruga natural da pálpebra inferior, distando de 3 a 5 mm da linha de implantação dos cílios (ver Figura 28.26). A incisão importa apenas pele e subcutâneo, sendo realizada com bisturi.

Adaptam-se, a seguir, um gancho na margem superior e outro na margem inferior da ferida operatória e, por dissecção romba, com tesoura ou pinça hemostática, disseca-se superficialmente o músculo orbicular do olho por uma extensão de, aproximadamente, 5 mm (Figura 28.27).

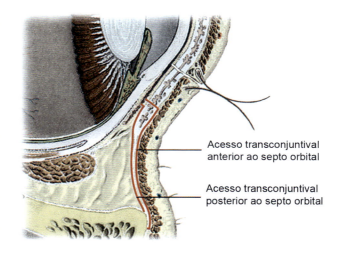

Figura 28.25 Acesso transconjuntival. Corte parassagital por meio da pálpebra inferior evidenciando a possibilidade de uma abordagem anterior ou posterior ao septo orbital. A abordagem posterior ao septo é mais utilizada nesse acesso, apesar do incômodo da ocorrência de herniação da gordura periorbital.

Dessa maneira, o músculo orbicular do olho é incisado longitudinalmente, até que se exponha o septo orbital. Faz-se, então, uma dissecção em direção inferior, sob o músculo orbicular e sobre o septo orbital, até se alcançar a margem inferior da órbita (Figura 28.28). Nesse momento, posiciona-se um afastador tipo maleável, com largura de cerca de 2 cm, retraindo-se superoposteriormente o conteúdo orbital, e as garras de um afastador são adaptadas no retalho inferior, tracionando-o inferiormente. Evidencia-se, assim, a confluência do septo orbital com a periórbita e o periósteo da face, procedendo-se à incisão do periósteo com bisturi a, aproximadamente, 2 ou 3 mm abaixo dessa confluência, expondo-se o segmento facial da margem orbital (ver Figura 28.28).

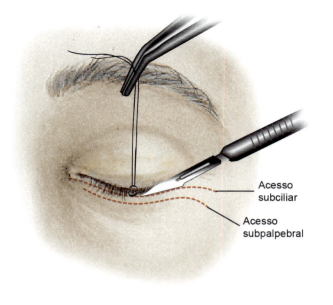

Figura 28.26 Incisões cutâneas para os acessos subciliar e subpalpebral.

Acessos periorbitais superiores (supraorbital e suprapalpebral)

Os acessos periorbitais superiores, quando diretamente relacionados com os procedimentos cirúrgicos maxilofaciais, apresentam basicamente as mesmas indicações, podendo ser aplicados isolados ou em concomitância a outro acesso para o esqueleto fixo da face, como os acessos periorbitais inferiores. Suas indicações mais comuns são na abordagem da região superolateral da órbita e no tratamento das fraturas faciais. Em cirurgia plástica, o acesso suprapalpebral é utilizado nas blefaroplastias. Tais acessos têm como vantagens sua fácil execução e um bom resultado estético, e como principal desvantagem a limitação da exposição, sendo, em alguns casos, necessária a combinação com outros acessos.

Anatomia cirúrgica

ACESSO SUPRAORBITAL

Não existem reparos anatômicos relevantes para esse acesso, devendo-se apenas fazer consideração quanto aos pelos da sobrancelha, que podem apresentar crescimento irregular após serem cortados ou raspados (depilados).

ACESSO SUPRAPALPEBRAL

O *septo orbital superior*, diferentemente do inferior, não se insere no tarso superior, mas se fusiona com a aponeurose de inserção do *músculo elevador da pálpebra superior*, formando um complexo (septo orbital/músculo elevador), que então se insere nos dois terços inferiores da face anterior do tarso superior. Profundamente a esse complexo, localiza-se outro complexo: o *músculo tarsal* ou de Müller. O músculo tarsal é adjuvante na elevação da pálpebra e tem inervação autônoma (simpático). Enquanto isso, o músculo elevador da pálpebra é inervado pelo nervo oculomotor (III). Vale ainda a lembrança da localização da glândula lacrimal, que se situa em topografia superolateral na órbita, na fossa para a glândula lacrimal.

Com descoladores de periósteo, promove-se o descolamento da periórbita e do periósteo (Figura 28.29). Caso haja necessidade de ampliar a incisão, pode-se fazê-lo por 1 ou 1,5 cm lateralmente, acompanhando uma prega natural da pele e com uma inclinação em direção inferior de em torno de 30°. Isso possibilita que o acesso se preste também para abordar a parede e a margem lateral da órbita até uma altura de 10 a 12 mm acima da sutura frontozigomática. Medialmente, a incisão não deve exceder o canto interno da rima palpebral. Ao final, procede-se à sutura do periósteo e, a seguir, fecha-se a pele da pálpebra, em sutura intradérmica. Deve-se adaptar um curativo oclusivo sobre a região.

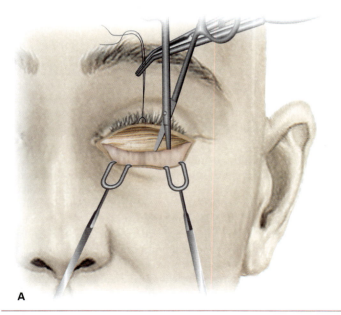
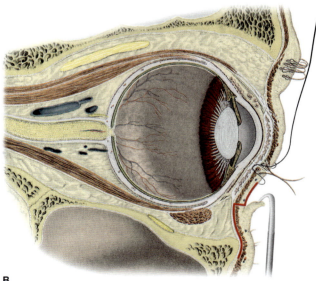

Figura 28.27 Acessos subpalpebral e subciliar. Exposição do músculo orbicular do olho antes de sua incisão para alcançar o septo orbital: vista transcirúrgica (**A**) e corte parassagital por meio da pálpebra inferior evidenciando os planos seguintes desses acessos (**B**).

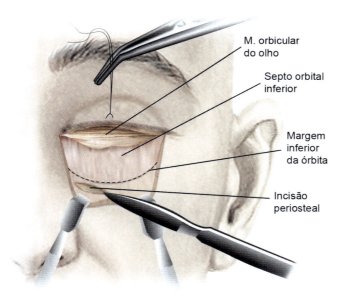

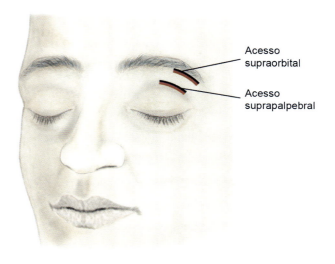

Figura 28.30 Incisões cutâneas para os acessos supraorbital e suprapalpebral.

Figura 28.28 Acessos subpalpebral e subciliar. Septo orbital dissecado até sua continuação com o periósteo da face anterior da maxila. Este é incisado abaixo da margem inferior da órbita, evitando-se exposição da gordura periorbital.

ACESSO SUPRAPALPEBRAL

Inicia-se pela confecção de uma tarsorrafia, sem a necessidade de se deixar reparo. A marcação é posicionada em uma ruga natural da pálpebra superior a, no mínimo, 10 mm acima da rima palpebral. Em casos de extensão lateral do acesso, dista-se, no mínimo, 6 mm acima do ligamento palpebral lateral (ver Figura 28.30). A incisão importa pele, subcutâneo e músculo orbicular, procedendo-se a uma dissecção superolateral e inferomedial dos retalhos, entre o músculo orbicular dos olhos e o septo orbital superior (Figura 28.31). Evidencia-se, profundamente, o septo orbital; e, superolateralmente, o periósteo. Promove-se a incisão do periósteo com bisturi, 2 ou 3 mm lateralmente à margem orbital, na extensão em que se fizer necessária. Com o auxílio de um descolador de periósteo, procede-se ao descolamento periosteal. Realiza-se o fechamento conforme o descrito para o acesso supraorbital.

Acesso pré-auricular

O acesso pré-auricular para abordar o terço médio da face é exatamente o mesmo já apresentado para o ramo da mandíbula e tem por objetivo promover o acesso ao arco zigomático. Apenas como adiantamento, os conhecimentos quanto à anatomia e à técnica para a realização dessa via de acesso são também empregados por ocasião da aplicação do acesso coronal, nas situações em que haja necessidade de exposição ampliada, englobando a região frontozigomática e o arco zigomático. Portanto, uma revisão minuciosa de tal acesso deve ser realizada junto a essa leitura e no momento do estudo do acesso coronal.

Acessos ao esqueleto do nariz (endonasal e externo)

Esses acessos são utilizados para abordar o esqueleto nasal, ósseo e/ou cartilaginoso nos procedimentos de correção estético-funcional do nariz, por causa congênita, hereditária ou adquirida (p. ex., sequela de traumatismo). São, portanto, acessos utilizados com frequência por cirurgiões plásticos e otorrinolaringologistas e, pouco menos intensamente, pelo cirurgião maxilofacial, devendo ser parte do armamentário técnico daqueles que lidam cirurgicamente com o esqueleto facial.

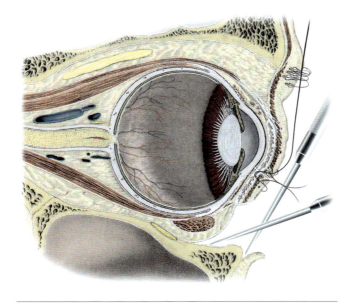

Figura 28.29 Acessos subpalpebral e subciliar. Exposição subperiosteal do assoalho da órbita e da margem inferior da órbita.

Descrição dos acessos

ACESSO SUPRAORBITAL

Realiza-se uma incisão de, aproximadamente, 2 cm, logo abaixo da sobrancelha, acompanhando seu contorno e importando pele, subcutâneo, músculo orbicular do olho e periósteo (Figura 28.30). Promove-se, então, o descolamento do periósteo da margem orbital e da parede lateral da órbita. Realiza-se a sutura inicialmente no periósteo e, a seguir, na pele.

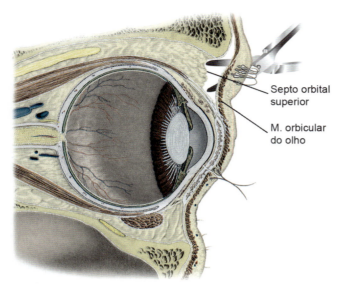

Figura 28.31 Acesso suprapalpebral. Plano de dissecção entre o músculo orbicular do olho e o septo orbital superior, dirigindo-se superiormente e/ou lateralmente até alcançar as margens respectivas da órbita.

O acesso endonasal preconiza incisões no vestíbulo nasal, o que evita cicatrizes na face. No entanto, apresenta exposição mais limitada, sendo indicado para procedimentos sobre as cartilagens nasais, septo e dorso, que não exijam grandes exposições. Em contrapartida, o acesso externo ou aberto acarreta uma pequena cicatriz na pele da columela, mas possibilita uma ampla exposição de todo o esqueleto ósseo e cartilaginoso do nariz, facilitando sua reconstrução ou proporcionando via de acesso para a remoção de segmento de cartilagem septal (área doadora de enxerto de cartilagem).

Anatomia cirúrgica

O esqueleto ósseo nasal é composto pelo *osso nasal* e pelo *processo frontal da maxila*, bilateralmente, e pelo osso frontal, superiormente. Na margem inferior dos ossos nasais, articulam-se as *cartilagens nasais laterais*, que nessa topografia encontram-se sobrepassando profundamente os ossos nasais em uma extensão de 4 a 7 mm (Figura 28.32).

O arcabouço cartilaginoso do nariz é composto pelas cartilagens nasais laterais e, mais inferior e anteriormente, pelas *cartilagens alares*, com sua cruz medial (toma parte na formação da columela) e sua cruz lateral (ver Figura 28.32). As cartilagens alares compõem o esqueleto cartilaginoso de sustentação das narinas, junto com o tecido fibrogorduroso da asa nasal e por diversas pequenas cartilagens (as cartilagens sesamoides).

Tomando parte das estruturas esqueléticas do *septo nasal*, estão a *lâmina perpendicular do etmoide*, superoposteriormente; o *vômer*, inferoposteriormente; e a *cartilagem do septo* ou cartilagem quadrangular, anteriormente. Todo esse esqueleto é recoberto por periósteo e pericôndrio, um em continuidade com o outro.

Descrição dos acessos

EXTERNO (*OPEN TIP*)

Inicia-se pela remoção das vibrissas dos vestíbulos nasais, seguida pela infiltração com agentes vasoconstritores no assoalho da cavidade nasal, nas conchas nasais e abaixo do esqueleto osteocartilaginoso do nariz. Procede-se à incisão no vestíbulo nasal, acompanhando a margem inferior da cruz lateral da cartilagem alar, seguindo-se pela margem inferior da cruz medial, até a base da columela (Figuras 28.31 e 28.32). Para tal, deve-se utilizar um gancho duplo no vestíbulo nasal e exercer uma pressão externa sobre a cartilagem alar, evertendo-se o vestíbulo nasal. Segue-se à incisão da pele da columela em degrau ou V invertido e repete-se a incisão em vestíbulo, contralateralmente (Figura 28.33).

Inicia-se, então, a elevação do retalho, abaixo do pericôndrio, expondo-se as cartilagens alares e, a seguir, as cartilagens nasais laterais (Figura 28.34). Nesse ponto, deve-se relembrar que as cartilagens nasais laterais se projetam profundamente ao limite inferior dos ossos próprios do nariz. Assim, para a continuação da dissecção sobre o esqueleto ósseo, procede-se à identificação da margem inferior dos ossos próprios, à incisão do periósteo e à dissecção subperiosteal, expondo-se, assim, o esqueleto ósseo o quanto se fizer necessário para o procedimento (Figura 28.35).

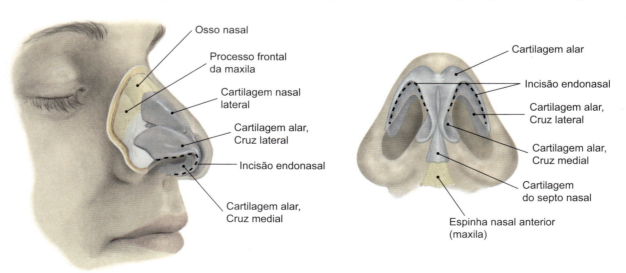

Figura 28.32 Esqueleto osteocartilaginoso do nariz evidenciando as cartilagens alares e nasal lateral. A figura mostra, ainda, a incisão endonasal, na margem inferior da cartilagem alar.

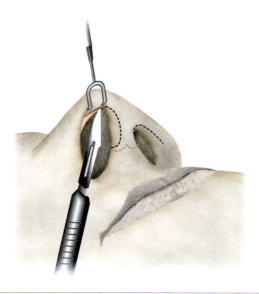

Figura 28.33 Acesso nasal externo. Iniciada a incisão endonasal; e incisão na columela ainda não realizada.

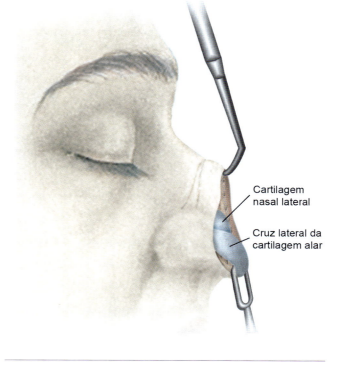

Figura 28.35 Acesso nasal externo. Exposição do esqueleto osteo-cartilaginoso do nariz.

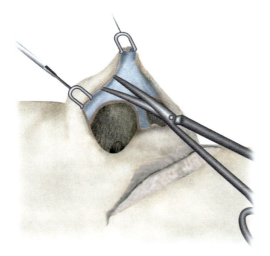

Figura 28.34 Acesso nasal externo. Exposição das cartilagens alares por dissecção subpericondral.

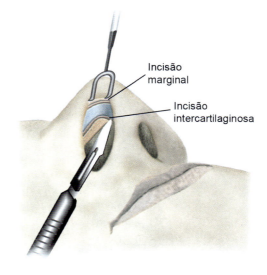

Figura 28.36 Acesso endonasal. Incisão marginal acompanhando a margem inferior da cartilagem alar; e incisão intercartilaginosa.

ENDONASAL

Os passos iniciais de remoção das vibrissas e de infiltração são os mesmos utilizados para o acesso externo. Classicamente, essa abordagem visa proporcionar uma remodelação das cartilagens nasais. Para tanto, deve-se promover a liberação da cartilagem alar, seguida de exposição do septo nasal e das cartilagens nasais laterais.

Inicia-se por uma incisão acompanhando a margem inferior da cartilagem alar, à semelhança da incisão apresentada para o acesso externo, denominada incisão marginal (ver Figuras 28.32 e 28.36). Segue-se a uma segunda incisão, entre as cartilagens alar e nasal lateral, denominada incisão intercartilaginosa. Após essa etapa, procede-se à liberação da cartilagem alar, mantendo-a pediculada apenas pelo extremo lateral da cruz lateral e pelo extremo medial da cruz medial.

A próxima etapa é a incisão transfixante, entre o septo fibroso e a cartilagem septal, que proporciona a exposição inicial para a abordagem do septo nasal. Para a total exposição do septo, realiza-se um amplo descolamento subpericondral, atendo-se no limite inferior, local onde se observa uma acentuada aderência do pericôndrio. A essa etapa, dá-se o nome de "confecção do túnel superior". Um "túnel inferior" é agora realizado, por meio do descolamento subperiosteal do assoalho da fossa nasal, tendo como limite superior e medial da dissecção o mesmo local de aderência supracitado. Segue-se a incisão dessa aderência, comunicando-se os dois túneis (Figura 28.37).

A exposição do restante do esqueleto osteocartilaginoso da pirâmide nasal ocorre a partir da incisão intercartilaginosa, com descolamento subpericondral e, posteriormente, subperiosteal (Figura 28.38).

Para ambos os acessos, deve-se proceder à sutura em apenas um plano e, se necessário (casos em que houver descolamento do pericôndrio septal), ao tamponamento nasal. Por fim, realiza-se a aposição de esparadrapo microporoso sobre a pele do nariz, além de eventual adaptação de contenção nasal externa rígida (p. ex., calha gessada).

Acessos ao terço superior da face
Acesso coronal

O acesso coronal, amplamente utilizado pela neurocirurgia, tem também relevante aplicação na cirurgia maxilofacial, para a abordagem do segmento superior da face e, até mesmo, para o segmento médio. Apresenta vantagens importantes, como ter a ferida operatória escondida em área pilosa, expor amplamente os dois lados da face, possibilitando estabelecer comparações entre ambos, e servir como acesso, ao mesmo tempo, à zona de reconstrução cirúrgica e doadora de enxertos, como a lâmina externa do osso parietal. É, portanto, técnica do arsenal cirúrgico para diversas especialidades.

Anatomia cirúrgica

São diversos os reparos anatômicos que norteiam o emprego do acesso coronal. Serão apresentados os mais relevantes. A primeira consideração a se fazer é com relação às cinco camadas do couro cabeludo: de superficial para profundo, pele, tela

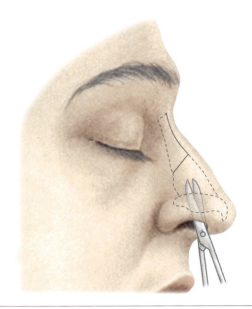

Figura 28.38 Acesso endonasal. Dissecção subpericondral e subperiosteal a partir da incisão intercartilaginosa.

subcutânea densa, gálea aponeurótica e músculo occipitofrontal, tecido subaponeurótico frouxo e pericrânio (Figura 28.39). Em inglês, utiliza-se "SCALP" como método mnemônico; cada letra dessa palavra corresponde a uma camada do couro cabeludo. Assim, tem-se S de *skin* (pele), C de *connective tissue* (subcutâneo), A de *aponeurotic layer* (gálea aponeurótica), L de *loose areolar tissue* (tecido subaponeurótico frouxo) e P de *pericranium* (pericrânio). Os folículos pilosos localizam-se no subcutâneo, e os vasos do couro cabeludo situam-se entre o subcutâneo e a gálea.

Na região temporoparietal, encontra-se a *fáscia temporoparietal*, que é uma continuação lateral da *gálea aponeurótica* e toma

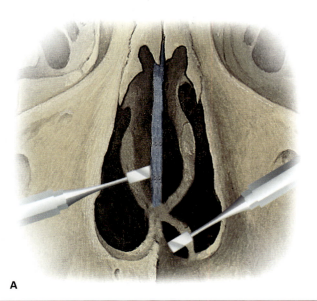
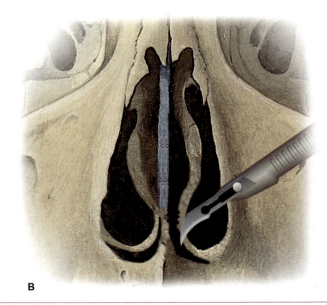

Figura 28.37 Acesso endonasal: obtenção do "túnel superior" por dissecção subcondral no septo nasal, e do "túnel inferior", por dissecção subperiosteal no assoalho da cavidade nasal (**A**); incisão da aderência entre os dois "túneis" (**B**).

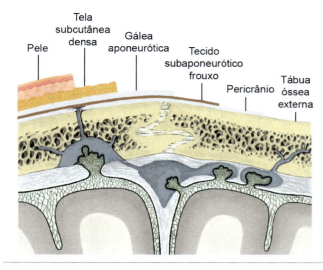

Figura 28.39 Camadas do couro cabeludo.

parte do SMAS. Os *vasos temporais superficiais* percorrem-na superficialmente, e os *ramos temporais do nervo facial*, profundamente. A *fáscia do músculo temporal* tem origem na linha temporal superior e é fusionada com o pericrânio. Ao nível de uma linha horizontal que passa pela margem superior da órbita, a fáscia temporal divide-se em duas lâminas: uma *superficial*, que se insere na margem lateral do arco zigomático, e uma *profunda*, com inserção na margem interna do arco zigomático (Figura 28.40). Entre essas lâminas, existe tecido gorduroso e geralmente uma veia. As relações topográficas do ramo temporal do nervo facial devem ser revistas neste momento, relendo-se as considerações anatômicas descritas no acesso pré-auricular.

As estruturas vasculonervosas que emergem na região da margem superior da órbita também assumem um papel preponderante quando do acesso coronal, devendo-se reconhecer o *forame/incisura, vasos* e *nervo supraorbitais* (V_1) e, mais medialmente, a *incisura frontal* e os *vasos* e *nervo supratrocleares* (V_1). Esses nervos são responsáveis pela inervação sensitiva da pele da fronte, de parte do couro cabeludo, da pálpebra superior, do seio frontal, de parte da raiz do nariz e da pele da região medial da órbita e glabela. Uma última estrutura a se destacar é o *forame etmoidal anterior*, situado na confluência da parede medial com o teto da órbita, por onde penetra a artéria etmoidal anterior, ramo final da artéria oftálmica.

Descrição do acesso

O acesso coronal tanto pode restringir-se à incisão do couro cabeludo seguida da elevação do retalho quanto incorporar extensões na incisão (extensão pré-auricular). Ele pode ainda estender-se anterior e inferiormente, alcançando além dos limites da margem superior da órbita (Figura 28.41). Será feita a descrição convencional do acesso, e as variantes serão relatadas no momento oportuno.

Inicialmente, realiza-se tricotomia na região da incisão, ou confecciona-se um penteado que promova um "caminho" para a incisão, e infiltram-se agentes vasoconstritores. A incisão é posicionada 4 a 5 cm posterior à linha de implantação dos cabelos, nos adultos, e ainda mais posterior nas crianças, estendendo-se da implantação superior do pavilhão auricular

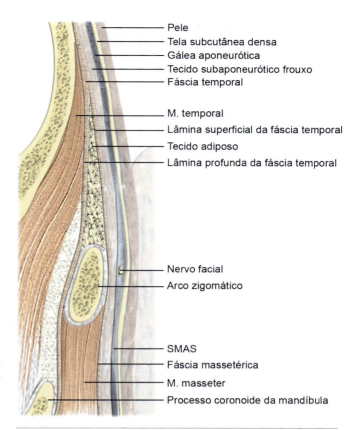

Figura 28.40 Corte coronal por meio do arco zigomático evidenciando as lâminas da fáscia temporal. SMAS: sistema musculoaponeurótico superficial.

de um lado até o mesmo ponto contralateral (ver Figura 28.40). Os planos abrangidos pela incisão são a pele, o subcutâneo e a gálea aponeurótica. Os vasos localizados entre o subcutâneo e a gálea devem ser clampeados com pinças hemostáticas, grampos apropriados ou contidos por meio de sutura contínua da margem livre do retalho.

A partir desse passo, procede-se à elevação do retalho, no plano do tecido subaponeurótico frouxo, até uma linha a cerca de 3 ou 4 cm acima das margens superiores das órbitas (Figura 28.42). Nessa altura, incisa-se o pericrânio e prossegue-se à elevação do retalho em um plano subperiosteal. Essa abordagem permite a exposição tão somente das regiões supraorbitais (Figura 28.43).

Para uma exposição mais ampla, é necessário que se faça uma incisão na lâmina superficial da fáscia do músculo temporal, como continuação lateral da incisão previamente imposta ao pericrânio, aos moldes daquela descrita para o acesso pré-auricular, expondo-se, assim, o arco zigomático, o processo zigomático do osso frontal e o processo frontal do osso zigomático (Figura 28.43). Especial atenção para a preservação dos feixes vasculonervosos supraorbital e supratroclear, o que pode ser realizado por meio de uma osteotomia com cinzel, margeando o forame supraorbital e incorporando-o ao retalho (Figura 28.44).

Nas situações em que se faça necessário estender ainda mais inferiormente a exposição, pode-se proceder ao descolamento da periórbita, observando para que seja realizada a ligadura da artéria etmoidal anterior, e eventualmente também a posterior. Isso evita um sangramento arterial de difícil controle. Deve-se

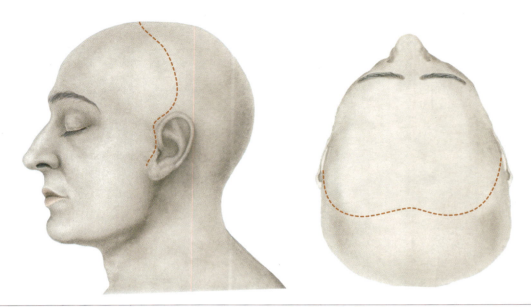

Figura 28.41 Incisão cutânea do acesso coronal. A extensão pré-auricular somente será necessária quando houver necessidade de exposição do arco zigomático.

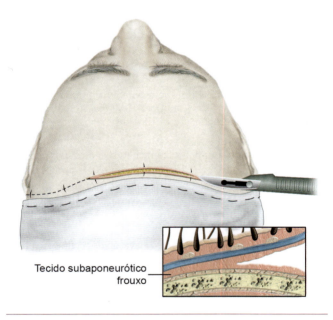

Figura 28.42 Acesso coronal. Obtenção do retalho por meio do plano do tecido subaponeurótico frouxo.

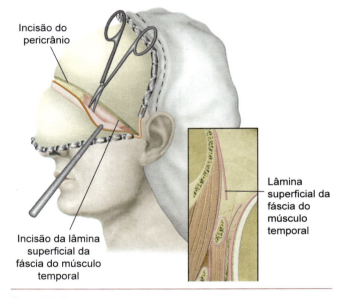

Figura 28.43 Acesso coronal. Exposição óssea pela incisão do pericrânio na região frontal e da lâmina superficial da fáscia temporal, na região temporal.

ter cuidado também para que não haja excessivo tracionamento do conteúdo orbital e, consequentemente, do nervo óptico.

Ao término do procedimento cirúrgico, procede-se ao reposicionamento do retalho e à sutura do couro cabeludo em plano único, após a adaptação de um dreno de aspiração contínua.

Acessos alargados

Os acessos ditos alargados são aqueles que têm sua aplicação em cirurgias extensas, geralmente para o tratamento de tumores. Em sua maioria, consistem tão somente na combinação de dois ou mais acessos já previamente estudados, englobados em apenas uma incisão. Reservamos para essa revisão os acessos submandibulares estendidos e o acesso de Weber-Ferguson-Diefenbach.

Acessos submandibulares estendidos

Como o próprio nome indica, são nada mais que extensões anteriores e/ou posteriores de um acesso submandibular, visando expor a mandíbula em toda a sua extensão, quer seja para a ressecção de tumores, quer para o tratamento de fraturas extensas, em que se torne necessária sua ampla visualização.

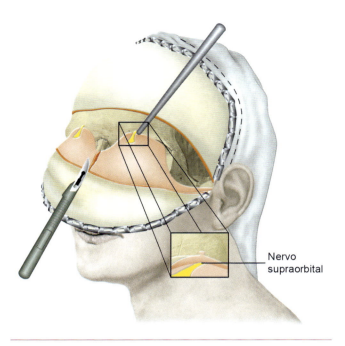

Figura 28.44 Acesso coronal. Exposição das margens superior e lateral da órbita. Especial atenção aos nervos supraorbital e supratroclear, preservando-os, conforme evidenciado no detalhe.

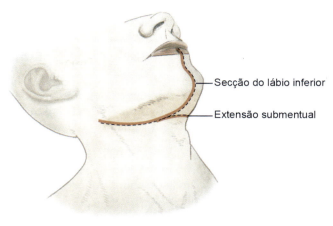

Figura 28.45 Acesso submandibular estendido, com secção do lábio inferior. Pode-se evitar a secção do lábio, estendendo-se a incisão pela região submentual até o lado oposto (ver texto).

Anatomia cirúrgica

Por se tratar, na essência, de um acesso submandibular, o estudo da anatomia remonta ao que já foi apresentado quando da descrição dos acessos submentual e submandibulares.

Descrição do acesso

Inicia-se o procedimento pela marcação da incisão, que deve localizar-se inferiormente à margem inferior da mandíbula, a uma distância em que o ramo marginal da mandíbula se mantenha no retalho superior – portanto, ao nível do ângulo da mandíbula 3 cm e, na região de corpo, 2 cm. Após cruzar anteriormente os vasos faciais, mantém-se a distância de 2 cm da margem inferior da mandíbula em uma extensão anterior de mais 2 cm, quando então a incisão poderá apresentar um trajeto ascendente. É a partir desse ponto, quando se chega à região mentual, que podem ser observadas as variações desse acesso.

Duas opções costumam ser apresentadas. A primeira consta de uma extensão horizontal da marcação até a linha média da região submentual, seguida por uma marcação vertical na pele do mento e do lábio inferior, com o objetivo de secciná-lo, permitindo-se um amplo descolamento do futuro retalho (Figura 28.45). Essa opção tem como principal desvantagem a imposição de uma ferida na região mentual que se camufla com dificuldade, mesmo quando se opta por realizá-la em trajeto não linear, comprometendo-se o resultado estético da cirurgia.

Outra alternativa é marcar a incisão da região mentual como se procede para a realização do acesso submentual. Entende-se que essa seja uma opção mais adequada, pois possibilita ampla exposição da mandíbula, mesmo para mandibulotomias em linha média, sem que se proceda à incisão vertical da pele do mento. Isso incorre em melhor resultado do ponto de vista estético e, eventualmente, também funcional.

Diante de algumas situações, há sugestões para que se proceda à extensão da marcação, sem interrupção, para o lado contralateral, realizando-se a denominada incisão em "degola". Tal procedimento deve ser evitado sempre que possível, pois uma incisão circunferencial no pescoço interrompe a drenagem linfática do pescoço, propiciando um prolongado edema no segmento cranial do retalho. Nas situações em que se fizer necessária a exposição de todo o arco mandibular, devem-se promover interrupções da incisão, visando à manutenção de pontes de pele entre os retalhos superior e inferior, para que se mantenha uma satisfatória drenagem linfática. A evolução por planos em profundidade segue a mesma descrição adotada para os acessos submandibular e submentual.

Acesso de Weber-Ferguson-Diefenbach

O acesso de Weber-Ferguson-Diefenbach (WFD) é uma importante via de acesso para o segmento médio da face, tendo sua indicação quase sempre voltada para o tratamento de patologias tumorais dessa região. Sua descrição inicial era a de um acesso paralateronasal, com extensão circunferencial na asa nasal e seccionando verticalmente o lábio superior. Para maior exposição do campo operatório, Diefenbach propôs a complementação com um acesso periorbital inferior, oferecendo, assim, a possibilidade de se expor o terço médio como se estivesse abrindo a capa de um livro.

Anatomia cirúrgica

Três aspectos básicos devem ser observados. O primeiro remonta à anatomia da *região periorbital*, que nesse momento deve ser revista e que proporcionará condições para a realização da extensão de Diefenbach no acesso WFD.

A segunda consideração anatômica está no conhecimento do trajeto das *vias lacrimais*. Os *canalículos lacrimais superior* e *inferior* têm, aproximadamente, 1 cm de comprimento, estendendo-se, do *ponto lacrimal*, uma pequena papila que pode ser vista evertendo-se a pálpebra, até o *saco lacrimal*, em um trajeto horizontal, acompanhando o ligamento palpebral medial.

O terceiro aspecto anatômico a se considerar está no conhecimento do trajeto de *artéria* e *veia angulares*. A veia angular inicia-se pela união das veias supraorbital e supratroclear, próxima ao canto interno da órbita, e continua-se inferiormente como a *veia facial*. A artéria angular, por sua vez, é ramo final da artéria facial, que tem seu trajeto na face na região paralateronasal, estando a veia mais posterior com relação à artéria. Ainda com relação às estruturas vasculares, deve-se lembrar da *artéria labial superior*, segundo ramo da parte facial da artéria facial, que apresenta rica anastomose com o ramo homônimo contralateral.

Além dos três aspectos apresentados anteriormente, vale recordar topografia da emergência do *ducto parotídeo* na cavidade bucal: no lado oposto à coroa do segundo molar superior, em uma projeção denominada *papila parotídea*.

Descrição do acesso

Inicia-se pela marcação da incisão, com um trajeto que compreende um acesso subpalpebral, estendendo-se medialmente até o canto interno da pálpebra inferior. A partir desse ponto, promove-se marcação que acompanha lateralmente o nariz, na região paralateronasal, em um trajeto descendente, até a implantação da asa do nariz (Figura 28.46). Contorna-se a asa do nariz, alcançando-se, então, o vestíbulo nasal. A marcação progride medialmente, adentrando-se ligeiramente a pele do vestíbulo, apenas por motivos de ordem estética. Ao se implantar a columela do nariz, contorna-se a columela. A partir de então, direciona-se a marcação para a rima bucal, posicionando-a no meio do filtro do lábio superior (Figura 28.46). Com uma eversão do lábio, continua-se com marcação vertical na mucosa labial até o fundo de saco vestibular superior e, a seguir, na mucosa oral alveolar até uma distância de, aproximadamente,

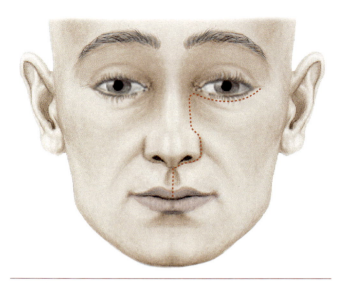

Figura 28.46 Acesso de Weber-Ferguson-Diefenbach.

1 cm da junção mucogengival. Procede-se, então, à marcação horizontal na mucosa bucal até a altura da distal do primeiro molar superior.

Após a marcação, procede-se às incisões. Na região subpalpebral, lança-se mão do acesso subpalpebral, já descrito. Quanto ao restante das incisões, procede-se por planos até o periósteo, mantendo-se rigoroso cuidado com a hemostasia. Depois de completadas as incisões, promove-se o descolamento laterossuperior do retalho, expondo-se o terço médio da face. Ao término, procede-se à sutura por planos.

Apêndices

Apêndice A Roteiro de Dissecação, *447*

Apêndice B Variações Anatômicas de Interesse Clínico, *459*

APÊNDICE A

Roteiro de Dissecação

Peter Reher • Lucilia Maria de Souza Teixeira

Introdução

Embora a prática da dissecação, tanto nos cursos de graduação quanto nos de pós-graduação, esteja sendo menos utilizada, devido à dificuldade de obtenção de peças anatômicas e à redução da carga horária dedicada a este fim, acreditamos que este roteiro orientará tais práticas, onde houver material a ser dissecado.

Este guia foi elaborado com base em nossa experiência nos laboratórios de Anatomia Aplicada à Odontologia, da Universidade Federal de Minas Gerais (UFMG) e da Pontifícia Universidade Católica de Minas Gerais (PUC Minas), quando orientávamos os alunos de graduação e pós-graduação nas etapas da dissecação da cabeça e do pescoço.

Para que se tenha um resultado satisfatório da dissecação é imprescindível ter conhecimento teórico da região a ser dissecada, bem como dispor de um atlas com as figuras da região para acompanhar o procedimento.

Couro cabeludo

O objetivo da dissecação do couro cabeludo para alunos do curso de Odontologia é treiná-los na utilização correta do instrumental cirúrgico, bem como levá-los ao conhecimento da estratigrafia e da textura dos diversos tecidos anatômicos. O cirurgião-dentista clínico certamente não se envolverá diretamente com tais estruturas, mas o especialista em cirurgia bucomaxilofacial necessitará de tais conhecimentos.

Retirada da pele

As incisões no couro cabeludo serão realizadas de acordo com a Figura A.1, tendo o cuidado de, antes, marcar a peça com a parte não cortante da lâmina do bisturi, da seguinte forma:

a) A incisão mediana (A) deverá atingir o osso e vai desde a glabela até cerca de 5 cm acima da protuberância occipital externa.
b) A incisão horizontal (B) deverá ser superficial, atingindo apenas a pele, para não lesar os vasos e os nervos subcutâneos.

Ela se inicia na incisão já feita (A), no nível da glabela, descrevendo um arco acima do supercílio, que termina na parte mais anterior do arco zigomático. A partir daí, a incisão será feita em direção posterior, sobre o arco zigomático, até a pele que recobre o trago (parte cartilaginosa do pavilhão auditivo, anterior ao meato acústico externo).

c) A incisão oblíqua lateral (C) também deverá ser superficial, atingindo apenas a pele, para não lesar os vasos e os nervos subcutâneos. Deve ser iniciada no ponto de término da incisão anterior (A) e prolongada até a porção mais superior da implantação da orelha, contornando-a posteriormente por cerca de 2 cm.

Rebate-se a pele com cuidado, utilizando como referência os folículos pilosos, pois estes se situam exatamente entre a pele e o tecido subcutâneo.

Assim, removida a pele, o subcutâneo ficará preservado junto com seus vasos e nervos. Observa-se que o retalho de pele obtido ficará preso à pele da orelha.

Camadas do couro cabeludo

Convém fazer uma incisão vertical de cerca de 3 cm, a partir do vértice em direção inferior, tocando até o osso (Figura A.2). Nessa região, devem-se identificar as demais camadas do couro cabeludo, rebatendo retalhos de cada camada, conforme indicado nas Figuras A.2 e A.3. Identificam-se as camadas do couro cabeludo (Figura A.3).

Pele

Já identificada.

Tecido subcutâneo denso (tela subcutânea)

Com seus dois estratos:

- Adiposo: avascular, mais superficial, no qual foram cortados os folículos pilosos
- Membranáceo: vascular, profundo, onde serão dissecados os vasos e os nervos subcutâneos.

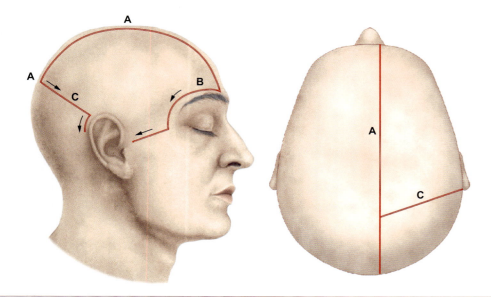

Figura A.1 Retirada da pele do couro cabeludo.

Aponeurose epicrânica (gálea aponeurótica)

Na região superior da cabeça, vê-se inicialmente apenas a *aponeurose epicrânica* – tecido fibroso e espesso. Presos a ela estão o *ventre frontal* (anterior) e o *ventre occipital* (posterior) do *músculo occipitofrontal*. Identifica-se o ventre frontal do occipitofrontal.

Tecido subaponeurótico frouxo

Localiza-se abaixo da aponeurose epicrânica e tem aparência esbranquiçada. Este tecido possibilita que as camadas acima, firmemente unidas entre si, movimentem-se sobre o crânio. Além disso, esse tecido, que é pouco vascularizado, facilita a propagação de infecções e o acúmulo de líquido (edema).

Pericrânio

É uma camada fina, fibrosa e friável que reveste os ossos do crânio e corresponde ao periósteo.

Região temporal

Volte ao crânio para rever os limites da fossa temporal, a linha temporal inferior e a mandíbula (ramo, incisura e processos coronoide e condilar).

Estruturas superficiais

Em uma figura do atlas de anatomia, identifique o *nervo auriculotemporal (V_3)* e os *vasos temporais superficiais*, localizados adiante do trago. Para dissecá-los *no estrato membranáceo da tela subcutânea*, procure, inicialmente, o nervo auriculotemporal que se localiza atrás da *artéria temporal superficial*, podendo cruzá-la superficialmente. É importante assinalar que se trata de um nervo terminal de pouca espessura e com vários filetes nervosos. Isso pode dificultar sua identificação e a consequente dissecação.

Acompanhe superiormente artéria e veia temporais superficiais, até identificar os *ramos frontal e parietal* da artéria temporal

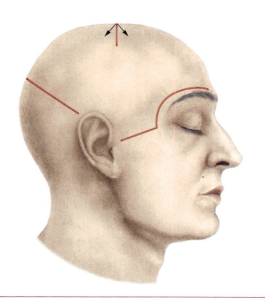

Figura A.2 Incisão para expor as camadas do couro cabeludo.

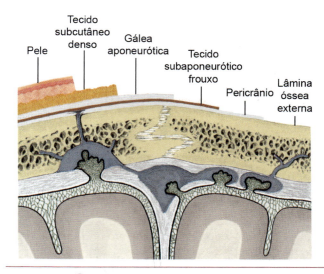

Figura A.3 Camadas do couro cabeludo.

superficial, tendo o cuidado de não destacá-los do estrato membranáceo da tela subcutânea densa, deixando-os presos à aponeurose epicrânica. Note no atlas, abaixo, próximo à ATM, a *artéria transversa da face*, que é um dos primeiros ramos da artéria temporal superficial. Porém, como se inicia ainda no parênquima da parótida, ela não será dissecada neste momento.

Identifique nessa região os *ramos temporais* e/ou *ramos zigomáticos do nervo facial (VII)*. Esses ramos são motores e são identificados acima do arco zigomático, já que eles o cruzam obliquamente.

Aponeurose epicrânica (gálea aponeurótica)

A gálea já foi identificada anteriormente e será rebatida de acordo com a Figura A.4. Para rebatê-la, devem ser feitas as incisões de A a B, cerca de 1 a 2 cm acima da linha temporal superior, de B a C e de C a D, tangenciando o arco zigomático, até os vasos temporais superficiais, que deverão ser preservados (Figura A.4).

A gálea será rebatida junto com o subcutâneo remanescente, superficialmente, e com parte do tecido subaponeurótico frouxo, profundamente, de maneira a expor a fáscia temporal. Assim, ela ficará presa posteriormente, próximo ao processo mastoide.

Fáscia temporal e pericrânio

Depois de rebatida a aponeurose epicrânica, visualiza-se o *pericrânio*, acima da linha temporal superior e, abaixo desta, a *fáscia temporal*, mais espessa. Remova o pericrânio, entre a linha temporal superior e a incisão feita anteriormente para a gálea, a fim de delimitar melhor as inserções da fáscia temporal. Esta apresenta fibras mais brilhantes, é quase vertical e deixa transparecer o *músculo temporal* em algumas áreas. Anterior e inferiormente, a fáscia perde este aspecto brilhante e torna-se amarelada e adiposa. Faça então uma secção vertical, na fáscia, no ponto médio do arco zigomático, para identificar que, nesta região, há um compartimento formado pelo desdobramento da fáscia temporal, preenchido por tecido adiposo, o qual envolve o arco zigomático.

Rebata a fáscia temporal da linha temporal superior, observando as inserções desta e do músculo temporal, agora visíveis. Nesse processo, algumas fibras do temporal que se originam da fáscia serão seccionadas. Mantenha a fáscia temporal presa apenas ao arco zigomático.

Músculo temporal

Remova o tecido adiposo que se acha na parte inferior do músculo temporal, por trás do arco zigomático (*espaço temporal superficial*). Observe a disposição das fibras do músculo temporal, procurando relacioná-las com ações exercidas na mandíbula.

Procure, se possível, identificar a convergência das fibras do músculo temporal, agora de aspecto tendinoso, dirigindo-se ao processo coronoide da mandíbula. É interessante fazer a reposição dos planos dissecados.

Face e região parotídea

Retirada da pele

Retira-se a pele da face conforme está indicado na Figura A.5. Tais incisões deverão ser bem superficiais. A incisão A já foi realizada. A incisão B é mediana e contorna a asa do nariz e a rima oral (margeando a transição da pele do lábio e a zona vermelha), estendendo-se até a região do mento. A incisão C deverá margear a margem inferior da mandíbula até terminar no lóbulo da orelha. A incisão D circula a rima palpebral, deixando, porém, uma pequena faixa de pele adjacente aos cílios. Na tela subcutânea, estão localizados os músculos dérmicos (da expressão facial), alguns dos quais serão agora dissecados. Nesse processo, o retalho de pele obtido ficará preso à pele da orelha.

Músculos da expressão facial

Em uma figura do atlas identifique os músculos da expressão facial. Ao dissecar o *músculo orbicular do olho*, identifique suas *partes orbital* e *palpebral*. A *parte lacrimal* não será dissecada. Tente identificar os músculos ao redor do nariz, disseque pelo menos o *músculo prócero* e o *músculo nasal (parte transversa)*.

Dissecam-se a seguir os músculos ao redor da boca, começando pelo *músculo risório* que, quando presente, está localizado mais superficialmente e estende-se da comissura oral em direção posterior. Suas fibras são delgadas e confundem-se com as fibras do músculo platisma nessa região. Continue a dissecação procurando evidenciar o *músculo zigomático maior* e o *músculo zigomático menor* (se existir), a partir da comissura em direção ao corpo do zigomático. Quanto aos músculos do lábio superior, note, ao dissecá-los, que lateralmente encontra-se o *músculo levantador do lábio superior* e medialmente o *músculo levantador do lábio superior e da asa do nariz*. Para alcançar a origem do músculo levantador do lábio superior, torna-se necessário afastar superiormente as fibras do músculo orbicular do olho. O *músculo levantador do ângulo da boca* está em um plano mais profundo e será dissecado posteriormente.

Ao dissecar os músculos do lábio inferior, note que o *músculo abaixador do ângulo da boca* é mais superficial e lateral, e que o *músculo abaixador do lábio inferior* fica mais medial. Nessa região o *músculo platisma* tem fibras que se estendem até aos músculos ao redor da boca. Na região mentual procure identificar o *músculo mentual* localizado em um plano mais profundo, sob o músculo abaixador do lábio inferior. Como suas fibras vão do osso à pele, elas são de difícil visualização.

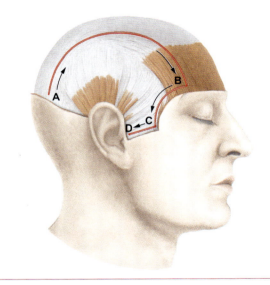

Figura A.4 Incisões na aponeurose epicrânica para expor a fáscia temporal.

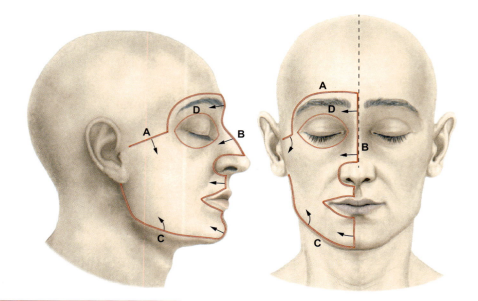

Figura A.5 Retirada da pele da face.

Estruturas faciais

Para prosseguir, deve ser feita uma incisão bem superficial no platisma, paralelamente à margem inferior da mandíbula, para expor os vasos e os nervos faciais. Procure dissecar o *ramo marginal do nervo facial (VII)*, que apresenta um trajeto posteroanterior, sobre a margem inferior da mandíbula. A *artéria facial* e a *veia facial* contornam a margem inferior da mandíbula sob o ramo marginal do nervo facial. Convém lembrar que tais vasos originados no pescoço se dirigem à face, sendo a artéria facial mais anterior e flexuosa do que a veia facial. Frequentemente, nessa região, notam-se um ou mais *linfonodos submandibulares*, que devem ser identificados e removidos.

Após evidenciar a artéria facial, continue dissecando-a até próximo ao ângulo medial do olho, onde termina como *artéria angular*, tendo o cuidado de tentar preservar os músculos já identificados. Nesse trajeto, identificam-se os principais ramos faciais, as *artérias labiais inferior e superior* e a *artéria nasal lateral*.

Acompanhe dissecando a *veia facial* sob o músculo zigomático maior para, então, identificar nessa região o *corpo adiposo da bochecha* e o *ducto parotídeo*. Prosseguindo, deve-se fazer a retirada do corpo adiposo da bochecha e identificar, no plano mais profundo, o *músculo bucinador*, observando que ele é perfurado pelo ducto da glândula parótida. Tal processo para remoção do corpo adiposo e exposição do músculo bucinador é dificultado pela presença dos *ramos bucais do nervo facial (VII)* e dos ramos do *nervo bucal (V_3)*, mais profundos. Continua-se a dissecação de veia e artéria faciais até o ângulo medial do olho.

Procure, em um plano mais profundo, identificar o *músculo levantador do ângulo da boca* e, ao dissecá-lo, separe-o do músculo levantador do lábio superior que fica superficialmente. Entre esses músculos localiza-se um espaço fascial (espaço canino), onde se encontram os *vasos* e o *nervo infraorbitais (V_2)*. Uma vez identificados, disseque o músculo levantador do ângulo da boca até sua origem na fossa canina. Tente identificar o forame infraorbital. Disseque então o *músculo orbicular da boca*, tendo o cuidado de preservar as artérias já visualizadas.

Na região do mento, aprofunde a incisão já feita no músculo platisma, para atingir o periósteo da mandíbula até a sínfise do mento. Neste processo destaca-se o periósteo da mandíbula, a fim de encontrar, no nível dos pré-molares, o forame mentual com seus *vasos e nervos mentuais (V_3)*. Pode-se observar melhor na região anterior do mento a origem das fibras do *músculo mentual*.

Para completar a dissecação, torna-se necessário dissecar na fronte o *ventre frontal do músculo occipitofrontal*. Prossiga fazendo uma incisão transversal até o periósteo, 2 cm acima da margem supraorbital, estendendo-a até o násion. Rebate-se o retalho inferiormente até expor toda a margem superior da órbita. Disseca-se o periósteo rebatido no retalho, para identificar os *vasos e os nervos supraorbitais (V_1)*, que passam pelo forame ou pela incisura supraorbital. Os *vasos e nervos supratrocleares (V_1)*, que ficam mais mediais e passam pela incisura frontal, devem ser localizados e dissecados.

Região parotídea

Para abrir mais o campo, rebata um pouco mais os retalhos de pele obtidos, até o nível do meato acústico externo. Seccione este último transversalmente, de maneira a rebater a orelha e o meato em direção posterior por cerca de mais 2 a 3 cm.

Observe nessa etapa a *lâmina de revestimento da fáscia cervical* que cobre a *glândula parótida*, a qual deve ser retirada apenas sobre a glândula, para facilitar a identificação da glândula. Preserve a fáscia que recobre o *músculo masseter* (músculo que se localiza profunda e anteriormente ao lobo superficial da glândula parótida), para não lesar os ramos do facial. Delimita-se a região parotídea.

Emergindo da margem anterior da parótida, identifique o *ducto parotídeo*, o qual deve ser dissecado (pode existir, ao longo deste, uma *glândula parótida acessória*). Também ao longo de tal margem emergem os *ramos terminais do nervo facial (VII)*, que deverão ser preservados ao dissecar o ducto parotídeo. Acompanha-se o *ducto parotídeo* desde sua origem na glândula até onde perfura o músculo bucinador. Este desemboca no vestíbulo oral, no nível do 2º molar superior, na papila parotídea.

Entre o arco zigomático, acima, e o ducto parotídeo, abaixo, tente encontrar e dissecar a *artéria transversa da face*, ramo da artéria temporal superficial. Em alguns casos, torna-se difícil identificá-la, devido a seu calibre e ao fato de ser confundida com ramos do nervo facial.

Serão dissecados e acompanhados posteriormente, no sentido da glândula, os ramos do nervo facial: *temporais*, *frontais*, *zigomáticos*, *bucais* e *marginal da mandíbula*, para encontrar profundamente os *troncos temporofacial e cervicofacial* do nervo facial. Em tal processo, toda a parte superficial da glândula será destruída. Identifica-se o *nervo facial*, localizado em um plano ainda mais profundo. Procura-se acompanhar os ramos do nervo facial a partir de sua emergência no forame estilomastóideo até os ramos terminais na face, dissecando os ramos ainda não bem identificados. Desse modo, completa-se a dissecação do plexo parotídeo do nervo facial.

Nessa região, *artéria e veia temporal superficiais e o nervo auriculotemporal* (V_3) deverão ser identificados e dissecados a partir da fossa temporal, no sentido da glândula parótida. Observa-se que, na parótida, esses vasos se localizam profundamente, sendo então cruzados superficialmente pelos troncos do nervo facial. Segue-se a *veia temporal superficial* até sua junção com a *veia maxilar* para a formação da *veia retromandibular*.

O mesmo deverá ser feito para a *artéria temporal superficial* até sua origem na *artéria carótida externa*, lembrando-se que aí se origina outro ramo terminal desta, a *artéria maxilar*. A artéria facial transversa já citada e que é ramo da artéria temporal superficial deverá ser identificada na sua origem.

Pescoço

Estruturas superficiais

Nem todas as estruturas superficiais serão dissecadas: procuraremos apenas aquelas que são mais relacionadas com a anatomia aplicada à odontologia.

Deve ser feita uma incisão ao longo da linha mediana anterior do pescoço, até onde este esteja preservado. Rebata a pele, tracionando-a em direção posterior, de maneira a expor toda a região lateral do pescoço. Neste processo, disseca-se o *músculo platisma*, observando como este é delgado. Posteriormente, observa-se a *lâmina de revestimento da fáscia cervical*. Tente encontrar o *ramo cervical do nervo facial* destinado a inervar o *músculo platisma*.

Faça uma incisão no músculo platisma e na fáscia cervical, acompanhando aquelas já feitas para a pele, rebatendo-o posteriormente e preservando os vasos e nervos superficiais, que se encontram imediatamente abaixo dele. Procure identificar a *veia jugular anterior* (quando presente) e a *veia jugular externa (VJE)*, dissecando-as. Lembre-se de que frequentemente a VJE é formada pela união da *divisão posterior da veia retromandibular* com a *veia auricular posterior*, próximo ao ápice da glândula parótida. Assim, a VJE tem trajeto descendente, cruzando o músculo esternocleidomastóideo. Aprofunda-se no trígono posterior, onde drena para a *veia jugular interna* (ver Figuras 7.3 e 7.4).

Se possível, convém identificar em sua peça os *ramos cutâneos do plexo cervical (nervo transverso do pescoço, nervo auricular magno, nervo occipital menor e nervos supraclaviculares)*. Estes se originam do plexo cervical (localizado profundamente) e tornam-se superficiais ao contornar a margem posterior do *músculo esternocleidomastóideo*, em seu terço médio. O *nervo auricular magno* pode ser dissecado em todas as peças, pois em seu trajeto ascendente contorna o músculo esternocleidomastóideo e se distribui à pele da região do ângulo da mandíbula.

Linfonodos

Ao longo da dissecação do pescoço, serão encontrados linfonodos cervicais superficiais e profundos que deverão ser identificados, relacionados e removidos. Os principais *linfonodos cervicais superficiais* encontram-se ao longo da veia jugular externa e anterior e nas regiões submentual e submandibular. Os principais *linfonodos cervicais profundos* encontram-se ao longo da veia jugular interna.

Músculos e trígonos do pescoço

Dando continuidade, identifique o *músculo esternocleidomastóideo* e a margem anterior do *músculo trapézio*. Observe que o músculo esternocleidomastóideo divide o pescoço em um trígono anterior e, em outro, posterior. Convém rever os limites desses trígonos (ver Figura 5.11).

Localize o osso hioide e então identifique e disseque os *músculos infra-hióideos*. Estes estão dispostos em dois planos, sendo o *músculo esterno-hióideo* e o *músculo omo-hióideo* os mais superficiais, e o *músculo esternotireóideo* e o *músculo tíreo-hióideo* os do plano profundo. Eles devem ser separados e rebatidos superiormente, deixando-os fixos ao osso hioide.

Preserve a inervação desses músculos proveniente da alça cervical e do nervo hipoglosso (XII), que alcançam os músculos por suas margens laterais.

Para completar a divisão do trígono anterior do pescoço em trígonos menores, torna-se necessário dissecar agora o *músculo digástrico*. Seu *ventre anterior* e seu *tendão intermediário* são facilmente identificados. Já o *ventre posterior* necessitará de uma dissecação mais profunda, a qual será realizada posteriormente.

Deve-se rever, na teoria, os músculos *infra-* e *supra-hióideos* e procurar definir como eles subdividem os trígonos anterior e posterior do pescoço.

Região submentual

Como essa região é delimitada pelos dois ventres anteriores do músculo digástrico, identifique-os. Em seguida seccione-os de maneira a desinseri-los da fossa digástrica, rebatendo-os posteriormente. Procure nesse procedimento ser cuidadoso para preservar sua inervação proveniente do *nervo milo-hióideo* (V_3). Disseca-se este nervo em direção posterior, tomando como ponto de partida seus filetes terminais, que inervam o ventre anterior do digástrico e o músculo milo-hióideo. Os *vasos submentuais* serão seccionados ao perfurarem o músculo milo-hióideo. Nessa região, identifique a *glândula submandibular*. Afaste com cuidado a glândula submandibular para expor o *músculo milo-hióideo*. Este músculo apresenta fibras transversais que se fixam em uma rafe tendínea na linha média. Identifique tais estruturas para então fazer uma secção no músculo ao longo dessa rafe com o máximo de cuidado, pois é muito delgado e fragmenta-se facilmente. Deve-se separá-lo do músculo gênio-hióideo, localizado profundamente a este e, então, desinseri-lo do *osso hioide*, rebatendo-o lateralmente, de maneira a deixá-lo preso à *linha milo-hióidea* da mandíbula. Note sua relação com a glândula submandibular, pois ele a separa em duas partes: superficial e profunda. Depois de rebater o músculo milo-hióideo (deixando-o fixo à linha milo-hióidea), alcança-se a região sublingual. Identifique a *glândula sublingual* localizada acima do músculo milo-hióideo, bem como o *músculo gênio-hióideo*. Recorde suas fixações e separe-o do contralateral para, então, rebatê-lo, destacando-o da espinha mentual. Se possível tente preservar sua inervação proveniente do nervo hipoglosso (XII). Feito isso, identifique o *músculo genioglosso*, que é um músculo extrínseco da língua, localizado acima do gênio-hióideo.

Região submandibular

Nesta região, localize a *glândula submandibular*, procurando relacioná-la com os vasos faciais. Note que a *veia facial* cruza superficialmente a glândula e continue a dissecar a veia e a remover a bainha de revestimento da glândula. Afaste a glândula em direção superior tanto quanto possível e constate que ela está separada em *partes superficial e profunda* pelo músculo milo-hióideo.

Complete a dissecação da *artéria facial* observando sua relação profunda com a glândula. Identifique seus ramos da parte cervical: *artéria submentual* e *ramos glandulares*. Deve-se rever o ramo marginal da mandíbula (VII) e preservá-lo.

Identifique o *músculo estilo-hióideo*, sem desinseri-lo do *tendão intermediário do músculo digástrico*. Prossiga dissecando parcialmente em direção posterior o *ventre posterior do digástrico* e o *músculo estilo-hióideo*.

Devem ser revistos os *músculos supra-hióideos*, já dissecados: digástrico, milo-hióideo, gênio-hióideo e estilo-hióideo. Procure relacioná-los ao osso hioide, estabelecendo suas funções, bem como suas inervações.

Para prosseguir a dissecação e obter melhor visualização da região submandibular, afaste bem a mandíbula do osso hioide, solicitando o auxílio de um colega para a realização desta manobra. Todos os músculos seccionados no item anterior deverão agora ser rebatidos em direção ao osso hioide. Procure identificar o *nervo hipoglosso (XII)* próximo ao tendão intermediário do músculo digástrico, seguindo-o anteriormente até onde se aprofunda para a inervação dos *músculos da língua*. Lembre que, além desses músculos, ele também inerva o *músculo gênio-hióideo* (supra-hióideo) e, através de seu ramo direto, inerva o *músculo tíreo-hióideo* (infra-hióideo).

Como o ducto *submandibular* se origina do *processo profundo da glândula submandibular*, acima do músculo milo-hióideo, procurar dissecá-lo a partir daí até o assoalho da cavidade oral, onde desemboca lateralmente ao freio da língua, na *papila sublingual*.

Disseque o *nervo lingual (V₃)*, próximo à face interna do corpo da mandíbula e um pouco acima do nervo hipoglosso. Identifique o *gânglio submandibular* (sistema nervoso autônomo [SNA] – parassimpático) e seus filetes nervosos para a glândula. Exponha bem as estruturas dissecadas nesta região, notando que o nervo lingual forma um gancho ao redor do ducto submandibular. Siga o ducto e o nervo lingual até próximo ao assoalho da cavidade oral.

Identifique a *glândula sublingual* localizada sob a mucosa oral, acima do músculo milo-hióideo, na fóvea sublingual da mandíbula. Deve-se lembrar de que ela drena diretamente para a cavidade oral, por uma série de pequenos ductos, os quais se abrem ao longo da *prega sublingual*.

Acima do osso hioide, sob as estruturas já dissecadas (nervos lingual e hipoglosso, ducto submandibular), existe uma fáscia que recobre o *músculo hioglosso*. Remova a fáscia, de maneira a expor o músculo, e em seguida seccione o músculo hioglosso logo acima do osso hioide, para dissecar a *artéria lingual*, notando que esse músculo divide o trajeto da artéria em três partes.

Região carotídea

Para dissecar essa região é necessário rebater o músculo esternocleidomastóideo até próximo à sua inserção no processo mastoide do osso temporal. Nesse processo deixe a fáscia presa no plano subjacente e identifique o *nervo acessório (XI)*, que penetra na face profunda do músculo. Se possível, continue dissecando o *nervo acessório*, que cruza o trígono posterior do pescoço para alcançar o *músculo trapézio*.

Nesta etapa, termine a remoção da glândula parótida para melhor visualização do ventre posterior dos músculos digástrico e estilo-hióideo. Notam-se os filetes nervosos do nervo facial para esses músculos. Preservam-se as estruturas já dissecadas.

Observe a *bainha carótica* que envolve as *artérias carótidas*, o *nervo vago (X)* e a *veia jugular interna*. Nesta região, devem ser identificados os linfonodos cervicais profundos, sobretudo os linfonodos *jugulodigástrico* (mais superior) *e júgulo-omohióideo* (mais inferior).

Disseque a *veia jugular interna* até próximo ao ventre posterior do músculo digástrico. Para isso, remova a bainha carótica. Em tal processo, disseque o *nervo hipoglosso* sob a veia jugular interna, acompanhando-o até a região submandibular, onde este já foi identificado. A partir do nervo hipoglosso, identifique e disseque a *raiz superior da alça cervical*, que inerva os músculos infra-hióideos (exceto o tíreo-hióideo, inervado diretamente pelo nervo hipoglosso). Observe que a alça cervical localiza-se adjacente à fáscia que envolve a carótida (pode ser que não seja possível identificar a alça quando o corte no pescoço for mais superior).

Disseque a *artéria carótida comum* (ACC) até sua bifurcação em *artéria carótida externa* (ACE), mais anterior, e *artéria carótida interna* (ACI), mais posterior. Identifique o *seio carotídeo*. Disseque o *nervo vago* e a ACI até o nível do ventre posterior do músculo digástrico, notando que esta última não emite nenhum ramo para o pescoço.

Artéria carótida externa

Identifique a ACE e disseque os ramos a seguir (Figuras 6.3, 6.7 e 6.10).

Ramos anteriores

Artéria tireóidea superior. Se possível, deve-se acompanhá-la até sua penetração no lobo superior da glândula tireoide.

Artéria lingual. Esta pode ter origem comum com a artéria facial, formando o tronco linguofacial. Convém acompanhá-la até o músculo hioglosso na região submandibular, onde esta artéria já foi dissecada.

Artéria facial. Ao dissecar esta artéria, note que ela se dirige para cima e para a frente, localizando-se profundamente aos músculos estilo-hióideo e ao ventre posterior do digástrico. Deve-se segui-la até a região submandibular, verificando suas relações com a glândula submandibular e com a margem inferior da mandíbula.

Ramo medial

Artéria faríngea ascendente. Para identificá-la, descola-se a ACC do plano subjacente até o nível de sua bifurcação, onde geralmente se origina, ou imediatamente no início da ACE. Note que esta artéria é delgada e, às vezes, difícil de ser identificada. Nessa região, às vezes podem-se observar alguns filetes do *nervo glossofaríngeo (IX)* que inervam *corpo e seio carotídeos* e se dirigem superiormente, com trajeto semelhante ao da artéria faríngea ascendente.

Ramos posteriores

Artéria occipital. Ao dissecá-la, observe sua relação com o nervo hipoglosso, o qual pode descrever uma alça em torno dessa artéria.

Para dar prosseguimento à dissecação da artéria carótida externa, será necessário afastar o ventre posterior do músculo digástrico e o músculo estilo-hióideo inferiormente, pois a ACE passa profundamente a esses músculos.

Artéria auricular posterior. É o último ramo posterior da artéria, tem origem no parênquima parotídeo e é bem delgado. Deve-se tentar identificá-la.

Continue a dissecar a ACE, procurando seus ramos terminais. Para isso, torna-se necessário afastar e/ou remover o restante da glândula parótida. Nessa manobra, preservam-se a *veia retromandibular* e os ramos do *nervo facial* já dissecados.

Ramos terminais

Artéria temporal superficial. Como esta já foi dissecada na região temporal, nota-se sua origem da ACE. Convém identificar a *artéria transversa da face* e completar sua dissecação.

Artéria maxilar. Identifique apenas sua origem, pois ela se dirige para a fossa infratemporal e, para isso, contorna a face medial do colo da mandíbula.

Tronco simpático cervical

Procure identificar e dissecar o *tronco simpático cervical* localizado entre as carótidas superficialmente e os *músculos pré-vertebrais* profundamente. Deve-se acompanhá-lo superiormente, até identificar o *gânglio cervical superior*, no qual se localizam os neurônios pós-ganglionares simpáticos da cabeça.

Plexo cervical

Para expor o *plexo cervical* é necessária a remoção da fáscia que reveste os músculos pré-vertebrais. O plexo deve apenas ser identificado, observando que ele é formado pelos nervos espinais de C 1 a C 4. Vale lembrar os *ramos superficiais* do plexo já vistos e procurar estabelecer a formação da alça cervical.

Acesso à fossa infratemporal

Preparo inicial | Músculo masseter e ATM

Para a perfeita visualização do músculo masseter é necessário rebater várias estruturas já dissecadas. Desta forma, seccione os ramos terminais do nervo facial e a artéria transversa da face o mais anteriormente possível, afastando-os em direção posterior, com o restante do tecido glandular da parótida. Solte o ducto parotídeo da glândula o mais posteriormente possível e o rebata em direção anterior, deixando-o preso ao músculo bucinador.

Afaste anteriormente o músculo orbicular dos olhos e o zigomático maior do osso zigomático, de modo a expor todo o corpo do osso zigomático.

Retire a fina *fáscia massetérica* que recobre o músculo, tendo o cuidado de preservar seu tendão (fibroso, brilhante) mais superiormente.

Rebata a fáscia temporal, soltando-a do arco zigomático e deixando-a presa posterior ou anteriormente, conforme as incisões já feitas na peça.

Remova o periósteo que recobre o corpo e o arco zigomático, de modo a expor toda a origem do masseter nestas estruturas. Identifique as *partes superficial e profunda do masseter*.

Articulação temporomandibular

Identifique a cápsula da ATM e o *ligamento lateral (temporomandibular)*. Remova o periósteo do ramo da mandíbula, entre a ATM acima e o músculo masseter abaixo. Com uma serra apropriada, faça um corte sagital na ATM para identificar:

- O disco articular
- Os *compartimentos superior ou temporodiscal* e o *inferior ou mandibulodiscal*
- A *cartilagem articular*
- A *zona bilaminar*: trata-se da inserção posterior do disco na cápsula, por meio de duas lâminas, no osso temporal acima e no côndilo da mandíbula, abaixo.

Retirada do músculo masseter e arco zigomático

Será feita uma osteotomia no corpo e no arco zigomático conforme a Figura A.6.

Em seguida, rebata o conjunto masseter/arco zigomático em direção inferior e posterior, para identificar os *vasos e nervos massetéricos (V_3)*. Em tal processo, serão seccionadas algumas fibras musculares do masseter que se misturam às do músculo temporal. Os vasos e os nervos massetéricos provenientes da fossa infratemporal passam através da incisura da mandíbula, próximo à ATM e penetram o músculo por sua face profunda. Depois de dissecados os vasos e os nervos massetéricos, estes devem ser seccionados bem próximo à sua penetração no ventre muscular. Continua-se rebatendo o músculo inferiormente, deixando-o preso aos tecidos moles adjacentes à margem inferior da mandíbula. Note que o periósteo nesta região é contínuo com o da face interna, onde se localiza o *músculo pterigóideo medial*.

Em tal etapa, procure dissecar o *nervo bucal (V_3)* na fossa retromolar, no momento em que ele cruza a margem anterior do ramo da mandíbula dirigindo-se ao músculo bucinador. É importante chamar a atenção que, nesse ponto, ele pode ser bloqueado para anestesiar a mucosa da bochecha e a mucosa da gengiva vestibular na região dos molares inferiores.

Na margem anterior da mandíbula, note ainda os *tendões superficial e profundo do músculo temporal*, que se fixam, respectivamente, à margem anterior e à crista temporal da mandíbula. Entre ambos, está a *fossa retromolar*.

Tendo o cuidado de preservar os filetes do nervo bucal e o ducto parotídeo, faça uma limpeza dessa região para melhor visualização do *músculo bucinador*, retirando o tecido adiposo restante. O periósteo do ramo e o corpo da mandíbula serão rebatidos anteriormente, junto com as estruturas superficiais até o nível do forame mentual. Procure preservar os vasos faciais.

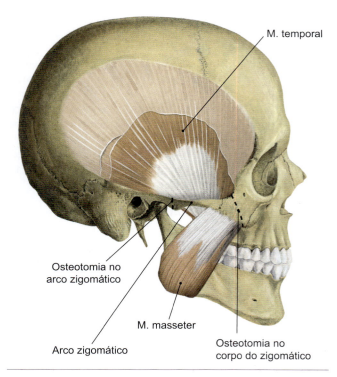

Figura A.6 Retirada do músculo masseter e do arco zigomático.

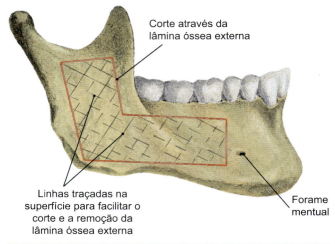

Figura A.7 Acesso ao canal mandibular.

Canal mandibular e retirada da mandíbula

Canal mandibular

Para a dissecação do canal mandibular, recomenda-se marcar antes a peça com lápis, conforme a Figura A.7. Utilizando-se da serra oscilatória, seccione a lâmina óssea externa nos locais marcados. Em seguida desloque os fragmentos ósseos com o auxílio de tesoura fechada, porta-agulhas ou destaca-periósteo. Remova, com cuidado, o osso esponjoso para expor o *canal mandibular*. Abra-o e identifique o *nervo alveolar inferior (V_3)* e, se possível, os vasos que o acompanham.

Retirada da mandíbula

Rebata a fáscia do músculo temporal, a partir da incisão já feita, afastando os dois retalhos lateralmente. Desse modo, fica exposto o músculo temporal.

Faça uma incisão no ventre do músculo temporal, de acordo com a Figura A.8.

As osteotomias na mandíbula deverão ser feitas nesse momento, de acordo com a Figura A.9. Deve-se ter cuidado, sobretudo no nível do colo da mandíbula, para não lesar as estruturas subjacentes (artéria maxilar).

Antes de prosseguir, identifique o nervo milo-hióideo junto ao periósteo removido. Deve-se acompanhá-lo até o ponto onde já foi dissecado (regiões submandibular e submental).

Afaste todo o periósteo da face interna do corpo da mandíbula, iniciando a remoção deste a partir do corpo em direção ao ramo da mandíbula. Prossiga desinserindo o *músculo pterigóideo medial* do ramo da mandíbula (se possível, deve-se identificar o *ligamento estilomandibular*). Próximo ao forame mandibular, tente identificar o *ligamento esfenomandibular*, que se fixa na língula da mandíbula. Este deverá ser removido de modo a expor o feixe vasculonervoso alveolar inferior no

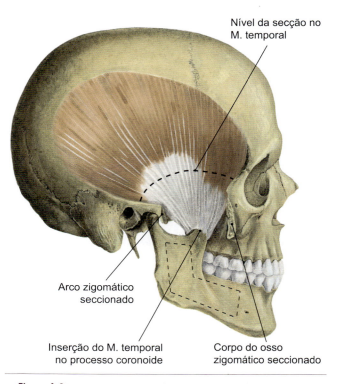

Figura A.8 Incisão no temporal para a retirada da mandíbula.

ponto onde penetra no canal mandibular (*forame mandibular*). Com cuidado, retire o feixe vasculonervoso do canal, através do forame.

Prossiga, retirando o periósteo de todo o ramo da mandíbula, deixando o músculo temporal preso ao processo coronoide. Por dissecação romba, solte o músculo temporal, a partir de sua margem anterior (preserve o *nervo bucal*, que se encontra nesta região), completando a retirada da mandíbula. Procure preservar, em tal processo, algumas fibras profundas do músculo temporal no nível da fossa temporal, para facilitar a identificação posterior dos *vasos e dos nervos temporais profundos* que aí se encontram.

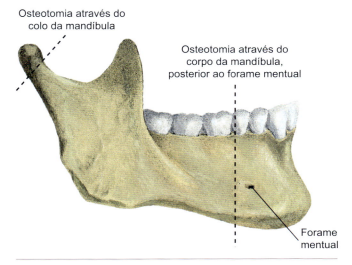

Figura A.9 Osteotomias para a retirada da mandíbula.

Fossa infratemporal

É necessário revisar o conteúdo da fossa infratemporal, sobretudo dos *músculos pterigóideos* (Capítulo 4, *Músculos da Cabeça*), da *artéria maxilar* (Capítulo 6, *Artérias da Cabeça e do Pescoço*) e dos *ramos dos nervos mandibular* e *maxilar* (Capítulo 8, *Inervação Motora da Cabeça e do Pescoço*, e Capítulo 9, *Inervação Sensitiva da Cabeça e do Pescoço*).

Nervo mandibular (V$_3$) | Etapa 1

Identifique o *nervo alveolar inferior*, observando sua relação com o músculo pterigóideo medial e o ramo da mandíbula, já retirado. Localize o *nervo milo-hióideo*, dissecando-o desde sua origem no nervo alveolar inferior até os músculos a que se destina.

Identifique o *nervo lingual* lateralmente ao músculo pterigóideo medial, completando sua dissecação até a região submandibular.

Disseque o *nervo bucal*, acompanhando-o superiormente até onde se aprofunda entre as cabeças do músculo pterigóideo lateral. Neste processo, retire parte das fibras profundas do músculo temporal restantes e o tecido adiposo da parte posterior da maxila (espaços infratemporal e temporal profundo).

Artéria maxilar (primeira e segunda partes)

Localize a *artéria maxilar*, procurando estabelecer sua posição com relação ao músculo pterigóideo lateral, se superficial ou profunda quanto a este.

Se a artéria maxilar estiver superficial com relação ao músculo pterigóideo lateral, faça a dissecação desta, procurando identificar os ramos a seguir.

Ramos da primeira parte (mandibular)

Identifique a *artéria alveolar inferior* e a disseque até esta se juntar ao nervo alveolar inferior. Identifique a *artéria meníngea média* apenas próximo à sua origem, pois, sendo profunda, será dissecada posteriormente.

Ramos da segunda parte (pterigóidea)

Tente identificar as *artérias temporais profundas posterior e anterior*, a *artéria massetérica* (já seccionada) e a *artéria bucal*.

Se a artéria maxilar se encontra profundamente ao músculo pterigóideo lateral, prossegue-se a dissecação até a retirada deste, para, então, dissecar e identificar as artérias já listadas.

Músculos pterigóideos medial e lateral

Independentemente da posição da artéria maxilar e procurando preservar as estruturas já identificadas, remova a fáscia que recobre os músculos pterigóideos medial e lateral, observando seus feixes, suas origens e suas inserções.

Plexo venoso pterigóideo

Neste processo, o *plexo venoso pterigóideo* (que drena para a veia maxilar) será removido. Procure preservar apenas a *veia maxilar*, que acompanha a artéria maxilar, dissecando-a até se juntar à *veia temporal superficial*, para formar a *veia retromandibular*.

Retirada do côndilo e do músculo pterigóideo lateral

Antes de iniciar este item, convém lembrar que o músculo pterigóideo lateral deverá ser removido junto com o côndilo, tentando-se preservar sua morfologia para estabelecer suas relações.

Inicie, desinserindo a cápsula da ATM do osso temporal, com o cuidado de preservar os *nervos bucal, massetérico e temporais profundos*, além da *artéria maxilar* e seus ramos. Seccione as inserções posteriores da cápsula, liberando todo o côndilo.

Estando o côndilo livre de suas inserções posteriores, inicia-se a remoção do conjunto côndilo-músculo pterigóideo lateral de suas inserções ósseas. Solte o feixe superior do músculo pterigóideo lateral da face infratemporal da asa maior do esfenoide, preservando o *nervo massetérico* e os *nervos temporais profundos*. Disseque o restante do *nervo bucal* para, então, terminar a liberação do feixe superior do músculo pterigóideo lateral. Continue soltando o restante do músculo, a partir do côndilo, com o cuidado de preservar as estruturas já dissecadas. Caso a *artéria maxilar* esteja profunda ao músculo pterigóideo lateral, convém identificá-la, para preservá-la na retirada final desse músculo. Enfim, desinsira o músculo da lâmina lateral do processo pterigoide.

Na peça removida, identificam-se os dois feixes musculares do músculo pterigóideo lateral, relacionando o *feixe superior* com a cápsula e o disco da ATM.

Se, na peça, a artéria maxilar estiver profunda com relação ao músculo pterigóideo lateral, deve-se dissecá-la nesse momento, após a retirada do músculo pterigóideo lateral, procurando identificar seus ramos já citados.

Nervo mandibular (V$_3$) | Etapa 2

Procure o nervo alveolar inferior e acompanhe-o, até identificar o *nervo mandibular* próximo ao forame oval. A partir dele, identifique e disseque em direção posterior o *nervo auriculotemporal*, se possível, até se tornar superficial (onde já foi dissecado), nas regiões temporal e parotídea. Note sua relação com a *artéria meníngea média*, que agora deverá ser dissecada até nas proximidades do *forame espinhoso*. A partir do *nervo lingual*, que deverá ser identificado e dissecado, procure próximo à sua origem encontrar o *nervo corda do tímpano* (VII), que alcança o nervo lingual em sua face profunda.

Procure identificar, a partir do próprio nervo mandibular, alguns dos ramos da *divisão anterior* do mandibular: o *nervo massetérico* e o *nervo bucal*. Procure dissecar também os *nervos temporais profundos*, observando que eles se localizam acima do músculo pterigóideo lateral, assim como o nervo massetérico, entre este e a face infratemporal da asa maior do esfenoide. Os *nervos pterigóideos* não serão identificados, por serem muito delgados.

Tente remover todo o periósteo da superfície infratemporal da asa maior do esfenoide, preservando as estruturas dissecadas, com o objetivo de melhor visualizá-las.

Artéria maxilar (terceira parte – pterigopalatina)

Para continuar dissecando a artéria maxilar a fim de identificar os ramos de sua última parte seria interessante que fossem utilizadas peças especiais descalcificadas, onde eles se tornam mais evidenciados. Procure então identificar pelo menos as origens dos ramos a seguir:

- *Artéria alveolar superior posterior*: penetra pelos forames alveolares localizados no túber da maxila
- *Artéria infraorbital*: penetra a fissura orbital inferior, alcançando a órbita
- *Artéria palatina descendente*: penetra o canal palatino e divide-se em *artérias palatinas maior e menor*, que alcançam a cavidade oral
- *Artéria esfenopalatina*: esta última pode ser considerada como continuação da artéria maxilar e, pelo forame esfenopalatino, dirige-se para a cavidade nasal.

Nervo maxilar (V$_2$)

Se possível, identifique na parte superior da fossa os *ramos alveolares superiores posteriores* que penetram na face infratemporal da maxila pelos *forames alveolares*. Acompanhe esses ramos superiormente para encontrar o *nervo maxilar*.

Rotineiramente, os demais ramos deste nervo não são dissecados, pois o acesso à fossa pterigopalatina necessita de técnicas especiais. Logo, os demais ramos do nervo maxilar são identificados em peças anatômicas previamente preparadas. Remova todos os restos de fáscias, de tecido conjuntivo, tecido adiposo e plexo venoso pterigóideo.

Alguns ramos do nervo maxilar podem ser dissecados em hemicabeças, via cavidades nasal e oral. Tal dissecação, caso seja de interesse, está descrita no item seguinte.

Revisão final

Reveja, agora, todo o conteúdo da fossa infratemporal, fazendo um estudo teórico paralelo a esta identificação. Convém rever os músculos da mastigação: pterigóideo medial, pterigóideo lateral, temporal e masseter. Para tanto, recoloque os músculos retirados em seus devidos lugares, junto com as estruturas ósseas serradas com os músculos. Observe a disposição das fibras musculares e também estude a origem, a inserção, a ação, a inervação e a vascularização de cada um deles.

Dissecação medial dos ramos dos nervos maxilar e oftálmico

Septo nasal

Em uma hemicabeça, faça uma incisão na mucosa do septo, do vômer até o canal incisivo. Rebata a mucosa em direção anterior e disseque, em um sulco do vômer, o *nervo nasopalatino* e os *ramos septais da artéria esfenopalatina*, se possível acompanhando-os até o canal incisivo.

Parede lateral da cavidade nasal

Ramo nasal externo do nervo etmoidal anterior (V$_1$)

Na parede lateral da cavidade nasal, rebata o mucoperiósteo na região do átrio (à frente da concha nasal média, acima do vestíbulo), para expor o *ramo nasal externo do nervo etmoidal anterior*.

Gânglio pterigopalatino

Posteriormente, na cavidade nasal, frature, com a ajuda de uma pinça dente de rato, a parede óssea do *canal palatino* (lâmina perpendicular do palatino), de maneira a expor os *nervos* e os *vasos palatinos*. Siga-os superiormente até alcançar o *gânglio pterigopalatino* (posteriormente à concha nasal superior), na fossa pterigopalatina. Neste processo, parte do esfenoide também se fragmenta, o que possibilita a identificação do *nervo maxilar* proveniente da fossa média do crânio. Identifique os ramos nasais e palatinos do gânglio e a *artéria esfenopalatina* e seus ramos para a cavidade nasal.

Cavidade oral

No palato, procure identificar também o nível do forame palatino maior (próximo ao terceiro molar superior). Se necessário, utilize um crânio seco para comparação. Para prosseguir convém introduzir um estilete ou um fio de aço no canal palatino maior até a fossa pterigopalatina. Rebata lateralmente o mucoperiósteo de tal região, de modo a expor os *vasos* e os *nervos palatinos maiores*.

Na região anterior do palato, faça uma incisão no sulco gengival da linha média até a região de pré-molares e rebata o mucoperiósteo, posteriormente, de modo a expor os *vasos* e os *nervos nasopalatinos*, no canal incisivo.

> As estruturas da cavidade oral, nasal, faringe e laringe não são dissecadas de rotina. Contudo, são identificadas em peças previamente preparadas ou identificadas *in vivo* (cavidade oral e orofaringe). A seguir, uma sugestão das estruturas a serem identificadas.

Cavidade oral

A cavidade oral divide-se em *vestíbulo oral* e *cavidade oral propriamente dita*, separados pelos *arcos dentais* e *região mucogengival*. Em peças formolizadas, a mucosa da cavidade oral perde sua cor e sua textura, bem como parte de suas pregas e de seus acidentes anatômicos, devendo, se possível, ser identificadas *in vivo*, por meio de exame da cavidade oral dos colegas. Descreve-se inicialmente a anatomia de superfície da cavidade oral.

Anatomia de superfície (Figura 13.2)

- Lábios
  - Superior
  - Inferior
- Rima da boca
- Ângulo ou comissura oral

- Sulcos
  - Sulco nasolabial
  - Filtro
  - Sulco mentolabial
  - Sulco marginal
- Mento.

Vestíbulo oral
- Limites
- Fórnice gengival (fundo de saco do vestíbulo)
- Papila parotídea (no nível do 2º molar superior)
- Espaços interdentais
- Espaço retromolar
- Frênulos ou freios labiais
  - Superior
  - Inferior
- Bridas musculares.

Arcos dentais e região mucogengival*
(Figuras 13.6 e 13.7)
- Gengiva marginal (livre)
- Sulco gengival livre
- Gengiva inserida
- Linha mucogengival
- Mucosa alveolar
- Papila interdental.

Cavidade oral propriamente dita
PALATO
- Palato duro (rever suas partes ósseas)
  - Rafe palatina
  - Pregas palatinas transversas
  - Papila incisiva
- Palato mole, identifique:
  - Véu palatino
  - Úvula
  - Arco palatoglosso.

LÍNGUA
- Partes
  - Ápice
  - Corpo
  - Raiz
- Dorso da língua
- Sulco mediano da língua
- Papilas linguais (circunvaladas e folhadas podem ser identificadas)
- Sulco terminal ("V" lingual)
- Forame cego da língua
- Em um bloco onde a língua estiver juntamente com a laringe identificar:
  - Cartilagem epiglótica
  - Prega glossoepiglótica mediana
  - Pregas glossoepiglóticas laterais
  - Valécula epiglótica
  - Recesso piriforme
- No assoalho da cavidade oral sob a língua:
  - Pregas sublinguais
  - Carúnculas ou papilas sublinguais
- Na face inferior da língua:
  - Prega franjada (fimbriada)
  - Freio lingual.

Bochechas
- Músculo bucinador
- Corpo adiposo da bochecha
- Internamente tente identificar a papila parotídea.

Glândulas salivares
Reveja a localização das glândulas salivares maiores e o local de desembocadura de seus ductos.

Cavidade nasal e seios paranasais
Morfologia externa do nariz
No nariz externo, identifique:

- Ápice
- Dorso
- Raiz
- Narinas
- Septo nasal
- Asa do nariz.

Cavidade nasal (hemicabeça)
Em um corte sagital mediano da cabeça, identifique:

- Abertura anterior (narina) e posterior (cóanos)
- Vestíbulo nasal
- Teto e assoalho da cavidade nasal
- Parede medial
- Parede lateral.

Parede lateral da cavidade nasal
- Conchas nasais:
  - Concha nasal superior
  - Concha nasal média
  - Concha nasal inferior
  - Pode haver, acima da concha nasal superior, uma concha nasal suprema e um meato nasal supremo
- Meato nasal superior
  - Nesta parte encontram-se as aberturas do grupo posterior de células etmoidais
  - Recesso esfenoetmoidal (espaço acima da concha superior delimitado pelos ossos etmoide e esfenoide): abertura do seio esfenoidal
- Meato nasal médio (para melhor visualizar estas estruturas, é necessário levantar ou rebater a concha nasal média)
  - Hiato semilunar (e/ou o óstio do seio maxilar)
  - Infundíbulo etmoidal (abertura do seio frontal: ducto frontonasal e células etmoidais anteriores)
  - Bula etmoidal (abertura de células etmoidais anteriores)
  - Recesso frontal (adiante da concha nasal média)
- Meato nasal inferior
  - Abertura do ducto lacrimonasal.

Seios paranasais
Os seios paranasais são mais bem estudados em peças isoladas e cortes, em vez de dissecações feitas pelo aluno. Assim, devem-se identificar as estruturas a seguir.

---
*Os dentes estão descritos com detalhes na Parte 2 deste livro, Anatomia Dental.

Cortes frontais e sagitais

Observe nas peças seccionadas frontal ou sagitalmente os seios frontal, esfenoidal, maxilar e etmoidais. Procure relacioná-los com a órbita, com as cavidades nasal e oral e com as fossas cranianas.

Observe as localizações, relações e extensões dos seios da face. Identifique os locais de desembocadura na cavidade nasal.

Seio maxilar

Procure identificar as *paredes* do seio maxilar e relacione cada parede do seio com estruturas vasculares e nervosas.

Em uma hemicabeça, identifique o *hiato semilunar* e o *óstio do seio maxilar*, verificando sua posição com relação ao assoalho do seio maxilar. Procure observar em cortes frontais, transversais e parassagitais o assoalho do seio maxilar, identificando a existência de *cúpulas alveolares*, das *cristas ósseas* e os *divertículos do seio*. Verifique a estreita relação do assoalho com os ápices radiculares, estabelecendo os dentes que mais se relacionam com o seio maxilar.

Faringe e laringe

Faringe

Reveja, na teoria, seus limites e divisão.

Nasofaringe

- Limites
- Óstio faríngeo da tuba auditiva
- Toro tubário
- Tonsila faríngea
- Prega salpingofaríngea.

Orofaringe

- Limites
- Istmo das fauces (orofaríngeo)
- Palato mole e úvula
- Arco palatoglosso
- Arco palatofaríngeo
- Tonsila palatina
- Dorso da língua
- Tonsila lingual
- Anel linfático orofaríngeo: formado pelas tonsilas faríngea, palatinas e lingual.

Laringofaringe

- Limites
- Cartilagem epiglótica
- Ádito da laringe
- Abertura esofágica.

Laringe

Cavidade da laringe

Estabeleça seus limites e identifique:

- Ádito da laringe
- Vestíbulo da laringe
- Glote
  - Pregas vestibulares
  - Ventrículo da laringe
  - Pregas vocais
- Rima da glote
- Cavidade infraglótica.

Cartilagens

ÍMPARES

- Epiglótica
- Tireóidea
- Cricóidea.

PARES

- Aritenóideas
- Corniculadas
- Cuneiformes (difíceis de serem identificadas, porém, em uma hemicabeça, ao longo da prega ariepiglótica, pode-se notar o tubérculo da cuneiforme)
- Proeminência laríngea.

Nos modelos de laringe, identifique:

- Membrana tíreo-hióidea
- Ligamento tíreo-hióideo: Na espessura deste ligamento pode existir um cartilagem trítícea
- Ligamento cricotireóideo
- Glândula tireoide.

Observe, abaixo da cartilagem cricóidea, o início da traqueia, onde se identificam os anéis traqueais.

APÊNDICE B

Variações Anatômicas de Interesse Clínico

Micena Roberta Miranda Alves e Silva

Introdução

Para a realização de um adequado planejamento clínico e cirúrgico é fundamental o conhecimento anatômico das estruturas presentes na região de interesse, bem como de seus aspectos de normalidade e variação. Assim, serão exploradas, neste apêndice, variações anatômicas de interesse clínico na região de cabeça e pescoço.

Variações anatômicas em acidentes ósseos

Forame infraorbital e forame infraorbital acessório

O forame infraorbital (FIO) é um acidente ósseo de considerável importância não só para a odontologia, mas também para especialidades da medicina, como otorrinolaringologia, oftalmologia e cirurgia plástica. Trata-se de uma estrutura por onde passa o feixe vasculonervoso infraorbital, que contém a artéria infraorbital (ramo da artéria maxilar), a veia infraorbital (afluente do plexo venoso pterigóideo) e o nervo infraorbital (ramo do nervo maxilar do nervo trigêmeo). Desse modo, é relevante determinar as características desse forame, a fim de se evitarem lesões a seus componentes, bem como garantir um bloqueio anestésico efetivo do nervo infraorbital. Portanto, o conhecimento de suas características morfométricas torna-se fundamental para reduzir lesões iatrogênicas durante os mais variados procedimentos (rinoplastias, redução de fraturas do zigomático e no assoalho da órbita, cirurgia de Caldwell-Luc e osteotomia Le Fort tipo I).

Considerando-se seu formato, o FIO mostra variabilidade dependendo da população estudada. Estudos revelaram a predominância do formato circular na população brasileira (Martins-Júnior et al., 2017) e na população indiana (Kazkayasi et al., 2003). Enquanto isso, a forma oval é a predominante em turcos (Aggarwal et al., 2015). Quanto às suas características morfométricas em brasileiros, o diâmetro transverso do lado esquerdo apresenta valores médios maiores que o do lado direito (3,9 e 3,24 mm, respectivamente) (Figura B.1), o que exige maior atenção durante a introdução da agulha e a aplicação do anestésico na região. Com relação à sua localização, o FIO está posicionado entre 6,35 mm no lado direito e 6,57 mm no lado esquerdo, abaixo da margem infraorbital.

Outro acidente ósseo de destaque é o forame infraorbital acessório (FIOA), que possibilita a passagem de um ramo do nervo infraorbital, cuja lesão pode acarretar alteração sensorial na região inervada por ele. Indivíduos brasileiros mostram uma prevalência de 21,6% a 25,5% de FIOA (Oliveira Júnior et al., 2012; Martins-Júnior et al., 2017), com maior frequência no lado esquerdo da face. Quanto à sua posição, a maioria deles apresenta uma posição superior e medial com relação ao FIO (Figura B.1), em ambos os lados da face. Entre suas características morfométricas, o FIOA apresenta, em média, um diâmetro vertical de 1,40 mm no lado direito e 1,19 mm no lado esquerdo. Já para o diâmetro transverso, os valores encontrados foram de 1,23 mm e 1,66 mm para os lados direito e esquerdo, respectivamente.

Anestesia do nervo infraorbital

Durante a anestesia do nervo infraorbital, pode não ser alcançado, às vezes, um bloqueio efetivo na região, devido a um nervo acessório. Além disso, a maior frequência de FIOA na hemiface esquerda alerta para sua importância durante procedimentos anestésicos e/ou cirúrgicos no lado esquerdo da face.

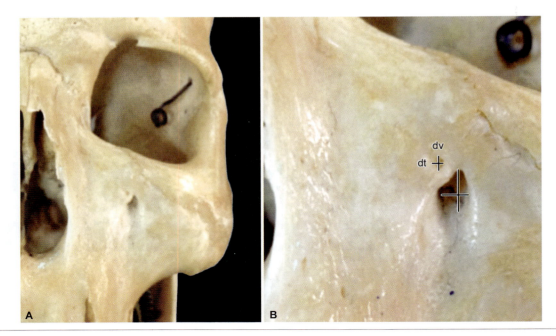

Figura B.1 A. Vista anterior do crânio, no lado esquerdo, observando-se o forame infraorbital e o forame infraorbital acessório. **B.** Notam-se os traçados correspondentes aos diâmetros verticais e transversais desses forames.

Forames zigomáticos

O osso zigomático pode ser envolvido em alguns procedimentos cirúrgicos, como osteotomia do tipo Le Fort e reparo de fraturas do complexo zigomaticomaxilar, bem como na instalação de implantes zigomáticos. O osso zigomático apresenta importantes forames: zigomático-orbital, zigomaticofacial e zigomaticotemporal. O forame zigomático-orbital dá passagem ao nervo zigomático (ramo do nervo maxilar, pertencente ao trigêmeo), que se divide em nervos zigomaticofacial e zigomaticotemporal, atravessando pelos forames de mesmo nome (Figura B.2). Assim, o conhecimento das características anatômicas e morfométricas desses forames é importante em caso de intervenções no osso zigomático.

> **Lesões do nervo zigomático**
>
> Convém cautela durante a realização de osteotomias na região do zigomático, tendo-se em vista a possibilidade de que lesões ao nervo zigomático e a seus ramos resultem em parestesia na pele da região sobre o osso zigomático, hematoma periorbital e parestesia na pele da região temporal, acima do arco zigomático.

O forame zigomático-orbital (FZO) tem o formato oval e os maiores diâmetros transversos no lado direito do crânio, o que torna possível a passagem de nervos mais calibrosos. O ângulo inferolateral da órbita é um importante ponto de referência para determinar a distância do FZO, apresentando cerca de 5 mm para o lado direito e 4,5 mm para o lado esquerdo (Figura B.3A). Tais medidas são úteis para a anestesia do nervo zigomático, já que a introdução da agulha é realizada na região do ângulo inferolateral da órbita.

O forame zigomaticofacial (FZF) em brasileiros possui o formato circular e apresenta o diâmetro vertical com valores maiores no lado esquerdo do crânio. Quanto à sua posição, o FZF encontra-se mais distante da sutura zigomaticomaxilar no lado esquerdo (18,71 mm) e mais afastado da sutura frontozigomática no lado direito (27,5 mm). A relação do FZF com a sutura

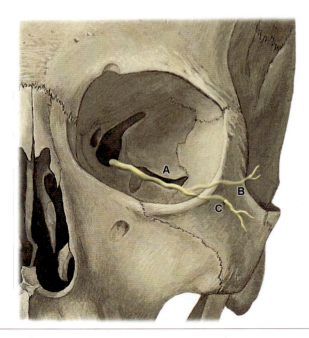

Figura B.2 Representação dos nervos zigomático (A), zigomaticotemporal (B), zigomaticofacial (C) e seus respectivos forames. Adaptada de Kim et al., 2013.

frontozigomática deve ser levada em consideração em caso de colocação de parafusos acima do forame para reparo de fraturas no zigomático (Figura B.3B).

O forame zigomaticotemporal (FZT) também apresenta, em sua maioria, um formato circular, estando situado a 11 mm no lado direito e a 10 mm no lado esquerdo com relação ao arco zigomático (Figura B.3C) (Coutinho et al., 2018). O conhecimento anatômico do trajeto seguido pelo nervo zigomaticotemporal que emerge do FZT é fundamental para a injeção de toxina botulínica na região, de modo a reduzir enxaquecas (Janis et al., 2010).

Apêndice B • Variações Anatômicas de Interesse Clínico   461

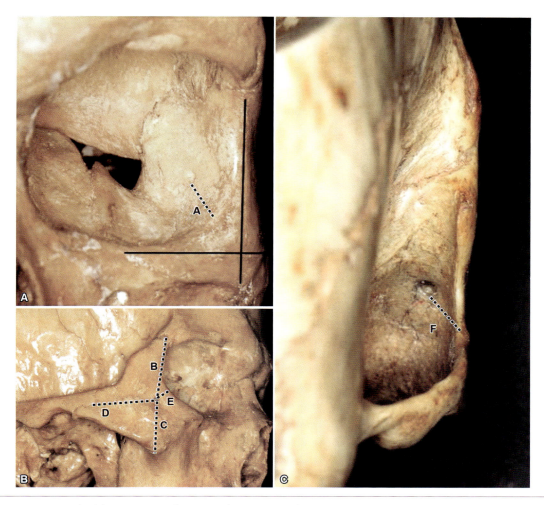

Figura B.3 A. Vista interna da órbita, mostrando o traçado correspondente à distância do FZO em relação ao ângulo inferolateral da órbita, representada pela letra A. **B.** Vista lateral direita do crânio, mostrando o traçado correspondente às distâncias do FZF em relação à sutura frontozigomática (B), à sutura zigomaticomaxilar (C), à sutura temporozigomática (D) e ao ângulo inferolateral da órbita (E). **C.** Face temporal do osso zigomático, mostrando o traçado representativo da distância do FZT em relação ao arco zigomático (F).

Processo estiloide do osso temporal

O processo estiloide compreende uma saliência óssea localizada na base do crânio, anteriormente ao forame estilomastóideo. Apresenta, normalmente, um comprimento que varia de 25 mm a 30 mm (Eagle, 1937). Quando sua medida ultrapassa os 30 mm, o processo estiloide é considerado alongado, uma das características da chamada síndrome de Eagle. Devido ao fato de esse processo estar situado na parede da faringe e se relacionar com estruturas neurovasculares (artéria carótida externa, veia jugular interna e os nervos facial, glossofaríngeo, vago, acessório e hipoglosso), o alongamento do processo estiloide pode promover os seguintes sintomas: dor nas regiões cervical e facial, disfagia, dor referida na orelha, neuralgia do glossofaríngeo, dor nas regiões orbital e maxilar.

O comprimento do processo estiloide, em vista lateral, tem variado de 10,22 mm a 69,73 mm e de 8,3 mm a 63,77 mm nos lados esquerdo e direito, respectivamente, observando-se seu alongamento com uma taxa de prevalência de 6,6% em crânios brasileiros (Custódio et al., 2016) (Figura B.4).

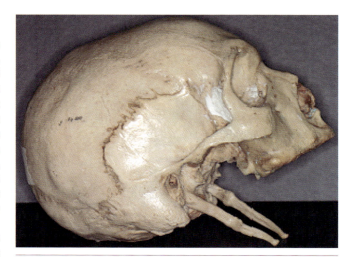

Figura B.4 Vista lateral de crânio de indivíduo brasileiro evidenciando um processo estiloide alongado, que pode estar associado a síndrome de Eagle.

Síndrome de Eagle

A síndrome de Eagle é caracterizada por um conjunto de sintomas e sinais resultante da ossificação ou aumento do ligamento estilo-hióideo secundário a uma hipertrofia do processo estiloide. Ela pode causar dor na deglutição e nos movimentos do pescoço, além de trismo e otalgia. Os dados sobre a frequência de processo estiloide, na população brasileira, são úteis no diagnóstico e no tratamento dessa síndrome. Clinicamente, o processo estiloide alongado pode ser percebido pela palpação na fossa tonsilar ipsilateral, sendo comprovado pelo uso de radiografia panorâmica.

Canalis sinuosus

Apesar de ser um acidente ósseo descrito desde 1939 por Jones, o *canalis sinuosus* é uma estrutura pouco reconhecida. Trata-se de um canal com percurso tortuoso e cerca de 5,5 cm de extensão, sendo responsável por conduzir nervo e artéria alveolares superiores anteriores (ASA). O *canalis sinuosus* origina-se lateralmente ao canal infraorbital, segue um trajeto descendente, passa inferiormente ao forame infraorbital e depois continua a seguir em direção medial, alcançando a parede lateral da cavidade nasal. Nessa região, o nervo ASA emite ramos para os dentes anteriores e, também, para o septo nasal. Por fim, a porção terminal do nervo emerge, de cada lado do crânio, lateralmente à espinha nasal anterior (Figura B.5).

O *canalis sinuosus* é uma estrutura anatômica normal, estando presente em 88% dos indivíduos brasileiros, com sua desembocadura no assoalho da cavidade nasal (Wanzeler et al., 2014). Contudo, pode apresentar variações com relação a seu ponto de abertura, como por um forame medial à raiz do dente 23 (Torres et al., 2015), o que destaca a importância para procedimentos cirúrgicos na região palatina anterior (Figura B.6).

Além disso, o *canalis sinuosus* também pode apresentar canais acessórios distribuídos na região anterior da maxila (Figura B.7). Esses canais acessórios estão presentes em 51,7% dos brasileiros, com uma frequência maior nos homens (58%), em comparação com as mulheres (46,6%) e apenas 20% de todos esses canais possuem diâmetro maior ou igual a 1 mm. Com relação à abertura desses canais, a maioria abre-se na lâmina óssea palatina, especialmente na região dos incisivos centrais (56,7%).

 Vasos sanguíneos no *canalis sinuosus*

Apesar de os canais acessórios do *canalis sinuosus* terem pequenos diâmetros, eles não devem ser ignorados, devido à possibilidade de haver uma hemorragia significativa durante a colocação de um implante dental na região anterior da maxila.

Canal mandibular

Procedimentos odontológicos na mandíbula requerem conhecimento minucioso da anatomia normal e das variações existentes no canal mandibular. Nortjé (1977) classificou os canais mandibulares em três tipos, levando em consideração sua altura (Figura B.8):

- Canal do tipo I. Compreende o canal mandibular em contato ou situado a 2 mm dos ápices dos primeiros e segundos molares, sendo por isso denominado canal mandibular alto
- Canal do tipo II. Compreende o canal mandibular com características intermediárias aos tipos I e III; sendo reconhecido como canal intermediário
- Canal do tipo III. Corresponde ao canal em contato ou situado a 2 mm de distância da base da mandíbula, sendo por isso reconhecido como canal mandibular baixo.

Por meio de radiografias panorâmicas, observa-se que a maioria dos brasileiros apresenta canais mandibulares do tipo I (47,5%), seguido por canais do tipo III (27,10%) e canais do tipo II (16,8%).

Além de se considerar a altura do canal mandibular, outro ponto importante refere-se à bifurcação do canal mandibular, com base na classificação de Langlais et al. (1985) (Figura B.9):

- Canal do tipo I: bifurcação do canal próximo ao forame da mandíbula, com um canal na região retromolar e outro seguindo pelo ramo e pelo corpo da mandíbula. Esse canal pode apresentar a bifurcação tanto unilateral quanto bilateralmente
- Canal do tipo II: inicia-se como um canal único que depois se bifurca na região do ramo ou do corpo da mandíbula, unindo-se em seguida novamente. Assim como no tipo I, esse canal também pode bifurcar-se uni ou bilateralmente
- Canal do tipo III: possui tanto o tipo I quanto o tipo II presentes simultaneamente
- Canal do tipo IV: apresenta bifurcação do canal com forames mandibulares independentes.

 Canais mandibulares bifurcados

Algumas intercorrências podem advir quando da existência de canais mandibulares bifurcados:

- Sangramento durante ou após a cirurgia
- Parestesia
- Bloqueio anestésico incompleto do nervo alveolar inferior, sobretudo quando estiverem presentes dois forames mandibulares
- Complicações durante a realização de tratamento endodôntico, especialmente nas situações em que o canal mandibular apresentar-se bifurcado no corpo da mandíbula.

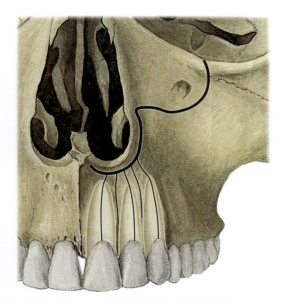

Figura B.5 Desenho esquemático mostrando o trajeto do *canalis sinuosus* na hemimaxila esquerda. Adaptada de Oliveira-Santos et al., 2012.

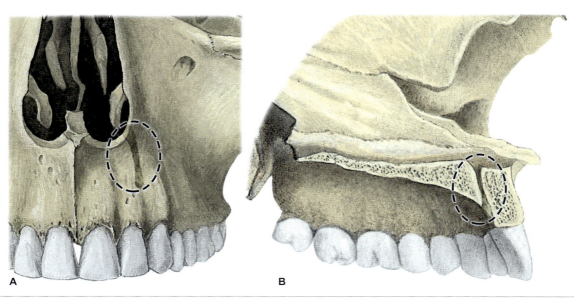

Figura B.6 Representação esquemática (*círculo pontilhado*) de uma variação anatômica no ponto de abertura do *canalis sinuosus*. Hemimaxila esquerda: vista anterior (**A**); vista medial (**B**). Adaptada de Torres et al., 2015.

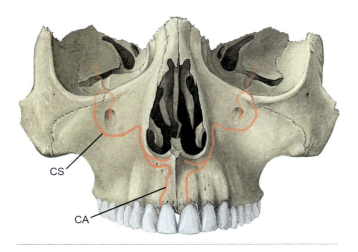

Figura B.7 Representação esquemática do *canalis sinuosus* (CS) e seus canais acessórios (CA) bilateralmente. Adaptada de Machado et al., 2016.

Considerando-se a bifurcação do canal mandibular, a maioria dos brasileiros tem canal do tipo I (63,75%) e do tipo II (32,5%), com distribuição bilateral, não havendo, contudo, diferença na frequência desses canais entre homens e mulheres (Andrade et al., 2015).

Foraminas mandibulares acessórias

A mandíbula é um osso irregular que apresenta, além dos foramnes mandibular e mentual, várias foraminas acessórias. Tais aberturas estão distribuídas na mandíbula, tanto por vestibular quanto por lingual. Contudo, a região lingual é a que oferece maior risco cirúrgico (Figura B.10).

A importância das foraminas acessórias, principalmente na lâmina óssea lingual, deve-se ao fato de que elas possibilitam a entrada de estruturas nobres que percorrem o assoalho

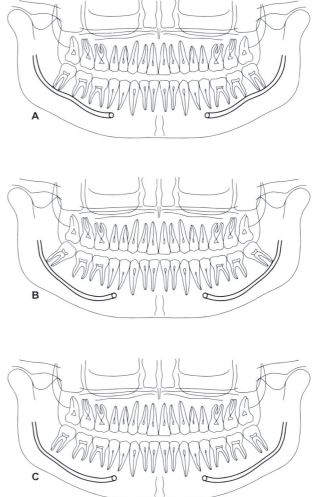

Figura B.8 Tipos de canais mandibulares, segundo Nortjé (1977): tipo I (**A**); tipo II (**B**); tipo III (**C**).

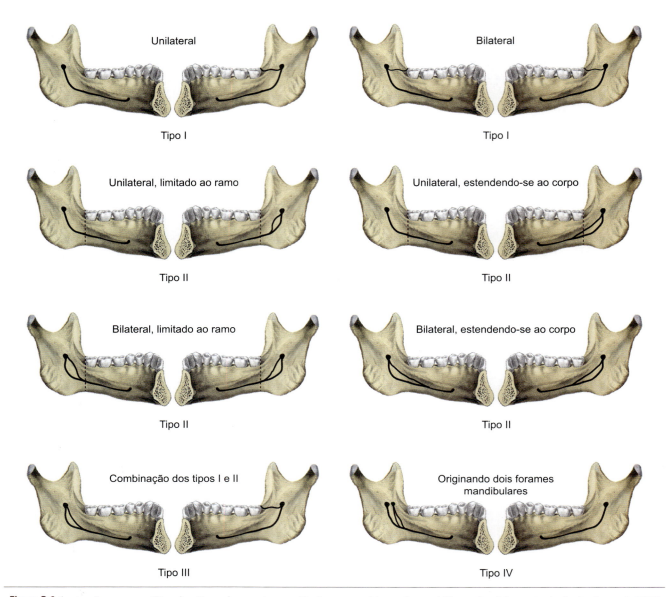

Figura B.9 Ilustração esquemática dos tipos de canais mandibulares, considerando sua bifurcação. Adaptada de Andrade et al., 2015

bucal. Entre essas estruturas estão as artérias submentual (ramo da artéria facial) e sublingual (ramo da artéria lingual) e os nervos milo-hióideo, lingual e hipoglosso. Além disso, essas foraminas podem proporcionar a comunicação com o canal mandibular.

 Atrofia mandibular e foraminas acessórias
Nas condições em que há uma atrofia considerável na mandíbula, os vasos sanguíneos podem apresentar um trajeto mais superficial, estando propensos a sofrerem um traumatismo e, consequentemente, hemorragia em decorrência da colocação de um implante.

A maioria das mandíbulas de indivíduos brasileiros (99%) apresenta, no mínimo, um forame na região lingual de sínfise. Cerca de 82,5% das mandíbulas têm, pelo menos, um forame na região lateral à sínfise. É relevante dizer que a localização dessas foraminas sofre alteração quando considerada a presença ou a ausência dos dentes inferiores (Figura B.11). Desse modo,

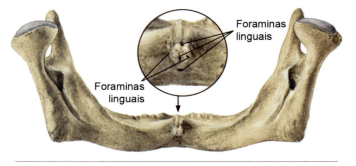

Figura B.10 Ilustração esquemática das foraminas linguais.

as mandíbulas dentadas apresentam o forame superiormente à espinha geniana, enquanto as edêntulas têm foraminas acessórias tanto superior quanto inferiormente à espinha geniana. Com relação ao sexo, os homens apresentam foraminas linguais mais próximas da crista alveolar em comparação às mulheres (Deana et al., 2018).

Apêndice B • Variações Anatômicas de Interesse Clínico   465

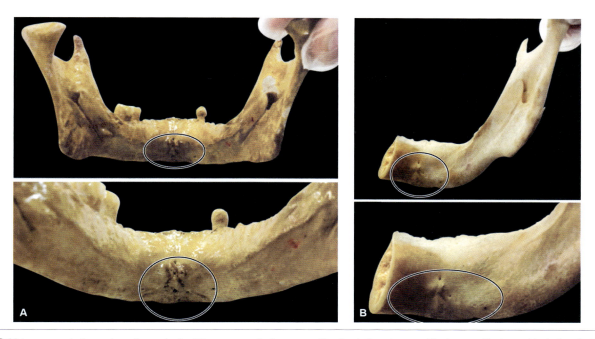

Figura B.11 Imagens de foraminas linguais de diâmetros variados na região de sínfise da mandíbula e região lateral à sínfise. **A.** Foraminas em mandíbula parcialmente desdentada, em menor e maior aumentos. **B.** Foraminas em hemimandíbula desdentada, em menor e maior aumentos.

Variações anatômicas em vasos sanguíneos

Veias da cabeça e do pescoço

Antes de mencionarmos as variações em estruturas vasculares, é importante relembrar alguns aspectos dos vasos sanguíneos na região da cabeça e do pescoço. Na região parotídea, encontra-se a artéria carótida externa (ACE), a veia retromandibular (VRM) e o nervo facial, sendo este último a estrutura mais superficial com relação à ACE e à VRM. A ACE, em nível com o colo da mandíbula, divide-se em seus ramos terminais, na artéria temporal superficial de trajeto ascendente e na artéria maxilar que segue em direção medial e anterior pelas fossas infratemporal e pterigopalatina. Próximo à região inferior da glândula parótida, a VRM apresenta duas divisões: a anterior e a posterior. A divisão anterior une-se à veia facial, formando a veia facial comum que, por sua vez, desemboca na veia jugular interna (VJI). A divisão posterior une-se à veia auricular posterior, formando a veia jugular externa (VJE), que segue parte de seu trajeto sobre o músculo esternocleidomastóideo (ECM). Finalmente, ainda no interior da parótida, está o nervo facial (VII) que segue lateralmente à ACE e à VRM, para emergir na face e distribuir-se aos músculos da expressão facial (Figura B.12).

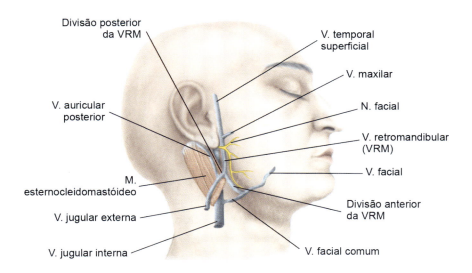

Figura B.12 Representação esquemática da distribuição normal dos vasos sanguíneos venosos na região de cabeça e pescoço.

Algumas variações raras podem ocorrer nessa região, como os casos relatados a seguir (Silva et al., 2016):

- União entre as veias temporal superficial e maxilar em um nível inferior, entre o músculo esternocleidomastóideo e o ângulo da mandíbula (Figura B.13A). Nessa figura, nota-se ainda a formação de um anel na divisão temporofacial do nervo facial, que circunda a veia temporal superficial
- Ausência das divisões anterior e posterior da veia retromandibular, com a subsequente união da veia auricular posterior à veia facial comum para formar a veia jugular externa (Figura B.13B)
- União da divisão posterior da veia retromandibular à veia facial comum, com desembocadura na veia jugular interna (Figura B.13C)
- Ausência da veia facial comum com desembocadura da veia facial diretamente na veia jugular interna (Figura B.13D)
- Desembocadura da veia facial diretamente na veia jugular externa (Figura B.13E)
- Desembocadura da veia auricular posterior na veia facial comum (Figura B.13F).

Irrigação arterial na região de sínfise da mandíbula

A região de sínfise da mandíbula pode ser envolvida em vários procedimentos, como: instalação de implantes dentários, remoção de bloco ósseo do mento para realização de enxerto, genioplastia em cirurgia ortognática e colocação de parafusos em caso de fraturas faciais. Desse modo, é importante conhecer o suprimento sanguíneo nessa região.

A artéria sublingual é, na maioria dos casos, ramo da artéria lingual (Figura B.14). No entanto, algumas variações podem estar presentes, e a artéria sublingual pode originar-se a partir

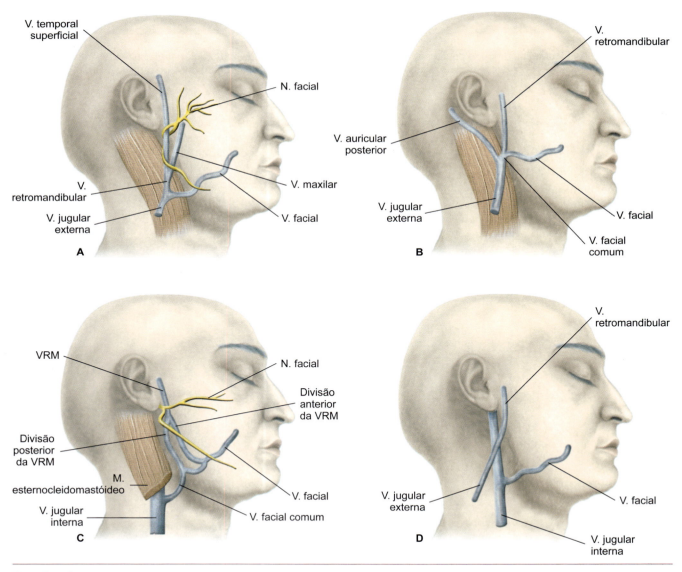

Figura B.13 A. União das veias maxilar e temporal superficial próxima ao ângulo da mandíbula. Nota-se, ainda, um anel do nervo facial envolvendo a veia temporal superficial. **B.** Veia retromandibular (VRM) não dividida e união entre as veias auricular posterior e veia facial comum, com desembocadura direta na veia jugular externa. **C.** Desembocadura da divisão posterior da veia retromandibular na veia facial comum. **D.** Veia facial drenando diretamente para a veia jugular interna. (*continua*)

Apêndice B • Variações Anatômicas de Interesse Clínico 467

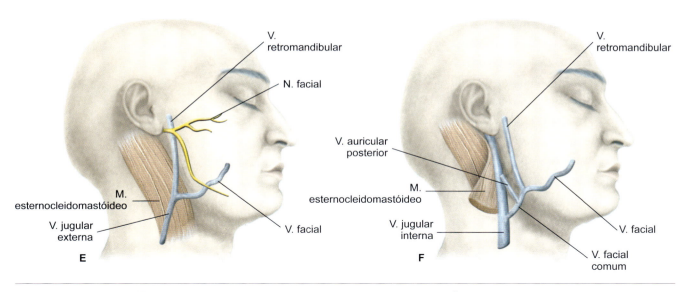

Figura B.13 (*continuação*) **E.** Veia facial drenando diretamente para a veia jugular externa. **F.** Veia auricular posterior drenando para veia facial comum.

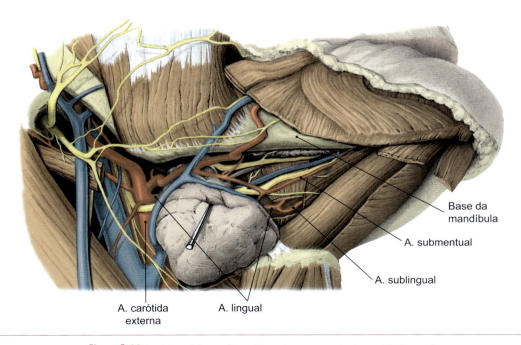

Figura B.14 Artéria sublingual ramificando-se a partir da artéria lingual.

da artéria submentual ou ser uma anastomose proveniente da união entre as artérias lingual e submentual (Gakonyo et al., 2015).

A atuação em assoalho bucal requer certa cautela, pois, em caso de rompimento de artéria sublingual ou submentual, poderá haver a formação de hematoma nos espaços sublingual e submandibular, edema, deslocamento da língua em direção ao palato e, consequentemente, comprometimento das vias respiratórias superiores.

Variações anatômicas na artéria facial

A artéria facial é uma importante artéria para a irrigação de glândula submandibular, músculos no assoalho bucal e músculos da expressão facial. Do ponto de vista cirúrgico, o conhecimento de suas variações é relevante, pelo fato de poder ser utilizada como pedículo em retalhos da mucosa bucal e em cirurgias estéticas nas regiões nasal e orofacial.

Algumas alterações em seu trajeto ou em um de seus ramos podem ser relatadas:

- Ela pode seguir horizontalmente entre o ângulo da boca e a base da mandíbula, terminando no ponto médio do lábio inferior e não apresentando os demais ramos (Figura B.15)
- A artéria segue um trajeto normal no pescoço e na face, mas pode haver a ausência da artéria labial inferior (Figura B.16) (Marx et al., 2008).

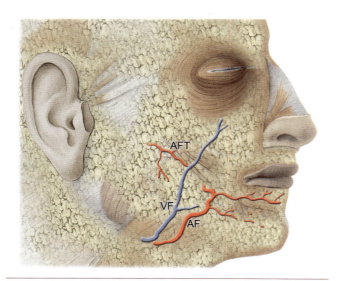

Figura B.15 Alteração no trajeto da artéria facial (AF), no lado direito da face, que termina no ponto médio do lábio inferior. Observam-se, ainda, a veia facial (VF) e a artéria facial transversa (AFT). Adaptada de Marx et al., 2008.

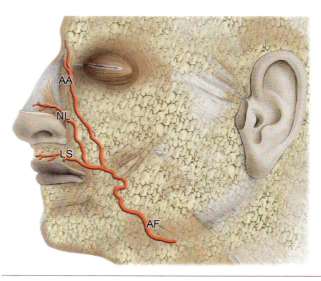

Figura B.16 Artéria facial (AF) com percurso normal, no lado esquerdo da face, porém com ausência da artéria labial inferior. Notam-se, também, a artéria labial superior (LS), a artéria nasal lateral (NL) e a artéria angular (AA). Adaptada de Marx et al., 2008.

Outro aspecto importante é considerar a relação da profundidade da artéria facial com a musculatura da expressão facial, tendo-se em vista que a introdução de agulha com materiais de preenchimento facial pode levar a sérios danos vasculares. Dessa maneira, as seguintes relações já foram observadas para a artéria facial:

- A artéria termina na região de dorso do nariz como artéria nasal lateral, sem artéria angular (Figura B.17). Durante seu percurso, a artéria facial torna-se superficial ou profunda aos músculos orbicular da boca e nasal
- A artéria facial, após emitir a artéria labial inferior, divide-se no tronco nasolabial e no tronco infraorbital. O tronco nasolabial termina sobre o dorso do nariz, podendo ser profundo ou não ao músculo orbicular da boca, na porção do lábio superior. O tronco infraorbital, por sua vez, pode ou não estar situado profundamente aos músculos zigomáticos, maior e menor, terminando como artéria angular (Figura B.18)

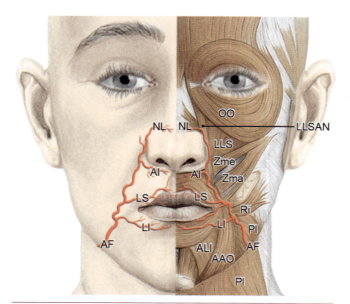

Figura B.17 Desenho esquemático da artéria facial com trajeto variado até a região nasal. OO: orbicular dos olhos. LLSAN: levantador do lábio superior e asa do nariz. LLS: levantador do lábio superior. Zme: zigomático menor. Zma: zigomático maior. Ri: risório. Pl: platisma. ALI: abaixador do lábio inferior. AAO: abaixador do ângulo da boca. AF: artéria facial. LI: artéria labial inferior. LS: artéria labial superior. AI: artéria alar inferior. NL: artéria nasal lateral.

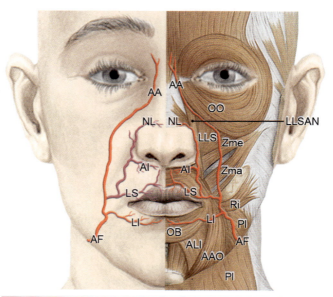

Figura B.18 Desenho esquemático da artéria facial com os troncos nasolabial e infraorbital. OB: orbicular da boca. OO: orbicular dos olhos. LLSAN: levantador do lábio superior e asa do nariz. LLS: levantador do lábio superior. Zme: zigomático menor. Zma: zigomático maior. Ri: risório. Pl: platisma. ALI: abaixador do lábio inferior. AAO: abaixador do ângulo da boca. AF: artéria facial. LI: artéria labial inferior. LS: artéria labial superior. AI: artéria alar inferior. NL: artéria nasal lateral. AA: artéria angular.

- A artéria facial apresenta situação profunda ao platisma e, ao emitir a artéria labial superior com seus ramos, segue superficialmente sobre o orbicular da boca e profundamente ao levantador da asa e lábio superior, terminando como artéria angular em sentido ascendente, na fronte. (Figura B.19) (Lee et al., 2015). Apesar de todas essas variações relatadas, ainda não foram descritos estudos em indivíduos brasileiros.

Variações anatômicas na artéria lingual

A artéria lingual pode apresentar variação tanto em sua origem quanto em seu trajeto. Quanto à sua origem a partir da artéria carótida externa, uma das variações encontradas é a formação de um tronco em comum com a artéria facial, ou com a artéria tireóidea superior ou, ainda, com ambas as artérias (variação mais rara).

A artéria lingual segue, frequentemente, um trajeto medial ao músculo hioglosso (Figura B.20), porém são possíveis variações (Seki et al., 2017):

- Origem a partir da artéria facial, seguindo lateralmente ao músculo hioglosso e presença de uma artéria lingual remanescente (Figura B.21A)
- Origem diretamente da artéria carótida externa, com trajeto lateral ao músculo hioglosso e, em seguida, medial a ele (Figura B.21B)
- Origem a partir da artéria submentual, com trajeto profundo ao músculo milo-hióideo, além de uma artéria lingual remanescente (Figura B.21C)
- Existência de artéria de percurso medial ao hioglosso e artéria lingual com variação, originando-se a partir da submentual, atravessando o músculo milo-hióideo (Figura B.21D).

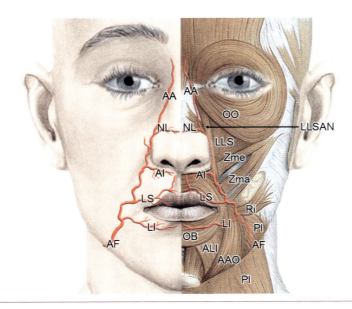

Figura B.19 Desenho esquemático da artéria facial com tronco único. OB: orbicular da boca. OO: orbicular dos olhos. LLSAN: levantador do lábio superior e asa do nariz. LLS: levantador do lábio superior. Zme: zigomático menor. Zma: zigomático maior. Ri: risório. Pl: platisma. ALI: abaixador do lábio inferior. AAO: abaixador do ângulo da boca. AF: artéria facial. LI: artéria labial inferior. LS: artéria labial superior. AI: artéria alar inferior. NL: artéria nasal lateral. AA: artéria angular.

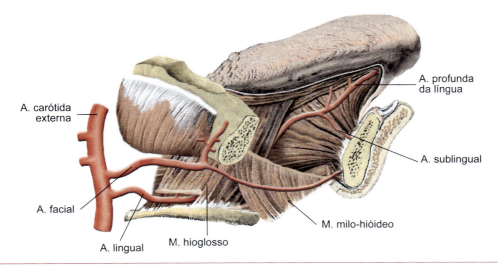

Figura B.20 Trajeto normal da artéria lingual, com percurso medial ao músculo hioglosso.

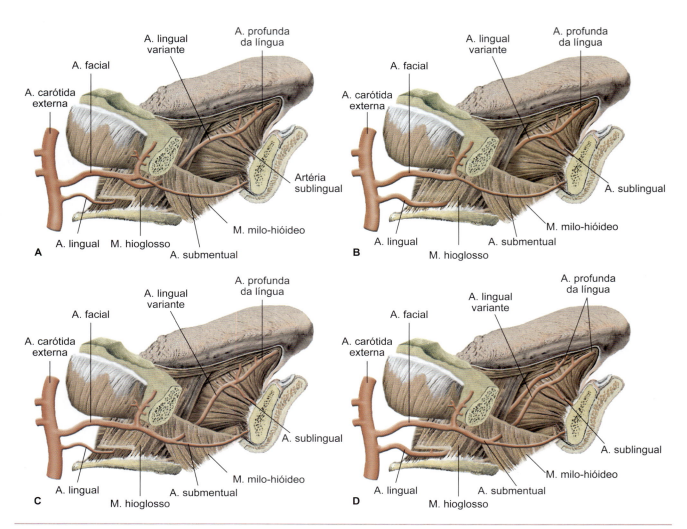

Figura B.21 A. Artéria lingual variante com origem a partir da artéria facial e trajeto lateral ao hioglosso. **B.** Artéria lingual variante lateral e, posteriormente, medial ao músculo hioglosso. **C.** Artéria lingual variante, após se originar da artéria submentual, atravessando o músculo milo-hióideo. Observa-se ainda a artéria lingual remanescente. **D.** Artéria lingual com origem na ACE e trajeto medial ao músculo hioglosso e variante da artéria lingual advinda da artéria submentual.

Bibliografia

Abella F, Teixido LM, Patel S et al. Cone-beam computed tomography analysis of the root canal morphology of maxillary first and second premolars in a spanish population. J Endod. 2015;41(8):1241-7.

Aggarwal A, Kaur H, Gupta T et al. Anatomical study of the infraorbital foramen: a basis for successful infraorbital nerve block. Clin Anat. 2015;28:753-60.

Agur AMR. Grant – atlas de anatomia. 9. ed. Rio de Janeiro: Guanabara Koogan; 1993. 646p.

Ahmad IA, Azzeh Mm, Zwiri Ama et al. Root and root canal morphology of third molars in a Jordanian subpopulation. Saudi Endod J. 2016;6:113-21.

Ahmed HM, Versiani MA, De-Deus G, Dummer PM. A new system for classifying root and root canal morphology. Int Endod J. 2017;50(8):761-70.

Alaluusua S; Renkonen O. Streptococcus mutans establishment and dental caries experience in children from 2 to 4 years old. Scand J Dent Res. 1993; 91:453-57.

Alapati S, Zaatar EI, Shyama M, Al-Zuhair N. Maxillary canine with two root canals. Med Princ Pract. 2006;15(1):74-6.

Alavi AM, Opasanon A, Ng YL, Gulabivala K. Root and canal morphology of Thai maxillary molars. Int Endod J. 2002;35(5):478-85.

Albuquerque DV, Kottoor J, Dham S et al. Endodontic management of maxillary permanent first molar with 6 root canals: 3 case reports. Oral Surg Oral Med Oral Pathol Oral Radiol Endod. 2010;110(4):e79-83.

Alrahabi M, Sohail Zafar M. Evaluation of root canal morphology of maxillary molars using cone beam computed tomography. Pak J Med Sci. 2015;31(2):426-30.

Altunsoy M, Ok E, Nur BG et al. A cone-beam computed tomography study of the root canal morphology of anterior teeth in a Turkish population. Eur J Dent. 2014;8(3):302-6.

Altunsoy M, Ok E, Nur BG et al. Root canal morphology analysis of maxillary permanent first and second molars in a southeastern Turkish population using cone-beam computed tomography. J Dent Sci. 2015;10:401-7.

Alves FR, Andrade-Junior CV, Marceliano-Alves MF et al. Adjunctive steps for disinfection of the mandibular molar root canal system: a correlative bacteriologic, micro-computed tomography, and cryopulverization approach. J Endod. 2016;42(11):1667-72.

American Association of Endodontics (AAE). Glossary of endodontics terms. 8. ed. Chicago: American Association of Endodontists, 2015.

American Association of Endodontics (AAE)/American Academy of Oral and Maxillofacial Radiology (AAOMR). Joint Position Statement. Use of cone beam computed tomography in Endodontics 2015 update. Oral Surg Oral Med Oral Pathol Oral Radiol. 2015;120(4):508-12.

Aminsobhani M, Sadegh M, Meraji N et al. Evaluation of the root and canal morphology of mandibular permanent anterior teeth in an Iranian population by cone-beam computed tomography. J Dent (Tehran). 2013;10(4):358-66.

Andrade YDN, De Araújo EBJ, Souza LMA, Groppo FC. Análise das variações anatômicas do canal da mandíbula encontradas em radiografias panorâmicas. Rev Odontol UNESP. 2015;44(1).

Andreasen JO. Injuries to developing teeth. In Andreasen JO, Andreasen FM. Textbook and color atlas of traumatic injuries to the teeth. 3. ed. Copenhagen: Munksgaard; 1994. p. 459-95.

Andreasen JO, Borum MK, Jacobsen HL, Andreasen FM. Replantation of 400 avulsed permanent incisors. 2. Factors related to pulpal healing. Endod Dent Traumatol. 1995;11(2):59-68.

Andrews LF. Straight wire: o conceito e o aparelho. 2. ed. Curitiba: Cabrera e Cabrera; 1996. 407p.

Andrews LF. The six keys to normal occlusion. Am J Orthod. 1972; 62:296-309.

Angle EH. Classification of malocclusion. Dental Cosmos. 1899; 41:248-64.

Arslan H, Çapar ID, Ertas ET et al. A cone-beam computed tomographic study of root canal systems in mandibular premolars in a Turkish population: Theoretical model for determining orifice shape. Eur J Dent. 2015a;9(1):11-9.

Arslan H, Ertas H, Ertas ET et al. Evaluating root canal configuration of mandibular incisors with cone-beam computed tomography in a Turkish population. J Dent Sci. 2015b;10(4):359-64.

Aryanpour S, Bercy P, Van Nieuwenhuysen JP. Endodontic and periodontal treatments of a geminated mandibular first premolar. Int Endod J. 2002;35(2):209-14.

Ash Jr. MM. Wheeler's: Anatomia, fisiologia e oclusão dental. São Paulo: Santos; 1987. 445p.

Ash MM, Ramfjord S. Oclusão. 4. ed. Rio de Janeiro: Guanabara Koogan; 1996. 341p.

Ashwin R, Arathi R. Taurodontism of deciduous and permanent molars: report of two cases. J Indian Soc Pedod Prev Dent. 2006;24(1):42-4.

Ballal S, Sachdeva G, Kandaswamy D. Endodontic management of a fused mandibular second molar and paramolar with the aid of spiral computed tomography: a case report. J Endod. 2007;33(10):1247-51.

Banerjee M, Dhakar AS. Epidemiology-clinical profile of cleft lip and palate among children in India and its surgical consideration.

CIBTech J Surg 2013; Jan-Apr 2(1):45-51. Disponível em: <http://www.cibtech.org/cjs.htm>. Acesso em: jun. 2019.

Baratieri LN et al. Dentística: procedimentos preventivos e restauradores. 2. ed. São Paulo: Santos/Quintessence. 1992. 509p.

Barbosa JF. Surgical treatment of head and neck tumors. New York: Grune and Stratton; 1973. 311p.

Barkhordar RA, Nguyen NT. Maxillary canine with two roots. J Endod. 1985;11:224-7.

Barrett MT. The internal anatomy of the teeth with special reference to the pulp with its branches. Dent Cosmos. 1925;67:581-92.

Bath-Balogh M, Fehrenbach MJ. Illustrated dental embriology, Histology, and anatomy. 3. ed. St. Louis: Elsevier, 2011.

Baugh D, Wallace J. Middle mesial canal of the mandibular first molar: a case report and literature review. J Endod. 2004;30(3):185-6.

Beatty RG. A five-canal maxillary first molar. J Endod. 1984;10:156-7.

Beatty RG, Krell K. Mandibular molars with five canals: report of two cases. J Am Dent Assoc. 1987;114:802-4.

Beek GC. Dental morphology – an ilustrated guide. 2. ed. London: Wright, 1997.

Bennett CR. Monheim. Anestesia local e controle da dor. Rio de Janeiro: Guanabara Koogan, 1986.

Beshkenadze E, Chipashvili N. Anatomo-morphological features of the root canal system in Georgian population – cone-beam computed tomography study. Georgian Med News. 2015;247:7-14.

Bolger WL, Schindler WG. A mandibular first molar with a C-shaped root configuration. J Endod. 1988;14(10):515-9.

Bolla N, Kavuri SR. Maxillary canine with two root canals. J Conserv Dent. 2011;14(1):80-2.

Bontrager KL. Tratado de técnica radiológica e base anatômica. 4. ed. Rio de Janeiro: Guanabara Koogan, 1999.

Bouchet A, Cuilleret J. Anatomia descriptiva, topografica y funcional. Buenos Aires: Panamericana; 1979. 283p.

Boveda C, Fajardo M, Millan B. Root canal treatment of an invaginated maxillary lateral incisor with a C-shaped canal. Quintessence Int. 1999;30(10):707-11.

Branemark PI, Zarb G, Albrektsson T. Tissue-integrated prostheses. Osseointegration in clinical dentistry. Berlin: Quintessence, 1985.

Brunski JB. The influence of functional use of endosseous dental implants on the tissue implant interface. Histological aspects. J Dent Res. 1979; 58.

Bulut DG, Kose E, Ozcan G et al. Evaluation of root morphology and root canal configuration of premolars in the Turkish individuals using cone beam computed tomography. Eur J Dent. 2015;9(4):551-7.

Bürklein S, Heck R, Schäfer E. Evaluation of the root canal anatomy of maxillary and mandibular premolars in a selected German population using cone-beam computed tomographic data. J Endod. 2017;43(9):1448-52.

Burns RC, Herbranson EJ. Tooth morphology and cavity preparation. In Cohen S., Burns RC. Pathways of the pulp. 7. ed. St. Louis: Mosby; 1998. p. 150-202.

Cangiani et al. Atlas de técnicas de bloqueios regionais. Sociedade Brasileira de Anestesiologia, 2013.

Caputo BV, Noro Filho GA, de Andrade Salgado DM et al. Evaluation of the root canal morphology of molars by using cone-beam computed tomography in a Brazilian population: Part I. J Endod. 2016;42(11):1604-7.

Castellucci A. Endodonzia. Bologna: Edizioni Martina, 1996. Cap. 10, Cavitá D'accesso de anatomia endodontica, p. 204-83.

Cawood JI, Howell RA. A classification of the edentulous jaws. Int J Oral Maxillofac Surg. 1988; 17:232-36.

Cawood JI, Howell RA. Reconstructive preprosthetic surgery. I. Anatomical considerations. Int J Oral Maxillofac Surg. 1990; 20:75-82.

Celikten B, Tufenkci P, Aksoy U et al. Cone beam CT evaluation of mandibular molar root canal morphology in a Turkish Cypriot population. Clin Oral Investig. 2016;20(8):2221-6.

Chokshi S, Mehta J, Chokshi P, Vaidya R. Morphological variations in the root canal system of mandibular second molar: a case series. Endodontology. 2013;25:135-8.

Cleghorn BM, Christie WH, Dong CC. Anomalous mandibular premolars: a mandibular first premolar with three roots and a mandibular second premolar with a C-shaped canal system. Int Endod J. 2008;41(11):1005-14.

Colak H, Aylikci BU, Keklik H. Dens evaginatus on maxillary first premolar: Report of a rare clinical case. J Nat Sci Biol Med. 2012;3(2):192-4.

Cosenza RM. Fundamentos de neuroanatomia. 2. ed. Rio de Janeiro: Guanabara Koogan, 1998.

Cosic J, Galic N, Vodanovic M et al. An in vitro morphological investigation of the endodontic spaces of third molars. Coll Antropol. 2013;37(2):437-42.

Coutinho DCO, Martins-Júnior PA, Campos I, Custódio ALN, Silva MRMA. Zygomaticofacial, zygomaticoorbital, and zygomaticotemporal foramina. J Craniofac Surg. 2018;22:1-5.

Custodio ALN, Silva MRMA, Abreu MH, Araújo LRA, Oliveira LJ. Styloid process of the temporal bone: morphometric analysis and clinical implications. BioMed Res Internat. 2016;1-5

da Silva EJ, de Castro RW, Nejaim Y et al. Evaluation of root canal configuration of maxillary and mandibular anterior teeth using cone beam computed tomography: an in-vivo study. Quintessence Int. 2016;47(1):19-24.

Dawson PE. Avaliação, diagnóstico e tratamento dos problemas oclusais. 2. ed. [s.l.]. São Paulo: Artes Médicas; 1993. 686p.

De Deus Q. Endodontia. 5. ed. Rio de Janeiro: Medsi, 1992.

De Moor RJ. C-shaped root canal configuration in maxillary first molars. Int Endod J. 2002;35(2):200-8.

De Moor RJ, Calberson FL. Root canal treatment in a mandibular second premolar with three root canals. J Endod. 2005;31(4):310-3.

De Moor RJ, Deroose CA, Calberson FL. The radix entomolaris in mandibular first molars: an endodontic challenge. Int Endod J. 2004;37(11):789-99.

Deana NF, Navarro P, Alves N. Morphometric study of lingual foramina in macerated mandibles to assist in implant placement in the anterior mandibular region. Folia Morphol (Warsz). 2018;77(2):310-22.

Demirbuga S, Sekerci AE, Dincer AN et al. Use of cone-beam computed tomography to evaluate root and canal morphology of mandibular first and second molars in Turkish individuals. Med Oral Patol Oral Cir Bucal. 2013;18(4):e737-44.

Demiryürek EO, Gönülol N, Bulucu B. Endodontic treatment of a taurodontic premolar with five canals. Aust Endod J. 2013;39(2):81-4.

Di Fiore PM. A four-rooted quadrangular maxillary molar. J Endod. 1999;25:695-7.

Di Stadio A, Bernitsas E. The origin of facial palsy in multiple sclerosis. Otolaryngol Open J. 2018; 4(1): e1-e4. Disponível em: <https://openventio.org/wp-content/uploads/The-Origin-of-Facial-Palsy-in-Multiple-Sclerosis-OTLOJ-4-e006.pdf>. Acesso em: abr. 2019.

Dingman RO, Natvig P. Cirurgia das fraturas faciais. São Paulo: Santos; 1983. 376p.

Drake RL, Vogl W, Mitchell, AWM. Gray's anatomia clínica para estudantes. São Paulo: Elsevier, 2005.

Dubrul EL. Anatomia oral de Sicher. 8. ed. São Paulo: Artes Médicas; 1991. 390p.

Eagle WW. Elongated styloid process: report of two cases. Arc Otolaryngol, 1937;25:584-6.

Ellis E III, Zide MF. Surgical approaches to the facial skeleton. Williams & Wilkins; 1995. 223p.

Ellis H, Logan B, Dixon A. Anatomia seccional humana – Atlas de secções do corpo humano, imagens por TC e RM. 2. ed. São Paulo: Santos, 2001.

Encarnação NJR, Guedes-Pinto AC. Morfologia dos dentes decíduos. In: Guedes-Pinto AC. Odontopediatria. 6. ed. São Paulo: Santos; 1997. p. 45-63.

Eriksson E. Manual ilustrado de anestesia local. Dinamarca: Astra, 1969, 160p.

Estrela C, Bueno MR, Couto GS et al. Study of root canal anatomy in human permanent teeth in a subpopulation of Brazil's center region using cone-beam computed tomography – Part 1. Braz Dent J. 2015;26:530-6.

Estrela C, Estrela CRA, Zina O. Morfologia interna e abertura coronária. In: Estrela C, Figueiredo JA. Endodontia – Princípios biológicos e mecânicos. São Paulo: Artes Médicas; 1999. p. 451-92.

Falcão CA, Albuquerque VC, Amorim NL et al. Frequency of the mesiopalatal canal in upper first permanent molars viewed through computed tomography. Acta Odontol Latinoam. 2016;29(1):54-9.

Fan B, Cheung GS, Fan M et al. C-shaped canal system in mandibular second molars. Part I – anatomical features. J Endod. 2004a;30(12):899-903.

Fan B, Cheung GS, Fan M et al. C-shaped canal system in mandibular second molars. Part II – radiographic features. J Endod. 2004b;30(12):904-8.

Fan B, Pan Y, Gao Y et al. Three-dimensional morphologic analysis of isthmuses in the mesial roots of mandibular molars. J Endod. 2010;36(11):1866-9.

Fan B, Yang J, Gutmann JL, Fan M. Root canal systems in mandibular first premolars with C-shaped root configurations. Part I: microcomputed tomography mapping of the radicular groove and associated root canal cross-sections. J Endod. 2008;34:1337-41.

Fanibunda KB. A method of measuring the volume of human dental pulp cavities. Int Endod J. 1986;19:194-7.

Faria CF. Estudo da cronologia e seqüência de erupção dos dentes decíduos em crianças de 0 a 40 meses de Belo Horizonte/MG. (Dissertação). Belo Horizonte: UFMG. 1999; 208p.

Farmakis ET. Four-rooted mandibular second premolar. Aust Endod J. 2008;34:126-8.

Fava LR, Weinfeld I, Fabri FP, Pais CR. Four second molars with single roots and single canals in the same patient. Int Endod J. 2000;33(2):138-42.

Felsypremila G, Vinothkumar TS, Kandaswamy D. Anatomic symmetry of root and root canal morphology of posterior teeth in Indian subpopulation using cone beam computed tomography: a retrospective study. Eur J Dent. 2015;9(4):500-7.

Figún ME, Garino RR. Anatomia odontológica funcional e aplicada. 2. ed. São Paulo: Medicina Panamericana; 1989. 658p.

Filpo-Perez C, Bramante CM, Villas-Boas MH et al. Micro-computed tomographic analysis of the root canal morphology of the distal root of mandibular first molar. J Endod. 2015;41(2):231-6.

Finn SB. Odontologia pediátrica. México: Interamericana, 1976, 613p. p. 40-62.

Freitas A, Rosa JE, Faria E, Souza I. Radiologia odontológica. 4. ed. São Paulo: Artes Médicas, 2000, p. 681-726.

Fried IL, Winter AA. Diagnosis and treatment of a two-rooted maxillary lateral incisor. Periodontal Case Rep. 1984;6:40-4.

Friedman S, Moshonov J, Stabholz A. Five root canals in a mandibular first molar. Endod Dent Traumatol. 1986;2(5):226-8.

Gakonyo J, Butt F, Mwachaka P, Wagaiyu E. Arterial blood supply variation in the anterior midline mandible: Significance to dental implantology. International Journal of Implant Dentistry. 2015;1(24):1-5.

Gani OA, Boiero CF, Correa C et al. Morphological changes related to age in mesial root canals of permanent mandibular first molars. Acta Odontol Latinoam. 2014;27(3):105-9.

Gardner E, Gray D, Rahilly RO. Anatomia. 4. ed. Rio de Janeiro: Guanabara Koogan, 1978.

Garn SM, Kewis AB, Polacheck DL. Variability of tooth formation. J Dent Res. 1959;38:135-48.

Ghobashy AM, Nagy MM, Bayoumi AA. Evaluation of root and canal morphology of maxillary permanent molars in an Egyptian population by cone-beam computed tomography. J Endod. 2017;43(7):1089-92.

Ghoddusi J, Javidi M, Vatanpour M. Treatment of a two-canal maxillary lateral incisor. N Y State Dent J. 2010;76(3):40-1.

Goldberg F, Massone EJ, Soares I, Bittencourt AZ. Accessory orifices: anatomical relationship between the pulp chamber floor and the furcation. J Endod. 1987;13(4):176-81.

Gondim E, Jr., Setzer F, Zingg P, Karabucak B. A maxillary central incisor with three root canals: a case report. J Endod. 2009;35(10):1445-7.

Gonzalez-Plata RR, Gonzalez-Plata EW. Conventional and surgical treatment of a two-rooted maxillary central incisor. J Endod. 2003;29(6):422-4.

Gopikrishna V, Bhargavi N, Kandaswamy D. Endodontic management of a maxillary first molar with a single root and a single canal diagnosed with the aid of spiral CT: a case report. J Endod. 2006;32(7):687-91.

Goswami M, Chandra S, Chandra S, Singh S. Mandibular premolar with two roots. J Endod. 1997;23(3):187.

Green D. Double canals in single roots. Oral Surg Oral Med Oral Pathol. 1973;35:689-96.

Gu Y, Zhang Y, Liao Z. Root and canal morphology of mandibular first premolars with radicular grooves. Arch Oral Biol. 2013;58(11):1609-17.

Gualabivala K. Bases biológicas para a endodontia. In: Stock CJR, Gualabivala K, Walker RT, Goodman JR. Endodontia. 2. ed. São Paulo: Artes Médicas, 1996, p. 1-38.

Guerisoli DM, de Souza RA, de Sousa Neto MD et al. External and internal anatomy of third molars. Braz Dent. J 1998;9:91-4.

Gulabivala K, Opasanon A, Ng YL, Alavi A. Root and canal morphology of Thai mandibular molars. Int Endod J. 2002;35(1):56-62.

Guo J, Vahidnia A, Sedghizadeh P, Enciso R. Evaluation of root and canal morphology of maxillary permanent first molars in a North American population by cone-beam computed tomography. J Endod. 2014;40(5):635-9.

Haddad AE. Cronologia e seqüência de erupção dos dentes decíduos em crianças de 0 a 36 meses de idade do município de Guarulhos – São Paulo. (Dissertação). São Paulo: USP; 1997. 106p.

Han T, Ma Y, Yang L et al. A study of the root canal morphology of mandibular anterior teeth using cone-beam computed tomography in a Chinese subpopulation. J Endod. 2014;40(9):1309-14.

Hargreaves KM, Cohen S. Cohen's Pathways of the pulp. 10. ed. St. Louis: Mosby, 2011.

Hebling J et al. Desenvolvimento e morfologia da dentição decídua: considerações clínicas. In: Bausells J. Odontopediatria: procedimentos clínicos. São Paulo: Premier, 1997. Cap. 1, p. 1-17.

Hess W, Zürcher E. The anatomy of the root canals of the teeth of the permanent and deciduous dentitions. London: John Bale, Sons & Danielsson, Ltd., 1925.

Hession RW. Endodontic morphology. II. A radiographic analysis. Oral Surg Oral Med Oral Pathol. 1977;44(4):610-20.

Imparato JCP. Anatomia dos dentes decíduos. In: Corrêa MSN. Odontopediatria na primeira infância. São Paulo: Santos; 1998. Cap. XII, p. 131-7.

Imura N, Zuolo ML. Endodontia para o clínico geral. São Paulo: Artes Médicas, 1998. Cap. 4: Anatomia interna e externa dentais, p. 103-203.

Ingborg J. Lesiones traumáticas de los dientes. In: Magnusson BO, Koch G, Poulsgn S. Odontopediatria. 2. ed. Barcelona: Salvat, 1987. Cap. 15, p. 325-51.

Ingle JS, Bakland LK. Endodontics. 4. ed. Malvern: Williams & Wilkins, 1994.

Janis JE, Hatef DA, Thakar H et al. The zygomaticotemporal branch of the trigeminal nerve: Part II. Anatomical variations. Plast Reconstr Surg. 2010;126:435-42.

Jing YN, Ye X, Liu DG et al. Cone-beam computed tomography was used for study of root and canal morphology of maxillary first and second molars. Beijing Da Xue Xue Bao. 2014;46(6):958-62.

Johnstone M, Parashos P. Endodontics and the ageing patient. Aust Dent J. 2015;60(Suppl 1):20-7.

Kartal NE, Cimilli H. The degrees and configurations of mesial canal curvatures of mandibular first molars. J Endod Baltimore. June 1997;23(6):358-62.

Kayaoglu G, Peker I, Gumusok M et al. Root and canal symmetry in the mandibular anterior teeth of patients attending a dental clinic: CBCT study. Braz Oral Res. 2015;29. pii: S1806-83242015000100283.

Kazemipoor M, Hajighasemi A, Hakimian R. Gender difference and root canal morphology in mandibular premolars: a cone-beam computed tomography study in an Iranian population. Contemp Clin Dent. 2015;6(3):401-4.

Kazemipoor M, Poorkheradmand M, Rezaeian M, Safi Y. Evaluation by CBCT of root and canal morphology in mandibular premolars in an Iranian population. Chin J Dent Res. 2015;18(3):191-6.

Kazkayasi M, Ergin A, Ersoy M et al. Microscopic anatomy of the infraorbital canal, nerve, and foramen. Otolaryngol Head Neck Surg. 2003;129:692-7.

Keles A, Alcin H, Sousa-Neto MD, Versiani MA. Supplementary steps for removing hard tissue debris from isthmus-containing canal systems. J Endod. 2016;42(11):1677-82.

Khabbaz MG, Konstantaki MN, Sykaras SN. Dens invaginatus in a mandibular lateral incisor. Int Endod J. 1995;28:303-5.

Khademi A, Zamani Naser A, Bahreinian Z et al. Root morphology and canal configuration of first and second maxillary molars in a selected Iranian population: a cone-beam computed tomography evaluation. Iran Endod J. 2017;12(3):288-92.

Kim HS, Oh JH, Choi DY et al. Three-dimensional courses of zygomaticofacial and zygomaticotemporal canals using micro-computed tomography in Korean. J Craniofacial Surg. 2013;24(5):1565-8.

Kim SY, Kim BS, Kim Y. Mandibular second molar root canal morphology and variants in a Korean subpopulation. Int Endod J. 2016;49(2):136-44.

Kim SY, Kim BS, Woo J, Kim Y. Morphology of mandibular first molars analyzed by cone-beam computed tomography in a Korean population: variations in the number of roots and canals. J Endod. 2013;39(12):1516-21.

Kim Y, Lee SJ, Woo J. Morphology of maxillary first and second molars analyzed by cone-beam computed tomography in a Korean population: variations in the number of roots and canals and the incidence of fusion. J Endod. 2012;38(8):1063-8.

Koenen DJ, Pahncke D. Gemination or fusion: use of a CT scan to assist in diagnosis and endodontic treatment of a maxillary second molar – a case report. Endo. 2008;2:145-51.

Koh ET, Ford TR, Kariyawasam SP et al. Prophylactic treatment of dens evaginatus using mineral trioxide aggregate. J Endod. 2001;27(8):540-2.

Kottoor J, Hemamalathi S, Sudha R, Velmurugan N. Maxillary second molar with 5 roots and 5 canals evaluated using cone beam computerized tomography: a case report. Oral Surg Oral Med Oral Pathol Oral Radiol Endod. 2010;109(2):e162-5.

Kottoor J, Murugesan R, Albuquerque DV. A maxillary lateral incisor with four root canals. Int Endod J. 2012;45(4):393-7.

Kottoor J, Sudha R, Velmurugan N. Middle distal canal of the mandibular first molar: a case report and literature review. Int Endod J. 2010;43(8):714-22.

Kottoor J, Velmurugan N, Sudha R, Hemamalathi S. Maxillary first molar with seven root canals diagnosed with cone-beam computed tomography scanning: a case report. J Endod. 2010;36(5):915-21.

Kottoor J, Velmurugan N, Surendran S. Endodontic management of a maxillary first molar with eight root canal systems evaluated using cone-beam computed tomography scanning: a case report. J Endod. 2011;37(5):715-9.

Kuzekanani M, Haghani J, Nosrati H. Root and canal morphology of mandibular third molars in an Iranian population. J Dent Res Dent Clin Dent Prospects. 2012;6(3):85-8.

Lambruschini GM, Camps J. A two-rooted maxillary central incisor with a normal clinical crown. J Endod. 1993;19(2):95-6.

Lammertyn PA, Rodrigo SB, Brunotto M, Crosa M. Furcation groove of maxillary first premolar, thickness, and dentin structures. J Endod. 2009;35(6):814-7.

Langlade M. Diagnóstico ortodôntico. São Paulo: Santos, 1995, 742p.

Langlais RP et al. Bifid mandibular canals in panoramic radiographs. J Amer Dent Assoc. 1985;110:923-6.

Lee JG, Yang HM, Choi YJ et al. Facial arterial depth and relationship with the facial musculature layer. Plast Reconst Surg. 2015;437-44.

Lee JH, Kim KD, Lee JK et al. Mesiobuccal root canal anatomy of Korean maxillary first and second molars by cone-beam computed tomography. Oral Surg Oral Med Oral Pathol Oral Radiol Endod. 2011;111(6):785-91.

Lekholm U, Zarb GA. Patient selection and preparation. In: Branemark PI, Zarb GA, Albrektsson T (ed). Tissue integrated prostheses: osseointegration in clinical dentistry. Chicago: Quintessence Publishing Company; 1985. p. 199-209.

Leoni GB, Versiani MA, Pécora JD, Damiao de Sousa-Neto M. Micro-computed tomographic analysis of the root canal morphology of mandibular incisors. J Endod. 2014;40(5):710-6.

Leoni GB, Versiani MA, Pécora JD, Sousa-Neto MD. Micro-computed tomographic analysis of the root canal morphology of mandibular incisors. J Endod. 2014;40(5):710-6.

Leoni GB, Versiani MA, Silva-Sousa YT et al. Ex vivo evaluation of four final irrigation protocols on the removal of hard-tissue debris from the mesial root canal system of mandibular first molars. Int Endod J. 2017;50(4):398-406.

Li L, Zhan FL, Jin YW. Preliminary study on root canal morphology of maxillary second molars. Shanghai Kou Qiang Yi Xue. 2014;23(2):179-83.

Libfeld H, Stabholz A, Friedman S. Endodontic therapy of bilaterally geminated permanent maxillary central incisors. J Endod. 1986;12:214-6.

Lin WC, Yang SF, Pai SF. Nonsurgical endodontic treatment of a two-rooted maxillary central incisor. J Endod. 2006;32(10):478-81.

Lin Z, Hu Q, Wang T et al. Use of CBCT to investigate the root canal morphology of mandibular incisors. Surg Radiol Anat. 2014;36(9):877-82.

Lindhe J. Tratado de periodontologia clínica. 2. ed. Rio de Janeiro: Guanabara Koogan, 1992.

Lischer BE. Principles and methods on orthodontics. Philadelphia: Lea & Febiger, 1912. In: Moyers RE. Ortodontia. 4. ed. Rio de Janeiro: Guanabara Koogan; 1991. 483p.

Liu J, Luo J, Dou L, Yang D. CBCT study of root and canal morphology of permanent mandibular incisors in a Chinese population. Acta Odontol Scand. 2014;72(1):26-30.

Llena C, Fernandez J, Ortolani PS, Forner L. Cone-beam computed tomography analysis of root and canal morphology of mandibular premolars in a Spanish population. Imaging Sci Dent. 2014;44(3):221-7.

Logan BM, Reynolds PA, Hutchings RT. Atlas colorido de anatomia da cabeça e do pescoço de McMinn. 3. ed. São Paulo: Artes Médicas, 2005.

Logan W, Kronfeld R. Development of the human jaws and surrounding structures from birth to the age of fifteen years. J Amer Dent Assoc. 1933;20:379-427.

Loushine RJ, Jurcak JJ, Jeffalone DM. A two-rooted mandibular incisor. J Endod. 1993;19(5):250-1.

Lunt RC, Law, DB. A review of the chronology of eruption of deciduous teeth. J Amer Dent Assoc, 1974;89:872-9.

Lyra CM, Delai D, Pereira KC et al. Morphology of mesiobuccal root canals of maxillary first molars: a comparison of CBCT scanning and cross-sectioning. Braz Dent J. 2015;26(5):525-9.

Lysell L, Magnusson B, Thiander B. Time and order of eruption of primary teeth. Odont Rev. 1962;13:217-34.

Machado ABM. Neuroanatomia funcional. Rio de Janeiro: Atheneu, 1977.

Machado VC, Chrcanovic BR, Felippe MB et al. Assessment of accessory canals of the canalis sinuosus: a study of 1000 cone beam computed tomography examinations. International J Oral and Maxillof Surgery. 2016;45(12):1586-91.

Maciel MAS, Melo RN. Estudo da anatomia interna de dentes humanos, pelos métodos radiográfico e da diafanização. Monografia apresentada ao curso de Especialização em Endodontia da Faculdade de Odontologia da UFMG. Belo Horizonte; 1999. 51p.

Madani ZS, Mehraban N, Moudi E, Bijani A. Root and canal morphology of mandibular molars in a selected Iranian population using cone-beam computed tomography. Iran Endod J. 2017;12(2):143-8.

Madeira MC. Anatomia da face. 2. ed. São Paulo: Savier, 1997, 240p.

Mangani F, Putignano A, Cerutti A. Guidelines for adhesive dentistry: the key for success. Quintessence, 2009.

Mangani F, Ruddle CJ. Endodontic treatment of a "very particular" maxillary central incisor. J Endod. 1994;20(11):560-1.

Manica J. Anestesiologia: princípios e técnicas. 3. ed. Porto Alegre: Artes Médicas, 2003.

Martínez MM, Martín FC. Evaluacion del crecimiento craneofacial y del desarrollo de la denticion en niños malnutridos fetales. Rev Cubana Ortod. 1993;8:10-5.

Martins ALCF, Fazzi L, Corrêa MSNP, Fazzi R. In: Corrêa MSNP. Odontopediatria na primeira infância. São Paulo: Santos; 1998. p. 117-29.

Martins J, Ordinola-Zapata R et al. Differences in root canal system configuration in human permanent teeth at different age groups. Int Endod J. 2018;51(8):931-41.

Martins JN, Versiani MA. CBCT and micro-CT on the study of root canal anatomy. In: Versiani MA, Basrani B, Sousa Neto MD (ed.). The root canal anatomy in permanent dentition. 1. ed. Switzerland: Springer International Publishing; 2018. p. 89-180.

Martins JNR, Francisco H, Ordinola-Zapata R. Prevalence of C-shaped configurations in the mandibular first and second premolars: a cone-beam computed tomographic in vivo study. J Endod. 2017;43(6):890-5.

Martins JNR, Marques D, Mata A, Carames J. Root and root canal morphology of the permanent dentition in a Caucasian population: a cone-beam computed tomography study. Int Endod J. 2017;50(11):1013-26.

Martins-Júnior PA, Rodrigues CP, De Maria MLA et al. Analysis of anatomical characteristics and morphometric aspects of infraorbital and accessory infraorbital foramina. J Craniofacial Surgery. 2017;28(2):528-33.

Marx C, Kumar P, Reddy S, Vollala VR. Bilateral variation of facial artery: a case report. Romanian Journal of Morphology and Embryology. 2008;49(3):399-401.

Marzola C. Anestesiologia. 3. ed. São Paulo: Pancast, 1999.

McCall M, Schour I. Studies in tooth development – theories of eruption. Am J Orthod. 1941;27:552-76.

McDonald RE, Avery DR. Odontopediatria. 5. ed. Rio de Janeiro: Guanabara Koogan, 1991, 598p. p. 39-44.

Medeiros JS. Oclusão. São Paulo: American Med; 1991. 214p.

Mendelson B, Wong CH. Changes in the facial skeleton with aging: implications and clinical applications in facial rejuvenation. Aesth Plast Surg. 2012;36:753-60.

Meredith HV. Order and age of eruption for the deciduous dentition. J Dent Res. 1946;25:43.

Minot F. On the primary dentition of children. Boston Med Surg J. 1873;88:8-13.

Misch CE. Implante odontológico contemporâneo. São Paulo: Pancast; 1996. 795p.

Mondelli J, Ishikiriama A, Franciscone CE, Navarro Mfl, Galan Júnior, J. Dentística restauradora: tratamentos clínicos integrados. São Paulo: Pancast; 1990. 484p.

Monsarrat P, Arcaute B, Peters OA et al. Interrelationships in the variability of root canal anatomy among the permanent teeth: a full-mouth approach by cone-beam CT. PLoS One. 2016;11(10):e0165329.

Moore KL, Dalley AF. Anatomia orientada para a clínica. 5. ed. Rio de Janeiro: Guanabara Koogan, 2007.

Moore KL, Persaud TVN. Embriologia básica. 5. ed. Rio de Janeiro: Guanabara Koogan, 2000.

Morris ME. Morfologia de la dentición primaria. In: Braham RL, Morris ME. Odontologia pediatrica. Buenos Aires: Ed. Médica Panamericana, 1984. Cap. 4, p. 65-76.

Moyers RE. Ortodontia. 4. ed. Rio de Janeiro: Guanabara Koogan; 1991. 483p.

Mukhaimer RH. Evaluation of root canal configuration of mandibular first molars in a Palestinian population by using cone-beam computed tomography: an ex vivo study. Int Sch Res Notices. 2014;2014:583621.

Mupparapu M, Singer SR, Goodchild JH. Dens evaginatus and dens invaginatus in a maxillary lateral incisor: report of a rare occurrence and review of literature. Aust Dent J. 2004;49(4):201-3.

Muthukumar RS, Arunkumar S, Sadasiva K. Bilateral fusion of mandibular second premolar and supernumerary tooth: a rare case report. J Oral Maxillofac Pathol. 2012;16(1):128-30.

Nahmias Y, Rampado ME. Root-canal treatment of a trifid crown premolar. Int Endod J. 2002;35(4):390-4.

Nanci A, Ten Cate AR. Ten Cate's oral histology: development, structure, and function. 8. ed. St. Louis: Elsevier, 2013.

Naseri M, Safi Y, Akbarzadeh Baghban A et al. Survey of anatomy and root canal morphology of maxillary first molars regarding age and gender in an Iranian population using cone-beam computed tomography. Iran Endod J. 2016;11(4):298-303.

Neaverth EJ, Kotler LM, Kaltenbach RF. Clinical investigation (in vivo) of endodontically treated maxillary first molars. J Endod. 1987;13(10):506-12.

Neelakantan P, Subbarao C, Ahuja R et al. Cone-beam computed tomography study of root and canal morphology of maxillary first and second molars in an Indian population. J Endod. 2010;36(10):1622-7.

Neto JAS. Tópicos de neuroanatomia aplicada à odontologia. Belo Horizonte: Dep. Morfologia do ICB/UFMG, 1996.

Netter FH. Atlas de anatomia humana. 2. ed. Porto Alegre: Artmed, 2000.

Ng YL, Aung TH, Alavi A, Gulabivala K. Root and canal morphology of Burmese maxillary molars. Int Endod J. 2001;34(8):620-30.

Nortjé CJ et al. The radiographic appearance of the inferior dental canal: an additional variation. Br J Oral Surg. 1977;15:171-2.

Nosrat A, Deschenes RJ, Tordik PA et al. Middle mesial canals in mandibular molars: incidence and related factors. J Endod. 2015;41(1):28-32.

Nur BG, Ok E, Altunsoy M et al. Evaluation of the root and canal morphology of mandibular permanent molars in a South-Eastern

Turkish population using cone-beam computed tomography. Eur J Dent. 2014;8(2):154-9.

Oehlers FA. Dens invaginatus (dilated composite odontome). I. Variations of the invagination process and associated anterior crown forms. Oral Surg Oral Med Oral Pathol. 1957;10(11):1204-18.

Oliveira Junior EM, Moreira RT, Neto BL et al. Morphological and biometric study of the infraorbital foramen (E2-Sibai point) in adult skulls. Int J Morphol. 2012;30:986-92.

Oliveira-Santos C, Rubira-Bullen IRF, Monteiro SAC et al. Neurovascular anatomical variations in the anterior palate observed on CBCT images. Clinical Oral Implants Research. 2012.

Ordinola-Zapata R, Bramante CM, Villas-Boas MH et al. Morphologic micro-computed tomography analysis of mandibular premolars with three root canals. J Endod. 2013;39(9):1130-5.

Ordinola-Zapata R, Martins JN, Bramante CM et al. Morphological evaluation of maxillary second molars with fused roots: a micro-CT study. Int Endod J. 2017;50(12):1192-200.

Ordinola-Zapata R, Monteiro Bramante C, Gagliardi Minotti P et al. Micro-CT evaluation of C-shaped mandibular first premolars in a Brazilian subpopulation. Int Endod J. 2015;48(8):807-13.

Ordinola-Zapata R, Versiani MA, Bramante CM. Root canal components. In: Versiani MA, Basrani B, Sousa Neto MD (ed.). The root canal anatomy in permanent dentition. 1. ed. Switzerland: Springer International Publishing; 2018. p. 31-46.

Orguneser A, Kartal N. Three canals and two foramina in a mandibular canine. J Endod. 1998;24:444-5.

Park JB, Kim N, Park S et al. Evaluation of root anatomy of permanent mandibular premolars and molars in a Korean population with cone-beam computed tomography. Eur J Dent. 2013;7(1):94-101.

Pawar AM, Pawar M, Kfir A et al. Root canal morphology and variations in mandibular second molar teeth of an Indian population: an in vivo cone-beam computed tomography analysis. Clin Oral Investig. 2017;21(9):2801-9.

Pécora JD, da Cruz Filho AM. Study of the incidence of radicular grooves in maxillary incisors. Braz Dent J. 1992;3(1):11-6.

Pécora JD, Santana SV. Maxillary lateral incisor with two roots-case report. Braz Dent J. 1992;2(2):151-3.

Pécora JD, Saquy PC, de Souza JE, Sousa-Neto MD. Endodontic treatment of a maxillary lateral incisor presenting dens invaginatus and transposition to the region of the canine – case report. Braz Dent J. 1991;2(1):5-8.

Pécora JD, Woelfel JB, Sousa Neto MD, Issa EP. Morphologic study of the maxillary molars. Part II: Internal anatomy. Braz Dent J. 1992;3(1):53-7.

Peikoff MD, Christie WH, Fogel HM. The maxillary second molar: variations in the number of roots and canals. Int Endod J. 1996;29(6):365-9.

Peix-Sanchez M, Minana-Laliga R. A case of unusual anatomy: a maxillary lateral incisor with three canals. Int Endod J. 1999;32(3):236-40.

Perez R, Neves AA, Belladonna FG et al. Impact of the needle insertion depth on the removal of hard-tissue debris. Int Endod J. 2017;50(6):560-8.

Perez-Heredia M, Ferrer-Luque CM, Bravo M et al. Cone-beam computed tomography study of root anatomy and canal configuration of molars in a Spanish population. J Endod. 2017;43(9):1511-6.

Perrini N, Versiani MA. Historical overview of the studies on root canal anatomy. In: Versiani MA, Basrani B, Sousa Neto MD (ed.). The root canal anatomy in permanent dentition. 1. ed. Switzerland: Springer International Publishing; 2018. p. 3-16.

Peterson LJ, Ellis E III; Hupp JR, Tucker MR. Cirurgia oral e maxilofacial contemporânea. 3. ed. Rio de Janeiro: Guanabara Koogan, 1999.

Picosse M. Anatomia dentária. 4. ed. São Paulo: Savier; 1983. 216p.

Pineda F, Kuttler Y. Mesiodistal and buccolingual roentgenographic investigation of 7,275 root canals. Oral Surg Oral Med Oral Pathol. 1972;33(1):101-10.

Plotino G, Tocci L, Grande NM et al. Symmetry of root and root canal morphology of maxillary and mandibular molars in a white population: a cone-beam computed tomography study in vivo. J Endod. 2013;39(12):1545-8.

Pomeranz HH, Eidelman DL, Goldberg MG. Treatment considerations of the middle mesial canal of mandibular first and second molars. J Endod. 1981;7(12):565-8.

Pruett JP, Clement DJ, Carnes DL Jr. Cyclic fatigue testing of nickel-titanium endodontic instruments. J Endod. 1997;23(2):77-85.

Pucci FM, Reig R. Conductos radiculares. Montevideo: Barreiro y Ramos, 1944.

Puricelli E. Técnica anestésica, exodontia e cirurgia dentoalveolar. Porto Alegre: Artes Médicas, 2014.

Radwan A, Kim SG. Treatment of a hypertaurodontic maxillary second molar in a patient with 10 taurodonts: a case report. J Endod. 2014;40(1):140-4.

Ramfjord SP, ASH MM. Oclusão. 3. ed. Rio de Janeiro: Interamericana; 1984. 422p.

Reeh ES. Seven canals in a lower first molar. J Endod. 1998;24(7):497-9.

Reis AG, Grazziotin-Soares R, Barletta FB et al. Second canal in mesio-buccal root of maxillary molars is correlated with root third and patient age: a cone-beam computed tomographic study. J Endod. 2013;39(5):588-92.

Ricucci D, Siqueira JF, Jr. Fate of the tissue in lateral canals and apical ramifications in response to pathologic conditions and treatment procedures. J Endod. 2010;36(1):1-15.

Robinow M, Richards TW, Anderson M. The eruption of deciduous teeth. Growth. 1942;6:127-33.

Rohen JW, Yokochi C, Lutjen-Drecoll E. Atlas fotográfico de anatomia sistêmica e regional. 4. ed. São Paulo: Manole, 1998.

Roldi A, Pereira RS, Azeredo RA. Anatomia interna, cavidade de acesso e localização dos canais. In: Lopes HP, Siqueira Jr JF. Endodontia – Biologia e Técnica. Rio de Janeiro: Medsi; 1999. p. 119-38.

Rotstein I, Stabholz A, Friedman S. Endodontic therapy for dens invaginatus in a maxillary second premolar. Oral Surg Oral Med Oral Pathol. 1987;63(2):237-40.

Rouhani A, Bagherpour A, Akbari M et al. Cone-beam computed tomography evaluation of maxillary first and second molars in Iranian population: a morphological study. Iran Endod J. 2014;9(3):190-4.

Ryan JL, Bowles WR, Baisden MK, McClanahan SB. Mandibular first molar with six separate canals. J Endod. 2011;37(6):878-80.

Sachdeva GS, Malhotra D, Sachdeva LT et al. Endodontic management of mandibular central incisor fused to a supernumerary tooth associated with a talon cusp: a case report. Int Endod J. 2012;45(6):590-6.

Santos Júnior J. Oclusão: princípios e conceitos. 5. ed. São Paulo: Santos; 1998. 219p.

Schäfer E, Breuer D, Janzen S. The prevalence of three-rooted mandibular permanent first molars in a German population. J Endod. 2009;35(2):202-5.

Schäfer E, Diez C, Hoppe W, Tepel J. Roentgenographic investigation of frequency and degree of canal curvatures in human permanent teeth. J Endod. 2002;28(3):211-6.

Schneider SW. A comparison of canal preparations in straight and curved root canals. Oral Surg Oral Med Oral Pathol. 1971;32(2):271-5.

Schour I, Massler M. The development of the human dentition. J Am Dent Assoc Chicago. July 1941;28(7):1153-60.

Seeram E. Computed tomography. Physical, principles, clinical applications, and quality control. 2. ed. Philadelphia: Saunders, 2001.

Seibert JS. Reconstruction of deformed, partially edentulous ridges, using full thickness onlay grafts. Part I. Technique and Wound Healing. The Compendium on Continuing Education in General Dentistry. 1983;4:437-53.

Seki S, Sumida K, Yamashita K et al. Gross anatomical classification of the courses of the human lingual artery. Surg Radiol Anat. 2017;39:195-203.

Sert S, Bayrl G. Taurodontism in six molars: a case report. J Endod. 2004;30:601-2.

Sert S, Sahinkesen G, Topcu FT et al. Root canal configurations of third molar teeth. A comparison with first and second molars in the Turkish population. Aust Endod J. 2011;37(3):109-17.

Shah JP. Head and neck surgery. 2. ed. New York: Mosby-Wolfe; 1996. 640p.

Shetty A, Hegde MN, Tahiliani D et al. A three-dimensional study of variations in root canal morphology using cone-beam computed tomography of mandibular premolars in a South Indian population. J Clin Diagn Res. 2014;8(8):ZC22-4.

Shilingburg Jr. HT, Wilson Jr. EL, Morrison JT. Guia de enceramento oclusal. 2. ed. São Paulo: Quintessence, 1988.

Sicher H, Dubrull EL. Anatomia oral. 8. ed. São Paulo: Artes Médicas; 1991. 390p.

Sicher H, Tandler J. Anatomia para dentistas. Barcelona: Labor, 1942.

Sidow SJ, West LA, Liewehr FR, Loushine RJ. Root canal morphology of human maxillary and mandibular third molars. J Endod. 2000;26(11):675-8.

Silva EJ, Nejaim Y, Silva AI et al. Evaluation of root canal configuration of maxillary molars in a Brazilian population using cone-beam computed tomographic imaging: an in vivo study. J Endod. 2014;40(2):173-6.

Silva EJ, Nejaim Y, Silva AV et al. Evaluation of root canal configuration of mandibular molars in a Brazilian population by using cone-beam computed tomography: an in vivo study. J Endod. 2013;39(7):849-52.

Silva MRMA, Henriques JGB, Silva JH et al. Venous arrangement of the head and neck in humans – anatomic variability and its clinical inferences. J Morphol Sci. 2016;33(1):22-8.

Silver CE. Atlas of head and neck surgery, New York: Churchill Livingstone; 1986. 324p.

Soares JA, Leonardo RT. Root canal treatment of three-rooted maxillary first and second premolars – a case report. Int Endod J. 2003;36(10):705-10.

Sobotta J. Atlas de anatomia humana. 21. ed. Rio de Janeiro: Guanabara Koogan, 2000. v.1.

Soleymani A, Namaryan N, Moudi E, Gholinia A. Root canal morphology of mandibular canine in an Iranian population: a CBCT assessment. Iran Endod J. 2017;12(1):78-82.

Somalinga Amardeep N, Raghu S, Natanasabapathy V. Root canal morphology of permanent maxillary and mandibular canines in Indian population using cone beam computed tomography. Anat Res Int. 2014;2014:731859.

Sousa Neto MD, Zuccolotto WG, Saquy PC et al. Treatment of dens invaginatus in a maxillary canine case report. Braz Dent J. 1992;2(2):147-50.

Souza-Flamini LE, Leoni GB, Chaves JF et al. The radix entomolaris and paramolaris: a micro-computed tomographic study of 3-rooted mandibular first molars. J Endod. 2014;40(10):1616-21.

Staubesand J. Sobotta: Atlas de anatomia humana, 19. ed. Rio de Janeiro: Guanabara Koogan; 1990. v. 1, 399p.

Stecker S, DiAngelis AJ. Dens evaginatus: a diagnostic and treatment challenge. J Am Dent Assoc. 2002;133(2):190-3.

Stropko JJ. Canal morphology of maxillary molars: clinical observations of canal configurations. J Endod. 1999;25(6):446-50.

Tallgren A. The continuing reduction of the residual alveolar ridges in complete denture wearers: A mixed longitudinal study covering 25 years. J Prosthet Dent. 1972;31:120-3.

Tavano SM, de Sousa SM, Bramante CM. Dens invaginatus in first mandibular premolar. Endod Dent Traumatol. 1994;10(1):27-9.

Teixeira LD. Anatomia dentária humana. Belo Horizonte: Imprensa da U.M.G.; 1963. 251p.

Teixeira LMS, Reher P, Reher VGS. Anatomia aplicada à odontologia. Rio de Janeiro: Guanabara Koogan, 2001.

Teixeira LMS, Reher P. Anatomia aplicada à odontologia. 2. ed. Belo Horizonte: Departamento de Morfologia do ICB-UFMG; 1993. 194p.

Teixeira LMS, Reher P. Anatomia aplicada à odontologia. 3. ed. Belo Horizonte: Departamento de Morfologia do ICB-UFMG; 1995. 362p.

Ten Cate AR. Histologia bucal, desenvolvimento, estrutura e função. 2. ed. Rio de Janeiro: Guanabara Koogan, 1988.

Ten Cate AR. Oral histology – development, structure and function. 5. ed. St. Louis: Mosby; 1998. Cap. 8: Dentinogenesis, p. 128-49.

Thomas RP, Moule AJ, Bryant R. Root canal morphology of maxillary permanent first molar teeth at various ages. Int Endod J. 1993;26(5):257-67.

Thompson BH, Portell FR, Hartwell GR. Two root canals in a maxillary lateral incisor. J Endod. 1985;11:353-5.

Tian XM, Yang XW, Qian L et al. Analysis of the root and canal morphologies in maxillary first and second molars in a Chinese population using cone-beam computed tomography. J Endod. 2016;42(5):696-701.

Tian YY, Guo B, Zhang R et al. Root and canal morphology of maxillary first premolars in a Chinese subpopulation evaluated using cone-beam computed tomography. Int Endod J. 2012;45(11):996-1003.

Tjäderhane L. Dentin basic structure, composition, and function. In: Versiani MA, Basrani B, Sousa Neto MD (ed.). The root canal anatomy in permanent dentition. 1. ed. Switzerland: Springer International Publishing; 2018. p. 17-30.

Toledo OA. Odontopediatria: fundamentos para a prática clínica. 2. ed. São Paulo: Premier; 1996. 344p. Cap. 1, p. 36-40.

Tomaszewska IM, Graves MJ, Lipski M, Walocha JA. Anatomy and variations of the pterygomandibular space. In: Iwanaga J, Tubbs R (eds). Anatomical variations in clinical dentistry. Springer, Cham, 2019.

Tomaszewska IM, Leszczynski B, Wrobel A et al. A micro-computed tomographic (micro-CT) analysis of the root canal morphology of maxillary third molar teeth. Ann Anat. 2018;215:83-92.

Torneck CK. Dentin-Pulp complex. In Ten Cate AR. Oral histology – development, structure and function. 5. ed. Mosby: St. Louis; 1998. p. 1150-96.

Torres A, Jacobs R, Lambrechts P et al. Characterization of mandibular molar root and canal morphology using cone beam computed tomography and its variability in Belgian and Chilean population samples. Imaging Sci Dent. 2015;45(2):95-101.

Torres HM, Arruda JJ, Silva-Filho JMD et al. Maxillary canine morphology: comparative and descriptive analysis from periapical radiographs and cone beam computed tomography. Gen Dent. 2017;65(3):37-41.

Torres MG, Faro Valverde L, Vidal MT, Crusoé-Rebello IM. Branch of the canalis sinuosus: a rare anatomical variation-a case report. Surg Radiol Anat. 2015;37(7):879-81.

Townsend N, Hammel EA. Age estimation from the number of teeth erupted in young children: an aid to demographic surveys. Demography. 1990;1:165-74.

Tsesis I, Steinbock N, Rosenberg E, Kaufman AY. Endodontic treatment of developmental anomalies in posterior teeth: treatment of geminated/fused teeth – report of two cases. Int Endod J. 2003;36(5):372-9.

Tucker MR. Cirurgia pré-protética avançada. In: Peterson LJ et al. Cirurgia oral e maxilofacial contemporânea. 2. ed. Rio de Janeiro: Guanabara Koogan; 1996. p. 299-330.

Vaghela DJ, Sinha AA. Endodontic management of four rooted mandibular first premolar. J Conserv Dent. 2013;16(1):87-9.

Van Der Linden FPGM. Ortodontia: desenvolvimento da dentição. São Paulo: Quintessence, 1986, 206p.

Verma GR, Bhadage C, Bhoosreddy AR et al. Cone beam computed tomography study of root canal morphology of permanent mandibular incisors in Indian subpopulation. Pol J Radiol. 2017;82:371-5.

Versiani MA, Ahmed HM, Sousa-Neto MD et al. Unusual deviation of the main foramen from the root apex. Braz Dent J. 2016a;27(5):589-91.

Versiani MA, Alves FR, Andrade-Junior CV et al. Micro-CT evaluation of the efficacy of hard-tissue removal from the root canal and isthmus area by positive and negative pressure irrigation systems. Int Endod J. 2016b;49(11):1079-87.

Versiani MA, Martins JN, Basrani B. 3D Visual glossary of terminology in root and root canal anatomy. In: Versiani MA, Basrani B, Sousa Neto MD (ed.). The root canal anatomy in permanent dentition. 1. ed. Switzerland: Springer International Publishing; 2018. p. 391-422.

Versiani MA, Ordinola-Zapata R. Root canal anatomy: implications in biofilm disinfection. In: Chavez de Paz L, Sedgley C, Kishen A (ed.). Root canal biofilms. 1. ed. Toronto: Springer International Publishing AG; 2015. p. 23-52.

Versiani MA, Ordinola-Zapata R, Keles A et al. Middle mesial canals in mandibular first molars: a micro-CT study in different populations. Arch Oral Biol. 2016c;61:130-7.

Versiani MA, Pécora JD, Sousa-Neto MD. Microcomputed tomography analysis of the root canal morphology of single-rooted mandibular canines. Int Endod J. 2013;46(9):800-7.

Versiani MA, Pécora JD, Sousa-Neto MD. Root and root canal morphology of four-rooted maxillary second molars: a micro-computed tomography study. J Endod. 2012;38(7):977-82.

Versiani MA, Pécora JD, Sousa-Neto MD. The anatomy of two-rooted mandibular canines determined using micro-computed tomography. Int Endod J. 2011;44(7):682-7.

Versiani MA, Pécora JD, Sousa-Neto MD. Update in root canal anatomy of permanent teeth using microcomputed tomography. In: Basrani B, editor. Endodontic irrigation: chemical disinfection of the root canal system. 1. ed. Switzerland: Springer International Publishing AG; 2015. p. 15-44.

Versiani MA, Pereira MR, Pécora JD, Sousa Neto MD. Root canal anatomy of maxillary and mandibular Teeth. In: Versiani MA, Basrani B, Sousa Neto MD (ed.). The root canal anatomy in permanent dentition. 1. ed. Switzerland: Springer International Publishing; 2018. p. 181-240.

Vertucci F, Seelig A, Gillis R. Root canal morphology of the human maxillary second premolar. Oral Surg Oral Med Oral Pathol. 1974;38(3):456-64.

Vertucci FJ. Root canal anatomy of the human permanent teeth. Oral Surg Oral Med Oral Pathol. 1984;58(5):589-99.

Vogl TJ, Balzer J, Mack M, Steger W. Diagnóstico diferencial por imagem da cabeça e pescoço. Uma abordagem sistemática para a avaliação radiológica da cabeça e pescoço e interpretação de casos difíceis. 1. ed. Rio de Janeiro: Revinter; 2003.

Vono AZ, Vono BG, Freitas JAS, Lopes ES. Estudo da cronologia de erupção dos dentes decíduos em crianças leucodermas brasileiras, de Bauru, estado de São Paulo. Estomat & Cult. 1972;6:78-85.

Walker RT. Morfologia do canal radicular. In: Stock CJR, Gualabivala K, Walker RT, Goodman JR. Endodontia. 2. ed. São Paulo: Artes Médicas; 1996. p. 89-94.

Walter LRF, Nakama L. In: Walter LRF, Ferelle A, Issao M. Odontologia para o bebê: odontopediatria do nascimento aos 3 anos. 1. ed. São Paulo: Artes Médicas, 1997. p. 95-106.

Walton RE, Vertucci JF. Internal anatomy. In: Walton RE, Torabinejad M. Principles and practice of endodontics. 2. ed. Saunders: Philadelphia, 1996, p. 166-79.

Walvekar SV, Behbehani JM. Three root canals and dens formation in a maxillary lateral incisor: a case report. J Endod. 1997;23(3):185-6.

Wang Y, Zheng QH, Zhou XD et al. Evaluation of the root and canal morphology of mandibular first permanent molars in a western Chinese population by cone-beam computed tomography. J Endod. 2010;36(11):1786-9.

Wanzeler AM, Marinho CG, Alves Junior SM et al. Anatomical study of the canalis sinuosus in 100 cone beam computed tomography examinations. Oral Maxillofac Surg. 2015;19(1):49-53.

Watt DM, Macgregor AR. Designing complete dentures. Philadelphia: W.B. Saunders. 1976, 280p.

Weine FS, Healey HJ, Gerstein H, Evanson L. Canal configuration in the mesiobuccal root of the maxillary first molar and its endodontic significance. Oral Surg Oral Med Oral Pathol. 1969;28(3):419-25.

Weine FS. Tratamento endodôntico. São Paulo: Santos, 1998. Cap. 6: Preparo da cavidade de acesso e início do tratamento, p. 239-304.

Weng XL, Yu SB, Zhao SL et al. Root canal morphology of permanent maxillary teeth in the Han nationality in Chinese Guanzhong area: a new modified root canal staining technique. J Endod. 2009;35(5):651-6.

Whitaker RH, Borley NR. Instant anatomy. Cambridge: Blackwell Science; 1995. 193p.

Woelfel JB. Anatomia dental. 2. ed. Rio de Janeiro: Guanabara Koogan; 1984. 225p.

Wolf-Heidegger G. Atlas de anatomia humana. 4. ed. Rio de Janeiro: Guanabara Koogan, 1981.

Wong M. Treatment considerations in a geminated maxillary lateral incisor. J Endod. 1991;17(4):179-81.

Wu D, Zhang G, Liang R et al. Root and canal morphology of maxillary second molars by cone-beam computed tomography in a native Chinese population. J Int Med Res. 2017;45(2):830-42.

Yang H, Tian C, Li G et al. A cone-beam computed tomography study of the root canal morphology of mandibular first premolars and the location of root canal orifices and apical foramina in a Chinese subpopulation. J Endod. 2013;39(4):435-8.

Yang L, Chen X, Tian C et al. Use of cone-beam computed tomography to evaluate root canal morphology and locate root canal orifices of maxillary second premolars in a Chinese subpopulation. J Endod. 2014;40(5):630-4.

Yu X, Guo B, Li KZ et al. Cone-beam computed tomography study of root and canal morphology of mandibular premolars in a Western Chinese population. BMC Med Imaging. 2012;12:18.

Zakhary SY, Fahim OM, Gorgy AA. Morphologic characteristics of lower third molar as related to successful endodontic therapy. Egypt Dent J. 1988;34(4):323-37.

Zhang R, Wang H, Tian YY et al. Use of cone-beam computed tomography to evaluate root and canal morphology of mandibular molars in Chinese individuals. Int Endod J. 2011;44(11):990-9.

Zhang R, Yang H, Yu X et al. Use of CBCT to identify the morphology of maxillary permanent molar teeth in a Chinese subpopulation. Int Endod J. 2011;44(2):162-9.

Zhang X, Xiong S, Ma Y et al. A cone-beam computed tomographic study on mandibular first molars in a Chinese subpopulation. PLoS One. 2015;10(8):e0134919.

Zhao Y, Dong YT, Wang XY et al. Cone-beam computed tomography analysis of root canal configuration of 4.674 mandibular anterior teeth. Beijing Da Xue Xue Bao. 2014;46(1):95-9.

Zheng QH, Wang Y, Zhou XD et al. A cone-beam computed tomography study of maxillary first permanent molar root and canal morphology in a Chinese population. J Endod. 2010;36(9):1480-4.

Zhengyan Y, Keke L, Fei W et al. Cone-beam computed tomography study of the root and canal morphology of mandibular permanent anterior teeth in a Chongqing population. Ther Clin Risk Manag. 2016;12:19-25.

Zufferey JA. Is the malaris muscle the anti-aging missing link of the midface? Eur J Plast Surg. 2013 Jun; 36(6): 345-52.

Índice Alfabético

A

Abertura(s)
– do canal carótico
– – externa, 19
– – interna, 25
– laterais, 165
– mediana, 165
– no crânio, 4
– piriforme, 12, 40, 192, 432
Abscesso(s), 406
– iniciais, 407
– vestibulares, 407
Acesso(s)
– à câmara pulpar, 339
– a corpo e ângulo da mandíbula, 425
– à fossa infratemporal, 453
– alargados, 442
– ao esqueleto do nariz, 437
– ao mento, 424
– ao palato ósseo, 423
– ao processo alveolar e palato ósseo, 420
– ao ramo da mandíbula, 427
– ao terceiro molar
– – inferior, 421
– – superior, 422
– ao terço
– – médio da face, 432
– – superior da face, 440
– cirúrgicos
– – à hipófise através do seio esfenoidal, 198
– – ao esqueleto da face, 420
– – para remoção de terceiros dentes molares inferiores, 35
– – submandibulares, 132
– com descolamento papilar, 420
– com incisão em mucosa, 421
– coronal, 440
– de Al-Kayat e Bramley, 430
– de Weber-Ferguson-Diefenbach, 443
– endonasal, 438
– infraorbital, 433
– intrabucal

– – para corpo e ângulo da mandíbula, 425
– – para o mento, 424
– – para o ramo da mandíbula, 427
– – vestibular, 432
– – – circunferencial, 432
– percutâneos à articulação temporomandibular, 431
– periorbitais
– – inferiores, 433
– – superiores, 436
– pré-auriculares, 429, 437
– subciliar, 433, 435
– submandibulares, 426, 428
– – estendidos, 442
– submentual, 424
– subpalpebral, 433, 435
– supraorbital, 436, 437
– suprapalpebral, 436, 437
– transconjuntival, 433, 434
Acetilcolina, 189
Acidentes
– ósseos, 4
– – da mandíbula, 376
– – do crânio, 25
– – maxilares, 375
– vascular encefálico, 177
Adeno-hipófise, 171
Adenoide, 220
Aderência intertalâmica, 171
Ádito da laringe, 220, 225, 226
Afasia(s)
– motoras, 180
– sensorial, 180
Agenesia dental, 234
Ageusia, 179
Alça cervical, 138
Alimentação em pacientes com fixação maxilomandibular, 203
Alteração(ões)
– da oclusão, 355
– estéticas na face, 405
– na mucosa oral, 402
– na relação entre os arcos dentais, 402

– nos tecidos moles, 402
– ósseas, 396
– patológicas da ATM, 69
– radiculares, 339
Alvéolos
– dentais, 33, 44, 255
– – inferiores, 34
– – superiores, 31
– dos caninos, 44, 47
– dos incisivos, 44, 47
– dos molares, 45, 50
– dos pré-molares, 44, 48
Ameias interdentais, 347
Ameloblasto, 235
Amígdala, 220
Anastomoses do seio cavernoso, 118
Anatomia
– dental, 231
– descritiva, 29
– – da mandíbula, 29
– – da maxila, 29
– funcional, 29, 38
– interna dos diferentes grupos de dentes, 319
– radiográfica intrabucal, 361
– topográfica, 29
– – alveolodental, 43
Anel linfático da orofaringe, 220
Anestesia
– do plexo braquial, 98
– local, 43, 375
– no nervo
– – alveolar inferior, 62
– – infraorbital, 459
– – palatino maior, 33
– nos forames incisivos, 33
– paraperióstica, 375
Anfiartroses, 54
Angina de Ludwig, 411
Angulação
– da coroa, 354
– radicular, 256, 339
Ângulo(s)
– da mandíbula, 28, 33, 62

– distoincisal, 258
– mesioincisal, 258
– triedros, 244
Anodontia, 234
Anomalias
– da cavidade pulpar resultantes de lesões traumáticas do germe dental, 338
– de desenvolvimento relacionadas com a cavidade pulpar, 338
Anosmia, 23, 158
Anquilose da ATM, 69
Aorta, 101
Ápice
– afilado, 255
– anatômico, 315
– da cúspide, 249
– da língua, 209
– da raiz, 255
– espessado, 256
– truncado, 256
Aponeurose
– epicrânica, 448, 449
– palatina, 207, 214
Aqueduto cerebral, 165, 170
Aracnoide, 162
Arco(s)
– branquiais, quarto e sexto, 70
– decíduo(s)
– – forma dos, 348
– – relações interproximais no, 348
– – tamanho dos, 348
– dental(is), 204, 457
– – decíduos, 347
– – forma dos, 345
– – inferior, 34, 231
– – – ovoide, 345
– – – parabólica, 345
– – – quadrada ou em "U", 345
– – – triangular ou em "V", 345
– – mandibular, 34
– – maxilar, 33
– – permanentes, 345
– – superior, 33, 231
– – tamanho dos, 345
– palatofaríngeo, 207, 220
– palatoglossos, 207, 220
– reflexos simples, 163
– superciliar, 8
– zigomático, 14, 15, 17, 28, 40, 453
Área(s)
– cortical(is), 178
– – sensitiva, 181
– – da linguagem, 180
– – falada, 180
– – da memória para fatos recentes, 180
– – de Broca, 180
– – de contato, 248, 347
– – olfatória, 180
– – primária
– – – auditiva, 179
– – – gustativa, 179
– – – motora, 178
– – – somestésica, 179

– – visual, 179
– quadrada do temporal, 19
– sensorial da linguagem, 180
Arestas
– da cúspide, 250
– longitudinais, 250
– transversais, 250
Arquitetura maxilomandibular, 38
Artéria(s)
– alveolar
– – inferior, 110
– – superior posterior, 111, 456
– angular, 107, 108, 114
– auricular
– – posterior, 108, 453
– – profunda, 110
– basilar, 177
– bucal, 111, 205
– carótida(s)
– – externa, 104, 118, 452
– – comuns, 102
– – interna, 103, 177
– cerebral(is)
– – anterior, 104, 177
– – média, 104, 177
– – posteriores, 177
– ciliares posteriores, 104
– comunicante(s)
– – anterior, 177
– – posteriores, 177
– do canal pterigóideo, 112
– dorsal
– – da escápula, 102
– – do nariz, 104, 114
– esfenopalatina, 112, 195, 456
– etmoidal
– – anterior, 104, 195
– – posterior, 104, 195
– facial, 105, 112, 205, 426, 452, 467
– – parte cervical da, 106
– – parte facial da, 106
– faríngea ascendente, 108, 452
– incisiva, 110
– infraorbital, 111, 114, 456
– labial
– – inferior, 107, 114, 204
– – superior, 108, 114, 204
– lacrimal, 104
– lingual, 105, 212, 452, 469
– massetérica, 111
– – e foramina lingual, 105
– maxilar, 109, 114, 453, 455, 456
– – primeira parte ou parte mandibular da, 109
– – segunda parte ou parte pterigóidea da, 111
– – terceira parte ou parte pterigopalatina da, 111
– meníngea média, 17, 110, 151
– mentual, 110, 114
– nasais posteriores laterais, 112
– nasopalatina, 112, 195, 207
– occipital, 17, 108, 453

– oftálmica, 104, 114, 177
– palatina
– – ascendente, 106
– – descendente, 112, 456
– – maior, 112, 207, 423
– – – trajeto da, 207
– – menor, 112, 209
– – profunda da língua, 105, 212
– pterigóideas, 111
– subclávia, 101, 177
– sublingual, 105
– submentual, 106, 114, 425
– supraorbital, 104, 114
– supratroclear, 104, 114
– temporal(is)
– – profundas anterior e posterior, 111
– – superficial, 109, 114, 429, 453
– timpânica anterior, 110
– tireóidea superior, 105, 452
– torácica interna, 102
– transversa da face, 109, 205
– vertebral, 26, 101, 177
Articulação(ões), 54
– cricoaritenóidea, 225
– cricotireóidea, 225
– da laringe, 225
– mandibulodiscal, 55
– sinovial biaxial complexa, 55
– temporodiscal, 55
– temporomandibular (ATM), 28, 55, 453
– – alterações patológicas da, 69
– – anquilose da, 69
– – considerações funcionais da, 63
– – irrigação e inervação da, 62
– – luxação anterior do disco da, 69
– – movimentos das ATM, 350
– – posições da, e da mandíbula, 63
– – radiografia da, 369
– – relações da, 62
Asa(s)
– maior do esfenoide, 21, 25
– menores do esfenoide, 25
Assimetria do colo, 254
Assoalho, 193, 209
– da câmara, 315
– da cavidade nasal, 14, 44
– da órbita, 10
– do quarto ventrículo, 164
– do seio maxilar, 46, 199
– em divertículos, 199
Astério, 7
Atetose, 180
Atlas, 27
Átrio
– direito, 101
– esquerdo, 101
Atrofia mandibular, 464
Audição, 143
Áxis, 27

B

Bainha carótica, 99, 103, 119, 417
Barra

– horizontal, 238
– vertical, 238
Base
– da cúspide, 249
– da língua, 209
– da raiz, 255
– do crânio, 23
Bichectomia, 76
Bloqueio
– bilateral do nervo lingual, 385
– no espaço pterigomandibular, 388
– no forame mentual, 386
Bochecha, 205, 457
Bola gordurosa de Bichat, 423
Bolha etmoidal, 193
Bolo alimentar, 221, 232
Bossa, 246, 298
– proximal, 246
Bregma, 7
Bridas musculares, 205
Broto dentário, 236
Bulbo, 164
– olfatório, 142

C

Cabeça
– e pescoço
– – inervação sensitiva, 142
– – – cutânea, 154
– inervação autônoma da, 140, 189
– sensibilidade geral da, 143
Calcificações
– difusas, 337
– pulpares, 337
Cálculos pulpares, 337
Calvária do crânio, 7, 23
Câmara pulpar, 236, 314, 315
Canal(is)
– acessório, 316
– carótico, 19, 103, 177
– cavointerradicular, 316
– colateral, 316
– diploicos, 3
– do nervo hipoglosso, 19, 25
– facial, 130
– incisivos, 22, 33, 149, 192
– infraorbital, 10, 31, 434
– lacrimonasal, 10, 14, 31
– lateral, 316
– mandibular(es), 33, 36, 37, 48, 53, 152, 454, 462
– – bifurcados, 462
– mentual, 37, 48
– óptico, 10, 25, 143
– palatino, 149
– – maior, 22
– palatovaginal, 149
– principal, 316
– radiculares, 236, 337
– recorrente, 316
– reticulares, 316
– secundário, 316
– semicirculares, 143

– vertebral, 162
Canalículos
– incisivos, 37, 48
– lacrimais, 433
Canalis sinuosus, 462
Canalização do seio maxilar através das narinas, 199
Canino(s), 216, 237, 339
– decíduos, 299
– inferior, 268, 324
– – decíduo, 304
– superior, 266, 324
– – decíduo, 303
Capacidade osteogênica do endocrânio, 4
Capilares linfáticos, 119
Cápsula
– articular, 55, 60
– interna, 180, 181, 183
Cartilagem(ns)
– alares, 192
– – acessórias, 192
– aritenóideas, 225
– articular, 58
– corniculadas, 225
– cricóidea, 220, 225
– cuneiformes, 225
– da laringe, 224
– do septo, 192, 193
– epiglótica, 220, 221, 225
– nasal lateral, 192
– tireóidea, 224
– tritícea, 225
Cauda equina, 162
Cavidade(s)
– articular, 55
– bucal propriamente dita, 242
– da dura-máter, 176
– da laringe, 226, 458
– do crânio, 3
– do diencéfalo, 165
– glenoide, 15, 56
– nasal, 12, 44, 192, 413, 457
– – assoalho da, 14, 44
– – inervação da, 194
– – parede, 14
– – – lateral da, 14
– – – medial da, 14
– – teto da, 14
– oral, 14, 203, 376, 456
– – inervação, 376
– – – sensitiva da, 156
– – propriamente dita, 457
– orbital, 10
– pulpar, 236, 256, 299, 300, 314
– – características gerais da, 315
Cavo trigeminal, 145, 176
Células
– etmoidais, 197
– mastóideas, 15
Celulite infecciosa, 406
Cemento, 216, 236
– acelular, 236
– celular, 236

– primário, 236
– secundário, 236
Cementoblastos, 236
Centro
– branco medular, 174, 180
– – do telencéfalo, 174
– do vômito, 169
– regulador da atividade visceral, 187
– respiratório, 169
– vasomotor, 169
Cerebelo, 159, 169, 184
Cérebro, 159
Chaves de oclusão de Andrews, 354
Cicatrícula, 259
Cinestesia, 183
Cíngulo, 252, 259
Círculo arterial do cérebro, 177
Circundação, 350
Circunvoluções cerebrais, 172
Cirurgia de levantamento do seio maxilar, 201
Classificação
– dos dentes pelo mau posicionamento individual, 357
– quanto ao número de raízes, 256
Claustro, 180
Clavículas, 26
Clivo, 25
Cóanos, 21, 192
Cóclea, 143
Colículos inferiores, 165
Colo, 234, 253
– anatômico, 254
– clínico, 254
– da mandíbula, 36, 56, 61
– do côndilo, 43, 61
– nos diversos grupos de dentes, 254
Comissura, 162
Complexo
– dentina-polpa, 236
– olivar, 164
Comportamento
– do osso alveolar, 399
– emocional, 172, 180
Comunicações da fossa infratemporal, 18
Concha(s)
– nasal, 14, 193
– – inferior, 14
– – média, 12, 14
– – superior, 12, 14
– suprema, 14
Côndilo(s)
– de balanceio, 65
– de trabalho, 65
– mandibular, 15, 36, 55
– occipitais, 19
Condrocrânio, 5
Cone medular, 162
Configurações do sistema de canais radiculares, 318
Constrição apical, 315
Contatos
– justos, 355
– oclusais, 353

Controle(s)
– da motricidade, 180
– da temperatura corporal, 172
– do sistema nervoso autônomo, 172
– dos ritmos biológicos, 172
Convexidade das faces, 246
Coração, 101
Cordas vocais, 226
Coreia de Huntington, 180
Corno(s)
– posterior, 181
– pulpares, 315
Coroa(s), 234, 244
– clínica, 254
– do(s) dente(s), 216
– – decíduos, 298
Corpo(s)
– adiposo
– – da bochecha, 205, 423, 425, 432
– – mastigador, 82, 205, 415
– amigdaloide, 180
– da glândula submandibular, 218
– da língua, 209
– da mandíbula, 33
– da maxila, 29
– da raiz, 255
– do esfenoide, 12, 25
– estriado, 180
– mamilares, 171
– pineal, 171
– quadrigêmeos, 165
Córtex, 161
– cerebral, 174, 178
– do giro pré-central, 185
Cortical
– alveolar, 44
– vestibular e lingual, 44
Couro cabeludo, 447
Crânio, 3
– acidentes ósseos do, 25
– feminino e masculino, 4
– vista
– – anterior do, 7
– – inferior do, 18
– – interna do, 23
– – lateral do, 14
– – posterior do, 7
– – superior do, 7
Craniossinostose, 54
Crescimento dos seios, 197
Cricotireotomia, 227
Crista(s), 250
– bucinatória, 35
– conchal, 31
– esfenoidal, 23
– etmoidal, 13, 25, 31
– *galli*, 25
– infrazigomática, 10, 28, 30, 31, 45, 432
– lacrimal
– – anterior, 10, 31, 433
– – posterior, 10, 433
– marginais, 250, 252
– – mesial e distal, 259
– oblíquas, 250, 251

– occipital
– – externa, 19
– – interna, 25
– ósseas, 199
– petrosa, 23
– suprameática, 15
– supramastóidea, 15
– temporal, 28, 35, 36, 422
– triangular, 250
– vestibular, 267
Cronologia e sequência de erupção dos dentes decíduos, 311
Cúpulas alveolares, 199
Curva(s)
– de compensação, 347
– – dos arcos dentais decíduos, 348
– – sagital, 347
– – transversal, 347
– de Spee, 347, 355
– de Wilson, 347
Curvatura radicular, 256, 319
Cúspide(s), 249
– de Carabelli, 286
– de contenção cêntrica, 353
– de suporte, 353
– palatinas, 353
– penetrante, 353
– vestibulares, 353

D

Decíduo(s), dente(s), 237
– anteriores, 299
Decussação, 161
– das pirâmides, 164, 186
Deglutição, 93, 221, 227
– com a boca aberta, 93
– terceira fase da, 222
Delta apical, 316
Dens
– *evaginatus*, 338
– *invaginatus*, 338
Dente(s), 216
– anteriores, 238, 315
– ausência de, 358
– cor dos, 237
– de leite, 233
– decíduos, morfologia geral dos, 298
– do siso, 30, 238
– forma geral dos, 243
– inferiores, 37, 53, 240
– jugais, 272
– monofisários, 233, 283
– posteriores, 238, 272
– superiores, 240
Dentição, 233
– decídua, 216, 232, 233, 237, 297
– mista, 233
– permanente, 216, 233, 237
Dentina, 216, 236, 237
– intertubular, 236
– peritubular, 236
– terciária, 337
Deposição de dentina terciária, 337

Depressão pré-goníaca, 28
Desenvolvimento
– dentário, 236
– e ossificação, 5
Desoclusão
– em grupo, 66, 351
– pelo canino, 351
Desvios de septo nasal, 193
Diâmetro
– longitudinal, 346
– transversal, 346
Diencéfalo, 170
Difiodonte, 231, 232
Dilaceração(ões), 232
– coronárias, 338
– radicular, 256, 339
Dimensão vertical
– de oclusão, 349
– de repouso, 349
Dióxido de carbono e oxigênio, teor de, 103
Díploe, 3, 23
Disco articular, 58
– porções do, 58
– região
– – anteromedial do, 58
– – medial e lateral do, 59
– – posterior do, 58
– superfícies do, 58
Disfagia, 158, 222
Distoclusão, 356
Divertículos pulpares, 315
Divisão
– anatomodescritiva, 234
– cervicofacial, 132
– da cavidade oral, 203
– da coroa em terços, 244
– histoestrutural, 235
Doença articular degenerativa, 69
Dominância cerebral, 180
Dores da ATM e do músculo pterigóideo lateral, 82
Dorso do nariz, 192
Drenagem
– da veia
– – facial, 117
– – jugular
– – – anterior, 118
– – – externa, 118
– – – interna, 119
– – – retromandibular, 118
– dos seios venosos da dura-máter, 115
– linfática, 119
– – da língua, 123
– – profunda, 122
– – superficial, 121
– venosa, 115
Ducto(s)
– lacrimonasal, 10, 192, 193
– linfático direito, 123
– parotídeo, 205, 217
– sublinguais, 219
– submandibular, 209, 219
– torácico, 123

Duplicação radicular, 339
Dura-máter, 25
– encefálica, 176

E

Edêntulo, 395
Eferentes viscerais especiais, 130
Eminência(s)
– alveolares, 28, 29, 34, 44
– articular, 15, 56
– canina, 29, 44, 268
– parietal, 7
Encéfalo, 177
Endocrânio, 4
Envelhecimento facial, 395
Envelope de Posselt, 67, 352
Enxertos
– de gengiva ou de conjuntivo obtidos do palato, 112
– ósseos, 396
– – do mento, 48
– – do ramo, 52
Epiglote, 220
Epistaxe, 112, 197
Epitálamo, 170-172
Equilíbrio, 143
– dos arcos dentais, 346
– mesiodistal, 346
– oclusocervical, 347
– vestibulolingual, 346
Erupção dos primeiros molares permanentes, 233
Escama, 14
Esmalte, 216, 235, 237
Esôfago, 220
Espaço(s)
– bucal, 409, 410
– canino, 409
– epidural, 162
– faríngeo lateral, 417
– fasciais, 82, 409
– – cervicais, 415, 417
– – primários, 409
– – secundários, 413
– funcional livre, 349
– infratemporal, 410
– interdental, 347
– mandibulares primários, 410
– massetérico, 413, 414
– mastigador, 82, 413, 415
– maxilares primários, 409
– meníngeos, 162
– peridural, 176
– pré-vertebral, 98, 419
– pterigomandibular, 413, 414
– retrofaríngeo, 98, 419
– subaracnóideo, 162, 176
– subdural, 162, 176
– sublingual, 410
– submandibular, 411
– submentual, 410
– temporais, 413, 415
Espessura óssea em torno dos ápices radiculares, 407

Espinha
– do esfenoide, 61
– do osso esfenoide, 21
– mentual, 28, 33
– nasal
– – anterior, 12, 30, 432
– – posterior, 22
Esqueleto
– da face, 3
– – fixo, 39
Estágio
– de campânula, 236
– de capuz, 236
Estética, 232
Estimativa de idade para fins médico-legais, 311
Estudo da face oclusal, 248
Esvaziamento cervical radical, 123
Exame
– clínico resumido dos nervos cranianos, 157
– dos movimentos oculares, 70
Exodontias, 43

F

Face(s), 449
– anterior da maxila, 29
– cerebral, 21
– dorsal da língua, 209
– externa
– – da bochecha, 205
– – do corpo da mandíbula, 33
– – do ramo da mandíbula, 35
– infratemporal, 21
– – da maxila, 30
– interna
– – da bochecha, 205
– – do corpo da mandíbula, 33
– – do ramo da mandíbula, 35
– livres, 245, 246, 248
– medial, 31, 174
– nasal, 31
– oclusal, 240
– – anatômica, 253
– – funcional, 253
– orbital da maxila, 31
– proeminência da, 10
– proximais, 245, 246, 248
– superolateral do telencéfalo, 172
– temporal, 21
– ventral da língua, 211
– vestibular, 267
– – lado mesial da, 269
Facetas de desgaste
– fisiológicas, 353
– parafuncionais, 354
Faringe, 220, 458
– camada
– – externa da, 94
– – interna da, 95
– inervação da, 221
– partes da, 220
Fáscia(s)
– alar, 417
– bucofaríngea, 416

– cervical, 98, 415
– do músculo temporal, 429
– interpterigóidea, 82
– massetérica, 80
– parotídea, 216
– pterigóidea, 82
– temporal, 78, 449
– temporoparietal, 429
Fascículos, 163
Fechamento
– protrusivo, 65
– retrusivo, 65
Fédération Dentaire Internationale (FDI), 238, 239
Feixe
– de fibras
– – profundo, 61
– – superficial, 61
– superior do músculo pterigóideo lateral, 58
– vasculonervoso nasopalatino, 423
Fibra(s)
– aferentes, 125, 142
– – somáticas, 125, 142, 160
– – – especiais, 125, 160
– – – gerais, 125, 151
– – viscerais, 142, 160
– – – especiais, 125
– – – gerais, 125
– de associação, 180
– de projeção, 180
– de Sharpey, 236
– de Tomes, 236
– dos nervos cranianos, 125
– eferentes, 125
– – somáticas, 160
– – – gerais, 127
– – viscerais, 160
– – – especiais, 151, 160
– – – gerais, 127, 130, 160
– exteroceptivas, 143
– parassimpáticas, 218, 219
– pós-ganglionares
– – parassimpáticas, 190
– – simpáticas, 190
– proprioceptivas, 145
Filamento terminal, 162
Filtro, 204
Fissura(s)
– do cerebelo, 169
– labiopalatinas, 207
– mediana anterior, 162
– orbital
– – inferior, 10
– – superior, 10, 25
– petrotimpânica, 15, 131
– pterigomaxilar nas radiografias cefalométricas, 18
– timpanoescamosa, 15, 56
Fluido gengival, 215
Foice
– do cerebelo, 176
– do cérebro, 176
Folhas cerebelares, 169

Índice Alfabético

Folículo dentário, 236
Fome, 172
Fonação, 226, 232, 233
Fontanelas, 5
Fontículos, 5
– anterolaterais, 5
– posterolaterais, 5
Forame(s)
– apical, 242, 255, 315
– carótico-clinoide, 25
– cego, 209, 259
– esfenopalatino, 22, 149, 192, 193
– espinhoso, 21, 23, 25, 151
– estilomastóideo, 17, 130, 131
– etmoidais
– – anterior, 10
– – posterior, 10
– incisivo, 22, 33
– infraorbital, 10, 29, 31, 434, 459
– – acessório, 459
– interventriculares, 174
– jugular, 19, 25, 119
– lacerado, 19, 25
– magno, 19, 25, 177
– mandibular, 37, 152
– mastóideo, 7
– menor, 315
– mentual, 28, 33, 36, 37, 424
– – em radiografias, 50
– oval, 21, 25, 151
– palatino(s)
– – maior, 22, 33
– – menores, 22
– parietal, 7
– redondo, 25
– supraorbital, 10
– transversos, 26
– – das vértebras cervicais, 177
– zigomaticofacial, 10, 460
– zigomático-orbital, 10, 460
– zigomáticos, 460
– zigomaticotemporal, 10, 460
Foramina(s)
– acessórias, 464
– alveolares, 30, 378
– lingual, 33, 105
– mandibulares acessórias 463
Formação
– da dentina, 237
– reticular, 169, 186
Fórmula dental, 238
Fossa(s), 252
– anterior do crânio, 23
– canina, 29
– cerebelares, 25
– digástricas, 34
– do saco lacrimal, 10
– escafóidea, 21
– hipofisial, 25
– incisiva, 22
– infratemporal, 14, 17, 18, 455
– interpeduncular, 165
– lacrimal, 433

– lingual, 252, 259
– mandibular, 15, 56, 58
– média do crânio, 25
– para a glândula lacrimal, 10
– pterigóidea, 21
– pterigopalatina, 14, 18, 25
– retromolar, 35, 36, 422
– sublingual, 34
– submandibular, 34
– temporal, 14, 15, 17
– tonsilar, 220
Fosseta, 252
– incisiva, 29
– lingual, 286
– mirtiforme, 29
– triangular e central, 252
– vestibular, 285
Fóvea
– do dente, 27
– pterigóidea, 36, 56
Fovéolas granulares, 23
Fratura(s)
– *blow-out*, 10
– cranianas na região do ptério, 17
– da fossa anterior do crânio, 13
– da órbita, 10
– disjunção craniofacial, 41
– do "complexo zigomático", 10
– do colo da mandíbula, 43, 56
– do esqueleto fixo da face, 41
– do seio frontal, 8
– do túber da maxila, 31, 47
– faciais da lâmina cribriforme do etmoide, 23
– horizontal ou subapical, 41
– piramidal, 41
– tipo Le Fort
– – I, 41
– – II, 41
– – III, 41
Freio(s)
– labiais superior e inferior, 204
– lingual, 209, 211
Frenectomia labial, 204
Fronte, 8, 28
Função(ões)
– ativa, 232
– em grupo, 351
– passivas, 232
Fundo de saco do vestíbulo, 205, 216
Funículo(s), 161
– anterior, 163
– laterais direito e esquerdo, 163
– posteriores direito e esquerdo, 163
Furca, 286
Fusões, 256, 338
– parciais, 256
– totais, 256

G

Gálea aponeurótica, 429, 448, 449
Gânglio(s), 159, 190
– cervical superior, 190, 195
– ciliar, 189, 190

– de Gasser, 145
– de nervo
– – craniano, 181
– – espinal, 181
– espinal, 162
– geniculado, 130
– ótico, 190, 191
– paravertebrais, 188
– pré-vertebrais, 188
– pterigopalatino, 131, 149, 190, 195, 456
– semilunar, 145
– submandibular, 131, 153, 190, 191
– trigeminal, 145, 176, 182
Geminação, 338
Gengiva, 214
– inserida, 215
– marginal, 214
– vestibular inferior, variações da inervação da, 152
"Geni" (ou geniano), 33
Germe dentário, 236
Giro(s)
– frontal inferior, 180
– pós-central, 179, 181, 183
– pré-central, 178
– temporal transverso anterior, 179
Glândula(s)
– labiais, 204
– lacrimais, 140, 190
– – fossa para, 10
– parótida(s), 133, 140, 191, 216, 429
– – acessória, 217
– salivares, 216, 457
– sublinguais, 140, 191, 209, 216, 219
– submandibulares, 106, 140, 191, 209, 216, 218, 452
Globo pálido, 180
Glomo carótico, 102
Glote, 226
Gonfose, 234
Gônio, 36
Grupo
– dos caninos, 266, 324
– – decíduos, 303
– dos incisivos, 257, 321
– – decíduos, 299
– dos molares, 283, 330
– – decíduos, 305
– dos pré-molares, 272, 327
Guia
– anterior, 65, 352
– canina, 66, 351
– incisiva, 65
– protrusiva, 352
Gustação, 131, 143

H

Hâmulo pterigóideo, 21, 62
Haplodontia, 231
Hematoma extradural, 110
Hemisfério(s)
– cerebelares, 169
– cerebrais, 180

– – direito, 180
– – esquerdo, 180
Heterodonte, 231
Heterodontia, 232
Hiato
– do nervo petroso maior, 131
– maxilar, 14, 31
– semilunar, 193, 200
Hidroxiapatita, 235
Hipocalcificação do esmalte, 235
Hipocampo, 174, 180
Hipófise, 171
Hipoplasia do esmalte, 236
Hipotálamo, 140, 160, 170-172, 187, 188
Homodontia, 232
Homúnculo
– motor, 179
– sensorial, 179

I

Imaginologia craniofacial, 360
Impressão(ões)
– digitiformes, 23
– do trigêmeo, 145
– trigeminal, 25
Impulsos não conscientes, 184
Incisão, 232
Incisivo(s), 216, 232, 237, 339
– central, 237
– – inferior, 262
– – – decíduo, 301
– – superior, 257, 321
– – – decíduo, 299
– decíduos, 299
– distal superior, 260
– inferiores, 321
– lateral, 237
– – inferior, 263
– – – decíduo, 303
– – superior, 260, 321
– – – decíduo, 300
– medial, 238
Incisura(s)
– da mandíbula, 36
– frontal, 10
– mastóidea, 17
– pré-occipital, 172
– supraorbital, 10
Inclinação
– da coroa, 354
– radicular, 254, 256
Infecção(ões), 406
– do(s) espaço(s)
– – fasciais, 409
– – mastigador, 83
– – pré-traqueal, 99
– – retrofaríngeo, 99
– em torno da lâmina de revestimento, 98
– odontogênicas, 43, 406
Inflamação, 406
Infundíbulo, 171
– etmoidal, 193
Inserção baixa do tendão profundo do temporal, 78

Intercanal, 316
Interconduto, 316
Interferências oclusais, 358
Intumescências cervical e lombar, 162
Irrigação arterial na região de sínfise da mandíbula, 466
Istmo, 317
– das fauces, 220
– orofaríngico, 220

J

Joelho vascular, 59
Juntura(s)
– cartilaginosas, 54
– fibrosas, 54
– sinovial, 55

L

Lábios, 204
Labirinto etmoidal, 12, 197
Lâmina(s)
– cribriforme do etmoide, 13, 14, 25, 142, 192
– de revestimento, 98, 416
– horizontal, 22
– – do osso palatino, 12, 22, 206
– lateral, 21
– medial, 21
– – do processo pterigoide, 21
– orbital, 12
– óssea
– – externa, 3, 23
– – interna, 3, 23
– – lingual, 33, 34, 44
– – vestibular, 33, 34, 44
– perpendicular, 22
– – do etmoide, 13, 14, 193
– – do palatino, 21
– pré-traqueal, 98, 416
– pré-vertebral, 98, 416
– pterigóidea medial, 12
– retrodiscal
– – inferior, 59
– – superior, 58
Laringe, 220, 224, 458
Laringofaringe, 220, 458
Lateralidade, 64
Lateroprotrusão, 352
Lemnisco trigeminal, 169
– dorsal, 182
– ventral, 183
Lesão(ões)
– do cerebelo, 170
– do nervo
– – acessório, 90
– – facial, 132, 133
– – lingual, 153
– – zigomático, 460
– do tronco encefálico, 169
– medulares, 164
– – relacionadas com os plexos cervical e braquial, 139
– traumáticas na face, 133
Ligadura dos vasos faciais, 107

Ligamento(s), 61
– acessórios, 61
– colateral
– – lateral, 61
– – medial, 61
– cricotireóideo, 225
– cricotraqueal, 225
– da laringe, 225
– esfenomandibular, 61
– estilomandibular, 61
– extra-articulares, 61
– hioepiglótico, 225
– intra-articulares, 61
– lateral, 61
– – da ATM, 60
– medial, 61
– palpebral
– – lateral, 433
– – medial, 433
– periodontal, 54, 216, 234, 236
– temporomandibular, 61
– vestibular, 225
Limiar do nariz, 192
Linfa, 119
Linfonodo(s), 121, 451
– cervicais profundos, 197, 212
– – inferiores, 122
– – médios, 122
– – superiores, 122
– do trígono posterior do pescoço, 123
– júgulo-omo-hióideo, 122
– jugulodigástrico, 122
– mastóideos, 122
– occipitais, 122
– parotídeos superficiais, 122
– pós-auriculares, 122
– pré-auriculares, 122
– retroauriculares, 122
– submandibulares, 121, 204, 212, 218
– submentuais, 121, 204, 212
Língua, 209, 457
– ápice da, 209
– base da, 209
– corpo da, 209
– face dorsal da, 209
– face ventral da, 211
– margens da, 209
– parte faríngea da, 211
– parte oral da, 210
– raiz da, 209, 211
– veia profunda da, 211
Linguetas, 259
Língula da mandíbula, 36, 61, 427
Linha(s)
– cervical, 234, 253
– de imbricação, 259
– de Langer, 77
– de maior contorno, 248
– de tensão da pele relaxada, 77
– equatorial do dente, 248
– gengival, 254
– milo-hióidea, 34, 48, 52

– – que separa infecções dos espaços sublingual e submandibular, 52
– mucogengival, 215
– oblíqua, 33, 50, 52, 422
– superiores da nuca, 7, 19
– temporal superior, 15, 17
Líquido
– cefalorraquidiano, 165
– cerebrospinal, 13, 23, 41, 162
– sinovial, 55, 59, 60
Liquor, 162, 165, 176
Lobo
– do telencéfalo, 172
– frontal, 172, 174
– occipital, 174
– parietal, 174
– temporal, 174
Lúnula de *Albinus*, 145
Luxação
– anterior do disco da ATM, 69
– da mandíbula, 69

M

Maçã do rosto, 10
Maloclusões, 355
– classe I, 355
– classe II, 356
– classe III, 356
Mandíbula, 14, 28, 33, 41, 47, 55, 408
– anatomia descritiva da, 29
– anestesia, 376
– ângulo da, 28, 33
– canal da, 33, 36, 37
– colo da, 56
– como alavanca, 349
– côndilo da, 36, 55
– corpo da, 33
– face
– – externa
– – – do corpo da, 33
– – – do ramo da, 35
– – interna
– – – do corpo da, 33
– – – do ramo da, 35
– forame da, 37
– fraturas do colo da, 56
– incisura da, 36
– língula da, 36
– margem
– – anterior do ramo da, 36
– – inferior do corpo da, 34
– – posterior do ramo da, 36
– – superior do corpo da, 34
– processo
– – alveolar da, 28, 34
– – coronoide da, 36
– ramo da, 33, 35, 55
– região anterior da, 362
– técnicas radiográficas, 362
Margem(ns)
– da língua, 209
– incisal, 240, 258
– infraorbital, 10, 39, 40

– lateral, 10
– – da língua, 214
– medial, 10
– oclusal, 240, 267, 269
– supraorbital, 10, 40
Mastigação, 232
Maxila, 12, 14, 28, 29, 39, 44, 407
– anatomia descritiva da, 29
– anestesia, 376
– corpo da, 29
– face
– – anterior da, 29
– – infratemporal da, 30
– – orbital da, 31
– miniplacas fixadas nos pilares de sustentação da, 40
– pilares de sustentação da, 39
– processos da, 31
– região
– – anterior da, 361
– – posterior da, 362
– técnicas radiográficas, 361
– túber da, 30, 31, 46
Máxima intercuspidação
– cêntrica, 63, 349
– habitual, 63, 349
Meato
– acústico
– – externo, 15
– – interno, 25, 130
– nasal, 14, 193
– – inferior, 14, 193
– – médio, 14, 193, 200
– – superior, 14, 193
– – supremo, 193
– supremo, 14
Medula espinal, 162, 187, 188
– corte transversal da, 162
– estrutura interna da, 163
– macroscopia da, 162
– topografia da, 162
Melatonina, 172
Membrana
– quadrangular, 225
– sinovial, 59
– tíreo-hióidea, 225
Memória, 180
Meninges, 162
– encefálicas, 174
Mento, 42
Mesencéfalo, 165
Mesioclusão, 356
Metástases de tumores malignos, 121, 123
Midríase, 71
Mineralização, 237
Miniplacas fixadas nos pilares de sustentação da maxila, 40
Miose, 71, 189
Miradas, 70
Modificações
– na mandíbula, 400
– na maxila, 399
Molares, 216, 237, 254
– alvéolos dos, 45, 50

– decíduos, 299
– dos 6 anos, 238
– dos 12 anos, 238
– inferiores, 339
– superiores, 339
Monofiodontes, 232
Mordida
– aberta, 359
– – anterior, 359
– – posterior, 359
– cruzada, 359
– – dental, 359
– – esquelética, 359
– – posterior unilateral, 359
Motoneurônio
– I, 185
– II, 185
Movimentação
– da língua, 94
– da mandíbula, 93
– do osso hioide, 93
Movimento(s)
– bordejantes, 352
– contactantes, 351
– – do lado de trabalho, 351
– – em protrusão, 352
– da laringe, 226
– da mandíbula, 64
– das ATM, 350
– de abaixamento da mandíbula, 64
– de balanceio, 64, 66, 350
– de Bennett, 66, 350, 351
– de elevação da mandíbula, 65
– de lateralidade, 65
– de não trabalho, 66, 350
– de protrusão, 65
– de retrusão, 65
– de trabalho, 64, 66, 350, 351
– intrabordejantes, 67, 352
– limite, 352
– – da mandíbula, 67
– mandibulares, 350
– não contactantes, 351
– – do lado de não trabalho, 352
Mucosa
– alveolar, 216
– do tipo respiratório, 192
– mastigatória, 214
Músculo(s)
– abaixador
– – do ângulo da boca, 75
– – do lábio inferior, 75
– – do septo nasal, 74
– ao redor
– – da boca, 74
– – do nariz, 74
– – dos olhos, 74
– aritenóideo
– – oblíquo, 97
– – transverso, 97
– auriculares, 72
– bucinador, 62, 75, 151, 205, 217, 408, 421, 423, 425

– cervicais profundos, 94
– ciliar, 71
– constritor, 221
– – inferior da faringe, 95, 222
– – médio da faringe, 95
– – superior da faringe, 62, 94
– corrugador do supercílio, 74
– cricoaritenóideo
– – lateral, 96
– – posterior, 96
– cricotireóideo, 96
– da cabeça, 70
– da expressão facial, 71, 449
– – inervação dos, 76, 128
– – no pescoço, 76
– da faringe, 94, 220
– – inervação dos, 133
– da laringe, 227
– – inervação dos, 136
– – intrínsecos, 96
– da língua, 83, 212
– – inervação dos, 84, 138
– – intrínsecos, 83, 213
– da mastigação, 42, 77
– – inervação dos, 82, 128
– da mímica, 71
– da órbita, 70
– da úvula, 85, 207
– dérmicos, 71
– digástrico, 90
– dilatador(es)
– – da pupila, 71
– – da rima oral, 74
– do bulbo do olho, 127
– do couro cabeludo, 72
– do olho, intrínsecos, 71, 140, 189
– do palato
– – inervação dos, 133
– – mole, 85, 207
– – – inervação dos, 85
– do pescoço, 87, 451
– – inervação dos, 137
– elevador da pálpebra superior, 436
– esfíncter da pupila, 71
– estapédio, 131
– esternocleidomastóideo, 87
– – inervação dos, 137
– esterno-hióideo, 92
– esternotireóideo, 92
– estilofaríngeo, 95
– estilo-hióideo, 91, 104
– estiloglosso, 84, 214
– extrínsecos
– – da laringe, 90
– – da língua, 84, 213
– – do olho, 70
– gênio-hióideo, 65, 92
– genioglosso, 84, 213
– hioglosso, 84, 214
– incisivos, 75
– inervados pela parte motora do nervo trigêmeo, 128
– infra-hióideos, 92, 222, 227

– – inervação dos, 137
– levantador(es)
– – da asa do nariz, 74
– – do ângulo da boca, 74, 408
– – do lábio superior, 74
– – do véu palatino, 85, 209
– masseter, 65, 78, 217, 426, 453
– mentual, 75, 424
– milo-hióideo, 91, 209, 218, 408
– nasal, 74
– occipitofrontal, 72
– omo-hióideo, 92
– orbicular
– – da boca, 74, 204, 407
– – do olho, 74, 433
– palatofaríngeo, 85, 96, 207, 209
– palatoglosso, 84, 85, 207, 209, 214
– paravertebrais, 94
– platisma, 76, 87, 205
– pós-vertebrais, 94
– pré-vertebrais, 94
– prócero, 74
– pterigóideo
– – lateral, 81, 65, 455
– – – feixe superior do, 58
– – medial, 62, 65, 80, 422, 455
– risório, 75, 205
– salpingofaríngeo, 96
– suboccipitais, 94
– superficial do pescoço, 87
– supra-hióideos, 42, 90, 221, 227
– – inervação dos, 137
– tarsal ou de Müller, 436
– temporal, 65, 78, 421, 425, 449
– tensor do véu palatino, 85, 207
– tireoaritenóideo, 97
– tíreo-hióideo, 92
– trapézio, 89
– – inervação dos, 137
– ventre posterior do digástrico, 104
– vocal, 97
– zigomático
– – maior, 75, 205
– – menor, 75, 205

N

Narinas, 192
Nariz, 28
– externo, 192
– ósseo externo, 12
Nasofaringe, 192, 220, 458
Nervo(s), 159
– abducente, 126, 127, 158
– acessório, 87, 127, 134, 137, 158
– alveolar inferior, 37, 53, 152, 156, 383, 427
– auricular
– – magno, 154, 155, 218
– – posterior, 76, 131
– auriculotemporal, 151, 155, 218, 429
– bucal, 128, 151, 154, 155, 157, 205, 383, 387
– – variações do, 151
– ciliares
– – curtos, 146

– – longos, 146
– corda do tímpano, 130, 131, 143, 152, 212, 219, 421
– cranianos, 125, 159, 160, 166
– do canal pterigóideo, 131
– esfenopalatino, 149
– espinais, 154, 155, 159, 162
– – cervicais, 125, 138, 153
– estapédio, 130, 131
– etmoidal
– – anterior, 147, 194
– – posterior, 146
– facial, 70, 92, 126, 128, 137, 140, 143, 153, 158, 195
– frênico, 138
– frontal, 145
– glossofaríngeo, 70, 102, 103, 126, 133, 140, 143, 153, 158, 212, 218, 221
– hipoglosso, 70, 92, 103, 127, 137, 138, 158, 212
– infraorbital, 147, 155, 156, 200, 379, 389, 432, 434
– infratroclear, 146
– lacrimal, 145
– laríngeo
– – externo, 227
– – interno, 227
– – recorrente, 227
– lingual, 131, 152, 153, 156, 212, 383, 385, 421
– mandibular, 128, 145, 151, 155, 156, 388, 392, 455
– massetérico, 128, 392
– maxilar, 145, 147, 155, 156, 221, 382, 390, 456
– mentual, 152, 155, 156, 383, 386, 392, 424, 425
– milo-hióideo, 128, 152
– nasociliar, 146, 197
– nasopalatino, 149, 156, 194, 207, 381
– occipital
– – maior, 153-155
– – menor, 154, 155
– – terceiro, 153-155
– oculomotor, 126, 127, 140, 158
– oftálmico, 145, 154, 456
– olfatório, 125, 142, 158
– óptico, 126, 143, 158
– palatino, 149
– – maior, 149, 156, 207, 380
– – menor, 151, 156, 209, 380
– petroso
– – maior, 130, 131
– – menor, 133, 191
– – profundo, 131
– pterigóideo
– – lateral, 128
– – medial, 128
– pterigopalatino, 149
– supraclaviculares, 154, 155
– supraorbital, 145, 389
– supratroclear, 145
– temporais profundos posterior e anterior, 128
– transverso do pescoço, 154, 155
– trigêmeo, 25, 70, 92, 126, 128, 137, 143, 154, 158, 164

– – parte intracraniana do, 145
– troclear, 126, 127, 158
– vago, 70, 126, 134, 136, 140, 143, 153, 158
– vestibulococlear, 126, 143, 158
– zigomático, 147
– zigomaticofacial, 147, 155
– zigomaticotemporal, 147, 155
Neuralgia trigeminal, 184
Neuro-hipófise, 171
Neuroanatomia, 159
Neurocrânio, 3
Neuroepitélio, 192
Neurônios, 161
– aferentes, 163
– bipolares, 161
– de associação, 163
– eferentes, 163
– I, 181-183, 185, 188
– II, 181, 182, 184, 185
– III, 181-184
– motor(es)
– – da medula, 163
– – superior, 188
– pós-ganglionar, 188, 190
– pré-ganglionar, 188, 190
– primário, 181
– pseudounipolares, 161
– secundário, 181
– terciário, 181
– unipolares, 161
Neutroclusão, 355
Nível das lesões periféricas, 132
Norepinefrina, 189
Notação
– americana, 239
– da Fédération Dentaire Internationale (FDI), 238, 239
– dental, 238
– gráfica em barras, 238
Núcleo(s), 161, 190
– ambíguo, 168, 187
– caudado, 180
– cocleares, 168
– da base, 174, 180
– do(s) nervo(s)
– – acessório, 168
– – cranianos, 166
– – facial, 167, 187
– – glossofaríngeo, 168
– – hipoglosso, 168, 187
– – trigêmeo, 167
– – vago, 168
– – vestibulococlear, 168
– do trato
– – espinal, 167
– – – do nervo trigêmeo, 182, 183
– – mesencefálico, 167
– – – do nervo trigêmeo, 183
– – solitário, 143, 168
– do tronco encefálico, 181
– dorsal do vago, 168
– Edinger-Westphal, 167
– lacrimal, 168

– lentiforme, 180
– motor(es)
– – do facial, 167
– – do nervo trigêmeo, 167, 184, 187
– – para o olho, 167
– rubro do mesencéfalo, 186
– salivatório
– – inferior, 168
– – superior, 168
– sensitivo principal, 167, 182
– ventral
– – posterolateral, 172, 182
– – posteromedial, 172, 183, 184
– vestibulares, 168, 186
– visceral do oculomotor, 167
Número de dentes, 297

O

Obliteração pós-traumática do canal radicular, 337
Oclusão, 232, 345
– dental, 233
– funcional ideal, 355
– ideal, 354
Odinofagia, 222
Odontoblastos, 236, 237
Odontogênese, 236
Olfato, 142
Oliva, 164
Órbitas, 28, 413
Organização
– do sistema nervoso, 159
– geral das vias motoras somáticas, 185
Órgão(s)
– de esmalte, 236
– dentário, 231
Orifícios radiculares, 315
Origem
– das infecções odontogênicas, 406
– embrionária dos enxertos ósseos, 5
Orofaringe, 220, 458
Ossificação
– endocondral, 5
– intramembranosa, 5
Osso(s)
– alveolar, 236
– da face, 396
– esfenoide, 19, 25
– etmoide, 12, 25
– hioide, 26, 27, 214
– nasais, 12
– occipital, 19
– – parte basilar do, 19
– – parte escamosa do, 19
– – parte lateral do, 19
– palatino, 22
– – lâminas horizontais do, 12
– petroso, 14
– suturais, 7, 54
– temporal, 14, 15, 19, 56
– – parte escamosa do, 56
– – parte petrosa do, 19
– – parte timpânica do, 56

– – superfície articular do, 58
– – tubérculo articular do, 56, 58
– timpânico, 14
– vômer, 14, 193
– zigomático, 10, 28
– – processo frontal do, 10
– – processo maxilar do, 10
– – processo temporal do, 10
Osteologia, 375
Óstio
– do seio maxilar, 193, 198
– faríngeo da tuba auditiva, 220
Overbite, 358
Overjet, 358

P

Palato, 206, 457
– duro, 40, 206
– mole, 206, 207
– ósseo, 22
Palpação
– das cadeias linfáticas do pescoço, 212
– do esqueleto da face, 28
– do pulso da artéria facial, 107
Papila(s)
– circunvaladas, 210
– dentária, 236, 237
– filiforme, 210
– folhadas, 210
– fungiformes, 210
– gengival, 215
– incisiva, 206
– interdental, 347
– linguais, 210
– parotídea, 205, 217
– sublingual, 209
Paralisia facial
– central, 132
– periférica, 132
Parede
– da cavidade nasal, 14
– – lateral, 14, 193, 456, 457
– – medial, 14
– do seio maxilar, 198
– inferior, 10
– lateral da órbita, 10
– medial, 193
– – da órbita, 10
– superior, 10
Parotidectomia, 217
– radical, 217
– superficial, 217
Parte(s)
– basilar do occipital, 19
– escamosa, 15
– – do occipital, 19
– – do osso temporal, 56
– estiloide, 15
– lateral do occipital, 19
– mastóidea, 15
– moles, 4
– petrosa, 17

– – do osso temporal, 19
– timpânica, 15
– – do osso temporal, 56
Pedúnculos
– cerebelares
– – inferiores, 164
– – médios, 164
– cerebrais, 165
Pele, 447
Perda
– de dentes, 358
– do ponto de contato, 347
Pericrânio, 4, 448, 449
Periodonto
– de proteção, 214
– de sustentação, 236
Periquimáceas, 259
Peristaltismo, 222
Pescoço, 451
Pia-máter, 162
Pilar(es)
– canino, 39, 44
– – na implantodontia, 44
– de sustentação da maxila, 39
– pterigóideo, 39, 46
– zigomático, 39, 45
Pirâmide, 164
Placa(s)
– timpânica, 15, 56
– frontal, 68
– orbitomeático, 3
– sagital, 67
– transversal, 68
Plexo(s)
– braquial, 139, 153
– cervical, 138, 155, 453
– corioide, 165
– faríngeo, 134, 221
– linfáticos, 119
– parotídeo, 131
– venoso pterigóideo, 117, 118, 197, 205, 207, 413, 455
Plexodonte, 231
Plexodontia, 231, 232
Polifiodontes, 232
Polígono de Willis, 177
Poliodontia, 234
Polpa(s), 236, 237
– coronária, 237
– dental, 216
– radicular, 237
Ponta de esmalte, 254
Ponte, 164
– de cemento, 286
– de esmalte, 251, 277
Ponto(s)
– cefalométrico, 7, 38
– – ANS, 12, 30
– – básio, 19
– – glabela, 8
– – lambda, 7
– – mento, 33
– – násio, 8

– – orbitário, 10
– – pogônio, 33
– – pório, 15
– – "s" (sela), 25
– craniométricos, 7
– de contato, 246, 347
– de maior convexidade, 246
Porções do disco articular, 58
Posição
– de repouso, 63, 349
– e direção, termos de 240
– – oclusal (incisal), 240
– – cervical, 240, 242
– – apical, 242
– – vestibular e lingual, 242
– – mesial e distal, 242
– postural, 63, 349
Preensão, 232
Prega(s)
– ariepiglóticas, 220
– da dura-máter, 176
– franjada, 211
– glossoepiglótica
– – lateral, 211
– – mediana, 211
– palatinas transversas, 206
– sublinguais, 209, 219
– vestibulares, 226
– vocais, 226
Pré-molares, 216, 237, 243, 254
– alvéolos dos, 44, 48
– inferiores, 339
– superiores, 339
Preparo intracoronário, 339
Pressão arterial, 102
Primeira fase da deglutição, 221
Primeiro(s)
– arco branquial, 70
– molar, 237
– – decíduo, 298, 305, 309
– – inferior, 290, 331
– – superior, 283, 330
– – pré-molar, 237
– – inferior, 276, 329
– – superior, 272, 327
– segmentos do tronco, 70
Prisma do esmalte, 235
Processo(s)
– alveolar, 44
– – da mandíbula, 28, 34
– – do corpo da maxila, 31
– clinoide(s)
– – anterior, 25
– – médio, 25
– – posteriores, 25
– condilar, 36
– coronoide, 28, 36
– – da mandíbula, 36
– da maxila, 31
– esfenoidal, 22
– espinhoso, 26
– estiloide, 15, 61, 214
– – do osso temporal, 461

– frontal(is)
– – da maxila, 28, 31
– – do zigomático, 10
– mastóideo, 7, 15
– maxilar do zigomático, 10
– orbital, 22
– palatino, 33
– – da maxila, 22, 206
– piramidal, 22
– – do osso palatino, 21
– pterigoides, 21
– – do esfenoide, 21
– zigomático, 31, 61
– – da maxila, 28
– – do temporal, 10, 15
Proeminência
– da face, 10, 28
– laríngea, 224
Projeção
– de Hirtz, 368
– de Waters, 365
Prolongamentos
– centrais, 182
– citoplasmáticos dos odontoblastos, 236
– periféricos, 181, 182
Propagação de infecções
– ao longo de bainhas nervosas, 406
– odontogênicas, 406
– pelo sistema linfático oral, 121
– por continuidade, 406
– por via
– – linfática, 406
– – sanguínea, 406
Propriocepção, 183
Prosencéfalo, 170
Proteção, 232, 233
Protrusão, 350
– máxima, 352
Protuberância
– mentual, 33
– occipital
– – externa, 7, 19
– – interna, 25
Ptério, 17
Ptose de língua em fraturas bilaterais do corpo da mandíbula, 43
Pulvinar do tálamo, 171
Putame, 180

Q

Quadriplegia, 164
Quarto ventrículo, 164, 165
Quiasma óptico, 143, 171

R

Radiografia(s)
– cefalométricas, 7
– da ATM, 369
– interproximal, 361
– oclusal, 361
– panorâmica, 364
– periapical, 360
– posteroanterior para os seios maxilares, 365

– submentovértex, 368
Radix
– *entomolaris*, 338
– *paramolaris*, 338
Rafe
– palatina, 206
– pterigomandibular, 62, 205, 421, 425
Raiz, 234, 255
– clínica, 254
– da língua, 209, 211
– distovestibular, 286
– do dente, 216, 240
– do nariz, 192
– lingual, 286
– mesiovestibular, 286
– motora, 143, 145
– sensitiva, 143, 145
Ramificações, 256
– do sistema de canais radiculares, 315
– parciais, 256
– totais, 256
Ramo(s)
– alveolares superiores
– – anteriores, 112, 148, 156, 200, 378, 380
– – médios, 112, 147, 156, 200, 378
– – posteriores, 147, 156, 200, 377
– anteriores dos nervos espinais, 138, 154
– bucais, 76, 132
– – do nervo facial, 205
– cervical, 76, 132
– comunicante
– – com o nervo lacrimal, 147
– – para o gânglio ciliar, 146
– da artéria
– – carótida
– – – comum, 103
– – – interna, 104, 114
– – facial, 205
– – lingual, 105
– – subclávia, 101
– da divisão
– – anterior do nervo mandibular, 128, 151
– – posterior do nervo mandibular, 128, 151
– da mandíbula, 33, 35
– dentais, 152
– do nervo
– – facial
– – – originados na base do crânio, 131
– – – originados na glândula parótida e na face, 131
– – – originados no canal facial, 130
– – mandibular, 383
– – maxilar, 377
– dorsais
– – da língua, 105
– – de C4-C7, 155
– – dos nervos espinais, 155
– faríngeo, 112
– frontais, 76, 132
– gengivais, 110
– incisivos, 386
– iniciais do nervo mandibular, 128
– interdentais, 152

– labial superior, 149
– lingual do nervo glossofaríngeo, 143
– marginal da mandíbula, 76, 132
– – do nervo facial, 426
– meníngeo, 128, 145, 147
– – acessório, 110
– milo-hióideo, 110
– motor para o músculo estilofaríngeo, 134
– musculares, 131
– nasal(is)
– – externo, 147
– – – do nervo etmoidal anterior, 456
– – internos, 147
– – lateral, 108, 114, 148
– – posteriores
– – – inferiores, 149, 194, 200
– – – superiores, 149, 194, 200
– orbital, 112
– ósseos, 110, 152
– palpebral inferior, 148
– para a cavidade nasal, 104
– para a fronte, 104
– para a glândula lacrimal, 104
– para o globo ocular, 104
– para o nariz, 104
– para o seio etmoidal, 104
– posteriores dos nervos espinais, 138, 153
– pulpares, 110
– septal, 112
– – da artéria esfenopalatina, 195
– superficiais do plexo cervical, 154
– supra-hióideos, 105
– temporais, 76, 132
– terminais, 112
– zigomáticos, 76, 132
Rarefação óssea na região entre as raízes dos decíduos em dentes não vitais, 299
Reabsorção interna, 338
Rebordos alveolares residuais, 397
Receptor, 181
Recesso
– esfenoetmoidal, 193
– frontal, 193
– piriforme, 220
– – da faringe, 221
Reentrâncias, 4
Reflexo(s)
– do tronco encefálico, 169
– mandibular, 169, 184
– medulares, 163
– monossinápticos, 163
– polissinápticos, 163
– salivatório, 169
Região(ões)
– carotídea, 452
– do ângulo, 43
– do corpo, 43
– do disco articular
– – anteromedial, 58
– – lateral, 59
– – medial, 59
– – posterior, 58

– infraglótica, 226
– interdental, 347
– mucogengival, 214, 457
– parotídea, 449, 450
– submandibular, 452
– submentual, 451
– temporal, 448
– temporoparietal, 180
Regras para a dentição decídua, 239
Regulação
– da fome e da sede, 172
– do comportamento emocional, 172
– endócrina da adeno-hipófise, 172
Relação(ões)
– apicais, 44-48, 53
– cêntrica, 63, 349
– cúspide/crista marginal ou dente/dois dentes, 353
– cúspide/fossa ou dente/dente, 353
– de oclusão cêntrica, 63
– do seio maxilar com os dentes superiores, 200
– dos dentes superiores com o seio maxilar, 47
– interarcos, 354
– interproximais no arco dental, 347
– linguais, 47, 48, 52
– ponta de cúspide à vertente oposta, 353
– vertente-vertente, 353
– maxilomandibulares
– – dinâmicas, 350
– – estáticas, 348
– palatinas, 44, 45, 46
– posteriores ao terceiro dente molar, 46
– vestibulares, 44, 45, 47, 48, 50
Reparo e reabsorção óssea após a perda dos dentes, 397
Respiração tranquila, 226
Ressonância, 226
– da voz, 197
– magnética, 372
Retalho lingual, 422
Retirada
– da mandíbula, 454
– do côndilo, 455
Retorno da linfa à circulação venosa, 123
Retrusão, 350
Rima
– da glote, 226
– oral, 204
Rinites, 197
Rinorreia, 23
Risco de fratura de raízes em extrações de molares decíduos, 299
Ritmos biológicos, 172
Rizólise, 299
– dos dentes decíduos, 299
Rotação, 63, 350, 355

S

Saco
– dentário, 236

– lacrimal, 31, 433
Saliências, 4
Sangramentos nasais, 112
Secreção de hormônios liberados pela neuro-hipófise, 172
Sede, 172
Segunda fase da deglutição, 221
Segundo
 – arco branquial, 70
 – molar, 38, 237
 – – decíduo, 298
 – – – inferior, 309
 – – – superior, 307
 – – inferior, 293, 334
 – – superior, 286, 331
 – pré-molar, 237
 – – inferior, 279, 330
 – – superior, 275, 329
Seio(s)
 – carótico, 102
 – cavernoso, 177, 413
 – da dura-máter, 176
 – esfenoidal, 198
 – etmoidal, 12, 197
 – frontal, 8, 197
 – inter-radiculares, 286
 – maxilar, 39, 44, 45, 198, 412, 458
 – paranasais, 6, 192, 197, 457
 – sigmóideo, 119
 – venosos da dura-máter, 115
Sela turca, 25
Sensibilidade geral da cabeça, 143
Sentido(s)
 – cérvico-oclusal, 347
 – cervicoincisal, 258
 – especiais, 142
 – horizontal, 248
 – mesiodistal, 258
 – vertical, 248
 – vestibulolingual, 347
Septo(s)
 – interalveolar, 33, 44
 – inter-radiculares, 33, 44
 – intra-alveolar, 44
 – nasal, 13, 456
 – orbital, 433
 – – superior, 436
Sifão carótico, 25
Sincondrose(s), 54
 – esfenoccipital, 25, 54
Síndrome
 – de Eagle, 462
 – de Parkinson, 180
Sínfise, 54
 – mentual, 33
Sinostose, 54
Sinusites, 197
Sistema(s)
 – cardiovascular, 101
 – carotídeo, 177
 – de canais radiculares, 314, 315
 – de Palmer, 238

 – estomatognático, 55, 231
 – FDI, 238
 – haversiano, 236
 – límbico, 180
 – linfático, 101, 119
 – musculoaponeurótico superficial (SMAS), 72
 – nervoso
 – – autônomo, 160, 187
 – – – localização dos gânglios do, 189
 – – – parte parassimpática do, 188, 189
 – – – parte simpática, 188, 189
 – – central, 159
 – – periférico, 159
 – vertebrobasilar, 177
Sobremordida, 350, 358
 – profunda, 358
Sobressaliência, 358
Substância
 – branca, 161-163, 168
 – cinzenta, 161-163, 166, 181
 – – homóloga à da medula, 166
 – interprismática, 235
 – reticular, 169
Subtálamo, 170, 172
Sulco(s), 251
 – basilar, 164
 – bulbopontino, 130, 164
 – calcarino, 179
 – carótico, 25
 – cerebelares, 169
 – da artéria meníngea média, 23, 25
 – do nervo petroso maior, 25
 – do(s) seio(s)
 – – sagital superior, 23, 25
 – – sigmóideos, 25
 – – transversos, 25
 – gengival, 215
 – hipotalâmico, 170
 – infraorbital, 10, 31, 434
 – interdental, 347
 – labiomarginal, 204
 – laterais
 – – anteriores, 162
 – – posteriores, 162
 – mediano
 – – da língua, 210
 – – posterior, 162, 164
 – mentolabial, 204
 – milo-hióideo, 36
 – nasolabial, 204
 – óptico, 25
 – parietoccipital, 172
 – principais, 251
 – – mesiodistais, 252
 – – vestibulolinguais, 252
 – secundário(s), 252
 – – mesiolingual, 277
 – subnasal, 204
 – transversais, 259
 – trigeminal, 145
Superficial musculo-aponeurotic system (SMAS), 429

Superfície articular, 56, 58
 – do osso temporal, 58
Supra-hióideos, músculos, 27
Suscetibilidade à cárie dos dentes decíduos, 297
Sustentação, 233
 – de tecidos moles, 232
Sutura
 – coronal, 7
 – escamosa, 15
 – frontomaxilar, 12
 – frontonasal, 8, 12
 – internasal, 12
 – lambdóidea, 7
 – metópica, 8
 – nasomaxilar, 12
 – occipitomastóidea, 7
 – palatina
 – – mediana, 22
 – – transversa, 22
 – parietomastóidea, 7
 – sagital, 7

T

Tálamo, 170-172, 181
Tamanho relativo da câmara pulpar, 299
Taurodontismo, 338
Tecido(s)
 – fibroso predominantemente avascular, 55
 – linfoide, 121
 – mole, 376
 – periapicais, 406
 – periodontais, 406
 – retrodiscal, 58, 59
 – subaponeurótico frouxo, 448
 – subcutâneo denso, 447
Técnica(s)
 – da tuberosidade
 – – alta, 382
 – – – complicações da, 383
 – – baixa, 377
 – de Vazirani-Akinosi, 388
 – extraorais de anestesia local, 389
 – infrazigomática, 390
 – intraorais de anestesia local, 377
 – radiográficas
 – – extrabucais, 364
 – – intrabucais, 360
 – transzigomática, 392
Tegmento, 165
Tela subcutânea, 204, 447
Telencéfalo, 172, 177
Telerradiografia
 – frontal posteroanterior, 365
 – lateral, 364
Temperatura corporal, 172
Tendão
 – profundo do músculo temporal, 421
 – superficial do músculo temporal, 421
Terceiro
 – arco branquial, 70
 – molar, 37, 38, 237, 334
 – – inferior, 295

– – superior, 289
– ventrículo, 165, 170
Terminações nervosas, 159
Teto, 192
– da câmara, 315
– da cavidade nasal, 14
– da órbita, 10
– do mesencéfalo, 165
– do quarto ventrículo, 169
Tetraplegia, 164
Tic douloureux, 184
Tomografia(s)
– computadorizada, 369
– 3D, 372
Tonsila
– faríngea, 220
– lingual, 211, 220
– palatina, 207, 220
Torcicolo, 87
Toro palatino, 33
Tórus tubal, 220
Trajetória(s)
– alveolares, 42
– basilar, 42
– temporal, 42
Translação, 64, 350
Transrotação, 64, 350
Traqueia, 226
Traqueostomia, 227
Trato(s), 161, 163
– corticoespinal, 164
– – lateral, 163
– corticonuclear, 185, 186
– corticospinal, 185
– – anterior, 186
– – lateral, 186
– espinotalâmico, 181
– – lateral, 163
– reticulospinal, 186
– rubrospinal, 186
– vestibulospinal, 186
Traumatismos
– em dentes anteriores decíduos, 300
– na calota do crânio, 4
Trespasse
– horizontal, 349, 350
– vertical, 349
Tributárias
– da veia facial, 117
– da veia jugular
– – anterior, 118
– – externa, 118
– – interna, 119
– da veia retromandibular, 118
– dos seios venosos da dura-máter, 115
Trígono
– anterior, 98
– carótico, 98
– do pescoço, 97, 451
– muscular, 98
– posterior, 97
– retromolar, 35, 36, 62, 425

– submandibular, 98
– submentual, 98
Trituração, 232
Trombose do seio cavernoso, 118, 177, 413
Tronco(s)
– costocervical, 102
– do nervo facial, 429
– do trigêmeo, 145
– encefálico, 159, 164, 169, 187, 188
– jugular, 123
– – direito, 123
– – esquerdo, 123
– radicular, 286
– simpático cervical, 453
– subclávio, 123
– tireocervical, 102
Tuba auditiva, 220
Túber
– cinéreo, 171
– da maxila, 30, 31, 46
Tubérculo(s), 252
– alveolar, 30
– anterior do tálamo, 171
– articular, 15, 55, 56, 61
– – do osso temporal, 56, 58
– da raiz do zigoma, 15
– de Carabelli, 253, 286
– de Zuckerkandl, 253, 298, 310
– dental, 259
– faríngeo, 19
– inferior, 33
– labial superior, 204
– mentual, 33
– molar, 298
– orbital, 10
– pós-glenoide, 15
– superior, 33
– – da espinha mentual, 213
Tuberosidades
– massetéricas, 35
– pterigóideas, 36
Túbulos dentinários, 236

U

Unidade de planejamento das coroas dos dentes anteriores e posteriores, 253
Úvula, 207, 220

V

Valécula epiglótica, 211
Variabilidade de altura do forame mentual, 33
Variações
– anatômicas
– – em acidentes ósseos, 459
– – em vasos sanguíneos, 465
– – na artéria facial, 467
– – na artéria lingual, 469
– de contatos oclusais, 353
– morfológicas da cavidade pulpar, 335
Vaso(s)
– faciais, 426
– linfáticos, 119
– sanguíneos, 101

– – no *canalis sinuosus*, 462
– temporais superficiais, 429
Veia(s)
– alveolares
– – inferiores, 118
– – superiores posteriores, 118
– angular, 117, 413
– articulares, 118
– auricular posterior, 118
– braquiocefálica, 119
– cava superior, 119
– da cabeça, 115, 465
– do pescoço, 118, 465
– dorsais da língua, 212
– emissárias esfenoidais, 118
– esfenopalatinas, 118
– facial, 115, 118, 197, 204, 205
– – comum, 118
– – profunda, 117
– infraorbital, 117
– jugulares
– – anteriores, 118
– – externas, 118
– – internas, 118, 121, 177, 212
– maxilares, 118
– meníngeas médias, 118
– musculares, 118
– oftálmica, 197
– – superior, 117
– profunda da língua, 211, 212
– retromandibular, 117, 118
– subclávia, 119
– supraorbital, 117
– supratroclear, 117
– temporal superficial, 118
– transversa da face, 118
Ventre anterior do digástrico, 65
Ventrículo(s)
– da laringe, 226
– direito, 101
– esquerdo, 101
– laterais, 165, 174
Verme do cerebelo, 169
Vértebras
– atípicas, 27
– cervicais, 26
– típicas, 26
– transicional, 26
Vertentes da cúspide, 249
Vértice, 7
Vestibular, 242
Vestíbulo
– bucal, 242
– da laringe, 226
– nasal, 192
– oral, 203, 204, 457
Véu
– medular superior, 165
– palatino, 206, 207
Via(s)
– de propagação das infecções, 406
– gustativa, 184
– motoras, 184

– – somáticas, 181, 184, 185
– – viscerais, 181, 184, 187, 188
– – – da cabeça e pescoço, 189
– olfatória, 184
– óptica, 184
– proprioceptiva inconsciente, 183
– sensitivas, 181
– – somáticas da cabeça, 182
– – viscerais da cabeça, 184
– trigeminal, 181, 182

– – exteroceptiva, 182
– – proprioceptiva, 183
– vestibular e de audição, 184
Vigas horizontais, 39, 40
Visão, 143
Vísceras torácicas e abdominais, 140
Visceroceptores, 102
Viscerocrânio, 3
Vocalização, 226
Vômer, 12, 21

X
Xerostomia, 216

Z
Zona(s)
– bilaminar, 58, 59
– de fragilidade, 39, 40, 43
– de resistência, 39, 42
– vermelha do lábio, 204